李建生简介

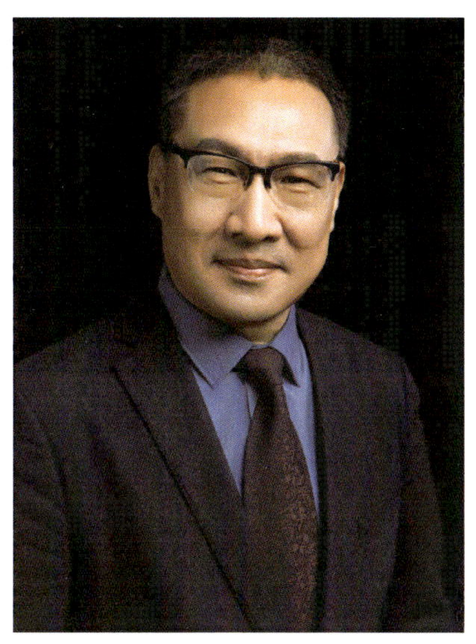

李建生，博士，教授、主任医师，博士生导师，博士后合作导师，河南中医药大学校学术委员会主任。国家万人计划——百千万工程领军人才，长江学者，岐黄工程首席科学家、岐黄学者，中原学者工作室首席科学家、中原学者，国务院政府特殊津贴专家，全国科技系统抗击新冠肺炎疫情先进个人，全国创新争先奖、吴阶平医药创新奖、河南省杰出科学技术贡献奖、中华医学会呼吸病分会杰出呼吸学术贡献奖获得者，全国名老中医药专家传承工作室专家，第六、第七批全国老中医药专家学术经验指导老师。呼吸疾病中医药防治省部共建协同创新中心主任，呼吸疾病国家中医药传承创新团队带头人，慢性阻塞性肺疾病国家中医临床研究基地、国家区域中医（肺病）诊疗中心学术带头人，国家中医药管理局重点学科中医肺病学学科带头人，河南省呼吸疾病临床医学研究中心主任等。中国中西医结合学会呼吸病专业委员会主任委员，世界中医药学会联合会肺康复专业委员会会长，中国民族医药学会肺病分会会长，世界中医药学会联合会内科专业委员会、呼吸病专业委员会副会长等。

从事呼吸疾病、内科老年病的临床、教学和科研工作40余年，以慢性阻塞性肺疾病、老年人肺部感染、肺纤维化及相关疾病为主要研究领域，以中医药防治呼吸疾病临床与基础、方药配伍规律与物质基础为主要研究方向。主持国家重点研发计划“中医药现代化”重点专项“揭榜挂帅”项目、国家科技支撑计划、国家自然科学基金重点项目、国家公益性行业科研专项等项目14项。主要成果为：一是提出证候标准的研究思路与方法，建立13项呼吸疾病证候诊断标准并通过学会发布推广；二是建立了14项诊疗方案、技术并转化推广；三是提出了病证结合疗效评价指标体系的模式，建立了社区获得性肺炎、慢性阻塞性肺疾病等 11个疗效评价工具；四是编制了国际、国内14项呼吸疾病中医诊疗指南、共识并通过学会发布推广；五是建立了系列呼吸疾病模型，优化了临床处方，11个成为医院内制剂并获得3项中药新药临床研究批件。第一、通讯作者论文415篇（SCI 115篇），爱思唯尔中国高被引学者。主编《中医临床肺脏病学》《临床中医老年病学》等著作10余部，发明专利和著作权49项。荣获国家科技进步奖二等奖 2 项、省部级一等奖 5 项，中华中医药学会科学技术奖学术著作一等奖 1 项，世界中医药学会联合会中医药国际贡献奖——标准贡献奖1项。培养硕博研究生、博士后160余名。

温病类证论治

主编 李建生 谢忠礼

科学出版社
北京

内 容 简 介

《温病类证论治》是以《温疫论》《伤寒温疫条辨》《广温疫论》《温热论》《湿热病篇》《温病条辨》《外感温病篇》《温热经纬》《时病论》《疫疹一得》《通俗伤寒论》等11部原著内容为基础按证候分类编写，总结归纳了215条证候，突显了温病临床辨证论治中“证”的核心理论和地位，较符合目前中医临证思维模式及诊疗方式，便于指导温病学术理论的临床应用。全书将12大证类分十二章，包括卫表证类、胸膈证类、膜原证类、肺与大肠证类、心营证类、脾胃证类、肝与胆（少阳）证类、肾与膀胱证类、营血分证类、三焦证类、经络证类、余热正伤证类等。每一证类下又分若干证候，具体证候条目下分主症、病机、治法、方药、应用、病案选录，相似证候及治疗列表鉴别。

本书适合于中医、中西医结合临床医师在医疗、教学、研究中使用。

图书在版编目（CIP）数据

温病类证论治 / 李建生，谢忠礼主编. -- 北京 : 科学出版社，2025. 3. -- ISBN 978-7-03-081518-7

Ⅰ. R254.2

中国国家版本馆 CIP 数据核字第 2025UN3427 号

责任编辑：鲍　燕 / 责任校对：刘　芳

责任印制：徐晓晨 / 封面设计：陈　敬

科学出版社出版

北京东黄城根北街16号

邮政编码：100717

http://www.sciencep.com

北京建宏印刷有限公司印刷

科学出版社发行　各地新华书店经销

*

2025年3月第　一　版　开本：787×1092　1/16

2025年3月第一次印刷　印张：30 1/4　插页：1

字数：715 000

定价：228.00 元

（如有印装质量问题，我社负责调换）

编 委 会

主 编 李建生 谢忠礼

副主编 朱 平 张晓艳 胡研萍 高卫平 谢 苗

编 委（按姓氏笔画排序）

王梦婷 邓金钗 卢晨光 田瑞曼 代民涛

朱 平 华金双 刘 飒 李建生 汪伯川

张 楠 张晓艳 张To方 陈 楠 陈丽平

陈毅恒 邵文雪 胡研萍 高卫平 郭丽丽

黄潇潇 谢 苗 谢忠礼 薛 璐 瞿旻晔

序

温病学是中医学理论体系的重要组成部分，是中医学经典理论之一，也是中医临床医学的重要组成部分。温病学理论集历代诊治外感温热病之大成，具有重要的历史地位，其理法方药在防治外感温热病和部分内伤杂病的实践中发挥了重要作用。温病学中《温疫论》《温热论》《湿热病篇》《温病条辨》《温热经纬》等著作的成书传世，标志着温病理论的形成和中医学诊治外感热病的临床诊疗体系的完善，温病学的理论与方法在保障我国人民生命健康、防治外感温热病的诊治中发挥了重要作用。

自《内经》论述温病的症因脉治始，至明清大量温病学家的出现，温病学术研究者代有传承，其成果惠济苍生。从《温疫论》《温热论》《临证指南医案》《湿热病篇》《温病条辨》《温热经纬》等温病学著作的面世至今，已逾 170 余载。对温病学经典著作学术思想的传承和应用研究始终是中医学研究的重要方向和热点之一并日益重视。

在温病学术研究和发展的历史长河中，围绕着外感热病的理论、温病与伤寒的关系、温病的内涵与外延、温病的辨证诊治方法、温病理论的临床应用等问题，产生了大量的学术著作。这些著作大要分为五类：一是温病类专著，包括疫病专著。是在与伤寒学的学术争鸣中产生的，是探索外感热病辨证治疗理论的最重要成果，形成了温病学派，同时产生了温疫学派。二是以汇编为主的文献整理。这类著作自王孟英始，乃至于今，一直是传承温病学术的重要支脉。三是以温病学原著释义为主的原文注解。原文注解是部分医家研究温病的重要方法，主要反映了研究者对原著的理解和学术观点，并产生了大量的注解性研究文献。四是以归类研究与应用为主的分类研究。主要对温病的内容按不同方法进行归类，并加以注解和释义。这类著作提供了研习温病的思路与方法。其中有以方类证者、有以温病性质类证者、有以症类证者、有以因类证者，都从不同角度对温病的诊治进行归纳整理，并阐述其学术理论。五是以临床应用为主的原著发挥。主要对温病学原著中的治法方药等进行补充和发挥，以扩大其临床应用范围。这些整理与研究温病学术思想的方法，基本是围绕明清医家的原著展开并有一定的发挥，从不同角度反映了各时期温病学家的研究水平与临床应用特点。

21 世纪以来，特别是近年来，随着新的传染病病种尤其是呼吸系统传染疾病的不断出现，温病学术的研究与发展进入到了一个新的历史时期，对温病学经典著作群中所蕴含的中医学原创性辨证思维与方法的发掘以及对所载方药的临床有效性的应用拓展，更进一步彰显出温病学理论强大的生命力。近年来，围绕历代温病学的文献研究、临床应用研究和方药的作用原理研究等，均取得了一定的研究成果。但随着医学发展的不断进步和新时代的历史特点，继承和创新温病学术思想显得尤其重要。在临床应用中，如何有效地传承与应用温病学理论，掌握温病卫气营血、三焦辨治等临床辨证论治的理论精华，从而更好地服务于临床诊疗，提高临床疗效，既是亟须解决的基础理论问题，也是温病学临床面对的现实问题。

传承精华、守正创新是温病学术传承与研究的基石，由河南中医药大学李建生、谢忠礼教授等编著的《温病类证论治》，着眼于温病学理论的临床应用，结合现阶段中医临床诊疗的基本特点，把温病学的证治思想有机地融合到中医内科疾病的临床诊疗中，形成了以经典温病临床诊疗范式为核心、覆盖中医内科临床层面、理论与临床相结合的证治体系。全书立足温病的临证诊疗思想，以温病临床常见证类为纲，以证候为目，以证统法选方，不仅对证候相似者加以解释辨别，并用大量临床治验以例举应用，这种编写体例，不仅切合温病临床诊治疾病的基本规律，又继承与发挥了温病学术的精华，使温病的诊疗思想能更好地服务于当代临床。

本书辨证方法承继温病学原著中表里、寒热、虚实、脏腑、气血、阴阳、三焦、经络等的基本框架，较系统地归纳并论述了温病辨证论治、以证为核心的临床诊疗方法，既是温病学术研究的创新，又是切合临床应用实际的有益实践。

通观全篇，本书足以广温病之学、强临床之用。欣喜之余，乐为之序。

中华中医药学会感染病分会专业委员会原主任委员
国家中医药管理局温病学重点学科带头人
全国名老中医学术传承杨进工作室
南京中医药大学终身教授
杨进

2024年11月1日

前　言

《史记·扁鹊仓公列传》中言："人之所病，病疾多，而医之所病，病道少。"汪廷珍《温病条辨序》中曰"昔淳于公有言：人之所病，病病多；医之所病，病方少。夫病多而方少，未有甚于温病者矣！"温病学是中医学外感热病理论的重要组成部分，自《内经》记述温病的症因脉治开始，至叶桂《温热论》、吴瑭《温病条辨》等著作的问世，以卫气营血辨治、三焦辨治为核心的温病学理论体系的形成经历了上千年的过程。

《内经》《难经》和《伤寒杂病论》时代，温病是广义伤寒的一种，将温病隶属于伤寒的范畴，对外感热病的辨证治疗以治伤寒法为主，即起病以辛温解表施治，对温病的证治未形成体系。如《素问·热论》中说"今夫热病者，皆伤寒之类也"。在《内经》中简要概述了温病的症因脉治，将热病统归于伤寒，并提出了温病病名和"冬伤于寒，春必温病"的病因学说，记述了温病的临床症状特点，提出了"热者寒之、温者清之"的治法用药原则和"病温虚甚死"的转归预后以及"正气存内"和"避其毒气"的预防方法。《难经·五十八难》中有"伤寒有五，有中风，有伤寒，有湿温，有热病，有温病"的记录，《伤寒论》中有"太阳病，发而渴，不恶寒者，为温病"的论述，并在太阳病篇、阳明病篇、少阴病篇和厥阴病篇等记述了部分治疗热证的方药，尽管未形成系统的温病证治理论体系，但对温病的防治方法奠定了一定的基础。

宋金元时期的医家，提出变革外感热病的理论与治法。长期临床实践中，逐渐突破了《伤寒论》治疗热病的理论，如朱肱主张使用仲景方治疗热病须根据实际情况灵活变化；刘完素提出伤寒六经传受皆是热证、六气皆从火化理论，强调治疗外感热病以寒凉为主，法当表里双解，制双解散、防风通圣散等表里双解剂；郭雍《伤寒补亡论》中提出"冬伤于寒，至春发者，谓之温病。冬不伤寒，而春自感风寒温气而病者，亦谓之温"的病因学观点；元末王安道在《医经溯洄集》中，从概念、发病机理、治疗原则等方面主张区分温病与伤寒，提出"温病不得混称伤寒"，伤寒与温病的发病机理不同，温病发热为里热外发，表证多为里热郁表所致，对温病的治疗应以清里热为主，解表次之，并认为有里热清而表证自解者。至此，温病理论开始从伤寒证治理论体系中逐步分化出来，为明清温病学自成体系奠定了基础，即吴鞠通称之"始能脱却伤寒，辨证温病"。

明清时期，因外感疾病种类的增多以及温病的流行，温病学家通过临床实践，著述了大量温病学专著。代表性的著作有吴有性著《温疫论》、戴天章著《广瘟疫论》、杨栗山著

《伤寒温疫条辨》、叶桂著《温热论》《临证指南医案》、薛雪著《湿热病篇》、吴瑭著《温病条辨》、王孟英著《温热经纬》、余霖著《疫疹一得》、雷丰著《时病论》、俞根初著《通俗伤寒论》等，特别是《温热论》《湿热病篇》《温病条辨》的问世，形成以卫气营血、三焦辨证治疗温病的理论，温病诊治始成体系。温病学理论形成的过程中，历代医家在探讨温病与伤寒的关系、温病的内涵与特点、辨证论治体系、治法用药区别等方面作了巨大贡献，给当代临床治疗温病提供了典范。目前认为，温病是以发热为主症，具有热象偏重和化燥伤阴特点的一类急性外感热病。温病的起病方式、病初与后期的病证特点、辨证论治方法等均不同于伤寒。近年来，随着新的传染病尤其是呼吸系统传染病的出现，赋予了温病学新的研究及应用内容，目前在中医临床诊疗体系中如何更好地传承温病学理论、诊疗思维及方法以提高临床应用水平始终是我们思考的问题。

保障中医临床疗效的灵魂是辨证论治。辨证论治是近代中医学对于中医诊疗方法与特点的总结。准确的辨证是决定正确治疗的前提，历代医家都重视辨证的重要性。如北宋《太平惠民和剂局方》中言“若不仔细分辨证候虚实用药，则误人性命在反掌之间，不可不知也”；陈无择《三因极一病证方论》中“故因脉以识病，因病以辨证，随证以施治，则能事毕矣”；明·袁班《证治心传》中指出“临症不可据守恒情，尤不可固执成见，要在辨证的而用药当，方克有济”；近代周学海指出“难乎辨证，而不难乎处治”；清•程文囿《医述》中说“脉明然后辨证，证真然后施药”。所以识病认证是中医临床诊疗的核心，是正确治疗的先决条件，如何结合临床实际，提高临床工作者的辨证能力，加强温病学术思想研学尤其是提高其临床应用能力及水平，是亟待解决的问题。基于此，我们较全面系统梳理研读《温疫论》《温热论》《湿热病篇》《温病条辨》等，并在原著证候的基础上进行分类，编写了《温病类证论治》一书，对于提高温病临床辨证治疗具有一定的指导意义。

本书以温病常见证类为纲，以证候为目，以证统方，重在辨证，理法方药应用一以贯之。其中证候的名称标准采用国家卫生健康委员会、国家中医药管理局出版的《中医临床诊疗术语 第2部分：证候》，部分证候由于书中缺少相应证候名称，则根据温病学原著的内容，进行提炼。经过证类梳理，本书共分为卫表证类、胸膈证类、膜原证类、肺与大肠证类、心营证类、脾胃证类、肝与胆（少阳）证类、肾与膀胱证类、营血分证类、三焦证类、经络证类和余热正伤证类，共12大证类。由于温病全身症状较多，多脏腑同病，病变以某脏腑为主者，归于此脏腑类。营血分证候为全身性病变，单列一类。三焦证类以邪热盛于三焦或湿热弥漫三焦导致三焦气化障碍或水道不利为主，单列一类。每一证类下又分若干证候，具体证候条目下分主症、病机、治法、方药、应用、病案选录，相似证候方药列表鉴别。本书以《温疫论》《温热论》《温病条辨》《湿热病篇》等原著的内容为基础进行证候分类编写，并收录了《伤寒温疫条辨》《广瘟疫论》《外感温病篇》《温热经纬》《时病论》《疫疹一得》《通俗伤寒论》等原著的部分内容和方剂。《湿热病篇》《温病条辨》

中所述疟、疸、痢等与温病相关，风寒证与寒湿类证候不属于温病的范畴，但因原著中涉及此类内容，故本书中一并收入，以资与温热类证候鉴别。全书以证为核心，突显了温病临床辨证治疗中“证”的核心理念和地位，如此较符合当前中医临证思维模式和临床诊疗方式，便于指导温病学术思想的临床应用。

书中所及原文，《温疫论》原文参照吴有性撰、中国医药科技出版社 2018 年 1 月版杨进点评本；《伤寒温疫条辨》原文参照杨璇著、学苑出版社 2006 年 7 月版褚玄仁审订本；《广瘟疫论》原文参照戴天章著、中国医药科技出版社 2021 年 11 月版杨进、朱平点评本；《温热经纬》原文参照王士雄撰、南京中医药大学温病学教研室整理，人民卫生出版社 2005 年 8 月版；《温病条辨》原文参照吴瑭著、人民卫生出版社 1963 年 10 月版；《时病论》原文参照雷丰著、人民卫生出版社 2012 年 3 月版；《疫疹一得》原文参照余师愚著、人民卫生出版社 1996 年 8 月版郭谦亨、孙守才点校本；《通俗伤寒论》原文参照俞根初著、徐荣斋重订、中国中医药出版社 2011 年 1 月版。书中涉及序号及内容与原著一致。

基于温病学经典理论的临床应用，以证为核心，整理研究温病学原著并编写《温病类证论治》，是前人未尽的工作。从证候入手，对深入挖掘和系统研学温病学术理论、传承温病学术精华有一定意义，尤其是对于提高中医临床医生应用温病学理论的能力和水平起到积极的促进作用。本书适合广大中医临床医生参考使用，对从事温病学术研究者亦有参考价值。

在本书编写过程中，得到国家中医药管理局温病学重点学科带头人、中华中医药学会感染病分会专业委员会原主任委员、南京中医药大学杨进教授的指导并为本书作序，在此深表感谢。

虽然我们尽了最大努力，但由于水平有限，还有诸多不足，恳请广大读者给予指正，以便今后修订提高。

李建生　谭德福

2025 年 1 月 8 日

目　录

第一章　卫表证类……1
一、风热犯肺（卫）……1
二、风热邪毒……11
三、温燥袭表……13
四、凉燥袭表……16
五、温毒袭表……18
六、湿郁肺卫……21
七、暑湿袭表……26
八、营卫不和……34
九、卫表不固……36
第二章　胸膈证类……39
一、邪犯胸膈……39
二、痰热结胸……52
三、饮停胸胁……58
第三章　膜原证类……64
邪伏膜原……64
第四章　肺与大肠证类……80
第一节　肺证类……80
一、肺热证类……81
二、肺寒证类……136
第二节　大肠证类……141
一、热结肠腑……142
二、大肠湿热……159
三、湿阻肠道……168
四、暑湿积滞……171
五、肠胃湿热……173
六、大肠津亏……174
七、痢下伤正……175
第五章　心营证类……182
一、心神不宁……182
二、热入心包……185
三、热灼营阴……208
四、暑热动风……216
五、阴虚火炽……218
六、暑伤心肾……220
七、心肾阴虚……222
八、痰（湿）蒙心包……227
第六章　脾胃证类……231
第一节　脾证类……231
一、湿困脾阳……232
二、脾气虚证……239
三、气血两虚……244
四、脾阳虚……246
五、脾肾阳虚……254
第二节　胃证类……259
一、胃热炽盛……259
二、胃热津伤……268
三、暑伤津气……273
四、胃阴不足……276
五、肺胃湿热……284
六、湿热蕴毒……287
七、湿热阻胃……289
八、湿热伤胃……295
九、疫毒发黄……297
十、余湿未尽……300
十一、胃肠湿热……301
十二、胃阳虚……303
十三、胃寒饮停……306

第三节 脾胃证类……310
一、湿重于热……310
二、湿热并重……314
三、湿热发黄……318
四、热结阳陷……322
五、燥伤脾胃……325
六、脾胃寒湿……326
七、脾胃气虚……326
八、气阴两虚……329
九、阴阳两虚……331
第七章 肝与胆（少阳）证类……333
第一节 肝证类……333
一、热盛动风……334
二、阴虚动风……337
三、痰瘀阻络……340
四、肝胆寒燥……342
五、肝木乘脾……344
六、寒滞肝脉……346
七、寒热错杂……348
第二节 胆（少阳）证类……350
一、热入少阳……350
二、热郁胆腑……359
三、胆火上逆……361
四、热恋肝胆……362
第八章 肾与膀胱证类……364
第一节 肾证类……364
一、真阴亏虚……365
二、阴虚气陷……371
三、虚火上炎……372
四、心肾不交……374
五、暑伤心肾……375
六、肾阳虚……376
七、脾肾阳虚……379
八、阳气欲脱……383
第二节 膀胱证类……384
热结膀胱……384
第九章 营血分证类……386
一、气营（血）两燔……386
二、热入血分……391
三、热与血结……400
四、热入血室……403
第十章 三焦证类……411
一、湿热蔽窍……411
二、湿热阻闭上焦……413
三、湿热蒙蔽……415
四、湿伏中焦……419
五、湿滞下焦……420
六、湿郁三焦……424
七、三焦湿热……429
八、三焦实热……431
九、暑湿阻滞……434
十、暑湿弥漫……436
第十一章 经络证类……439
一、湿郁表络……439
二、湿热阻滞……441
三、湿热挟风……443
四、暑湿痹阻……445
五、寒湿痹阻……446
六、痰瘀滞络……449
第十二章 余热正伤证类……454
一、热留阴分……454
二、阴枯血燥……457
三、余热伤阴……459
四、阴枯痰阻……459
五、气阴两虚……460
六、阴气欲脱……463
附录 方名索引……467

第一章

卫表证类

卫表证类，又称为邪袭卫表证、邪郁卫表证、邪在卫分证、邪遏卫气证等，是指外邪侵袭卫表导致肺卫功能失常的一类证候，多见于温病初期。卫表证多因风热、燥热、暑湿、湿热、温毒、时毒等病邪侵袭或郁遏肺卫所致，见于风温、秋燥、暑湿、湿温、大头瘟和烂喉痧等疾病初起，属于卫气营血辨证中卫分证范畴。温病卫表证虽以肺卫为主，但因感受的病邪不同，其病位与临床表现亦有区别，总以温邪袭表致使肺卫功能失调、营卫不和为基本病机，主要症状为发热、微恶风寒、舌边尖红、舌苔薄白、脉浮或浮数等。根据温病学的基本内容以及引起卫表证的病邪属性，本章将卫表证分为风热犯肺（卫）、风热邪毒、温燥袭表、凉燥袭表、温毒袭表、湿郁肺卫、暑湿袭表、营卫不和以及卫表不固等九类证候。其中兼有其他证候但以卫表证为主者亦归于本章论述；凉燥袭表、营卫不和及卫表不固三证虽不属于温病卫表证，但因其见于温病学典籍之中，并与温病有关内容密切联系，故一并收入，以供临床鉴别。卫表证除见于温病初期，尚可见于感冒（含时行感冒初期）、咳嗽、肺痈、疰夏、痞满、鼻衄、咳血、吐血、针眼、椒疮、睑弦赤烂等疾病。

一、风热犯肺（卫）

风热犯肺（卫）又称邪袭肺卫，是指风热、温热等病邪郁于肺卫导致肺卫失宣的证候，常见症状有发热、微恶风寒、咳嗽、口微渴、舌苔薄白欠润、脉浮数等。

主症 发热、微恶风寒，无汗或少汗，头痛，口微渴，咽干痛，咳嗽，舌边尖红、苔薄白欠润，脉浮数。

病机 风热外袭、卫气被郁、肺气失宣。

治法 辛凉解表、宣肺泄热。

方药 银翘散、桑菊饮、雷氏辛凉解表法。

1. 银翘散（《温病条辨·上焦篇》四）

连翘一两 银花一两 苦桔梗六钱 薄荷六钱 竹叶四钱 生甘草五钱 芥穗四钱 淡豆豉五钱 牛蒡子六钱

上杵为散，每服六钱，鲜苇根汤煎，香气大出，即取服，勿过煎。肺药取轻清，过煎则味厚而入中焦矣。病重者，约二时一服，日三服，夜一服；轻者三时一服，日二服，夜一服；病不解者，作再服。盖肺位最高，药过重，则过病所，少用又有病重药轻之患，故从普济消毒饮时时清扬法。今人亦间有用辛凉法者，多不见效，盖病大药轻之故，一不见效，随改弦易辙，转去转远，即不更张，缓缓延至数日后，必成中下焦证矣。胸膈闷者，加藿香三钱、郁金三钱，护膻中；渴甚者，加花粉；项肿咽痛者，加马勃、元参；衄者，去芥穗、豆豉，加白茅根三钱、侧柏炭三钱、栀子炭三钱；咳者，加杏仁利肺气；二三日病犹在肺，热渐入里，加细生地、麦冬保津液；再不解或小便短者，加知母、黄芩、栀子之苦寒，与麦、地之甘寒，合化阴气，而治热淫所胜。

应用银翘散时，注意煎服法及其加减，即①煮散法。银翘散诸药杵为粗散，每服六钱（约18g），煎煮至药物香气大出即可，勿过煎，如原著所述“肺药取轻清，过煎则味厚而入中焦矣”。另外，煎煮及服法要遵从普济消毒饮时时清扬法，即轻煎时时服之，如“盖肺位最高，药过重，则过病所，少用又有病重药轻之患，故从普济消毒饮时时清扬法”。体现“治上焦如羽，非轻不举”的组方用药原则，吴鞠通称为“辛凉平剂”。②病情轻重不同，服药时间和服药量不同。“病重者，约二时一服，日三服，夜一服；轻者三时一服，日二服，夜一服；病不解者，作再服”。③根据病情加减变化。肺气不舒，见“胸膈闷者，加藿香三钱、郁金三钱，护膻中”；热伤津液，见“渴甚者，加花粉”清热生津；风热夹毒阻于项咽，见“项肿咽痛者，加马勃、元参”解毒利咽；热伤血络，见“衄者，去芥穗、豆豉，加白茅根三钱、侧柏炭三钱、栀子炭三钱”凉血止血；肺失宣肃较重，见“咳者，加杏仁利肺气”；邪在肺卫不解，热渐入里，津液受伤，加甘寒养阴生津之品，如“二三日病犹在肺，热渐入里，加细生地、麦冬保津液”；若甘寒养阴不效，为邪热郁伏，加苦寒之品与甘寒之品苦甘合化，养阴与清热并施，如“再不解或小便短者，加知母、黄芩、栀子之苦寒，与麦、地之甘寒，合化阴气，而治热淫所胜”。

2. **桑菊饮**（《温病条辨·上焦篇》六）

杏仁二钱　连翘一钱五分　薄荷八分　桑叶二钱五分　菊花一钱　苦梗二钱　甘草八分　苇根二钱

水二杯，煮取一杯，日二服。二三日不解，气粗似喘，燥在气分者，加石膏、知母；舌绛暮热，甚燥，邪初入营，加元参二钱，犀角一钱（现用水牛角代，全书同）；在血分者，去薄荷、苇根，加麦冬、细生地、玉竹、丹皮各二钱；肺热甚加黄芩；渴者加花粉。

桑菊饮体现“治上焦如羽，非轻不举”，吴鞠通称为“辛凉轻剂”，煎服时遵从“轻药不得重用”，注意原文加减法。“二三日不解，气粗似喘，燥在气分者，加石膏、知母”以辛寒清气，透热外出；邪初入营分，见“舌绛暮热，甚燥，邪初入营，加元参二钱，犀角一钱（现用水牛角代）”以清热凉营；邪入血分，则“去薄荷、苇根，加麦冬、细生地、玉竹、丹皮各二钱”以养阴凉血活血；“肺热甚加黄芩”以清肺泄火；邪热伤津见“渴者加花粉”以清热生津。

3. **雷氏辛凉解表法**（《时病论》卷之一）

治风温初起，风热新感，冬温袭肺咳嗽。

薄荷一钱五分　蝉蜕一钱（去足翅）　前胡一钱五分　淡豆豉四钱　瓜蒌壳二钱　牛蒡子一钱五分

煎服。如有口渴，再加花粉。

雷氏辛凉解表法体现《温热论》“在表初用辛凉轻剂”和《温病条辨》“治上焦如羽，非轻不举”的立法用药原则。若风热伤津明显，则加天花粉清热生津止渴，如原著所述“如有口渴，再加花粉”。

应用

1. **风温** 风温初起，病机为风热初袭、肺卫失宣，证属风热袭表。症见发热、微恶风寒，头痛，无汗或少汗，微咳，口微渴，咽红肿痛，舌边尖红、苔薄白欠润，脉浮数等。《温热论》中论述了温病初起的病位、病机特点、治则及用药方向。病位以肺卫为主，如“温邪上受，首先犯肺……（1）”，病机以风热化燥伤津为主，如“不尔，风挟温热而燥生，清窍必干，谓水主之气，不能上荣，两阳相劫也（3）”。治以辛凉轻剂，药用辛凉疏散和辛凉甘淡为主，如“……未传心包，邪尚在肺。肺主气，其合皮毛，故云在表。在表初用辛凉轻剂。挟风加薄荷、牛蒡之属；挟湿加芦根、滑石之流。或透风于热外；或渗湿于热下，不与热相抟，势必孤矣（2）”。

《温病条辨》宗《温热论》之论，称为太阴温病，症以身热、口微渴为主者，用银翘散辛凉解表、疏风泄热，如“太阴之为病，脉不缓不紧而动数，或两寸独大，尺肤热，头痛，微恶风寒，身热自汗，口渴，或不渴，而咳，午后热甚者，名曰温病”。（《温病条辨·上焦篇》三）“太阴风温、温热、温疫、冬温，初起恶风寒者，桂枝汤主之；但热不恶寒而渴者，辛凉平剂银翘散主之。温毒、暑温、湿温、温疟，不在此例”。（《温病条辨·上焦篇》四）“太阴温病，恶风寒，服桂枝汤已，恶寒解，余病不解者，银翘散主之。余证悉减者，减其制”。（《温病条辨·上焦篇》五）；症以身不甚热、咳嗽为主者，用桑菊饮辛凉解表、宣肺止咳，如“太阴风温，但咳，身不甚热，微渴者，辛凉轻剂桑菊饮主之”。“咳，热伤肺络也。身不甚热，病不重也。渴而微，热不甚也。恐病轻药重，故另立轻剂方”。（《温病条辨·上焦篇》六）

《时病论》中谓之风温、冬温袭肺，用辛凉解表法。如“辛凉解表法：治风温初起，风热新感，冬温袭肺咳嗽”。“此法取乎辛凉，以治风温初起，无论有无伏气，皆可先施。用薄荷、蝉蜕轻透其表；前胡、淡豉，宣解其风；叶香岩云：温邪上受，首先犯肺。故佐瓜蒌壳、牛蒡子开其肺气，气分舒畅，则新邪伏气，均透达矣”。

2. **秋燥** 温燥初起，病机为燥热外袭、肺卫失宣，证属燥热袭表，症见发热、微恶风寒，口鼻咽喉干燥，微咳无痰或痰少而黏，舌苔薄白偏干，脉浮数等，用桑菊饮辛凉宣肺、透邪外出，如“感燥而咳者，桑菊饮主之”。（《温病条辨·上焦篇》五十五）

3. **感冒** 感冒风热证，病机为风热犯表、热郁肌腠、卫表失和，证属风热证，症见身热、微恶风，汗出不畅，头胀痛，咽燥或咽喉乳蛾红肿疼痛，口渴欲饮，舌边尖红、舌苔薄白微黄，脉浮数等，用银翘散辛凉解表、宣肺透邪。

4. **咳嗽** 风热犯肺之咳嗽，病机为风热犯肺、肺失清肃，证属风热犯肺，症见咳嗽，汗出，咽喉疼痛而燥，咳痰不利、痰黏稠或稠黄，伴身微热，口微渴，头痛，四肢酸楚，舌边尖红、苔薄黄，脉浮数等，用桑菊饮或雷氏辛凉解表法疏风清热、宣肺止咳。

5. **肺痈** 肺痈初期，病机为风热初袭、肺卫失宣，证属表证期风热初袭，症见恶寒、发热，咳嗽、吐白色黏沫痰，胸痛、咳时加剧，口鼻干燥，舌质红、苔薄白或薄黄，脉浮滑数等，用银翘散疏散风热、轻宣肺气，兼以解毒。

6. **鼻衄** 血证之鼻衄病，病机为热邪犯肺、鼻络损伤，证属风热、燥热犯肺证，症见鼻燥衄血，口干咽燥，兼身热、咳嗽痰少，舌质红、苔薄，脉数等，用桑菊饮加减清泄肺热、凉血止血。

7. **针眼** 针眼，又称偷针、土疳、土疡，见于眼科胞睑疾病，类似于睑腺炎（俗称麦粒肿）。病机为风热外袭、客于胞睑，证属风热上犯证，症见胞睑局部微有红肿痒痛，伴有头痛、发热、全身不适，舌质偏红、苔薄白，脉浮数等，用银翘散加减疏风清热、解毒消肿。

8. **椒疮** 椒疮，见于眼科胞睑疾病，类似沙眼病，病机为风热毒邪、壅滞睑络，证属风热客睑证，症见眼痒涩不适，羞明流泪，睑内微红，少量红赤颗粒，舌质淡红、苔薄白，脉浮等，用银翘散加减疏风清热、通络消滞。

9. **睑弦赤烂** 睑弦赤烂，又称目赤烂眦、风弦赤烂、迎风赤烂，俗名烂弦风，见于眼科胞睑疾病，相当于睑缘炎。病机为风热外袭、壅滞睑弦，症见睑弦红赤，睫毛根部糠皮样脱屑，灼热刺痒，干涩不适，舌质红、舌苔薄黄，脉浮数等，用银翘散加减祛风清热、凉血祛风。

病案选录

案一：风温咳嗽。风温上受，气郁热生，咽痛嗽频，震动痰血。以清肃上焦，薄味调理。

桑叶、花粉、大力子、杏仁、大沙参、射干、连翘仁、象贝。

（清·叶桂. 叶天士医学全书·眉寿堂方案选存[M]. 太原：山西科学技术出版社，2012.）

按：本案系风热外袭、肺失宣肃所致风温咳嗽、咳伤肺络，以桑叶、杏仁、大力子疏风泄热、宣肺止咳，花粉、大沙参清热生津，射干、连翘仁解毒利咽，全方以辛凉甘润立法，可疏风泄热、宣肺止咳、生津宁络，体现“首用辛凉清肃上焦”“肺药取轻清”“治上焦如羽，非轻不举”的组方用药特点，宣肺泄热生津，用于风温咳嗽，体现风温治疗的组方用药特点。

案二：风温自汗。甲子年四月十三日，汤，风温自汗。

连翘三钱、银花二钱、甘草一钱、苦桔梗二钱、杏仁二钱、牛蒡子三钱、薄荷八分、豆豉二钱、芦根三把。

今晚二帖，明早一帖，午前服完。

十四日，即于前方内加连心麦冬三钱、细生地三钱。

（清·吴瑭. 吴鞠通医案[M]. 北京：中国中医药出版社，1997.）

按：本证系风温自汗证，见于风温初起，因风热袭表、肺卫失宣所致。因风性开泄，故见汗出。银翘散组方“遵《内经》‘风淫于内，治以辛凉，佐以苦甘；热淫于内，治以咸寒，佐以甘苦’之训”，有辛凉宣泄、疏风透邪之功，用治风温初起、邪袭肺卫。本案次日风热伤津，加连心麦冬、细生地甘寒生津。

案三：风温咳嗽。二月二十八日，钱，风温，咳嗽黏痰，脉弦数。曾吐血丝、血沫，此风温而误以治风寒之辛温法治之也。当用辛凉甘润。

桑皮二钱、生甘草一钱、白扁豆三钱、沙参三钱、杏仁二钱、桔梗二钱、茶菊花二钱、麦冬连心二钱、鲜梨皮二钱、连翘二钱。

（清·吴瑭. 吴鞠通医案[M]. 北京：中国中医药出版社，1997.）

按：本案系风温初起误以辛温发汗治疗后，有吐血丝、血沫病史，证情以风热犯肺、肺失清肃为主，故仍以辛凉甘润立法。

案四：冬温扶痰饮。甲子十一月廿五日。张，六十八岁。舌黄口渴，头不痛而恶寒，面赤目赤，脉洪热甚，形似伤寒，实乃冬温挟痰饮，与伏暑一类。

连翘六钱、苦桔梗八钱、荆芥穗五钱、金银花六钱、广郁金三钱、广皮三钱、半夏八钱、藿香梗五钱、甘草三钱、杏仁六钱、白通草三钱。共为粗末，分七包，一时许服一包，芦根汤煎。

廿六日，于前方内去芥穗、通草。

廿七日，冬温余热未清。

连翘三钱、细生地三钱、薄荷一钱、银花二钱、苦桔梗三钱、黄芩一钱五分、杏仁三钱、炒知母二钱、甘草一钱。水五杯，煮两杯，分两次服。

廿九日，温病渴甚热甚，面赤甚，脉洪甚。

石膏八钱，苦桔梗五钱、荆芥穗三钱、连翘三钱、杏仁泥五钱、广郁金二钱、银花二钱、姜半夏四钱、甘草三钱、薄荷三钱。煮三杯，分三次服。

三十日，温病最忌食复，况老年气血已衰，再复则难治矣。口渴甚，痰多胁痛。

银花五钱、苦桔梗五钱、半夏六钱、连翘三钱、杏仁霜五钱、薄荷一钱五分、石膏四钱、广郁金三钱、甘草二钱。煮成三杯，分三次服。

十二月初一日，大势已退，余热尚存，仍须清淡数日，无使邪复。

连翘三钱、细生地五钱、元参二钱、银花三钱、粉丹皮二钱、黄芩二钱、麦冬（不去心）五钱、生甘草二钱。头煎二杯，二煎一杯，分三次服。

初三日，脉洪滑，即于前方内加半夏三钱。

（清・吴瑭. 吴鞠通医案[M]. 北京：中国中医药出版社，1997.）

按：本案患者病发冬月，故病冬温。冬温，春月称风温。症见热甚、恶寒，口渴，舌苔黄，面目俱赤，脉洪，为风热袭表、肺卫失宣所致，且里热较著。吴氏谓：“冬温挟痰饮，与伏暑一类。”治以银翘散去牛蒡子、竹叶、淡豆豉、薄荷加广郁金、广皮、半夏、藿香梗、杏仁、白通草以芳香化湿、苦温燥湿、宣开肺气。药后余热未清，仍以银翘散变化，加细生地、黄芩、炒知母甘寒与苦寒同用，以清余热。药后见“渴甚热甚，面赤甚，脉洪甚”，邪有入阳明气分之势，仍以银翘散变化，加生石膏以辛寒清热透邪，则“大势已退，余热尚存”，则以增液汤合加减银翘散善后。本案初起风热袭表、兼夹痰饮内伏，吴氏治以辛凉清解、芳香化湿。尔后热未退，故加清气之品以内清外散。邪气退后，以阴伤为主，故以养阴兼清余热收功。

案五：妊娠燥气为病。三湘喻某之内，孕经七月，忽受燥气，咳嗽音嘶。前医贸贸，不询月数，方内遂批为子瘖，竟忘却《内经》有“妇人重身，九月而瘖”一段。医者如此，未免为识者所讥，观其方案，庞杂之至，所以罔效。丰诊其脉，弦滑而来，斯时肺经司胎，咳逆音哑，显系肺金被燥气所侵之证。宜辛凉解表法去蝉衣、淡豉，加桑叶、菊花，橄榄为引，连尝三服，音扬咳止矣。

（雷丰. 时病论[M]. 北京：人民卫生出版社，2012.）

按：本案实乃孕期感受燥热病邪而致肺卫失宣之证，症见咳逆音哑，前医误诊而治罔效。雷氏以辛凉解表法去蝉衣、淡豉，加桑叶、菊花、橄榄辛凉疏风、宣肺止咳，故音扬咳止。

案六：风温吐血。某，风温上受，吐血。

桑叶、薄荷、杏仁、连翘、石膏、生甘草。

（清・叶桂. 临证指南医案[M]. 北京：人民卫生出版社，2006.）

按：本案系风温外袭、肺胃络伤所致风温吐血，风温外袭、肺胃络伤，以桑叶、杏仁、薄荷、连翘疏风泄热、宣肺解毒，石膏、生甘草清热止血，全方以辛凉甘寒立法，可疏风泄热、宣肺解毒、凉血宁络，用于风温吐血。

案七：风热感冒（蒲辅周医案）。韩某某，男，74岁，1960年3月28日初诊。

昨晚发热，体温38.5℃，微咳，咽红，今晨体温37.9℃，小便黄。脉浮数，舌赤无苔。属风热感冒，治宜辛凉。

处方：桑叶二钱，菊花二钱，牛蒡子二钱，连翘二钱，桔梗一钱半，芦根五钱，僵蚕二钱，竹叶二钱，生甘草一钱，香豆豉三钱，薄荷（后下）八分，葱白（后下）三寸。水煎二次，共取200mL，分早晚二次温服，连服二剂。

3月30日复诊：服药后热退，体温36.4℃，咳嗽减轻，但痰黏滞不利。舌正无苔，脉缓和。感冒基本已愈，治宜调和肺胃，兼化痰湿。

处方：瓜蒌壳二钱，橘红二钱，川贝母一钱半，前胡一钱半，云茯苓三钱，天冬三钱，竹茹二钱，枇杷叶三钱，芦根四钱。水煎二次，共取160mL，兑蜂蜜一两，分早晚二次温服，连服二剂。

按：肺为娇脏，清虚而处高位，选方多宜轻清，不宜重浊，这就是治“上焦如羽，非轻不举”的道理。患者脉证属风热感冒，故用桑菊饮合葱豉汤辛凉透表，宣肺化痰，治疗而愈。

（中医研究院. 蒲辅周医疗经验[M]. 北京：人民卫生出版社，1976.）

鉴别 银翘散、桑菊饮、雷氏辛凉解表法均治疗温病风温初起，病机为风热外袭、肺卫失宣，症状有发热微恶风寒，舌边尖红、苔薄白欠润，脉浮数等。银翘散病位偏于卫分，卫气郁遏较重，症状以发热为主。桑菊饮病位偏于肺，肺气失宣较重，症状以咳嗽为主。另外，桑菊饮尚可用于燥热袭表、肺卫失宣之温燥初起。雷氏辛凉解表法病机为风热袭肺、肺气失宣，症状以咳嗽为主，重在宣开肺气。三方区别见表1-1。

表1-1 银翘散、桑菊饮、雷氏辛凉解表法鉴别

	银翘散	桑菊饮	雷氏辛凉解表法
病证	发热微恶风寒、尺肤热，头痛、汗出、口微渴，舌边尖红、苔薄白欠润、脉浮数之风热袭肺卫证	发热微恶风寒，咳嗽，舌边尖红、苔薄白欠润，脉浮数之燥热袭表证或风热袭肺卫证	发热微恶风寒，咳嗽，舌边尖红、苔薄白欠润，脉浮数之风温初起、冬温袭肺咳嗽
病机	风热袭表、肺卫失宣	风（燥）热袭表、肺卫失宣	风热袭肺、肺失宣降
治法	辛凉解表、宣肺泄热	辛凉轻剂、宣肺止咳	辛凉解表、宣肺止咳
药物	连翘一两、银花一两、苦桔梗六钱、薄荷六钱、竹叶四钱、生甘草五钱、芥穗四钱、淡豆豉五钱、牛蒡子六钱	杏仁二钱、连翘一钱五分、薄荷八分、桑叶二钱五分、菊花一钱、苦桔梗二钱、甘草八分、苇根二钱	薄荷一钱五分、蝉蜕一钱、前胡一钱五分、淡豆豉四钱、瓜蒌壳二钱、牛蒡子一钱五分
用法	杵为散，每服六钱，鲜苇根汤煎，香气大出，即取服，勿过煎。病重者，约二时一服，日三服，夜一服；轻者三时一服，日二服，夜一服；病不解者，作再服	水二杯，煮取一杯，日二服	煎服

（一）兼暑湿

主症 恶寒、发热，无汗或汗出，头痛、周身酸痛，心烦，口渴，小便短赤，脘痞，舌红苔腻，脉濡数。

病机 风热外束、暑湿内蕴。

治法　疏风透热、清暑化湿。

方药　银翘散去牛蒡子、元参加杏仁、滑石方；银翘散去牛蒡子、元参、芥穗加杏仁、石膏、黄芩方。

1. 银翘散去牛蒡子元参加杏仁滑石方（《温病条辨·上焦篇》三十八）

即于银翘散内，去牛蒡子、元参，加杏仁六钱，飞滑石一两。

服如银翘散法。胸闷加郁金四钱，香豉四钱；呕而痰多，加半夏六钱，茯苓六钱；小便短，加薏仁八钱，白通草四钱。

应用银翘散去牛蒡子、元参，加杏仁、滑石方时，注意煎服法及其加减。吴鞠通认为“此邪在气分而表实之证也”。病初既有口渴、壮热等气分里热症状，又有无汗等邪郁肌表之表实症状。服药方法同银翘散，即根据病情轻重，服药剂量与次数不同。“病重者，约二时一服，日三服，夜一服；轻者三时一服，日二服，夜一服；病不解者，作再服”。若症见“呕而痰多，加半夏六钱，茯苓六钱”以和胃化痰；若见“小便短”，为湿阻气机，气化不利，“加薏仁八钱，白通草四钱”以化气利湿。

2. 银翘散去牛蒡子元参芥穗加杏仁石膏黄芩方（《温病条辨·上焦篇》四十）

即于银翘散内，去牛蒡子、元参、芥穗，加杏仁六钱，生石膏二两，黄芩五钱。服法如前。

银翘散去牛蒡子、元参、芥穗，加杏仁、石膏、黄芩方，吴鞠通认为“此邪在气分而表虚之证也”。病初既有口渴、壮热等气分里热症状，又有汗出较多等卫阳开泄之表虚症状，治疗时加杏仁以宣肺化湿，加石膏、黄芩清气分邪热。去牛蒡子、元参、芥穗，避免用辛散阴腻之品发散过度加重汗出，亦不碍湿邪内外分消。

应用

1. 伏暑　伏暑初起，病机为暑湿内郁气分、风热外束肌表，证属卫气同病证。症见发热、恶寒，无汗或汗出，头痛、周身酸痛，口渴、心烦、小便短赤，脘痞，舌红苔腻等。《温病条辨》中称为“太阴伏暑”，其中无汗者称表实证，用银翘散去牛蒡、元参加杏仁、滑石方解表透邪、清暑化湿。如“太阴伏暑，舌赤口渴，无汗者，银翘散去牛蒡、元参加杏仁、滑石主之。此邪在气分而表实之证也”。（《温病条辨·上焦篇》三十八）汗出者称表虚证，用银翘散去牛蒡子、元参、芥穗，加杏仁、石膏、黄芩方宣肺化湿、清泄邪热，如“太阴伏暑，舌白口渴，有汗，或大汗不止者，银翘散去牛蒡子、元参、芥穗，加杏仁、石膏、黄芩主之。……此邪在气分而表虚之证也”。（《温病条辨·上焦篇》四十）

2. 时行感冒　时行感冒，病机为暑热夹湿或暑湿郁阻、风热束表，证属暑湿兼表证或暑热兼湿郁表证。症见发热、微恶风寒，头痛，汗少或无汗，口渴、心烦，脘痞，舌质红、苔薄腻等，可用银翘散去牛蒡、元参加杏仁、滑石方解表透邪、清暑化湿。若汗出较多，则用银翘散去牛蒡子、元参、芥穗，加杏仁、石膏、黄芩方宣肺化湿、清泄邪热。

病案选录

案一：伏暑内发，新凉外加。壬戌八月十六日，周，十四岁。伏暑内发，新凉外加。脉右大左弦，身热如烙，无汗，吐胶痰，舌苔满黄，不宜再见泄泻。不渴，腹胀，少腹痛，是谓阴阳并病，两太阴互争，难治之症。议先清上焦湿热，盖气化湿热亦化矣。

飞滑石三钱、连翘二钱、象贝母一钱、杏仁泥一钱五分、银花二钱、白通草一钱、老厚朴二钱、芦根二钱、鲜梨皮二钱、生苡仁一钱五分、竹叶一钱。

今晚一帖，明早一帖。

十七日，案仍前。

飞滑石三钱、连翘二钱、鲜梨皮钱半、杏仁泥一钱五分、冬桑叶一钱、银花二钱、老厚朴一钱五分、薄荷八分、扁豆皮二钱、苦桔梗一钱五分、芦根二钱、荷叶边一钱五分、炒知母一钱五分。

午一帖，晚一帖，明早一帖。

十八日，两与清上焦，热已减其半，手心热甚于手背，谓之里热，舌苔红黄而厚，为实热。宜宣之，用苦辛寒法。

（清・吴瑭. 吴菊通医案[M]. 北京：中国中医药出版社，1997.）

按：此即伏暑初起，新感引动伏邪，病机为暑湿内伏，风热外束。因无汗，属邪在气分而表实之证，吴氏先清上焦湿热，取“气化湿热亦化”之理，用银翘散去牛蒡子、玄参加杏仁、滑石方疏风透热、清暑化湿，加象贝母、冬桑叶宣开肺气，厚朴、荷叶、扁豆皮宽中除湿，生苡仁、白通草淡渗分利，鲜梨皮、知母清热生津。全方开上、畅中、渗下并用，通调三焦，气化则湿热化，两日热减，转用苦辛寒法。

案二：暑。池，伏暑至深秋而发，头痛，烦渴，少寐。

薄荷、淡竹叶、杏仁、连翘、黄芩、石膏、赤芍、木通。

（清・叶桂. 临证指南医案[M]. 北京：人民卫生出版社，2006.）

按：此即伏暑秋发，新感引动伏邪，既有暑热内伏，又有风热外袭。用薄荷、杏仁疏风宣气，连翘、黄芩、石膏、赤芍清泄暑热，淡竹叶、木通清心导热外出，全方外散内清、三焦并治。

鉴别 银翘散去牛蒡子、元参，加杏仁、滑石方与银翘散去牛蒡子、元参、芥穗，加杏仁、石膏、黄芩方均治伏暑新感引动伏邪，以银翘散为基础透泄外邪，内清暑湿。银翘散去牛蒡、元参加杏仁、滑石方以暑湿内蕴、肌表郁闭为主，症见无汗，故去牛蒡、元参之阴腻之药，加杏仁、滑石宣肺利湿，以化暑湿。银翘散去牛蒡子、元参、芥穗加杏仁、石膏、黄芩方以暑湿内蕴、卫阳开泄为主，汗出较多，故去牛蒡子、元参、芥穗以防开泄太过，加杏仁、石膏、黄芩宣气清热。二者区别见表1-2。

表1-2 银翘散去牛蒡元参加杏仁滑石方、银翘散去牛蒡子元参芥穗加杏仁石膏黄芩方鉴别

	银翘散去牛蒡、元参加杏仁、滑石方	银翘散去牛蒡子、元参、芥穗加杏仁、石膏、黄芩方
病证	恶寒、发热、无汗，头痛，周身酸痛，心烦，口渴，小便短赤，脘痞，舌红苔腻，脉濡数之暑湿内蕴、肌表郁闭证	恶寒、发热、汗出，头痛，周身酸痛，心烦，口渴，小便短赤，脘痞，舌红苔腻，脉濡数之暑湿内蕴、卫阳开泄证
病机	暑湿内蕴、风热外袭、卫阳郁闭	暑湿内蕴、风热外袭、卫阳开泄
治法	清暑化湿、疏风透热	清暑化湿透热
药物	连翘一两、银花一两、苦桔梗六钱、薄荷六钱、竹叶四钱、生甘草五钱、芥穗四钱、淡豆豉五钱、杏仁六钱、飞滑石一两	连翘一两、银花一两、苦桔梗六钱、薄荷六钱、竹叶四钱、生甘草五钱、淡豆豉五钱、杏仁六钱、生石膏二两、黄芩五钱

续表

	银翘散去牛蒡、元参加杏仁、滑石方	银翘散去牛蒡子、元参、芥穗加杏仁、石膏、黄芩方
用法	服如银翘散法（杵为散，每服六钱，鲜苇根汤煎，香气大出，即取服，勿过煎。病重者，约二时一服，日三服，夜一服；轻者三时一服，日二服，夜一服；病不解者，作再服）	服法如前（杵为散，每服六钱，鲜苇根汤煎，香气大出，即取服，勿过煎。病重者，约二时一服，日三服，夜一服；轻者三时一服，日二服，夜一服；病不解者，作再服）

（二）兼疫毒

主症　发热恶寒，无汗或少汗，头痛项强，肢体酸痛，口渴唇焦，恶心呕吐，腹胀便结，或见精神不振、嗜睡，或烦躁不安，舌边尖红，苔微黄或黄燥，脉浮数或洪数。

病机　疫热初起、卫气同病。

治法　透表清里、逐邪解毒。

方药　增损双解散。

增损双解散（《伤寒温疫条辨·卷四》）

温病主方。温病流注，无所不至。上干则头痛、目眩、耳聋；下流则腰痛、足肿；注于皮肤则斑疹、疮疡；壅于肠胃则毒痢脓血，伤于阳明则腮睑肿痛；结于太阴则腹满呕吐；结于少阴则喉痹咽痛；结于厥阴则舌卷囊缩。此方解散阴阳内外之毒，无所不至矣。

白僵蚕（酒炒）三钱　全蝉蜕十二枚　广姜黄七分　防风一钱　薄荷叶一钱　荆芥穗一钱　当归一钱　白芍一钱　黄连一钱　连翘（去心）一钱　栀子一钱　黄芩二钱　桔梗二钱　石膏六钱　滑石三钱　甘草一钱　大黄（酒浸）二钱　芒硝二钱

水煎去渣，冲芒硝，入蜜三匙，黄酒半酒杯，和匀冷服。

应用

1. 温疫　暑热疫、温热疫初起，病机为疫病初起、表里同病，证属卫气同病证。症见发热恶寒，无汗或少汗，头痛，肢体酸痛，口渴唇焦，腹胀便结，舌边尖红，苔微黄或黄燥，脉浮数或洪数等，用增损双解散透表清里、逐邪解毒。《伤寒温疫条辨》中指出“温病得于天地之杂气，怫在里，由内而达于外，故不恶寒而作渴，此内之郁热为重，外感为轻，兼有无外感，而内之郁热自发者，又多发在春夏，若用辛温解表，是为抱薪投火，轻者必重，重者必死。惟用辛凉苦寒，如升降、双解之剂，以开导其里热，里热除而表证自解矣。亦有先见表证而后见里证者，盖怫热自内达外，热郁腠理之时，若不用辛凉解散，则热邪不得外泄，遂还里而成可攻之证，非如伤寒从表而传里也。病之轻者，神解散、清化汤之类。病之重者，芳香饮、加味凉膈散之类，如升降散、增损双解散，尤为对证之药”。（《伤寒温疫条辨·卷一》发表为第一关节辨）“温病为杂气中之一也，断无正发汗之理，于法为大忌，即河间亦未言及。不如易僵蚕、蝉蜕得天地清化之气，以涤疫气，散结行经，升阳解毒，且郁热伏于五内，伤损正气，胀闷不快，川芎香窜，走泄真元，白术气浮，填塞胃口，皆非温病所宜，不如易黄连、姜黄辟邪除恶，佐归、芍凉血散郁以退蒸，则心肝和而风火自熄矣，因名增损双解散”。“温病本末身凉不渴，小便不赤，脉不洪数者，未之有也。河间以伤寒为杂病，温病为大病，特立双解散以两解温病表里之热毒，以发明温病与伤寒异治之秘奥。……惟河间双解散，解郁散结，清热导滞，

可以救之，必要以双解为第一方，信然。予加减数味，以治温病，较原方尤觉大验”。(《伤寒温疫条辨·卷四》医方辨引)

2. **时行感冒** 本证可见于时行感冒，病机为风热时毒等邪气侵袭、里热内盛，证属邪袭表里、卫气同病证。症见壮热、恶风寒，头痛，咽痛，口渴，尿黄赤，大便干，舌红，苔薄黄，脉浮数等，用增损双解散解表清里、逐邪解毒。

病案选录

案一：温病表里大热。戊寅四月，商邑贡生刘兆平，年八旬，患温病，表里大热，气喷如火，舌黄口燥，谵语发狂，脉洪长滑数，予用原方治之，大汗不止，举家惊惶，急易大复苏饮一服汗止，但本证未退，改制增损双解散方，两剂而病痊。

（清·杨璇. 伤寒温疫条辨[M]. 北京：学苑出版社，2006.）

按：此即温疫初起，表里同病之证。用河间双解散原方施之则大汗不止，因双解散中麻黄辛温大热，为治冬时正伤寒之要药，温病中无需发汗，故服之大汗不止。改大复苏饮[白僵蚕三钱，蝉蜕十个，当归三钱，生地二钱，人参、茯神、麦冬、天麻、犀角（镑磨汁入汤和服，现水牛角代）、丹皮、栀子（炒黑）、黄连（酒炒）、黄芩（酒炒）、知母、甘草（生）各一钱，滑石二钱。水煎去渣，入冷黄酒、蜜、犀角汁（现水牛角代）和匀冷服]止汗后，原证未退，改用增损双解散两剂而愈。因增损双解散透表清里，使疫邪内外分解，前后分消，又无过汗之弊。正如《伤寒温疫条辨》中所述“温病为杂气中之一也，断无正发汗之理，于法为大忌”。方中荆芥穗、防风、薄荷叶、蝉蜕辛凉透邪外出，黄连、黄芩、连翘、栀子、姜黄、桔梗苦寒清热解毒，僵蚕、白芍、当归养血舒筋，石膏清胃热，滑石甘淡导热利下焦，大黄、芒硝、甘草攻下泄热，全方使疫邪内外分解，前后分消而又无发表过汗之弊。

案二：时行感冒（流行性感冒）邪在卫表。李某，女，39岁。于1993年1月3日就诊。该患发热、恶风寒、肢节疼痛已一周。经发汗等治疗各症可减，稍后复如病初。逐渐出现壮热不退，微恶风寒，头痛，目眩，咽喉疼痛，口渴，四肢腰脊疼痛，尿黄赤，便干，遂来就治。查面红目赤，舌红，苔薄黄，脉浮数有力。诊为本病。治以解表清里，方用增损双解散：白僵蚕（酒炒）10g，蝉蜕10g，姜黄5g，防风15g，薄荷5g，芥穗5g，当归5g，白芍10g，黄连5g，黄芩10g，连翘10g，栀子5g，桔梗7.5g，生石膏30g，滑石15g，甘草5g，大黄（酒炒）5g，芒硝5g（冲）。水煎去渣冲入芒硝，兑入蜜3汤匙，黄酒半小杯，和匀冷服。日2剂，分4次服。4剂尽后而愈。本例表阳被郁，邪热内炽，经气已虚，故汗出不解，取表里双解法。本方药力上行头面，下达足膝，外通五窍，内通脏腑、经络，祛除邪气而奏效。

[刘玉英，王植，刘素娴. 单纯型流行性感冒的中医证治. 长春中医学院学报[J]. 1994，10（3）：12.]

鉴别 增损双解散与银翘散均可用于温病初起，两方均有疏风泄热之功，均可见发热恶寒、头痛、无汗或少汗、舌边尖红、脉数等邪袭卫分之证。但增损双解散主要用于温疫初起、卫气同病证，因疫邪扰乱在表之气机，症见恶寒发热、头项强痛、肢体酸痛等。除卫表症状外，多伴口渴唇焦、腹胀便结等症状，治以透表清里，逐邪解毒。银翘散主要用于温病初起、邪袭卫分证，症见发热微恶风寒、尺肤热、口微渴等，治以辛凉解表、宣肺泄热。二方区别见表1-3。

表 1-3 增损双解散、银翘散鉴别

	增损双解散	银翘散
病证	发热恶寒，无汗或少汗，头痛，肢体酸痛，口渴唇焦，腹胀便结，舌边尖红，苔微黄或黄燥，脉浮数或洪数之温疫初起、卫气同病证	发热微恶风寒、尺肤热，头痛、汗出、口微渴，舌边尖红、苔薄白欠润、脉浮数之风热外袭肺卫证
病机	温疫初起、卫气同病	风热袭表、肺卫失宣
治法	透表清里、逐邪解毒	辛凉解表、宣肺泄热
药物	白僵蚕三钱、全蝉蜕十二枚、广姜黄七分、防风一钱、薄荷叶一钱、荆芥穗一钱、当归一钱、白芍一钱、黄连一钱、连翘一钱、栀子一钱、黄芩二钱、桔梗二钱、石膏六钱、滑石三钱、甘草一钱、大黄二钱、芒硝二钱	连翘一两、银花一两、苦桔梗六钱、薄荷六钱、竹叶四钱、生甘草五钱、芥穗四钱、淡豆豉五钱、牛蒡子六钱
用法	水煎去渣，冲芒硝，入蜜三匙，黄酒半酒杯，和匀冷服	杵为散，每服六钱，鲜苇根汤煎，香气大出，即取服，勿过煎。病重者，约二时一服，日三服，夜一服；轻者三时一服，日二服，夜一服；病不解者，作再服

二、风热邪毒

风热邪毒又称风热邪毒外侵、风邪热毒、风热毒蕴，是指风热邪毒侵袭、蕴结肌腠，或上攻清窍导致肺卫失宣的证候。常见症状有恶寒发热，头痛、头面红肿，全身酸楚，咽痛，口渴，舌质红、舌苔薄黄，脉浮数等。

主症 恶寒发热、热势不甚，无汗或少汗，头痛，头面红肿，目赤，全身酸楚，咽痛，口渴，舌质红、舌苔薄黄，脉浮数。

病机 风热时毒、侵袭肺卫。

治法 疏风透表、解毒利咽。

方药 葱豉桔梗汤。

葱豉桔梗汤（辛凉发汗法，俞氏经验方）（《重订通俗伤寒论》六经方药·发汗剂）

鲜葱白三枚至五枚 淡豆豉三至五钱 苦桔梗一钱半 薄荷一钱至一钱半 焦山栀二钱至三钱 连翘一钱半至二钱 甘草六分至八分 淡竹叶三十片

应用葱豉桔梗汤时，据兼症注意加减法。①邪阻咽喉、疼痛较著者，加紫金锭、大青叶清热解毒。如原著所述“咽阻喉痛者，加紫金锭两粒磨冲、大青叶三钱”。②若胸中气机不利、痞塞不通者，去甘草加枳壳、白豆蔻宽胸理气。“如胸痞，原方去甘草，加生枳壳二钱、白蔻末八分冲”。③若肺热发疹，加蝉蜕、皂角刺、牛蒡子疏风泄热。“如发疹，加蝉衣十二只、皂角刺五分、大力子三钱”。④若肺气不利、宣降失常，咳痰较多者，加杏仁、橘红宣肺化痰。“如咳甚痰多，加苦杏仁三钱、广橘红钱半”。⑤若热伤血络鼻衄者，加生侧柏叶、鲜茅根清热凉血。“如鼻衄，加生侧柏叶四钱、鲜茅根五十支去衣”。⑥若热盛化火，加黄芩、绿豆清热泄火。“如热盛化火，加条芩二钱、绿豆二两煎药”。⑦若热盛伤津，加生石膏、知母辛苦寒清气保津。“如火旺就燥，加生石膏八钱、知母四钱”。

本证治疗常配合外治法，用《外科正宗》如意金黄散（天花粉十斤，黄柏、大黄、姜黄、白芷各五斤，厚朴、陈皮、甘草、苍术、天南星各二斤。为细末，随证调敷。凡遇红赤肿痛，发热未成脓者及夏月时俱用茶清同蜜调敷）。

应用

1. **大头瘟** 大头瘟初起，病机为风热时毒、侵袭肺卫，证属风热时毒证。症见恶寒发热、热势不甚，无汗或少汗，头痛，头面红肿，全身酸楚，咽痛，口渴，舌质红、舌苔薄黄，脉浮数等，用葱豉桔梗汤疏风透表、解毒利咽。俞根初称本病为“大头伤寒”“大头风”“大头天行病”。由风温时毒、天行疠气所致。如“风温将发，更感时毒，乃天行之疠气，感其气而发者，故名大头天行病。又系风毒，故名大头风。状如伤寒，故名大头伤寒。病多互相传染，长幼相似，故通称大头瘟”。“法当内外并治，治之速，十全八九；不速治，十死八九。内治，以辛凉发散、宣气解毒为主，轻则葱豉桔梗汤加牛蒡、银花、大青各三钱、蝉蜕钱半，先用三豆汤（生绿豆一两、大黑豆一钱、杜赤豆四钱、青荷叶一圈）代水煎药；重则用通圣消毒散加减，疏风解表以宣上”。（《重订通俗伤寒论》第八章伤寒兼证·大头伤寒）

2. **感冒或时行感冒** 感冒或时行感冒之风热证，病机为风热袭表、肺卫失宣，证属风热袭表证。症见发热、微恶风寒，头痛，咳嗽，咽痛，口微渴，舌尖红、舌苔薄白，脉浮数等，可用葱豉桔梗汤辛凉解表、疏风泄热。

3. **风温** 风温初起，病机为风热初袭、肺卫失宣，证属风热袭表。症见发热、微恶风寒，头痛，无汗或少汗，微咳，口微渴，舌边尖红、苔薄白欠润，脉浮数等，可用葱豉桔梗汤疏风泄热、辛凉透表。

病案选录

案一：风温（评选静香楼医案·外感门）。风温挟痰，留滞上焦，辛凉解散，原为合法，时至自解，不足忧也。

牛蒡、连翘、薄荷、川贝、豆豉、杏仁、桔梗、葱白。

（柳宝诒. 柳选四家医案[M]. 北京：中国中医药出版社，1997.）

按：此即葱豉桔梗汤减竹叶、山栀、甘草加牛蒡子、杏仁、川贝而成，方中葱白通阳解表；豆豉、薄荷、牛蒡子疏风透邪；连翘清热解毒；桔梗宣肺利咽；杏仁、川贝润肺止咳。本方疏风泄热、宣肺解毒，具辛凉解散之功。

案二：感冒。王某，女，26 岁。2004 年 2 月 25 日初诊。患者 3 天前感冒发烧、头痛、咳嗽、少痰、纳差，经 X 线胸透、血尿常规等检查未见异常。曾用克感敏、阿莫西林、甘草片等药物治疗，仍发热，午后加重，体温 38.5℃，烦热不适，乏力懒动，口干咽燥，饮食欠佳，大便略干，舌质红苔薄黄，脉稍数。证为风邪束表，热伤肺阴，治宜疏风散邪、清泄肺热。药用鲜葱白 5 根，淡豆豉、桔梗、焦山栀、连翘、薄荷、淡竹叶、陈皮各 10g，生甘草 6g，水煎两次，取汁 600mL，分 3 次温服。共用药 2 剂，热退症消。

（杨峰. 感冒百家百方[M]. 北京：中国中医药出版社，2012.）

鉴别 葱豉桔梗汤、银翘散、桑菊饮均可用于温病初起、邪袭肺卫证，均有辛凉解表、疏风泄热之功，葱豉桔梗汤与银翘散两方均用薄荷、连翘、桔梗、淡豆豉、甘草疏风泄热、利咽解毒。但葱豉桔梗汤用葱白通阳，可用于大头瘟初起、邪袭肺卫证，症见头面红肿、目赤等，治以疏风清热、宣肺利咽。银翘散多用于风温初起、邪袭肺卫证，症见发热微恶寒、口微渴等，治以辛凉解表、宣肺泄热。葱豉桔梗汤与桑菊饮两方均用薄荷、连翘、桔梗、淡豆豉、甘草疏风透邪、清热利咽，用于风温初起肺卫受邪之证。但桑菊饮受邪较轻，病位主要在肺而不在肌表皮毛，以桑叶、菊花疏散风热，以杏仁、桔梗宣降肺气而止咳，苇根清热生津，症状以咳嗽为主，且发热不甚，伴口微渴、脉浮数等。葱豉桔梗汤受邪较重，故用葱豉汤辛散微发其汗而解肌，淡竹叶、焦山栀清泄邪热，症状以身热恶风寒、咽痛、口渴、舌红苔薄黄、脉浮等。三方区别见表 1-4。

表 1-4　葱豉桔梗汤、银翘散、桑菊饮鉴别

	葱豉桔梗汤	银翘散	桑菊饮
病证	恶寒发热、无汗或少汗，头痛，头面红肿，目赤，全身酸楚，咽痛，口渴，舌质红、舌苔薄黄，脉浮数之大头瘟风热时毒外袭肺卫证	发热微恶风寒、尺肤热，头痛、汗出、口微渴，舌边尖红、苔薄白欠润、脉浮数之风热外袭肺卫证	发热微恶风寒，咳嗽，舌边尖红、苔薄白欠润，脉浮数之燥热袭表证或风热袭肺卫证
病机	风热时毒、邪袭肺卫	风热袭表、肺卫失宣	风（燥）热袭表、肺卫失宣
治法	疏风清热、宣肺利咽	辛凉解表、宣肺泄热	辛凉轻剂、宣肺止咳
药物	鲜葱白三枚至五枚、淡豆豉三至五钱、苦桔梗一钱半、薄荷一钱至一钱半、焦山栀二钱至三钱、连翘一钱半至二钱、甘草六分至八分、淡竹叶三十片	连翘一两、银花一两、苦桔梗六钱、薄荷六钱、竹叶四钱、生甘草五钱、芥穗四钱、淡豆豉五钱、牛蒡子六钱	杏仁二钱、连翘一钱五分、薄荷八分、桑叶二钱五分、菊花一钱、苦桔梗二钱、甘草八分、苇根二钱
用法	水煎服	杵为散，每服六钱，鲜苇根汤煎，香气大出，即取服，勿过煎。病重者，约二时一服，日三服，夜一服；轻者三时一服，日二服，夜一服；病不解者，作再服	水二杯，煮取一杯，日二服

三、温燥袭表

温燥袭表又称燥热外犯，是指燥热病邪侵犯肺卫导致燥热郁于肺卫、伤津耗液所致的证候，常见症状有发热、微恶风寒，鼻咽干燥肿痛，口微渴，舌质边尖红、苔薄白少津或薄黄少津，脉浮数等。

主症　发热、微恶风寒，汗出或无汗，口鼻咽干燥，咽痛红肿，咳嗽无痰或痰少而黏，头痛，舌边尖红、苔薄白欠润，脉浮数。

病机　温燥袭表、肺卫失宣。

治法　辛凉甘润、清透肺卫。

方药　桑杏汤、桑菊饮。

1. **桑杏汤**（辛凉法）（《温病条辨·上焦篇》五十四）

桑叶一钱　杏仁一钱五分　沙参二钱　象贝一钱　香豉一钱　栀皮一钱　梨皮一钱

水二杯，煮取一杯，顿服之，重者再作服（轻药不得重用，重用必过病所。再一次煮成三杯，其二三次之气味必变，药之气味俱轻故也）。

应用桑杏汤时，注意原文所述“轻药不得重用”，即①药物量轻；②煎煮时间不宜过长。

2. **辛凉轻剂桑菊饮方**（《温病条辨·上焦篇》五十五）

桑菊饮应用注意事项见“风热犯肺（卫）”节。

应用

1. **秋燥** 外感温燥初起，病机为燥热外袭、肺卫失宣，证属燥热袭表。症见发热、微恶风寒，口鼻咽喉干燥，微咳无痰或痰少而黏，舌边尖红、苔薄白偏干，脉浮数等，《温病条辨》中称为燥“伤手太阴气分”证。如“秋感燥气，右脉数大，伤手太阴气分者，桑杏汤主之”。“大抵春秋二令，气候较夏冬之偏寒偏热为平和，其由于冬夏之伏气为病者多，其由于本气自病者少，其由于伏气而病者重，本气自病者轻耳。其由于本气自病之燥证，初起必在肺卫，故以桑杏汤清气分之燥也”。（《温病条辨·上焦篇》五十四）

本证亦可用桑菊饮辛凉宣肺、透邪外出。如“感燥而咳者，桑菊饮主之。”（《温病条辨·上焦篇》五十五）

2. **风温** 外感风温初起，病机为风热外袭、肺卫失宣，证属风热袭肺。症见发热、微恶风寒，咳嗽无痰或痰少而黏，舌边尖红、苔薄白欠润，脉浮数等，用桑菊饮辛凉宣肺透邪，如“太阴风温，但咳，身不甚热，微渴者，辛凉轻剂桑菊饮主之”。“咳，热伤肺络也。身不甚热，病不重也。渴而微，热不甚也。恐病轻药重，故另立轻剂方”。（《温病条辨·上焦篇》六，见风热犯肺（卫）节）

3. **感冒** 风热感冒轻证，病机为风热上受、肺失清肃，证属风热证。症见发热、微恶风寒，或汗出，头痛，鼻塞涕浊，咳嗽、咳痰色黄，口干、微渴，苔薄黄或薄白欠润，脉浮而数等，用桑菊饮疏风透热、轻宣肺卫。

4. **咳嗽** 风燥伤肺、风热犯肺之咳嗽，病机为风燥伤肺、肺失清润，或风热犯肺、肺失清肃，证属风燥伤肺或风热犯肺。症见干咳或呛咳，鼻唇干燥、口干、咽喉痒或干痛，无痰或痰少而黏，伴鼻塞，头痛，身微热、微恶风，舌边尖红、苔薄白或薄黄而燥，脉浮数或细数等，用桑杏汤疏风清肺、润燥止咳；症见咳嗽、咳痰不爽，痰黏稠或稠黄，咽痛喉燥，伴黄涕，口微渴，头痛，四肢酸楚，身微热、恶风，舌边尖红、苔薄黄，脉浮数或浮滑等，用桑菊饮疏风清热、宣肺止咳。

5. **咳血** 血证之咳血病，病机为风燥或燥热伤肺、肺络损伤，证属风燥伤肺证或燥热伤肺证。症见喉痒咳嗽，痰中带血，口干鼻燥，兼身热，舌红少津、苔薄黄或白，脉数，用桑杏汤加减清热润肺、宁络止血。

病案选录

案一：燥·气分热。某，脉右数大，议清气分中燥热。

桑叶、杏仁、大沙参、象贝母、香豉、黑栀皮。

（清·叶桂. 临证指南医案[M]. 北京：人民卫生出版社，2006.）

按：此即《温病条辨》桑杏汤原方出处。吴鞠通在本方基础上加梨皮，定剂量后，名为桑杏汤。案中气分实指卫分，古人以气赅卫。方中桑叶、香豉辛凉解表透邪；杏仁、贝母宣肺止咳；栀皮轻清上焦邪热；沙参生津润燥，全方疏表润燥、轻透燥热。

案二：风温·风温伤肺。僧五二。近日风温上受，寸口脉独大，肺受热灼，声出不扬。先于辛凉清上，当薄味调养旬日。

牛蒡子、薄荷、象贝母、杏仁、冬桑叶、大沙参、南花粉、黑山栀皮。

（清・叶桂. 临证指南医案[M]. 北京：人民卫生出版社，2006.）

按：此方治疗风热犯肺、肺失宣肃，以辛凉清肃上焦。叶天士《温热论》中述“首用辛凉清肃上焦，挟风加薄荷、牛蒡子之属”是立法用药理论基础。方中以牛蒡子、薄荷、冬桑叶辛凉解表透邪；杏仁、贝母宣肺止咳；栀皮轻清上焦邪热；花粉、沙参清热生津润燥。

案三：咳嗽。甲子四月廿四日，吴，二十岁。六脉弦劲，有阴无阳，但咳无痰，且清上焦气分。

沙参三钱、生扁豆三钱、连翘一钱五分、麦冬三钱、冬桑叶三钱、玉竹三钱、冰糖三钱、茶菊花三钱、杏仁三钱，煮三杯，分三次服。三帖。

廿六日。于前方内去连翘，加丹皮二钱、地骨皮三钱。

（吴瑭. 吴鞠通医案[M]. 北京：中国中医药出版社，1997.）

按：此方清上焦气分之邪，肺失宣肃，主症为但咳无痰，以养阴润燥、清轻宣肺为主，为沙参麦冬汤、桑菊饮、桑杏汤三方合方加减。方中以冬桑叶、菊花、连翘轻清透邪、疏风泄热，沙参、麦冬、玉竹、冰糖养阴润肺止咳，杏仁宣肺止咳，扁豆扶助胃气。全方疏风泄热透邪与养阴润肺止咳并用，为扶正祛邪之典范。

案四：肺燥咳嗽。齐某某，女 40 岁。咳嗽月余。诊时干咳无痰，咽痒，从咽喉至胸燥热不适，剧烈咳嗽则出汗，甚或有胸内脏器往上提拉蹦出感，心烦急躁，脉弦细滑数，舌尖红，苔白薄而干。从舌脉辨为桑杏汤证，处方：桑叶 10g，杏仁 12g，北沙参 10g，生栀子 10g，浙贝母 10g，淡豆豉 10g，前胡 10g，芦根 30g，黛蛤散 10g（包煎），连翘 15g。4 剂。咳嗽痊愈。

（张文选. 温病方证与杂病辨治[M]. 北京：中国医药科技出版社，2017.）

案五：冬温吐血。汪，右脉大，咽喉痒呛，头中微胀。此冬温内侵，阳气不伏，络热，血得外溢。当调其复邪。

桑叶、山栀皮、连翘、白沙参、象贝、牛蒡子。

（清・叶桂. 临证指南医案[M]. 北京：人民卫生出版社，2006.）

按：本案为冬温风热袭肺、络伤出血证，即“冬温内侵，阳气不伏，络热，血得外溢”。以桑叶、连翘、牛蒡子、象贝疏风泄热、宣肺宁络，山栀皮清宣上焦，白沙参润肺宁络。全方以疏风泄热、清宣肺燥立法，使热清、风泄、血止。

案六：温热咳血。高，温邪上郁清空，目赤头胀，咳呛见血。此属客病，不必为内损法。

连翘、黑山栀、草决明、桑叶、薄荷梗、荷叶边、苦丁茶、花粉。

（清・叶桂. 临证指南医案[M]. 北京：人民卫生出版社，2006.）

按：本案为温邪上郁清空、络伤出血之证，以桑叶、薄荷梗、连翘、荷叶边疏风宣肺、宁络止血，黑山栀、苦丁茶、花粉、草决明清热生津、泄火宁络。全方疏风泄热、宣肺宁络、生津止血，不治血而血自止，为治本之法。

鉴别 桑杏汤、桑菊饮、银翘散均治疗温病初起，邪在卫分，肺卫失宣。桑杏汤与桑菊饮用于燥热袭表、肺卫失宣证，均以桑叶、杏仁为基础，桑杏汤主要用于燥热袭表而见咳者；桑菊饮尚可用于风热袭表，肺卫失宣而见咳者，病机偏于肺气失宣。银翘散主要用于风温初起，邪郁卫气，以发热为主者，病变偏于卫气郁遏。三方区别见表 1-5。

表 1-5 桑杏汤、桑菊饮、银翘散鉴别

	桑杏汤	桑菊饮	银翘散
病证	发热微恶风寒、口鼻咽干燥，微咳无痰或痰少而黏，舌边尖红，苔薄白而干，脉浮数之燥热袭表证	发热微恶风寒、咳嗽，舌边尖红，苔薄白欠润，脉浮数之燥热袭表证或风热袭肺卫证	发热微恶风寒、尺肤热，头痛，汗出，口微渴舌边尖红，苔薄白欠润，脉浮数之风热袭肺卫证
病机	燥热袭表、肺卫失宣	燥热、风热袭表、肺卫失宣	风热袭表、肺卫失宣
治法	辛凉甘润、清透肺卫	辛凉轻剂，宣肺止咳	辛凉解表，宣肺泄热
药物	桑叶一钱、杏仁钱半、沙参二钱、象贝一钱、豆豉一钱、栀皮钱半、梨皮一钱	杏仁二钱、连翘一钱五分、薄荷八分、桑叶二钱五分、菊花一钱、苦桔梗二钱、甘草八分、苇根二钱	连翘一两、银花一两、苦桔梗六钱、薄荷六钱、竹叶四钱、生甘草五钱、芥穗四钱、淡豆豉五钱、牛蒡子六钱
用法	水二杯，煮取一杯，顿服之，重者再作服	水二杯，煮取一杯，日二服	杵为散，每服六钱，鲜苇根汤煎，香气大出，即取服，勿过煎。病重者，约二时一服，日三服，夜一服；轻者三时一服，日二服，夜一服；病不解者，作再服

四、凉 燥 袭 表

凉燥袭表又称寒燥犯表，是由感受凉燥邪气，邪束肌表所致的证候。常见症状有恶寒、发热，无汗或有汗，口鼻咽喉干燥，舌质淡红、苔薄白少津，脉浮等。

主症 发热、恶风寒，头痛，无汗或有汗，鼻塞而燥，咽干，咳嗽，痰白而稀，舌质淡红、苔薄白欠润，脉弦或浮。

病机 凉燥袭表、肺卫失宣。

治法 辛温疏表、宣肺止咳、调和营卫。

方药 杏苏散、桂枝汤。

1. **杏苏散**（《温病条辨·上焦篇·秋燥·补秋燥胜气论》二）

苏叶　半夏　茯苓　前胡　苦桔梗　枳壳　生姜　大枣（去核）　橘皮　杏仁　甘草

加减法：无汗，脉弦甚或紧者，加羌活，微透汗。汗后咳不止，去苏叶、羌活，加苏梗。兼泄泻腹满者，加苍术、厚朴。头痛兼眉棱骨痛者，加白芷。热甚加黄芩，泄泻腹满者不用。

杏苏散用于凉燥初犯于表，对寒邪犯表而引起的恶寒发热、咳嗽、咳稀痰之证亦可使用，《温病条辨》谓之“此苦温甘辛法也”。若凉燥束表、卫表郁闭较甚，见“无汗，脉弦甚或紧者，加羌活，微透汗”。若表凉已退、里邪未除、肺失肃降，以咳嗽为主者，则去走表之苏叶，加降里气之苏梗。如“汗后咳不止，去苏叶、羌活，加苏梗”。若“兼泄泻腹满者，加苍术、厚朴”芳香理气、苦温燥湿。若“头痛兼眉棱骨痛者，加白芷”以辛温宣散、祛风止痛。若“热甚加黄芩”以清燥热。

2. **桂枝汤**（《温病条辨·上焦篇》四）

桂枝六钱　芍药（炒）三钱　炙甘草二钱　生姜三片　大枣（去核）二枚

煎法服法，必如《伤寒论》原文而后可，不然，不惟失桂枝汤之妙，反生他变，病必不除。

桂枝汤使用当按仲景《伤寒论》原文，详见《伤寒论》。

应用

1. **秋燥**　用于凉燥初起，病机为凉燥袭表、肺卫失宣，证属凉燥袭表。症见发热、恶风寒，头痛，无汗，鼻塞、咽干，咳嗽，痰稀，脉弦浮等。《温病条辨》中称为"燥伤本脏"。用杏苏散辛温疏表、宣肺止咳。如"燥伤本脏，头微痛，恶寒，咳嗽痰稀，鼻塞，嗌塞，脉弦，无汗，杏苏散主之"。"若伤燥凉之咳，治以苦温，佐以甘辛，正为合拍"。(《温病条辨·上焦篇·秋燥·补秋燥胜气论》二)

若凉燥证候如寒在太阳而见汗出者，其病机为凉燥袭表、营卫不和，症见发热、恶风寒，头痛，自汗，舌苔薄白，脉浮等，则用桂枝汤解肌祛风、调和营卫。《温病条辨》中谓之"如伤寒太阳证"。症如"伤燥，如伤寒太阳证，有汗，不咳，不呕，不痛者，桂枝汤小和之"。"如伤寒太阳证者，指头痛、身痛、恶风寒而言也。有汗不得再发其汗，亦如伤寒例，但燥较寒为轻，故小与桂枝小和之也"。(《温病条辨·上焦篇·秋燥·补秋燥胜气论》三)

2. **风温**　用于风温初起，病机为风邪袭表、营卫不和，证属风袭卫表证。症见发热、恶风寒，头痛，自汗出，舌质淡红、苔薄白，脉浮等，用桂枝汤解肌祛风、调和营卫。如"太阴风温、温热、温疫、冬温，初起恶风寒者，桂枝汤主之"。"按仲景《伤寒论》原文，太阳病(谓如太阳证，即上文头痛、身热、恶风、自汗也)，但热不恶寒而渴者，名曰温病，桂枝汤主之。盖温病忌汗，最喜解肌。桂枝本为解肌，且桂枝芳香化浊，芍药收阴敛液，甘草败毒和中，姜、枣调和营卫，温病初起，原可用之"。"虽曰温病，既恶风寒，明是温自内发，风寒从外搏，成内热外寒之证，故仍旧用桂枝辛温解肌法，俾得微汗，而寒热之邪皆解矣"。(《温病条辨·上焦篇》四)

3. **感冒**　用于风寒感冒，病机为风寒外袭、营卫不和，证属风寒袭表证，病情较轻者。症见发热、微恶风寒，头痛，汗出，咳嗽痰稀，舌苔薄白，脉浮等，用桂枝汤解肌祛风、调和营卫。

4. **咳嗽**　用于凉燥咳嗽，病机为凉燥兼风寒犯肺、肺气失宣，证属凉燥犯肺证。症见干咳少痰或无痰，咽干鼻燥，兼恶寒发热，头痛，无汗，舌苔薄白偏干，脉浮等，用杏苏散辛温疏散、宣肺止咳。

病案选录

案一：头痛咳嗽(严二陵医案)。王左，48岁。主诉：头巅胀痛，恶寒咳嗽，咳痰稀薄。诊查：鼻塞咽干，脉象浮弦，舌苔薄白。辨证：秋燥寒凉之气外束于表，肺先受邪。治法：经云：燥凉所胜，平必苦温。仿杏苏散主之，佐入宣泄化浊之品。处方：苦杏仁12g，紫苏叶5g，粉前胡12g，玉桔梗5g，生甘草5g，薄荷2g，白茯苓12g，炒枳壳6g，仙半夏5g，化橘红3g，白蒺藜12g，款冬花9g。

二诊：药后头痛已减，咳嗽痰薄，咽干唇燥。舌苔薄白腻，脉象弦滑。守原法出入。

处方：粉前胡12g，紫苏叶3g，苦杏仁12g，玉桔梗5g，白茯苓12g，炒枳壳5g，仙半夏5g，化橘红3g，款冬花9g，大玉竹12g，清炙枇杷叶12g(包)。

(董建华. 中国现代名中医医案精华(二)[M]. 北京：北京出版社，1990.)

案二：阴虚风温。某，阴虚风温，气从左升。桂枝汤加花粉、杏仁。

（清·叶桂. 临证指南医案[M]. 北京：人民卫生出版社，2006.）

按：本证以桂枝汤加花粉、杏仁，治疗风温兼阴津不足，当属阴虚风温初起，兼表寒束闭卫表较甚，恶风寒症状明显者，与桂枝汤调和营卫、疏散在表之风寒。加杏仁以宣降肺气，加花粉以清热生津。说明风温初起，确属兼夹表寒者，桂枝汤可加减使用，表寒解后，当辛凉清泄肺卫。

鉴别 杏苏散、桑杏汤、桂枝汤均可用于燥邪犯表、肺卫失宣证，症见发热、恶风寒，头痛，脉浮等。但桑杏汤用于燥热袭表、肺卫失宣，症见口鼻咽干燥，微咳无痰或痰少而黏，舌边尖红，苔薄白而干等，治以辛凉甘润为主；杏苏散用于凉燥袭表，症见咳嗽痰稀，鼻塞，咽干等，治以辛温宣肺疏表为主；桂枝汤亦用于凉燥袭表，症见头痛，自汗，舌苔薄白等，治以解肌祛风、调和营卫为主。三方鉴别如表1-6。

表1-6 杏苏散、桑杏汤、桂枝汤鉴别

	杏苏散	桑杏汤	桂枝汤
病证	恶寒发热，头微痛，咳嗽痰稀，鼻塞，咽干，脉弦，无汗之凉燥袭表证	发热微恶风寒、口鼻咽干燥，微咳无痰或痰少而黏，舌边尖红，苔薄白而干，脉浮数之燥热袭表证	发热、恶风寒，头痛，自汗，舌苔薄白，脉浮之凉燥袭表证
病机	凉燥袭表、肺卫失宣	燥热袭表、肺卫失宣	凉燥袭表、营卫不和
治法	辛温疏表、宣肺止咳	辛凉甘润、清透肺卫	解肌祛风、调和营卫
药物	苏叶、半夏、茯苓、前胡、苦桔梗、枳壳、生姜、大枣、橘皮、杏仁、甘草	桑叶一钱、杏仁钱半、沙参二钱、象贝一钱、豆豉一钱、栀皮钱半、梨皮一钱	桂枝六钱、炒芍药三钱、炙甘草二钱、生姜三片、去核大枣二枚
用法	水煎服	水二杯，煮取一杯，顿服之，重者再作服	见《伤寒论》

五、温毒袭表

温毒袭表又称温毒在表、热毒袭表，是指温热时毒侵袭肌表、毒蕴肺胃所致的证候。常见症状有发热、恶寒，头身痛，咽喉红肿疼痛或溃烂，肌肤红疹隐隐，舌质红或起刺、舌苔白干或薄黄，脉浮数等。

主症 初起憎寒发热，继而壮热烦渴，咽喉红肿疼痛，甚或溃烂，肌肤丹痧隐隐，舌红赤或有珠状突起、苔白干，脉浮数。

病机 温热时毒、侵袭肌表、毒蕴肺胃。

治法 透表泄热、清咽解毒、凉营透疹。

方药 清咽栀豉汤。

清咽栀豉汤（《疫喉浅论·下卷》）

山栀三钱 香豆豉三钱 金银花三钱 苏薄荷一钱 牛蒡子三钱 粉甘草一钱 蝉蜕八分 白僵蚕二钱 乌犀角八分（水牛角代，磨汁） 连翘壳三钱 苦桔梗一钱五分 马勃一钱五分 芦根一两 灯心二十支 竹叶一钱

水二钟，煎八分服。

本证治疗常配合外治法，用《三因极一病证方论》玉钥匙[焰硝一两半、硼砂半两、脑子

（即冰片）一字、白僵蚕一分。上为末，研匀，以竹管吹半钱许入喉中]。

应用

1. **烂喉痧** 烂喉痧初起，病机为温热时毒、侵袭肌表、毒蕴肺胃，证属温毒袭表、肺胃蕴热。症见发热、恶寒，头痛，咽喉红肿疼痛或溃烂，肌肤红疹隐隐，舌质红或起刺，舌苔白干或薄黄，脉浮数等，用清咽栀豉汤透表泄热、清咽解毒。如《疫喉浅论》所述清咽栀豉汤“治疫喉红肿白腐，壮热汗少，痧隐不齐，心烦懊侬，口渴舌干，脉数，邪郁未透，内火已炽等证”。（《疫喉浅论·下卷》清咽栀豉汤）

2. **乳蛾** 急乳蛾，病机为风热或温热毒邪侵袭肺卫，证属风热或温热袭表证。症见发热、恶风寒，咽痛红肿如核或溃烂，舌质红、苔白而干或薄黄而干，脉浮数等，可用清咽栀豉汤透表泄热、清咽解毒。

病案选录

案一：烂喉痧肺胃蕴热。金某，痧点较昨稍透，兼有起浆白疹，咽赤作痛，偏左起腐。肺胃蕴热，未能宣泄，病起三朝，势在正盛。

连翘壳、马勃、荆芥、薄荷叶、桔梗、射干、牛蒡子、蝉蜕、广郁金、灯心草。

二诊：痧点虽布，面心足胫尚未透发，烦热，胸闷咽痛，舌苔黄糙少津。肺胃之邪，不克宣泄，夹滞不化，恐化火内窜。

净蝉蜕、牛蒡子、连翘壳、麻黄、苦桔梗、苏薄荷叶、广郁金、炒枳壳、煨石膏、茅根肉。

三诊：咽痛稍轻，肌肤丹赤，投辛温、寒，宣泄肺胃，热势大减，苔黄大化，而舌边红刺。邪欲化火，再以清泄。

连翘壳、广郁金、滑石块、炒枳壳、煨石膏、黑山栀、淡豆豉、杏仁、牛蒡子、竹叶心。

四诊：肌肤丹痧，而痧点未经畅透，肺胃蕴热未经宣泄，邪热化火，劫烁阴津，舌绛干毛。恐邪热内传而神昏发痉。

犀牛角尖（磨，现水牛角代）三分，丹皮二钱，鸡苏散四钱，玄参三钱，杏仁三钱，荆芥一钱，牛蒡子三钱，鲜生地三钱，连翘三钱，广郁金一钱，白茅根肉八钱，竹叶三十片，灯心草三尺。

五诊：丹痧渐化，而风火未能尽泄，咽痛甚重，大便不行，舌绛无津，拟急下存阴法。

犀牛角尖（磨，现水牛角代）三分，丹皮二钱，玄参肉二钱，防风一钱，元明粉一钱半，生广军三钱，鲜生地五钱，大贝母二钱，荆芥一钱，黑山栀三钱，生甘草五分，桔梗一钱。

六诊：大便畅行，咽痛大减，然仍热甚于里，舌红尖刺无津。痧化太早，邪势化火，劫烁津液，未为稳当。

玄参肉、细生地、连翘壳、桔梗、金银花、郁金、天门冬、山栀、生甘草、竹叶、鲜芦根。

七诊：咽痛渐定，热势大减，舌绛刺亦退，然舌心尚觉干毛，还是阴津未复也。

细生地四钱，连翘三钱，银花一钱五分，鲜石斛五钱，天花粉二钱，大玄参三钱，生甘草五分，天门冬三钱，绿豆衣三钱，山栀三钱，芦根一两五钱，竹叶三十片。

八诊：脉静身凉，履夷出险，幸甚。拟清养肺胃，以彻余炎。

大天冬、大玄参、连翘、白银花、茯苓、绿豆衣、川贝母、竹叶心、鲜芦根。

（张聿青. 张聿青医案[M]. 北京：人民卫生出版社，2006.）

按：疾病初起“痧点较昨稍透，兼有起浆白瘖，咽赤作痛，偏左起腐”“势在正盛”，治宜辛凉透邪，清热解毒。选用清咽栀豉汤加减。陈耕道曾提出“疏达、清散、清化、下夺、救液”的五大治疗法则。综观全案，患者二诊、三诊、四诊、五诊时重在清热，并防治热入营血分，通过疏散、发汗、清透等方法涤除热邪。疾病后期患者伤津较重，故六诊、七诊、八诊时重在清余热，生阴津。故本案反映了治疗烂喉痧的全过程。

案二：烂喉痧。杨左，风温疫疠之邪，引动肝胆之火，蕴袭肺胃两经，发为喉痧。痧布隐隐，身热，咽喉肿红焮痛，内关白腐，舌苔薄黄，脉象郁滑而数。天气通于鼻，地气通于口，口鼻吸受天地不正之气，与肺胃蕴伏之热，熏蒸上中二焦。咽喉为肺胃之门户，肺胃有热，所以咽喉肿痛，而内关白腐也。邪势正在鸱张之际，虑其增剧。《经》云：风淫于内，治以辛凉。此其候也。

净蝉衣八分，苦桔梗一钱，金银花三钱，京赤芍二钱，荆芥穗八分，甜苦甘草（各）六分，连翘壳三钱，鲜竹叶三十张，淡豆豉三钱，轻马勃一钱，象贝母三钱，白茅根（去心）二扎，薄荷叶八分，黑山栀钱半，炙僵蚕三钱。

二诊：丹痧虽布，身灼热不退，咽喉肿痛白腐。脉洪数，舌绛。伏温化热，蕴蒸阳明，则气入荣，销铄阴液，厥少之火，乘势上亢。症势沉重，急拟气血双清，而解疫毒。

犀牛角尖（现水牛角代）五分，甘中黄八分，象贝母三钱，鲜竹叶三十张，鲜生地四钱，苦桔梗一钱，连翘壳三钱，茅芦根（去心节）（各）一两，生石膏（打）四钱，轻马勃一钱，黑山栀钱半，鲜石斛三钱，粉丹皮钱半，陈金汁（冲）一两，枇杷叶露（冲）四两。

三诊：丹痧已回，身热已退，项颈漫肿疼痛，咽喉焮肿，内关白腐，舌薄黄，脉沉数。温邪伏热，稽留肺胃两经，血凝毒滞，肝胆火炽，一波未平，一波又起，殊属棘手。拟清肺胃之壮热，解疫疠之蕴毒。

薄荷叶八分，甘中黄八分，京赤芍二钱，鲜竹叶茹（各）钱半，京玄参二钱，苦桔梗一钱，生蒲黄（包）三钱，黑山栀钱半，连翘壳三钱，炙僵蚕三钱，淡豆豉三钱，象贝母三钱，益母草三钱，活芦根（去节）一尺。

（丁甘仁. 孟河丁甘仁医案[M]. 王致谱，点校. 福州：福建科学技术出版社，2002.）

按：本案初起，温热毒邪侵袭，肺胃蕴热，症见痧布隐隐，身热，咽喉肿红焮痛，内关白腐，舌苔薄黄，脉象郁滑而数，治疗重在辛凉透表泄热，以清咽栀豉汤加减。二诊邪毒化火，由气入营，症见丹痧布而身灼热不退，咽喉肿痛白腐，脉洪数，舌绛，治以气营血两清，兼透邪外出。三诊身热已退，余毒未净，症见项颈漫肿疼痛，咽喉焮肿，内关白腐，舌薄黄，脉沉数，治以疏风泄热、清解肺胃余毒。本案基本诠释了《疫喉浅论》所述“疫喉痧治法首当辛凉透表，继用苦寒泄热，终宜甘寒救液，兼痰者清化之，兼湿者淡渗之，兼风者清散之，辛温升托皆在所禁”的治疗及禁忌原则。

案三：乳蛾。陈奶奶，乳蛾双发，肿痛白点，妨于咽饮，寒热头胀眩晕，口干欲饮。舌质红苔黄，小便短赤，三四日未更衣，脉象滑数不静。少阴伏热上升，风温痰热蕴袭肺胃两经。宜辛凉清解而通腑气，此表里双解之意。

薄荷叶八分，冬桑叶三钱，甘菊花三钱，京元参二钱，甘中黄八分，川雅连四分，通草八分，象贝母三钱，炙僵蚕三钱，生赤芍二钱，连翘壳三钱，凉膈散（包）四钱，鲜竹叶三十张，活芦根（去节）一尺。

（丁甘仁. 丁甘仁医案续编[M]. 上海：上海科学技术出版社，2001.）

按：急乳蛾多见于小儿，大人亦患。案中患者系风热邪毒侵袭，内有蕴热，病发乳蛾，既有风热毒邪外袭之卫表不和，又有阳明腑气不降之候，故以薄荷叶、冬桑叶、僵蚕、菊花等疏风透热；以元参、甘中黄、黄连、连翘清热解毒；以鲜竹叶、活芦根清热生津；元参、贝母解毒散结；元参、赤芍清热凉血；通草导火下行；凉膈散清宣膈热。全方外散内清，又可通腑，故为辛凉清解兼通腑气、表里双解之法。

鉴别 清咽栀豉汤、葱豉桔梗汤、银翘散均有疏风泄热、透邪解毒之功，三方均有豆豉、薄荷、连翘、桔梗、甘草、竹叶等药，均可用于风热或温热邪气侵袭肺卫，症见恶寒发热、头痛、口渴者。但清咽栀豉汤中有蝉蜕、白僵蚕、犀角（现水牛角代）、山栀、金银花、马勃等，除有疏风泄热、解毒利咽之功外，尚有凉营之效，主要用于烂喉痧初起，症见憎寒发热，继而壮热烦渴，咽喉红肿疼痛或溃烂，肌肤丹痧隐隐，舌红赤或有珠状突起、苔白干者；葱豉桔梗汤中葱白通阳、山栀清热，主要用于大头瘟初起，症见头面红肿，目赤，全身酸楚，咽痛者；银翘散中用金银花清热解毒、牛蒡子疏风泄热、鲜苇根清热生津，主要用于风温初起、肺卫失宣，症见尺肤热，头痛，汗出，口微渴，舌边尖红、苔薄白欠润者。三方鉴别如表1-7。

表1-7 清咽栀豉汤、葱豉桔梗汤、银翘散鉴别

	清咽栀豉汤	葱豉桔梗汤	银翘散
病证	憎寒发热，继而壮热烦渴，咽喉红肿疼痛或溃烂，肌肤丹痧隐隐，舌红赤或有珠状突起、苔白干，脉浮数之烂喉痧初起温热毒邪侵袭肌表、毒蕴肺胃证	恶寒发热、无汗或少汗，头痛，头面红肿，目赤，全身酸楚，咽痛，口渴，舌质红、舌苔薄黄，脉浮数之大头瘟风热时毒外袭肺卫证	发热微恶风寒、尺肤热，头痛、汗出、口微渴，舌边尖红、苔薄白欠润，脉浮数之风热外袭肺卫证
病机	温热时毒、侵袭肌表、毒蕴肺胃	风热时毒、邪袭肺卫	风热袭表、肺卫失宣
治法	透表泄热、清咽解毒、凉营透疹	疏风清热、宣肺利咽	辛凉解表、宣肺泄热
药物	山栀三钱、香豆豉三钱、金银花三钱、薄荷一钱、牛蒡子三钱、粉甘草一钱、蝉蜕八分、白僵蚕二钱、乌犀角（现水牛角代）八分、连翘壳三钱、苦桔梗一钱五分、马勃一钱五分、芦根一两、灯心二十支、竹叶一钱	鲜葱白三枚至五枚、淡豆豉三至五钱、苦桔梗一钱半、薄荷一钱至一钱半、焦山栀二钱至三钱、连翘一钱半至二钱、甘草六分至八分、淡竹叶三十片	连翘一两、银花一两、苦桔梗六钱、薄荷六钱、竹叶四钱、生甘草五钱、芥穗四钱、淡豆豉五钱、牛蒡子六钱
用法	水二钟，煎八分服	水煎服	杵为散，每服六钱，鲜苇根汤煎，香气大出，即取服，勿过煎。病重者，约二时一服，日三服，夜一服；轻者三时一服，日二服，夜一服；病不解者，作再服

六、湿郁肺卫

湿郁肺卫又称湿遏卫气，是指湿热病邪郁于肺卫导致肺卫失宣的证候，常见症状有恶寒少汗或无汗，身热不扬，午后热甚，头痛如裹，胸闷脘痞，舌苔白腻，脉濡缓等。

主症 恶寒少汗或无汗，身热不扬，午后热甚，头重痛如裹，身重四肢困倦，胸闷脘痞，面色淡黄，口不渴，舌苔白腻，脉濡缓。

病机 湿热郁表、卫气同病、湿重热轻。

治法 芳香化湿、宣通气机。

方药 藿朴夏苓汤、三仁汤、薛氏阴湿伤表方、薛氏阳湿伤表方。

1. **藿朴夏苓汤**（《医原》湿气论）

藿香二钱 姜半夏钱半 赤苓三钱 杏仁三钱 生薏仁四钱 蔻仁六分 猪苓钱半 泽泻钱半 淡豆豉三钱 厚朴一钱

水煎服。

2. **三仁汤**（《温病条辨·上焦篇》四十三）

杏仁五钱 飞滑石六钱 白通草二钱 白蔻仁二钱 竹叶二钱 厚朴二钱 生薏仁六钱 半夏五钱

甘澜水八碗，煮取三碗，每服一碗，日三服。

藿朴夏苓汤和三仁汤均体现湿温病治法中芳香化湿、苦温燥湿和淡渗利湿的组方用药原则，具有开上焦肺气、畅中焦脾胃之气、渗下焦水湿之功。如华岫云对《临证指南医案·卷五·湿》所按："若湿阻上焦者，用开肺气，佐淡渗，通膀胱，是即启上闸，开支河，导水湿下行之理也。若脾阳不运，湿滞中焦者，用术、朴、姜、半之属，以温运之，以苓、泽、腹皮、滑石等渗泄之，亦犹低湿处，必得烈日晒之，或以刚燥之土培之，或开沟渠以泄之耳。"藿朴夏苓汤和三仁汤亦体现流气化湿的基本治湿理论，如《温病条辨·上焦篇》四十三条自注中所云："惟以三仁汤轻开上焦肺气，盖肺主一身之气，气化则湿亦化也。"

3. **薛氏阴湿伤表方**（《湿热病篇》二）

藿香 香薷 羌活 苍术皮 薄荷 牛蒡子

阴湿伤表方以芳香化湿为主，兼疏风泄热，用于湿未化热之证，即"湿遏卫阳之表证"。因羌活祛风胜湿，若"头不痛者去羌活"。

4. **薛氏阳湿伤表方**（《湿热病篇》三）

滑石 大豆黄卷 茯苓皮 苍术皮 藿香叶 鲜荷叶 白通草 桔梗

阳湿伤表方集芳香化湿、苦温燥湿、淡渗利湿于一身，用于湿渐化热之证，即"阳湿伤表之候"。症状有汗出、关节疼痛等。因苍术皮芳香化湿解表，故"不恶寒者去苍术皮"。

应用

1. **湿温** 湿温初起，病机为湿热郁表、卫气同病，证属湿郁肺卫证。症见恶寒，少汗或无汗，身热不扬，头重痛如裹，身重肢倦，胸闷脘痞，舌苔白腻，脉濡缓等。湿温病起病表现为湿遏卫气、表里同病之证，症状有偏湿和偏热的不同，故治疗选方亦有区别，总以芳香化湿、苦温燥湿和淡渗利湿为法，即开上焦、畅中焦和渗下焦为立法组方用药基础。若湿重于热，临证以恶寒、无汗为主者，可用藿朴夏苓汤或薛氏阴湿伤表方，藿朴夏苓汤集芳香化湿、苦温燥湿、淡渗利湿之法，是治疗湿温初起，湿重于热的主方。如"湿气弥漫，本无形质，宜用体轻而味辛淡者治之，辛如杏仁、蔻仁、半夏、厚朴、藿梗，淡如薏仁、通草、茯苓、猪苓、泽泻之类"。治法总以轻开肺气为主，肺主一身之气，气化则湿自化，即有兼邪，亦与之俱化。（《医原·湿气论》）湿未化热，亦可用薛氏阴湿伤表方，如"湿热证，恶寒无汗，身重头痛，湿在表分。宜藿香、香薷、羌活、苍术皮、薄荷、牛蒡子等味，头不痛者去羌活"。（《湿热病篇》二）本证为阴湿伤表证，如自注所述："身重恶寒，湿遏卫阳之表证。头痛必挟风邪，故加羌活，不独胜湿，且以祛风，此条乃阴湿伤表之候。”（《湿热病篇》二）若湿渐化热，临证以身热不扬、汗出、舌边尖红、苔微黄腻为主者，可用三仁汤或薛氏阳湿伤表方。如“头痛恶寒，身重疼痛，舌白不渴，脉弦细而濡，面色淡黄，胸闷不饥，午后身热，状若阴虚，病难速已，名曰湿温。汗之则神昏耳聋，甚则目瞑不欲言，下之则洞泄，润之则病深不解，长夏深秋冬日同法，三仁汤主之”。“惟以三仁汤轻开上焦肺气，盖肺主一身之气，气化则湿亦化也”。（《温病条辨·上焦篇》四十三）湿渐化热，亦可用薛氏阳湿伤表方，如“湿热证，恶寒发热，身重关节疼痛，湿在肌肉，不为汗解。宜滑石、大豆黄卷、茯苓皮、苍术皮、藿香叶、鲜荷叶、白通草、桔梗等味，不恶寒者去苍术皮”。（《湿热病篇》三）指出本证为阳湿伤表证，如自注所述：“此条外候与上条同，惟汗出独异，更加关节疼痛，乃湿邪初犯阳明之表，而即清胃脘之热者，不欲湿邪之郁热上蒸，而欲湿邪之淡渗下走耳，此乃阳湿伤表之候。”（《湿热病篇》三）

2. **感冒或时行感冒**　感冒或时行感冒病，病机为湿热郁表，证属湿郁卫表证。症见恶寒发热，身重而痛，面色淡黄，胸闷，舌苔白腻，脉濡缓等，用藿朴夏苓汤、三仁汤、薛氏阴湿伤表方、薛氏阳湿伤表方解表化湿。

3. **疰夏**　疰夏病，病机为暑湿内阻、中焦失和，证属暑湿困脾证。症见神疲乏力，倦怠嗜卧，头胀而晕，胸脘痞闷，恶心，口中淡黏，口渴不欲饮，不思饮食，大便或溏，或见午后低热，舌苔白腻或黄腻，脉濡细或濡数，用藿朴夏苓汤或三仁汤清暑化湿、芳香畅中。

4. **咳嗽**　咳嗽病，病机为湿热阻肺、肺失肃降，证属湿热阻肺证，症见恶寒发热，或身热不扬，无汗或少汗，胸闷，咳嗽，咽痛，苔白腻，脉濡缓等，用三仁汤芳香宣肺、化湿清热。

5. **痞满**　痞满病，病机为湿阻中焦、升降失常，证属脾胃湿热证，症见胸脘痞塞，满闷不适或隐痛，胸闷不饥，恶心，身重倦怠，舌苔浊腻，脉滑等，用藿朴夏苓汤或三仁汤化湿和胃、升降中焦。

病案选录

案一：湿。冯，三一，舌白头胀，身痛肢疼，胸闷不食，溺阻，当开气分除湿。

飞滑石、杏仁、白蔻仁、大竹叶、炒半夏、白通草。

（清·叶桂. 临证指南医案[M]. 北京：人民卫生出版社，2006.）

按：本案为湿阻上焦、肺不肃降所致，所用药物为《温病条辨》三仁汤方之雏形。案中以杏仁、竹叶开肺气，使气化则湿亦化，后世谓之流气化湿法；以白蔻仁、炒半夏芳香苦温燥湿，谓之畅中焦；以竹叶、通草、滑石淡渗利湿、泄湿中之热，本方集芳香化湿（开上焦）、苦湿燥湿（畅中焦）、淡渗利湿（渗下焦）于一体，具有启上闸、开支河、导水湿下行之功，为湿温病立法组方之典范。

案二：湿。王，二十，酒肉之湿助热，内蕴酿痰，阻塞气分。不饥不食，便溺不爽，亦三焦病。先论上焦，莫如治肺，以肺主一身之气化也。

杏仁、瓜蒌皮、白蔻仁、飞滑石、半夏、厚朴。

（清·叶桂. 临证指南医案[M]. 北京：人民卫生出版社，2006.）

按：案中提出，湿“亦三焦病。先论上焦，莫如治肺，以肺主一身之气化也”。吴瑭在《温病条辨》三仁汤条文自注中云：“惟以三仁汤轻开上焦肺气，盖肺主一身之气，气化则湿亦化也。”方中以杏仁、瓜蒌皮宣开上焦肺气，白蔻仁、半夏、厚朴畅中焦脾胃之气，飞滑石淡渗利下焦。全方集开上焦、畅中焦、渗下焦之功，为治疗湿温病之组方用药之又一典范。

案三：湿。某，脉濡，头胀，胸身重着而痛，寒热微呕，此湿阻气分。

厚朴、杏仁、白蔻仁、木通、茯苓皮、大腹皮、滑石、竹叶。

（清·叶桂. 临证指南医案[M]. 北京：人民卫生出版社，2006.）

按：本案中脉濡、身痛重着、寒热微呕等，与《温病条辨》中三仁汤症状极相似。本案中用杏仁、竹叶开肺气，厚朴、白蔻仁畅中焦，木通、茯苓皮、大腹皮、滑石、竹叶淡渗利湿、泄湿中之热。综合上述叶案三案，即为《温病条辨》三仁汤之全貌。

案四：湿温。华某，男，30岁。初诊：身热6～7日，体温39℃，头晕而沉，面色淡白，胸中满闷不舒，周身酸楚乏力，大便略溏，小溲短黄，腰脊酸沉，夜寐不安。经中医治疗，先服银翘解毒丸，后又服汤剂，甘寒清气热，以生地、玄参、知母、沙参等为主。药后大便溏泄，身热加重，周身乏力，舌白滑润，根部厚腻，两脉沉濡，按之无力，近似迟缓，小溲短少，口淡无味。

辨证：湿邪偏盛、气机受阻、三焦不利。

治疗：芳香宣化、疏调气机。忌食甜黏及有渣食物。

淡豆豉12g，炒山栀3g，藿香叶（后下）10g，陈香薷（后下）15g，焦苍术4.5g，厚朴4.5g，白蔻仁3g，杏仁泥10g，川连2g，半夏10g，陈皮4.5g，鲜煨姜3g，冬瓜皮20g。日1剂，分2次服。

服药后身热渐退，头晕沉重渐解，胸闷渐轻，胸部头额略见小汗。再继续宗此法调理而愈。

按：本案为湿温误用寒凉滋腻的典型。该患者本为感受湿热之候，而前医误为热邪炽盛，损伤津液，用甘寒之品养阴清热，导致湿邪更甚，气机阻滞，病情加重。故本方在藿朴夏苓汤的基础上加减，虽有炒山栀、川连等清热之品，但用量极轻，加香薷、苍术、陈皮行气化湿，冬瓜皮淡渗利湿。服药后气机通行，邪气外透，故有汗出，此后数诊宗此法而愈。湿温虽禁发汗，然必得汗出，乃得邪解。

（彭建中，杨连柱. 赵绍琴临证验案精选[M]. 北京：学苑出版社，1996.）

案五：湿温（副伤寒）。李某，男，22岁。起病迄今已10天，始觉怕冷，继则发热，体温40℃左右，用抗疟药无效，某医院诊断为副伤寒，予以合霉素、链霉素，发热未退，来诊入院。诊见身热不扬，体温38℃，汗出不多，周身酸楚，头昏面黄，胸闷不饥，小便黄，大便干，日行一次。舌苔白而微腻，脉濡。检查：白细胞4.6×10^9/L，淋巴细胞0.3，肥达反应“H”1∶16，“O”1∶160。证属湿热郁遏气分，湿阻中焦，湿盛于热之候。治拟芳化宣中、淡渗利湿法，仿藿朴夏苓汤意。

处方：藿香、佩兰、青蒿、杏仁、薏苡仁各9g，川朴、通草各3g，蔻仁（后下）2.5g，法半夏6g，陈皮、炒枳壳各4.5g，茯苓、大豆黄卷、滑石各12g。药后，翌晨热平，午后回升至39.5℃，继进1贴，热降不复再生，唯头昏身倦，纳少，舌苔薄，脉细。原方再投1日，诸证均瘥。转以芳化和中，运醒脾胃。调治数日，痊愈出院。

按：本案患者身热不扬，周身酸楚，头昏面黄，胸闷不饥，舌苔白而微腻，脉濡为湿热郁遏气分，湿阻中焦，湿盛于热，宜用藿朴夏苓汤加减，芳化宣中，淡渗利湿法，用杏仁、蔻仁、薏仁宣上、畅中、渗下，用行气化湿之药陈皮、枳壳、厚朴等，用佩兰、通草、茯苓加强化湿利湿之效，用青蒿、滑石退热利湿，各药相互配合，共同作用。

（白锋. 温病学方论与临床[M]. 上海：上海中医学院出版社，1988.）

案六： 咳嗽（急性支气管炎）。陈某，女，38岁。患者反复咳嗽1周，痰多，色黄白相兼，质黏稠，不易咳出，喉中痰鸣，纳呆，口干苦，大便不爽，小便偏黄，倦怠乏力，舌红苔黄腻，脉濡数。查咽部充血，咽后壁淋巴滤泡增生，双扁桃体未见肿大，双肺呼吸音粗，余未见异常。查血常规：白细胞 11.2×10^9/L，中性粒细胞0.78。西医诊断为急性支气管炎，中医诊断为湿热型咳嗽。予以三仁汤加减：杏仁12g，薏苡仁30g，白蔻仁6g（后下），法半夏10g，厚朴10g，木通6g，竹叶6g，滑石30g，甘草6g，桑白皮30g，鱼腥草30g，重楼15g，黄芩10g。每日1剂。

复诊：咳嗽、喉中痰鸣已止，纳食增加，二便通畅，舌尖红苔白，脉濡。查咽部未见充血，双扁桃体不大，双肺呼吸音清晰，未闻及干、湿性啰音，复查血常规正常。

（王洪海，杨海燕.《温病条辨》临床案例应用[M]. 北京：中国医药科技出版社，2021.）

案七： 痞满（糜烂性胃炎）。孙某，女，40岁。患者胃脘部胀闷，隐隐作痛，伴有灼热感、不欲食，大便溏而不爽，日行2～3次，口中黏腻不欲饮，经胃镜检查提示糜烂性胃炎。舌微红、苔黄白厚腻，脉沉滑。治宜清热利湿、和胃化浊。处以三仁汤加味：苦杏仁10g，白豆蔻10g，薏苡仁30g，飞滑石30g，白通草6g，淡竹叶10g，厚朴6g，半夏15g，蒲公英30g，白花蛇舌草30g。5剂。水煎服，日1剂。药后诸症减轻，饮食增进，大便通畅，舌苔变薄。上方又服5剂，病愈。

（王洪海，杨海燕.《温病条辨》临床案例应用[M]. 北京：中国医药科技出版社，2021.）

鉴别 藿朴夏苓汤、三仁汤、薛氏阴湿伤表方和薛氏阳湿伤表方均可用于湿温初起、湿遏卫气之证，均有芳香化湿、苦温燥湿和淡渗利湿的作用，能宣化表里之湿而用于湿热阻遏肺卫之证。但藿朴夏苓汤方中用藿香、豆豉疏表透卫，用于湿邪偏于卫表而化热尚不明显之证；三仁汤方中用竹叶、滑石、通草泄湿中之热，用于湿中蕴热、湿渐化热之证；薛氏阴湿伤表方中用香薷、羌活等辛温燥湿解表，用于湿伤肌表、尚未化热而有恶寒无汗之阴湿伤表证；薛氏阳湿伤表方中用大豆黄卷、荷叶、滑石、通草化湿泄热，用于湿伤肌表而湿中蕴热之候。各方区别如表1-8。

表1-8 藿朴夏苓汤、三仁汤、薛氏阴湿伤表方、薛氏阳湿伤表方鉴别

	藿朴夏苓汤	三仁汤	薛氏阴湿伤表方	薛氏阳湿伤表方
病证	恶寒发热，头身四肢酸重，无汗或少汗，胸闷脘痞，苔白腻，脉濡缓之湿郁卫表证	恶寒发热，身热不扬，无汗或少汗，胸闷，咳嗽，咽痛，苔白腻，脉濡缓之湿中蕴热、湿渐化热证	恶寒、发热较轻，无汗，身重，头痛，胸痞，苔白腻之阴湿伤表证	恶寒发热，身重关节疼痛，汗出，胸痞，舌尖红、苔白腻之阳湿伤表证
病机	湿热犯卫、困阻肌表	湿热犯肺、肺卫失宣	湿邪伤表、卫阳郁闭	湿滞肌表、湿中蕴热
治法	疏表透卫、宣气化湿	芳香宣化、清热化湿	芳香辛散、宣化湿邪	芳香宣化、渗湿泄热
药物	藿香二钱、姜半夏钱半、赤苓三钱、杏仁三钱、生薏仁四钱、蔻仁六分、猪苓钱半、泽泻钱半、淡豆豉三钱、厚朴一钱	杏仁五钱、飞滑石六钱、白通草二钱、白蔻仁二钱、竹叶二钱、厚朴二钱、生薏仁六钱、半夏五钱	藿香、香薷、羌活、苍术皮、薄荷、牛蒡子	滑石、大豆黄卷、茯苓皮、苍术皮、藿香叶、鲜荷叶、白通草、桔梗
用法	水煎服	甘澜水八碗，煮取三碗，每服一碗，日三服	水煎服	水煎服

七、暑 湿 袭 表

暑湿袭表又称暑湿在卫或暑湿感冒，是指感受暑湿时邪或暑热夹湿之邪侵袭肌表，卫气失调所致的证候。常见症状有发热、恶寒，或身热不扬，无汗或汗出不解，头晕胀痛，胸闷，恶心，舌尖红、舌苔白腻或微黄腻，脉濡数等。

主症 发热、微恶风寒，头胀重痛，无汗或微汗，身重疼痛，肢节酸楚，心烦，胸闷脘痞，舌苔薄白腻或微黄腻，脉濡数或浮滑数。

病机 暑湿内蕴、邪气束表、营卫不和。

治法 疏表透邪、涤暑化湿。

方药 卫分宣湿饮、新加香薷饮、雷氏清凉涤暑法、鸡苏散。

1. **卫分宣湿饮**（《暑病证治要略·暑病种类》暑湿）

西香薷一钱 全青蒿钱半 滑石四钱 浙茯苓三钱 通草一钱 苦杏仁钱半 淡竹叶三十片 鲜荷叶一角

水煎服。

2. **新加香薷饮**（辛温复辛凉法）（《温病条辨·上焦篇·暑温》二十四）

香薷二钱 银花三钱 鲜扁豆花三钱 厚朴二钱 连翘二钱

水五杯，煮取二杯。先服一杯，得汗，止后服；不汗，再服；服尽不汗，再作服。

3. **雷氏清凉涤暑法：治暑温暑热，暑泻秋暑**。（《时病论·卷之三》）

滑石（水飞）三钱 生甘草八分 青蒿一钱五分 白扁豆一钱 连翘（去心）三钱 白茯苓三钱 通草一钱

加西瓜翠衣一片入煎。

应用雷氏清凉涤暑法时，注意加减法。病情不同，加减变化有异。①长夏暑湿之令，暑热夹湿直入中焦，脾胃清浊不分而见暑泻，则“如夹湿者，口不甚渴，当佐木通、泽泻”分利湿邪；②伤暑而见内外皆热，则“去扁豆、通草，加石膏、洋参”清暑益气养阴；③伤暑而见胃气上逆呕逆者，则“加竹茹、黄连”清热降逆止呕；④伤暑见便泻者，则“加葛根、荷叶”化湿止泻；⑤暑温之初或冒暑肺卫失宣，以咳嗽为主，“宜以清凉涤暑法加杏仁、蒌壳”宣肺化痰；⑥暑温之初，邪束肌表，“于本法内去扁豆、瓜翠，加藿香、香薷”化湿散邪；⑦暑温兼湿，口不渴，则“加米仁、半夏”理气化湿。

4. **鸡苏散**（《湿热病篇》二十一）

六一散一两 薄荷叶三四分

泡汤调下。

应用鸡苏散时，注意泡汤调服，取其轻清宣透之妙，为轻可去实之意。

应用

1. **冒暑** 夏季冒暑病，病机为暑湿兼寒伤表、卫表不和，证属暑湿兼寒袭表证，症见身热、微恶风寒，头胀重痛，无汗或少汗，身重疼痛而肢节酸楚，心烦，胸闷脘痞，舌苔薄白腻或微黄腻，脉濡数或浮滑数等，用新加香薷饮、卫分宣湿饮或雷氏清凉涤暑法涤暑化湿解表，如“手太阴暑温，如上条证，但汗不出者，新加香薷饮主之”。“证如上条，指形似伤寒，右脉洪大，左手反小，面赤口渴而言。但以汗不能自出，表实为异，故用香薷饮发暑邪之表也。按：香薷辛温芳香，能由肺之经而达其络。鲜扁豆花，凡花皆散，取其芳香而散，且保肺液，以花易豆者，恶其呆滞也，夏日所生之物，多能解暑，惟扁豆花为最，如无花时，用鲜扁豆皮，若再无此，用生扁豆皮。厚朴苦温，能泄食满。厚朴，皮也，虽走中焦，究竟肺主皮毛，以皮从皮，不为治上犯中。若黄连、甘草，纯然里药，暑病初起，且不必用，恐引邪深入，故易以连翘、银花，取其辛凉达肺经之表，纯从外走，不必走中也”。(《温病条辨·上焦篇》二十四)“如夏月小儿身热头痛，项强无汗，此暑兼风寒者也，宜新加香薷饮”。(《温病条辨·解儿难》)若“暑湿伤毛窍腠理肌肉部卫分者，症状头胀脘闷，身体重而倦怠，微恶寒，午后身热，汗少，溲短赤，舌苔白滑或白腻，脉濡数，宜卫分宣湿饮”。(《暑病证治要略·下编·暑病种类·暑湿》)

暑热夹湿，郁阻肺卫或暑湿之邪犯于肺卫，邪势较轻，症见发热恶寒，头晕，咳嗽，汗出，苔薄微腻等，用雷氏清凉涤暑法涤暑清热、化湿宣肺。用雷氏清凉涤暑法加杏仁、瓜蒌皮宣肺利气；邪束肌表症见微寒头痛者，去扁豆、瓜翠，加藿香、香薷化湿透邪；湿邪里重而口不渴者，加薏苡仁、半夏理气化湿。如“夫暑热之邪，初冒于肌表者，即有头晕、寒热、汗出、咳嗽等证，宜以清凉涤暑法加杏仁、蒌壳治之”。(《时病论·卷之四》冒暑)“夫暑温之初病也，右脉胜于左部，或洪或数，舌苔微白，或黄而润，身热有汗，或口渴，或咳嗽，此邪在上焦气分，当用清凉涤暑法加杏仁、蒌壳治之。倘汗少而有微寒，或有头痛者，宜透肌肤之冒，于本法内去扁豆、瓜翠，加藿香、香薷治之。如口不渴者，乃兼湿也，加米仁、半夏治之”。(《时病论·卷之四》暑温)

暑湿内迫胃肠，症见身热似火，泻下大便稠黏，小便热赤，面垢有汗，口渴饮冷，脉濡数或沉滑，谓之“暑泻”，用雷氏清凉涤暑法涤暑清热、化湿透邪。如“考暑泻之证，泻出稠黏，小便热赤，脉来濡数，其或沉滑，面垢有汗，口渴喜凉，通体之热，热似火炎，宜清凉涤暑法，用却燔蒸，譬如商飚飒然倏动，则炎熇自荡无余矣”。(《时病论·卷之三》暑泻)

秋初暑热不退，兼感湿邪而病秋暑，症见壮热烦渴，自汗，脉濡洪数，亦用雷氏清凉涤暑法涤暑清热、化湿透邪，如“斯时湿土主气，犹是暑湿交蒸，但见壮热烦渴，蒸蒸自汗，脉象洪濡或数，是秋暑之证，其治法与阳暑相同，亦宜清凉涤暑法”。(《时病论·卷之五》秋暑)“清凉涤暑法，治暑温暑热，暑泻秋暑。……滑石、甘草，即河间之天水散，以涤其暑热也。恐其力之不及，故加蒿、扁、瓜衣以清暑；又恐其干犯乎心，更佐连翘以清心。夫小暑之节，在乎相火之后，大暑之令，在乎湿土之先，故先贤所谓暑不离湿也，兼用通、苓，意在渗湿耳”。(《时病论·卷之三》清凉涤暑法)

2. **暑湿** 暑湿病，病机属暑湿郁表，肌表不和，证属暑湿郁表证，症见发热、无汗或汗少，胸痞脘闷，头胀，小便短少，身重倦怠、肌肉疼痛，舌红、苔腻等，用鸡苏散或卫分宣湿饮宣化暑湿，如“湿热证，胸痞发热，肌肉微疼，始终无汗者，腠理暑邪内闭。宜六一散一两，薄荷叶三四分，泡汤调下，即汗解”。(《湿热病篇》二十一)“暑湿伤毛窍腠理肌肉部卫分者，症状头胀脘闷，身体重而倦怠，微恶寒，午后身热，汗少，溲短赤，舌苔白滑或白腻，脉濡数，宜卫分宣湿饮”。(《暑病证治要略·下编·暑病种类·暑湿》)

3. **感冒或时行感冒** 感冒或时行感冒病，病机为暑湿伤表、卫表不和，证属暑湿袭表，症见身热、微恶风寒，汗少，肢体酸重或疼痛，头昏重胀痛，鼻流浊涕，咳嗽痰黏，心烦，口渴，或见口中黏腻，渴不多饮，胸闷，恶心，小便短赤，舌尖红、舌苔薄黄而腻，脉濡数等，用新加香薷饮、卫分宣湿饮或雷氏清凉涤暑法清暑化湿、解表透邪。

病案选录

案一： 伏暑过服辛温改用清凉而愈。武林陈某，素信于丰。一日忽作寒热，来邀诊治，因被雨阻未往。伊有同事知医，遂用辛散风寒之药，得大汗而热退尽。讵知次日午刻，热势仍燃，汗多口渴，痰喘宿恙又萌，脉象举取滑而有力，沉取数甚，舌苔黄黑无津。丰曰：此伏暑病也。理当先用微辛，以透其表，荆、防、羌、芷，过于辛温，宜乎劫津夺液矣。今之见证，伏邪已化为火，金脏被其所刑。当用清凉涤暑法去扁豆、通草，加细地、洋参。服二剂，舌苔转润，渴饮亦减，惟午后尚有微烧，姑照旧方，更佐蝉衣、荷叶。又服二剂，热从汗解，但痰喘依然，夜卧不能安枕，改用二陈加苏、葶、旋、杏，服之以中病机。后议补养常方，稠载归里矣。

（雷丰. 时病论[M]. 北京：人民卫生出版社，2012.）

按：本案为伏暑误用辛温后的暑热未解、引动痰喘宿疾之证。伏暑初起多卫气同病，治当“先用微辛，以透其表”。前医辛温过汗伤津，暑热不去，故热势仍燃，汗多口渴，脉滑有力而数，舌苔黄黑无津，雷氏用清凉涤暑法去扁豆、通草，加细地（即细生地）、洋参清热涤暑、益气养阴生津。药后症减微烧，加蝉衣、荷叶疏风化湿透邪，则热从汗解。痰喘宿疾则用二陈加味调理取效。案中新感伏暑，急则先治，治法用药紧扣病机，故效佳。

案二： 暑湿（胃肠型感冒）。王某某，女，41 岁。初诊。身热四五日，头晕且沉，微有憎寒，胸闷泛呕，呕吐恶心，舌白苔腻根厚，两脉濡滑而数，大便溏薄，小便短赤，暑热挟湿互阻不化，拟以芳香疏化方法，防其湿热增重，饮食寒暖诸宜小心。

鲜佩兰 10g（后下），鲜藿香 10g（后下），大豆黄卷 10g，前胡 3g，半夏 10g，厚朴 5g，竹茹 10g，陈皮 6g，马尾连 10g，芦根 30g，六一散 10g（布包），鲜荷叶一角，白蔻仁 1g（冲），二副。

二诊。药后身热憎寒皆解，呕吐止而胸闷亦轻，胃纳渐开，小溲如常，暑湿难解而苔腻根厚，大便未行，再以前方增损之。

原方加鸡内金 10g，焦麦芽 10g。又二副，而告痊愈。

按：暑月湿热俱重，感之者多病暑湿，胸脘痞闷，泛恶欲呕，是其症也。暑热挟湿，互阻不化，须忌寒凉，治当芳香疏化，分消其邪，故用鲜藿佩、大豆黄卷、前胡芳化于上焦，陈、夏、朴、蔻辛开于中焦，芦根、六一散导湿于下焦，马尾连、鲜荷叶、竹茹清暑热，兵分数路，各大奏其功，故可收桴鼓之效。

（彭建中，杨连柱. 赵绍琴临证验案精选[M]. 北京：学苑出版社，1996.）

案三： 暑热（感暑受寒）。魏某，女，34 岁，农民，1978 年 7 月 4 日就诊。自诉：两天前外出受暑，当晚纳凉感寒，昨日高热畏冷，头痛胸闷，烦躁不安，口渴欲饮，小便短赤，舌红苔薄黄，脉浮数。查体温 39.8℃。X 线胸透（–）。血检：白细胞 5.2×10^9/L，中性 0.54，淋巴 0.46。证属感冒受寒，暑热内伏，复为寒闭所致。治以祛暑解表，清热化湿，用新加香薷饮加味。

处方：香薷 10g，厚朴 6g，鲜扁豆花 30g，银花、连翘各 15g，加生石膏 40g（先煎）。

服药 2 剂，身出微汗，体温降至 37.9℃，原方又服 2 剂，热退身凉，诸症悉除。

按：本例先感暑热复受寒邪，故证见表邪郁闭而头痛，畏冷，暑热内炽而高热，加石膏者，增强清泄暑热之力。

[谢兆丰. 新加香薷饮治疗暑病[J]. 四川中医，1994，（9）：36-37.]

案四：暑呕。张某某，女，49岁，工人。1983年8月13日初诊，患者昨晚突然胸脘满闷，呕吐4次，吐出食物及黄水，饮食不进，恶寒发热，心烦口渴，大便溏，小便短赤，舌苔白腻微黄，脉濡数。查体温38.7℃，血常规：正常。此乃暑邪犯胃，湿滞中焦，浊气上逆所致。治以化浊和胃，清暑解表。投新加香薷饮加味。处方：香薷10g，厚朴5g，鲜扁豆花20g，银花、连翘各15g，加藿香、制半夏、姜竹茹各10g，连服2剂，呕吐已平，身热亦除，唯胸脘仍闷，按原方再进3剂，药尽病除。

按：本例病发于暑令，骤起脘痞恶心呕吐，发热恶寒，证属暑热呕吐无疑。盛夏气当令，暑必挟湿，暑湿交困于中，扰动胃腑，胃失和降，浊气上逆，而致呕吐。投新加香薷饮祛暑清热，加入芳香化浊的藿香、制半夏、姜竹茹，以和胃止呕，共服药5剂，热退呕止。

[谢兆丰. 新加香薷饮治疗暑病[J]. 四川中医，1994，（9）：37.]

案五：暑湿泄泻。张某某，男，45岁。1974年7月8日初诊。时值长夏，气候酷热，上山砍柴，途中渴甚，饮冷水数次，当晚即腹痛肠鸣，继而泄泻每昼夜5～6次，质稍稠黏，经当地卫生院诊为"急性肠炎"，曾用土霉素等药治疗 5 天未效，特来就诊。证见发热（体温38.8℃），面垢，纳呆，自汗，渴喜凉饮，尿灼热而赤，舌红，苔薄黄微腻，脉濡数。证属暑邪湿热内扰中州，清浊不分并走大肠而为泄泻，用本法合葛根芩连汤加减。青蒿、葛根各15g，藿香、滑石、连翘、茯苓、扁豆、泽泻各10g，通草、黄连、甘草各6g，嘱服3剂，泻止热退，诸症亦相应改善，原方去青蒿、滑石、连翘、通草加党参、白术、怀山药各10g，广木香5g，继服三剂，诸恙悉退而瘥。

[杜勉之. 雷氏清凉涤暑法的临床应用[J]. 江苏中医杂志，1984，（3）：18.]

案六：暑袭肺卫（病毒性肺炎）。万某，女，9岁，1983年6月30日初诊。恶寒发热伴咳嗽1周。经某医院检查诊为"病毒性肺炎"，曾用抗生素及对症治疗5天，发热仍持续不退，体温波动在 39℃左右，伴咳喘头晕，面垢自汗，烦渴喜饮，胸闷纳呆，尿短便溏，舌尖赤，苔黄润，脉濡数等。证属暑袭肺卫，选用本法（雷氏清凉涤暑法）加减：青蒿、银花各15g，连翘、黄芩、淡竹叶、扁豆、杏仁、六一散、瓜蒌皮各6g，通草3g，服药2剂后，热退咳减，原方去扁豆、青蒿、六一散，加桔梗、牛蒡子各10g，芦根15g，继服3剂，诸恙悉平，遂告痊愈。

按：本例既有寒热咳嗽的肺卫见证，又有烦渴自汗，面垢苔腻，脉濡数等暑湿之候。证属暑湿郁于肺卫，用本法（雷氏清凉涤暑法）加减，清凉涤暑，宣肺利湿，药证贴切，投之自然中的，故药后两剂热退，五剂痊愈。

[杜勉之. 雷氏清凉涤暑法的临床应用[J]. 江苏中医杂志，1984，（3）：18.]

案七：暑温伤肺（肺炎）。谷某，男，9个月，1961年6月17日会诊。肺炎八天，用西药尚未控制。身热无汗，两颊潮红，咳嗽不喘。昨日两眼上吊。腹满，大便次数多。舌红无苔，脉浮数，左大于右。病在肺，属暑温范畴，治宜苦辛。处方：香薷一钱、扁豆衣二钱、银花连叶二钱、杏仁一钱、鲜藿香一钱、竹叶一钱、黄连三分、六一散二钱、荷叶二钱。二剂。蒲老说：如见潮汗则去香薷、藿香、黄连。加麦冬、天冬、炒麦芽、化橘红。

复诊：汗出热退，诸症亦减，脉滑。属余热夹痰，治宜调和肺胃，清热化痰。拟保和丸四钱，水煎服。

三诊：昨日复发热，咳嗽有痰，有汗，腹满。舌质淡后根苔薄白腻，脉沉滑无力。属肺胃元气未复，湿滞，治宜宣肺利湿，调和脾胃。处方：

杏仁一钱半、苡仁四钱、冬瓜仁三钱、橘红一钱、麦芽（炒）一钱半、扁豆皮二钱、丝瓜络一钱、法半夏一钱、茯苓一钱半、生姜一片。

连服二剂，病情逐渐好转，痊愈出院。

按：患儿肺炎，脉证结合季节，属暑邪闭肺，黄连香薷饮、六一散合新加香薷饮加减，无汗加鲜藿香。蒲老经验：银花、藤叶同用，其效亦满意而价廉。

（中医研究院. 蒲辅周医疗经验[M]. 北京：人民卫生出版社，1976.）

鉴别 卫分宣湿饮、新加香薷饮均可治疗暑湿在卫，但卫分宣湿饮辛温合以甘淡，重在透邪达表而化湿，适用于暑热较轻之证；新加香薷饮辛温配伍辛凉，重在解表散寒清暑湿，适用于寒邪外束而暑湿内郁之证。雷氏清凉涤暑法治疗暑热夹湿、郁阻肺卫或暑湿邪犯肺卫或中焦之证，重在涤暑清热、化湿透邪。鸡苏散主治暑湿郁表、腠理闭塞，始终无汗者，属清暑透表之轻剂。四方区别如表 1-9。

表 1-9 卫分宣湿饮、新加香薷饮、雷氏清凉涤暑法、鸡苏散鉴别

	卫分宣湿饮	新加香薷饮	雷氏清凉涤暑法	鸡苏散
病证	头胀脘闷，身体重而倦怠，微恶寒，午后身热，汗少，溲短赤，舌苔白滑或白腻，脉濡数之暑湿伤毛窍腠理肌肉部卫分者	身热，头痛，面赤口渴、无汗之暑热夹湿兼风寒者	身热恶寒，头晕，汗出，咳嗽，烦渴，面垢，腹泻之冒暑、暑温、暑热、暑泻、秋暑之暑热夹湿、郁阻肺卫或暑湿邪犯肺卫或中焦者	发热、无汗，胸痞，肌肉微疼，舌尖红，脉数之暑湿郁表之轻证
病机	暑湿伤表、肌腠不和	暑热夹湿、风寒外束	暑热夹湿、郁阻肺卫或暑湿邪犯肺卫中焦	暑湿郁表、腠理闭塞
治法	涤暑化湿、疏表透邪	涤暑化湿、疏表散寒	涤暑清热、化湿透邪	清暑化湿，开泄腠理
药物	香薷一钱、青蒿钱半、滑石四钱、茯苓三钱、通草一钱、苦杏仁钱半、淡竹叶三十片、鲜荷叶一角	香薷二钱、银花三钱、鲜扁豆花三钱、厚朴二钱　连翘二钱	飞滑石三钱、生甘草八分、青蒿一钱五分、白扁豆一钱、连翘三钱、白茯苓三钱、通草一钱、西瓜翠衣一片	六一散一两、薄荷叶三四分
用法	水煎服	水五杯，煮取二杯。先服一杯，得汗，止后服；不汗，再服；服尽不汗，再作服	西瓜翠衣一片入煎	泡汤调下

（一）兼风寒

主症 发热恶寒、头身重痛，腹中不适、痢下赤白黏滞不爽，舌红苔微黄腻，脉浮紧滑数。

病机 风寒袭表、暑湿内蕴。

治法 疏风散寒、理气化湿。

方药 活人败毒散。

活人败毒散（辛甘温法）（《温病条辨·中焦篇》八十八）

羌活 独活 茯苓 川芎 枳壳 柴胡 人参 前胡 桔梗（以上各一两） 甘草五钱

共为细末，每服二钱，水一杯，生姜三片，煎至七分，顿服之。

热毒冲胃噤口者，本方加陈仓米各等分，名仓廪散，服法如前，加一倍，噤口属虚者勿用之。

应用活人败毒散时，应注意痢疾初起，表实证重者方可使用。若表证解后而痢仍在者，当治痢为要。若属“热毒冲胃噤口者”，即噤口痢属实证者，加陈仓米，即名“仓廪散”。若属噤口痢虚证，切不可用之。

应用

1. **痢疾** 痢疾初起，病机为风寒袭表、暑湿内蕴，证属暑湿兼风寒证，其特点是外有风寒表邪、内有暑湿积滞，表证明显而痢下尚不显著。本病发生于痢疾初起，表证和滞下并见，属表里同病。症见发热恶寒、头身重痛，腹中不适、痢下不爽，舌红苔微黄腻，脉浮紧滑而数等。《温病条辨》中称为“暑湿风寒杂感”“内外俱急”。如“暑湿风寒杂感，寒热迭作，表证正盛，里证复急，腹不和而滞下者，活人败毒散主之”。（《温病条辨·中焦篇》八十八）同时指出病机及治法特点，如“此证乃伤水谷之酿湿，外受时令之风湿，中气本自不足之人，又气为湿伤，内外俱急。立方之法，以人参为君，坐镇中州，为督战之帅；以二活、二胡合川芎从半表半里之际，领邪出外，喻氏所谓逆流挽舟者此也；以枳壳宣中焦之气，茯苓渗中焦之湿，以桔梗开肺与大肠之痹，甘草和合诸药，乃陷者举之之法，不治痢而治致痢之源，痢之初起，憎寒壮热者，非此不可也”。（《温病条辨·中焦篇》八十八·自注）若表证解后而痢证仍未解除者，不宜滥予解表，当根据证候，投以治痢之剂。

2. **感冒或时行感冒** 感冒或时行感冒病，病机为风寒束表、卫阳郁遏，证属风寒证。症见恶寒发热、无汗，头痛，肢节酸痛，咳嗽，痰白，舌苔薄白或腻，脉浮或浮紧等，可用人参败毒散疏风散寒、解表化湿。

病案选录

案一：痢（湿热）。某，夏秋痢疾，固是湿热伤气。脾胃气滞，后重里急不爽。古方香连丸，取其清里热，必佐理气，谓气行斯湿热积聚无容留矣。知母、生地，滋阴除热，治阴分阳亢之火，与痢门湿热大异。盖滋则呆滞，气钝窒塞，宜乎欲便不出，究竟湿热留邪仍在。桂、附热燥，又致肛坠，痛如刀割。补中益气，东垣成法，仅仅升举下焦清阳，未能直透肠中。再用大黄重药，兼知母、生地等味，更令伤及下焦。书义谓：诸痢久，都属肾伤。小腹痛坠，忌冷，显然是下症。议与升阳，亦须下治。

人参、茯苓、泽泻、炙草、防风根、羌活、独活、细辛、生姜、大枣。

（清·叶桂. 临证指南医案[M]. 北京：人民卫生出版社，2006.）

按：本案为湿热痢疾，方中以人参、炙甘草坐镇中州，为督战之帅；防风根、羌活、独活、细辛疏风除湿，领邪外出，即有逆流挽舟之意；茯苓、泽泻淡渗以利下焦；生姜、大枣调和营卫。

案二：时疫。感受时疫之气，头痛憎寒，壮热不已，腮肿喉痹，拟用人参败毒散，为扶正托邪法。

人参一钱、白茯苓一钱、枳壳一钱、生甘草五分、桔梗一钱、前胡一钱、羌活一钱、独活一钱、柴胡一钱、川芎一钱、生姜两片。

（清·陈修园. 雅堂医案[M]. 上海：上海群学社印行，1920.）

按：本案属时疫之病，邪在上焦肌表，故用人参败毒散扶正托邪。若表邪不甚而热势较重者，可加金银花、连翘等清透邪气。

案三：淋证（泌尿系感染）。吕某，女，28岁，1989年9月5日初诊。自3日起，因服冷饮之后，自觉恶寒发热，排尿不适，尿频，尿急，继而发冷寒战恶风，尿道灼热刺痛，去医院就诊。查体温39.6℃，WBC 23×10^9/L；尿检：白细胞30～50个/高倍视野，红细胞10～20个/高倍视野，脓球少量，诊断为急性泌尿系感染。用抗生素与解热止痛药后，大汗出，热退，寒战止，从第二天开始又复作，特来求赵老医治。刻下：发热恶风，尿频，尿急，尿道灼热刺痛，排尿不尽，小腹拘急，腰部发凉且痛，舌质红、苔薄白，脉滑细且数，体温38.6℃。尿检查：白细胞满视野，红细胞20～30个/高倍视野，脓细胞大量。证属湿热蕴郁，下注膀胱。治拟清热化湿、凉血通淋。药用荆防败毒散加减。处方：荆芥6g，防风6g，前胡6g，独活6g，生地榆10g，滑石10g，瞿麦10g，木通2g，炒山栀6g，炒槐花10g，大腹皮10g，焦三仙各10g，茅、芦根各20g。服药3剂发热见轻。又服4剂，热退，尿路刺激征消失，大便偏干，小便色赤，体温正常，尿常规检查：白细胞3～5个/高倍视野，红细胞0～2个/高倍视野。湿邪渐化，余热未愈，仍以前法进退。处方：荆芥炭10g，防风6g，白芷6g，独活6g，生地榆10g，炒槐花10g，茅、芦根各10g，桑枝10g，柴胡6g，黄芩6g，焦三仙各10g，小蓟10g。服上方14剂，尿检正常，无其他不适。

（赵绍琴. 赵绍琴临床经验辑要[M]. 北京：中国医药科技出版社，2001.）

（二）兼寒湿

主症 皮肤蒸热，凛凛畏寒，头痛、头重，自汗，心烦、口渴，或腹痛、呕吐、泄泻，舌尖红、苔白腻，脉浮弦。

病机 暑湿挟寒、侵袭肌表。

治法 散寒透表、和中化湿。

方药 香薷饮（又名香薷散）。

香薷饮方（《湿热病篇》四十。剂量炮制服法据《太平惠民和剂局方》补）

白扁豆微炒 厚朴去粗皮，姜汁炙熟，各半斤 香薷去土，一斤

上粗末。每三钱，水一盏，入酒一分，煎七分，去滓，水中沉冷，连吃二服，立有神效，随病不拘时。《活人书》方不用白扁豆，加黄连四两剉碎，以生姜汁同研匀，炒令黄色，名曰黄连香薷散。

本方现多用作汤剂。证候如薛氏所言"此由避暑而感受寒湿之邪，虽病于暑月而实非暑病"。故"其用香薷之辛温，以散阴邪而发越阳气，厚朴之苦温，除湿邪而通行滞气，扁豆甘淡，行水和中"。应用时应据兼症注意加减。①若无恶寒、头痛等表证表现，则去香薷。如原著所述"倘无恶寒头痛之表证，即无取香薷之辛香走窜矣"。"然香薷之用，总为寒湿外袭而设，不可用以治不挟寒湿之暑热也"。②若无腹痛、吐利等症，则去厚朴、扁豆。如"无腹痛吐利之里

证，亦无取厚朴、扁豆之疏滞和中矣”。③若暑热内蕴，发热、口渴较甚，则加黄连清暑泄热，如“故热渴甚者，加黄连以清暑，名四味香薷饮”“减去扁豆，名黄连香薷饮”。④若湿邪较甚，腹胀泄泻者，则去黄连，加茯苓、甘草淡渗利湿，如“湿盛于里，腹膨泄泻者，去黄连加茯苓、甘草，名五物香薷饮”。⑤“若中虚气怯，汗出多者，加人参、芪、白术、橘皮、木瓜，名十味香薷饮”。

应用

1. **暑湿** 暑月乘凉饮冷，感受寒邪，病机为暑湿挟寒、侵袭肌表，证属暑湿兼寒证。症见皮肤蒸热，凛凛畏寒，头重痛，自汗，心烦、口渴，或腹痛、呕吐、泄泻，舌尖红、苔白腻等。如“暑月乘凉饮冷，阳气为阴寒所遏，皮肤蒸热，凛凛畏寒，头痛头重，自汗烦渴，或腹痛吐泻者，宜香薷、厚朴、扁豆等味”。(《湿热病篇》四十）若出现腹痛、泄泻等症，如前文所述注意加减使用。

2. **感冒** 暑月感冒，受风寒夹湿之邪，病机为暑湿夹风寒之邪侵袭肌表、营卫不和，证属暑湿风寒证。症见恶寒、发热，头重痛，身形拘急，脘痞、腹中不适，无汗或汗少，舌尖红、苔薄白微腻，脉濡而浮等，用香薷饮散寒透表，和中化湿。

病案选录

案一：中暑。伶人某，忘其名，四喜部名旦也，六月初，演泗州城剧，众称善。有某官爱其艺，又出钱命演《卖武》一折，身体束缚，刀矛剑戟之类，旋舞越二时许，卸妆入后台，则大吐不已，腹中绞痛，急载归家，吐止而昏不知人，推之不醒。其师怒，遣人寻某官，某官知余名，又转同乡请余诊视，乃偕之往，则剩粉残脂，犹晕面颊，汗出如油，气息促迫，呼之不应。提其腕，则六脉浮濡，按之反不见。余曰：此中暑阳邪也，命守者以热鞋熨其脐，刻许，稍醒。遂以大剂香薷饮进之，二日而安。后三日，有投小片者，不知其人，问阍人，乃知某伶来谢也，余却而避之。

（清·王堉. 醉花窗医案[M]. 太原：山西人民出版社，1985.）

按：患者暑天舞刀弄枪，过劳暑邪直中，三焦逆乱，故大吐不已，腹中绞痛，吐止而昏不知人，汗出如油，气息促迫，六脉浮濡，为暑热阳邪中人之证，故以大剂香薷饮和中化湿，外散邪气，暑邪透解故愈。

案二：感冒。李某，女，52 岁，1989 年 11 月 22 日诊。患者三天前外出不慎受凉，遂感头疼身痛，恶寒发热，经西药治疗无效，求治于郁师。患者诉头身疼痛较剧，恶寒发热、无汗、鼻塞、流清涕、胸闷、食入无味，察苔薄白而润，脉浮紧，郁师认为此乃风寒外束，肺卫失宣之证，乃予新加香薷饮加减治之，方用香薷 12g，淡豆豉 10g，厚朴 9g，荆芥 12g，防风 15g，杏仁 9g，嘱药后喝热开水，盖被运汗。2 剂后诸证遂解。

[何绪良. 郁觉初运用新加香薷饮的经验. 安徽中医临床杂志[J]. 1998，10（4）：230.]

案三：霍乱。夏，钟离德全，一夕病上吐下泻，身冷，汗出如洗，心烦躁。予以香薷饮与服之。翌日遂定，进理中等调之痊。

（刘景超，李具双. 许叔微医学全书[M]. 北京：中国中医药出版社，2006.）

按：霍乱病上吐下泻，乱于中焦脾胃，香薷饮理气化湿和胃、散寒透表，有逆流挽舟之效，取效后用理中法理中焦以善后，故病痊。

案四：夏季感冒（风暑湿合病）。熊某某，男，78岁，1968年8月3日初诊。昨日午后发烧，头晕，服银翘片，汗出热退。今日午后复发热，仍头晕，口不知味，不思饮食，大便三次，小便微黄，手心热甚于手背，额热。脉左寸沉，右寸浮有力，两关弦滑，两尽微紧；舌赤苔白秽厚腻。属风暑湿三气合并为病，治宜祛风理湿清暑。处方：藿香二钱、香薷一钱、厚朴二钱、神曲二钱、法半夏二钱、陈皮一钱半、莱菔子（炒）一钱半、杏仁二钱、防风一钱、通草一钱、六一散（包煎）三钱。第二剂加入山茵陈二钱、黄芩一钱半。

8月5日复诊：服两剂后热退，一切恢复正常，饮食调理。

按：暑季感冒，多为风暑湿合并为病，宜用香薷饮合六一散加减，即风暑湿合治。本例虽似平易，但亦可备暑天感冒的参考。

（中医研究院. 蒲辅周医疗经验[M]. 北京：人民卫生出版社，1976.）

鉴别 香薷饮、新加香薷饮均可治疗暑湿犯表，但香薷饮辛温合以苦温，重在透邪解表、散寒化湿，适用于暑月感受寒湿之证，内无暑热；新加香薷饮辛温配伍辛凉，重在解表散寒清暑湿，适用于寒邪外束而暑湿内郁有热之证。二方区别如表1-10。

表1-10 香薷饮、新加香薷饮鉴别

	香薷饮	新加香薷饮
病证	皮肤蒸热，凛凛畏寒，头重痛，自汗，舌尖红、苔白腻之暑湿挟寒证	身热，头痛，面赤口渴、无汗之暑热夹湿兼风寒者
病机	暑湿挟寒、侵袭肌表	暑热夹湿、风寒外束
治法	散寒透表、和中化湿	涤暑化湿、疏表散寒
药物	白扁、厚朴各半斤，香薷一斤	香薷二钱、银花三钱、鲜扁豆花三钱、厚朴二钱、连翘二钱
用法	上粗末。每三钱，水一盏，入酒一分，煎七分，去滓，水中沉冷，连吃二服	水五杯，煮取二杯。先服一杯，得汗，止后服；不汗，再服；服尽不汗，再作服

八、营卫不和

营卫不和是指外邪侵袭肌表导致卫气被郁或失固、营阴郁滞或外泄的证候。常见症状有发热，微恶风寒，头痛，时有汗出或无汗，脉浮或浮缓等。

主症 发热、微恶风寒，鼻塞，头痛，汗出或无汗，舌质淡红、舌苔薄白，脉浮或浮缓。

病机 外邪袭表、营卫不和。

治法 疏解表邪、调和营卫。

方药 桂枝汤。

桂枝汤（《温病条辨·上焦篇》四）

桂枝六钱　芍药（炒）三钱　炙甘草二钱　生姜三片　大枣（去核）二枚

煎法服法，必如《伤寒论》原文而后可，不然，不惟失桂枝汤之妙，反生他变，病必不除。

应用

1. 风温、温热、温疫、冬温 风温、温热、温疫、冬温等病初起，病机为邪郁肌表、营卫不和，证属营卫不和证。症见发热、微恶风寒，头痛，无汗或汗少，舌质淡红、苔薄白，脉浮等，用桂枝汤解肌祛风、调和营卫，如“太阴风温、温热、温疫、冬温，初起恶风寒者，桂枝汤主之”。(《温病条辨·上焦篇》四)并提出使用桂枝汤的缘由，如“按仲景《伤寒论》原文，太阳病(谓如太阳证，即上文头痛、身热、恶风、自汗也)，但恶热不恶寒而渴者，名曰温病，桂枝汤主之。盖温病忌汗，最喜解肌，桂枝本为解肌，且桂枝芳香化浊，芍药收阴敛液，甘草败毒和中，姜、枣调和营卫，温病初起，原可用之”“盖寒水之病，冬气也，非辛温春夏之气，不足以解之，虽曰温病，既恶风寒，明是温自内发，风寒从外搏，成内热外寒之证，故仍旧用桂枝辛温解肌法，俾得微汗，而寒热之邪皆解矣”。(《温病条辨·上焦篇》四)

2. **秋燥** 凉燥初起，病机为凉燥袭表、肺卫失宣、营卫不和，证属凉燥袭表证。症见发热、恶风寒，汗出，鼻塞而燥，痰白而稀，舌质淡红、苔薄白欠润，脉弦或浮等，用桂枝汤辛温疏表、调和营卫。如“伤燥，如伤寒太阳证，有汗，不咳，不呕，不痛者，桂枝汤小和之”“如伤寒太阳证者，指头痛、身痛、恶风寒而言也。有汗不得再发其汗，亦如伤寒例，但燥较寒为轻，故少与桂枝小和之也”。(《温病条辨·上焦篇》补秋燥胜气论·三)

3. **霍乱** 霍乱寒湿中阻，上吐下利止后，病机为表邪未尽、营卫不和，证属营卫不和证。症见身体疼痛不休，微恶风寒，舌质淡红、苔薄白，脉细弱等，用桂枝汤调和营卫、微散表邪。如“湿伤脾胃两阳，既吐且利，寒热身痛，或不寒热，但腹中痛，名曰霍乱。……吐利止而身痛不休者，宜桂枝汤小和之”“吐利止而身痛不休者，中阳复而表阳不和也，故以桂枝汤温经络而微和之”。(《温病条辨·中焦篇》寒湿·五十一)

4. **汗证** 风温、温热、温疫、冬温等病解后，病机为卫失固密、营阴外泄，证属营卫不和证。症见脉迟无力，身凉如水，冷汗自出，舌质淡、苔薄白等，用桂枝汤调和营卫、复阳固表。如“温病解后，脉迟，身凉如水，冷汗自出者，桂枝汤主之”“此亦阳气素虚之体质，热邪甫退，即露阳虚。故以桂枝汤复其阳也”。(《温病条辨·下焦篇》三十三)

5. **感冒** 感受冒触风寒，病机为风寒袭表、卫强营弱，证属卫表不固证。症见发热、微恶风寒，鼻塞，干呕，舌质淡红、苔薄白而润，脉浮缓等，用桂枝汤解肌祛风、调和营卫。

病案选录

案一：风寒伤卫。某，五二。复受寒邪，背寒，头痛，鼻塞。桂枝汤加杏仁。

(清·叶桂. 临证指南医案[M]. 北京：人民卫生出版社，2006.)

按：本证以桂枝汤加杏仁，治疗风寒伤卫之证。以背恶寒、头痛、鼻塞为主症，当属风寒外束、营卫不和证，以桂枝汤疏散风寒、调和营卫，加杏仁宣降肺气。

案二：太阳中风。甲子二月廿一日。吴氏，廿三岁。头项强痛而恶寒，脉缓有汗，太阳中风，主以桂枝汤。

桂枝三钱，炙甘草二钱，大枣(去核)二枚，白芍二钱，生姜三钱。水五杯，煮二杯。头杯即啜稀热粥，令微汗佳；有汗二杯不必啜粥，无汗仍然。

廿四日，不解，于前方内加羌活五钱。

廿五日，服前方业已脉静身凉，不肯避风，因而复中，脉紧无汗，用麻黄汤法。

麻黄(自去节)三钱，白芍三钱，生姜三片，桂枝三钱，炙甘草二钱，羌活三钱，大枣(去核)二枚。煮两杯，分两次服。

廿六日，服前药不知，身重疼痛，其人肥而阳气本虚，平素面色淡黄，舌白，湿气又重，非加助阳胜湿之品不可，于前方内加重：

麻黄（自去节）五钱、共成八钱，杏仁泥三钱，白术三钱，桂枝二钱、共成五钱，熟附子三钱，炙甘草一钱、共成三钱。水五碗，先煮麻黄，去上沫，入诸药，取二碗，分二次服。服一帖而汗出愈。

（清·吴瑭. 吴鞠通医案[M]. 北京：中国中医药出版社，1997.）

按：本案为伤寒太阳中风，患者平素为阳虚湿阻之体，故用桂枝汤加羌活解肌祛风除湿、调和营卫而效。但患者病解后失于调护而又复感，用麻黄汤法（桂枝汤加麻黄、羌活）未效，盖因阳气本虚之体、湿气又重，故加附子、白术助阳胜湿之品取效。

鉴别 人参败毒散、桂枝汤和杏苏散用于治疗风寒或凉燥束表证，症见发热、恶风寒，头痛，脉浮等，三方均有疏风散寒、调和营卫之功。但人参败毒散有理气化湿之功，可用于痢疾初起、风寒束表较甚者，除发热恶寒等表证外，可见腹中不适、痢下赤白等，治宜疏风散寒、理气化湿；杏苏散用于凉燥袭表，症见咳嗽痰稀，鼻塞，咽干等，治以辛温宣肺疏表为主；桂枝汤除可用于凉燥袭表外，多用于风寒外束、营卫不调证，症见发热、恶风寒，头痛，自汗，舌苔薄白等，治以解肌祛风、调和营卫为主。三方区别如表 1-11。

表 1-11 人参败毒散、桂枝汤、杏苏散鉴别

	人参败毒散	桂枝汤	杏苏散
病证	发热恶寒、头身重痛，腹中不适、痢下赤白、黏滞不爽，舌红苔微黄腻，脉浮紧滑数之痢疾初起风寒束表证	发热、恶风寒，头痛，或身痛，自汗或无汗，舌苔薄白，脉浮之营卫失调证	恶寒发热，头微痛，咳嗽痰稀，鼻塞，咽干，脉弦，无汗之凉燥袭表证
病机	风寒袭表、暑湿内蕴	外邪袭表、营卫不和	凉燥袭表、肺卫失宣
治法	疏风散寒、理气化湿	解肌祛风、调和营卫	辛温疏表、宣肺止咳
药物	羌活、独活、茯苓、川芎、枳壳、柴胡、人参、前胡、桔梗各一两，甘草五钱	桂枝六钱、炒芍药三钱、炙甘草二钱、生姜三片、去核大枣二枚	苏叶、半夏、茯苓、前胡、苦桔梗、枳壳、生姜、大枣、橘皮、杏仁、甘草
用法	共为细末，每服二钱，水一杯，生姜三片，煎至七分，顿服之	参《伤寒论》	水煎服

九、卫表不固

卫表不固又称卫气亏虚，是指外邪侵袭，卫气虚弱，卫外不固所致的病证。常见症状有汗出、恶风寒，短气倦怠，舌质淡红，舌苔薄白，脉细弱或沉缓等。

主症 自汗或盗汗，舌质淡红、舌苔薄白，脉细弱或沉缓。

病机 卫表不固。

治法 补气固表。

方药 黄芪汤。

黄芪汤（《温疫论》盗汗）

黄芪三钱 五味子三钱 当归一钱 白术一钱 甘草五分

照常煎服。如汗未止，加麻黄净根一钱五分，无有不止者。然属实常多，属虚常少，邪气盛为实，正气夺为虚。虚实之分，在乎有热无热，有热为实，无热为虚。若颠倒误用，未免实实虚虚之误，临证当慎。

应用黄芪汤时应注意辨虚实。辨虚实的要点，以发热的有无为主。如“虚实之分，在乎有热无热，有热为实，无热为虚”。另外，若用黄芪汤后汗不止的，加麻黄根以固表敛汗，如原著所述“如汗未止，加麻黄净根一钱五分，无有不止者”。

应用

1. **温疫**（自汗、盗汗） 温疫病解后恢复期自汗、盗汗，病机为卫气虚弱、卫表不固，证属卫表不固证，症见汗出、恶风或恶寒，舌质淡红、苔薄白，脉细弱或沉缓，用黄芪汤补气固表，如“时疫愈后，脉静身凉，数日后反得盗汗及自汗者，此属表虚，宜黄芪汤”。

2. **汗证** 自汗、盗汗病，病机为卫气虚弱、营阴外泄，证属卫虚不固证。症见自汗或盗汗，或饮食及动则汗出，舌质淡红、苔薄白，脉沉缓或沉细弱等，用黄芪汤补气固表止汗。

病案选录

案一：汗（卫阳虚）。某二一，脉细自汗，下体怯冷，卫阳式微使然。

黄芪三钱、熟附子七分、熟於术一钱半、炙草五分、煨姜一钱、南枣三钱。

（清·叶桂. 临证指南医案[M]. 北京：人民卫生出版社，2006.）

按：本案即卫阳虚证，卫表失固而见自汗，故以黄芪、白术、南枣健脾固表止汗。因见下体怯冷，为下焦阳虚所致，又因卫阳源于下焦，故以炙甘草、熟附子、煨姜即四逆汤温肾阳以固卫阳，为温阳固表法之典范。

案二：汗（营卫虚）。张五六，脉弦大，身热，时作汗出。良由劳伤所致，《经》云：劳者温之。

嫩黄芪三钱、当归一钱半、桂枝木一钱、白芍一钱半、炙草五分、煨姜一钱、南枣三钱。

（清·叶桂. 临证指南医案[M]. 北京：人民卫生出版社，2006.）

按：患者劳伤，卫气浮越于外，营阴失守于内，故身热、时作汗出、脉弦大，治以黄芪、当归益气养血固表，以桂枝木、白芍、炙甘草、煨姜、南枣调和营卫以止汗，全方益气和营调卫，为“劳者温之”之法。

案三：阳虚感冒。邹某某，男，60 岁，1958 年 8 月 23 日初诊。形瘦体弱，素易感冒，近因疲劳受凉，头项强痛，畏风，动则汗出，轻微咳嗽，消化不好已久，肠鸣，纳差，精神不振。脉左寸微浮，右寸微，两关弦虚，两尺沉弱；舌正苔薄白黏腻。由体虚卫阳不固，复感新凉之气，治宜调营卫，建中气。处方：党参二钱、桂枝一钱半、白芍二钱、炙甘草一钱半、生黄芪三钱、法夏二钱、陈皮一钱、茯苓二钱、生姜二片、大枣二枚。二剂。

慢火煎两次，取 300mL，加饴糖一两，和匀，分 2～3 次温服。

8 月 25 日复诊：药后两小时微烦，继而汗出，畏风消失，头痛亦解，饮食略增，睡眠不好。脉两寸沉微，两关弦缓，两尺沉迟。营卫初和，治宜和脾柔肝，兼滋心肾。处方：党参二钱、白术二钱、茯苓三钱、炙甘草一钱、半夏一钱半、橘红一钱半、五味子（打）二十粒、酸枣仁三钱、肥知母五分、川芎五分、大枣四枚。水煎温服，二剂。

按：患者素来体弱，肺胃两虚，卫外不固，故容易感冒。营卫生于水谷，源于脾胃，脾为营之源，胃为卫之本。近因劳逸失当，中气再受损伤，复受风邪而感冒。病者中气虚，为致病因素的主要方面，治宜扶正祛邪。先用黄芪建中汤合新加汤，甘温建中，调和营卫；继用六君合酸枣仁汤，和脾柔肝，兼滋心肾而康复。虚人感冒，尺脉沉弱者，慎不可发汗；中气虚寒而外感者，辛凉之剂亦要慎用。

（中医研究院. 蒲辅周医疗经验[M]. 北京：人民卫生出版社，1976.）

鉴别 黄芪汤与桂枝汤均可用于治疗汗证，症见自汗、盗汗，舌淡红、苔薄白，脉浮等，二方均具有调卫固表之功。但黄芪汤以补气固表为主，且有养血调卫之功，主要用于阳气不足、卫表不固或营卫俱虚而卫表不固所致自汗、盗汗症；桂枝汤以调和营卫为主，具有解肌祛风之功，主要用于卫表不固致营卫失调或风寒凉燥束表、营卫失调所致发热、恶风寒，头痛，自汗或无汗等。二方区别见表 1-12。

表 1-12 黄芪汤、桂枝汤鉴别

	黄芪汤	桂枝汤
病证	自汗或盗汗，舌质淡红、舌苔薄白，脉和缓之温疫后卫表不固证	发热、恶风寒，头痛，或身痛，自汗或无汗，舌苔薄白，脉浮之营卫失调证或凉燥袭表证
病机	卫表不固	风寒或凉燥袭表、营卫不和
治法	补气固表	解肌祛风、调和营卫
药物	黄芪三钱、五味子三钱、当归一钱、白术一钱、甘草五分	桂枝六钱、炒芍药三钱、炙甘草二钱、生姜三片、去核大枣二枚
用法	照常煎服	见《伤寒论》

第二章

胸 膈 证 类

胸膈证类，又称热在胸膈、邪在胸膈、邪犯胸膈等，是指外邪入里，侵扰胸膈导致胸膈气机异常的一类证候，多见于温病中期。胸膈证多由风热、温热、燥热、湿热、时毒等病邪侵袭肺卫或郁热阻于少阳而郁阻胸膈，或外邪直入胸膈所致，见于风温、春温、秋燥、烂喉痧、暑湿、湿温、伏暑等疾病，属于卫气营血辨证中气分证范畴。温病胸膈证病理因素有热、痰、饮等的不同，其临床表现也有轻重程度的区别，总体以热邪入里郁扰胸膈、邪热化火灼伤胸膈、痰饮停聚胸胁或热邪炼津成痰结于胸膈而致胸膈气机失调为基本病机，临床主要症状表现为发热，心烦，坐卧不安；或心中痛、心下痞塞，或高热，烦躁，胸膈灼热如焚；或身热面赤，渴喜凉饮，饮不解渴，得水则呕，喘满，咳吐黄痰，胸脘痞闷，按之胸下痛，大便秘结；或胸膈满闷或疼痛，心烦喜呕，欲吐不吐，腹满不能饮食，或痰涎壅盛，胸中痞塞欲呕；或胸中痞硬，懊侬不安，欲吐不出，气上冲咽喉；或胁痛，胸满，气短息促，舌红，苔黄、白黄、黄滑，脉数或脉滑数等。根据温病学的基本内容和所述胸膈证的基本证候特点以及引起胸膈证的病邪属性有热湿痰饮的差异，本章将胸膈证分为邪犯胸膈证、痰热结胸证、饮停胸胁证等三类，其中邪犯胸膈证包括热郁胸膈、热灼胸膈、热结胸膈、痰涎壅膈四证。兼有其他证候但以胸膈证为主者亦归于本章论述。胸膈证除见于温病的气分阶段，尚可见于咳嗽、痰饮、心悸、不寐、郁证、呕吐、癫狂、脏躁、结胸、胁痛、结核、肺癌等内科杂病中。

一、邪 犯 胸 膈

邪犯胸膈，又称热扰胸膈、热入胸膈、邪绕胸膈，是指热邪、痰饮等因素郁扰或停聚胸膈，导致胸膈气机不利为主要病机特点的证候。常见症状有身热、心烦懊侬、起卧不安、反复颠倒，或发热、胸膈灼热如焚，或胸膈满闷疼痛、心烦，或痰涎壅盛，胸中痞塞欲呕等。邪犯胸膈证因病理因素和病情程度的不同，分为热郁胸膈证、热灼胸膈证、热结胸膈证、痰涎壅膈证等四类证候类型。

（一）热郁胸膈

热郁胸膈又称热扰胸膈，指风热、燥热等病邪在肺卫不解，邪热蕴阻气分，或温热病邪里发，郁于少阳，波及胸膈，无形热邪郁扰胸膈所致胸膈气机异常的证候。常见症状有身热，心烦失眠、心中懊侬或烦热、胸中痞闷，胸中窒塞不通甚或心中结痛，舌红，舌苔微黄，脉浮数或弦数等。

主症 身热，心烦失眠，胸膈胀闷，或心中懊侬，或胸中窒塞，或心中结痛，起卧不安，甚则反复颠倒，舌红苔微黄，脉数。

病机 热扰胸膈。

治法 轻宣郁热。

方药 栀子豉汤。

栀子豉汤（酸苦法）（《温病条辨·上焦篇》十三）

栀子（捣碎，五枚） 香豆豉六钱

水四杯，先煮栀子数沸，后纳香豉，煮取二杯，先温服一杯，得吐者，止后服。

应用栀子豉汤方时，注意病情阶段及其加减。即①疾病处在中期，且“无中焦证”，吴鞠通认为本证为“太阴病得之两三日”，病情已有进展，“邪已不全在肺中矣”，但尚未传至中焦阳明胃肠，未见高热、大汗、大渴、呕吐、腹胀满疼痛等症状。此阶段以心烦懊侬，起卧不安，欲吐不得吐，舌微黄，寸脉盛等为主要临床症状，为病邪仍在上焦膈中，治疗应遵循“在上者因而越之”。不可用苦寒清泄里热，以免药过病所。②本方即《伤寒论》中栀子豉汤，有药量轻重的不同。叶天士从“微苦以清降，微辛以宣通”立论，从药物性味特点阐发栀子豉汤的方义，作为轻苦微辛法的代表方治疗温病气分证。病位在上焦，病情较轻，热势不甚，应清宣郁热，栀子味苦气轻，入心肺肝胃经，善流动，以清解膈热，凉血泻火，除烦扰；豆豉辛而微温，发而不烈，宣郁达邪，宣透胸膈郁热，兼以除烦；两者一清一宣，清中寓宣，使胸膈郁热得以轻清宣透。③停用指征：“得吐者，止后服”，说明本法以涌跃在上之邪为目的，不可久用、过用。④若症兼见“少气”者，为误下伤及胸中阳气，加甘草二两，益中气，复胸中之阳；若症兼见“呕吐”，为“误下伤及胃中阳气，木来乘之”，加姜汁五匙，和肝气，降胃气，止呕吐。

应用

1. **风温** 风热病邪在上焦肺卫不解，传入胸膈气分，气机郁而不宣，上扰于心，下干于胃，病机为胸膈气机失调，证属热郁胸膈。症见身热不甚，心烦懊侬，坐卧不安，欲呕不得呕，舌苔微黄不燥，脉数，用栀子豉汤清宣郁热，开郁闭，畅气机。如“太阴病得之二三日，舌微黄，寸脉盛，心烦懊侬，起卧不安，欲呕不得呕，无中焦证，栀子豉汤主之”。（《温病条辨·上焦篇》十三）吴鞠通治疗本证主张因势利导，药用体轻质清，辛散轻透之品，香豉酸，栀子苦，酸可涌，苦可泄，酸苦通用，可涌吐上焦之邪热，解胸膈之郁闭。如“温病二三日，或已汗，或未汗，舌微黄，邪已不全在肺中矣。寸脉盛，心烦懊侬，起卧不安，欲呕不得，邪在上焦膈中也。在上者因而越之，故涌之以栀子，开之以香豉”。（《温病条辨·上焦篇》十三）

2. **春温** 温热病邪郁闭于里而自发于胸膈，或卫分之邪内传胸膈，热郁于里，或少阳郁热波及胸膈，或邪气半在阳明，半在胸膈，而使用下法，无形邪热蕴藏胸膈，病机为胸膈气机不调，证属热郁胸膈。症见低热，虚烦不寐，甚则反复颠倒，或兼见少气，或兼见呕吐，口渴不甚，舌苔微黄，脉数，用栀子豉汤轻透胸膈无形邪热，调畅气机，若兼见少气，加甘草补中益气，兼见呕吐，加姜汁温中止呕。如：“下后虚烦不眠，心中懊侬，甚至反复颠倒，栀子豉汤主之；若少气者，加甘草；若呕者，加姜汁。”（《温病条辨·中焦篇》十八）吴鞠通不仅用栀子豉汤治疗太阴温病上焦膈热证与阳明温病半在阳明半在胸膈证，而且根据叶天士《临证指南医案》变通应用栀子豉汤的临床用药经验，加以总结分析，拟定出了桑杏汤、翘荷汤、三香汤、杏仁石膏汤、连翘赤豆汤等。

3. **湿温** 外感湿热之邪与内蕴脾胃之湿相合，内外相引，邪热入里，热势不甚，浊邪蒙蔽上焦，但尚未形成黏稠痰涎，病机为痰饮水湿壅扰胸膈，证属热扰胸膈。症见发热，口渴，脘闷腹胀，心烦懊侬，眼欲闭，时有谵语，舌红，苔白或白滑，用栀子豉汤加枳壳、桔梗等，宣畅胸膈气机，涌泄上壅之湿热浊邪。栀子与豆豉两药配伍，以其苦寒之性，中能泻胃中郁火，治胃脘嘈杂，或疼痛不舒；上能泻心火，疗烦躁不得眠；外能宣散肌表郁热。枳壳行胸膈之气，桔梗载药上浮，畅胸肺气机，兼化痰热邪气。薛生白用此涌泄法治疗湿热浊邪蒙闭上焦证。如："湿热证，初起壮热口渴，脘闷懊侬，眼欲闭，时谵语，浊邪蒙闭上焦，宜涌泄，用枳壳、桔梗、淡豆豉、生山栀，无汗者加葛根。"（《湿热病篇》三十一）

4. **不寐** 外感风热、温热、燥热之邪，从卫表内传入里，蕴阻气分，无形邪热郁于胸膈，虽已化火，但里热不盛，气机不宣，病机为胸膈气机失调，证属热郁胸膈。症见虚烦不寐，胸闷不舒，坐卧不安，反复颠倒，有莫可名状之苦，舌红苔微黄，脉数，用栀子豉汤宣透胸膈郁热，兼清热除烦。曹炳章认为："心中懊侬，起卧不安，欲呕不得呕，痰饮在上膈，必见此症。但栀子豉汤，近人每不敢用。此症亦兼不寐，温病伤寒均无以为异。"

5. **肺痹** 外感温热、湿热、燥热、痰饮等邪气，深入于里，痹阻于肺，肺气失于宣肃，气机不得降泄，一身之气交阻，郁而化热，气火痹郁上焦，甚则上焦气机痹郁而导致中下焦气机不通，病机为痰火浊邪痹阻上焦肺气，证属热郁胸膈证。症见低热，虚烦不寐，心悸或心中痛、心下痞塞，胸痞，胸中窒，甚则心胸映背痛，气阻咽喉，痰多咳逆，喘促憋闷，胸膈胀满，腹满呕吐，胃脘堵塞，食入不安，甚或大便不通，舌红苔微黄，脉数等，用栀子豉汤合杏仁、瓜蒌皮、郁金等，栀子微苦以清降，豆豉微辛以升宣，杏仁宣降肺气，瓜蒌宽胸降气，清热化痰，郁金辛香理胸胁气机，诸药合用，善"开上痹"，畅气机，条达肺气，解内伤外感之热郁。

6. **郁证** 外感温热、湿热、燥热、痰饮等邪气，在表不解，郁而化热，深入于里，或者各种因素导致郁热内生，气机郁滞，不得发越，邪热郁扰胸膈，上扰心神，病机为胸膈气机内郁，证属热郁胸膈。症见情绪低落，心烦不安，睡卧不宁，欲吐不得吐，心中痞闷，或胸闷不舒，有莫可名状之苦，纳差，消瘦，舌红，苔微黄，脉数，用栀子豉汤加减清宣郁热、除烦安神。

病案选录

案一：风温·风温伤肺。郭。风热入肺，气不肯降，形寒内热，胸痞，皆膹郁之象。辛凉佐以微苦，手太阴主治。

黑山栀、香豉、杏仁、桑叶、瓜蒌皮、郁金

（叶桂. 临证指南医案[M]. 北京：中国中医药出版社，2017.）

按：此方治疗风热犯肺、肺失宣肃，气机升降失调，兼有表证，表现为恶寒发热，胸闷不舒，均是气机痹郁之象，病位偏上，为使药物到达病所，主以微苦微辛之品轻清走上以达上焦；然病已入里，郁而化热，但热势不甚，不可用苦寒清降，用微苦之品轻泄透散热邪。方中用栀子微苦以清降、豆豉微辛以升宣，宣畅肺气之郁闭；杏仁、桑叶辛凉轻清透表达邪外出；瓜蒌皮、郁金开胸膈之气机。

案二：风温·呕吐。某。脉左弦，呕吐，发热后脘中痞闷不爽，宜慎口腹、清肃中上二焦，不致再延成疟，进苦辛法。

杏仁、郁金、山栀、豆豉、白蔻、枳壳。

（叶桂. 临证指南医案[M]. 北京：中国中医药出版社，2017.）

按：此方治疗风热犯肺，牵连胸胁，胃失和降，气机升降失调，表现为发热，呕吐，脘中痞闷，舌红，苔微黄，脉弦数，均是肺胃不和，胸膈气机不利之象，膈热移胃，胃气上逆则呕吐，气机内郁则脘闷不爽，治疗应清宣郁热，疏畅气机，理气和胃，并注意谨慎饮食，防止用药格拒，用轻清走上之剂清肃中上二焦，方中栀子、豆豉清宣膈中郁热，郁金、枳壳开畅胸膈之气，杏仁微辛流通，微苦清降，宣降肺气，豆蔻和中健脾胃之气。

案三：发热。沈某，男，30 岁，患热性病，发热三四日不退，烦满欲吐，不食，口渴喜热饮，医初以为表寒，投辛温疏解等药物无效，延先父诊之，身热不退，烦渴不宁，欲吐，自觉心胃间有说不出的难受感，喜饮置于火炉上的热茶，且须自壶嘴中不时啜之始觉松快，小便短赤，舌苔白而滑，脉数而有力。主以经方栀子豉汤。处方：生栀仁三钱，淡豆豉六钱。如法煮汤，分 2 次温服。翌日复诊，热退脉平，诸症若失，仅精神疲软，食思不振耳，以其体质素弱，改进补中益气汤，以善其后。

[熊梦. 懊侬症的辨治[J]. 江西医药，1965，（2）：633.]

按：本案患者感受外邪而致发热，邪热不退，又加误治，热邪入里，阻扰胸膈气机，症见发热不退，烦渴不宁，欲吐，心胃间自觉烦闷不安，难以描述，但按之柔软，尚未形成腑实，虽渴喜热饮，舌苔白滑，脉数而有力，但非寒饮所致，为邪热郁扰胸膈，波及胃脘，气机不利之象，用栀子豉汤苦辛宣泄陈腐郁热，宣畅气机，除烦和胃。

案四：肺痹（上焦气分壅热肺不开降）。曹氏。肺痹，右肢麻，胁痛，咳逆喘急不得卧，二便不利，脘中痞胀。得之忧愁思虑，所以肺脏受病。宜开手太阴为治。

紫菀、瓜蒌皮、杏仁、山栀、郁金汁、枳壳汁。

（叶桂. 临证指南医案[M]. 北京：中国中医药出版社，2017.）

按：叶天士认为肺痹涉及痰、火、湿、燥等各种因素，导致肺气不畅、痹阻不通，上焦气分壅热，郁而化火，阻滞气机，临床可表现为心烦、不寐，心胸映背痛，肢体麻痹，胁痛，咳喘，胸痹胸闷，脘痞，腹胀等。叶氏提出“微苦微辛之属能开上痹”。《温热论》云：“宜从开泄，用轻苦微辛，具流动之品可耳。”《临证指南医案·肺痹》云：“清邪在上，必用轻清气药，如苦寒治中下，上结更闭”，可见选药应质地轻清能力达上焦，药性应苦辛合化而宣通气滞。方中用栀子、豆豉一升一降，轻清开泄，宣陈腐郁结；紫菀、瓜蒌化痰降逆，除痰浊痹阻；郁金汁、枳壳汁轻扬上行，理肺气之郁，共奏理气郁，开肺痹之效。

案五：不寐（黎庇留医案）。九江大圩山货店陈鹏俦，不寐者月余，延余。诊其脉，心肾不交，与栀豉汤，一服即能寐。栀子折心火以下交于肾，淡豆豉起肾水以上交于心。心肾交，即能寐矣。

（黎庇留. 黎庇留经方医案（述评版）[M]. 北京：人民军医出版社，2008.）

按：本案患者不寐时日已久，郁热内扰，上扰心神，故可见心烦不安，失眠，热邪内郁，灼伤阴津，肾水不足，成心肾不交之候，热邪并不旺盛，故不用黄连苦寒直折，用栀子清心火除烦渴，淡豆豉宣透肾经郁热，上通下达，心肾相交，则能寐矣。

案六：暑热内郁、抽搐欲吐（俞长荣医案）。1976年8月我在长泰巡回医疗期间，曾治一妇女，她在田间劳动，突然全身抖颤不能坐立，十指拘挛难以伸直，且自诉胸膈痞闷欲吐不得。见其面赤无汗，认为冒暑外夹秋凉卫气被遏，暑热无从外出，以致气血乖违，肢末收引。方用栀子豉汤加葱白，微发其汗，取"轻可去实"之意。服药后不及一小时即见效。

（俞长荣. 俞长荣论医集・诊余随笔[M]. 福州：福建科学技术出版社，1994）

按：本案患者夏暑炽盛季节，在田间劳作。感受暑邪，又加秋凉外束，阻遏卫气，卫阳郁闭，气机不宣，暑邪无外出之路，在体内横逆流窜，而致胸膈痞闷，欲吐不得吐，面赤无汗；卫阳不能温煦肌肤，而致全身抖颤不能坐立，十指拘挛难以伸直。方用栀子豉汤轻清流动，宣泄气机，加葱白通阳散结，微发其汗，使腠理疏松，邪有外泄之路，全方药物均为轻清走上之剂，取"轻可去实"之意。

案七：小儿夜啼（魏蓬春医案）。龙某某，男，11个月，1983年10月4日就诊。患儿入夜则躁动不安、啼哭一周余。曾经他医用导赤散等治疗无效，因而来诊。小儿除上述症状外，伴有纳减，大便正常，小便赤而异臊，舌质红、苔薄黄，指纹紫红。此属热扰胸膈证，治宜清热除烦。处方：山栀子4g，淡豆豉8枚。2剂，诸症消失。

（陈明，张印生. 伤寒名医验案精选[M]. 北京：学苑出版社，1998.）

按：本案患儿入夜躁动不安，啼哭不止，伴见饮食减少，小便赤而异臊，舌质红，苔薄黄，为内有郁热留扰胸膈，气机不宣，但热势不甚，虽有纳呆，但无便秘，为腑实未成，邪不在肠腑，小便短赤有味，烦躁不安，为小肠郁热扰及心神，用栀子豉汤清宣郁热，流畅气机，清热除烦。

（二）热灼胸膈

热灼胸膈是指温热邪气化火，燔灼胸膈所致的证候。多因上焦无形邪热入里化火，热势炽盛，燔灼内外，充斥上下，上扰于心，下干于胃，甚则上冲头面，或下移大肠所致，特征表现为以胸膈为病位中心的全身里热证候，常见症状有壮热，或发热不已，心烦，胸膈灼热如焚或灼痛，唇焦咽燥，或大便秘结、小便短赤，口舌生疮，齿龈肿痛，舌红苔黄燥或黄白欠润，脉滑数等。

主症　发热不已、心烦不安，胸膈灼热如焚，口渴，唇焦咽燥，大便秘结，口舌生疮，齿龈肿痛，舌红苔黄燥，脉数或脉滑数。

病机　郁热化火，燔灼胸膈。

治法　清泄膈热。

方药　凉膈散。

凉膈散（《太平惠民和剂局方・卷之六》・治积热）

川大黄、朴硝、甘草（爁）各二十两，山栀子仁、薄荷叶去梗、黄芩各十两，连翘二斤半。

上粗末，每二钱，水一盏，入竹叶七片，蜜少许，煎至七分，去滓，食后温服。小儿可服半钱，更随岁数加减服之。得利下，住服。

应用凉膈散方时，注意病情阶段及其煎服法。即①疾病处在中期，且邪热化火，燔灼胸膈，上至头面，灼伤津液，扰及心神，下移大肠，出现上中二焦涉及头面、胸膈、胃肠等一派里热炽盛证候，病位广泛，但病机中心仍在上焦膈中。②病位在上焦，热邪化火，燔灼内外，充斥上下，治疗应清泄膈热、清透并举，清上泄下。方中以连翘轻清透散，长于清热解毒，清透上焦之热；黄芩不仅能清透上焦之热，也能清透胸膈之热；栀子清利三焦，通利小便，引火下行；薄荷清利头目，利咽，向外向上透散郁热；竹叶清上焦之热，宣透里热，且导邪热从小便而出；上药清泄头面、胸膈灼热以治上。大黄、芒硝通腑泄热，给邪以出路，"以泻代清"而治中。甘草、白蜜缓急润燥。诸药共奏凉膈泄热、泻下清上之功。③热邪极盛，下移大肠，则易灼伤肠道津液，出现微兼腑实证候，方中用芒硝、大黄可以祛邪热，也可以下腑实，导邪热下行，给邪以出路，故本方有无便秘均可以使用。④本方为"煮散法"，取"散者，散之"之义。且病位在上焦，多用栀子、薄荷、竹叶、连翘等轻清走上之药以使药力达于头面胸膈等病所。现多用汤剂，应注意先煎后下等顺序。⑤根据患者年龄体质等特点加减用药。小孩及老人应注意用量，如"小儿可服半钱，更随岁数加减服之"。⑥病在膈中，不涉及胃肠腑实之证，用甘草、白蜜，可以缓硝黄峻泻之性，又可调和脾胃，以助药运。⑦停用指征："得利下，住服"，说明本法目的在于清泄胸膈之热，不在于攻下腑实热结，若出现大便稀溏等症状，应停用本方。⑧从症状及方药功效来看，本证并无论及湿邪或痰热致病指征，但脉象可显示为"滑数"之脉，说明热邪炽盛，有炼津成痰之虞，或可进一步形成有形痰热内结而导致痰热结胸证候。

应用

1. **风温** 风热病邪在上焦肺卫不解，传入胸膈气分，热邪化火，燔灼胸膈，火热炽盛，上扰心神，下干胃肠，充斥表里内外上下，病机为邪热化火，燔灼胸膈，证属热灼胸膈。症见身热不已，烦躁不安，面目红赤，胸膈灼热如焚，唇焦，咽燥，口渴，口舌生疮，齿龈肿痛，舌红苔黄，脉数，用凉膈散清上泄下，清泄膈热。若无腑实，可用凉膈散去硝、黄加桔梗，为东垣清心凉膈散，如银翘散方后注"又宗喻嘉言芳香逐秽之说，用东垣清心凉膈散，辛凉苦甘"（《温病条辨·上焦篇》四）。又如"凉膈散，治大人、小儿脏腑积热，烦躁多渴，面热头昏，唇焦咽燥，舌肿喉闭，目赤鼻衄，颔颊结硬，口舌生疮，痰实不利，涕唾稠黏，睡卧不宁，谵语狂妄，肠胃燥涩，便溺秘结，一切风壅，并宜服之"。（《太平惠民和剂局方·卷之六》治积热）

2. **春温** 温热病邪郁而自发于胸膈，或卫分之邪内传胸膈，或少阳之邪传入胸膈，热郁于里，炽盛化火，充斥上下内外，燔灼胸膈，有即将成痰热蕴结之势，甚或热灼肠道津液，微成腑实或邪气半在阳明，半在胸膈，病位中心仍在上焦膈中，病机为郁热化火，气分热炽，燔灼胸膈，证属热灼胸膈。症见发热不已，烦躁不安，面目红赤，胸膈灼热如焚，唇焦，咽燥，口渴喜冷饮，或大便秘结，口舌生疮，齿龈肿痛，甚或谵语神昏，舌红苔黄，脉滑数，用凉膈散清泄膈热，泻火通便，清上泄下。若津伤较甚而无明显便秘者，见烦躁、口渴、唇焦、咽燥等症状，去芒硝、大黄，加天花粉、知母、石膏、芦根以清热生津除烦。若邪热炼津为痰，结于胸膈胃脘而见身热面赤、心下痞、按之痛等症状，可选用小陷胸加枳实汤辛开散结，苦寒降泄；若兼热盛动风而发痉者，可加菊花、钩藤等凉肝息风。《温热论》中指出，若舌见四边色红，而舌中心舌苔呈白燥或黄燥，仍属于上焦气分热盛，灼伤津液，并未形成痰结或腑实之证，应用凉膈散清泄无形之热。如："若烦渴烦热，舌心干，四边色红，中心或黄或白者，此非血分也，乃上焦气热烁津，急用凉膈散，散其无形之热，再看其后转变可也。慎勿用血药，以滋腻难散。"（《温热论》十五）

3. **湿温** 外感湿热病邪，患者中气旺盛，偏于阳明胃热体质，出现邪热结于上或结于下的情况，胸膈气机内郁，兼湿浊上蒙清窍或湿邪痹阻肠道气机，病机为湿热蕴结胸膈，证属热灼胸膈。症见壮热，口渴，甚或痉厥，或神昏笑妄，舌红苔黄滑，脉洪大有力，使用清泄络邪方法没有效果者，应仿凉膈散清上泄下，清泄膈热，给邪以出路，若兼见大便数日不通，为热结肠腑，应使用承气汤类方微下，也可在凉膈散中加大硝、黄用量。如“湿热证，发痉神昏笑妄，脉洪数有力，开泄不效者，湿热蕴结胸膈，宜仿凉膈散。若大便数日不通者，热邪闭结肠胃，宜仿承气微下之例”。(《湿热病篇》六)

4. **温毒** 外感风热时毒上犯头面咽喉或胸膈气分，热邪炽盛，充斥内外，病机为时毒病邪燔灼上中二焦，证属热壅气分，热灼胸膈。症见壮热口渴，烦躁不安，头面焮肿疼痛，咽喉疼痛加剧，舌红苔黄，脉数实，可用凉膈散作为主方清泄膈热，通达上下，加马勃、僵蚕、银花、元参、牛蒡、板蓝根等组成治疗大头瘟的经典名方普济消毒饮来清热解毒，疏风消肿。如“其方之妙，妙在以凉膈散为主，而加化清气之马勃、僵蚕、银花，得轻可去实之妙；再加元参、牛蒡、板蓝根，败毒而利肺气，补肾水以上济邪火”，且强调“病初起邪未至中焦，不得先用里药，故犯中焦也”。(《温病条辨·上焦篇》十八）杨栗山在《伤寒温疫条辨》中，用本方加酒炒白僵蚕三钱、全蝉衣十二只、广姜黄七分、小川连二钱，命名加味凉膈散，清热泻火的作用更强，杨氏视其为“温病主方”，广泛运用此方治疗温病，尤其是对大头瘟、瓜瓤瘟等温毒疾病尤为适用。如“余治温病，用双解，凉膈愈者，不计其数。若病大头、瓜瓤等温，危在旦夕，数年来以二方救活者，屈指以算百余人，真神方也”。(《伤寒温疫条辨·医方辨》)

5. **疫疹** 外感温热时毒或疫毒，邪热蕴阻上中二焦，气分里热炽盛，化火化毒，燔斥胸膈，病机为热毒或疫毒壅滞气分，证属热灼胸膈。症见壮热，口渴，烦躁，咽喉疼痛甚或红肿腐烂，肌肤丹痧显露，舌红赤有珠，苔黄燥，脉洪数，遵循《内经》“热淫于内，治以咸寒，佐以苦甘”的原理，可用凉膈散去苦寒泻下之芒硝、大黄，加辛散清透之桔梗、石膏，组成余氏清心凉膈散来清气解毒，利咽透疹。如“凉膈散……此上、中二焦泻火药也。热淫于内，治以咸寒，佐以苦甘，故以连翘、黄芩、竹叶、薄荷升散于上。古方用大黄、芒硝推荡其中，使上升下行而热自清矣。予忆疫疹乃无形之毒，投以硝、黄之猛烈，必致内溃。予以石膏易去硝黄，使热降清升，而疹自透，亦上行下行之意也。”(《疫疹一得·卷下·疫疹诸方·凉膈散》)

6. **急惊风** 因外感温热时毒，或疠气直中脏腑，或外因诱发，引动风痰或痰热，邪热炽盛，引动肝风，上蒙清空而致清窍不利，肝热炽盛而致筋脉挛急，病机为膈热炽盛，引动肝风，证属热灼胸膈。症见壮热不已，胸膈灼热如焚，猝然心神迷闷，四肢抽搐，角弓反张，牙关紧急，目睛上视，项背强直，口噤不开等，用凉膈散加钩藤、丹皮、羚羊角等，清泄膈热，凉肝息风。

病案选录

案一：风温。叶，风温入肺，肺气不通，热渐内郁……头胀，咳嗽，发疹，心中懊侬，胃中痞满，犹是气不舒展，邪欲结痹，宿有痰饮，不欲饮水，议栀豉合凉膈方法。

山栀皮、豆豉、杏仁、黄芩、瓜蒌皮、枳实汁。

（清·叶桂. 临证指南医案[M]. 北京：人民卫生出版社，2006.）

按：此案为风热犯肺，肺失宣肃，气机升降失调，邪热内郁，化火灼伤胸膈，兼有痰饮之象。风热上攻，首先犯肺，故头胀，咳嗽；肺经风热波及血络，故见发疹；心中懊憹，胃中痞满，为热邪内郁胸膈，气机不宣；又加患者素有痰饮，故口渴不欲引水。当用宣郁透邪，清泄膈热之法，用栀子豉汤轻清宣透，杏仁止咳且能宣降肺气，黄芩直清里热，瓜蒌皮宽胸行气化痰，枳实破气消痞，散胸中郁积，并能引邪下行，诸药配伍，使气机通，痰热清，咳喘平。

案二：春温壮热谵语（叶熙春医案）。蒋男，18 岁。三月，余杭。春温壮热一候未解，烦躁不安，渴喜多饮，面赤口臭，舌唇焦燥，时有谵语，不思纳谷，大便八日未落。曾服辛凉之剂未效。脉象滑数，舌苔黄糙而燥。阳明腑实之证毕现，拟凉膈散化裁，以符清上泄下之意。

青连翘三钱，黑栀三钱，淡子芩二钱，知母四钱，生绵纹二钱，元明粉钱半（冲），全瓜蒌三钱，炒枳壳钱半，花粉二钱，生甘草八分，原干扁斛三钱（劈，先煎）。

二诊：前方服后，今晨便下燥矢甚多，壮热略减，已能安寐，唇舌之燥不若前甚。脉数，苔黄。阳明腑实虽清，而经热未解。久热阴液被劫，再拟养阴清热继之。

[李学铭. 叶熙春（中国百年百名临床医家丛书）[M]. 北京：中国中医药出版社，2004.]

按：本案为患者感受温热之邪，邪热内炽日久，灼伤胸膈，上扰心神，中灼胃阴，移热于肠，见上中二焦一派火热炽盛证候，症见壮热不除，烦躁不安，口渴多饮，面赤口臭，舌唇焦燥，时有谵语，不思纳谷，便秘，舌苔黄糙而燥，脉象滑数，为热灼胸膈，中焦燥实已成，方用凉膈散清泄膈热，翘、栀清其无形之热，硝、黄荡其有质之垢，乃清上泄下之法。服后阳明腑实得清，而经热未解，阴液又伤，故续用养阴清热，以肃余邪等法治之则愈。

案三：伤食（张路玉医案）。石顽治幼科汪五符，夏月伤食，呕吐，发热颅胀，自利黄水，遍体肌肉扪之如刺，六脉模糊，指下寻之，似有如无，足胫不温，自认阴寒而服五积散一服，其热愈炽，昏卧不省。第三日，自利不止，时常谵语，至夜尤甚。乃舅叶阳生以为伤暑而予香薷饮，遂头面汗出如蒸，喘促不宁，足冷下逆，歙医程郊倩以其证大热而脉息模糊，按之殊不可得，以为阳欲脱亡之候，欲猛进人参、附子。云间沈明生以为阴证断无汗出如蒸之理，脉虽虚而证大热，当用人参白虎。争执未决，取证于石顽。诊其六脉虽皆涩弱模糊，而心下按之大痛，舌上灰刺如芒，乃食填中宫，不能鼓运其脉，往往多此，当与凉膈散下之。诸医正欲借此脱手，听其用药。一下而神思大清，脉息顿起。当知伤食之脉，虽当气口滑盛，若屡伤不已，每致涩数模糊，乃脾不消运之兆也。此证设非下夺而与参、附助其壮热，顷刻立毙。可不详慎而妄为施治乎!

（张璐. 张氏医通[M]. 北京：人民卫生出版社，2006.）

按：本案患者为夏月伤食致积热内盛，脉虽模糊，似有似无，且足胫不温，状若阴寒，但见发热、头胀，自利黄水，服五积散后热象愈炽，有扰及神明，谵语神昏之候，夜间尤重，汗出如蒸，为大热之象，辨证重在“心下按之大痛，舌上灰刺如芒”，为热灼胸膈兼有腑实之证，用凉膈散清上泄下而病愈。若误用参附温补，反而助热更盛，祸不旋踵矣。

案四：麻疹。谭，六岁。温邪时疠，触自口鼻，秽逆游行三焦，而为麻疹。目赤鼻煤，吐蛔泻蛔，津津汗出，而喘渴欲饮，当与辛苦寒。刘河间法，世俗不知，佥曰发痧，但以荆防、蝉壳升提，火得风扬，焰烈莫遏，津劫至变矣。凉膈去硝黄加石膏、牛蒡、赤芍。

[叶天士. 增补临证指南医案（吴江徐灵胎先生评本）[M]. 太原：山西科学技术出版社，1999.]

按：本案患者从口鼻感受温邪时疠，热邪充斥表里内外上下，症见发热，目赤，鼻熏如煤烟色，斑疹隐约，汗多，吐蛔泻蛔，咳喘，口渴欲饮凉水，为热壅气分，灼伤胸膈之象，治予凉膈去硝黄加石膏、牛蒡、赤芍，以凉膈散清气泄热，凉膈解毒，加石膏加强清泄气分热毒之功效，牛蒡疏风解肌，赤芍清热凉血解毒，全方凉膈解毒，清气透疹，共解麻疹之病证。

案五：小儿高热动风（林上卿医案）。刘某，男，6岁。1978年4月5日诊。其母代诉：发热（T：38.6～39℃）、手足厥冷5日。因误治热盛动风。症见：壮热（T：39.2～40℃）无汗，口噤气粗，两手抽搐，心烦躁扰，尿赤而臭，腹胀便秘，舌红苔黄燥，脉弦数。此膈热腑实，引动肝风，投活命金丹为治。连翘、蜂蜜各15g，大黄（后下）、黄芩、栀子、竹叶、青黛各6g，薄荷、芒硝（冲）各5g，板蓝根10g。一剂。

药后大便2次，秽臭，发热、抽搐减轻。步上方，硝、黄量减半，再进三剂。诸恙均瘥，续以调理肝脾数日而安。

（阮诗玮. 上卿桐山济生录[M]. 福州：福建科学技术出版社，2022.）

按：本案为外感温热之邪，误治热势入里，燔灼胸膈，膈热炽盛，上扰下窜，扰及心神胃肠，而致膈热动风，症见壮热，无汗，口噤气粗，两手抽搐，心烦躁扰，尿赤而臭，腹胀便秘，舌红苔黄燥，脉弦数，为胸膈郁热，微兼腑实，引动肝风，病机中心仍以热灼胸膈为主，用凉膈散清上泄下，通泻火腑，加青黛平肝定惊，板蓝根凉血解毒，共奏清泄膈热，息风止痉之效。

案六：痤疮（王建红治验案）。李某，女，20岁。2004年10月28日初诊。患者面部痤疮一年余。以面颊为主，右侧为重，皮损色红赤，面也红。大便干结如羊粪球，2至3日一次，小便黄，口渴欲饮，月经前痤疮加重，经血黯，痛经，舌红，苔黄白相兼略厚腻，脉弦滑。辨为凉膈散证，处方：生大黄10g，芒硝6g（分冲），黄芩10g，焦山栀10g，连翘15g，薄荷10g（后下），竹叶10g，炙甘草6g，枳实14g，厚朴14g。7剂。2004年11月5日二诊：上方服1剂，泻下大量积粪，色黑秽臭。服药期间大便通畅，每日1次，停药后又便秘。痤疮大部分消退，再未出现新生者。口干渴欲饮，月经将至，开始痛经。舌偏红，苔黄白相兼，根部腻，脉弦滑略数。上方减芒硝、枳实、厚朴，加炙枇杷叶16g，生地黄10g，赤芍10g，白芍10g，玄参30g，牡丹皮10g，桃仁10g，当归10g，苍术6g，生石膏40g（先煎）。7剂。服药后月经通畅，痛经消失，痤疮进一步消减。用二诊方减当归、白芍、生石膏，加皂角刺6g，继续治疗两周痤疮全部消退。

（张文选. 温病方证与杂病辨治[M]. 北京：人民卫生出版社，2007.）

按：患者痤疮日久，以面部为主，皮损色红，口渴欲饮，便结如羊屎，溲赤，苔黄白相兼略厚腻，脉弦滑，为邪热内郁化火，蕴阻胸膈气机，燔灼胸膈之象，故用凉膈散上清膈热，通腑泄热，枳实、厚朴行气消胀，推荡积滞。《医宗金鉴·外科心法要诀》用其治疗“面发毒”，病在面上颊车骨间，唇焦，口渴，便燥者，亦为此意，可见凉膈散加减可用于各种火热内郁所致皮肤病及外科痈疡疖肿。

鉴别 栀子豉汤、凉膈散均治疗温病邪在气分，无形邪热壅扰胸膈之证。栀子豉汤用于邪在肺卫不解传至气分，无形邪热郁扰胸膈之轻证，病情较轻，以低热，心烦懊侬，坐卧不安为主症，用药以栀子体轻能宣、豆豉宣发郁热，均为轻清走上，宣透郁热常用药；凉膈散用于邪热郁扰胸膈，化火化毒，灼伤胸膈，扰及心神，干于胃肠，病情较重，以高热、口渴、烦躁、胸膈灼热如焚，口舌生疮，便秘尿赤为主症，用药以黄芩、连翘、竹叶、栀子、薄荷等清泄上焦热邪，以大黄、芒硝通腑泄热，以泻代清，引热下行，共奏清上泄下之效。二方区别见表2-1。

表 2-1 栀子豉汤、凉膈散鉴别

	栀子豉汤	凉膈散
病证	身热，心烦，或心中懊侬，起卧不安，欲吐不得吐，或虚烦不得眠，甚则反复颠倒，舌红苔微黄，脉数	发热不已、烦躁不安，面红目赤，胸膈灼热如焚，口渴，唇焦，咽燥，或大便秘结，口舌生疮，齿龈肿痛，舌红苔黄燥，脉数或脉滑数
病机	无形邪热郁扰胸膈	无形邪热灼伤胸膈
治法	轻宣郁热	清泄膈热
药物	栀子（捣碎，五枚）、香豆豉六钱	川大黄、朴硝、甘草各二十两，山栀子仁、薄荷叶去梗、黄芩各十两，连翘二斤半
用法	水四杯，先煮栀子数沸，后纳香豉，煮取二杯，先温服一杯，得吐止后服	上粗末，每二钱，水一盏，入竹叶七片，蜜少许，煎至七分，去滓，食后温服。小儿可服半钱，更随岁数加减服之。得利下，止服

（三）热结胸膈

热结胸膈是指温热疫邪等外邪入里，阻塞胸膈而致胸膈气机失调，气欲上越的证候。常见症状有发热，烦躁，口渴，胸膈满闷或满痛，心烦，恶心欲吐，腹中满，欲饮不能饮，欲食不能食，舌红苔黄，脉数等。

主症 身热，烦躁，胸膈满闷或疼痛，心烦，欲吐，腹满，欲饮不能饮，欲食不能食，舌红苔黄，脉数或脉滑数。

病机 热结胸膈、气机上越。

治法 涌吐邪热、调畅气机。

方药 吴又可瓜蒂散。

瓜蒂散（《温疫论·卷上》邪在胸膈）

甜瓜蒂一钱 赤小豆二钱，研碎 生山栀仁二钱

上用水二钟，煎一钟，后入赤豆，煎至八分，先服四分，一时后不吐，再服尽。吐之未尽，烦满尚存者，再煎服。如无瓜蒂，以淡豆豉二钱代之。瓜蒂散在伤寒条下为难用，在疫证条下尤难用之。能用者其证立退。

应用吴又可瓜蒂散方时，注意病情阶段及其煎服法。即①疾病虽处在中期，且属疫邪迅速内传入里，病变迅速，舌苔可直接由白如积粉进展为黄色，邪热壅阻胸膈，气机上越，以发热，烦躁，胸膈满闷或疼痛，心烦喜呕，腹满不能饮食为基本表现，但尚未形成壅盛之实痰，也还未传及胃腑而见热盛津伤，化火成毒出现面赤唇焦，口舌生疮，或大便秘结，通舌变黑生刺，鼻如烟煤之象，病势虽危急，但病机中心仍在上焦膈中。②病位在上焦膈中，且有热结胸膈，气机上越之势，遵循《内经》“其高者，因而越之”之旨，用瓜蒂散因势利导，涌吐邪热。方中瓜蒂味苦而寒，性升而善涌吐痰涎，为君药；赤小豆味苦酸性泄、除烦满，故为臣药，两药合用，加强吐泄之功；栀子清利三焦，通利小便，引火下行，三者合用，共奏涌吐邪热，清上泄下，畅达气机之效。③本方虽从《伤寒论》瓜蒂散方化裁而来，但有煎服法以及加减化裁的不同，《伤寒论》中瓜蒂散用以治疗寒痰宿食等壅阻胸膈胃脘而致阳气不达或气机不得伸展，本证为邪热壅阻胸膈胃脘，热势较重，故方中加用栀子，且提出“如无瓜蒂，以淡豆豉二钱代

之”，说明痰涎不甚，以邪热结聚胸膈为主，可用豆豉代替瓜蒌轻清宣泄，以宣解胸中邪气，助涌吐之力。④方为“煮散法”，取“散者散也，去急病用之”之义，使有效成分更易析出、吸收，起效更快，疗效更加确切。⑤煎服法：瓜蒂、栀子仁先煎，后入赤小豆。从小剂量开始服用，根据病情逐渐加量，不效续服。如“先服四分，一时后不吐，再服尽。吐之未尽，烦满尚存者，再煎服”。⑥瓜蒂散为涌吐之峻剂，得畅快呕吐后，应当立即停药，以防止过量伤正。因本方药力峻猛，凡年老体弱、孕妇、产后、有出血倾向者均宜慎用或禁用。

应用

1. **温疫** 温疫病邪从膜原不解，溃散入里，分消表里，但里不表，邪热尚未传及胃肠，壅塞胸膈气机，病机为疫邪壅阻胸膈，证属热结胸膈。症见发热，烦躁，胸膈满闷或疼痛，心烦喜呕，欲吐不吐，腹满，欲饮不能饮，欲食不能食，舌红苔黄，脉数或脉滑数。病偏于胸膈之上，且有气机上越之势，宜用涌吐之法。用瓜蒂散涌吐邪热，因势利导。如“温疫胸膈满闷，心烦喜呕，欲吐不吐，虽吐而不得大吐，腹中满，欲饮不能饮，欲食不能食，此疫邪留于胸膈，宜瓜蒂散主之。此伤寒阳邪，传于胸中，治懊侬证法也。治疫亦同”。(《温疫论·卷上》邪在胸膈）又如“惟胸膈痞闷，欲吐不吐，虽得少吐而不快，此邪传里，之上者，宜瓜蒂散吐之，邪从其减，邪尽病已”。(《温疫论·卷上》邪在胸膈）

2. **积食** 外感湿热、痰湿之邪，郁久化热，兼饮食不节，食积胃肠，经宿不化，蕴阻胸膈气机，气机上冲咽喉不得息，病机为邪热壅阻胸膈，证属热结胸膈。症见发热、口渴，心烦懊侬，心下逆满，胸膈满闷疼痛，腹胀满，胃脘痞硬，饮食不下，嗳气酸臭，泛恶欲吐，舌红，苔薄黄，脉数等，用吴又可瓜蒂散涌吐邪热痰食，因势利导。

3. **黄疸** 外感湿热之邪或疫邪传里，经气郁滞，邪热不得输泄，而致郁热内结，胆汁横溢，病机为郁热内阻胸膈，证属热结胸膈。症见发热，身黄，目黄，黄色鲜明如橘子色，胸膈满闷，疼痛窒塞，渴欲得水，气息喘粗，舌红苔黄滑，脉数等，用瓜蒂散，方中瓜蒂涌吐邪热，赤小豆酸泄除烦满，栀子清利三焦湿热，且能退黄，清上泄下，利湿热之邪外达。

病案选录

案一：黄疸家头身痛（张三锡医案）。一人素病黄，忽苦头痛不已，发散降火，历试无效。诊得脉大而缓，且一身尽痛，又兼鼻塞，乃湿家头痛也。投瓜蒂散一匕，内鼻中，黄水去大杯而愈。

（张三锡. 医学六要·头痛门[M]. 上海：上海科学技术出版社，2005.）

按：本证患者为感受湿热之邪，蕴阻胸膈，气机壅滞，不得疏泄，横逆肝胆，郁而发黄，症见一身尽痛，头痛，鼻塞，身黄，目黄，小便黄，舌苔黄滑或黄腻，病位偏上，因而越之，用瓜蒂散纳入鼻中，涌吐痰饮水湿，流出黄水而愈。

案二：风温误下案（《儒门事亲》医案）。阳夏贺义夫，病伤寒，当三日以里，医者下之而成结胸，求戴人治之。戴人曰：本风温证也，不可下，又下之太早，故发黄结胸。此已有瘀血在胸中，欲再下之，恐已虚，惟一涌可愈，但出血勿惊。以茶调、瓜蒂散吐之。血数升而衄，且噎逆。乃以巾卷小针，而使枕其刃，不数日平复。

（徐江雁，许振国. 张子和医学全书[M]. 北京：中国中医药出版社，2017.）

按：本证患者为感受风热病邪，误用苦寒攻下治法，致使形成痰饮水湿结聚胸膈，堵塞胸膈气机，横逆流窜，出现发黄，心胸痞闷窒塞，按之疼痛等症状，此时正气已虚，不得再用下法，因病位偏上，故用瓜蒂散涌吐痰湿，涌泄气机。

案三：疸（湿热郁蒸）。黄。一身面目发黄，不饥溺赤。积素劳倦，再感温湿之气，误以风寒发散消导，湿甚生热，所以致黄。

连翘、山栀、通草、赤小豆、花粉、香豉，煎送保和丸三钱。

（叶桂. 临证指南医案[M]. 北京：中国中医药出版社，2017.）

按：本证患者为夏秋季节，感受湿热之气，又加素体劳倦，误以为风寒，采用发散消导之剂，湿从火化，湿热郁蒸，瘀热在里，横逆肝胆，胆汁外溢，与胃之浊气共并，上不得越，下不得泄，熏蒸遏郁，侵于肺及胸膈，气机受阻，症见身目俱黄，小便黄，口不渴，不思饮食，用连翘清热解毒，栀子清泄三焦兼能利水湿，通草淡渗利小便且清热退黄，赤小豆苦酸性泄，清热利水消肿，花粉清热化痰，淡豆豉除烦宣发郁热，保和丸健运中焦以助药运，全方利湿邪，退黄疸，除烦热，健脾胃。从方药来看，叶氏此法有遵吴又可瓜蒂散立方之意，用淡豆豉代替瓜蒂，轻清宣泄，流动气机，减轻涌吐之势，栀子、赤小豆清热利湿，加连翘、花粉除上焦瘀热，加通草引湿邪下行，加保和丸健运脾胃除内生之湿。后世吴鞠通根据叶氏此法加减，命名为连翘赤豆饮，治疗湿热发黄兼素有劳倦者。

（四）痰涎壅膈

痰涎壅膈又称胸膈痰实，是指风热、湿热等病邪兼宿食壅滞胸脘，留扰胸膈气机，气欲上越而致胸膈气机壅塞的证候，常见症状有身热心烦，痰涎壅盛，胸脘痞闷窒塞胀满，舌红，苔白滑腻或黄滑腻，脉滑数等。

主症 身热，心烦不安，痰涎壅盛，胸脘痞闷、胸部窒塞胀满，欲呕不得，舌红，苔白滑腻或黄滑腻，脉滑数。

病机 痰涎壅盛、阻滞胸膈、气机上越。

治法 涌吐痰涎。

方药 瓜蒂散。

瓜蒂散（酸苦法）（《温病条辨·上焦篇》十四）

甜瓜蒂一钱　赤小豆二钱，研　　山栀子二钱

水二杯，煎取一杯，先服半杯，得吐止后服，不吐再服。虚者，加入参芦一钱五分。

应用吴鞠通瓜蒂散方时，注意病情阶段及其煎服法。即①疾病处在中期，为感受风热、温热、温疫、温毒等病邪内传入里，兼夹痰涎壅塞在咽喉，或痰饮蓄积在胸膈，而致胸膈气机阻塞，以发热，心烦不安，痰涎壅盛，胸脘痞闷、胸部窒塞胀满，欲呕不得等为基本表现，属有形痰邪壅阻胸膈，但病机中心仍在上焦膈中。②病位在上焦膈中，且有痰涎壅盛，胸膈气机上越之势，遵循《内经》“其高者，因而越之”之旨，治疗用瓜蒂散因势利导，涌吐痰涎，畅达气机。方中借瓜蒂、栀子之苦寒，合赤小豆之甘酸，即所谓酸苦涌泄为阴，《温病条辨》云：“善吐热痰，亦在上者，因而越之方也。”③本方亦从《伤寒论》瓜蒂散方化裁而来，均可用于治疗痰涎或痰食壅阻胸膈胃脘之证，但有煎服法以及加减化裁的不同，方中去豆豉，用栀子，有清利三焦湿热痰涎，引热下行之义，宣畅胸中邪气，助涌吐之力。④本证用急证急攻之法，与《温病条辨·上焦篇》第十三条栀子豉汤条文相比，有有痰与无痰的区别，热势较甚又加痰

涎壅盛，用吴鞠通瓜蒂散急吐之。⑤剂型：本方为“煮散法”，取“散者散也，去急病用之”之义，使用方便，起效更快。⑥煎服法：三药同煎。从小剂量开始服用，得吐止，不效续服。如“水二杯，煎取一杯，先服半杯，得吐止后服，不吐再服”。⑦停用指征“得吐止后服”，达到涌吐效果，即可停止服用。达到《内经》“衰其大半而止”目的即可。瓜蒂散为涌吐之峻剂，使用需注意过量易伤正。⑧因本方药力峻猛，吐下之法容易伤及胃气，对于平素体质虚弱者，应根据具体情况服用养胃健脾之品，如参芦等。

应用

1. **风温** 外感风热之邪不解，入里化热，又兼痰涎壅盛，或饮食停滞，郁阻气机，壅阻胸膈，病机为痰涎壅盛，与热相结，痰热壅盛，阻滞胸膈，气机上越，证属痰涎壅膈。症见发热，心烦不安，痰涎壅盛，胸脘痞闷，甚则胸部窒塞胀满，欲呕不得，舌红，苔白滑腻或黄滑腻，病偏于胸膈之上，宜用涌吐之法。用瓜蒂散涌吐痰涎，因势利导。如“太阴病，得之二三日，心烦不安，痰涎壅盛，胸中痞塞，欲呕者，无中焦证，瓜蒂散主之。虚者加参芦”。（《温病条辨·上焦篇》十四）热能消灼津血，心阴受煎，又加痰浊，故极易蒙蔽心包，出现神昏谵语和痉厥，病势较急，病在上焦膈中，位高因而越之。又如“必用瓜蒂散急吐之，恐邪入包宫而成痉厥也”。（《温病条辨·上焦篇》十四）

2. **结胸** 外感湿热、痰湿之邪，内有饮邪留滞，停滞胸膈胃脘，阻塞胸膈气机，病机为湿热痰涎蕴阻胸膈，证属痰涎壅膈。症见发热，心烦，胸膈满闷痞塞，饥不能食，痰涎壅盛，喘满，睡卧不宁，舌白滑或黄滑，脉滑数，用瓜蒂散急吐之，涌吐痰涎留饮，调畅胸膈气机，以免引邪深入。

3. **宿食** 外感风热、温热、湿热邪气，入里化热，兼饮食不节，食积胃肠，经宿不化，蕴阻胸膈气机，病机为痰涎宿滞壅阻胸膈，证属痰涎壅膈。症见发热、心烦懊侬，心下逆满，胸膈满闷疼痛，腹胀，气急，胃脘痞硬，不思饮食，嗳气酸臭，泛恶欲吐，舌红，苔薄黄，脉数等，用瓜蒂散因势利导，涌吐痰食。

病案选录

案一：胸中痰痞（门纯德医案）。张某，女，32 岁。自觉胸中满闷不舒，头昏目眩，心烦不安，同时欲呕则呕，脉滑疾，舌苔厚腻。此痰阻胸中。投以甜瓜蒂 3g，赤小豆 2g，郁金 3g，栀子 3g，捣为细末冲服。得吐后，诸症自除。

（门纯德. 名方广用[M]. 重庆：科学技术文献出版社重庆分社，1990.）

按：本案患者为感受温热之邪，兼夹痰涎内盛，壅阻胸膈，症见胸中满闷不舒，头晕目眩，心烦不安，欲呕则呕，舌苔厚腻，脉滑疾，为痰涎壅阻胸膈，气机上越，故用瓜蒂散加减涌吐痰涎，清心解郁。本方在仲景“瓜蒂散”的基础上又加入味苦性寒的郁金以行气解郁，清心开窍，加栀子清利三焦火热，引邪下行，助瓜蒂去除实邪顽痰之功，涌吐之后，胸膈气机得畅，诸症得除。

案二：癫狂（门纯德医案）。薛某，男，34 岁。患精神病，半年后发展成为“狂躁型”。患者时而狂躁妄言，登高弃衣，不避亲疏，时而吼叫怒骂，狂奔乱跑，哭笑无常。脉象滑数而无力，舌尖红，苔黄腻。此为痰火上扰，蒙蔽心神。随疏以瓜蒂散加减。甜瓜蒂 3g，赤小豆 2g，郁金 6g。捣为细末过箩，令其次日晨，温开水冲服。约服后二小时，患者烦满不适，涌出大量黏性很强的顽痰。吐后精神疲惫，狂躁顿减，安睡二日。余又以自拟活化汤、温胆汤加胆南星调治月余而告愈，至今已十五年未复发。

（门纯德. 名方广用[M]. 重庆：科学技术文献出版社重庆分社，1990.）

按：患者情志抑郁日久，内生痰火，上扰心神，蒙蔽清窍，症见狂躁妄言，登高弃衣，不避亲疏，时而吼叫怒骂，狂奔乱跑，哭笑无常。脉象滑数而无力，舌尖红，苔黄腻，病位偏上，用瓜蒂散涌吐痰涎，郁金行气清心，后加清热化痰之品调理，痰热除，郁结解，诸症得愈。

鉴别 栀子豉汤、瓜蒂散均治疗温病邪在气分，邪热壅扰胸膈之证，两者的区别在于有痰无痰。栀子豉汤用于邪在肺卫不解传至气分，无形邪热郁扰胸膈之轻证，病情较轻，以低热，心烦懊侬，坐卧不安为主症，用药以栀子体轻能宣，清利三焦火热，豆豉宣发郁热，透邪解郁，均为轻清走上，宣透郁热常用药；瓜蒂散用于有形痰涎壅扰胸膈，胸膈气机上越，以发热，心烦不安，痰涎壅盛，胸脘痞闷窒塞，欲呕不得为主症，用药以瓜蒂、栀子之苦寒，合赤小豆之甘酸，因势利导，涌吐痰涎，畅达气机。二方区别见表 2-2。

表 2-2 栀子豉汤、瓜蒂散鉴别

	栀子豉汤	瓜蒂散
病证	身热，心烦，或心中懊侬，起卧不安，欲吐不得吐，或虚烦不得眠，甚则反复颠倒，舌红苔微黄，脉数	发热，心烦不安，痰涎壅盛，胸脘痞闷、胸部窒塞胀满，欲呕不得，舌红，苔白滑腻或黄滑腻，脉滑数
病机	无形邪热郁扰胸膈	痰涎壅盛、阻滞胸膈、气机上越
治法	轻宣郁热	涌吐痰涎
药物	栀子（捣碎，五枚），香豆豉六钱	甜瓜蒂一钱，赤小豆二钱（研），山栀子二钱
用法	水四杯，先煮栀子数沸，后纳香豉，煮取二杯，先温服一杯，得吐止后服	水二杯，煎取一杯，先服半杯，得吐止后服，不吐再服。虚者，加入参芦一钱五分

二、痰热结胸

痰热结胸又称痰热互结，是指风热、温热、湿热、暑热、温疫等邪热炽盛，炼津成痰，邪热与痰浊互结，导致痰热内扰，阻塞心下或胸膈胃脘所致的证候。常见症状有身热，渴喜凉饮，得水则呕，胸脘痞闷按痛，舌质红，舌苔黄滑，脉滑数等。

主症 身热，渴喜冷饮，饮不解渴，得水则呕，胸脘痞闷疼痛或按之疼痛，舌红、苔黄滑或黄白相兼而腻滑，脉滑数。

病机 痰热结于胸脘、气机通降不利。

治法 清热化痰、宽胸开结。

方药 小陷胸加枳实汤。

小陷胸加枳实汤（苦辛寒法）（《温病条辨·中焦篇》三十八）

黄连二钱　瓜蒌三钱　枳实二钱　半夏五钱

急流水五杯，煮取二杯，分二次服。

使用小陷胸加枳实汤时，应注意其病情阶段及煎服法。即①疾病处在中期，为感受风热、温热、湿热、温疫、温毒等病邪内传入里，热邪炼津成痰，阻塞胸膈胃脘，而成痰热互结之证，此时已经形成有形之实邪内结，以身热，胸脘痞闷，按之疼痛，舌苔黄滑等为基本表现，属有形痰热壅阻胸膈胃脘，虽有胃腑不通之便闭表现，但病机中心仍在胸膈。②病位在胸膈胃脘，但痰热互结较重，且有胃气不降之便秘，治疗当清痰热，开胃腑，引热下行。用小陷胸加枳实汤清热化痰开结。方中瓜蒌清热涤痰，宽胸利肠，可开痰火下行之路而畅气机，为君药；黄连苦寒泻热降火，清热燥湿，清心除烦；半夏辛温化痰降逆，开结消痞，除水痰而强胃；半夏与黄连并用，辛开苦降，通畅气机，瓜蒌既助黄连清热，又助半夏开结；枳实苦泄辛散，破气消痞，降气开结，开幽门而引水下行；四药合用，辛开苦降，润燥相得，寒温合宜，共奏清热化痰，理气开结之功。③本方从《伤寒论》小陷胸汤方化裁而来，叶天士在《叶氏医案存真》以及《临证指南医案》中拓展了小陷胸汤的治疗应用范围，将之转用于肝火犯胃，胃失和降所致的肝厥胃痛、嗳气秽浊、噎膈等杂病。吴鞠通根据叶天士医案变通运用小陷胸汤的经验，制定本方，用治痰热互结心下胃脘，壅塞胸膈气机之证，加枳实者，取其苦辛通降，引水热下行，给邪以出路之意。④方中瓜蒌宜先煎。本方适用于痰热互结之证，湿痰、寒痰以及中虚痞满者，本方不宜。

应用

1. **暑温、伏暑** 外感暑热或暑湿病邪，入里化热，炼津成痰，阻塞胸膈胃脘，胸膈气机不通，胃气不降，病机为痰热互结胸膈胃脘，气机失于通降，证属痰热结胸。症见发热，面赤，头晕，不恶寒，但恶热，渴欲凉饮，饮不解渴，得水则呕，按之胸下痛，小便短赤，大便闭结，舌黄滑，脉洪滑，用小陷胸加枳实汤清热化痰，宽胸散结，寒能清热，苦辛通降、引水热下行。如“脉洪滑，面赤，身热，头晕，不恶寒，但恶热，舌上黄滑苔，渴欲凉饮，饮不解渴，得水则呕，按之胸下痛，小便短，大便闭者，阳明暑温，水结在胸也，小陷胸汤加枳实主之”。（《温病条辨·中焦篇》三十八）本方治法体现温病学中“辛开苦降”的基本治法思想，如“故以黄连、瓜蒌清在里之热痰，半夏除水痰而强胃。加枳实者，取其苦辛通降，开幽门而引水下行也”。（《温病条辨·中焦篇》三十八）

2. **风温** 外感风热病邪在肺卫不解，入里化热，热邪炼津成痰，痰热阻结胸膈胃脘，气机失于通降，病机为痰热阻结胸膈胃脘，证属痰热结胸。症见身热面赤，心烦喜呕，渴欲饮水，饮不解渴，得水则呕，按之胸下痛，大便闭结，舌红苔黄滑，脉滑数，用小陷胸加枳实汤辛开苦降、清热化痰、宽胸散结。

3. **春温** 外感温热病邪，内伏日久化热，热邪炼津成痰，阻于胸膈，或上焦邪热炽盛，酿生痰浊，蕴结胸膈，下传胃腑，气机不利，通降失职，病机为痰热阻结胸膈胃脘，证属痰热结胸。症见高热面赤，心烦喜呕，渴欲饮凉水而不解，得水则呕，胸脘痞闷疼痛窒塞，小便短赤，大便闭结，舌红苔黄滑，脉滑数有力，用小陷胸加枳实汤清热化痰，宽胸散结，通腑泄热，引邪下行。

4. **咳嗽** 外感温邪入里，邪热炼津成痰，痰热互结心肺胸膈，壅阻气机，胃气不降，热伤津液，腑气不通，病机为痰热互结胸膈胃脘，证属痰热结胸。症见发热，胸闷咳嗽，甚则喘促不宁，痰涎壅盛，口渴喜饮，饮不解渴，得水则呕，咳吐黄痰，大便秘结，舌红苔黄滑，脉滑数，用小陷胸加枳实汤清热化痰，宽胸散结，行气通腑，痰热有下行之路，则咳喘自止。

5. **胃痞** 外感湿热或温热等温邪入里化热，邪热与痰浊互结，阻于心下胃脘，胃脘气机失却通降，胃络失和，病机为痰热阻于中焦胃脘，证属痰热结胸。症见发热，心烦，脘腹痞满，按之痛，或自痛，或痞胀，胸闷，口渴想喝冷饮，得水则吐，呕吐频繁，伴见大便不畅，舌红，苔黄腻或黄浊，脉滑数，用小陷胸加枳实汤清热化痰，行气开结，宽胸消痞。本方是"苦泄法"代表方剂，如叶天士指出："再人之体，脘在腹上，其地位处于中，按之痛，或自痛，或痞胀，当用苦泄，以其入腹近也。必验之于舌：或黄或浊，可与小陷胸汤或泻心汤，随证治之。"（《温热论》十一）

6. **胸痹** 外感邪热入里，热势炽盛，炼津成痰，痰热互结于心下胸膈者，壅阻气机，胸膈气机不通，兼邪热下移胃肠，腑气不降，病机为痰热互结胸膈胃脘，证属痰热结胸。症见发热，心胸疼痛或绞痛，胃脘或腹部疼痛胀满，口渴喜饮，得水则呕，咳吐黄痰，大便秘结，舌红苔黄滑，脉滑数，用小陷胸加枳实汤清热化痰，宽胸散结，行气通腑，痰热下行，气机得畅，痹阻得通，诸症则除。

病案选录

案一：暑湿热。热邪入里，脘痞，按之痛，脉浮滑者，此邪结阳分，拟仲景小陷胸汤。

川黄连、瓜蒌实、半夏、杏仁、枳实。

[彭宪彰. 叶氏医案存真疏注（巴蜀名医遗珍系列丛书）[M]. 北京：中国中医药出版社，2016.]

按：本案是吴鞠通制定小陷胸加枳实汤方名的原案，是叶氏变通应用仲景小陷胸汤的案例，也是用"苦泄法"治疗痞证的具体实证。此案脉证比《伤寒论》小陷胸汤原方证仅多"脘痞"，叶氏对"脘痞"的认识常常从湿热郁结中焦立论，此案中"热邪入里"，为湿热邪入于里，或者由热邪入里，或者因误下后，热邪入里犹浅，平素之痰饮，夹热邪而内陷，留于膈上，与中焦内湿互结而成湿热，故脘痞，按之痛。此既不同于大陷胸证从心下至少腹硬满疼痛不可近，又不同于半夏泻心汤之心下满而不痛之痞证。脉浮滑，浮为阳，滑主痰，证与脉，皆现于阳分，故为"邪结阳分"，湿热尚在气分，病机偏于中上二焦，尚有从上焦宣达之机。方以小陷胸汤辛开苦泄中焦湿热，黄连性苦，寒以泄热；瓜蒌性寒，润以涤垢；半夏味辛，温以散结，三药并用，除痰去热。加杏仁辛苦甘温以下气，开达上焦，宣展肺气，流动气机，以求气化湿亦化；加枳实苦寒以破气，开畅中焦痞结，理肺肠之气，以求从中达下。因气行则痰行，痰行则脘痞按之痛，脉浮滑诸症皆可愈。在小陷胸汤中加杏仁、枳实，或于半夏泻心汤去参姜枣草加杏仁、枳实是叶桂苦辛开泄治疗湿热痞结的经验之法。吴鞠通根据叶氏应用变通小陷胸汤治疗湿热"脘痞、按之痛"的经验，将之拓展运用于治疗暑温、伏暑，并且减去叶案处方中的杏仁，制定出了小陷胸加枳实汤方证。

案二：胸痛（张文选医案）。于某，女，33 岁。2005 年 1 月 4 日初诊。胸骨部位疼痛，自觉咽喉至剑突痛不可耐，胸骨对应背部也疼痛不舒，咽喉不利，胸闷，胃脘痞闷，月经量少，3 天即完，脉沉细弦，舌尖偏红，苔白略腻。脘痞为小陷胸加枳实汤证，胸痛为枳实薤白桂枝汤证。处方：半夏 15g，黄连 6g，瓜蒌 15g，枳实 10g，薤白 10g，桂枝 8g，生姜 8g。6 剂。

按：本案为痰热内阻胸膈胃脘，壅阻气机，上越心肺咽喉，下阻胃肠，痹阻胸膈，胸阳不振，症见胸闷，心胸至咽喉疼痛，痛连胸背，咽喉不利，胃脘痞闷，舌尖偏红，苔白略腻，脉沉细弦，为痰热内阻胸膈，胸阳不振，而致胸痛脘痞之证，治疗当清热化痰，宽胸理气，通阳散结，方用小陷胸加枳实汤合枳实薤白桂枝汤加减化裁，黄连苦寒清热降火，半夏辛温化痰开结，降逆消痞，瓜蒌清热涤痰，宽胸散结。枳实苦辛通降，行气开结，四药合方，开痰火下行之路而畅气机；薤白、桂枝振奋心胸阳气，散结消痞，生姜温中行气，两方合用，辛开苦降，润燥相得，寒温相合，共奏通胸膈阳气，开胃脘痞结之效。

（张文选. 温病方证与杂病辨治[M]. 北京：人民卫生出版社，2007.）

案三：胃痛呕吐（孟澍江医案）。杨某，男，31 岁。胃脘疼痛胀满，呕吐频频，口苦而干，欲饮水而得水即吐。脉弦滑，苔薄黄腻。证属痰热阻于中焦，胆火上逆，胃失和降。治以清化痰热，清胆和胃，降逆止呕。以小陷胸加枳实汤加味。处方：全瓜蒌 12g，姜半夏 9g，川连 3g，枳实 8g，苏叶 5g，陈皮 5g，淡吴萸 2g，姜竹茹 10g，姜汁少许。上方服用 1 剂，即胃痛除，吐止而告愈。

按：本案为痰热阻于中焦胃脘，壅阻气机所致，胃以降则和，痰热内蕴于脾胃则见胃脘疼痛胀满不舒，胆火上逆则口苦而干，胃气上犯，则呕吐频频，痰与热阻于胸膈胃脘，与水格拒，则欲饮水而得水即吐，舌苔黄腻，脉弦滑，为痰热内蕴之象，病机属痰热内阻中焦，胆火胃气上冲，治疗当化痰热，清胆火，和胃气，消痞结，用小陷胸加枳实汤加减化裁。方中用小陷胸汤加枳实，清热化痰开结，苏叶行气温中止呕，姜竹茹化痰止呕，且清胆火，姜汁少许和胃降逆，诸药合用共奏清化痰热，清胆和胃，降逆止呕之效，对于热性呕吐均可使用。本方治疗思路也符合叶天士对出现“脘腹按之痛，或自痛，或痞胀”而见“舌黄或浊”提出的“开泄”法治疗思想。

[杨进，张文选. 孟澍江治疗内科杂病经验[J]. 中医杂志，1987，（5）：21-22.]

案四：结胸。常某，男，38 岁，工人。1995 年 4 月 5 日就诊。病史：上腹部疼痛，进食后缓解已 3 年，春秋时节反复发作。经省人民医院 X 线钡透确诊为十二指肠球部溃疡。曾服用“复方铝酸铋片”“丽珠得乐”等药，症状逐渐改善。3 天前因工作劳累，饮酒较多后，上腹部痞满疼痛，呕吐，进水则吐，经某医院诊断为十二指肠球部溃疡合并幽门梗阻，建议手术治疗，患者不同意手术遂来门诊治疗。检查：体温 36.8℃，呼吸 16 次/分钟，脉搏 72 次/分钟，血压 12/9.5kPa，神清，急性面容，略见消瘦，舌红苔黄腻，脉象弦滑。心肺听诊正常，腹部触诊平坦，心窝部硬满，按之疼痛，叩之有振水音，肝脾未触及。

诊断：痰热结胸证。处方：黄连 15g，瓜蒌 50g，清半夏 20g，枳实 20g。3 付，水煎服。服药 3 付后，呕吐停止，有饥饿感，可进半流质饮食，上腹部胀闷减轻，脉象仍弦滑，舌红苔黄腻，心窝部较硬满，按之疼痛减轻。湿热痰浊渐除，胃失和降好转。拟以黄连 10g，瓜蒌 25g，清半夏、枳实、陈皮、厚朴各 15g，服药 3 付后诸症消失，经随访 1 年未见复发。

[骆宏石. 小陷胸加枳实汤治疗幽门梗阻案例[J]. 中医药学报，1997，（1）：30.]

按：本案患者因劳累饮酒过多，日久积热，蕴生痰湿，而致湿热痰浊搏结中焦，胃脘气机阻滞，胃失和降，升降失司，症见上腹部痞满疼痛，心窝部硬满，按之疼痛，呕吐，进水不得，舌红苔黄腻，脉象弦滑，证属痰热结胸。可与小陷胸加枳实汤辛开苦降，清热化痰散结。方中药物配伍辛温合以苦寒，黄连清里热；瓜蒌、半夏能除痰热而强胃气；枳实取其通降开幽门而引水下行，古代医家认为枳实乃冲墙倒壁，滑窍泻气之药，是降气开结的重要药物。

案五：胃痞。刘某，男，40 岁，1974 年 10 月 18 日就诊。胸脘满闷，已历半载。现胸脘痞胀，有堵塞感，鸠尾处不可近接，呃逆，纳差，咳痰，口苦，小便短黄，舌红，苔黄厚腻，脉弦滑数。

处方：瓜蒌实 15g，黄连 6g，法半夏、冬瓜仁、茯苓、枳实、佩兰各 9g，代赭石 12g。服

6剂后胸脘满闷大减，呃逆止，但纳差，小便黄，舌苔黄滑，脉弦滑，原方加减继服8剂，症状消失。

[彭述宪. 小陷胸汤临证治验 [J]. 黑龙江中医药，1982，（2）：42-43.]

按：本案患者病因为痰热湿邪结于心下，日久化热内蕴，阻塞胸膈气机，症见胸脘痞胀堵塞，按之疼痛，呃逆，纳差，咳痰，口苦，小便短黄，舌红，苔黄厚腻，脉弦滑数，证属痰热内蕴，阻滞胸脘。治宜小陷胸加枳实汤化裁，化痰开结，清热祛湿。方中小陷胸汤清热化痰，宽胸散结，枳实行气消痰，代赭石降逆消痞，佩兰、陈皮化浊和胃祛湿，冬瓜仁行气利水消痰，诸药合用清痰热，消痞结，祛湿热，畅气机，故能取效。

案六：纳呆。王某，男，59岁。1957年曾患肝炎，已愈。纳呆少食，已达数年，且形体瘦削。多方检查治疗少效。初诊：1996年11月13日。近数年来，食纳渐呆，甚则不思饮食，稍有恶心，长期大便干结如羊矢，口干，苔薄黄腻、质红，脉小弦滑，湿热中阻，脾虚肠燥。黄连、炙甘草、厚朴花各3g，全瓜蒌、生白术各20g，炒枳实15g，法半夏、太子参、炒白芍、炒谷芽、炒麦芽各10g，橘皮、竹茹各6g。随证加减月余，食纳改善，脘痞得舒，大便通畅。

[周仲瑛. “无病可辨”案例一束[J]. 南京中医药大学学报，2004（4）：196-200.]

按：本案患者为痰浊湿邪内蕴日久，化热伤正，蕴阻胸膈胃脘，气机不利。虽纳少形瘦，但精神尚振，口苦，便干，苔薄黄腻，证属标实本虚，湿热中阻，脾虚肠燥，治疗宜清化为主，兼以健脾，用小陷胸加枳实汤加味，数年痼疾，1月而愈。方中小陷胸汤宽胸散痞，通利大肠；厚朴花、橘皮、竹茹化痰行气，消胀除满；生白术、太子参健润脾运，清化湿热；谷芽、麦芽健运中焦，更助脾运；全方配伍，思路清晰，痰热得清，湿热积滞得下，脾胃之气复苏。

案七：呃逆。孙某某，女，32岁，职员。1998年7月25日初诊。患者因家庭矛盾，经常生气，有一次与丈夫吵架极度生气后，出现呃逆，时作时止，时轻时重，重时则连声呃逆，难以控制，渐至每日呃逆，胃脘痞满如有物堵塞，时胃痛，无食欲，心烦，晨起口苦恶心。曾经某医院诊断为浅表性胃炎、胃神经官能症，所服中药多为辛香疏肝理气、和胃降逆方，如柴胡疏肝散、苏子降气汤、半夏厚朴汤、四磨饮、丁香柿蒂汤等，历时3个月未能治愈。诊脉弦滑略浮，舌红、舌苔黄白相兼而滑腻。辨为小陷胸加枳实汤证与小柴胡汤证，处方：瓜蒌10g，半夏15g，黄连6g，枳实10g，柴胡12g，黄芩10g，生姜10g。7剂。服3剂，患者自觉胃脘痞结顿开，呃逆减少，服7剂，呃逆完全消失，余症也愈。

（张文选. 温病方证与杂病辨治[M]. 北京：人民卫生出版社，2007.）

按：本案患者素有情志郁结，吵架后情绪过激，肝胆气机失于疏泄，肝胃失调，胆胃失和，兼湿热阻结中焦，蕴阻胸膈胃脘，气机不利。症见呃逆频繁，胃脘痞满如有物堵塞，时胃痛，无食欲，心烦，晨起口苦恶心，服用辛香疏肝理气、和胃降逆等诸方无效。脉弦滑，舌苔黄白相兼而滑腻，为湿热痰浊壅聚胸膈，气机受阻，用小陷胸加枳实汤宽胸化痰，散结消痞，加柴胡疏利肝胆气机，黄芩清胸膈之热，生姜温中散饮健运中焦，则胃脘痞结顿开，呃逆止。

鉴别

1. 瓜蒂散、小陷胸加枳实汤鉴别 瓜蒂散、小陷胸加枳实汤均治疗温病邪在气分，有形痰邪侵扰胸膈之证，两者有热势轻重和邪结程度的不同。瓜蒂散用于痰涎壅扰胸膈，胸膈气机不利，以发热，心烦不安，痰涎壅盛，胸脘痞闷、胸部窒塞胀满，欲呕不得为主症，遵循“其高者，因而越之”之旨，用涌吐法治疗，用瓜蒂散涌吐痰涎，赤小豆泄热除烦，栀子仁清利三焦邪热，全方因势利导，涌吐痰涎。小陷胸加枳实汤为痰热结于胸膈胃脘，气机痹阻，以身热，胸脘痞闷，按之疼痛，胃腹胀满，苔黄滑，脉滑数为主症，用苦泄法治疗，以黄连苦寒泄热，半夏降逆化痰，瓜蒌清热化痰，枳实行气消痞，全方辛开苦降，起清热化痰开结之效。二方区别见表2-3。

表 2-3 瓜蒂散、小陷胸加枳实汤鉴别

	瓜蒂散	小陷胸加枳实汤
病证	发热，心烦不安，痰涎壅盛，胸脘痞闷、胸部窒塞胀满，欲呕不得，舌红，苔白滑腻或黄滑腻，脉滑数	身热面赤，渴喜冷饮，饮不解渴，得水则呕，胸脘痞闷，按之疼痛，大便秘结，舌红苔黄滑，脉滑数有力
病机	痰涎壅盛、阻滞胸膈、气机上越	痰热结于胸脘、气机通降不利
治法	涌吐痰涎、因势利导	清热化痰、宽胸散结
药物	甜瓜蒂一钱、赤小豆二钱（研）、山栀子二钱	黄连二钱、瓜蒌三钱、枳实二钱、半夏五钱
用法	水二杯，煎取一杯，先服半杯，得吐止后服，不吐再服。虚者，加入参芦一钱五分	急流水五杯，煮取二杯，分二次服

2. **栀子豉汤、凉膈散、小陷胸加枳实汤鉴别** 三方在温病学中属于邪犯胸膈常见证型，均治疗温病邪在气分，邪热壅扰胸膈之证。栀子豉汤用于邪在肺卫不解传至气分，无形邪热郁扰胸膈之轻证，病情较轻，以低热，心烦懊憹，坐卧不安为主症，用药以栀子、豆豉等轻清之剂宣发郁热；凉膈散用于邪热郁扰胸膈，化火化毒，灼伤胸膈之证，病情较重，以高热、口渴、烦躁、胸膈灼热如焚为主症，用药以黄芩、连翘、竹叶、栀子、薄荷等清泄上焦热邪，以大黄、芒硝通腑泄热，以泻代清，共奏清上泄下之效；小陷胸加枳实汤用于有形痰热结聚胸膈，壅阻气机之证，以身热面赤，渴欲饮水，饮不解渴，得水则呕，胸膈满闷疼痛，便秘，舌黄腻，脉滑数为主症，用药以小陷胸汤清热化痰开结，加枳实降气消痞，引邪下行。三方有热邪郁阻胸膈轻重程度以及是否形成有形痰热邪结等方面的不同。三方区别见表2-4。

表 2-4 栀子豉汤、凉膈散、小陷胸加枳实汤鉴别

	栀子豉汤	凉膈散	小陷胸加枳实汤
病证	身热，心烦，或心中懊憹，起卧不安，欲吐不得吐，或虚烦不得眠，甚则反复颠倒，舌红苔微黄，脉数	发热不已、烦躁不安，面红目赤，胸膈灼热如焚，口渴，唇焦，咽燥，或大便秘结，口舌生疮，齿龈肿痛，舌红苔黄燥，脉数或脉滑数	身热面赤，渴喜冷饮，饮不解渴，得水则呕，胸脘痞闷，按之疼痛，大便秘结，舌红苔黄滑，脉滑数有力
病机	无形邪热郁扰胸膈	无形邪热灼伤胸膈	痰热结于胸脘、气机通降不利
治法	轻宣郁热	清泄膈热	清热化痰、宽胸散结
药物	栀子（捣碎）五枚、香豆豉六钱	川大黄、朴硝、甘草（爐）各二十两，山栀子仁、薄荷叶去梗、黄芩各十两，连翘二斤半	黄连二钱、瓜蒌三钱、枳实二钱、半夏五钱
用法	水四杯，先煮栀子数沸，后纳香豉，煮取二杯，先温服一杯，得吐止后服	上粗末，每二钱，水一盏，入竹叶七片，蜜少许，煎至七分，去滓，食后温服。小儿可服半钱，更随岁数加减服之。得利下，止服	急流水五杯，煮取二杯，分二次服

三、饮停胸胁

饮停胸胁又称痰饮留膈、饮阻胸膈，是指湿热、暑湿、痰饮等邪与里水留饮相搏，悬于胁下，滞留胸膈，痰饮湿热内郁胸膈，导致胸膈气机不利的证候。常见症状有胸满胁痛，咳唾引痛，舌质暗淡，苔白滑或灰腻，脉沉弦或滑等。

主症 胸满胁痛或咳嗽胸胁牵痛连及胃脘，气短息促，眩冒、心烦欲呕，苔白滑，脉弦滑。

病机 肝气郁结、肝络瘀滞、气机不利、脾胃湿浊水饮停聚胸胁。

治法 理气和络、降逆化饮。

方药 香附旋覆花汤，控涎丹。

1. **香附旋覆花汤**（苦辛淡合芳香开络法）（《温病条辨·下焦篇》四十一）

生香附三钱 旋覆花（绢包）三钱 苏子霜三钱 广皮二钱 半夏五钱 茯苓块三钱 薏仁五钱

水八杯，煮取三杯，分三次温服。腹满者，加厚朴；痛甚者，加降香末。

应用香附旋覆花汤方时，注意病情阶段及其加减。即①疾病病因为外感暑湿、湿热之邪，与体内里水留饮相搏结，非顽痰痼疾，不必用十枣汤等峻下逐水之剂。②病机为饮停胸胁，胸膈气机不利，治疗应理气和络，降逆化痰。方中香附、旋覆花“善通肝络而逐饮下之邪”，能疏通肝络，理气止痛，且旋覆花又能降气消痰以平喘；苏子利膈消痰，降气定喘；半夏燥湿化痰，下气降逆。陈皮理气健脾，燥湿化痰；茯苓、薏苡仁利水渗湿，使水饮痰湿从小便而去。诸药合用，共奏理气通络，降逆平喘，利湿浊，化痰饮，调脾胃之功效。③从原文自注“苏子、杏仁降肺气而化饮”一句来看，本方组成中当有杏仁，或为遗漏。若临床表现为咳嗽明显，应重视杏仁的使用。④煎服法：旋覆花有沉降之性，可开结气，降痰涎，通水道，消肿满，其脱落的绒毛混入汤液可能会刺激咽喉或产生恶性呕吐，煎煮时宜包煎。⑤根据病情加减化裁。饮停胃脘，见“腹满者，加厚朴”行气燥湿，消痰除痞；胸胁气机阻滞较重，见“痛甚者，加降香末”化瘀定痛，辛散行气，降气避秽。

2. **控涎丹**（苦寒从治法）（《温病条辨·下焦篇》四十一）

甘遂（去心）制 大戟（去皮）制 白芥子

上等分为细末，神曲糊为丸，梧子大，每服九丸，姜汤下。壮者加之，羸者减之，以知为度。

应用控涎丹方时，注意病情阶段、病人体质及其剂型。即①疾病病因为外感暑湿、湿热之邪，与里水留饮相搏结，留滞胸膈较久，虽非顽痰痼疾，恐造成悬饮内痛之证，虽不必用十枣汤等峻下逐水之剂，可改为控涎丹缓攻其饮。②病机为饮停胸胁日久，水无出路，治疗应祛痰逐饮。方中甘遂逐经隧水湿，大戟泄脏腑水湿，白芥子能散皮里膜外之痰，三者共奏祛痰逐饮之功效。③剂型：甘遂等泻下逐水药物的有效成分难溶于水，可做散剂或丸剂服用，三味药物研成细末，用神曲糊丸，缓其峻猛之性，用姜汤送服顾护胃气。④根据病人体质加减用量，本方作用力强，体质壮实者可用大量，体质羸弱者需用小量。“壮者加之，羸者减之，以知为度”。

应用

1. **暑温、伏暑** 外感暑湿病邪，积留水饮，停于胁下，阻滞胸胁气机，病机为痰饮湿热停于胸胁，气机失于通降，证属饮停胸胁。症见胸满胁痛，咳嗽呕吐，气短息促，潮热或寒热往来如疟，甚则手足痹冷，苔白滑，脉弦滑，用香附旋覆花汤理气和络，降逆化饮。若痰饮日久不去，而见胸背手足腰项筋骨牵引疼痛，手足痹冷，用控涎丹攻逐水饮。如“伏暑、湿温胁痛，或咳或不咳，无寒但潮热，或竟寒热如疟状，不可误认柴胡证，香附旋覆花汤主之，久不解者间用控涎丹”。(《温病条辨·下焦篇》四十一）两者有病程新久及病情轻重的不同，如“用之得当，不过三五日自愈。其或前医不识病因，不合治法，致使水无出路，久居胁下，恐成悬饮内痛之证，为患非轻，虽不必用十枣之峻，然不能出其范围，故改用陈无择之控涎丹，缓攻其饮”。(《温病条辨·下焦篇》四十一自注）

2. **湿温** 外感湿热病邪，内有水饮留滞，两者相搏，形成痰饮水湿，停于胁下，阻滞胸胁气机，病机为痰饮湿热停于胸胁，气机失于通降，证属饮停胸胁。症见胁痛胸闷，气短息促，或咳，或不咳，潮热或寒热往来，胃纳减少，苔白滑，脉弦滑，用香附旋覆花汤理气和络，降逆化饮，渗湿利水。或痰湿日久不除，形成悬饮内痛之证，见胸胁牵痛明显，心下痞硬坚满，短气而呕，腹胀满疼痛，舌苔白滑，则用控涎丹祛逐痰饮。

3. **胁痛** 外感湿热、痰食等病邪，内有水饮留滞，留于胸膈，阻滞气机，病机为水饮停聚胸膈，但正气尚实，证属饮停胸胁证，临床表现为胸满胁痛，心下痞硬，咳唾引痛等，可用香附旋覆花汤理肝胆气机，化痰饮降气逆，胁痛明显牵连胸背者，可用控涎丹祛痰逐饮。如“伏暑、湿温，积留支饮，悬于胁下，而成胁痛之证甚多，即《金匮》水在肝而用十枣之证。彼因里水久积，非峻攻不可；此因时令之邪，与里水新搏，其根不固，不必用十枣之太峻”。(《温病条辨·下焦篇》四十一自注）

4. **痰饮** 外感湿热、痰湿等病邪与体内水饮相合，阻遏气机，肺气不利，甚则悬饮停滞胸胁，胸胁气血郁阻，不通则痛，上下牵引，气血壅阻更甚，病机为水饮停聚，胸膈气机郁阻，证属饮停胸胁，临床表现为胸胁满闷疼痛，或胸胁连胃脘痛，咳喘不宁，呼吸不利，舌白，苔腻或滑等，轻则可用香附旋覆花汤理气和络，两调肝脾，重则用控涎丹攻逐痰饮。

病案选录

案一：痰饮（痰饮胸痹）。乙丑二月初三日，福，三十二岁，痰饮胸痹，兼有胁下悬饮。旋覆花三钱（包煎）、桂枝三钱、厚朴一钱、薤白二钱、小枳实三钱、杏仁泥三钱、半夏五钱、瓜蒌二钱、广皮一钱五分、生香附三钱。水八碗，煮取三碗，分三次服。二帖。初七日，胸痹悬饮已愈，惟肠痹食不甘味。议和肝胃，兼开肠痹。生薏仁五钱、半夏三钱、广皮二钱、白通草二钱、小枳实二钱、杏仁八钱、姜汁三匙。

（吴瑭．吴鞠通医案[M]．北京：中国中医药出版社，2006.）

案：本案患者为痰饮水湿之邪痹阻胸膈气机而致胸痹兼胁下悬饮，症见胸胁牵痛，咳唾气短，睡卧不宁，胁痛连及少腹，为饮停胸膈，气机痹阻。吴鞠通称香附旋覆花汤为“苦辛淡合芳香开络法”，组方思路受叶天士用旋覆花汤加半夏通络化饮治疗络病的启发，加陈皮、茯苓、薏仁等蠲饮利湿药而成。吴氏巧妙使用香附旋覆花汤两调肝胆、脾胃之气，通络化饮，合胸痹专方瓜蒌薤白半夏汤、枳实薤白桂枝汤加减宽胸理气散结，为胸痹的辨治开辟了新的思路。

案二：肿胀（单腹胀）。郭氏，六十二岁，先是郭氏丧夫于二百里外其祖墓之侧，郭氏携子奔丧，饥不欲食，寒不欲衣，悲痛太过，葬后庐墓百日，席地而卧，哭泣不休，食少衣薄，回家后致成单腹胀。六脉弦，无胃气，气喘不能食，唇口刮白，面色淡黄，身体羸瘦。余思无情草木，不能治有形之病，必得开其愚蒙，使情志畅遂，方可冀见效于万一……于是为之立开郁方，十数剂而收全功。

旋覆花三钱（新绛纱包），香附三钱，广郁金三钱，姜半夏四钱，青皮二钱，苏子霜三钱，降香末三钱，广皮三钱，归横须二钱，川厚朴三钱。煮三杯，分三次服。

（吴瑭. 吴鞠通医案[M]. 北京：中国中医药出版社，2006.）

按：本案患者因感受外邪及情志等因素，而致痰饮内停胸膈胃脘，肝气郁滞，横逆脾土，气机不利，气血不和，络脉瘀滞，症见腹胀，胸胁疼痛牵连胃脘，气喘，不思饮食，口唇发白，面色淡黄，身体羸瘦，脉弦，用香附旋覆花汤化痰饮，理肝络，和胃气，加青皮、郁金理气和络，行气解郁，厚朴化痰散结，行气消痞，降香化瘀定痛，降气辟秽，新绛纱、归须辛润通络，承接叶天士治络病基本思想。

案三：痹（胁胀）。赵、四十四岁……二十三日，左胁痛胀，卧不着席，胸也闷胀，气短，肝脉络胸之故。旋覆花三钱、归横须三钱、半夏五钱、广郁金三钱、广皮三钱、新绛纱三钱、苏子霜三钱、香附四钱、小枳实四钱、青皮三钱、川椒炭四钱、降香末三钱。

（吴瑭. 吴鞠通医案[M]. 北京：中国中医药出版社，2006.）

按：本案患者因久患肝郁挟痰饮，外感湿邪痹阻经络，内挟痰饮痹阻脏腑，肝络失和，饮停胸胁，故出现左胁痛胀，睡卧不安，胸闷胀痛，气短，用香附旋覆花汤化痰饮，理肝气，和络气，加新绛、归须凉血化瘀，辛润通络，枳实、青皮理气化痰，川椒炭温中止痛，降香末行气止痛，本方可两调肝胆、脾胃，并通肝络、散瘀滞、逐胁下水饮，对水饮结聚胸胁之证尤为适宜。

案四：胸胁疼痛（孟澍江医案）。陈某，男，34 岁。患胸胁疼痛 2 月余，不能转侧，咳时尤剧，伴胸闷脘痞，嗳气，口淡不渴，脉细弦，苔薄白而滑。证属肝胆气机失调，夹痰湿阻于经络，治当疏理肝胆气机，兼以祛痰化湿。

处方：旋覆花 8g（包），制香附 8g，全瓜蒌 10g，苏子 8g，陈皮 6g，法半夏 9g，茯苓 10g，苡仁 15g，炒延胡索 8g，白芥子 8g，姜汁少许。5 剂。服 2 剂疼痛大减，5 剂后疼痛消失，后未再发作。

按：本案患者因痰饮水湿蕴阻胸胁，肝胆气机失调，痰湿阻络，症见胸胁疼痛，不能转侧，咳时尤剧，伴胸闷脘痞，嗳气，不思饮食，口不渴，舌白滑，脉细弦，曾用疏肝理气、清化湿热、通络化瘀如四逆散、逍遥散、血府逐瘀汤等方法效果不显著，此时病机为肝胆气机升发太过，兼夹有形之痰湿壅聚胸胁，且病证尚未有化热之象，治疗用香附旋覆花汤疏利肝胆气机而抑制其过度升发，并能祛湿浊，化痰饮，降逆气，加白芥子增强化痰降逆之功，加姜汁温化寒饮，振奋胃气，宣通气机。

[杨进，张文选. 孟澍江治疗内科杂病的经验[J]. 中医杂志，1987（5）：21.]

案五：淋浊（血淋）。王，四十五岁，小便狂血，脉弦数，病因怒转。细生地五钱、香附二钱、降香末三钱、新绛纱三钱、归须三钱、桃仁泥三钱、青皮二钱、旋覆花（包）三钱、丹皮炭五钱。煮三杯，分三次服。服四帖而血止，止后两月，又因动怒而发，仍与前方七帖而愈。

（吴瑭. 吴鞠通医案[M]. 北京：中国中医药出版社，2006.）

按：用通肝络法治疗血淋是吴瑭的一大发明。本案患者因动怒而致气血逆乱，肝络失和，痰饮水湿蕴阻胸胁，肝络水瘀互结，而见小便下血，脉弦数，可伴见胁痛，胸闷脘痞，舌苔白滑等症。用香附旋覆花汤加减，香附、旋覆花理气和络，化痰降逆，加新绛、降香、青皮、归须辛润通络，理气止痛，生地、桃仁泥、丹皮炭凉血止血，搜络化瘀，使肝络和，痰饮消，下血止。

案六：风温。刘某，男，24 岁。1998 年 4 月 10 日初诊。患者发热、咳嗽、胸痛 3 天，体温达 40.2℃，微恶寒，咯黄黏痰，气急，舌苔黄腻，脉滑数，两肺呼吸音粗，右下肺呼吸音低。查血白细胞总数 15.3×10^9/L，中性 0.89，淋巴 0.11；X 线摄片示：右下肺炎性病变。中医辨证属风温犯肺、肺失宣降，治拟辛凉解表、清热宣肺，予以银翘散合麻杏石甘汤加减。治疗 3 天后体温复常，咳嗽减轻。治疗 2 周后，唯胸痛不减，余症皆平，复查血白细胞正常，X 线摄片示：右下肺炎性病灶基本吸收。遂投以理气和络之香附旋覆花汤加减。处方：香附 10g，旋覆花（包煎）10g，苏子 10g，杏仁 10g，郁金 10g，丝瓜络 6g，桃仁 10g，红花 10g，赤芍 10g。用法：水煎，每日 1 剂，分 2 次口服。治疗 1 周后胸痛消失。

[王冠华，汪悦. 汪履秋运用香附旋覆花汤治疗肺系疾病验案举隅[J]. 江苏中医药，2006，（6）：37-38.]

按：本案为感受风热病邪郁阻肺卫不解，入里化热，热邪炼津成痰，痰热阻于胸膈所致，虽经治疗，胸膈余邪未除，津伤血耗，久病入络，络气不和，故胸痛不减，治拟宣降肺气，化痰降逆，和血通络。方用香附旋覆花汤加减，其中香附旋覆花汤降逆化痰，理气和络，丝瓜络、郁金辛润通络，理气解郁，桃仁、赤芍、红花活血化瘀通络。

案七：肺胀。黄某，男，71 岁。1997 年 12 月 2 日初诊。慢性咳喘、气逆反复发作 20 年，病情加重伴发热 1 天，胸闷，痰多色白黏腻，纳谷欠佳，二便正常，舌淡、苔白腻，脉滑。中医辨证属痰浊壅肺。治拟化痰降气，方选苏子降气汤合三子养亲汤加减。服药 3 剂后体温正常，病程中出现面色青紫，胸闷如窒，喉有痰鸣，不能咳出，舌苔白腻，脉沉滑，考虑为“痰厥”之危候，乃痰瘀搏结，阻塞气道之故，治拟开胸结、化痰瘀。予以香附旋覆花汤加减。处方：香附 10g，旋覆花（包煎）10g，苏子 10g，杏仁 10g，陈皮 5g，法半夏 10g，川厚朴 10g，瓜蒌皮 10g，郁金 10g，石菖蒲 5g。用法：水煎，每日 1 剂，分 2 次口服。服药 2 天后症状缓解，继续治疗 10 天，痰瘀渐去，肺肾阴虚之象突出，治从养肺阴、益肾气立法，选用生脉散合人参胡桃饮化裁，以善其后。

[王冠华，汪悦. 汪履秋运用香附旋覆花汤治疗肺系疾病验案举隅[J]. 江苏中医药，2006，（6）：37-38.]

按：本案患者为肺胀，见长期慢性咳喘，为气逆反复发作而致，多呈进行性加重。病程中若出现面色青紫，胸闷如窒，喉有痰鸣，不能咳出之症，此属“痰厥”，乃病久不愈，不仅损伤肺肾之气，而且势必导致瘀血阻滞，盖“气不煦则血不濡”，终成气滞痰瘀相结胸胁，阻塞气道之危候。当急用香附旋覆花汤加减开胸结、化痰浊，方中以香附旋覆花汤化痰降逆，理气和络，加厚朴行气散结消痞，郁金行气解郁和络，瓜蒌、石菖蒲化痰开结，共奏祛痰饮、散瘀结之效。

案八：咳嗽。患者张某，女，63 岁，初诊日期：2022 年 9 月 2 日。主诉：反复咳嗽 2 月余，加重 1 周。现病史：患者 2 月余前无明显诱因出现咳嗽，未予重视，未行治疗。一周前咳嗽症状无明显诱因加重，白天夜间均咳，有痰，量少色白不易咳出，口干，咽部异物感明显，平素闻烟味易作咳。食后胃胀痞满，反酸，无烧心。舌质淡红、苔薄白，脉细弦。中医诊断：

胃咳；西医诊断：胃食管反流性咳嗽。处方：香附、旋覆花、瓜蒌皮、浙贝母各12g，郁金、清水半夏、麸炒枳壳、紫苏子、白芍各10g，木香、陈皮各9g，茯苓、仙鹤草、枇杷叶各15g，桔梗、甘草各6g，炒薏苡仁20g。水煎服，1剂/天，分早晚2次温服，每次200mL。服药7天后症状缓解，继续治疗10天后咳嗽已基本缓解，食后胃胀已消失。

[陈坤. 香附旋覆花汤治疗胃食管反流性咳嗽浅析[J]. 内蒙古中医药，2023，42（9）：72-73.]

按：本案患者为胃咳。肺为娇脏，停痰伏饮壅滞于肺，两胁为少阳经脉分布巡行之处，饮停胸胁，痰湿瘀血阻塞肝络，偏重于里，以致胸阳不足，胸胁气滞，表现出咳嗽、胁胀疼痛，进而会影响进食、睡眠，症见咳嗽加重，昼夜均咳，痰少难咳，口干，咽部异物感，食后胃胀痞满，反酸，嗳气，舌苔薄白，脉弦细等，均为肝郁气滞，痰湿瘀结之象，治疗可用香附旋覆花汤加减祛痰通络，此方通贯肝、胃、肺三脏，方中用香附旋覆花汤疏肝通络、降气平喘，加白芍、甘草疏肝缓急，郁金、木香行气和络，仙鹤草、枇杷叶、瓜蒌皮、浙贝母增强降气止咳化痰的功效，共奏疏肝气、宁肺络、和胃气、化痰饮、止咳喘之功。

鉴别 香附旋覆花汤、控涎丹均治疗湿温、伏暑等温病邪在气分，外邪与内饮搏结，停聚胸胁之证。香附旋覆花汤用于痰饮水湿阻于胸胁，以发热或寒热往来，胁痛胸满，咳或不咳，渴或不渴，舌苔白滑等为主症，用香附旋覆花汤理气和络，化饮降逆。控涎丹用于胸胁水湿痰饮停聚日久，水无出路，停聚胁下，易造成悬饮内痛之证，以胸满胁痛，咳嗽呕吐，气短息促，甚则牵连胸背手足腰项筋骨作痛，苔白滑，脉弦滑，病情较重，用控涎丹祛痰逐饮。二方区别见表2-5。

表2-5 香附旋覆花汤、控涎丹鉴别

	香附旋覆花汤	控涎丹
病证	潮热或寒热往来如疟，胁痛胸满，咳或不咳，渴或不渴，舌苔白滑	胸满胁痛，咳嗽呕吐，气短息促，甚则牵连胸背手足腰项筋骨作痛，甚则手足痹冷，苔白滑，脉弦滑有力
病机	饮停胸胁、气机升降不利	水饮内停日久、胸膈气机不利
治法	理气和络、降逆化饮	攻逐水饮
药物	生香附三钱、旋覆花三钱、苏子霜三钱、广皮二钱、半夏五钱、茯苓块三钱、薏仁五钱	甘遂、大戟、白芥子
用法	水八杯，煮取三杯，分三次温服。腹满者，加厚朴；痛甚者，加降香末	上等分为细末，神曲糊为丸，梧子大，每服九丸，姜汤下。壮者加之，羸者减之，以知为度

瓜蒂散、香附旋覆花汤均治疗温病邪在气分，痰饮水湿侵扰胸膈之证。瓜蒂散用于痰涎壅扰胸膈，胸膈气机不利，以发热，心烦不安，痰涎壅盛，胸脘痞闷、胸部窒塞胀满，欲呕不得为主症，用瓜蒂涌吐痰涎，赤小豆泄热除烦，栀子仁清利三焦邪热，全方因势利导，涌吐痰涎。香附旋覆花汤为外感湿热、暑湿之邪与体内水饮搏结，停聚胸胁，痹阻气机，以潮热或寒热往来如疟，胸满胁痛，气息短促，舌白滑为主症，以香附理气和络，旋覆花疏肝和络，降气平喘，苏子利膈消痰，降气定喘，半夏、陈皮化痰理气，茯苓、薏仁健脾利水，全方疏肝络，理气血，降逆气，化痰湿。二方区别见表2-6。

表 2-6 瓜蒂散、香附旋覆花汤鉴别

	瓜蒂散	香附旋覆花汤
病证	发热，心烦不安，痰涎壅盛，胸脘痞闷、胸部窒塞胀满，欲呕不得，舌红，苔白滑腻或黄滑腻，脉滑数	潮热或寒热往来如疟，胁痛胸满，咳或不咳，渴或不渴，舌苔白滑
病机	痰涎壅盛、阻滞胸膈、气机上越	饮停胸胁、气机升降不利
治法	涌吐痰涎、因势利导	理气和络、降逆化饮
药物	甜瓜蒂一钱、赤小豆二钱、山栀子二钱	生香附三钱、旋覆花三钱、苏子霜三钱、广皮二钱、半夏五钱 茯苓块三钱、薏仁五钱
用法	水二杯，煎取一杯，先服半杯，得吐止后服，不吐再服。虚者，加入参芦一钱五分	水八杯，煮取三杯，分三次温服。腹满者，加厚朴；痛甚者，加降香末

第三章

膜原证类

膜原证类，又称为邪伏膜原、邪阻膜原、邪留膜原、湿热阻遏膜原等，是指外邪侵袭膜原导致膜原气机不利的证候。膜原既不在表，也不在里，而在表里之间，多见于温病中期。膜原证多由湿热、暑湿、秽浊、疫疠等病邪侵袭或郁闭膜原所致。见于湿温、伏暑、温疟、温疫等疾病，属于卫气营血辨证中气分证范畴。温病膜原证强调病位在膜原，病因多为湿热秽浊之邪，湿热为阴阳合邪，有湿热偏重的不同，且因感邪轻重、病人体质等因素的差异，湿浊郁闭膜原程度也不同，临床表现稍有区别，总以湿热秽浊之邪郁闭膜原，枢机不利为基本病机，常见症状有寒热如疟，寒甚热微，身痛有汗，手足沉重，头痛烦躁，呕逆胀满，脘闷，胸痞，腹胀，舌苔白厚腻浊或如积粉，脉缓或初始憎寒而后发热，后但热不寒，昼夜发热，日晡益甚，头疼身痛，脉不浮不沉而数，舌苔白厚腻如积粉，舌质红绛或紫绛等。根据温病学的基本内容以及所述膜原证的证候特点，本章主要论述邪伏膜原证，兼有其他证候但以膜原证为主者亦归于本章论述。膜原证除见于温病的气分阶段，尚可见于感冒、发热、胁痛、腹胀、泄泻、呕吐、头痛、淋证、痹证、痰饮、疟疾、厌食、便秘、肿瘤等内科杂病中。

邪伏膜原

邪伏膜原又称邪阻膜原，是指感受湿热、暑湿秽浊、湿热疫毒等病邪郁于膜原、阻碍气机，导致膜原气机郁闭的证候，常见症状有寒热如疟，寒甚热微，或先憎寒而后发热，或始恶寒后但热不寒，胸闷脘痞腹胀，舌质红绛或紫绛、舌苔白厚腻浊或积粉，脉数等。

主症 寒热往来如疟、寒甚热微，或始憎寒而后发热，后但热不寒，日晡益甚，头身痛，时汗出，呕逆胀满，胸闷脘痞腹胀，舌苔白厚腻浊如积粉，舌质红绛或紫绛，脉数。

病机 湿热秽浊、郁闭膜原、气机不利。

治法 燥湿化浊、开达膜原、疏利气机

方药 达原饮、雷氏宣透膜原法、仿吴又可达原饮。

1. **达原饮**（《温疫论·卷上》温疫初起）

槟榔二钱　厚朴一钱　草果仁五分　知母一钱　芍药一钱　黄芩一钱　甘草五分

上用水二钟，煎八分，午后温服。

应用达原饮时，注意病情阶段、煎服法及其加减，即①病位。邪不在表，也不在里，“在

夹脊之前，肠胃之后”，位于半表半里。②舌象。使用达原饮时，重视舌象，湿温感邪较重或湿热疫初起邪阻膜原，“舌上苔如积粉，满布无隙”，即舌苔白厚腻满布舌面，或白厚腻浊如积粉，为膜原证的标志性舌象；若舌变黄色，或舌根先黄，均为伏邪已溃，为病进之象，需随证加减。③脉证。湿温初起感邪过重或湿热疫初起，脉象为“不浮不沉而数”。不浮则病不在表；不沉则病不在里，故辛温解表之汗法与苦寒攻下法均不适用。证候特征为先憎寒而后发热，日后但热而无憎寒。初得之二三日，其脉不浮不沉而数，昼夜发热，日晡益甚，头疼身痛，手足沉重，呕逆胀满。④病邪深伏膜原，气机郁闭较甚，治疗应疏利透达膜原、清化湿浊。方中槟榔、厚朴、草果三味力专，苦温燥湿，辛开气机，直达病所即膜原，燥湿化浊，疏利膜原，透达湿热秽浊，破戾气所结，除盘踞膜原之伏邪，使疫毒溃败，速离膜原。配知母滋阴清热，白芍和营敛阴和血，黄芩苦寒清燥热，泄湿中之蕴热，甘草和中，此四药共为调和之药。全方共奏疏利透达膜原湿浊之功。如“槟榔能消能磨，除伏邪，为疏利之药，又除岭南瘴气；厚朴破戾气所结；草果辛烈气雄，除伏邪盘踞；三味协力，直达其巢穴，使邪气溃败，速离膜原，是以为达原也。热伤津液，加知母以滋阴；热伤营血，加白芍以和血；黄芩清燥热之余；甘草为和中之用；以后四味，不过调和之剂，如渴与饮，非拔病之药也。”⑤根据病情加减变化。如病邪外散，游溢诸经，见两侧头痛，胁痛、耳聋，寒热往来，口苦，呕恶，加柴胡疏泄少阳气机，如“凡疫邪游溢诸经，当随经引用，以助升泄，如胁痛、耳聋、寒热、呕而口苦，此邪热溢于少阳经也，本方加柴胡一钱”；如膜原伏邪溢于太阳经脉，见头项疼痛，腰背痛，身体骨节疼痛，可加羌活胜湿止痛，如“腰背项痛，此邪热溢于太阳经也，本方加羌活一钱”；或膜原伏邪溢于阳明经脉，见目痛，前额连眉棱骨痛，鼻干，不寐，腹胀，呕吐等，为膜原伏邪淫于阳明经脉，可加入葛根舒筋缓急止痛，如“目痛、眉棱骨痛、眼眶痛、鼻干不眠，此邪热溢于阳明经也，本方加干葛一钱”；若兼见全头痛，胁痛口苦，身痛腰痛，鼻干不寐，此为三阳俱病，则应在本方中加入柴胡、羌活、葛根等三阳经引经药；如见舌苔转黄色，腹满便秘，口渴，发热烦躁，为病邪内溃，邪毒传及胃肠，可加大黄泄热通腑，防止病邪深入，如“午前舌变黄色，随现胸膈满痛，大渴烦躁，此伏邪即溃，邪毒传胃也。前方加大黄下之”。⑥使用注意。本方偏于温燥，久用则化燥化火，耗气伤津，用后苔减，病势有变，临床应斟味酌量，适可而止，以防助热伤津。服药期间，不可服用泻下药，以免邪毒内陷；不可同时服用滋补性药物，以免滋腻留邪碍胃。忌食辛辣刺激、黏腻生冷、鱼肉腥膻食物。

2. **雷氏宣透膜原法方**（《时病论·卷之五》拟用诸法）

治湿疟寒甚热微，身痛有汗，肢重脘懑。

厚朴（姜制）一钱　槟榔一钱五分　草果仁（煨）八分　黄芩（酒炒）一钱　粉甘草五分　藿香叶一钱　半夏（姜制）一钱五分

加生姜三片为引。

应用雷氏宣透膜原法时，应注意病情阶段及煎服法。①病情阶段。本证病位在膜原；病因为湿浊较重，热邪轻微；病机为湿热疟邪阻于膜原，膜原气机郁闭；病证强调寒甚热微，身痛有汗，肢重脘闷，呕恶，舌苔白厚腻浊等。②本方配伍思路仿吴又可达原饮之法，去知母、白芍，加藿香、半夏、生姜组成，燥湿开结作用增强而清热作用相对减弱。如“此师又可达原饮之法也。方中去知母之苦寒及白芍之酸敛，仍用朴、槟、草果，达其膜原，祛其盘踞之邪，黄芩清燥热之余，甘草为和中之用，拟加藿、夏畅气调脾，生姜破阴化湿，湿秽乘入膜原而作疟者，此法必奏效耳”。(《时病论·卷之五》宣透膜原法)因湿浊较重，在使用槟榔、厚朴、草果等辛温燥烈药物开达膜原，辟秽化浊的基础上，用黄芩微清燥热，甘草和中，加藿香芳香透散上焦湿邪，半夏燥中焦之湿，生姜温散寒湿兼能止呕，尤其适用于湿热秽浊郁闭膜原，湿浊偏重，热象不显，而脘闷肢重呕吐明显者。③随病人体质加减：偏于素体湿盛、阳虚有寒体质，加豆蔻燥湿健脾，芳香化浊，加干姜温里散寒，偏于素体阴亏有热体质，应慎用。如“此宜宣透膜原法，使其邪化疟除，但辛燥之剂，于阴亏热体者，须酌用之。阳虚寒体者，更可加老蔻、干姜”。④本方药物偏于温燥，久用则化燥化火，耗气伤津，用后苔减，病势有变，临床应斟味酌量，中病即止，一旦湿开热透，热势转盛，即应转手清化，慎勿过剂使用。截疟之法，也不宜早用，如“所有断截之法，不宜早用，用之非变膨鼓，即成疟母之疴”。(《时病论·卷之五》湿疟)

3. **仿吴又可达原饮方**(《湿热病篇》八)

柴胡　厚朴　槟榔　草果　藿香　苍术　半夏　干菖蒲　六一散

应用仿吴又可达原饮时，应注意病情阶段及煎服法。①病情阶段：本证病位为在阳明之半表半里，即膜原；病因病机为湿热阻遏膜原，膜原气机郁闭；病证强调寒热往来如疟，热势起伏，寒甚热微，舌苔白厚腻浊等。②本方配伍思路仿吴又可达原饮之法，因湿浊较重，去黄芩、知母、芍药、甘草，加柴胡、藿香、苍术、半夏、干菖蒲、六一散组成，燥湿理气作用大大增强。因湿热阻遏较重，薛氏重视“三焦分治”治湿之法，在使用槟榔、厚朴、草果等辛温燥烈药物开达膜原，辟秽化浊，燥湿理气的基础上，以柴胡和解枢机，透邪外达，加藿香芳香透散上焦湿邪，菖蒲、苍术、半夏燥中焦之湿，六一散清利下焦之湿，尤其适用于湿热秽浊郁闭膜原，湿浊偏重，热势较轻，寒热往来起伏明显者。③本方药物以温燥为主，多用则化燥化火，耗气伤津，恐使病势从热化，临床慎勿过剂使用。

应用

1. **湿温**　湿温初起，感邪轻者，邪遏卫气，感邪重者，邪阻膜原。湿温初起，若感受湿热浊邪较重，郁闭膜原气机，病机为湿热秽浊阻遏膜原，证属邪伏膜原。症见寒热往来如疟，寒甚热微，头身痛有汗，手足沉重，呕逆胀满，肢重脘闷，舌质红绛，舌苔白厚腻浊，脉缓等。或恶寒发热交替，或寒热时起时伏，伴见脘腹痞闷，舌苔白腻甚至满布垢浊，舌质红绛或紫绛等湿热秽浊之象，治宜疏利透达膜原之邪，即和解表里，燥湿化浊。用药仿吴又可达原饮，如“湿热证，寒热如疟，湿热阻遏膜原，宜柴胡、厚朴、槟榔、草果、藿香、苍术、半夏、干菖蒲、六一散等味”。(《湿热病篇》八)也可用吴又可《温疫论》之达原饮、雷少逸《时病论》之宣透膜原法等方剂治疗。如“如果寒热似疟，舌苔白滑，是为邪遏膜原，用宣透膜原法治之”。(《时病论·卷之六》拟用诸法·湿温)

2. **温疫之湿热疫**　湿热类温疫初起，邪气从口鼻而入，不在表也不在里，在半表半里之膜原，病机为湿热疫疠之邪侵袭膜原，膜原气机郁闭。症见先憎寒而后发热，日后但热而无憎寒，或寒热往来如疟，昼夜发热，日晡益甚，头疼身痛，烦躁，手足沉重，呕逆胀满，肢重脘闷，舌质红绛或紫绛，舌苔白厚腻浊如积粉，脉不浮不沉而数，可用达原饮开达膜原，辟秽化浊。《温疫论》中论述了温疫初起的病因、发病条件、传染途径、病位、病机特点、传变规律、临床表现及治法与选方用药特点。①病因：疫者，与伤寒、中暑“感天地之常气不同”，为“感天地之疠气”而致，且因地域、时令、季节等因素有所差别，如“在岁运有多寡；在方隅有厚薄；在四时有盛衰”（《温疫论·卷上》原病）；疠气，非四时之常气，即非风非寒非暑非湿非燥非火，为天地间别有一种疫气所感，为“杂气”，其中致病暴戾者，称为“戾气”；②发病条件：杂气致病迅速，传染性强，“无论老少强弱，触之者即病”；而感受疠气之后是否发病，与人体正气密切相关，“凡人口鼻之气，通乎天气，本气充满，邪不易入，本气适逢亏欠，呼吸之间，外邪因而乘之”；③病位杂气致病途径从口鼻而入，病位在膜原，即“邪自口鼻而入，则其所客，内不在脏腑，外不在经络，舍于伏脊之内，去表不远，附近于胃，乃表里之分界，是为半表半里，即《针经》所谓‘横连膜原’是也”，也就是半表半里，如“凡邪在经为表，在胃为里，今邪在膜原者，正当经胃交关之所，故为半表半里”（《温疫论·卷上》原病）；④临床表现：“先凛凛恶寒，甚则四肢厥逆。阳气渐积，郁极而通，则厥回而中外皆热”，后“但热而不恶寒者”（《温疫论·卷上》原病），昼夜发热，日晡益甚，头身疼痛，呕逆胀满，如“温疫初起，先憎寒而后发热，日后但热而无憎寒也。初得之二三日，其脉不浮不沉而数，昼夜发热，日晡益甚，头疼身痛”“感之重者，舌上苔如积粉，满布无隙”。（《温疫论·卷上》温疫初起）⑤传变方式：温疫有九种传变方式，多与表里相关，邪始伏于膜原最为常见。如“盖温疫之来，邪自口鼻而入，感于膜原，伏而未发者，不知不觉”；“若表里分传者，始则邪气伏于膜原，膜原者，即半表半里也”；“若先表而后里者，始则但有表证而无里证，宜达原饮”。（《温疫论·卷上》通论温疫有九种治法）⑥治疗：温疫初起，邪伏膜原，因病位在半表半里，汗法和下法均不能用，则应仿小柴胡汤和解枢机之法，用达原饮疏利透达膜原湿浊。如“其时邪在夹脊之前，肠胃之后，虽有头疼身痛，此邪热浮越于经，不可认为伤寒表证，辄用麻黄桂枝之类强发其汗。此邪不在经，汗之徒伤表气，热亦不减。又不可下，此邪不在里，下之徒伤胃气，其渴愈甚。宜达原饮。”（《温疫论·卷上》温疫初起）⑦达原饮使用：初起可用，“若温疫初起，脉虽数，未至洪大，其时邪气盘踞于膜原，宜达原饮”（《温疫论·卷上》热邪弥漫）；邪气未溃入里，可用，如“已发之后，渐加发热，脉洪而数，此众人相同，宜达原饮疏之”；邪离膜原，愈后仍发热者，亦可用，如“愈后二三日或四五日后，依前发热，宜达原饮”。（《温疫论·卷上》通论温疫有九种治法）。后世根据吴氏达原饮立法诸方，如薛氏仿吴又可达原饮、雷氏宣透膜原法，俞氏柴胡达原饮、何氏新定达原饮等均可加减使用。

3. **湿疟** 湿疟为夏秋季节感受阴湿之邪，久覆太阴，由秋季外凉内束引发，病机为湿热阻遏膜原，证属邪伏膜原。症见恶寒发热，寒甚热微，一身尽痛而有汗，手足沉重，呕逆胀满，肢重脘懑，舌苔白厚腻浊如积粉，脉缓等，用雷氏宣透膜原法，宣透膜原，疏利湿浊。雷少逸《时病论》对湿疟的病因、病机、治法和用药做了相关论述，如病因：“湿疟者，寒重热轻，一身尽痛也”，“湿疟之病，由于久受阴湿，湿气伏于太阴，偶有所触而发”。如临床表现：“发则恶寒而不甚热，脉象缓钝而不弦，一身尽痛而有汗，手足沉重，呕逆胀满者是也。”（《时病论·卷之五》湿疟）如治法：“治湿疟寒甚热微，身痛有汗，肢重脘懑”，“宣透膜原法。湿邪留于膜原，当用此法以达之。”（《时病论·卷之五》宣透膜原法）宣透膜原法本为仿吴又可达原饮而设，故达原饮，薛氏仿吴又可达原饮仍可用之。如薛生白在自注中云：“疟由暑热内伏，秋凉外束而成。若夏月腠理大开，毛窍疏通，安得成疟？而寒热有定期。”（《湿热病篇》八）

4. **疫疟** 疫疟因四时气候异常，天时寒热不正，邪气乘虚侵袭膜原而致，具有强烈的传染性，病机为湿热疟疫阻遏膜原，证属邪伏膜原。症见：寒热往来，寒轻热重，口渴有汗，发作无定期，手足沉重，头痛呕逆，肢重脘满，腹胀不适，舌苔白腻或黄滑腻，脉弦而滑。用雷氏宣透膜原法开达膜原，利湿化浊。雷少逸《时病论》对湿疟的病因病机、治法和用药做了相关论述，如病因：“疫疟之为病，因天时寒热不正，邪气乘虚而袭膜原，欲出表而不能透达，欲陷里而未得空隙”。传染途径：“沿门合境，证皆相似，为疫疟”，“盖疫者役也，若役使然，大概沿门合境，长幼之疟相似者，皆可以疫名之”，传染性较强，在较大范围流行。如临床表现：“故作寒热往来，或一日二三次，或一次而无定期也。寒轻热重，口渴有汗，右脉多胜于左”，症状相对复杂多变，“竟不必拘于一定之见证”。治法：“当随时令而治，此司天运气之所宜考也，拟以宣透膜原法为主。”(《时病论·卷之五》疫疟)

5. **发热** 外感湿热、暑湿秽浊等邪气初起，病不在表，也未传入胃腑，热势不重，湿困中焦气机，邪在膜原，枢机不利，病机为湿热阻遏膜原，证属邪伏膜原，症见寒热往来，热势不重，时有汗出，脘闷不饥，腹胀恶心，呕逆，头胀肢重，舌苔白厚腻浊或黄腻，脉缓。用达原饮、仿吴又可达原饮、雷氏宣透膜原法方等芳香化浊，宣透膜原。

6. **胁痛** 外感湿热、暑湿秽浊之邪，或各种因素，邪气不在表，也未传入里，在半表半里之间，病机为湿热阻遏膜原，证属邪伏膜原。症见寒热往来如疟，胸胁苦满，胁痛脘闷，腹胀呕恶，口渴，汗出，头身困重，舌红或绛，舌苔白厚腻浊，或黄厚腻浊，用达原饮、仿吴又可达原饮，雷氏宣透膜原法方等理气机、辟秽浊，疏利透达膜原湿浊。

病案选录

案一：湿温。张仲华医案：形凛汗渍，脉濡神糊，舌如傅粉，沉睡痰迷，素系嗜酒之体，湿痰弥漫，蒙遏清阳，扰乱神明所致，非陷也，亦非闭也。慎勿开泄，拟达原饮意。制厚朴、煨草果、枳实、炒陈皮、茅术、白芷、法半夏、山慈菇。

（秦伯未. 清代名医医案精华[M]. 上海：上海科学技术出版社，2011.）

案：本案患者素昔嗜酒，湿痰久蕴体内，困阻脾胃，清阳不升，遂现肢体发冷，汗出，神志迷糊，脉象濡缓，舌白腻如积粉，嗜睡等一派湿邪内困之象，为湿邪阻遏清阳，扰乱神明所致，并非清阳下陷，亦非闭证。故谨戒使用开泄之法，考虑舌苔白厚腻浊，遂拟达原饮意，功能开达膜原，辟秽化浊除湿。方中厚朴、草果辛温燥烈，气味雄厚，开达膜原，辟秽化浊，枳实、陈皮、半夏理气燥湿化痰，白术健脾燥湿，白芷辛温胜湿，且能通窍止痛，山慈菇清热解毒，消肿散结，全方共奏疏利透达膜原，辟秽化浊除湿之功。

案二：时行感冒。李某，女，23岁，于2009年11月26日来诊。诉发烧畏寒，全身酸痛，纳呆，体温38.2～39℃ 3天。此季节正值流行性感冒时期。诊断为流行性感冒。诊见：发热，咽痛，头痛，肢体倦怠，舌红，舌苔白浊腻，脉濡数。证属湿遏热伏，营卫不和。治拟清热解毒，辟秽宣透。方用达原饮加减：槟榔、知母、黄芩各18g；厚朴、白芍、白薇、黑栀子各12g；草果、甘草各6g；金银花、连翘各30g；3剂后热退，后用银翘散善后。

[张莉，安军. 达原饮的临床治验[J]. 贵阳中医学院学报，2010（6）：2.]

按：本案诊断为流行性感冒，根据发病季节和时令病邪特点以及病人临床表现，当为湿温。夏秋季节感受湿热病邪，湿热病邪为阴阳合邪，胶着熏蒸，缠绵难解，湿热遏伏膜原，热伏于里，阻遏营卫运行，气机不利。症见发热畏寒，全身酸痛，肢体困倦，纳呆，舌红，舌苔白浊腻，一派湿遏热伏，困阻气机之象。故用达原饮清热解毒，辟秽宣透，疏利气机，加白薇、黑栀子退热除烦，金银花、连翘轻清宣散，清热解毒，诸药合方使秽浊去而病自瘳。

案三：时行疫疟。己卯夏五，患寒热者甚众，医者皆以为疟。所用咸是小柴胡汤、清脾饮，及何人饮、休疟饮等方，未有一方奏效。（不知时疫，徒治其疟，焉能奏效。）殊不思《经》谓“夏伤于暑，秋必痎疟”，疟每发于秋令，今于芒种夏至而发者何也?考岁气阳明加于少阳，天政布凉，民病寒热，斯时病疟者，尽是时行疫疟也。有建德钱某来舍就医，曰：患疟久矣，请先生截之。丰曰：此乃时行疫疟。遂用宣透膜原法加豆卷、干姜治之，（此用宣透膜原法之实验。盖邪在膜原，非此不足以达之。）其效捷于影响。后来求治者，皆与钱病无异，悉以此法治之，莫不中窾。可见疫疟之病，不必拘疟门一定之方，又不必拘一定之证，更又不必拘一定之时，但其见证相同。而用药亦相同者，断断然矣。

（雷丰. 时病论[M]. 福州：福建科学技术出版社，2010.）

按：本案为夏天感受暑湿秽浊之邪内伏，由秋令外寒引发，秽浊郁伏膜原，枢机不利。症见寒热往来，寒甚热微，一身尽痛，手足沉重，头痛呕逆，肢重脘满，腹胀不适，舌苔白腻，脉弦而滑，用雷氏宣透膜原法燥湿化浊，疏利透达膜原，加豆卷清热解毒，除湿解表，清宣湿中蕴热，干姜温里散寒，行气止痛，且能顾护中焦，以助药运。

案四：瘟疫（春瘟）。阿少寇，头痛身痛，憎寒发热，诊脉紧洪数。此感春瘟，时气疫邪，客于伏脊之前，肠胃之后，盘踞膜原而然，当进达原饮以除伏邪而清燥热。所喜舌上白苔甚薄，热亦不重，可以不致传里。服两剂自解。

[吴箎. 临证医案笔记（中医古籍整理丛书）[M]. 北京：中国中医药出版社，2015.]

按：本案为春天感受疫疠之邪，邪气侵犯半表半里，客于伏脊之前，肠胃之后，盘踞膜原，疫疠之邪阻遏膜原，膜原枢机不利。症见头痛身疼，憎寒发热，脉紧洪数，但舌苔虽为白苔但较薄，热势不重，病邪不至于速溃离于膜原，用达原饮疏利透达，芳香化浊，是为正治之法。

案五：发热（孟澍江医案）。女，43岁。1981年9月10日初诊。主诉：低热3个月余，每至下午辄作，至后半夜减退，晨起稍安，基本上发作有时。形体消瘦，体力不足。曾就医于多处医院，做过多种检查，但均未得出明确诊断。也曾采用多种治法，低热依然如故。诊查：日晡辄作低热，测体温在38～38.5℃，或伴有微寒，有时泛恶呕吐，面容清癯，疑似阴虚之象，但细察其舌苔色黄白厚腻，舌边色红，脉细濡而数。辨证：微寒作热，其邪不在卫表。寒微而热著，发有定时，又非寒热往来，其邪不属少阳可知。从其寒热晡作，病程较久，舌红而苔腻，可推断其邪伏膜原，泛恶亦为湿浊内阻、气机失畅之佐证。治法：属湿浊在膜原，遏阻气机，但素体羸瘦，治疗不可偏凉、偏燥，当用疏理透达法，方取雷氏宣透膜原法。处方：藿香6g，佩兰8g，川朴3g，槟榔3g，半夏6g，黄芩6g，甘草2g。3剂。处方时当考虑体质脆弱，不可过于克伐，故原方中的草果未加入，俟药后再议。二诊：服药后，患者并无不适，自觉胸中宽松，热势虽每日仍发，但已有下降趋势，持续时间亦见缩短，舌苔较前有松化之象。经权衡后，决定方中加入草果4g，以增其透化湿浊之力。3剂。三诊：服前方后，寒热基本控制，精神亦转振，舌苔渐化。但胃纳尚不见旺，此因湿邪尚未尽化，且胃气未复。再投用和中健胃之品以善其后。处方：藿梗6g，佩兰8g，川朴花4g，生苡仁15g，谷、麦芽各15g。连用7剂后，邪去正安，病乃得愈。

（孟澍江. 中国百年百名中医临床家丛书[M]. 北京：中国中医药出版社，2001.）

按：患者感受湿热浊邪，邪热入里，病程较久，邪热郁伏膜原，遏阻气机。湿邪为阴邪，旺于阴时则午后发热，寒微而热著，发有定时，病不在表，也不在里，又非邪郁少阳，湿阻气机，胃气上逆则泛恶呕吐，低热日久，消耗津液则面容清癯，舌质红，舌苔黄白而腻，为湿浊内阻膜原，气机失畅，用雷氏宣透膜原法疏利气机，透化湿浊，因湿邪内困脾胃，影响水谷代谢以及药运，故方中常考虑加健脾益胃，调理气机药物化湿邪，复胃气。

案六：便秘。王某，女性，30 岁。以“大便秘结 1 年”就诊。症见：形体肥胖，纳可，大便秘，质软，排便不畅。3～5 日一行，腹部胀痛，餐后明显，睡眠一般，小便调，舌暗红，薄白微腻，脉滑。予达原饮加减：槟榔、川朴、枳实、白芍各 15g，黄芩、柴胡、木香、乌药各 10g，草果、甘草各 5g，白术 15g。予 7 剂，水煎服。二诊患者诉大便每日 1 次，质稍硬，无腹痛，舌暗红，苔薄白，脉滑。予以上方可加桃仁、赤芍活血之品。予 7 剂，水煎服。随诊患者痊愈。

[王敏. 达原饮加味临床应用体会[J]. 中华民族民间医药，2012，21（9）：34.]

按：本案患者长期便秘，然大便质软，排出不畅，腹部胀痛，舌苔薄白微腻，脉滑，知便秘非热灼肠道津液而致津亏肠燥之证，为湿热阻遏肠道，气机传导失司之象。湿邪阻滞，腑气不通，传导功能失职，则大便排出困难，或排便不畅，便后有排便未尽感，湿邪阻滞中焦气机，则腹胀，舌苔白腻。用达原饮加减芳香化浊，疏利气机，加柴胡、木香、乌药理气之品。患者长期便秘，气机阻滞日久，必夹血瘀，故二诊加桃仁、赤芍，活血化瘀，行气通腑。加活血之品。

案七：胁痛。高某某，男，22 岁，持续高热，汗出，胸满，气短 50 多天。医诊结核性胸膜炎。先以西药治疗 30 天不效，后又配合中药清热解毒、攻逐水饮等治疗 20 多天亦不效。细审其证，寒热往来，体温 39.9℃，胸满气短，恶心欲吐，舌苔白，脉弦数。因思寒热往来者，少阳之证也，宜予和解少阳。处方：柴胡 28g，厚朴 10g，草果 10g，槟榔 10g，黄芩 10g，知母 10g，菖蒲 10g，苏叶 10g，甘草 6g。服药 4 剂，诸症大减，体温 37.5℃，继服 4 剂，体温正常，饮食增加、胸水明显减少。审其脉弦紧小数。处方：柴胡 10g，赤芍 10g，白芥子 6g，桔梗 10g，枳实 10g，陈皮 10g，半夏 10g，黄芩 10g，甘草 6g。服药 30 剂，诸症消失，愈。

（朱进忠. 中医临证经验与方法[M]. 北京：人民卫生出版社，2005.）

按：患者持续高热，寒热往来，汗出，胸满，气短，恶心欲吐，舌苔白，为邪热入里，且病程较久，邪热郁伏半表半里，气机遏阻不通。用达原饮疏利气机，透化湿浊，加柴胡和解枢机，菖蒲祛痰化浊，苏叶健脾温中，理气化湿。二诊热势减退，症状减轻，去厚朴、槟榔、草果等辛温气烈药物，治以理气化痰为主。

案八：淋证。黎某某，女，40 岁。泌尿系感染 3 个多月。医先用西药治疗 1 个多月不效，后用西药配合中药利水通淋、清热解毒亦效果不著。细审其证，除尿频尿热尿痛外，并见脘腹胀满，小腹坠痛，里急后重，欲便不能，欲罢不止，心烦不安，头晕乏力，纳呆食减，脉弦紧稍滑。因思脉弦者，肝胆三焦也；紧者，寒也，结也；滑者，积热也。合之于症论之，乃三焦郁热，肝脾不和也。治宜调肝脾，理三焦，散郁热。处方：厚朴 10g，草果 10g，槟榔 10g，黄芩 10g，知母 10g，菖蒲 10g，甘草 6g，柴胡 10g，紫苏 6g，白芷 10g。服药 4 剂，诸症俱减。继服 3 剂，小腹坠胀，尿频尿痛消失，尿常规、尿培养均恢复正常。又服 15 剂，诸证消失愈。

（朱进忠. 中医临证经验与方法[M]. 北京：人民卫生出版社，2005.）

按：本案患者持续尿频尿热尿痛三月余，用利水通淋、清热解毒等中药结合西药无效，并见脘腹胀满，小腹坠痛，里急后重，心烦不安，头晕乏力，纳呆食减，脉弦紧稍滑，为湿热内郁气机，枢机不利，并见肝郁乘脾，郁久化火，用达原饮燥湿化浊，疏利气机，加柴胡疏利肝胆气机，菖蒲、白芷辟秽除湿，行气利窍，苏叶行气宽中消胀，诸药共奏化湿浊，调肝脾，理气机，散郁热之效。

鉴别 达原饮、雷氏宣透膜原法、仿吴又可达原饮均治疗温病湿温、温疫、湿疟等初起，病机为邪伏膜原，枢机不利，三方主药均为槟榔、厚朴、草果，疏利郁闭之气机，破戾气之所结，祛除盘踞膜原之伏邪，使邪气溃败，速离膜原。达原饮偏重于湿热郁闭膜原气机较重，有郁热之象，表现为先憎寒而后发热，后但热不寒，且见舌苔白腻厚浊如积粉，舌质紫绛或深绛者，开达膜原作用较强。雷氏宣透膜原法偏重于湿浊较重，阳气阻遏，表现为寒热往来，寒甚热微，一身尽痛，肢重脘懑，苔厚腻如积粉，舌红者，燥湿化浊作用较强。仿吴又可达原饮适用于湿邪阻遏气机较重者，表现为寒热往来如疟，头痛，身痛有汗，手足沉重，呕逆胀满，舌苔白厚腻浊，燥湿理气作用较强。三方区别见表 3-1。

表 3-1 达原饮、雷氏宣透膜原法、仿吴又可达原饮鉴别

	达原饮	雷氏宣透膜原法	仿吴又可达原饮
病证	先憎寒而后发热，日后但热而无憎寒，或寒热往来如疟，昼夜发热，日晡益甚，头疼身痛，烦躁，手足沉重，呕逆胀满，肢重脘闷，舌质红绛或紫绛，舌苔白厚腻浊如积粉，脉不浮不沉而数	恶寒发热，寒甚热微，一身尽痛而有汗，手足沉重，呕逆胀满，肢重脘懑，舌红，舌苔白厚腻浊如积粉，脉缓	寒热往来如疟，寒甚热微，头痛，身痛有汗，手足沉重，呕逆胀满，肢重脘闷，舌质红绛，舌苔白厚腻浊，脉缓
病机	湿热疫疠、郁阻膜原	湿热秽浊、郁闭膜原	湿热浊邪、阻遏膜原
治法	燥湿化浊、开达膜原	宣透膜原、疏利湿浊	燥湿理气、疏利膜原
药物	槟榔二钱、厚朴一钱、草果仁五分、知母一钱、芍药一钱、黄芩一钱、甘草五分	姜制厚朴一钱、槟榔一钱五分、煨草果仁八分、酒炒黄芩一钱、粉甘草五分、藿香叶一钱、姜制半夏一钱五分，加生姜三片为引	柴胡、厚朴、槟榔、草果、藿香、苍术、半夏、干菖蒲、六一散
用法	上用水二钟，煎八分，午后温服	水煎服	水煎服

（一）兼经气阻遏

主症 寒热往来如疟，日晡益甚，头身痛，时有汗出，手足沉重，呕逆胀满，脘痞胸闷，胁痛，耳聋，口苦，腰背项痛，目痛连眉棱骨痛，舌质红赤或红绛或紫绛，苔白厚腻浊或黄白相兼或厚腻，脉缓。

病机 湿热秽浊阻遏膜原、经气阻遏。

治法 开达膜原、疏泄经气。

方药 达原饮加柴胡、羌活、葛根（达原饮三阳加法）。

达原饮三阳加法（《温疫论·卷上·温疫初起》）

即于达原饮内，加柴胡一钱，羌活一钱，葛根一钱。

应用达原饮三阳加法时，注意病情阶段、煎服法及其加减，即①病位。此时邪气尚未内溃，病位仍在膜原，兼有三阳经证表现者。“若此时无游溢之邪在经，三阳加法不必用”。②舌象：

病位尚在膜原，舌苔仍为白厚腻浊如积粉，此为标志性指征，舌苔改变多有病势进展可能；若舌变黄色，或舌根先黄，均为伏邪已溃，病渐入胃，需随证加减。③三阳加法使用：初起表现为寒热往来，后但热不寒，头痛身痛，呕逆胀满等，可出现三阳经见证，当随症加减。如“凡疫邪游溢诸经，当随经引用，以助升泄，如胁痛、耳聋、寒热、呕而口苦，此邪热溢于少阳经也，本方加柴胡一钱；如腰背项痛，此邪热溢于太阳经也，本方加羌活一钱；如目痛、眉棱骨痛、眼眶痛、鼻干不眠，此邪热溢于阳明经也，本方加干葛一钱”。即兼见胁痛，耳聋，口苦，呕恶，为邪郁少阳，加柴胡升泄少阳经气；兼见目痛连眉棱骨，鼻干，口渴，不寐，纳呆，为邪阻阳明，加葛根升泄阳明经气；兼见后头连项痛，兼腰背疼痛，骨节疼痛，为邪郁太阳，加羌活祛风胜湿止痛。若舌变黄色，或舌根先黄，见口渴烦躁，胸膈满闷，则应加大黄泄热祛湿，行气通腑。如“午前舌变黄色，随现胸膈满痛，大渴烦躁，此伏邪即溃，邪毒传胃也。前方加大黄下之”。④虽有三阳经见证，但并不是三阳经证必须同时兼见，可能仅兼一经，或兼两经，或三经证备，使用时需根据具体症状灵活加减。⑤使用注意：本方煎服法与使用注意，同达原饮。

应用

1. **温疫之湿热疫** 湿热类温疫初起，邪气从口鼻而入，不在表也不在里，在半表半里之膜原，邪气游溢于三阳经，病机为湿热疫疠之邪侵袭膜原，气机受阻，经气不利，证属邪伏膜原兼经气阻遏。症见先憎寒而后发热，日后但热而无憎寒，或寒热往来如疟，昼夜发热，日晡益甚，头疼身痛，烦躁，手足沉重，呕逆胀满，肢重脘闷，兼见胁痛，耳聋，口苦，或腰背项痛，或目痛连眉棱骨痛，鼻干不眠，舌质红绛或紫绛，舌苔白厚腻浊如积粉，脉缓，可用达原饮三阳加法（即达原饮方中加羌活、柴胡、葛根）开达膜原，辟秽化浊，疏泄经气。如“温病舌上白胎者，邪在膜原也。舌根渐黄至中央，乃邪渐入胃。设有三阳现证，用达原饮三阳加法”。（《温疫论·卷上》表里分传）“凡疫邪游溢诸经，当随经引用，以助升泄”，“然表里隔绝，此时无游溢之邪在经，三阳加法不必用”（《温疫论·卷上》温疫初起）；“若先表而后里者，始则但有表证而无里证，宜达原饮。有经证者，当用三阳加法”。（《温疫论·卷上》统论温疫有九种治法）

2. **湿温** 外感湿热秽浊之邪初起，病机为湿浊较甚，邪伏膜原，枢机不利，邪气浮越于经，三阳经疏泄受阻，证属邪伏膜原兼经气阻遏，症见寒热往来如疟，头痛身痛，骨节疼痛，胁痛口苦，腹胀呕恶，身重脘闷，手足不温，舌红苔黄厚腻浊，脉弦数而滑等，可用达原饮三阳加法燥湿化浊、疏利气机。

3. **发热** 感受湿热、暑湿秽浊等邪气，初起病不在表，也未传入胃腑，邪在半表半里之膜原，病机为湿困中焦气机，枢机不利，又兼湿热蕴蒸，上蒙下流，游溢三阳经脉，证属湿热阻遏膜原兼经气阻遏，症见寒热往来，热势持久不退，日晡益甚，脘闷不饥，腹胀恶心，头胀肢重，或伴胁痛，耳聋，口苦，或伴头身疼痛，腰背项痛，或伴目痛连眉棱骨痛，鼻干不眠，舌苔白厚腻浊或黄腻，脉缓。用达原饮三阳加法，即达原饮中加柴胡、羌活、葛根等芳香化浊、疏泄经气。

4. **胁痛** 外感湿热、暑湿秽浊之邪，久蕴酿热，邪伏半表半里，病机为邪气从膜原游溢于三阳经脉，阻遏经气运行，枢机不利，证属邪阻膜原兼经气阻遏。症见寒热往来如疟，胸胁苦满，胁痛脘闷，腹胀呕恶，口渴，烦躁，头身困重，身痛腰痛，目痛鼻干，舌红或绛，舌苔白厚腻浊，或黄滑腻，脉弦滑，用达原饮三阳加法辟秽化浊、疏利气机、活络止痛。

病案选录

案一：厌食。某，男，12岁，1998年8月7日初诊。主诉：食欲不振3个月。近3个月来患儿饮食明显减少，且伴食后恶心，脘腹胀满，大便干结，形体日渐消瘦，曾在当地诊治，未见好转。现症：纳呆腹胀，烦躁不安，大便干结。查体无明显异常，舌质淡红，苔白厚腻。诊断：厌食（脾胃湿热内阻），予以清热化湿，消食和胃。药用：柴胡、黄芩各9g，葛根、川朴各6g，炒槟榔9g，生苡仁30g，鸡内金9g，枳壳6g，焦山楂、焦神曲、炒麦芽各9g，砂仁3g，番泻叶15g。4剂，水煎服，日1剂分2次服。8月12日复诊，食欲稍增，苔渐退，脘腹胀满减轻，大便已通畅，守前方加白蔻9g，以增化湿醒脾开胃之功，4剂。8月17日复诊，食欲明显改善，诸不适消失，体重增加1000g，予保和丸以善后。

[邢新婵. 黄明志运用达原饮临床经验集要[J]. 辽宁中医杂志，2006：33（7）：788.]

按：本案患者久罹食欲不振，为脾胃湿热内阻，或为感受外邪，久郁化热，湿邪阻遏半表半里，膜原枢机不利。症见纳呆腹胀，为湿热困阻中焦脾胃气机之象，湿渐化热，热邪内郁故烦躁不安，久伏邪热伤津，郁阻气机，肠道传导失司，故大便干结，苔白厚腻为湿浊内蕴不化之象，故遵达原饮三阳加法之意，用厚朴、槟榔燥湿化浊，疏利气机；柴胡、葛根升泄少阳、阳明浮越之经气；黄芩清热，且能减厚朴、槟榔之温燥；枳壳、番泻叶行气除胀，通导肠腑气机；薏仁、鸡内金、焦三仙健脾行气，和胃消胀；砂仁醒胃气，且能化湿浊，行气机，颇具巧思。

案二：胁痛。张某某，女，45岁，1999年5月6日初诊。患者有慢性胆囊炎病史，右胁下疼痛，胃脘痞胀不适，口苦，大便黏滞不爽，腹胀，排气多，有时大便后腹部不适，舌红，苔白厚腻，脉弦滑。胁痛、口苦为小柴胡汤证；苔白厚腻、胃脘痞胀、大便黏滞不爽为达原饮、平胃散证，用三方合而处方：草果4g，槟榔10g，厚朴10g，陈皮10g，苍术10g，柴胡16g，黄芩6g，半夏10g，生姜3g，枳实10g。7剂。诸症消失而愈。

（张文选. 温病方证与杂病辨治[M]. 北京：中国医药科技出版社，2007.）

按：本案为湿热内蕴半表半里，枢机不利所致，病机为湿邪阻遏膜原兼少阳经气阻遏。邪阻半表半里，枢机不利，故症见胁痛，胃脘痞胀不适，口苦；湿邪内盛，阻遏膜原，气机内郁，故见腹胀，大便黏滞不爽，舌红，苔白厚腻，脉弦滑。用达原饮疏利透达膜原，燥湿化浊，加柴胡疏利肝胆气机，陈皮、枳实理气化痰，苍术健脾燥湿，生姜温中行气且助药运。

案三：发热。许某某，男，46岁。1999年4月22日初诊。患者发热近1年，体温38.5℃左右，多于下午发热，在北京几家大医院反复检查，发热原因不明。口苦，大便不干，有汗，面色苍，体质弱，舌淡红，苔厚腻黄白相兼。口苦、发热为小柴胡汤证；间歇性发热，面苍，苔厚腻为达原饮、平胃散证，用三法合而为方：草果4g，槟榔10g，厚朴10g，陈皮10g，苍术10g，柴胡16g，黄芩10g，半夏10g，红人参3g，生姜3g，炙甘草3g。7剂。1999年5月1日二诊：服上方7剂，体温下降到37.5℃左右，口苦减轻，自觉精神渐复。继续用上方7剂，体温恢复正常，腻苔退净。改用小柴胡汤善后以巩固疗效。

（张文选. 温病方证与杂病辨治[M]. 北京：中国医药科技出版社，2007.）

按：本案患者长期发热，且以午后发热明显为多，且兼见口苦，大便不干，有汗，面色苍，体质弱，舌淡红，苔厚腻黄白相兼，从脉证上看为湿邪内蕴半表半里之膜原，气机不利所致，湿为阴邪，旺于阴时，发热多呈现午后明显，湿邪内蕴，则大便不干，湿阻阳气，则面色苍白，湿邪内留日久，耗伤体内营养物质，且湿邪容易困阻脾胃气机，食欲不振，运化受阻，则体质较弱，舌苔厚腻黄白相兼为湿浊阻遏膜原，已有蕴热之象，故遵达原饮三阳加法之意，用达原饮加减辛开行气，疏利透达，燥湿化浊，加苍术清热燥湿，陈皮理气化痰，和胃消胀，柴胡疏利肝胆气机，升泄少阳经气，半夏燥湿化痰，除痞消胀，红参补气健脾，且能生血，生姜温中行气，甘草调和诸药且能补益中焦，全方既能疏利膜原气机，又能调肝胆气郁，且能和胃燥湿，待体温复常，腻苔转化，则停用本方，防其温燥，化火伤津，用小柴胡善后即可。

（二）兼胃肠壅滞

主症 寒热往来如疟，昼夜发热，日晡益甚，头身痛，手足沉重，呕逆胀满，胸膈满痛，口渴烦躁，心下胀痛，舌苔从根部渐黄至中央，或转深黄、黄黑，或舌黄苔厚腻，或黄厚干燥，脉数。

病机 湿热秽浊阻遏膜原、胃肠壅滞。

治法 疏利透达、行气泄热、表里分消。

方药 三消饮。

三消饮（《温疫论·卷上》表里分传）

槟榔 草果 厚朴 白芍 甘草 知母 黄芩 大黄 葛根 羌活 柴胡

姜枣煎服。

应用三消饮方时，注意病情阶段、煎服法及其加减，即①病位。此时邪气已经内溃，病位从膜原溃散入里，兼有三阳经证表现者，且有胸膈满闷，心下胀痛，或腹中痛，口渴烦躁等邪入胃腑，但尚未形成“或燥结便秘，或热结旁流，或协热下利”表现。②舌象：病位已经入于胃腑，舌变黄色，或舌根先黄，舌苔可为黄厚腻浊如积粉，甚至逐渐呈现黄厚干燥之象。③三消饮，是在达原饮的基础上变化而来，在达原饮方中加大黄、葛根、羌活、柴胡、生姜、大枣而成，也即是在达原饮三阳加法的基础上加大黄。应注意三消饮在达原饮的基础上必须加大黄，这是因为温疫治疗重视“和表必先通里”，吴氏强调温疫“凡见表里分传之证，务宜承气先通其里，里气一通，不待发散，多有自能汗解”，“邪留于胃，故里气结滞，里气结，表气因而不通，于是肌肉之邪不能即达于肌表。下后里气一通，表气亦顺”。这也是温病“下不厌早”的治法学思想体现，吴又可主张“客邪贵乎早逐”，只要温疫邪气在膜原有溃散这种趋势，便可用大黄开门逐邪，防止邪气进一步深入内溃。④本证可能兼见三阳经见证，但并不是三阳经证必须兼见，可能仅兼一经，或兼两经，或三经证备，或不兼三阳经证候，以邪伏膜原兼胃肠壅滞为主要病机，使用时需根据具体症状灵活加减。如“若此时无游溢之邪在经，三阳加法不必用”。⑤使用注意：本方煎服法与使用注意，同达原饮。

应用

1. **温疫之湿热疫** 湿热类温疫表里分传，温疫邪气已经溃散，入于胃腑，气机受阻，经气不利，表里气机不和，证属邪伏膜原兼胃肠壅滞。症见寒热往来如疟，昼夜发热，日晡益甚，头疼身痛，手足沉重，呕逆胀满，胸膈满痛，口渴烦躁，心下胀痛，或腹中痛，或伴见胁痛，耳聋，口苦，呕恶，腰背项痛，目痛连眉棱骨痛，鼻干不寐，舌黄苔厚腻，或黄厚干燥，脉数等，可用三消饮（即达原饮方中加大黄、羌活、柴胡、葛根、生姜、大枣）开达膜原，辟秽化浊，升泄经气，表里分消。三消饮使用时，感受疫邪较重者，可用，如“感之重者，舌上苔如积粉，满布无隙，服汤后不从汗解，而从内陷者，舌根先黄，渐至中央，邪渐入胃，此三消饮证”（《温疫论·卷上》温疫初起）；疫邪从膜原渐入胃腑，表里气机不通，可用，如“温疫发热一二日，舌上白苔如积粉，早服达原饮一剂，午前舌变黄色，随现胸膈满痛，大渴烦躁，此伏邪即溃，邪毒传胃也。前方加大黄下之”（《温疫论·卷上》急证急攻）；如“邪气平分，半入于里，则现里证，半出于表，则现表证，此疫家之常事。然表里俱病，内外壅闭，既不得汗，而复不得下，此不可汗，强求其汗，必不可得，宜承气先通其里，中气方能达表”（《温疫论·卷上》统论温疫有九种治法）；温疫伏邪治后邪气未尽可用，如“诸证悉去，既无表里证而热不退者，膜原尚有已发之邪未尽也，宜三消饮调之”（《温疫论·卷上》统论温疫有九种治法）；表里分传可用，如“温病舌上白苔者，邪在膜原也。舌根渐黄至中央，乃邪渐入胃。设有三阳现证，用达原饮三阳加法。因有里证，复加大黄，名三消饮”，吴又可认为“三消者，消内、消外、消不内不外也。此治疫之全剂，以毒邪表里分传，膜原尚有余结者宜之”（《温疫论·卷上》表里分传）；表里分传再分传，可用，“若表里分传而再分传者，照前表里俱病，宜三消饮，复下复汗，如前而愈”；先表后里，症状反复，可用，如“愈后二三日或四五日后，依前发热，宜达原饮。至后反加胸满腹胀，不思谷食，烦渴，舌上苔刺等证，加大黄微利之”（《温疫论·卷上》统论温疫有九种治法）；但凡表里气机壅闭，无论有无便秘均可用，如“温疫可下者，约三十余证，不必悉具，但见舌黄、心腹痞满，便于达原饮加大黄下之。设邪在膜原者，已有行动之机，欲离未离之际，得大黄促之而下，实为开门袪贼之法，即使未愈，邪亦不能久羁”。（《温疫论·卷上》注意逐邪勿拘结粪）

2. **湿温** 外感湿热秽浊之邪初起感邪较重，湿浊郁闭气机，膜原之邪内溃，入于肠腑，膜原枢机不利，胃腑不通，里气结滞，或兼见邪气游溢三阳经隧，表里气机郁闭，证属邪伏膜原兼胃肠壅滞，症见寒热往来如疟，昼夜发热，日晡益甚，头疼身痛，手足沉重，呕逆胀满，胸膈满痛，口渴烦躁，不思饮食，心下脘腹胀痛，或伴见胁痛，耳聋，口苦，呕恶，腰背项痛，目痛连眉棱骨痛，鼻干不寐，舌黄苔厚腻，或黄而干燥，脉数等，可用三消饮疏利气机、表里分消。

3. **发热** 感受湿热、暑湿秽浊等邪气，初起感邪较重，邪伏膜原，膜原之邪内溃，传入胃腑，或伏邪外溃，游溢于三阳经，病机为膜原枢机不利，又兼表里气机不通，证属湿热阻遏膜原兼胃肠壅滞，症见寒热往来，日晡益甚，头疼身痛，手足沉重，呕逆胀满，胸膈满痛，口渴烦躁，不思饮食，心下胀痛或脘腹胀痛，或伴见胁痛，耳聋，口苦，呕恶，腰背项痛，目痛连眉棱骨痛，鼻干不寐，舌黄苔厚腻，脉数等。用三消饮疏利透达膜原、行气泄热、通畅表里气机。

4. **胸痛** 外感湿热、暑湿秽浊之邪，久蕴酿热，邪伏半表半里，有内溃胃腑之势，膜原枢机不利，胃腑气机不通，证属邪阻膜原兼胃肠壅滞。症见寒热往来，胸胁苦满，胸闷胸痛，脘腹胀满，呕恶，口渴，口苦，烦躁，头身困重，身痛腰痛，目痛鼻干，舌红或绛，舌苔黄厚腻浊，或黄而干燥，脉数，用三消饮疏利气机、行气泄热、表里分消。

5. **便秘** 感受湿热、暑湿秽浊等邪气，初起感邪较重，邪伏半表半里之膜原，膜原之邪内溃入胃肠，病机为浊邪郁伏膜原，胃腑气机不通，肠道传导失司，证属邪伏膜原兼胃肠壅滞。

症见寒热往来，胸闷腹胀，大便秘结，小便短赤，口渴烦躁，舌苔黄厚腻浊，脉数，用三消饮疏利透达、行气通腑。

病案选录

案一：瘟疫·春瘟。邢宫詹，面赤唇裂，壮热烦躁，舌燥苔黄，二便不通，谵语欲狂，诊脉长洪实。系感受疫气，既失疏利清解，应下又迟，以致毒邪表里分传膜原，尚有余结使然。当用三消饮，三消者，消内、消外、消不内外也。

[吴篪. 临证医案笔记（中医古籍整理丛书）[M]. 北京：中国中医药出版社，2015.]

按：本案患者感受疫疠之邪，邪气初伏膜原，未能及时疏利透达，清解疫邪，邪气内溃入里，传入胃腑，阳明热盛，津伤较甚则见壮热烦躁，面赤唇裂，舌苔黄燥，热盛灼伤肠道津液，大肠传导失司，则见大便不通，热盛伤津较著，无做尿之源，则见小便不通，腑气不通，邪热不得下行，则上扰神明，见谵语欲狂，腑实较甚则脉长洪实，尚可见口渴，腹胀疼痛拒按，日晡潮热等症状，一派邪热内伏，胃肠壅滞之象，用三消饮，方中达原饮疏利透达膜原气机，加大黄等通腑泄热，开门祛贼，表里分消，是为的对之法。

案二：时疫。孙御千医案：丁亥五月，长泾镇毛禹谟患时症，本镇医家，以三阳经药发表，苦寒药清火杂治。自余汗后，热不衰，神昏默沉，遍身似斑非斑，时复躁扰狂越，谵语片晌方定，胸腹按之痞满，咽嗌多痰，舌苔色白中央黄，诊脉皆数大，此时行疫邪，横连膜原，不易解散，遵吴又可法，用达原饮疏利之。槟榔、厚朴、芍药、草果仁、知母、黄芩、甘草。

二剂后，症减二三，但时有如狂之状，欲殴人，大便闭结，于前方中加生大黄三钱利之，所谓三消饮也，其病遂不劳余力而愈矣。

[姜成之. 龙砂八家医案（龙砂医学丛书）[M]. 北京：中国医药科技出版社，2019.]

按：本案患者感受疫疠之邪，邪气横连膜原，见发热，汗出热势不解，胸膈痞满，咽嗌多痰，舌苔色白中央黄，邪热内郁，不得外越，上扰神明，故见神昏谵语、躁狂等症，用达原饮开达膜原，燥湿化浊，疏利气机，药后症状减轻，但仍见躁狂，大便秘结，为邪气内溃，胃肠壅滞，则在达原饮方中加大黄行气泄热，疏通表里气机，微通其腑，邪有外出之路，则诸症得愈。

案三：小儿时疫。吴佩衡医案：郑某之子，2 岁，四川省会理县南门外近郊农民。1921年 5 月，因邻居患时疫而被传染。某医以祛风解表治之，愈进愈危，延余诊视。时高热已六日，壮热渴饮，唇赤而焦，舌苔黄燥，指纹粗而色紫，脉沉数。大便已三四日不解，小便短赤，饮食不进，角弓反张之状，时而瘛疭抽掣，喘挣不已。视其症状颇危。此系疫邪传里与阳明燥气相合，热甚伤阴之证，复被祛风解表，更耗散阴血，以致津枯液涸，血不荣筋，血虚筋急风动，遂成是状，所谓热极生风之证也。乃拟达原饮去草果加石膏、大黄清热下结，输转达邪治之。杭芍 13g，黄芩 6g，榔片 6g，知母 6g，甘草 3g，生石膏 13g（碎，布包），大黄 6g（泡水，兑入）。

服一剂，二便通利，病退四五，抽掣筋急已止。再服一剂，则病退七八。继以生脉散加生地、当归、杭芍、石膏，连进一剂而愈。沙参 10g，寸冬 10g，五味子 3g，甘草 3g，生石膏 10g（碎，布包），生地 6g，当归 10g，杭芍 10g。

（吴佩衡. 吴佩衡医案[M]. 北京：人民军医出版社，2009.）

按：本案患儿感染时疫，又加误治，邪气内溃，传入胃腑，阳明胃热炽盛，腑气壅滞，则见壮热渴饮，唇赤而焦，舌苔黄燥，指纹粗而色紫，大便秘结，脉沉数，热盛伤津则见小便短赤，胃热炽盛，灼伤津液，胃阴受损则见饮食不进，热邪炽盛，引动肝风，则见角弓反张，时而瘛疭抽掣，喘挣不已。为疫邪从膜原内溃入胃腑，兼有热盛动风之象，故用达原饮去厚朴、草果之温燥，防其伤津，留槟榔既能疏利膜原气机，又能通利大肠气机，加石膏、大黄清热泻火，行气通腑，缓筋脉之急，本病热势炽盛，有津伤血耗之虞，故病退后进养阴生津之品。

案四：发热。胡某某，女，62岁。2004年12月31日初诊。患者从2004年9月开始周身不适，随后发烧，体温38～39.5℃，已历时近4个月。在当地某医院检查，怀疑肾上腺占位病变，因此，从江苏某县专程来北京诊治，在某大医院住院治疗20多天，做CT等各种检查，排除肾上腺肿瘤，但发热原因不明，未明确诊断。因住院费昂贵，20多天已支付1万5千多元人民币，故出院找中医试治。发热特点为每天下午3点左右开始发冷，然后发热次日黎明热退身凉，发热时腹胀满，口干不欲饮水，大便3～4日一次，状如羊屎，干燥。舌红赤，苔黄白相兼，满布舌面，特别厚腻，脉沉细滑数，似弦非弦。从舌象断为达原饮证，从发热特点辨为小柴胡汤证，处方：厚朴14g，槟榔10g，草果3g，清半夏12g，黄芩10g，生大黄1g，杏仁10g，藿香6g，白蔻仁10g，滑石12g，通草6g，柴胡20g。嘱先服1剂。2005年1月1日复诊：服药1剂，昨日至今未发热，腹胀减，大便仍不通，有汗，不思饮食，每日只能进粥半碗，脉舌同前。守法增大黄量为10g，加葛根10g，羌活3g，即合入三消饮。5剂。2005年1月6日三诊：服药3剂，未发热，大便通畅，患者已于1月5日返回江苏老家准备过春节，其儿子仍在北京打工，来诊代诉：回家后继续服药2剂，体温正常，胃口已开，唯腹时胀。遂于二诊方减大黄、通草，继续服药 12剂，腹胀消失，体温正常，病告痊愈。

（张文选. 温病方证与杂病辨治[M]. 北京：中国医药科技出版社，2007.）

按：本案患者长期发热，午后明显，黎明热退身凉，为邪气深伏阴分，腹胀满，口干不欲饮水，舌红赤，苔满布舌面，黄白相兼且厚腻，脉沉细滑数，为湿热浊邪内伏膜原，枢机不利，大便干燥，状如羊屎，多日一行，为邪已化热，内溃胃腑，胃肠壅滞，用三消饮疏利透达，燥湿化浊，行气泄热，并重视治湿之“三焦分治”之法，加杏仁、藿香轻清走上而开上焦，蔻仁、半夏燥湿健脾而畅中焦，滑石、通草清热利湿而渗下焦，柴胡、羌活、葛根升泄三阳经气。热势减退，大便通畅之后，去大黄、通草，防其通泄、渗利过重而伤津液，变生他症。

案五：胸痛。于某某，男，21岁，持续高热胸痛40多天。医始终未确诊，与抗生素等治疗20多天，体温一直持续在39℃左右。又于某院住院检查治疗，发现大量胸水，诊为结核性胸膜炎。继续应用西药，并配合大剂清热解毒中药治之20多天后，体温仍然不见下降。细审其证，除胸痛胸满，咳嗽气短之外，并见寒热往来，头身疼痛，口苦咽干，恶心欲吐，脘腹胀满而痛，按之更甚，大便不畅，小便微黄，舌苔黄白，脉弦紧而数。综合脉证，乃太阳、少阳、阳明俱见之证。急予达原饮加减，外散风寒，中调肝胆，里攻实滞。处方：厚朴10g，草果10g，槟榔10g，黄芩10g，知母10g，菖蒲10g，柴胡10g，桂枝10g，白芷10g，大黄3g。服药4剂，头痛身痛，寒热往来，胸满胸痛、脘腹胀痛等症俱减，体温降至37.8℃，饮食稍进，精神好转……继服16剂，诸症消失。停药1个月后，又因感冒而复发，经胸透又出现少量胸水。细审其证，除胸水胸痛而外，并见寒热往来，咳嗽少痰，气急，胸胁刺痛。予柴枳半夏汤加减。处方：柴胡15g，黄芩10g，瓜蒌15g，半夏10g，枳壳10g，桔梗10g，赤芍10g，白芥子6g，桑皮10g。服药4剂，其效不著。再审其脉弦紧，胃有压痛。因思证见阳明腑实。改予达原饮加减为方：厚朴10g，草果10g，槟榔10g，黄芩10g，知母10g，菖蒲10g，大黄4g，枳实10g，桂枝10g，柴胡10g，白芷10g。服药2剂，诸症果减，继服16剂，愈。

（朱进忠. 中医临证经验与方法[M]. 北京：人民卫生出版社，2005.）

按：本案患者高热胸痛持续日久，多种治疗无效，邪已入里，有内溃之势。症见寒热往来，为痰饮水湿之邪阻遏半表半里；胸满胸痛，咳嗽气喘，为饮邪内留，阻塞壅滞，枢机不利，气机不通，牵连胸肺，胸胁不舒，肺气不降，肝胆气机不和；饮邪游溢于少阳经脉，则见口苦咽干；游溢于太阳经脉，则见头身疼痛；游溢于阳明经脉，则见恶心欲吐，腹胀脘闷；邪气内溃入胃腑，腑气不通，则见腑痛拒按，大便不畅；邪已入里化热，故小便微黄，舌苔黄白，脉弦紧而数。综合来看，为邪在半表半里，且有太阳、少阳、阳明三阳经证俱见，并兼胃肠壅滞之象，故用三消饮加减治疗。处方中用达原饮开达膜原，燥湿化浊，疏利气机，菖蒲化痰开窍，除湿辟秽，柴胡疏散风寒，疏利肝胆气机，桂枝温阳通脉，白芷燥湿利窍，排脓止痛，大黄行气泄热，微下腑实，且能除湿利水，全方共奏外散风寒，内消痰饮，中调肝胆，里攻实滞，表里分消之效。后又感寒复发，见胸水胸痛，寒热往来，咳嗽少痰，气急，胸胁刺痛，胃有压痛，其脉弦紧，为邪气复聚，用大黄通里气必不可少，正如吴又可在《温疫论》中所述："愈后二三日或四五日后，依前发热，宜达原饮。至后反加胸满腹胀，不思谷食，烦渴，舌上苔刺等证，加大黄微利之"，"设邪在膜原者，已有行动之机，欲离未离之际，得大黄促之而下，实为开门祛贼之法"，遵原意加减得效。

鉴别 达原饮、达原饮三阳加法、三消饮均治疗温病湿温、温疫、湿疟、暑湿等初起感邪较重，邪伏半表半里之膜原，枢机不利。达原饮证偏重于湿热郁闭膜原气机受困较重，病位正在膜原，表现为先憎寒而后发热，寒甚热微，后但热不寒，且见舌苔白腻厚浊如积粉，舌质紫绛或深绛者，治法为燥湿化浊，开达膜原。达原饮三阳加法证，病位为邪在膜原，邪气游溢外散，浮越于三阳经，病机为邪伏膜原兼经气阻遏，临床表现在达原饮证的基础上兼见三阳经证候，兼少阳经证候则见胁痛，耳聋，口苦，呕恶，兼太阳经证候则见头身疼痛，腰背项痛，兼阳明经证候则见目痛连眉棱骨痛，鼻干不眠等，治法在开达膜原的基础上，加柴胡、羌活、葛根等引经药，升泄三阳经游溢之邪气。三消饮证病位为邪伏膜原，但邪气已经内溃入胃腑，湿浊虽较重，有化热之象，病机为邪伏膜原兼胃肠壅滞，表现为寒热往来，胸膈满闷，腹胀疼拒按，口渴烦躁，不思饮食，舌黄腻或深黄，甚则干燥起刺，脉数等，或兼见三阳经证候，治法在开达膜原的基础上，加大黄行气泄热，表里分消。三方区别见表3-2。

表3-2 达原饮、达原饮三阳加法、三消饮鉴别

	达原饮	达原饮三阳加法	三消饮
病证	先憎寒而后发热，日后但热而无憎寒，或寒热往来如疟，昼夜发热，日晡益甚，头疼身痛，烦躁，手足沉重，呕逆胀满，肢重脘闷，舌质红绛或紫绛，舌苔白厚腻浊如积粉，脉不浮不沉而数	寒热往来，昼夜发热，日晡益甚，头疼身痛，时有汗出，手足沉重，呕逆胀满，脘痞胸闷，胁痛，耳聋，口苦，腰背项痛，目痛连眉棱骨痛，鼻干不眠，舌质红赤或红绛或紫绛，苔白厚腻浊或黄白相兼或厚腻，脉缓	寒热往来，昼夜发热，日晡益甚，头疼身痛，手足沉重，呕逆胀满，胸膈满痛，口渴烦躁，不思饮食，心下胀痛，或腹中痛，或伴见胁痛，耳聋，口苦，呕恶，腰背项痛，目痛连眉棱骨痛，鼻干不寐，舌苔从根部渐黄至中央，或转深黄、黄黑，或舌黄苔厚腻，或黄厚干燥，脉数

续表

	达原饮	达原饮三阳加法	三消饮
病机	湿热秽浊、郁阻膜原	湿热秽浊、郁闭膜原，兼经气阻遏	湿热浊邪、阻遏膜原，兼胃肠壅滞
治法	燥湿化浊、开达膜原	疏利透达膜原、升泄经气	疏利透达膜原、行气泄热
药物	槟榔二钱、厚朴一钱、草果仁五分、知母一钱、芍药一钱、黄芩一钱、甘草五分	槟榔二钱、厚朴一钱、草果仁五分、知母一钱、芍药一钱、黄芩一钱、甘草五分、柴胡一钱、羌活一钱、葛根一钱	槟榔二钱、厚朴一钱、草果仁五分、知母一钱、芍药一钱、黄芩一钱、甘草五分、柴胡一钱、羌活一钱、葛根一钱、大黄二钱（说明：原方无剂量）
用法	上用水二钟，煎八分，午后温服	煎服	姜、枣，煎服

第四章

肺与大肠证类

肺与大肠证类，包括肺证类与大肠证类两类证候，其中肺证类包含肺病及肠，或同时出现肺、大肠相关征象等特征的肺肠同病证候。肺与大肠证类多见于温病中期。肺证类有寒热、虚实之别，肺热证类多因风热、暑热、燥热、湿热、温毒等病邪侵袭所致，可见于风温、暑温、秋燥、湿温、伏暑、大头瘟和烂喉痧等疾病，且多属于卫气营血辨证的气分证范畴；肺寒证类多因风寒、寒饮等病邪外袭所致，可见于伤寒、咳嗽、哮喘、痰饮等疾病。虚证类多见于温病后期，因热邪炽盛、耗伤气阴所致；实证类多见于温病中期或极期，或因寒饮阻肺所致等。大肠证类多属热证，常因风热、湿热、暑湿等病邪顺传中焦所致，多见于风温、春温、湿温、伏暑以及泄泻、痢疾等内科疾病。肺与大肠证虽有寒热虚实之不同，但总以肺失宣降，大肠传导失司为基本病机，主要症状为咳嗽或喘，胸闷，或下利，或便秘等。根据温病学的基本内容以及病邪的属性，本章将肺证类分为肺热证类与肺寒证类，肺寒证虽不属于温病，但因其见于温病学典籍之中，并与温病有关内容密切联系，故一并收入，以供临床鉴别。肺热证类分为邪热袭咽、热邪壅肺、肺热发疹、肺热饮停、肺热移肠、肺胃热盛、燥干清窍、燥热伤肺、肺燥肠热、肺燥肠闭、肺胃壅热、湿热痹肺、肺胃阴伤、余毒伤阴、暑恋肺络、暑伤肺络、肺脾暑湿与暑伤津气十八类证候；肺寒证类分为寒（痰）湿阻肺与饮邪壅肺两大类证候。大肠证类分为热结肠腑、大肠湿热、湿阻肠道、暑湿积滞、肠胃湿热、大肠津亏与痢下伤正类七类证候。肺与大肠证类除见于外感温病外，尚可见于咳嗽、哮证、喘证、肺痈、痰饮、喉痹、乳蛾、泄泻、痢疾等内科疾病。

第一节　肺　证　类

肺证类，是指外邪袭肺导致肺功能失常的一类证候，是临床常见的一类证候。肺证可因风热、燥热、湿热、暑湿、温毒、时毒、风寒、寒湿等病邪侵袭引起肺宣降失常、通调水道失职所致，见于风温、秋燥、湿温、暑湿、大头瘟、烂喉痧和伤寒等疾病，多见于卫气营血辨证中气分证范畴或六经辨证太阳病范畴。肺证类总以肺之宣降失职为主要病机，同时又因感受病邪之不同，临床表现同中有异，主要症状为发热、咳喘、胸闷、痰多、舌红、苔黄、脉数等。肺证类多见于温病中期或极期，属虚者亦可见于温病后期，此类证候可见于感冒（含时行感冒）、咳嗽、喘证、哮证、肺痈等内科疾病。

一、肺热证类

肺热证类，是指因温邪入肺，或风寒湿等邪气化热入肺，导致热入肺系、热伤肺阴、伤络动血、饮停于肺等的一类证候，常见症状有身热，咽痛，咳嗽、喘息，胸闷或痛，呼吸不利，舌质红、苔黄，脉数等。

（一）邪热袭咽

邪热袭咽证又称风热侵咽证，是指风热病邪从口鼻侵犯上焦，导致风热客于肺胃之门户，咽喉不利所致证候，常见症状有咽喉红肿疼痛，舌尖红、苔薄黄，脉浮数，可伴见发热、微恶风寒，口微渴等。

主症　发热、微恶风寒，咽干痛，口微渴，舌边尖红、苔薄白或薄黄少津，脉浮数。

病机　风热上扰、清窍不利。

治法　疏风清热、开肺利咽。

方药　甘草汤、桔梗汤。

1. **甘草汤**（甘缓法）（《温病条辨·下焦篇》二十五）

甘草二两

上一味，以水三升，煮取一升半，去渣，分温再服。

甘草汤乃风热上扰，客于咽喉所致咽痛轻证，因“但咽痛而无下利胸满心烦等证”，故取生甘草一味，“但甘以缓之足矣”。取其清热解毒、缓急止痛之功。

2. **桔梗汤**（苦辛甘升提法）（《温病条辨·下焦篇》二十五）

甘草二两　桔梗二两

上二味，以水三升，煮取一升半，去渣，分温再服。

桔梗汤与甘草汤皆治咽痛轻证。若服甘草汤咽痛“不差者”，可伍以桔梗“辛以散之也”，宣肺散邪、利咽止痛，因“其热微，故用此轻剂耳”。

应用

1. **风温咽痛**　外感风温初起，病机为风热上犯清窍，喉咽不利，证属邪热袭咽。症见发热，咽红、咽痛、咽干，口渴，舌边尖红，苔薄白或薄黄欠润，脉浮数等，用甘草汤或桔梗汤疏风清热、开肺利咽，如“温病少阴咽痛者，可与甘草汤；不差者，与桔梗汤”。（《温病条辨·下焦篇》二十五）。

2. **喉痹**　风热病邪自口鼻直袭咽喉，病机为风热上扰、咽喉不利，证属邪热袭咽。症见发热、咽部红肿疼痛，或干燥、咽痒及异物不适感，吞咽不利或伴音哑，口渴，舌边尖红，苔薄白或薄黄欠润，脉浮数等，用甘草汤或桔梗汤疏风清热、开肺利咽。

3. **乳蛾**　风热邪毒从口鼻入侵肺系，咽喉首当其冲，病机为邪热循经上犯，结聚于咽喉，证属邪热袭咽，症见发热，咽痛、喉核红肿胀大，形如乳头或蚕蛾，或表面有黄白色脓点，或喉核肥大、质硬、暗红，口渴，舌边尖红，苔薄白或薄黄欠润，脉浮数等，用甘草汤清热利咽；

若不愈者，可用桔梗汤泻火解毒利咽。

病案选录

案一： 风温。一男子不时咳嗽，作渴自汗，发热便数。彼恃知医，用清肺降火、理气渗利之剂，小便不通，面目赤色，唇裂似火，痰壅。肺脾胃三脉浮大，按之而数。此足三阴亏损，不能相生。当滋化源，否则成痈。彼不信，仍用分利之剂，后果患肺痈，始悟其言。用桔梗汤及滋化源而愈。

（江瓘. 名医类案[M]. 北京：人民卫生出版社，1957.）

按：本案乃咳嗽误治所致。素体三阴亏损，受风热之邪，医恃知医而屡用分利之剂，致肺之化源不足而成肺痈，改用桔梗汤清热解毒而痊。

案二： 喉痹。洪武戊辰春，乡村病喉痹者甚众，盖前年终之气二火之邪也。予累用甘桔汤加黄连、半夏、僵蚕、牛蒡等剂发之，挟虚者加参、芪、归、芍辈。水浆不入者，先用解毒雄黄丸，醋磨化灌之，喉痰出，更用姜汁灌之，却用上项药，无不神效。若用胆矾等酸寒点过者，皆不治，盖邪郁不出故也。

（魏之琇. 续名医类案[M]. 北京：人民卫生出版社，1982.）

按：喉痹因发运不正之火邪而起，故用桔梗汤加减治之，取火郁发之之意。挟虚加扶正之品，重者内外合治，故取效甚速。若邪郁不能出者，皆不治。

案三： 乳蛾。风温郁伏，发热不透，左颐关红肿。防成喉蛾。前胡，桑叶，防风，生草，桔梗，僵蚕（三钱），豆豉，牛蒡，土贝，杏仁，马勃。

（邵杏泉. 邵氏方案[M]. 张苇航，点校. 上海：上海科学技术出版社，2004.）

按：风热郁伏而不外达，故致左颐关红肿而成乳蛾。本案用药轻灵，取桑叶、豆豉、防风清热疏风，透邪外达，前胡、杏仁宣降肺气，僵蚕、牛蒡、马勃解毒利咽，桔梗、甘草清热解毒、土贝散结消肿，直达病所。

鉴别 甘草汤、桔梗汤均可治疗风温初起，风热病邪客于咽喉，病机为风热上扰、咽喉不利。甘草汤单用生甘草一味，病机为邪热袭咽、咽喉不利，重在清热解毒、消肿利咽；桔梗汤为甘草汤基础上加桔梗，病机以邪热袭咽、肺气不宣为主，重在辛开苦泄、宣肺利咽止痛。两方区别见表 4-1。

表 4-1 甘草汤、桔梗汤鉴别

	甘草汤	桔梗汤
病证	发热、微恶风寒，咽干、咽痛、咽红，口微渴，舌边尖红、苔薄白或薄黄少津，脉浮数之邪热袭咽证	发热、微恶风寒，咽干、咽痛、咽红，口微渴，舌边尖红、苔薄白或薄黄少津，脉浮数之邪热袭咽、肺气不利证
病机	风热袭咽	风热袭咽、肺气不利
治法	清热解毒利咽	疏风泄热、宣肺利咽
药物	甘草二两	甘草二两、桔梗二两
用法	上一味，以水三升，煮取一升半，去渣，分温再服	上二味，以水三升，煮取一升半，去渣，分温再服

兼热结咽喉

主症 发热，咽阻或痛，咳嗽，舌边尖红、苔薄白腻，脉滑数。

病机 湿热郁阻、咽喉不利。

治法 清热祛湿、解毒利咽。

方药　银翘马勃散。

银翘马勃散（辛凉微苦法）（《温病条辨·上焦篇》四十五）

连翘一两　牛蒡子六钱　银花五钱　射干三钱　马勃二钱

上杵为散，服如银翘散法。不痛，但阻甚者，加滑石六钱，桔梗五钱，苇根五钱。

应用银翘马勃散时需注意加减，①湿热阻咽，见咽“不痛，但阻甚者，加滑石六钱，桔梗五钱，苇根五钱”利湿清热，此即叶天士所谓“挟湿加芦根、滑石之流”。②邪热阻咽，咽喉肿痛明显可加白僵蚕、玄参等。③湿阻明显者，可酌加苍术、黄芩等燥湿清热。

应用

1. **喉痹**　湿温初期，湿热蕴结上焦，病机为湿热阻滞，肺气不化，证属湿热蕴结，咽喉不利，因“肺主气，湿温者，肺气不化，郁极而一阴一阳之火俱结也……其闭在气分者即阻”。（《温病条辨·上焦篇》四十五）症见发热、咽中如有物阻或咽红、咽痛，舌边尖红、苔薄白腻，脉数等，用银翘马勃散清热祛湿、解毒利咽，如“湿温喉阻咽痛，银翘马勃散主之”。（《温病条辨·上焦篇》四十五）。

2. **乳蛾**　湿热邪毒从口鼻而入，首先犯肺，喉即肺系，病机为湿热壅滞，肺气不宣，证属湿热郁于上焦，咽喉不利，症见发热，咳嗽，咽红疼痛、声音不扬或嘶哑，舌边尖红、苔薄白腻，脉滑数等，用银翘马勃散清热解毒、宣肺利咽。

3. **喉源性咳嗽**　喉源性咳嗽，病机为外感湿热之邪郁于咽喉，肺气失于宣发肃降，证属湿热阻肺，症见阵发性咳嗽，咽痒即咳，咽喉不利或痛，舌红苔白腻，脉滑等，用银翘马勃散清热宣肺、止咳利咽。

病案选录

案一：湿温阻肺。周，病起旬日，犹然头胀，渐至耳聋。正如《素问·生气通天论》所云：“因于湿，首如裹。”此呃忒鼻衄，皆邪混气之象，况舌色带白，咽喉欲闭，邪阻上窍空虚之所，谅非苦寒直入胃中可以治病。病名湿温，不能自解，即有昏痉之变。医莫泛称时气而已。连翘、牛蒡子、银花、马勃、射干、金汁。

（叶桂. 临证指南医案[M]. 北京：中国医药科技出版社，2006.）

按：本案因湿阻气滞而见清窍壅塞之症，头胀渐至耳聋，舌苔带白，咽喉欲闭，邪阻上窍之证，又恐有昏痉之变，故治用“上者上之”之法，用连翘、银花、金汁清热解毒，牛蒡子、马勃、射干疏风清热利咽，全方轻清宣透、解毒利咽，用于邪结上焦、清窍不利者。

案二：急性扁桃体炎。张某，女，42岁。因头痛发热，周身酸软无力，精神萎靡，咽喉疼痛，吞咽时加剧前来就诊。检查：急性病容，体温39.8℃，咽部充血潮红，双侧扁桃体呈三度肥大，右侧有点状脓性渗出物，白细胞计数22，000，中性粒细胞百分比88%，淋巴细胞百分比10%，嗜酸性粒细胞百分比2%。舌质淡红，舌苔黄而微腻，脉浮数洪大。证属热毒蕴结于咽喉，治宜清热解毒，凉血利咽。用银翘马勃散加黄连12g，黄芩12g，荆芥12g，玄参15g，石斛15g，冬瓜仁12g，天花粉12g，服药1剂，次日症状减轻，体温降至37.5℃。仍守原方，再进2剂而愈。

[曾冲. 银翘马勃散加味治疗急性扁桃体炎[J]. 陕西中医，1985，（4）：175.]

案三：喉源性咳嗽。患者，罗某，女，36岁，2018年7月2日初诊。主诉：咳嗽伴咽痛20余天。现病史：20余天前因受凉，初起发热，测体温38.0℃，咽痛咽痒，咽痒即咳，干咳为主，鼻塞流清涕，口服抗生素（具体不详）1 天后转而低热，鼻塞流脓涕，体温维持在 37.3～37.7℃，继服上述药物 5 天未见明显缓解，予以停服，后仍低热反复，余症状未见明显缓解，今为求中药治疗，故来就诊，症见：干咳为主，咳少许白黏痰，不易咯出，咽痛咽痒，痛连喉颈，头晕目眩，持续数秒消失，偶感鼻塞流脓涕，口干无口苦，二便平，现测体温 37.6℃，舌质红，苔薄黄微腻，脉细滑。查体：咽暗红，充血，扁桃体中度肥大，咽后壁可见淋巴滤泡增生。辅助检查：血常规：白细胞 6.34×10^9/L，中性粒细胞百分比 61.9%。诊断：喉源性咳嗽，证型：风热夹湿。治法：辛凉利咽，化湿止咳，处方：银翘马勃散加减：金银花 15g，连翘 15g，马勃 6g（包煎），射干 10g，桔梗 10g，鱼腥草 15g，牛蒡子 10g，薄荷 10g（后下），大青叶 10g，黄芩 12g。7 剂，用法：日一剂，水煎服，分两次服。

2018 年 7 月 9 日二诊：诉服上药 1 剂后当天晚上汗出热退，测体温 37.4℃，次日下午热退为 36.5℃，后未见热象起，咳嗽咳痰好转，咳白黏痰，痰量日 10 余口，较前易咳出，咽痛缓解 4 分，喉颈仍有牵拉疼痛，咽干咽痒，时有鼻塞，流脓涕，头晕头痛，无口苦，无发热恶寒，纳可，二便平，舌尖红，苔黄白腻，脉细滑。查体：咽暗红，充血，扁桃体轻度肥大，咽后壁可见淋巴滤泡增生。守前方法，去黄芩，再进 7 剂。

2018 年 7 月 16 日三诊：咳嗽好转大半，咳少许白痰，痰量日 4～5 口，口干不苦，咽红，咽痛咽痒好转 6～7 分，纳可，二便平，舌红，苔薄白腻，脉细。查体：咽暗红，充血，扁桃体轻度肥大，咽后壁淋巴滤泡明显减少，双肺未闻及明显干湿啰音。继守二诊药法，加木蝴蝶 10g，再服 7 剂。

2018 年 7 月 23 日四诊：诉药后症减，无明显咳嗽咳痰，稍觉咽痛咽痒，咽部暗红，扁桃体无明显肥大，咽后壁少许滤泡，继续服用前方 7 剂巩固疗程。

[郑笑，聂旺平. 银翘马勃散加减治疗喉源性咳嗽举隅[J]. 世界最新医学信息文摘，2019，19（93）：242.]

鉴别　银翘马勃散与桔梗汤均可治疗咽痛，病机为邪热外扰、咽喉不利。银翘马勃散病因偏于湿热外袭，症状以咽部阻塞不利为主，可伴见头重、耳聋、舌苔白腻等湿阻之症。桔梗汤病因偏于风热袭咽，症状以咽部红、肿、热、痛为主。两方区别见表 4-2。

表 4-2　银翘马勃散、桔梗汤鉴别

	银翘马勃散	桔梗汤
病证	发热，咽中如物梗阻或咽痛，咳嗽，舌边尖红、苔薄白腻，脉数之邪结咽喉证	发热、微恶风寒，咽干痛，口微渴，舌边尖红、苔薄白或薄黄少津，脉浮数之风热咽痛证
病机	湿热郁阻、咽喉不利	风热袭咽、肺气不利
治法	清热祛湿、解毒利咽	疏风泄热、宣肺利咽
药物	连翘一两、牛蒡子六钱、银花五钱、射干三钱、马勃二钱	甘草二两、桔梗二两
用法	上杵为散，服如银翘散法。不痛，但阻甚者，加滑石六钱，桔梗五钱，苇根五钱	上二味，以水三升，煮取一升半，去渣，分温再服

（二）热邪壅肺

热邪壅肺又称邪热壅肺、肺热壅盛，是指风热病邪壅阻肺经气分，导致肺宣降失常所致证候，常见症状有身热，咳喘，痰黄，胸闷或痛，舌质红、苔黄，脉数等。

主症　身热，汗出，烦渴，咳喘，甚则气急鼻扇，或胸闷胸痛，舌红苔黄，脉数。

病机　邪热壅肺、肺失宣降。

治法　清热宣肺平喘。

方药　麻杏石甘汤。

麻杏石甘汤（辛凉甘淡法）（《温病条辨·下焦篇》四十八）

麻黄（去节）三钱　杏仁（去皮尖碾细）三钱　石膏（碾）三钱　甘草（炙）二钱

水八杯，先煮麻黄，减二杯，去沫，内诸药，煮取三杯，先服一杯，以喉亮为度。

本方应用时需注意以下几点：①麻黄、石膏配伍与用量：本方麻黄与石膏配伍功在清宣肺热以平喘，故麻黄与石膏的用量比例应在 1∶2 以上，临床亦可根据肺气郁滞及邪热轻重程度调节用量比例。②本方化痰祛饮之力较微，临床应用时如痰多咳甚，可加浙贝、瓜蒌、郁金以化痰理气；咳嗽胸痛甚则咳腥臭脓痰者可加芦根、苡仁、冬瓜仁、桃仁以清肺化痰，逐瘀排脓。③用药后热退喘轻，音声恢复正常，可作为停药参考，如原文指出“以喉亮为度”。

应用

1. **风温**　风温气分阶段，邪热炽盛，病机为邪热壅肺、宣降失常，证属邪热壅肺。症见身热，汗出，烦渴，咳喘，甚则气急鼻扇，或胸闷胸痛，舌红苔黄，脉数，用麻杏石甘汤清热宣肺平喘，如“喘咳息促，吐稀涎，脉洪数，右大于左，喉哑，是为热饮，麻杏石甘汤主之”。（《温病条辨·下焦篇》四十八）

2. **喘证**　风寒入里化热或风热之邪内袭于肺，病机为热郁于肺、肺气上逆、宣降失常，证属邪热壅肺证。症见喘逆上气，胸胀或痛，息粗，鼻扇，咳而不爽，痰吐稠黏，伴身热，烦闷，有汗，舌红苔薄白或黄，脉洪数等，用麻杏石甘汤宣肺泄热平喘。

3. **麻疹**　麻疹出疹期，病机为风热毒邪炽盛，闭郁于肺，证属麻毒闭肺，症见疹点不多或疹见早回，或疹点密集色紫，高热不退，咳嗽气喘，鼻扇，口渴烦躁，舌红苔黄，脉浮数等，用麻杏石甘汤宣肺开闭，清热解毒。

4. **失音**　失音之暴瘖者，病机为风热之邪袭肺，肺失宣散，证属邪热闭肺，症见发热，咽痛音哑，口渴，咳嗽，舌质红苔薄黄，脉浮滑数。用麻杏石甘汤清热宣肺开音。

病案选录

案一：风温。徐孩，发热六天，汗泄不畅，咳嗽气急，喉中痰声漉漉，切牙嚼齿，时时抽搐，舌苔薄腻而黄，脉滑数不扬，筋纹色紫，已达气关。前医叠进羚羊、石斛、钩藤等，病情加剧。良由无形之风温，与有形之痰热，互阻肺胃，肃降之令不行，阳明之热内炽，太阴之温不解，有似痉厥，实非痉厥，即马脾风之重症，徒治厥阴无益也。当此危急之秋，非大将不能去大敌，拟麻杏石甘汤加减，冀挽回于十一。

麻黄一钱、杏仁三钱、甘草一钱、石膏三钱、象贝三钱、天竺黄二钱、郁金一钱、鲜竹叶三十张、竹沥五钱、活芦根一两，去节。

二诊，昨投麻杏石甘汤加减，发热较轻，切牙嚼齿抽搐均定，佳兆也。惟咳嗽气逆，喉中尚有痰声，脉滑数，筋纹缩退，口干欲饮，小溲短赤，风温痰热，交阻肺胃，一时未易清澈。仍击鼓再进。

麻黄一钱、杏仁三钱、甘草一钱、石膏三钱、象贝三钱、广郁金一钱、天竺黄二钱、兜铃一钱五分、冬瓜子三钱、淡竹油五钱、活芦根二两，去节。

三诊，两进麻杏石甘汤以来，身热减，气急平，嚼齿抽搐亦平，惟咳嗽痰多，口干欲饮，小溲短赤，大便微溏色黄，风温已得外解，痰热亦有下行之势，脉仍滑数，余焰留恋。然质小体稚，毋使过之，今宜制小其剂。

净蝉衣八分、川象贝各一钱五分、金银花三钱、冬桑叶三钱、通草八分、杏仁三钱、炙远志五分、连翘一钱五分、花粉三钱、兜铃一钱五分、冬瓜子三钱、活芦根一两（去节）、荸荠汁一酒杯。

（丁甘仁. 丁甘仁医案[M]. 上海：上海科学技术出版社，1960.）

案二：喘逆失音。一西客，触寒来苏，忽然喘逆声喑，咽喉肿痛。察其形体丰盛，饮啖如常。切其脉象浮软，按之益劲。此必寒包热邪，伤犯肺络也。遂以麻杏石甘汤加半夏、细辛，加大剂葳蕤。

二服喘止声出，但呼吸尚有微喑，更与二陈加枳、桔、葳蕤二服，调理而安。

（魏之琇. 续名医类案[M]. 北京：人民卫生出版社，1982.）

按：本案虽因寒起，但咽喉肿痛为甚，故诊为寒包热邪，遂用麻杏石甘汤加减散寒清里，症减声出，后调理而安。

案三：麻疹。肖翁三郎心成史，幼时出麻，冒风隐闭。喘促烦躁，鼻扇目阖，肌肤枯涩，不啼不食，投药莫应。翁商于予，见其势濒危，谓曰：此麻闭急证，药非精锐，蔑能挽救。方疏麻杏石甘汤与之。

一服肤润，麻渐发出；再服周身麻出如痱，神爽躁安，目开喘定，继用泻白散，清肺解毒，复用养阴退阳之剂而愈。

按：予治麻闭危候，每用此方获验。盖麻出于肺，闭则火毒内攻，多致喘闷而殆。此方麻黄发肺邪，杏仁下肺气，甘草缓肺急，石膏清肺热，药简功专，所以速效。可见仲景方，不独治伤寒，并能通治杂病也。

（程文囿. 杏轩医案[M]. 安徽人民出版社，1959.）

案四：失音。先失音，继喉痹，是气分窒塞。微寒而热，水饮呛出，咳痰随出随阻，此仍在上痹，舌黄口渴，议与苦辛寒方。

处方：射干、麻黄、杏、生甘草、石膏、苡仁。

（叶桂. 临证指南医案[M]. 北京：中国医药科技出版社，2006.）

按：失音喉痹，均为喉疾。因喉乃肺之门户，故见气分窒塞之证，证属上痹，用苦辛寒方清宣上焦。

鉴别 麻杏石甘汤与桑菊饮均可治疗风温邪热在肺之咳嗽。麻杏石甘汤病位在气分，邪已化热入里，症见一派里热之象。桑菊饮病位在卫分，邪尚在肺卫，症状以咳嗽为主。两方区别见表4-3。

表4-3 麻杏石甘汤、桑菊饮鉴别

	麻杏石甘汤	桑菊饮
病证	身热，汗出，烦渴，咳喘，甚则气急鼻扇，或胸闷胸痛，音哑，舌红苔黄，脉数之热邪壅肺证	发热、微恶风寒，咳嗽，口微渴，舌边尖红、苔薄白欠润，脉浮数之风热或燥热袭表证
病机	邪热壅肺、肺失宣降	风热袭表、肺卫失宣
治法	清热宣肺平喘	辛凉轻剂、宣肺止咳
药物	麻黄三钱、杏仁三钱、石膏二钱、炙甘草二钱	杏仁二钱、连翘一钱五分、薄荷八分、桑叶二钱五分、菊花一钱、苦梗二钱、甘草八分、芦根二钱
用法	水八杯，先煮麻黄，减二杯，去沫，内诸药，煮取三杯，先服一杯，以喉亮为度	水二杯，煮取一杯，日二服

兼气阴欲脱

主症 身热，倦卧，汗多，喘喝欲脱，气短，脉洪大而芤，或脉细无力，甚或散大。

病机 邪热壅肺、气阴欲脱。

治法 清宣肺热、益气养阴固脱。

方药 麻杏石甘汤合白虎加人参汤、生脉散。

1. **麻杏石甘汤**

见前热邪壅肺证。

2. **白虎加人参汤方**（《温病条辨·上焦篇》八）

生石膏（研）一两 知母五钱 生甘草三钱 白粳米一合 人参三钱

水八杯，煮取三杯，分温三服，病退，减后服，不知，再作服。

3. **生脉散（酸甘化阴法）**（《温病条辨·上焦篇》二十六）

人参三钱 麦冬（不去心）二钱 五味子一钱

水三杯，煮取八分二杯，分二次服，渣再煎服。脉不敛，再作服，以脉敛为度。

以上三方合用以治疗邪热亢盛，形成火热刑金之气阴欲脱证，本证又称化源欲绝，乃肺经气分热极又兼气阴大伤之证，属实中兼虚之象，故采用合治之法急救肺金。用麻杏石甘汤以清热救肺，合“白虎退邪阳，人参固正阳”，人参“急用之”，只因其有“使阳能生阴，欲救化源欲绝之妙也”。如“脉若散大者”，症见“汗涌、鼻扇”等，“皆化源欲绝之征兆也”，不可再用白虎加人参汤，而当用生脉散益气养阴固脱。

白虎加人参汤在临床应用时需根据邪热与气阴两伤的程度来决定清热与益气生津的比重。如肺经热盛重者，治以麻杏石甘汤或白虎汤为主；气阴两伤者，则重用人参，气阴耗伤愈甚，则人参用量愈大。如以气阴耗伤为主，而热势不甚，则主以补益气阴，不可一味投用清热之品。化源欲绝虽可由肺热极盛而致，但一旦出现了化源欲绝，病证的性质就转化为大虚之证，病情极为危笃。白虎加人参汤虽是救治肺气大伤而生化之源欲竭者急救之法，如热势已衰而肺气大伤，生化之源欲竭者，不在此例。

生脉散为救气阴欲脱之效方，正如吴鞠通所说：“生脉散酸甘化阴，守阴所以留阳，阳留汗自止也。以人参为君，所以补肺中元气也。”本法属急救措施，用药须及时迅速，用药次数、服药时间及用药剂量需根据病情灵活掌握，即“脉不敛，再作服，以脉敛为度”。

应用

1. **风温化源欲绝证** 风温肺经热盛，因邪热极盛，气阴大伤，导致肺化源欲绝之危候，病机为气阴欲脱，证属邪热内闭，气阴欲脱。症见身热，汗大出，喘喝，甚至鼻孔扇，舌红苔黄，脉浮大而芤或脉散大者等，急用麻杏石甘汤合白虎人参汤与生脉散清热扶正固脱救逆，如“太阴温病，脉浮大而芤，汗大出，微喘，甚至鼻孔扇者，白虎加人参汤主之；脉若散大者，急用之，倍人参”。（《温病条辨·上焦篇》八）

2. **伤暑** 暑温后期，病机为暑热耗气伤津，津气欲脱，证属暑热已解，津气已伤，症见身热骤降，气短倦怠，口渴多汗，气短而喘，脉虚软或散大等，急用生脉散益气敛津固脱，如“手太阴暑温……汗多，脉散大，喘喝欲脱者，生脉散主之”。（《温病条辨·上焦篇》二十六）。

3. **喘证** 喘证之虚喘者，病机为肺虚气失所主，阴亏失养，证属肺气阴两虚，症见喘促短气，气怯声低，喉有鼾声，咳声低弱，痰吐稀薄，自汗畏风，或咳呛痰少质黏，烦热口干，咽喉不利，面潮红，舌淡红或舌红苔剥，脉软弱或细弱。用生脉散补肺益气养阴。

4. **心悸** 心悸见于热病后期，病机为心阴亏虚，证属心气阴亏虚，症见心悸，神疲乏力，消渴，舌红少苔，脉细数，用生脉散益气养阴补心。

病案选录

案一：脱证。徽州程荫溪，呕吐如茶叶末状半盆，遂神昏不省人事，汗出肢冷，唇舌俱白，子女侍侧皆泣。诊脉细如蛛丝。胃中瘀浊虽去，而气液伤残，中无砥柱，竟是脱象。若进药稍缓，恐不及救。

别直参三钱，连心麦冬三钱，五味子三分。

急火煎成灌之。约一刻，汗止肢温，神清能言。前方去五味子，加白芍一钱五分，粉甘草五分，制半夏一钱五分。连服三剂，病乃霍然。

（费绳甫. 费绳甫医案医话[M]. 太原：山西科学技术出版社，2013.）

按：患者因吐而致气阴外脱，故急用生脉散敛气固脱救阳，一剂神清，再予本方加减调护中焦，病去而安。

案二：伤暑。叶健庵抚军年逾七旬，壬午夏，余同僚谒见，时视其正举茶杯，忽手软杯坠，神昏气促，多汗烦热，诊脉浮虚数。由于伏暑熏蒸，高年气虚难支，热伤元气所致。《经》曰：脉虚身热，得之伤暑，凡暑热中人，其气必虚，以火能克金而伤气也。即用生脉散以保肺生脉。服药至半夜，神苏气缓，汗敛热减。又进一剂，次日脉静身凉。以原方倍加人参，服之乃愈。

（吴篪. 临证医案笔记[M]. 辛智科，王晓琳，校注. 北京：中国中医药出版社，2015.）

按：年高气虚，难耐酷暑而致元气大伤，幸得急用生脉散保肺生脉，倍用人参培补正气而愈。

案三：哮喘。朱姓儿，三岁，哮喘大作，数日，身热汗出。或以滚痰丸利之，益甚，脉洪数，胸胁扇动，扶肚抬肩，头汗如雨，不食不眠。曰：久喘下元已伤，复以峻利伤之，故见诸恶候也。以人参、麦冬各五钱，五味三粒，肉桂二分煎服，日二三帖，喘顿减。至夜复作，盖夜属阴，而阴未有以配之也。以八味丸加牛膝、麦冬、五味，内熟地六钱，桂、附各四分，水煎冷服，午前后各一剂，睡醒食进喘止。但劳动则喘声微有，此未复元之故，以生脉饮，调理三四日全安。

（魏之琇. 续名医类案[M]. 北京：人民卫生出版社，1982.）

按：哮喘发作时以实证为多，但多兼正虚为本。故仅以利痰之药致更耗气阳，故病未见减反现气阳外脱之症，急以生脉散加肉桂阴阳双补，敛气固脱而病立减。至夜再发乃阴虚未复，故以八味丸加味调理得安。劳复多因气阴未得复元，故又以生脉饮调理而收功。

案四：心悸。王某，女，39岁，老板。2006年5月15日初诊。因公司发展问题终日操劳，逐渐出现心慌胸闷，气短不足以息，汗多，时失眠多梦，心里紧张，总有一种爬在半山腰，下为悬崖，上为陡峭，上下不能的心情。白带尤多，饮食二便尚可。曾请中医诊治，用补中益气汤、温胆汤、肾气丸等方，无效。舌偏红、偏瘦，苔薄白，脉弦细、寸弱，偶见早搏。心气心阴心神因劳而伤，属生脉散证。处方：朝鲜红人参6g，麦冬30g，五味子12g，生龙骨30g，生牡蛎30g。6剂。

2006年5月22日诊：心悸、气短、胸闷、汗出大减，浑身有气力，睡眠转佳，心里仍紧张。舌红苔白，脉弦细，有早搏。上方加郁金10g。7剂。

2006 年 5 月 29 日三诊：诸症愈，未见旱搏。再以二诊方 7 剂善后。

（张文选. 温病方证与杂病辨治[M]. 北京：中国医药科技出版社，2017.）

（三）肺热发疹

肺热发疹，是指肺经气分热邪内盛，外窜肌肤，波及营络所致的证候，常见症状有身热，胸闷，肌肤红疹，舌红、苔薄黄等。

主症 身热，咳嗽，胸闷，肌肤红疹，舌红、苔薄黄，脉数。

病机 肺经热邪、波及营络。

治法 宣肺泄热、凉营透疹。

方药 银翘散去豆豉加细生地、丹皮、大青叶倍玄参方。

银翘散去豆豉加细生地、丹皮、大青叶倍玄参方（《温病条辨·上焦篇》十六）

即于前银翘散内去豆豉，加细生地四钱，大青叶三钱，丹皮三钱，元参加至一两。

本方乃银翘散加减方，其组方亦遵“治上焦如羽，非轻不举”的治则，加生地、丹皮、大青叶并重用玄参者，“取其清血热”，“去豆豉，畏其温也”。应用时需注意，本证不可妄用辛温升提之品，禁“升麻、柴胡、当归、防风、羌活、白芷、葛根、三春柳”。

应用

1. **风温发疹** 风温气分阶段肺热炽盛，波及营络，病机为邪热壅肺，波及营络，证属肺经热盛、气营同病。症见身热，咳嗽，胸闷，肌肤红疹，舌红苔黄，脉数，用银翘散去豆豉加细生地、丹皮、大青叶倍玄参方宣肺泄热、凉营透疹，如“太阴温病，不可发汗，发汗而汗不出者，必发斑疹，汗出过多者，必神昏谵语。发斑者，化斑汤主之；发疹者，银翘散去豆豉，加细生地、丹皮、大青叶，倍元参主之。禁升麻、柴胡、当归、防风、羌活、白芷、葛根、三春柳”。（《温病条辨·上焦篇》十六）

2. **过敏性紫癜** 过敏性紫癜属血热者，病机为邪热炽盛、营络损伤，证属热迫营络证，症见皮肤红色疹点，或见瘀点瘀斑，大小不等，鼻衄，齿衄，斑疹色红，伴见发热，尿赤，舌红，脉数有力等，用银翘散去豆豉加细生地、丹皮、大青叶倍玄参方清热凉营、疏风透邪。

病案选录

案一：风温发疹。方某，男性，65 岁，2007 年 5 月 8 日初诊。患者于 5 月 4 日无明显诱因出现发热，体温 38.5℃，无恶寒，不咳嗽、流涕，未予处理，第二日体温升至 39.8℃，伴头痛、乏力、全身关节酸痛，查体：咽部充血。遂到南京市红十字医院就诊，血常规示白细胞 10.6×10^9。给予地塞米松及依诺沙星静滴，对乙酰氨基酚口服后体温下降，次日体温又升至 40.0℃，于 5 月 8 日收入院。入院后查血常规示 WBC11.8×10^9/L，N 0.8，L 0.13；胸片提示左下肺感染。诊断为左下肺炎。给予乳酸左氧氟沙星注射液 0.2g 静滴，每日 2 次，头孢吡肟 2g，每日 2 次静滴。5 月 14 日体温逐渐降至 37.0℃，全身满布红色斑丘疹，融合成片，体温又升至 38.0℃，胸片提示左下肺感染，较 5 月 8 日进展，左侧少量胸腔积液，疑为药物过敏所致，停用所有抗生素，并请中医科会诊。刻诊：发热，全身皮肤自颈下满布红色疹点，融合成片，突出皮面，皮温高。咽部不适，稍咳，痰少质黏有时夹有血块，色暗，舌质红苔黄腻，脉弦滑。责之风热袭表，痰热蕴肺，热迫气营而发疹。治以疏风清热，泻肺化痰，透解风热。方选银翘散合葶苈大枣泻肺汤加减：金银花10g，连翘10g，桔梗6g，芦根10g，葶苈子8g，金荞麦20g，苦参10g，白茅根15g，瓜蒌皮10g，炒黄芩10g，白及10g，丹皮10g，丹参10g，紫草10g，生苡仁30g，藿香10g，佩兰10g，法半夏10g，陈皮6g，茯苓10g，白术10g，生甘草3g。服药4剂热退疹消，继服3剂巩固疗效。5月21日查血常规正常，胸片示左下肺感染完全吸收。住院1周出院。

按：本病属"风疹"范畴。因风热之邪外袭肺卫，卫气营同病，痰热蕴肺所致。故用疏风清热，泻肺化痰，透解风热，清气凉营法治疗。方选银翘散合葶苈大枣泻肺汤加减。方中银翘散去荆芥、淡豆豉、白芷等温燥之品，加入葶苈大枣泻肺汤以清泻肺热；配以苦参、金荞麦、黄芩、瓜蒌皮清肺化痰；桔梗宣肺止咳，且载药上行；二陈汤、生薏苡仁化湿健脾；丹皮、丹参、紫草、白及清热凉血止血；芦根清热养阴，顾护阴液。全方以祛邪为主，以清透为大法，使入卫气营分之邪从表、从里得解，邪正兼顾，故药用数剂热退。

[梁卫，龚林，张丽玲，等. 银翘散加减治疗急症两则[J]. 中国中医急症，2009，18（12）：2071-2072.]

案二：过敏性紫癜。柳某某，男，32岁，紫斑遍布2个多月。医诊过敏性紫癜。先以西药治疗1个多月无效。后又配合清热凉血之剂治之仍不效。审其全身，特别是腰以下，尤其是小腿部有大量密集的小出血点，身微痒，时见少量鼻衄，舌苔白，脉浮。综合脉证，思之：此病热在肺也，治宜从肺论治。拟疏风清热，凉血消斑。处方：银花15g，连翘15g，荆芥6g，薄荷10g，赤芍10g，丹参15g，生地15g，元参15g。服药1剂，诸症大减，继服7剂，愈。

（朱进忠. 中医临床经验与方法[M]. 北京：人民卫生出版社，2003.）

鉴别 银翘散与银翘散去豆豉加细生地、丹皮、大青叶倍玄参方均可治疗风温，病机为风热外袭，肺卫失宣。银翘散病位主要在卫分，症状以发热为主。银翘散去豆豉加细生地、丹皮、大青叶倍玄参方病位在气营，症状除发热外，尚见肌肤红疹，重在宣肺泄热，凉营透疹。两方区别见表4-4。

表4-4 银翘散、银翘散去豆豉加细生地、丹皮、大青叶倍玄参方鉴别

	银翘散	银翘散去豆豉加细生地、丹皮、大青味倍玄参方
病证	发热、微恶风寒，无汗或少汗，头痛，咳嗽，口微渴，舌边尖红，苔薄白欠润、脉浮数之风热袭表证	身热、咳嗽，胸闷，肌肤红疹，舌红苔黄，脉数之肺热发疹证
病机	风温初起、邪袭肺卫	肺经热邪、波及营络
治法	辛凉解表、宣肺泄热	宣肺泄热、凉营透疹
药物	连翘一两、银花一两、苦桔梗六钱、薄荷六钱、竹叶四钱、生甘草五钱、芥穗四钱、淡豆豉五钱、牛蒡子六钱	银翘散内去豆豉，加细生地四钱、大青叶三钱、丹皮三钱、元参加至一两
用法	上杵为散，每服六钱，鲜苇根汤煎，香气大出，即取服，勿过煎。病重者，约一时一服，日三服，夜一服；轻者三时一服，日二服，夜一服；病不解者，作再服	同银翘散

（四）肺热饮停

肺热饮停又称热饮阻肺，是指邪热壅肺，肺失通调水道之职，水饮停肺所致的证候，常见症状有高热，咳嗽，甚或喘促气急，胸闷，舌红苔黄腻，脉数等；化源速绝者可见咳血或吐粉红色泡沫痰，气喘鼻扇，舌质紫暗，脉散等。

主症　高热，咳嗽，甚或喘促、气急，喉中痰鸣，痰黄，面目浮肿，胸闷，舌红苔黄腻，脉弦数或滑；化源速绝者可见咳血、衄血或吐粉红色泡沫痰，大汗淋漓，气喘鼻扇，四肢厥冷，舌质紫暗，脉散。

病机　邪热壅肺、水饮内停；火烁肺液、化源速绝。

治法　宣肺泄热祛饮；清火救肺、凉血解毒。

方药　麻杏石甘汤；麻杏石甘汤合犀角地黄汤、银翘散。

1. **麻杏石甘汤**（辛凉甘淡法）（《温病条辨·下焦篇》四十八）

麻黄（去节）三钱　杏仁（去皮尖碾细）三钱　石膏（碾）三钱　甘草（炙）二钱

水八杯，先煮麻黄，减二杯，去沫，内诸药，煮取三杯，先服一杯，以喉亮为度。

麻杏石甘汤方，吴鞠通用以治疗“热饮”证，即肺热饮停证。因此证“息促，知在上焦”。肺有通调水道之职，失职则水停为饮。脉“右大于左，纯然肺病”；喉哑者，“音出于肺，金实不鸣”。皆因“饮邪隔拒，心火壅遏，肺气不能下达”所致，故用麻黄、杏仁“宣气分之郁热”，石膏“辛淡性寒，质重而气清轻”可清肺热，甘草“甘以缓急，补土以生金也”。

2. **犀角地黄汤**（甘咸微苦法）（《温病条辨·上焦篇》十一）

干地黄一两　生白芍三钱　丹皮三钱　犀角三钱（现水牛角代）

水五杯，煮取二杯，分二次服，渣再煎一杯服。

3. **银翘散**《温病条辨·上焦篇》四）

见前风热犯肺（卫）证。

犀角地黄汤合银翘散，吴鞠通用以治“太阴温病，血从上溢者”。因热入营血，热邪“逼迫血液上走清道，循清窍而出”，故用“银翘散败温毒，以犀角地黄清血分之伏热”，因“救水即所以救金也”。如血从上溢严重，见“脉七八至以上，面反黑”，还可辅以“清络育阴法”，清热滋阴，清血络之热。如果临床见“吐粉红血水者”，乃“非血非液，实血与液交迫而出，有燎原之势”，属肺之“化源速绝”。此证较前之化源欲绝更重一层，多“死不治”，正所谓“化源绝，乃温病第一死法”。故急则治标，合用麻杏石甘汤外退烁金之火，犀角地黄汤内清燎原之血热，银翘散解在外之热毒，共救肺金。

应用

1. **风温**　风温极期，病机为邪热烁肺，饮停于内，重者火烁肺液、化源速绝。证属热饮停肺，肺失化源，症见高热，咳嗽，甚或喘促、气急，喉中痰鸣，痰黄，面目浮肿，胸闷，舌红苔黄腻，脉弦数或滑等。轻者则用麻杏石甘汤清热宣肺祛饮，如“喘咳息促，吐稀涎，脉洪数，右大于左，喉哑，是为热饮，麻杏石甘汤主之”。（《温病条辨·下焦篇》四十八）

若风温病见肺之化源速绝者可见咳血、衄血或吐粉红色泡沫痰，汗出如涌，气喘鼻扇，舌质紫暗，脉散大等，急用麻杏石甘汤合犀角地黄汤、银翘散清火救肺、凉血解毒，如“太阴温病，血从上溢者，犀角地黄汤合银翘散主之……若吐粉红血水者，死不治；血从上溢，脉七八至以上，面反黑者，死不治，可用清络育阴法”。（《温病条辨·上焦篇》十一）

2. **咳血**　咳血实证者，病机为邪热袭肺，肺络热盛，证属热灼肺络，症见身热，咳嗽痰黄，痰中带血或纯血鲜红，胸痛，舌红绛，脉数等，用麻杏石甘汤合犀角地黄汤、银翘散清泄肺热、凉血解毒。

病案选录

案一：风温（小儿支气管肺炎）。江某，男，12 岁。高热（39.5℃），鼻翼扇动，呼吸气粗，汗出而热不解，咳喘，痰色黄稠，舌红，苔黄，脉洪大。西医诊断为小儿支气管肺炎。治拟宣肺化痰，清热解毒。麻黄 9g，生石膏 30g，杏仁 9g，甘草 6g，黄芩 15g，银花 15g，鲜鸭跖草 30g。方 5 剂。

按：本案为小儿支气管肺炎，辨证为痰热壅肺，投以麻杏石甘汤加味，尤恐清热解毒不够，又辅以银、黄清解肺热并逐邪，鲜鸭跖草能退高热，果药后痊愈。

（姜春华，戴克敏. 经方应用与研究[M]. 北京：中国中医药出版社，1994.）

案二：温邪外迫。而嘉顺亦染（风温）焉，初发热即舌赤而渴，脉数且涩。孟英曰：非善证也。盖阴虚有素，值忧劳哀痛之余，五志内燔，温邪外迫，不必由卫及气，自气而营。急与清营，继投凉血，病不稍减。且家无主药之人，旁议哗然。幸其旧工人陈七，颇有胆识，力恳手援。孟英曰：我肠最热，奈病来颇恶，治虽合法，势必转重，若初起不先觑破，早已殆矣。吾若畏难推诿，恐他手虽识其证，亦无如此大剂，车薪杯水，何益于事！吾且肩劳任怨，殚心尽力以图之。病果日重，昏瞀耳聋，自利红水，目赤妄言。孟英惟以晋三犀角地黄汤，加银花、石膏、知、斛、栀、贝、花粉、兰草、菖蒲、元参、竹沥、竹茹、竹叶、凫茈、海蛇等出入互用，至十余剂，上忽布秽浊垢苔，口气喷出，臭难向迩，手冷如冰，头面自汗，咸谓绝望矣。孟英曰：生机也。彼阴虚，热邪深入，予一以清营凉血之法，服已逾旬，始得营阴渐振，推邪外出，乃现此苔。惟本元素弱，不能战解，故显肢冷，而汗仅出于头面，非阳虚欲脱也。复与甘寒频灌。越三日，汗收热退，苔化肢温。此始迄终，犀角共服三两许，未犯一毫相悖之药，且赖陈七恪诚，始克起九死于一生，继以滋阴善后而康。

按：三江地气卑湿，天时温暖，伤寒之证绝少，最多湿温、风温之证。又人体质柔脆，不任荡涤之药，故惟以甘寒清解之剂，渐次搜剔，斯邪去而正不伤。若在北方，刚坚之体，此等药虽服百剂，亦若罔知，非加硝、黄荡涤，邪终不去。故叶氏之法，擅誉江浙；而吴氏之方，驰名幽冀。易地则皆然，亦智者之因地制宜也。

（王士雄. 王氏医案 王氏医案续编 王氏医案三编[M]. 庄爱文，校注. 北京：中国中医药出版社，2023.）

（五）肺热移肠

肺热移肠又称肺热下移，是指肺热炽盛，下移大肠，传导失司所致的证候，常见症状有身热、咳嗽，下利色黄热臭，舌红苔黄，脉数等。

主症　身热，咳嗽或喘，大便色黄热臭，肛门灼热，舌红苔黄，脉数。

病机　邪热壅肺、下迫大肠。

治法　苦寒清热止利。

方药　葛根芩连汤。

葛根芩连汤（《伤寒论》）

葛根半斤　甘草（炙）二两　黄芩三两　黄连二两

上四味，以水八升先煮葛根，减二升，纳诸药，煮取二升，去滓，分温再服。

本方为治疗热利代表方剂，乃“温邪内逼，下注大肠则下利”，故用葛根升发止利，芩、连苦寒泄热，坚阴止利，“治之者，宜清泄温邪，不必专于止利”，虽无收涩之品，而获止利之效。

应用

1. **风温**　外感风温邪在肺经气分，病机为肺热不解，下移大肠，传导失司，证属肺热移肠证。症见身热咳嗽，下利色黄热臭，肛门灼热，腹部硬痛，苔黄，脉数，乃“无形之热蕴蓄于中，非实满之邪盘结于内”。（《外感温病篇》六）故用“葛根之升提，不任硝黄之下逐也”。（《外感温病篇》六）如：“风温证，身热咳嗽，口渴下利，苔黄谵语，胸痞，脉数，此温邪由肺胃下注大肠，当用黄芩、桔梗、煨葛、豆卷、甘草、橘皮之属，以升泄温邪。”（《外感温病篇》六）

2. **泄泻**　湿热泄泻，病机为湿热互结，传化失常，证属肠热下移证，症见泄泻腹痛，泻下急迫或泻而不爽，粪色黄褐而臭，肛门灼热，烦热口渴，小便短黄，苔黄腻，脉数或滑数等，用葛根芩连汤清热燥湿止泻。

3. **痢疾**　湿热痢，病机为湿热壅滞，传导失司，证属大肠湿热证，症见身热，汗出，腹痛，里急后重，下痢赤白相间，肛门灼热，小便短少，苔黄微腻，脉滑数等，用葛根芩连汤清热止利。

病案选录

案一：发热呕泄。吴启明之子，甫及周岁，发热、呕吐、泄泻并迫，烦躁不能少睡，大渴饮水不休。医者误为脾胃不足之呕，虚阳外发之热，津液下陷之渴，与七味白术散一服，遂至两目上吊，角弓反张，肢体痉强，牙紧气促，唇口齿舌干燥而不可解。余知此症乃疫邪传胃，未经清解，以致协热下利。直以葛根黄芩黄连汤。

一服，病气大退。再以小柴胡汤去半夏，加花粉，二剂而安。

（谢映庐. 谢映庐医案[M]. 上海：上海科学技术出版社，2010.）

按：本为疫邪内迫阳明，通降失职，故见发热、呕泄之症，不解阳明之热反用七味白术散温燥之剂，故病遂转危。改用葛根黄芩黄连汤清热止利则病气大退，终以小柴胡加减扶正养阴而安。

案二：肠炎泄泻。安某，男，26岁，学生。1976年9月初诊。患肠炎近2月，初起身热腹泻日数行，伴有腹痛下重感，经西药呋喃唑酮、合霉素等药物治疗，身热虽退，唯腹泻未愈，便行每日四五次，稀便恶臭，腹痛则泻，肠鸣腹胀，便下滞而不爽，肛门灼热，口干不欲饮，小便短赤，形体壮实，脉见滑数，舌苔厚腻，根部淡黄。证属夏秋之季，饮食不节，积滞蕴热，湿热下注，传导失常，以致泄泻。治以清热利湿止利。宗葛根芩连汤化裁。

处方：葛根 15g，黄芩 9g，黄连 9g，杭芍 10g，木香 3g，甘草 3g，茯苓 12g，藿香 9g。水煎温服。

进药 6 剂，诸症锐减。前方进退，继服药六剂而愈。

（聂惠民. 聂氏伤寒学[M]. 北京：学苑出版社，2002.）

案三：噤口痢。王氏，女，36 岁。发热腹痛、下痢脓血、里急后重已八日，病势日增，邀余诊治。家人述，近二日仍发热，便次频频，虽量少但皆有脓血，恶心呕吐，已水食不进。

诊见：面色焦黄，两目深陷，神倦懒言，舌面干燥，脉微而数。余认为此乃噤口痢之危证，津液胃气大伤，且表邪不解，湿热毒邪内盛。余斟酌再三，遂出以清里解表生津的葛根芩连汤，方为：葛根24g，川黄连6g，黄芩12g，炙甘草6g。急令水煎温呷服，幸好饮药未吐。

一剂后，身热渐退，后重亦轻，便次明显减少，诊其脉象细略数，又给予仓廪汤以益气解表，败毒养胃。

一剂后，诸症好转，已能少量进食。后继以仓廪汤冲服香连散数日，症状消失。调养月余而康复。

（门纯德. 名方广用[M]. 北京：科学技术文献出版社重庆分社，1990.）

（六）肺胃热盛

肺胃热盛又称气分实热、中焦实热，是指邪在肺胃气分致里热亢盛、迫津外泄的证候，常见症状有壮热，汗出，口渴，苔黄而燥，脉浮洪等。

主症 壮热，汗出，不恶寒反恶热，口渴喜冷饮，苔黄而燥，脉浮洪或滑数。

病机 肺胃热盛、迫津外泄。

治法 清热保津。

方药 白虎汤。

白虎汤（《温病条辨·上焦篇》七）

生石膏（研）一两　知母五钱　生甘草三钱　白粳米一合

水八杯，煮取三杯，分温三服，病退，减后服，不知，再作服。

本方为清泄肺胃无形实热的主方，亦是清泄阳明气分热盛的主方，吴瑭谓之“辛凉重剂”，乃邪热由卫传气，自上焦而中焦，里热炽盛，故“辛凉平剂，焉能胜任，非虎啸风生，金飚退热，而又能保津液不可”，“白虎慓悍，邪重非其力不举，用之得当，原有立竿见影之妙”。本方在运用时需注意把握其病机及主证，正如《湿热病篇》云：“白虎汤仲景用以清阳明无形之燥热也”，“凡此皆热盛阳明，他证兼见，故用白虎清热，而复各随证以加减。苟非热渴汗泄，脉洪大者，白虎便不可投”。吴鞠通更是明确提出白虎汤清热力速，“若用之不当，祸不旋踵。懦者多不敢用，未免坐误事机；孟浪者，不问其脉证之若何，一概用之，甚至石膏用至斤余之多，应手而效者固多，应手而毙者亦复不少，皆未真知确见其所以然之故，故手下无准的也”，并在此基础上提出白虎四禁：“白虎本为达热出表，若其人脉浮弦而细者，不可与也；脉沉者，不可与也；不渴者，不可与也；汗不出者，不可与也；常须识此，勿令误也。”

应用

1. **风温** 外感风热病邪由肺顺传中焦阳明胃肠，病机为肺胃热盛，证属肺胃热盛证。症见壮热，不恶寒反恶热，汗大出，渴喜冷饮，苔黄而燥，脉浮洪或滑数，用白虎汤清热保津，如“太阴温病，脉浮洪，舌黄，渴甚，大汗，面赤，恶热者，辛凉重剂白虎汤主之”。（《温病条辨·上焦篇》七）如传至中焦，“脉浮洪躁甚者，白虎汤主之”。（《温病条辨·中焦篇》一）如热盛于里，应用下法后，邪气仍盛，下后“脉浮洪者，白虎汤主之”。（《温病条辨·中焦篇》十三）

2. **暑温** 暑温初起，病机为暑热亢盛，迫津外泄，证属暑入阳明气分，症见壮热，恶热，汗大出，渴喜冷饮，苔黄而燥，脉浮洪数，用白虎汤清热保津，《三时伏气外感篇》论述了暑温初起的病机、治法及代表方，提出病机为“夏暑发自阳明”，治宜“首用辛凉”，“古人以白虎汤为主方”。

《温病条辨》提出暑温病名，其脉证治方如“形似伤寒，但右脉洪大而数，左脉反小于右，口渴甚，面赤，汗大出者，名曰暑温，在手太阴，白虎汤主之”，“手太阴暑温，或已经发汗，或未发汗，而汗不止，烦渴而喘，脉洪大有力者，白虎汤主之”。（《温病条辨·上焦篇》二十二）以白虎汤为治暑之首方，“盖白虎乃秋金之气，所以退烦暑，白虎为暑温之正例也，其源出自《金匮》，守先圣之成法也”。（《温病条辨·上焦篇》二十二）

3. **伏暑**　暑热内伏所致伏暑，病机为暑热内伏，证属邪热炽盛证，症见壮热，汗大出，口渴甚，脉洪大者，可用白虎汤清暑泄热，如“太阴伏暑……脉洪大，渴甚汗多者，仍用白虎法”。（《温病条辨·上焦篇》四十）

4. **厥证**　厥证之热盛所致者，病机为邪热内盛，阳郁于内，格阴于外，证属热厥证，症见身热，四肢厥冷，胸腹灼热，口干舌燥，心烦尿赤，脉滑等，可用白虎汤辛寒清热、透热外达。

病案选录

案一：温热。叶，热伤气分，用甘寒方，白虎汤加竹叶。

（叶桂. 临证指南医案[M]. 北京：人民卫生出版社，2006.）

按：此案明确指出热在气分，显然邪热在里，宗“到气才可清气”之旨，故用白虎汤清解气分热邪，石膏辛寒大清气分里热，竹叶轻清宣散共解气分热邪，知母、粳米甘寒救阴，故称为甘寒方。

案二：暑温。西洞院竹屋街北近江屋某儿八岁，中暑，身灼热烦渴，四肢懈惰。即倍前药与之，帖重十日，犹不效。先生曰：某氏之治，非不当，然其所不治者，以剂之轻也。即倍前药与之，帖重十钱。须臾发汗如流，至明日善食，不日复故。

（刘星. 生生堂治验[M]. 太原：山西科学技术出版社，2023.）

按：暑之伤人，既可见暑热炽盛之实证，又可见热盛伤津耗气等虚象。前医辨证虽确，奈何病重药轻，故虽治不效。未更前方仅倍其量却病愈，实乃临证施治灵活变通之示范。

案三：伏暑。病者，王士云妻，年四十三岁，住宁海东路王家。

病名：伏暑。

原因：暑邪内伏，至九月初旬遇风而发。

证候：独热无汗，昼夜引饮（吃茶五六壶），唇焦齿槁，舌苔燥。

诊断：脉实大，此脉证当兼解肌，方可除根。若有汗，仅用白虎汤，不可再加解肌。

疗法：白虎汤参以解肌。

处方：生石膏八钱，生知母三钱，生甘草八分，粉葛根一钱，桔梗二钱，苏薄荷二钱，净连翘三钱，淡竹叶三钱，天花粉三钱，蝉衣八分。

效果：一剂得效，三剂即痊。

（何廉臣. 重印全国名医验案类编[M]. 上海：上海科学技术出版社，1982.）

案四：热厥。乙酉孟夏，靖邑刘文士自省归里，发热头痛，医以解表导滞之药，服至旬余，愈增汗出，烦躁。更医诊治，因其脉涩便通，舌白不渴，手足逆冷，疑为夹阴证，以真武汤投之。遂尔乱言无次，神识昏迷，大汗如浴，哕呃之声达于户外，举室仓皇，呼号神佑。时闵君谦文、舒君达五与刘夙好，力荐余治。余谓闵君曰：此症阴阳有天渊之别，治失其法，存亡攸关。兹之脉涩者，血被热灼，无阴则阳无以施也；便通舌白者，中焦热郁未能达于上也；四肢厥逆者，热极反兼寒化也。且阳盛则乱言，热盛则神昏，多汗者阳明热越，哕者胃火上冲，急宜大剂白虎汤以救津液。随用：生石膏一两、知母八钱、生甘草五钱、淡竹叶为使。

连进二剂，诸症悉屏。改用滋阴养血调治旬余，精神如旧。

（方略. 尚友堂医案[M]. 陈嘉训，点校. 上海：上海中医学院出版社，1993.）

兼津气两伤

主症 壮热，汗大出，恶热，口大渴喜冷饮，苔黄而燥，脉浮洪而芤或虚大。

病机 气分热盛、津气两伤。

治法 清热益气生津。

方药 白虎加人参汤。

白虎加人参汤（《温病条辨·上焦篇》八）

生石膏（研）一两　知母五钱　生甘草三钱　白粳米一合　人参三钱

水八杯，煮取三杯，分温三服，病退，减后服，不知，再作服。

本方即白虎汤加人参，可清泄肺胃实热，又有益气生津之效，多由里热炽盛，耗气伤津所致，故脉“浮大而芤，几于散矣，阴虚而阳不固也。补阴药有鞭长莫及之虞，惟白虎退邪阳，人参固正阳，使阳能生阴，乃救化源欲绝之妙法也”。

应用

1. **风温** 风温邪在气分，病机为肺胃热盛，气津两伤，证属肺胃热盛、津气两伤证。症见壮热，不恶寒反恶热，汗大出，大渴喜冷饮，面赤气粗而喘，苔黄燥而干，脉浮大而芤，用白虎加人参汤清热益气生津，如“太阴温病，脉浮大而芤，汗大出，微喘，甚至鼻孔扇者，白虎加人参汤主之”。(《温病条辨·上焦篇》八）若气阴耗散重者，症见“脉若散大者，急用之，倍人参”(《温病条辨·上焦篇》八）以急固阳气。若里热炽盛，以下法泄热救阴后“脉洪而芤者，白虎加人参汤主之”。(《温病条辨·中焦篇》十三）

2. **暑温** 暑温暑热炽盛，病机为暑热亢盛，耗气伤津，证属暑入气分、津气两伤证，症见壮热，恶热，汗大出，大渴喜冷饮，苔黄而燥，脉浮洪而芤，用白虎人参汤清泄暑热，益气生津，如“脉芤甚者，白虎加人参汤主之”(《温病条辨·上焦篇》二十二)，“脉洪大而芤者，白虎加人参汤主之”。(《温病条辨·上焦篇》二十六）

3. **太阳中暍** 中暍即伤暑病，病机为暑邪伤气、津气不足，证属暑伤津气证，症见发热恶寒，口渴，汗出，心烦，气喘，口舌干燥，脉虚等。《时病论》认为此方“亦治暑乎”，故以本方“治太阳中暍，身热汗出，恶寒足冷，脉微口渴”。强调“欲治六气之时邪，总当先读伤寒书而后可”。

4. **消渴** 消渴之上消或中消，病机为肺胃燥热，津气两伤，证属肺胃热盛津伤证，症见烦渴引饮，口干舌燥，消谷善饥，小便频数量多，大便干燥，尿色浑黄，身体渐瘦，舌红苔黄燥，脉虚数等，可用白虎加人参汤清泄肺胃实热，生津止渴。

5. **痉证** 痉证属热甚所致者，病机为热盛伤津、筋脉失养，证属热盛伤津，症见发热，口噤齘齿，项背强直，甚至角弓反张，手足挛急，咽干口燥，心烦急躁，苔黄燥，脉数等，用白虎加人参汤清热生津止痉。

病案选录

案一：风温呕吐不食。赵印龙，邑北境许孝子庄人，年近三旬，业农，于孟秋得风温病。

病因：孟秋下旬，农人忙甚，因劳力出汗过多，复在树阴乘凉过度，遂得风温病。

证候：胃热气逆，服药多呕吐。因此屡次延医服药，旬余无效。及愚诊视，见其周身壮热，心中亦甚觉热，五六日间饮食分毫不进，大便数日未行。问何不少进饮食？自言有时亦思饮食，然一切食物闻之皆臭恶异常，强食之即呕吐，所以不能食也。诊其脉弦长有力，右部微有洪象，一息五至。

诊断：即此证脉相参，知其阳明腑热已实，又挟冲气上冲，所以不能进食，服药亦多呕也。欲治此证当以清胃之药为主，而以降冲之药辅之。则冲气不上冲，胃气亦必随之下降，而呕吐能止，即可以受药进食矣。

处方：生石膏三两（捣细），生赭石一两（轧细），知母八钱，潞党参四钱，粳米三钱，甘草二钱。共煎汤一大碗，分三次温服下。

方解：此方乃白虎加人参汤又加赭石，为其胃腑热实故用白虎汤，为其呕吐已久故加人参，为其冲胃上逆故又加赭石也。

效果：将药三次服完，呕吐即止。次日减去赭石，又服一剂，大便通下，热退强半。至第三日减去石膏一两，加玄参六钱，服一剂，脉静身凉，而仍分毫不能饮食，憎其臭味如前。愚晓其家人曰：此病已愈，无须用药，所以仍不饮食者，其胃气不开也。胃之食物莫如莱菔，可用鲜莱菔切丝，香油炒半熟，而以葱酱作汤，勿过熟，少调以绿豆粉俾服之。至汤作熟时，病人仍不肯服，迫令尝少许，始知香美，须臾服尽两碗，从此饮食复常。

（张锡纯. 医学衷中参西录[M]. 石家庄：河北人民出版社，1957.）

案二：暑热蒸迫津液案。某，本系劳倦气虚之体，当此暴热，热从口鼻受，竟走中道。《经》云：气虚身热，得之伤暑。暑热蒸迫，津液日槁，阳升不寐，喘促舌干，齿前板燥，刻欲昏冒矣。甘寒生津益气，一定之理。

人参白虎汤加卷心竹叶、麦门冬。

（叶天士. 眉寿堂方案选存[M]. 上海：上海科学技术出版社，1990.）

按：本案患者原为劳倦气虚之体，又当暑热炽盛之际，从口鼻感受暑邪，致气津耗伤愈甚，故当用甘寒生津益气之法急救气津。

案三：伏暑。达原饮达膜原之邪，冲和汤开太阳之表。服后大汗淋漓，衣被俱湿，身反大热，消渴引饮，舌根黄，舌尖绛，中央苔白不润，溲浑赤，便不解，脉长洪而数。伏邪中溃，郁热暴伸，散漫经中，不传胃腑，欲作战汗。宜白虎加人参汤。

生石膏八钱，人参一钱半，知母三钱，生甘草一钱，粳米五钱。

过经不解，便溏色绛，苔淡黄，溲浑赤，热潮寅卯，指时而发，伏邪尚在少阳经也。

北柴胡根一钱，黄芩一钱半，炙甘草五分，麸炒枳实一钱，赤芍二钱，桔梗一钱，赤茯苓三钱，大荸荠八个。

（王硕如. 九峰医案[M]. 江苏国医分馆，1936.）

按：暑热内伏，治以辛香燥烈之剂，终致津液大伤，且热邪散漫经中，故以白虎加人参汤清热救津。过经不解，且现定时之潮热，故继以小柴胡汤加减清少阳之伏邪。

案四：中暍。郑襟宇，余族叔祖也，年六十外。初秋每日仆仆道途，夜忽小便多极，两倍于平常，且频数不已，次日即发热口渴。先医作疟治，一二日即小便淋滴不断，竟无宁刻。余往视之，见其面垢、齿燥，口渴，脉浮而弦。此病似疟而非疟，乃仲景之中暍证也。暑邪中于太阳膀胱经以膀胱受病，不能司出纳之权，是以小便频数。且面垢齿燥、口渴脉弦，的属中暍。用白虎加人参汤。

（郑重光. 素圃医案[M]. 北京：人民军医出版社，2012.）

案五：消渴。草庐先生，年七旬，病消渴，引饮无度，小便白浊，周殚百治，疲瘁日加。举家以为莫愈，病人亦嘱后事于乃弟矣。会先生诊之，脉浮滑，舌燥裂，心下硬。曰：可治也。乃与白虎加人参汤，百余帖而痊愈。

（陆渊雷. 伤寒论今释[M]. 北京：人民卫生出版社，1955.）

案六：刚痉。邹某，女，三岁，萍乡人。

症状：一九三七年夏初，壮热无汗，咳嗽气促，口渴心烦，摇头咬人，双目直视，神识昏迷，角弓反张，小便短赤，指纹浮粗深紫，透入命关，舌苔黄厚。

诊断：风寒在表，误补气壅，化热灼阴，脉络受损。

疗法：主以泻热救津法，予加味人参白虎汤。

生石膏五钱，知母二钱，甘草一钱，粳米三钱，天竺黄二钱，川贝母钱半，西洋参钱半，葛根二钱。水煎服。另安宫牛黄丸一粒化服。

连服二剂，热退汗出，神清渴止。改投养阴和络善后。

生地三钱，白芍二钱，忍冬藤二钱，橘络钱半，川贝母钱半，甘草一钱，桑叶钱半。水煎服。

（赖良蒲. 蒲园医案[M]. 南昌：江西人民出版社，1965.）

鉴别 白虎汤与白虎加人参汤均治疗风温肺胃热盛证，病机为肺胃热盛，迫津外泄。白虎汤重在清泄里热，以祛邪为主。白虎人参汤清热益气生津，祛邪兼以扶正。白虎人参汤尚可用于治疗消渴。两方鉴别见表4-5。

表4-5 白虎汤、白虎加人参汤鉴别

	白虎汤	白虎加人参汤
病证	壮热，不恶寒反恶热，汗大出，口渴喜冷饮，苔黄而燥，脉浮洪或滑数之肺胃邪热炽盛证	壮热，不恶寒反恶热，汗大出，口大渴喜冷饮，面赤气粗而喘，苔黄燥而干，脉浮洪而芤或虚大之肺胃热盛兼津气两伤证
病机	肺胃热盛	肺胃热盛、津气两伤
治法	清热保津	清泄里热、益气生津
药物	生石膏一两、知母五钱、生甘草三钱、白粳米一合	生石膏一两、知母五钱、生甘草三钱、白粳米一合、人参三钱
用法	水八杯，煮取三杯，分温三服，病退，减后服，不知，再作服	水八杯，煮取三杯，分温三服，病退，减后服，不知，再作服

兼气阴欲脱

主症 身热，气短倦卧，甚则喘喝欲脱，口渴多汗，舌红苔少而干，脉虚细或散大无力。

病机 热伤元气、气阴欲脱。

治法 扶正敛气生津。

方药 生脉散。

生脉散（酸甘化阴法）(《温病条辨·上焦篇》二十六）

人参三钱 麦冬（不去心）二钱 五味子一钱

水三杯，煮取八分二杯，分二次服，渣再煎服。脉不敛，再作服，以脉敛为度。

生脉散多用于热邪炽盛，致气阴耗散太过，“阳气发泄太甚，内虚不司留恋可知”。其配伍为酸甘化阴，故“守阴所以留阳，阳留，汗自止”，方中“以人参为君，所以补肺中元气也”。

应用 参考前热邪壅肺兼气阴欲脱证。

病案选录

参考前热邪壅肺兼气阴欲脱证。

鉴别 白虎加人参汤与生脉散均可用于风温，皆有益气生津之效，皆可见气短，懒言，倦怠，口渴，舌红苔干，脉虚等症。但白虎人参汤主要用于风温气分阶段，因热盛耗气伤津，症见壮热，汗多，口渴，舌红苔黄，脉浮洪而芤，治以清热益气生津。生脉散主要用于风温后期，气阴耗伤重证，症见低热，气短倦卧，甚则喘喝欲脱，口渴多汗，舌红苔少而干，脉虚细等，治以扶正敛气生津。两方鉴别见表4-6。

表4-6 生脉散、白虎加人参汤鉴别

	生脉散	白虎加人参汤
病证	低热，气短倦卧，甚则喘喝欲脱，口渴多汗，舌红苔少而干，脉虚细之气阴欲脱证	壮热，不恶寒反恶热，汗大出，口大渴喜冷饮，面赤气粗而喘，苔黄燥而干，脉浮洪而芤或虚大之肺胃热盛兼津气两伤证
病机	热伤元气、气阴欲脱	肺胃热盛、津气两伤
治法	扶正敛气生津	清泄里热、益气生津
药物	人参三钱、麦冬二钱、五味子一钱	生石膏一两、知母五钱、生甘草三钱、白粳米一合、人参三钱
用法	水三杯，煮取八分二杯，分二次服，渣再煎服。脉不敛，再作服，以脉敛为度	水八杯，煮取三杯，分温三服，病退，减后服，不知，再作服

兼湿阻

主症 壮热，汗出，口渴饮冷，脘痞身重，苔黄微腻，脉洪大。

病机 湿困中焦、热重于湿。

治法 清热化湿。

方药 白虎加苍术汤。

白虎加苍术汤（《温病条辨·上焦篇》二十六）

即于白虎汤内加苍术三钱

水八杯，煮取三杯，分温三服，病退，减后服，不知，再作服。

本方即白虎汤加苍术，既有清泄肺胃实热之功，又有苦温燥湿之效，“热、渴、自汗，阳明之热也。胸痞身重，太阴之湿兼见矣”。因“胸痞，身重兼见，则于白虎汤中加入苍术，以理太阴之湿”。

应用

1. **暑温** 暑温之暑热夹湿证，暑湿困阻中焦，病机为阳明热盛，湿困太阴。证属暑热兼湿，热重于湿，症见壮热烦渴，汗多溺短，脘痞身重，脉洪大，用白虎加苍术汤清热祛湿，如“手太阴暑温，……身重者，湿也，白虎加苍术汤主之”。(《温病条辨·上焦篇》二十六)

2. **湿温** 湿温湿困中焦证气分阶段，病机为湿热阻滞中焦，证属热重于湿，症见高热，汗出，面赤气粗，口渴欲饮，脘痞身重，苔黄微腻，脉洪数，如“湿热证，壮热口渴，自汗身重，胸痞，脉洪大而长者，此太阴之湿与阳明之热相合。宜白虎加苍术汤”。(《湿热病篇》三十七)“脉洪大而长，知湿热滞于阳明之经，故用苍术白虎汤清热散湿，然乃热多湿少之候”。(《湿热病篇》三十七)

病案选录

案一：暑温。一孩儿患暑湿，初疟半月有余，病势甚重。医者投以苍术白虎汤。夜半发汗至寅时，身体渐凉，冷汗不止，默默倦睡，口不肯言，气息甚微。医云六脉安静并不烦躁，此病退之象。因诫其父母切勿扰动，直至申时汗止，声出而病已霍然。

（鲁兆麟，杨思澍，王新佩，等. 二续名医类案[M]. 沈阳：辽宁科学技术出版社，1996.）

按：暑湿内蕴于半表半里，故见寒热如疟，且病久未愈，病势较重。因热重于湿，故投以苍术白虎汤，邪退正虚，阳从汗泄，故渐肤冷，但神安且脉静而缓，故非脱证，只待安舒静卧，病必霍然。

案二：湿温。周某某，男，24 岁。病高热，头痛身疼，胸中满闷，恶心不欲饮食。曾注射“安乃静”几支，汗出较多但发热却不退，体温持续在 39.6℃上下，有时呕吐，夜寐则呓语。脉浮数，舌苔白腻。初用三仁汤以清利湿热，服药后发热未消，而体痛不可耐，患者家人催促再诊，脉转濡数，舌质红，苔黄白杂腻，面色红赤，口渴思饮，足胫反冷，小便黄赤，大便不燥。细审此病，曾经发汗，津液受损可知，口渴喜饮，睡则呓语，热在阳明无疑；然而发热虽甚但身反无汗，而且身痛沉重，胸满作呕，足冷尿黄，舌苔又腻，则热中挟湿之情昭然若揭。此证非白虎汤不足以清其热，非苍术不足以化其湿浊。生石膏 30g，知母 10g，苍术 10g，粳米一大撮，炙甘草 6g。服药仅一剂，则热退痛止，诸症迎刃而解。

（陈明. 刘渡舟临证验案精选[M]. 北京：学苑出版社，1996.）

案三：湿温。裘左 湿温八天，壮热有汗不解，口干欲饮，烦躁不寐，热盛之时，谵语妄言，胸痞泛恶，不能纳谷，小溲浑赤，舌苔黄多白少，脉象弦滑而数。阳明之温甚炽，太阴之湿不化，蕴蒸气分，漫布三焦，有温化热、湿化燥之势，症非轻浅。姑拟苍术白虎汤加减，以观动静。

生石膏三钱，肥知母一钱五分，枳实炭一钱，通草八分，制苍术八分，茯苓皮三钱，炒竹茹一钱五分，飞滑石三钱，仙半夏一钱五分，活芦根一尺（去节），荷梗一尺。

二诊，今诊脉洪数较缓，壮热之势大减，稍能安寐，口干欲饮，胸闷泛恶，不能纳谷，舌苔腻黄渐化，伏温渐解，而蕴湿犹留中焦也。既见效机，毋庸更张，参入芳香淡渗之品，使湿热有出路也。

熟石膏三钱，仙半夏一钱五分，枳实炭一钱，泽泻一钱，制苍术八分，赤茯苓三钱，炒竹茹一钱五分，通草八分，飞滑石三钱，鲜藿佩各一钱五分，荷梗一尺。

三诊，热退数日，复转寒热似疟之象，胸闷不思纳谷，且有泛恶，小溲短赤，苔黄口苦，脉象左弦数，右濡滑。此伏匿之邪，移于少阳，蕴湿留恋中焦，胃失降和。今宜和解枢机，芳香淡渗，使伏匿之邪，从枢机而解，湿热从小便而出也。

软柴胡八分，仙半夏二钱，酒黄芩一钱，赤苓三钱，枳实一钱，炒竹茹一钱五分，通草八分，鲜藿佩各一钱五分，泽泻一钱五分，荷梗一尺。

（丁甘仁. 丁甘仁医案[M]. 上海：上海科学技术出版社，1960.）

鉴别　白虎汤与白虎加苍术汤均可用于暑温，皆有清泄阳明里热之效，皆可见壮热，汗出，口渴欲饮，舌红苔黄，脉浮洪等症。但白虎汤主要用于暑温初期暑入阳明之实热证，因暑热炽盛，症见壮热，恶热，汗大出，口渴喜冷饮，舌红苔黄燥，脉浮洪，治以清热保津。白虎加苍术汤主要用于暑温暑热夹湿者，症见壮热，汗出，口渴欲饮，脘痞身重，苔黄腻而干，脉洪大而长等，治以清热祛湿。两方鉴别见表4-7。

表4-7　白虎汤、白虎加苍术汤鉴别

	白虎汤	白虎加苍术汤
病证	壮热，不恶寒反恶热，汗大出，口渴喜冷饮，苔黄而燥，脉浮洪或滑数之肺胃邪热炽盛证	壮热，汗出，口渴欲饮，脘痞身重，苔黄腻而干，脉洪大而长之肺胃热盛兼湿困中焦证
病机	肺胃热盛	阳明热盛、湿困太阴
治法	清热保津	清热祛湿
药物	生石膏（研）一两、知母五钱、生甘草三钱、白粳米一合	白虎汤内加苍术三钱
用法	水八杯，煮取三杯，分温三服，病退，减后服，不知，再作服	水八杯，煮取三杯，分温三服，病退，减后服，不知，再作服

兼经络痹阻

主症　身热，肢体关节肿痛，舌红、苔黄，脉数。

病机　邪热炽盛、经络痹阻。

治法　清热通络除痹。

方药　白虎加桂枝汤。

白虎加桂枝汤（《温病条辨·上焦篇》五十）

知母六钱　生石膏一两六钱　粳米一合　桂枝木三钱　炙甘草二钱

水八碗，煮取三碗。先服一碗，得汗为知，不知再服，知后仍服一剂，中病即已。

本方即白虎汤加桂枝，“以白虎保肺清金，峻泻阳明独胜之热，使不消烁肌肉；单以桂枝一味，领邪外出，作向导之官，得热因热用之妙”。

应用

1. **温疟**　温疟乃疟之偏于热盛者，病机为阴气先伤，阳气独发，证属热阻经络，症见但热不寒，肌肉消烁，骨节疼烦，时欲呕，脉洪大，用白虎加桂枝汤清热除烦通络，如“骨

节疼烦，时呕，其脉如平，但热不寒，名曰温疟，白虎加桂枝汤主之”。(《温病条辨·上焦篇》五十)

2. **痹证** 痹证之属于风湿热痹者，病机为邪热壅于经络、关节，气血郁滞不通，证属热郁关节，症见关节疼痛，局部灼热红肿，得冷则舒，痛不可触，可病及一个或多个关节，多兼发热、恶风、口渴、烦闷不安等全身症状，苔黄燥，脉滑数，可用白虎加桂枝汤清热通络，祛风除湿。

病案选录

案一：暑疟。病者杨国梁，年四十五岁，清江人。

病名：暑疟。

原因：暑热内伏，被新凉外触而发。

证候：先寒后热，每日一发，寒少热多，口渴心烦，汗多气粗。

诊断：脉象洪数，右部尤甚，舌苔黄腻，此由暑热内蕴阳明，新感逗引而外溃也。

疗法：治宜急清暑热以顾津液，延恐津液干枯，变症百出，势已燎原，非辛凉重剂不能见效，拟桂枝白虎汤加味。

处方：川桂枝三分　生石膏一两（研细）　肥知母四钱　金银花三钱　大连翘三钱　天花粉三钱　生甘草五分　生粳米一撮。

效果：一剂知，二剂效，三剂愈。

（何廉臣. 重印全国名医验案类编[M]. 上海：上海科学技术出版社，1982.）

案二：痹证。吕某，女性，18岁。1965年6月17日初诊。

一月来发热，自汗盗汗，恶心或呕吐，头晕头痛，两膝关节痛，口干思饮，苔白腻，舌红，脉弦滑数。证属表虚而里热，治以两解表里，予白虎加桂枝汤。生石膏60g，知母18g，炙甘草6g，生山药20g，桂枝10g。

结果：上药服3剂热退，恶心呕吐止，自汗盗汗减。他医用补中益气治疗，又大汗不止而静脉补液。又改用上方原方治疗，则诸症渐愈。

（冯世纶，张长恩. 经方传真[M]. 北京：中国中医药出版社，2017.）

鉴别 白虎汤、白虎加人参汤、白虎加苍术汤与白虎加桂枝汤均可用于治疗肺胃气分热盛证，有清泄阳明里热功效，临床皆可见壮热、汗出、口渴欲饮、舌红苔黄、脉浮洪等症。但白虎汤主要用于肺胃热盛实证，症状以热盛于里为主。白虎加人参汤主要用于肺胃热盛兼气阴两虚，病机为虚实夹杂，以实为主，临床除里热见症外，多伴气喘、气促，口大渴等症。白虎加苍术汤病因为里热夹湿，症状除里热见症外，可伴见身重，胸痞等湿阻之象。白虎加桂枝汤病位兼及关节，症状可见骨节疼烦。四方鉴别见表4-8。

表4-8　白虎汤、白虎加人参汤、白虎加苍术汤、白虎加桂枝汤鉴别

	白虎汤	白虎加人参汤	白虎加苍术汤	白虎加桂枝汤
病证	壮热，不恶寒反恶热，汗大出，口渴喜冷饮，苔黄而燥，脉浮洪或滑数之肺胃邪热炽盛证	壮热，汗大出，口大渴喜冷饮，面赤气粗而喘，苔黄燥而干，脉浮洪而芤或虚大之肺胃热盛兼津气两伤证	壮热，汗出，口渴欲饮，脘痞身重，苔黄腻而干，脉洪大而长之肺胃热盛兼湿困中焦证	高热，不恶寒或热重寒轻，骨节疼烦，时时呕吐，舌红苔黄，脉弦数之肺胃热盛兼热郁经络证

续表

	白虎汤	白虎加人参汤	白虎加苍术汤	白虎加桂枝汤
病机	肺胃热盛	肺胃热盛、津气两伤	阳明热盛、湿困太阴	邪热炽盛、经络痹阻
治法	清热保津	清泄里热、益气生津	清热祛湿	清热通络除痹
药物	生石膏（研）一两、知母五钱、生甘草三钱、白粳米一合	生石膏（研）一两、知母五钱、生甘草三钱、白粳米一合、人参三钱	白虎汤内加苍术三钱	知母六钱、生石膏一两六钱、粳米一合、桂枝木三钱、炙甘草二钱
用法	水八杯，煮取三杯，分温三服，病退，减后服，不知，再作服	水八杯，煮取三杯，分温三服，病退，减后服，不知，再作服	水八杯，煮取三杯，分温三服，病退，减后服，不知，再作服	水八碗，煮取三碗。先服一碗，得汗为知，不知再服，知后仍服一剂，中病即已

兼热结肠腑

主症　身热如焚，烦躁，口渴，咽痛，头面及两耳前后焮赤肿痛，便秘，小便赤涩短少，舌红、苔黄，脉数。

病机　毒壅肺胃、热结肠腑。

治法　清热解毒、通腑泄热。

方药　通圣消毒散、外敷三黄二香散。

1. **通圣消毒散**（《通俗伤寒论》第十五节）

荆芥、防风、川芎、白芷各一钱，银花、连翘、牛蒡、薄荷、焦滑石各二钱，风化硝、酒炒生锦纹、苦桔梗、生甘草各五分，先用犀角尖一钱、大青叶五钱、鲜葱白三枚、淡香豉四钱、活水芦笋二两、鲜紫背浮萍三钱，用蜡雪水煎汤代水，重则日服二剂，夜服一剂，药须开水略煎。

2. **三黄二香散**（苦辛芳香法）（《温病条辨·上焦篇》二十）

黄连一两、黄柏一两、生大黄一两、乳香五钱、没药五钱。

上为极细末，初用细茶汁调敷，干则易之，继则用香油调敷。

应用

1. **大头瘟**　大头瘟毒壅肺胃证，病机为风热时毒即“天行之疠气”，“感其气而发”（《通俗伤寒论》第十五节），并内壅肺胃，结于肠腑，证属热毒壅滞肺胃。症见身热气粗而喘，烦热口渴，小便热赤短少，大便秘结，头面焮赤肿痛，咽痛，目赤，舌红苔黄，脉数。内服通圣消毒散“疏风解表以宣上”（《通俗伤寒论》第十五节）、通腑泄热；外敷三黄二香散清火解毒，消肿止痛。

2. **痄腮**　痄腮热毒壅盛证，病机为温毒入里，热毒壅盛。证属热毒壅结，气血壅滞，症见高热不退，腮部肿胀疼痛，坚硬拒按，张口、咀嚼困难，烦躁不安，口渴引饮，或伴头痛、呕吐，咽部红肿，食欲不振，尿少黄赤，舌红苔黄，脉滑数等，可用通圣消毒散清热解毒，软坚散结。

病案选录

案一：大头瘟。巅顶之上，惟风可到，风温疫病之邪，客于上焦，大头瘟头面焮红肿痛，壮热口干，溲赤便结，苔薄腻，脉郁滑而数。风属阳，温化热，如烟如雾，弥漫清空，蕴蒸阳明，症非轻浅。亟拟普济消毒饮加味，清彻风邪，而通腑气。仿经旨火郁发之，结者散之，温病有下不嫌早之例。

薄荷八分，山栀一钱五分，马勃八分，银花三钱，豆豉三钱，大贝三钱，牛蒡二钱，生草八分，赤芍一钱五分，连翘三钱，桔梗八分，淡芩一钱五分，生军八分，板蓝根三钱。

一剂腑通，去川军，服三剂愈。

（丁甘仁. 丁甘仁医案[M]. 上海：上海科学技术出版社，1960.）

案二：痄腮。黄某某，男，7 岁。

初诊：发烧 2 天，体温 37.8℃，头痛寒热不重，昨天开始两侧耳下腮腺肿痛，舌红咽痛不肿，两脉浮滑且数，微有咳嗽，夜间睡眠不安，大便略干，小便赤黄。风温郁热上扰，势成痄腮，用宣郁疏风，防其逆传入里，饮食当慎。

薄荷 6g（后下），前胡 6g，炒牛蒡 6g，片姜黄 6g，酒炒黄芩 6g，浙贝母 6g，僵蚕 6g，蝉衣 3g，元参 10g，马勃 3g，芦根 20g，二付，并嘱热敷两腮，早晚各 30 分钟。敷后肿势虽增无妨。

二诊：前药二剂之后，两腮肿势较增而疼痛大减，身热渐退，体温 37.3℃，两脉滑数，舌红咽痛皆减，大便已通。风温郁热已透，治以清热解毒方法，仍当静卧休养，饮食当慎。

旋覆花 6g，前胡 6g，连翘 6g，片姜黄 6g，僵蚕 6g，元参 10g，板蓝根 10g，马勃 3g，焦三仙各 6g，二付，仍热敷两腮，早晚各 30 分钟。

三诊：身热已退净，两脉数象已差，两侧腮腺肿势已退，转为正常。温邪蕴热已解，再以活血通络，清化折热。仍宜静卧休息一周，防引起睾丸炎症。

前胡 6g，连翘 6g，丹参 10g，茜草 10g，僵蚕 6g，浙贝母 10g，马勃 3g，板蓝根 10g，焦三仙各 6g，三付。

药后诸证悉平，舌脉二便如常，仍需清淡饮食，以防余热复起。

按：腮腺暴肿，是郁热不得宣散，治当宣郁疏风透邪外出，不可骤用凉药。尤奇者，用热敷不用冷敷，盖寒则凝，温则通，寒则涩而不流，温则消而去之。此为妙法。唯热敷后势必引起肿势暂时加重，故预先告知病家，不令惊慌无措。虽肿加，而痛减，是欲消散之兆也。观外治之法，亦当知内治之理，不当骤用寒凉药也。

（彭建中，杨连柱. 赵绍琴临证验案精选[M]. 北京：学苑出版社，1996.）

鉴别 通圣消毒散与宣白承气汤皆可治疗热结肠腑之便秘，通圣消毒散主要用于大头瘟毒滞三焦之气分证，为风热时毒内壅肺胃，结于肠腑，症见身热，咽痛，目赤，头面及两耳上下前后焮赤肿痛，大便秘结等。宣白承气汤主要用于风温肺肠同病，为风热病邪内壅于肺，肺病及肠，症见潮热，咳喘，痰涎壅盛，便秘等。两方区别见表 4-9。

表 4-9 通圣消毒散、宣白承气汤鉴别

	通圣消毒散	宣白承气汤
病证	身热如焚，气粗而促，烦躁口渴，咽痛，目赤，头面及两耳上下前后焮赤肿痛，大便秘结，小便热赤短少，舌赤苔黄，脉数之肺胃热毒壅滞，病及三焦之证	潮热便秘，痰涎壅盛，喘促不宁，苔黄腻，脉右寸实大之肺热腑实证
病机	毒壅肺胃、热结肠腑	肺肠同病
治法	清热解毒、通腑泄热	宣肺化痰、泄热攻下

续表

	通圣消毒散	宣白承气汤
药物	荆芥、防风、川芎、白芷各一钱，银花、连翘、牛蒡、薄荷、焦滑石各二钱，风化硝、酒炒生锦纹、苦桔梗、生甘草各五分，先用犀角尖一钱（现水牛角代）、大青叶五钱、鲜葱白三枚、淡香豉四钱、活水芦笋二两、鲜紫背浮萍三钱	生石膏五钱、生大黄三钱、杏仁粉二钱、瓜蒌皮一钱五分
用法	用蜡雪水煎汤代水，重则日服二剂，夜服一剂，药须开水略煎	水五杯，煮取二杯，先服一杯，不知再服

通圣消毒散与普济消毒饮皆可治疗大头瘟，有清热解毒之功，均可见身热，头面焮肿疼痛，咽痛，舌红苔黄，脉数等肺胃热盛之证。但通圣消毒散为毒滞三焦之重证，肺胃热盛兼及肠腑，症状兼见大便秘结，小便短赤等。普济消毒饮病位主要在肺胃，症状以气分热盛及头面肿痛为主。两方区别见表 4-10。

表 4-10　通圣消毒散、普济消毒饮鉴别

	通圣消毒散	普济消毒饮
病证	身热如焚，气粗而促，烦躁口渴，咽痛，目赤，头面及两耳上下前后焮赤肿痛，大便秘结，小便热赤短少，舌赤苔黄，脉数之肺胃热毒壅滞，病及三焦重证	壮热口渴，烦躁不安，头面焮肿疼痛，咽喉疼痛加剧，舌红苔黄，脉数实之毒壅肺胃证
病机	毒壅肺胃、热结肠腑	毒壅肺胃、上攻头面
治法	清热解毒、通腑泄热	清热解毒、疏风消肿
药物	荆芥、防风、川芎、白芷各一钱，银花、连翘、牛蒡、薄荷、焦滑石各二钱，风化硝、酒炒生锦纹、苦桔梗、生甘草各五分，先用犀角尖一钱（现水牛角代）、大青叶五钱、鲜葱白三枚、淡香豉四钱、活水芦笋二两、鲜紫背浮萍三钱	黄芩、黄连各半两，橘红、玄参、生甘草各二钱，连翘、牛蒡子、板蓝根、马勃各一钱，白僵蚕（炒）、升麻各七分，柴胡、桔梗各二钱
用法	用蜡雪水煎汤代水，重则日服二剂，夜服一剂，药须开水略煎	㕮咀，如麻豆大，每服秤五钱，水二盏，煎至一盏，去滓，稍热，时时服之

（七）燥干清窍

燥干清窍又称燥伤清窍，是指燥热病邪上干头目清窍导致燥火上扰，清窍不利所致证候，常见症状有身热，耳鸣、目赤、龈肿、咽痛等。

主症　身热，口渴，耳鸣，目赤，龈肿，咽干痛，舌红、苔薄黄而干，脉数。

病机　气分燥热、上干清窍。

治法　轻清宣透。

方药　翘荷汤。

翘荷汤（《温病条辨·上焦篇》五十七）

薄荷一钱五分　连翘一钱五分　生甘草一钱　黑栀皮一钱五分　桔梗三钱　绿豆皮二钱

水二杯，煮取一杯，顿服之。日服二剂，甚者日三服。耳鸣者加羚羊角、苦丁茶；目赤者，加鲜菊叶、苦丁茶、夏枯草；咽痛者，加牛蒡子、黄芩。

应用翘荷汤时，注意用药应以轻见胜，遵循“治上焦如羽”之旨，若用药过重，可致药过病所。本方轻扬宣透，发郁透邪，符合“火郁发之”的原则。应用时应注意加减法。①若燥气化火、上扰清窍，见“耳鸣者，加羚羊角、苦丁茶”以清少阳火热；②见“目赤者，加鲜菊叶、苦丁茶、夏枯草”以泻肝胆之火；③“咽痛者，加牛蒡子、黄芩”以清热泻火利咽。

应用

1. **秋燥** 外感温燥，邪入气分，病机为上焦气分燥热，上扰清窍，证属燥干清窍。症见耳鸣，目赤，龈胀，咽痛，苔薄黄而干，脉数等，即“清窍不利，如耳鸣目赤，龈胀咽痛之类”。用翘荷汤“亦清上焦气分之燥热也”。如“燥气化火，清窍不利者，翘荷汤主之”。(《温病条辨·上焦篇》五十七)

2. **乳蛾** 风热乳蛾，病机为风热之邪侵袭咽部，火热毒邪搏结喉核，证属风热证。症见咽部红肿疼痛逐渐加重，吞咽或咳嗽时尤甚，咽喉干燥灼热，可伴头痛，发热，微恶风，口渴引饮，咳痰黄稠，小便短赤，舌质红，苔薄黄，脉浮数等。用翘荷汤加减疏风清热、消肿利咽。

3. **急喉痹** 风热喉痹，病机为风热邪毒侵肺，邪热蒸结于咽，气血壅滞，证属风热证。症见初起咽部微痛，干燥灼热感，咽痒咳嗽，吞咽不利，逐渐肿痛加剧，痰涎多，咽喉梗塞感，吞咽困难，可伴有发热，恶寒，咳嗽，便秘，舌质红，苔黄或白，脉数等。用翘荷汤加减疏风宣透、清热利咽。

4. **耳鸣** 外感风邪耳鸣证，病机为风邪壅遏清窍，证属外感风邪。症见耳鸣、耳聋、耳闷胀，头痛恶风，发热，口干，舌红，苔薄白或薄黄，脉浮数。用翘荷汤加减疏风泻热，通络开窍。

病案选录

案一：燥·火郁上焦。某，燥火上郁，龈胀咽痛，当辛凉清上。

薄荷梗、连翘壳、生甘草、黑栀皮、桔梗、绿豆皮。

（清·叶桂. 临证指南医案[M]. 北京：人民卫生出版社，2006.）

按：此即《温病条辨》翘荷汤原方出处。吴鞠通根据上述医案整理而成翘荷汤。方中薄荷辛凉以清头目；连翘、栀皮、绿豆皮宣透燥火；桔梗、甘草利咽止痛。全方轻清灵动、宣郁透热。

案二：乳蛾。戎某某，女，24岁，学生。门诊号：30539。初诊（1961年3月12日）。素有喉痛及胃病史。近两天来恶寒发热（38.4℃），头痛，骨楚，两喉核红肿，右侧甚，且有白点，吞咽不利，脉来细数。此系风热之邪夹痰为患。治以疏解泄热，化痰利咽。荆芥穗4.5g，荷叶3g（后入），牛蒡子9g，蝉衣3g，苦桔梗3g，生甘草1.5g，金银花12g，连翘9g，射干3g，挂金灯9g，山豆根4.4g，马勃2.4g。外用药：喉科牛黄散吹喉，日2或3次，每次少许；并以银硼漱口液煎汤漱口，日4或5次。服上方2剂后，症情大减，再服2剂而愈。

（上海中医研究所. 张赞臣临床经验选编[M]. 北京：人民卫生出版社，1981.）

案三：喉痛。李某，女，42岁。2005年1月29日初诊。鼻腔干疼，耳鸣，咽喉疼痛、干燥，胸部憋气，大便2～3日一行，不燥，心烦。脉弦略数，右脉偏大，舌红边尖赤，苔薄黄，中心偏腻。辨为翘荷汤证，处方：薄荷10g，连翘15g，桔梗10g，生甘草6g，生栀子10g，牛蒡子15g，玄参10g，夏枯草15g，蝉蜕10g，僵蚕10g。6剂。诸症痊愈。

（张文选. 温病方证与杂病辨治[M]. 北京：中国医药科技出版社，2017.）

案四：头痛耳鸣。洪某，男，秋间燥邪上扰，清窍为之不利，头痛耳鸣，目赤口苦。彼以微疾，先延他医诊治，服清肝息风药不应，乃乞魏筱泉为调理。用吴氏治邪燥化火清窍不利之翘荷汤，加菊花、夏枯草、苦丁茶。服两帖，其病即痊。

（秦伯未. 清代名医医话精华[M]. 北京：人民卫生出版社，2007.）

鉴别 翘荷汤、桑杏汤均为感受燥热之邪所致的病症。但桑杏汤用于燥热袭表、肺卫失宣证，以肺卫表证为主；翘荷汤治疗燥热进入气分，上扰清窍证，以燥入气分为主。两方区别见表4-11。

表4-11 翘荷汤、桑杏汤鉴别

	翘荷汤	桑杏汤
病证	身热，口渴，耳鸣，目赤，龈肿，咽痛，舌红，苔薄黄而干，脉数之气分燥热证	发热微恶风寒，口鼻咽干燥，微咳无痰或痰少而黏，舌边尖红，苔薄白而干，脉浮数之燥热袭表证
病机	气分燥热、上犯清窍	燥热袭表、肺卫失宣
治法	轻清宣透	辛凉甘润、清透肺卫
药物	薄荷一钱五分、连翘一钱五分、生甘草一钱、黑栀皮一钱五分、桔梗三钱、绿豆皮二钱	桑叶一钱、杏仁钱半、沙参二钱、象贝一钱、豆豉一钱、栀皮钱半、梨皮一钱
用法	水二杯，煮取一杯，顿服之。日服二剂，甚者日三服	水二杯，煮取一杯，顿服之，重者再作服

（八）燥热伤肺

燥热伤肺又称燥邪伤（犯）肺，是指燥热病邪侵袭肺经气分，导致肺失宣降，肺燥津伤所引起的证候，常见症状有身热，干咳无痰，咽干鼻燥，口渴，舌边尖红、苔燥，脉数。

主症 身热，干咳无痰或痰少而燥，咳痰带血，气喘，胸闷胁痛，咽干，鼻燥，齿燥，心烦口渴，舌红苔薄黄而燥，脉数。

病机 燥热化火、耗伤阴液。

治法 清肺润燥、养阴益气。

方药 清燥救肺汤。

清燥救肺汤（《医门法律》）

冬桑叶三钱 石膏二钱五分 人参七分 甘草一钱 胡麻仁（炒，研）一钱 真阿胶八分 麦门冬去心一钱二分 杏仁去皮尖（炒）七分 枇杷叶一片（刷去毛，蜜涂，炙黄）

水一碗，煎六分，频频二三次热服。痰多加贝母、瓜蒌；血枯加生地黄；热甚加犀角（现水牛角代）、羚羊角，或加牛黄。气喘加炙苏子一钱、鲜柏子仁三钱、鲜茅根五钱；胸闷者加梨汁两瓢、广郁金四匙；呕逆者加芦根汁两瓢、鲜淡竹茹四钱、炒黄枇杷叶一两。

应用清燥救肺汤时，注意既清透肺热，濡润肺燥，又养阴益气，但全方重点仍在清肺润燥。本方体现出了宣降有序，清润结合，培土生金的组方特点，使燥邪得宣，肺热得泄，气津得复而奏清燥救肺之功。

应用

1. 秋燥 外感温燥，气分燥热，病机为肺经燥热化火，耗伤阴液，证属燥热伤肺。症见身热，干咳无痰，或痰少而燥，咳痰带血，气逆而喘，胸闷胁痛，咽喉干燥，鼻燥，齿燥，心烦口渴，舌红苔薄黄而燥，脉数等，用清燥救肺汤清肺润燥，养阴益气。如“诸气膹郁，诸痿喘呕之因于燥者，喻氏清燥救肺汤主之”。（《温病条辨·上焦篇》五十八）

2. **肺痿** 肺痿虚热证，病机为肺津干枯，阴伤火旺，火逆上气，证属虚热证。症见咳吐浊唾涎沫，或咳痰带血，咳声不扬，甚则音嗄，气急喘促，口渴咽燥，午后潮热，形体消瘦，皮毛干枯，舌红而干，脉虚数等。用清燥救肺汤加减滋阴清热、润肺生津。

3. **咳嗽** 肺阴亏耗证，病机为肺阴亏虚，虚热内灼，肺失润降，证属肺阴亏耗证。症见干咳，咳声短促，痰少黏白，或痰中带血丝，或声音逐渐嘶哑，口干咽燥，或午后潮热，颧红，盗汗，日渐消瘦，神疲，舌红少苔，脉细数等。用清燥救肺汤加减滋阴润肺，化痰止咳。

4. **银屑病** 银屑病属血燥者，病机为燥伤肺金，肌肤失养，证属血燥证。症见皮疹多呈斑片状，颜色淡红，鳞屑减少，干燥皲裂，自觉瘙痒，口咽干燥，舌淡红，苔少，脉沉细。用清燥救肺汤加减宣肺润燥、养阴清热。

病案选录

案一：秋燥。宋老婆婆，素有痰饮气喘，新感秋后燥热，以致内热气紧加甚。大生地 12g，炙甘草 3g，麻仁 12g，生石膏 12g，杏仁 9g，麦冬 9g，枇杷叶 9g，鳖甲 9g，沙参 9g，桑叶 9g。

二诊：身热见减，咳喘未止。燥热伤肺，当以甘润。

沙参 9g，甘草 3g，枇杷叶 9g，石膏 12g，阿胶 9g，麦冬 9g，麻仁 9g，桑叶 9g，杏仁 9g。

三诊：清燥救肺汤。另用麻黄 3g，生梨 1 只，蒸服。

按：燥为深秋之主气，久晴无雨，秋阳肆暴，遂感其气而发病。本例为燥热犯肺，引动痰饮之证。燥者润之，前后三诊均用清燥救肺汤加减，以清肺、润燥、养阴。梨头，王孟英氏称之为天生甘露饮，具甘凉润肺、止嗽除热、养阴润燥之功。麻黄与梨同煎，则治咳喘之力更佳，亦先生所常用，特别是对小儿畏惧服药者更宜。

（浙江省中医研究所，浙江省宁波市中医学会. 近代名医学术经验选编·范文甫专辑[M]. 北京：人民卫生出版社，1986.）

案二：肺痿（支气管哮喘）。于某，男，54 岁。17 年前在国庆节期间发作哮喘，经西医诊断为过敏性支气管哮喘，经治疗未能控制病情，乃来京就医。刻诊：咳喘日发数次，尤以睡前（约晚上 8～9 点）的一次发作最重，每次须昏厥 10 分钟左右，咳嗽连声，呼吸不续，类似小儿百日咳之状。痰出如皂泡，纯白胶黏难出。由于咳喘过度紧张，造成两眼瘀血贯睛，眼珠赤如涂朱。当根据“肺痿吐白沫”和“肺热叶焦因而成痿”的理论，投用清肺润燥之清燥救肺汤加减。处方：沙参 12g，麦冬 10g，生甘草 6g，黑芝麻 10g（捣），石斛 12g，阿胶珠 10g，生石膏 30g（先煎），甜杏仁 10g，枇杷叶 9g，僵蚕 9g，全蝎 6g。服药后当晚咳喘即轻，未见昏厥；服三剂咳喘皆退，续用桑杏汤加减收功；经随访 10 年以来，迄未再发。

（印会河. 中医内科新论[M]. 太原：山西人民出版社，1983.）

案三：咳嗽。喻某，女，25 岁。2005 年 9 月 24 日初诊。咳嗽 2 个月余，无痰，夜咳尤甚，每晚因咳嗽喘气难以入睡，咳嗽急剧则欲吐。脉弦关滑，舌红赤，苔薄黄。曾先后请 3 位中医诊治，其中一方用小青龙汤加减，服后咳加重；一方用大量清肺泻火药，服后腹泻、疲乏无力。从脉舌辨为清燥救肺汤证，处方：桑叶 10g，生甘草 6g，黑芝麻 10g，杏仁 12g，生石膏 30g

（先煎），阿胶10g（烊化），麦冬12g，枇杷叶15g，北沙参10g，桔梗10g。3剂。2005年9月27日诊：服药后咳嗽大为减轻，气喘止，夜能安睡，仅觉咽喉至胸部不舒，脉细滑，舌黯红，苔薄黄。继用此法处方：桑叶10g，生甘草6g，黑芝麻10g，桃、杏仁各12g，生石膏30g（先煎），阿胶10g（烊化），麦冬15g，枇杷叶15g，北沙参10g，黛蛤散15g（包煎）。6剂。咳止而诸症愈。

（张文选. 温病方证与杂病辨治[M]. 北京：中国医药科技出版社，2017.）

案四：银屑病。吴某，男，42岁。全身皮肤红斑、鳞屑、瘙痒反复发作4年，加重2月。刻诊：全身皮肤除掌跖外泛发红斑、鳞屑、皮疹，融合成大片状，颈部、双上肢伸侧尚可见少许粟粒样脓疱，伴瘙痒、灼热、烦躁、口鼻干燥、干咳无痰，低热，乏力，睡眠差，二便调，舌淡苔薄白，脉细数。证属温燥伤肺，气阴亏虚。处方：桑叶、枇杷叶、阿胶（烊化）、炒胡麻仁、苦杏仁各15g，沙参、麦冬、煅石膏、生地黄、水牛角、太子参各30g，炙甘草6g，五味子10g。5剂，每天1剂，水煎服。共治疗半月，皮疹基本消失，病情稳定。

[李金娥，张琴，程仕萍，等. 清燥救肺汤治疗皮肤病验案3则[J]. 新中医，2008（8）：85.]

鉴别　清燥救肺汤、麻杏石甘汤均有肺热咳喘的见症，清燥救肺汤是燥热犯肺，燥热盛而肺阴不足，麻杏石甘汤是热邪壅肺，热邪盛而正气未伤。清燥救肺汤、桑杏汤均为燥热伤肺，桑杏汤用于燥热初袭肺卫，病在卫分；清燥救肺汤用于邪气壅肺，病在气分。三方区别见表4-12。

表4-12　清燥救肺汤、麻杏石甘汤、桑杏汤鉴别

	清燥救肺汤	麻杏石甘汤	桑杏汤
病证	干咳无痰，气逆而喘，咽喉干燥，鼻燥，齿燥，舌苔薄白而燥或薄黄干燥之燥热犯肺证	身热，咳嗽，气促，呼吸不利，痰黄而黏，胸闷、胸痛，舌质红、苔黄厚而燥之邪热壅肺证	发热微恶风寒、口鼻咽干燥，微咳无痰或痰少而黏，舌边尖红，苔薄白而干，脉浮数之燥热袭表证
病机	燥热化火，耗伤阴液	邪热壅肺	燥热袭表、肺卫失宣
治法	清肺润燥，养阴益气	清热宣肺	辛凉甘润、清透肺卫
药物	冬桑叶三钱、石膏二钱五分、人参七分、甘草一钱、胡麻仁一钱、真阿胶八分、麦门冬一钱二分、杏仁七分、枇杷叶一片	麻黄四两、杏仁五十个、甘草二两、石膏半斤	桑叶一钱、杏仁钱半、沙参二钱、象贝一钱、豆豉一钱、栀皮钱半、梨皮一钱
用法	水一碗，煎六分，频频二三次热服	水七升，煮麻黄减二升，去上沫，内诸药，煮取二升，去滓	水二杯，煮取一杯，顿服之，重者再作服

（九）肺燥肠热

肺燥肠热又称肺热腑实，是指风热或燥热病邪伤肺，肺之输布失职，津液停聚为痰，痰热阻肺，肺气不降，大肠腑气不通的肺肠同病证候，本证是既有肺经痰热壅阻，又有肠腑热结不通之肺肠同病证。常见症状有潮热，便秘，喘促，舌红、苔黄腻，脉右寸实大。

主症　潮热，便秘，痰涎壅滞，喘促不宁，舌红、苔黄腻或黄滑，脉右寸实大。

病机　痰热阻肺、肠腑热结。

治法　化痰宣肺、通腑泄热。

方药 宣白承气汤。

宣白承气汤（《温病条辨·中焦篇》十七）

生石膏五钱 生大黄三钱 杏仁粉二钱 栝楼皮一钱五分

水五杯，煮取二杯，先服一杯，不知再服。

本方“以杏仁、石膏宣肺气之痹，以大黄逐胃肠之结，此脏腑合治法也”，体现出了宣上与通下并施的配伍特点。

应用

1. **风温** 风温中期，气分热盛，肺热腑实证，病机为痰热阻肺，肠腑热结，证属肺燥肠热。症见潮热，便秘，痰涎壅滞，喘促不宁，舌苔黄腻或黄滑，脉右寸实大等，用宣白承气汤化痰宣肺，通腑泄热。如“喘促不宁，痰涎壅滞，右寸实大，肺气不降者，宣白承气汤主之”。（《温病条辨·中焦篇》十七）

2. **哮证** 热哮证，病机为痰热阻肺，肺失清肃，证属热哮证。症见喉中痰鸣如吼，喘而气粗息涌，咳呛阵作，咳痰色黄，黏浊稠厚，口苦，口渴喜饮，汗出，面赤，小便黄，大便秘结，舌质红，苔黄腻，脉滑数或弦滑等。用宣白承气汤加减清热化痰，通腑利肺。

3. **便秘** 肺热肠燥证，病机为肺热壅盛，肺失宣降，肠腑热结不通，证属肺热肠燥证。症见大便干结，口干口臭，咳痰，痰多色黄或白黏，腹胀或腹痛，面红心烦，或有身热，或有喘息，舌质偏红，舌苔黄或黄腻，脉象为数脉或滑数脉等。用宣白承气汤以宣肺化痰，通腑泄热。

病案选录

案一：咳喘。王某，男，87岁。发烧七天，咳嗽喘憋五天，体温波动在38～39.5℃之间，经西药治疗效果不显，遂请中医会诊。刻诊：患者壮热不退，汗出口干，咳嗽喘息，不得平卧，痰黄黏量多，大便五日未行，小便黄少，腹微满不痛，舌红苔黄腻，脉滑数。治以宣肺涤痰，通腑泄热。幸喜患者年迈而体健，正气尚足，可攻之于一时，证属痰热壅肺，腑有热结。处方：杏仁6g，全瓜蒌20g，炙枇杷叶15g，生石膏15g，黛蛤散10g（包），生大黄6g（后下）。药后大便三次，所下恶臭，腹不满，咳喘轻，再以原方去大黄治之。二付，药后诸症已平，体温正常，痊愈出院。

（赵绍琴，胡定邦，刘景源. 温病纵横[M]. 北京：人民卫生出版社，2006.）

案二：肺炎。李某，男，36岁。患者因汗出当风又遭雨淋，当即恶寒发热，咳嗽胸痛，经治疗后恶寒消失，但身热烦渴，咳嗽气粗，痰多，色黄质黏稠，咳引胸痛，腹部胀满，大便三日未行。舌红苔黄腻而干，脉弦数。体温：38.6℃，听诊：左下肺呼吸音低，血白细胞总数14600/立方毫米，中性粒细胞百分比82%，淋巴细胞百分比18%。胸透：左下肺大片状模糊阴影。证属痰热阻肺，腑有热结。处方：生石膏30g（先煎），生大黄12g（后下），苦杏仁10g，黄芩10g，全瓜蒌15g，桃仁10g，枳实10g，粉甘草3g。药后腑通滞泄，热退咳减，原方损益以清余邪，一周后胸透复查，肺部炎症已吸收。

[问泽民. 温热病治验二则[J]. 中医杂志，1984，（4）：38.]

案三：便秘。朱某，男，18岁。恶寒发热，咽痛1天，自服姜汤后，恶寒已罢，发热未退，咽痛加重，咳嗽，吞咽时痛如刀割，声音嘶哑。检查：体温39.5℃，悬雍垂及两侧扁桃体肥大，咽峡、上腭焮肿充血。口干苦，小溲短赤，大便两日未行，舌红，苔黄厚，脉洪实有力。

证属肺胃火盛，通降无权，复因风邪鼓动，燎炽咽喉。处方：生石膏60g（先煎），瓜蒌皮、杏仁、生大黄、芒硝、连翘、山豆根、僵蚕各9g，甘草5g，另用冰硼散1支，吹喉。1剂后，大便已行，症状减轻，肺气肃、腑气通，火毒下泄，继以清咽汤加减，连进2剂而愈。

[孙浩. 宣白承气汤的临床运用[J]. 浙江中医杂志，1984，（7）：332.]

鉴别　宣白承气汤、麻杏石甘汤均针对肺热咳喘的见症，宣白承气汤是肺病及肠，脏腑同病，治疗上应宣上通下并施。麻杏石甘汤是热邪壅肺，以身热咳喘为主症，多兼见胸闷胸痛、咳痰黄稠等痰热阻肺证。宣白承气汤、导赤承气汤均针对大肠腑实证，但宣白承气汤重点在肺热，因肺气不降而腑气不通，消耗肠液造成肠腑热结；导赤承气汤以阳明腑实证为主，兼有小肠热盛。三方区别见表4-13。

表4-13　宣白承气汤、麻杏石甘汤、导赤承气汤鉴别

	宣白承气汤	麻杏石甘汤	导赤承气汤
病证	潮热，便秘，痰涎壅滞，喘促不宁，舌苔黄腻或黄滑，脉右寸实大之肺燥肠热证	身热，咳嗽，气促，呼吸不利，痰黄而黏，胸闷、胸痛，舌质红、苔黄厚而燥之邪热壅肺证	小便短涩，溺时灼热疼痛，尿色红赤，时烦渴之二肠同病证
病机	痰热阻肺、肠腑热结	邪热壅肺	阳明腑实、小肠热盛
治法	化痰宣肺、通腑泄热	清热宣肺	攻下通腑、兼泄小肠之热
药物	生石膏五钱、生大黄三钱、杏仁粉二钱、栝楼皮一钱五分	麻黄四两、杏仁五十个、甘草二两、石膏半斤	赤芍三钱、细生地五钱、生大黄三钱、黄连二钱、黄柏二钱、芒硝一钱
用法	水五杯，煮取二杯，先服一杯，不知再服	水七升，煮麻黄减二升，去上沫，内诸药，煮取二升，去滓	水五杯，煮取二杯，先服一杯，不下再服

兼肺络损伤

主症　初起发热，咽痒，干咳，继则咳黏痰而带血，胸胁牵痛，腹部灼热疼痛，大便泄泻，舌红苔薄黄而干，脉数。

病机　燥热伤肺、肺络受伤、移热于肠。

治法　润肺清肠、清热止血。

方药　阿胶黄芩汤（《通俗伤寒论》）

阿胶黄芩汤（《通俗伤寒论》第十三节）

陈阿胶、青子芩各三钱　甜杏仁、生桑皮各二钱　生白芍一钱　生甘草八分　鲜车前草、甘蔗各五钱

先用生糯米一两开水泡，取汁出，代水煎药。

应用

1. **秋燥**　俞根初谓之“秋燥伤寒”，病机为燥热伤肺，下移大肠，肺肠同病。证属肺燥肠热证。症见发热，咽痒，干咳，继则咳黏痰而带血，胸胁牵痛，腹部灼热，疼痛，大便泄泻，舌红苔薄黄而干，脉数等，用阿胶黄芩汤润肺清肠、清热止血。如《通俗伤寒论》“肺热不宣，急奔大肠乃肺热肠燥之候也。脉右洪长而数，左关弦数过尺者。肺燥肠热则用阿胶黄芩汤”。（《通俗伤寒论》第十三节）

2. **咳血** 咳血病因燥热所致者，病机为燥热伤肺、络脉损伤，证属燥热伤肺，症见干咳声嘶、痰少而黏、痰中带血，胸胁牵扯疼痛，伴身腹灼热、便稀，舌红苔薄黄而干，脉数等，可用阿胶黄芩汤润肺清热、宁络止血。

病案选录

咳血。王某，男，32岁。咳黏痰带血，咽痒，咳时牵引胸胁作痛，稀便，每日3～5次，面色微黄，舌红苔黄而燥，脉弦数。证属燥热伤肺，肺络受伤之证，处方：阿胶20g，黄芩15g，杏仁15g，白芍10g，甘草10g，甘蔗25g，白茅根20g，生地15g。共服6剂而愈。

（白峰. 温病学方论与临床[M]. 上海：上海中医学院出版社，1987.）

鉴别 阿胶黄芩汤与葛根芩连汤均针对肺与大肠同病。同属肺热兼下利之证。二者均针对发热、咳嗽、下利、肛门灼热之证，但阿胶黄芩汤为感受燥热邪气为主，有燥热伤津及损伤肺络之证。葛根芩连汤针对风热之邪入里化热，肺热下迫大肠，无燥伤津液之象。二者区别见表4-14。

表4-14 阿胶黄芩汤、葛根芩连汤鉴别

	阿胶黄芩汤	葛根芩连汤
病证	初起发热，咽痒，干咳，继则咳黏痰而带血，胸胁牵痛，腹部灼热，疼痛，大便泄泻，舌红苔薄黄而干，脉数之肺燥肠热证	身热，咳嗽，下利色黄热臭，肛门灼热，腹不硬痛，舌苔黄，脉数之肺热移肠证
病机	燥热伤肺、肺络受伤、移热于肠	肺热入里、下迫大肠
治法	润肺清肠、清热止血	清热止利
药物	陈阿胶、青子芩各三钱、甜杏仁、生桑皮各二钱、生白芍一钱、生甘草八分、鲜车前草、甘蔗各五钱	葛根半斤、甘草二两、黄芩三两、黄连三两
用法	先用生糯米一两开水泡，取汁出，代水煎药	上四味，以水八升，先煎葛根，减二升，内诸药，煮取二升，去滓，分温再服

（十）肺燥肠闭

肺燥肠闭是指燥热病邪伤肺导致肺热阴伤，大肠失润所致的证候。常见症状有咳嗽不爽、便秘、舌红苔燥、脉数等。

主症 咳嗽不爽而痰多，便秘，胸闷，腹胀，舌红、苔燥，脉滑数。

病机 燥热伤肺、肺不布津、液亏肠闭。

治法 肃肺化痰、润肠通便。

方药 五仁橘皮汤（《通俗伤寒论》）

五仁橘皮汤（《通俗伤寒论》）

甜杏仁三钱（研细） 松子仁三钱 郁李仁四钱（杵） 原桃仁二钱（杵） 柏子仁二钱（杵） 橘皮一钱半（蜜炙）

本方以果子仁入药，用药轻，其特点为“润不滞气，下不伤阴”。

应用

1. **秋燥** 燥热伤肺，肺阴不足，肠燥便秘证，病机为燥热伤肺，肺不布津，大肠失润，肠燥便秘，证属肺燥肠闭。症见咳嗽不爽而痰多，便秘，胸闷腹胀，舌苔腻偏干，脉滑等，用五仁橘皮汤肃肺化痰、润肠通便。

2. **便秘**　肺肠津亏证，病机为素体内热，阴津不足，肠道失润，证属肺肠津亏。症见大便干结，腹胀，舌红少苔，脉细数。用五仁橘皮汤以润燥行气、化痰通便。

病案选录

案一：便秘。程某，男，60 岁。患者因咳嗽痰多、大便秘结 1 个月，经地区中医院诊为"支气管肺炎""便秘"，治疗半月余，症状有所缓解，仍遗留咳嗽痰多、大便秘结。听诊：双肺呼吸音粗，有散在干啰音。X 线检查示：肺纹理增粗，余未见明显异常。刻诊：咳痰多，白色易咳出，胸腹胀满，大便秘结不通，3 日一行，不思饮食，舌红而干，苔厚腻，脉滑实。证属燥热伤津，腑气不畅。方选五仁橘皮汤加减。甜杏仁三钱（研细），松子仁三钱，郁李净仁四钱（杵），原桃仁二钱（杵），柏子仁钱（杵），蜜炙广橘皮钱半。药后症愈。

（陈宝国. 中医经典方证案例研究[M]. 南昌：江西科学技术出版社，2012.）

案二：习惯性便秘。孙某，男，82 岁。患者大便干结燥实，甚则 1 周不行，服麻仁润肠丸，大便 2 日一行，伴口干、唾液极少。舌质红苔薄白少津，脉弦细。证属津亏便秘。处方：五仁橘皮汤加味。郁李仁 12g，柏子仁 12g，瓜蒌仁 15g，天冬 15g，肉苁蓉 30g，当归 15g，炒决明子 30g，枇杷叶 10g，芦根 30g，火麻仁 30g。5 剂后大便已通，但仍干结如羊屎。上方加天花粉 24g，以生津活血，5 剂后大便 2 日一行。

（韩仲成. 印会河抓主症验案[M]. 北京：中国中医药出版社，2018.）

鉴别　五仁橘皮汤、阿胶黄芩汤均为燥邪在肺，肺病及肠，上下同治。五仁橘皮汤重点在肺燥失润，阴液不足，肺失宣降，肠燥便秘，表现以腹胀便秘为主。故重点在于开宣肺气，滋润肠胃，使郁闭之气得以宣降，气津得以布化，肠得津液濡润则大便通畅。阿胶黄芩汤为燥热化火，上伤肺络而干咳出血，下逼肠液而便泻稀水，表现为咳黏痰而带血，腹痛，腹泻为主。宣白承气汤亦为肺肠同病，但宣白承气汤重点在痰热阻肺，腑有热结，两者互为因果，表现为潮热，便秘，痰涎壅滞，喘促不宁，脉实大。三方区别见表 4-15。

表 4-15　五仁橘皮汤、宣白承气汤、阿胶黄芩汤鉴别

	五仁橘皮汤	宣白承气汤	阿胶黄芩汤
病证	咳嗽不爽而痰多，便秘，胸闷腹胀，舌苔腻而干，脉滑之肺燥肠闭证	潮热，便秘，痰涎壅滞，喘促不宁，舌苔黄腻或黄滑，脉右寸实大之肺燥肠热证	初起发热，咽痒，干咳，继则咳黏痰而带血，胸胁牵痛，腹部灼热，疼痛，大便泄泻，舌红苔薄黄而干，脉数之肺燥化火，下迫肠道证
病机	燥热伤肺、肺不布津、液亏肠闭	痰热阻肺、肠腑热结	燥热伤肺、肺络受伤、移热于肠
治法	肃肺化痰、润肠通便	化痰宣肺、通腑泄热	润肺清肠、清热止血
药物	甜杏仁三钱、松子仁三钱、郁李仁四钱、原桃仁二钱、柏子仁二钱、橘皮一钱半	生石膏五钱、生大黄三钱、杏仁粉二钱、栝楼皮一钱五分	陈阿胶、青子芩各三钱，甜杏仁、生桑皮各二钱，生白芍一钱，生甘草八分，鲜车前草、甘蔗各五钱
用法	每服三十至五十丸，空腹米饮送下	水五杯，煮取二杯，先服一杯，不知再服	先用生糯米一两开水泡，取汁出，代水煎药

（十一）肺胃壅热

肺胃壅热是指风热时毒充斥肺胃，导致肺胃热盛，攻窜头面所致的证候。常见症状有壮热口渴，头面焮肿疼痛，咽喉痛剧，舌红苔黄，脉数实。

主症 壮热口渴，烦躁不安，头面焮肿疼痛，咽喉疼痛加剧，甚则腐烂，或者肌肤丹痧显露，舌红，舌苔黄燥，脉洪数。

病机 肺胃热盛、上攻头面。

治法 清热解毒、疏风透邪、利咽消肿。

方药 大头瘟者内服普济消毒饮（去柴胡升麻），外敷水仙膏、三黄二香散。烂喉痧者内服余氏清心凉膈散，外用锡类散吹喉。

1. **普济消毒饮**（《东垣试效方》）

黄芩（酒炒）、黄连（酒炒）各五钱　陈皮（去白）、甘草（生用）、玄参、桔梗各二钱　连翘、板蓝根、马勃、牛蒡子、薄荷各一钱　僵蚕（炒）七分

上药为末，半用汤调，时时服之；半蜜拌为丸，噙化。

2. **三黄二香散**（《温病条辨·上焦篇》二十）

黄连一两　黄柏一两　生大黄一两　乳香五钱　没药五钱

研极细末，初用细茶汁调敷，干则易之；继则用香油调敷。

3. **水仙膏**（《温病条辨·上焦篇》二十）

水仙花根剥皮，加醋或酒捣烂外敷，中留一孔，待干后再敷，直至肌肤上生小泡为度。

4. **余氏清心凉膈散**（《温热经纬》）

连翘三钱　黄芩（酒炒）三钱　山栀三钱　薄荷一钱　石膏六钱　桔梗一钱　甘草一钱

5. **锡类散**（《金匮翼》，方名见《温热经纬》）

象牙屑（焙）三分　珍珠（制）三分　青黛（飞）六分　冰片三厘　壁钱（用泥壁上者）二十个　西牛黄五厘　焙指甲五厘

共研为细末，密装瓷瓶内，勿使泄气，每用少许吹于患处。

应用

1. **大头瘟** 大头瘟气分阶段，病机为风热时毒侵袭，肺胃热盛，攻窜头面。证属肺胃热盛。症见壮热口渴，烦躁不安，头面焮肿疼痛，咽喉疼痛加剧，舌红苔黄，脉数实等，用普济消毒饮清热解毒，疏风消肿。

2. **痄腮** 温毒蕴结型痄腮，病机为风热疫毒之邪蕴结，肺胃热盛，证属温毒蕴结证。症见发热，一侧或两侧腮肿胀疼痛，咀嚼困难，舌红苔黄腻，脉弦数。用普济消毒饮清热解毒，消肿散结。

3. **咽喉肿痛** 肺胃热盛型咽喉肿痛。病机为火热之邪上灼咽喉，咽喉痹阻，证属肺胃热盛证。症见咽部红肿疼痛，吞咽困难，高热，口渴喜饮，口臭，大便秘结，小便黄赤，舌红苔黄，脉数有力。

4. **烂喉痧** 温热时毒壅滞于气分，病机为温热时毒壅阻肺胃气分，证属毒壅气分证。症见壮热，口渴，烦躁，咽喉红肿疼痛，甚则腐烂，肌肤丹痧显露，舌红赤有珠，舌苔黄燥，脉洪数等。如《温热经纬》云："清心凉膈散，一名桔梗汤，即凉膈散去硝、黄，加桔梗。余氏

又加生石膏，为治疫疹初起之良剂。”

5. **化脓性扁桃体炎**　肺胃热盛所致咽喉肿痛，病机为火毒上攻咽喉，证属肺胃热盛证。症见咽喉红肿、疼痛，舌红，唇红，口渴思饮，恶寒轻发热重，有汗或无汗，咽喉、扁桃体化脓，小便黄，苔薄或薄黄，脉数洪大。

病案选录

案一：急性咽喉炎。王某，女，37 岁。患者咽痒咽痛、出声不利三天，伴咳嗽痰少，头微疼痛，大便干结，舌尖红，苔薄微黄，脉浮弦稍数，证属风热侵袭咽喉，咽喉痹阻，金实不鸣。方用普济消毒饮加减。黄芩 10g，黄连 6g，连翘 20g，银花 20g，牛蒡子 12g，玄参 12g，板蓝根 12g，桔梗 10g，甘草 10g，柴胡 10g，升麻 6g，蝉蜕 10g，赤芍 20g，蒲公英 30g，枳实 10g。水煎，二次分服。服用 7 剂，诸证全消。

（张士卿，邓沂，于善战，等. 于己百[M]. 北京：中国中医药出版社，2013.）

案二：大头瘟。张某，男，62 岁。患者一周前始觉发热、头重、头胀、目痒，渐觉面部肿大，有绷紧感。头面红肿如球状，触之疼痛，目周发红，眼痒，口干不欲饮，舌苔微黄，舌尖红，脉滑数。证属大头瘟，方选普济消毒饮加减。牛蒡子 15g，僵蚕 15g，薄荷 10g，川芎 10g，板蓝根 15g，蝉蜕 6g，黄芩 12g，黄连 6g，连翘 12g，陈皮 12g，苍术 10g，甘草 6g，升麻 6g。服上方一剂后，红肿显著消退，额上起皱纹。仍目红作痒，苔微黄，脉滑。前方减黄芩加玄参 10g。二剂后，红肿完全消退，余症亦消失而愈。

[唐明春. 大头瘟治验[J]. 四川中医，1985，（1）：35.]

案三：痄腮。杨某，男，8 岁，患儿左侧颌部肿大 1 天，伴发热恶寒，不思饮食，小便黄，大便干。查：颐颌部皮色发红，肿硬，且有压痛，口腔内腮腺口红肿，舌红苔黄，脉浮数。证属风热疫毒所致痄腮，方选普济消毒饮。黄芩、黄连、牛蒡子、桔梗、玄参、大黄、僵蚕、赤芍各 6g，板蓝根 10g，升麻、柴胡、甘草各 3g。外敷紫金锭（醋研），日 1～2 次。3 剂痊愈。

[阚淑华. 普济消毒饮临床运用[J]. 甘肃中医学院学报，1988，（3）：15.]

案四：烂喉痧。宗某，男，25 岁。发热 2～3 天，就诊日面部、胸腹、四肢皮肤斑痧红晕，咽痛喉肿，扁桃体肥大，化脓有白腐，体温 39.5℃，口周苍白，舌红尖部起刺，状似杨梅，根部黄厚，质绛且干，自觉头晕心烦急躁，不能入睡，唇焦破裂流血，大便二日未行，小便赤短深红。此温邪蕴热，气营两燔，烂喉痧重证。处方：连翘 15g，忍冬花 30g，紫草 9g，生石膏 24g，知母 9g，元参 45g，生草 9g，地丁 9g，花粉 9g，僵蚕 9g，杏仁 9g，鲜茅芦根各 45g，香犀角 0.6g（冲）。二付。

二诊：药后胸腹四肢皮肤痧已透，神志清楚，身热渐减，体温 38℃，咽痛喉肿皆减，扁桃体肿见轻，仍有白腐，舌绛起刺，状如杨梅，根部黄厚，两日来，夜寐尚安，心烦也减，唇仍焦破，大便已通不多，小便短红，病势见好转，再以清透热毒，凉营育阴，然毒热甚重，防其逆传。处方：蝉衣 4.5g，生石膏 24g，元参 45g，山栀 6g，连翘 30g，银花 30g，丹皮 9g，黄芩 9g，竹叶 6g，鲜茅芦根各 45g，香犀角 0.3g（冲），二付。

三诊：身热渐退，神志亦清，体温 37.4℃，皮肤痧已透齐，咽痛止喉肿退，病已向愈，再以甘寒育阴，凉营解毒之法数剂，病愈。

（赵绍琴，胡定邦，刘景源. 温病纵横[M]. 北京：人民卫生出版社，1982.）

案五：猩红热。罗某，女，8岁，身热4日，丹痧密布，疼痛，体温38℃，口渴引饮，小便短少，大便4日未行。舌质红，苔薄，脉浮数。证属时邪外感，肺胃热盛。处方：薄荷（后下）6g，牛蒡子9g，金银花9g，连翘9g，生川军（后下）4.5g，炒山栀9g，板蓝根15g，天花粉9g。服2剂后身热较轻，腑气亦行。原方去川军，再服2剂后症状消失。

（陆鸿元，徐蓉娟，郭天玲. 徐仲才医案医论集[M]. 北京：中国中医药出版社，2010.）

案六：麻疹。谭某，六岁。温邪时疠，触自口鼻，秽逆游行三焦，而为麻疹。目赤鼻煤，吐蛔泻蛔，津津汗出，而喘渴欲饮，当与辛苦寒。刘河间法，世俗不知，曰发痧，但以荆防、蝉壳升提，火得风扬，焰烈莫遏，津劫至变矣。凉膈去硝黄加石膏、牛蒡、赤芍而愈。

[叶天士. 增补临证指南医案（吴江徐灵胎先生评本）[M]. 太原：山西科学技术出版社，1999.]

案七：化脓性扁桃体炎。闫某，男，28岁。咽喉疼痛、恶寒发热，某医院诊断为化脓性扁桃体炎，给予消炎药4日，仍发热，扁桃体化脓，吞咽困难。刻下症：咽喉红肿，双侧中度肥大，左侧化脓，溃疡面约0.7cm^2，唇红，吞咽不利，颈下淋巴结肿大，口渴思冷饮，大便秘结，舌红苔薄黄，脉数兼洪大。予余氏清心凉膈散加味方：栀子10g，黄芩10g，甘草4g，薄荷6g，桔梗10g，石膏15g，丹皮12g，腊梅花12g，银花15g，赤芍12g，僵蚕10g，人工牛黄3g（冲服），重楼15g。3剂后，咽喉肿痛大减，吞咽畅利，溃疡面基本愈合，红肿消退。又予3剂，痊愈。

（江远光. 清心凉膈散加味方治疗喉症50例[J]. 四川中医，2001，19（11）：65.）

鉴别 普济消毒饮、清瘟败毒饮、余氏清心凉膈散均为治疗感受时疫热毒所发病症，三方均使用了大量清热解毒之药物，但普济消毒饮、清瘟败毒饮二者用量有明显差异。普济消毒饮主要用于感受风热疫毒上攻头面所致的大头瘟，病位在上，用药以黄连、黄芩为主，以祛上焦头面热毒。清瘟败毒饮主要用于温热疫毒充斥内外，气血两燔之证，用药以生石膏为主，以清阳明经热为重。余氏清心凉膈散用药则以轻清上浮之品为主，以透达郁热。三方区别见表4-16。

表4-16 普济消毒饮、清瘟败毒饮、余氏清心凉膈散鉴别

	普济消毒饮	清瘟败毒饮	余氏清心凉膈散
病证	壮热口渴，烦躁不安，头面焮肿疼痛，咽喉疼痛加剧，舌红苔黄，脉数实之大头瘟邪入气分证	壮热口渴引饮，头痛如劈，干呕狂躁，谵语神昏，视物错瞀，或发斑疹，或吐血、衄血，四肢或抽搐，舌绛唇焦，脉沉数，可沉细而数，或浮大而数之气血两燔重证	壮热，口渴，烦躁，咽喉红肿疼痛，甚则腐烂，肌肤丹痧显露，舌红赤有珠，舌苔黄燥，脉洪数之烂喉痧之邪入气分证
病机	肺胃热盛、上攻头面	瘟疫热毒、气血两燔	肺胃热盛、毒壅气分
治法	清热解毒、疏风消肿	清热解毒、凉血泻火	清气解毒、利咽退痧
药物	酒炒黄芩、酒炒黄连各五钱，去白陈皮、生甘草、玄参、桔梗各二钱，连翘、板蓝根、马勃、牛蒡子、薄荷各一钱，炒僵蚕七分	生石膏（大剂六到八两、中剂二至四两、小剂八钱至一两二钱），生地黄（大剂六钱至一两、中剂三至五钱、小剂二至四钱），犀角（大剂六到八钱、中剂三至四钱、小剂二至四钱，现水牛角代），黄连（大剂四至六钱、中剂二至四钱、小剂一钱至一钱半），栀子、桔梗、黄芩、知母、赤芍、玄参、连翘、竹叶、甘草、丹皮各二钱	连翘三钱、酒炒黄芩三钱、山栀三钱、薄荷一钱、石膏六钱、桔梗一钱、甘草一钱
用法	上药为末，半用汤调，时时服之；半蜜拌为丸，噙化	先煎石膏数十沸，后下诸药	上为粗末。每服9～15g，加竹叶1片，用水375mL，煎至250mL，去滓，入生白蜜20mL，微煎，温服

（十二）湿热痹肺

湿热痹肺又称湿热郁肺，是指湿热病邪郁阻上焦，导致肺胃气机上逆所致的证候。常见症状有咳嗽、胸闷、舌淡红、苔白或黄、脉濡或滑数等。

主症　咳嗽，气喘，胸闷，呃逆，舌淡红，苔白或黄，脉濡或滑数。

病机　湿热郁闭气分。

治法　苦辛通阳、轻宣肺痹。

方药　上焦宣痹汤、《千金》苇茎汤加杏仁、滑石汤。

1. **上焦宣痹汤**（《温病条辨·上焦篇》四十六）

枇杷叶二钱　郁金一钱五分　射干一钱　白通草一钱　香豆豉一钱五分

水五杯，煮取二杯，分二次服。

上焦宣痹汤所治呃逆是由于上焦肺气郁阻引起胃气上逆所致，故以宣畅肺气为主。全方轻清宣透，摒弃苦寒之栀子，代以豆豉、郁金以宣散郁火；以枇杷叶通降肺胃之逆，以白通草宣利三焦湿热，体现了宣肺、行气、清热、化湿等治法，是叶天士独树一帜的治呃之法。

2. **《千金》苇茎汤加杏仁、滑石汤**

苇茎五钱　薏苡仁五钱　桃仁二钱　冬瓜仁二钱　滑石三钱　杏仁三钱

水八杯，煮取三杯，分三次服。

千金苇茎汤加杏仁、滑石汤所治之喘促是由于湿热之邪蕴阻于肺，肺气失于宣降所致。“《金匮》谓喘在上焦，其息促。太阴湿蒸为痰，喘息不宁，故以苇茎汤轻宣肺气，加杏仁、滑石利窍而逐热饮”。

应用

1. **呃逆**　太阴湿温初起，病机为湿热流连，肺气郁闭，致“上焦清阳膹郁”，证属湿热痹肺。症见呃逆频繁，咽干咽痒，小便黄，舌红，苔白或黄，脉数，用宣痹汤苦辛通阳、轻宣肺痹，如“太阴湿温，气分痹郁而哕者，宣痹汤主之”。（《温病条辨·上焦篇》四十六）

2. **咳嗽**（咳喘）　太阴湿温初起，病机为湿热流连，肺气郁闭，证属湿热痹肺证。症见咳嗽声重，咳痰不爽，气喘，胸闷，口不渴或渴不欲饮，小便黄，大便黏滞不爽，舌淡红，苔白腻或黄腻，脉濡或滑数等。用《千金》苇茎汤加杏仁、滑石汤祛湿宣肺平喘，如“太阴湿温喘促者，千金苇茎汤加杏仁、滑石主之”。（《温病条辨·上焦篇》四十七）

3. **梅核气**　太阴湿温初起，病机为湿热郁闭肺气，证属湿热痹肺证。症见胸闷，咽喉哽噎，如有物堵，心烦，咽干，苔薄黄，脉滑数。

病案选录

案一：呃。某，面冷频呃，总在咽中不爽。此属肺气膹郁，当开上焦之痹。盖心胸背部，须藉在上清阳舒展，乃能旷达耳。

枇杷叶、炒川贝、郁金、射干、白通草、香豉。

（清·叶桂. 临证指南医案[M]. 北京：人民卫生出版社，2006.）

按：此即《温病条辨》上焦宣痹汤原方出处。吴鞠通减去川贝，定剂量后，名为宣痹汤。本证因湿热痹阻肺气，上焦气机升降失调所致，故用枇杷叶清肺化痰降气，郁金开郁行气，射干清热降气消痰，通草宣通脉络，香豉能升能散，有宣通上焦之功。全方有辛开、苦降、宣通的特点，故属于“苦辛通法”。

案二：呃逆。杨某，男，56 岁。频发呃逆 10 余年，刻诊：频发呃逆，遇寒冷之气加重，喉中似有痰堵，口干，烦躁易怒，小便黄数，舌红，苔黄，脉数。证属膈气逆阻，郁而化火。处方：上焦宣痹汤加味：枇杷叶 10g，郁金 9g，射干 6g，白通草 4.5g，香豆豉 9g，瓜皮 10g，丁香 3g，代赭石 12g，3 剂，水煎服。

十年呃逆，剂尽而愈。

（徐风新. 六经方证观心鉴[M]. 北京：中国中医药出版社，2019.）

案三：咳喘。赵某，男，58 岁。反复咳嗽气喘三年，诊为“慢支并肺气肿”。此次发作三月余，西医予抗生素、止嗽定喘处理有所缓解，后又出现小便不利，水肿，用强心利尿剂，只能显效一时。近日来咳嗽痰喘加剧，胸闷欲绝，呃逆不已，小便不利，小腹胀迫，声如瓮中出，口干不饮，欲大便而不便后重，舌淡红，苔白厚欠润，脉濡。证属肺气痹塞，水道不通。治宜开肺宣痹，通调水道，处方：宣痹汤加葶苈子。枇杷叶 30g，射干、郁金、香豉、通草、葶苈子各 15g。1 剂后小便 3 次，1 升左右，大便一次，量多，痰喘略减。原方再进 2 剂，咳喘、水肿均减，二便通利。守上方加减，调治旬余而安。

（阮诗玮. 桐山济生录[M]. 福州：福建科学技术出版社，2022.）

案四：咳嗽。郭某，男，26 岁。患者自入冬来咳嗽至今不愈，屡服止咳化痰方无效，咳时有少量白色泡沫痰，胸闷，咽喉痒，汗多，但口不渴，不欲饮水，大便正常。舌红赤，黄薄腻，脉弦滑数。证属风湿热郁痹肺气。处方：枇杷叶 12g，郁金 10g，射干 10g，通草 6g，淡豆豉 6g，紫苏叶 10g，紫苏子 10g，浙贝母 10g，杏仁 10g，前胡 10g，芦根 15g。4 剂痊愈。

（杨进，吴成. 孟澍江中医学术集萃[M]. 北京：北京科学技术出版社，2000.）

案五：梅核气。赵某，女，40 岁。因丧女悲哀，忧思郁悒，胸膈憋闷，咽喉哽噎，状如梅核。就医服半夏厚朴汤多剂，病情不减，反增心烦、口苦、咽干之症。苔薄黄，脉细滑，寸口滑大。证属肺气郁痹，气郁化火，灼津炼痰所致，处方 上焦宣痹汤加减：鲜枇杷叶 30g，广郁金、炙射干各 12g，黄芩 9g，通草、枳壳、桔梗各 5g，3 剂而愈。

[李兰舫. 宣痹汤临床应用两则[J]. 中医杂志，1987，（8）：18.]

案六：咳嗽。某 脉涩，咳嗽痰血，不时寒热，此邪阻肺卫所致。苇茎汤加杏仁、通草。

（清・叶桂. 临证指南医案[M]. 北京：人民卫生出版社，2006.）

按：叶天士打破苇茎汤“逐瘀排脓”的常规，强调其“行气活血”的作用。本证因寒邪束表，肺经郁热，肺失宣降所致。叶天士云：“肺气受病，诸气皆痹”“肺主一身之气，气化则湿化。”故取苇茎汤清热解表之功治疗寒邪包热之肺病，苇茎取其清热泻火、生津止渴、利尿之功效；冬瓜子取其清热化痰、利湿之功效；薏苡仁取其利水渗湿，清热解毒之效；桃仁取其润肠通便，止咳平喘之效。四药皆主轻浮，作用趋向多主向上向外，顺应肺之病位，共奏散寒解表，清热解毒之功。吴鞠通在此基础上加滑石、杏仁，则清利湿热、降气平喘之功更著。

鉴别 上焦宣痹汤、甘露消毒丹、三仁汤均治疗气分湿热证。上焦宣痹汤病在上焦，以湿热郁闭肺气为主症，甘露消毒丹治疗湿温时疫，邪在气分，湿热并重之证，三仁汤用于湿温初起，湿多热少，气机阻滞之证，三方区别见表 4-17。

表 4-17　上焦宣痹汤、甘露消毒丹、三仁汤鉴别

	上焦宣痹汤	甘露消毒丹	三仁汤
病证	咳嗽，气喘，胸闷，呃逆，口不渴，舌淡红，苔白或黄，脉濡或滑数之湿热闭肺证	身热困倦、胸闷腹胀、吐泻疟痢、颐肿咽疼、溺赤便闭、淋浊身黄、斑疹疮疡、舌苔淡白，或厚腻，或干黄之湿热蕴毒证	头痛恶寒，身重疼痛，肢体倦怠，面色淡黄，胸闷不饥，午后身热，苔白不渴，脉弦细而濡之湿遏肺卫证
病机	湿热郁闭气分	邪在气分、湿热并重	湿温初起、湿重于热
治法	苦辛通阳、轻宣肺痹	利湿化浊、清热解毒	宣畅气机、清利湿热
药物	枇杷叶二钱、郁金一钱五分、射干一钱、白通草一钱、香豆豉一钱五分	飞滑石十五两，绵茵陈十一两，淡黄芩十两，石菖蒲六两，川贝母、木通各五两，藿香、连翘、射干、薄荷叶、白豆蔻各四两	杏仁五钱、飞滑石六钱、白通草二钱、白蔻仁二钱、竹叶二钱、厚朴二钱、生薏苡仁六钱、半夏五钱
用法	水五杯，煮取二杯，分二次服	上药生晒研为细末，每服三钱，开水调下，或神曲糊丸，如弹子大，开水化服亦可	甘澜水八碗，煮取三碗，每服一碗，日三服

兼暑

主症　咳嗽，背寒，口渴欲饮，苔黄滑，脉滑数。

病机　湿热犯肺、肺失宣降。

治法　宣肺止咳、清热利湿。

方药　杏仁汤

杏仁汤（《温病条辨·上焦篇》五十二）

杏仁三钱　黄芩一钱五分　连翘一钱五分　滑石三钱　桑叶一钱五分　茯苓块三钱　白蔻皮八分　梨皮二钱

水三杯，煮取二杯，日再服。

应用

1. **肺疟**　伏暑犯肺，病机为湿热郁蒸，肺失宣降，证属湿热犯肺证。症见咳嗽频，背寒，口渴欲饮，咽喉干燥，口中黏腻，苔黄滑，脉滑数等。用杏仁汤宣肺止咳、清热利湿，如“舌白渴饮，咳嗽频仍，寒从背起，伏暑所致，名曰肺疟，杏仁汤主之”。（《温病条辨·上焦篇》五十二）

2. **咳嗽**　湿热伏肺，病机为湿热蕴伏于肺，肺失宣降，证属湿热犯肺证。症见咳嗽，夜间为甚，咳声沉闷，口渴，痰黏，舌红苔薄黄，脉滑数等。用杏仁汤宣肺祛湿止咳。

病案选录

案一：肺疟。张妪，暑风入肺成疟。

淡黄芩、杏仁、滑石、橘红、青蒿梗、连翘。

（叶桂. 临证指南医案[M]. 北京：人民卫生出版社，2006.）

按：本证因暑邪入肺，为肺疟之偏于湿者，故用杏仁、滑石轻宣肺气而除湿；黄芩、连翘、青蒿、橘红清宣肺热。

案二：咳嗽。徐某，男，3 岁。反复咳嗽 1 年余。病初因受凉后开始咳嗽，无痰，鼻塞流涕，无恶寒发热，家长未作处理，症状愈发严重，咳嗽频繁，有痰声，咳黄脓痰，至江西省中

医院行相关治疗后诸症缓解。2 天后发热 37.7℃，于南昌市某医院给予消炎药，药后热退，咳嗽反复发作。刻下：咳嗽，阵咳，部位偏深，咳有痰声，重浊，咳白色浓黏痰，咽中异物感，晨起喷嚏较多，无恶寒发热、鼻塞流涕，口不干，食欲可，睡眠可，二便平。舌淡红、苔黄，脉寸浮，略滑。证属湿热伤肺证。处方：桑叶 10g，茯苓 15g，薏苡仁 15g，冬瓜仁 10g，连翘 10g，桃仁 6g，生甘草 4g，瓜蒌皮 10g，杏仁 8g，桑白皮 10g，桔梗 8g。服 7 剂。水煎服，日 1 剂，分 2 次，饭后服，药后咳嗽明显缓解。

[方涛，黄利兴. 黄利兴治疗小儿咳嗽概要[J]. 江西中医药，2016，47（1）：28-29.]

鉴别 杏仁汤与苇茎汤加杏仁、滑石汤均为治疗湿热犯肺，肺失宣降之咳嗽、气喘之方剂。杏仁汤为暑湿蕴肺，当清透肺经暑热，故以杏仁、桑叶、梨皮等以开宣肺气，清暑透热。杏仁汤重在宣降太阴、透解湿热，以苦辛寒凉之品清利湿热，属于“苦辛寒法”。苇茎汤加杏仁、滑石汤为太阴湿蒸聚而为痰致喘促者，方中用杏仁配伍滑石利窍而逐热饮，可增强苇茎汤除湿之效。此方重在宣肺渗湿，属“辛淡法”。二者区别见表 4-18。

表 4-18 杏仁汤、苇茎汤加杏仁、滑石汤鉴别

	杏仁汤	苇茎汤加杏仁、滑石汤
病证	咳嗽频，背寒，口渴，咽喉干燥，口中黏腻，苔黄腻厚，脉浮软而数之暑湿蕴肺证	喘促，胸闷，舌淡红，苔白或黄，脉濡或滑数之湿热壅肺证
病机	伏暑内停、湿热犯肺、肺失宣降	湿热壅肺、肺失宣降
治法	宣肺止咳、清热利湿	宣痹除湿
药物	杏仁三钱、黄芩一钱五分、连翘一钱五分、滑石三钱、桑叶一钱五分、茯苓块三钱、白蔻皮八分、梨皮二钱	苇茎五钱、薏苡仁五钱、桃仁二钱、冬瓜仁二钱、滑石三钱、杏仁三钱
用法	水三杯，煮取二杯，日再服	水八杯，煮取三杯，分三次服

（十三）肺胃阴伤

肺胃阴伤是指风热、燥热等病邪侵袭肺胃，导致肺胃气津两伤的证候。常见症状有低热，干咳，口干舌燥而渴，舌光红少苔，脉细数等。

主症 低热或不发热，干咳或痰少而黏，口、鼻、咽、唇干燥乏津，口渴，舌干红少苔，脉细数。或神思不清，倦语，不思食，口渴，唇齿干，舌红苔薄，脉虚数。

病机 余邪未净、肺胃阴伤。

治法 滋养肺胃、益气补虚。

方药 沙参麦冬汤、五汁饮、雪梨浆、薛氏生脉饮。

1. **沙参麦冬汤**（《温病条辨·上焦篇》五十六）

沙参三钱 玉竹二钱 生甘草一钱 冬桑叶一钱五分 麦冬三钱 生扁豆一钱五分 花粉一钱五分

水五杯，煮取二杯，日再服，久热久咳者，加地骨皮三钱。

2. **五汁饮**（甘寒法）（《温病条辨·上焦篇》十二）

梨汁 荸荠汁 鲜苇根汁 麦冬汁 藕汁（或用蔗浆）

临时斟酌多少，和匀凉服。不甚喜凉者，重汤炖温服。

3. **雪梨浆**（甘冷法）（《温病条辨·上焦篇》十二）

以甜水梨大者一枚，薄切，新汲凉水内浸半日，时时频饮。

4. **薛氏生脉饮**（《湿热病篇》二十八）

人参　麦冬　石斛　木瓜　生甘草　生谷芽　鲜莲子

应用

1. **风温**　风温后期。病机为风热余邪未净，肺胃阴伤，证属肺胃阴伤证。症见低热或不发热，干咳或痰少而黏，口、鼻、咽、唇干燥乏津，口渴，舌干红少苔，脉细数等。用雪梨浆或五汁饮甘寒养阴，"此皆甘寒救液法也"。如"太阴温病，口渴甚者，雪梨浆沃之；吐白沫黏滞不快者，五汁饮沃之"。（《温病条辨·上焦篇》十二）

2. **秋燥**　秋燥后期。病机为燥热渐退，肺胃阴伤，邪少虚多之证，证属肺胃阴伤。症见身热已退，或身有微热，干咳或痰少，口、鼻、咽、唇干燥乏津，口渴，舌干红少苔，脉细数等。用沙参麦冬汤滋养肺胃，如："燥伤肺胃阴分，或热或咳者，沙参麦冬汤主之。"（《温病条辨·上焦篇》五十六）

3. **湿温**　湿温或湿热病后期。病机为湿热后期，气阴亏虚，证属肺胃气阴两虚证。症见神思不清，倦语，不思食，溺数，唇齿干，舌红苔薄，脉细等。王旭高曰："此生津和胃之法，清补元气，体气薄弱者最宜仿此。"王孟英谓："此为肺胃气液两虚之证，故宜清补，不但阴腻不可用，且与脾虚之宜于守补温运者亦异。"用薛氏生脉饮清补元气，如"湿热证，曾开泄下夺者，恶候皆平，独神思不清，倦语，不思食，溺数，唇齿干，胃气不输，肺气不布，元神大亏，宜人参、麦冬、生谷芽、川斛、木瓜、甘草、鲜莲子等味"。（《湿热病篇》二十八）

4. **咳嗽**　咳嗽后期，肺阴不足。病机为燥伤肺胃，津液亏虚之证，证属肺胃阴亏。症见干咳少痰，口渴咽干，舌红少苔，脉细数。

5. **消渴**　消渴之上消，病机为内热燔灼，伤津耗气，肺热叶焦，津伤失布，证属肺热津伤证。或为阴虚内热，肺失滋润，肃降无权，肺气上逆，证属肺阴亏虚证。症见烦渴多饮，口干舌燥，或干咳无痰、咯血，大便如常，小便频多，饮食无异。舌边尖红，苔薄黄，或舌红少苔，脉数。

6. **胃痛**　慢性胃病，病机为饮食不节或情志不遂，胃阴不足，胃失濡润、和降，证属胃阴亏虚。症见胃脘灼热隐痛，似饥而不欲食，胃脘嘈杂，口燥咽干，大便干结，舌红少津，脉弦细或细数。

7. **痰饮**　痰饮之阴虚内热者，病机为饮阻气郁，化热伤阴，证属阴虚内热，症见咳呛时作，咳吐少量黏痰，口干咽燥，或午后潮热，颧红，心烦，手足心热，盗汗，或伴胸胁闷痛，病久不复，身体消瘦，舌质偏红，少苔，脉小数。

病案选录

案一：风温。风温入肺，肺气失降，郁蒸热聚，咳痰，卧不安静。高年积劳之体，最宜甘寒清燥，所谓风温得润而解。

桑叶，甜杏仁，麦冬，蔗梨汁，沙参，玉竹，竹叶。

（叶天士. 临证指南医案[M]. 北京：人民卫生出版社，2006.）

按：风热袭肺，肺失宣降，肺气不得疏转，故热聚、咳痰，热扰心神，故卧不安静。又加高年，积劳阴虚，故宜甘寒清养肺阴。

案二： 秋燥。胡，六六，脉右劲，因疥疮，频以热汤沐浴。卫疏易伤冷热，皮毛内应乎肺，咳嗽气塞痰多。久则食不甘，便燥结，胃津日耗，不司供肺。况秋冬天降，燥气上加，渐至老年痰火之象。此清气热以润燥，理势宜然。倘畏虚日投滞补，益就枯燥矣。

霜桑叶，甜杏仁，麦冬，玉竹，白沙参，天花粉，甘蔗浆，甜梨汁，熬膏。

（叶天士. 临证指南医案[M]. 北京：人民卫生出版社，2006.）

按：本有疥疮，却频以热汤沐浴，皮毛开泄致卫疏，肺失宣降。仲景有“疮家虽身疼痛，不可发汗，发汗则痉”之禁，热浴又致伤阴。日久肺胃阴伤，故不食便燥。又逢秋燥加临，内外皆一派燥伤阴液之象，故益清热润燥，清补为上。

案三： 咳嗽。钱，久咳三年，痰多食少，身动必息鸣如喘。诊脉左搏数，右小数。自觉内火燔燎，乃五液内耗，阳少制伏，非实火也。常以琼玉膏滋水益气，暂用汤药，总以勿损胃为上。治肺药，谅无益于体病。处方：北沙参，白扁豆，炒麦冬，茯神，川石斛，花粉。

（叶天士. 临证指南医案[M]. 北京：人民卫生出版社，2006.）

按：本病咳嗽日久，痰多且动必息鸣如喘，右脉数小，皆久病肺气阴两虚之象。食少者，胃不受纳也。胃腑喜润而恶燥，胃阴不足，故不能受纳水谷。故亦甘寒，土旺生金之意。

案四： 消渴。女，69 岁。口干喜饮，神疲乏力，尿多，色黄半年，面赤，舌质红，苔黄燥，证属消渴病（上消）。处方：沙参、麦冬、葛根、石斛、元参各 15g，黄芩、知母各 10g，生石膏 30g。愈。

[陆景华. 沙参麦冬汤治疗消渴病的临床体会[J]. 交通医学，1995，9（4）：120.]

案五： 脾胃。庆，室女，十六岁，不食十余日，诸医不效，面赤脉洪。与五汁饮降胃阴法，兼服牛乳，三日而大食矣。

（吴瑭. 吴鞠通医案[M]. 上海：上海科学技术出版社，2010.）

按：不食不纳，因胃阴不足；面赤脉洪，水亏火旺也。取五汁饮甘寒益胃，胃阴得充，受纳有权，故能食。

案六： 汗证。胡某，男，4 岁。寝中汗多，动后尤甚，体质薄弱，咽蛾易发，口干喜饮，大便坚硬，胃纳欠香。其脉细弱，舌净苔少。证属肺阴不足，腠表疏松，处方：太子参、麦冬、石斛、谷芽、生扁豆各 9 克，知母 6 克，五味子、清甘草各 3 克，玉屏风散 10 克（包）。14 剂诸症愈。

（董幼祺，董继业. 董氏儿科[M]. 北京：中国中医药出版社，2010.）

案七： 胃痛（慢性胃炎）。张某某，男，49 岁。2005 年 9 月 10 日初诊。长期胃痛，西医诊断为慢性胃炎、反流性食管炎。病理活检：会厌贲门部黏膜慢性炎症，鳞状上皮有增生。患者看到病理活检报告，自以为会发展为胃癌，心理负担沉重。胃脘、上腹部胀痛，饭后增重，纳差，明显消瘦，时有盗汗，眼睛干涩，急躁易怒。舌红赤，苔薄少，脉弦细长。据舌辨为沙参麦冬汤证，处方：北沙参 10g，麦冬 15g，天花粉 10g，玉竹 10g，生甘草 6g，桑叶 10g，扁豆 15g，枳实 6g。7 剂。2005 年 9 月 17 日二诊：胃痛、脘腹胀满明显减轻，食欲增加，盗汗减。仍急躁，舌红赤，苔薄白，脉弦细。上方加川楝子 10g，7 剂。2005 年 9 月 24 日三诊：胃脘胀痛止，饮食增进，不再盗汗，体重有所增加，希望继续服药治疗，仍用二诊方调治。至

2005 年 10 月 25 日，胃痛未再发作，停服中药，饮食调养。

（张文选. 温病方证与杂病辨治[M]. 北京：中国医药科技出版社，2017.）

案八：痰饮咳嗽。友人徐君之子，年甫五龄，咳嗽已二年未愈。屡求名医援手，而屡治乏效。首由一医为诊，予服麻杏石甘汤加减方数十剂，服则咳止，停药则复咳如前。继求他医为治，主脾肾气虚大剂培土益气，三十余剂咳未少止。再请某儿科著名前辈诊治，用补肺阿胶散改汤加减，幸服数剂咳即止。半月后复咳如前，缘求治不易，自行原方以进，咳声时断时续。因循至 1977 年春节后，始就商于余。自患病起已二年矣。余诊得脉缓而涩，苔薄且净。闻咳则喉中痰鸣，咳甚时呕出白痰甚多，每次约可半饭碗余。此病初看似属痰饮为患，然脉呈虚象而非实证。盖脉缓无力为中土虚衰，涩而应指不足为津液亏损之的据。且余诊时正服某祖传儿医之方，尽是麻杏苏夏，且每方必用控涎丹 9g，包煎。已服二十余剂，咳不见减，痰不见少，显非痰饮为病。倘正属痰饮，如此用药痰咳必受其挫。余揣摩证情，推测此证初起时，原由外感伤肺、劫夺津液，加之杂药乱投，肺胃津液更伤，遂成金燥热郁之象。消克之药屡投，脾胃复伤，脾不能为胃行其津液以上灌于肺，反使水液凝滞，遇内火煎熬而为痰浊。中土一亏，则金失所养，故痰嗽愈甚。是水液不足，输布失常，而非水液过剩；是燥证而非痰饮。于病机之认识相反若此，倘辨证不明，失之毫厘，投剂用药则差之千里矣。何求愈病之云哉！患者之治，余意当养胃阴、润肺金、健脾土为法，佐以止咳消痰。为疏一方：南沙参 12g、川石斛 12g、麦门冬 9g、炙紫菀 9g、炙冬花 9g、焦白术 6g、茯苓 9g、炙甘草 3g、甜杏仁 9g、炙兜铃 9g。

服二帖，咳嗽大减，再服四帖，诸症渐除。惟偶有咳嗽一二声，即自行停药勿服。二旬后不慎风寒，又见发热咳嗽，前症复作，予疏表化痰药，表解热退，痰嗽依旧。又予前方三剂，痰嗽俱平，由是康复。

（邹孟城. 三十年临证探研录[M]. 上海：上海科学技术出版社，2000.）

鉴别　沙参麦冬汤、清燥救肺汤、桑杏汤三方均能治疗温燥之邪伤肺证，但有轻重之区别。桑杏汤针对燥热邪气侵袭肺卫，邪浅病轻；沙参麦针对汤为燥热渐退，肺胃阴伤，邪少虚多之证，阴伤重于桑杏汤证，在用药上偏于滋阴润燥，故多用沙参、玉竹、麦冬、天花粉等药物，药量亦较大。清燥救肺汤是三方中针对重症的方剂，为燥热伤肺，卫气同病，不仅阴津亏虚而且气也不足，属于气阴两虚证，故在用药上以清宣润肺与气阴双补并用。三方区别见表 4-19。

表 4-19　沙参麦冬汤、清燥救肺汤、桑杏汤鉴别

	沙参麦冬汤	清燥救肺汤	桑杏汤
病证	低热或不发热，干咳或痰少而黏，口、鼻、咽、唇干燥乏津，口渴，舌干红少苔，脉细数之肺胃阴伤证	头痛身热，干咳无痰，气逆而喘，咽喉干燥，鼻燥，胸满胁痛，心烦口渴，舌干少苔，脉虚大而数之燥热伤肺之气阴两虚证	身热不甚，口渴，咽干鼻燥，干咳无痰或痰少而黏，舌红苔薄白，脉浮数而右脉大之燥袭肺卫证
病机	燥邪未净、肺胃阴伤	温燥伤肺、气阴两虚	温燥外袭、肺津受灼
治法	滋养肺胃、清涤余邪	清燥润肺、养阴益气	清宣温燥、润肺止咳
药物	沙参三钱、玉竹二钱、生甘草一钱、冬桑叶一钱五分、麦冬三钱、生扁豆一钱五分、花粉一钱五分	桑叶三钱、煅石膏二钱五分、甘草一钱、人参七分、胡麻仁一钱、阿胶八分、杏仁七分、麦门冬一钱二分、杏仁七分、枇杷叶一片	桑叶一钱、杏仁一钱五分、沙参二钱、象贝一钱、香豉一钱、栀皮一钱、梨皮一钱
用法	水五杯，煮取二杯，日再服	水一碗，煎六分，频频二三次，滚热服	水二杯，煮取一杯，顿服之，重者再作服

薛氏生脉饮是温病后期正虚未复，元气大伤，气阴两虚证，宜用清补元气之法，使补而不腻，益气生津；竹叶石膏汤是温病后期，余热未尽，气阴两伤证，宜用清解余热，益气养阴之法治疗。生脉散为热邪耗气伤阴或久咳伤肺，气阴两虚证，是治疗气阴两虚的常用方。三方区别见表 4-20。

表 4-20 薛氏生脉饮、生脉散、竹叶石膏汤鉴别

	薛氏生脉饮	生脉散	竹叶石膏汤
病证	身热已退或有低热，神思不清，倦语，不思食，溺数，口渴，唇齿干，舌红苔薄，脉虚数之温病后期气阴两虚证	体倦，气短乏力，自汗，咽干，或干咳无痰，口干舌燥，舌红，脉虚细数之肺气阴两虚证	低热不退，虚羸少气，口干唇燥，呕恶纳呆，舌光红少苔，脉细数之余热未清、气阴两伤证
病机	正虚未复、气阴两虚	气阴两虚	余热未清、气津两伤
治法	清泄余热、扶中益虚	益气生津、敛阴止汗	清热生津、益气和胃
药物	人参、麦冬、石斛、木瓜、生甘草、生谷芽、鲜莲子	人参五分、麦门冬五分、五味子七粒	竹叶二把、石膏一斤、半夏半升、人参二两、甘草二两、粳米半升、麦门冬一升
用法	水煎服	水煎服	上七味药，以水一斗，煮取六升，去滓，内粳米，煮米熟，汤成去米，温服一升，每日三服

（十四）余毒伤阴

余毒伤阴又称余毒未清，是指温热时毒侵袭肺胃导致肺胃阴伤、余邪未净的证候，常见症状有咽喉糜烂渐减、午后低热、皮肤干燥脱屑、舌干红等。

主症 咽喉腐烂疼痛渐减，肌肤丹痧渐退，并陆续脱屑，壮热已除，唯午后仍低热，口干唇燥，舌红而干，脉细数。

病机 热毒未净、肺胃阴伤。

治法 滋阴生津、兼清余热。

方药 清咽养营汤。

清咽养营汤（《疫喉浅论》）

西洋参三钱 生地黄三钱 抱木茯神三钱 大麦冬三钱 大白芍二钱 嘉定花粉四钱 天冬二钱 玄参四钱 肥知母三钱 炙甘草一钱

水四盅，煎六分，兑蔗浆一盅，温服。

应用

1. **烂喉痧**（猩红热） 烂喉痧后期。病机为痧毒外透，肺胃阴津耗伤，证属余毒伤阴证。症见咽喉腐烂渐减，仍旧疼痛，肌肤丹痧渐退，并陆续脱屑，壮热已除，唯午后仍低热，口干唇燥，舌红而干，脉细数。丁甘仁在《疫喉浅论》中说："清咽养营汤治疫喉痧透，舌绛无津，脉数，少寐，筋惕肉瞤等症。"

2. **急乳蛾** 肺胃热盛后期，热毒未净，阴津已伤。证属余毒伤阴证。症见低热，口干，咽部疼痛，舌红少苔，脉数。

病案选录

案一：喉痧。王某，女，11 岁。感染喉痧，咽喉疼痛糜烂，壮热虽除，惟午后发热，入暮手足心热如烙，咽干口渴，不思谷食，皮肤干燥、脱屑，舌绛起刺，脉细数。证属余毒未清，阴液受损。处方：鲜生地黄 15g，玄参 10g，麦冬 10g（切），知母 10g，生甘草 3g，天花粉 10g，北沙参 10g，鲜石斛 15g，豆衣 10g，活水芦芽尺许（去毛节）。3 剂。身热退清，咽痛糜烂大减。继以养胃汤（麦冬、生地黄、沙参、玉竹、冰糖）加减调理，以糜粥自养而愈。

[张德超. 猩红热病机证治浅谈[J]. 江西中医药，1981（1）：18-21.]

案二： 咳嗽型变异性哮喘。王某，男，6 岁。因受凉咳嗽 2 周，咽干咽痒，阵咳少痰，吸冷空气及夜里咳嗽加重，不发热。病后曾去市儿童医院，检查血白细胞 5.6×10^9/L，中性粒细胞 0.52，嗜碱性粒细胞 0.03，嗜酸性粒细胞 0.06，淋巴细胞 0.39，胸透两肺纹理增强。给予消炎止咳等对症治疗，咳嗽不止。刻下症：患儿时有阵咳，查咽部稍充血，手心热，舌质正常，薄白苔少津，脉略数。证属风寒袭表，化热转燥，气阴两伤。治法：清咽润燥，宣肺止咳。处方：西洋参 5g，生地 10g，麦冬 15g，天花粉 15g，白芍 12g，玄参 12g，茯神 10g，天冬 8g，桔梗 8g，甘草 6g，知母 10g。6 剂咳止。

[李维海，崔旭红. 咳嗽型变异性哮喘治验[J]. 光明中医，2009，24（6）：1166-1167.]

鉴别 清咽养营汤、加减复脉汤之功效有相同之处，都是滋阴养液以清余热，用于热病后期阴液亏损，余热未尽之证。但本方治疗烂喉痧恢复期，痧毒外透，肺胃阴伤证，以甘寒生津养阴为主，侧重于滋补肺胃之阴。加减复脉汤治疗温病后期，真阴耗伤，侧重于滋补肝肾之阴。清咽养营汤、养阴清肺汤适应证均为肺阴伤耗、虚火上攻咽喉之症状，但清咽养营汤适应证为热邪不甚，其重在滋阴生津，养阴清肺汤邪正兼顾，既养肺肾之阴又凉血解毒，养阴散邪并重。三方区别见表 4-21。

表 4-21 清咽养营汤、加减复脉汤、养阴清肺汤鉴别

	清咽养营汤	加减复脉汤	养阴清肺汤
病证	咽喉腐烂疼痛渐减，肌肤丹痧渐退，并陆续脱屑，壮热已除，唯午后仍低热，口干唇燥，舌红而干，脉细数之肺胃阴伤证	身热面赤，口干舌燥，脉虚大，手足心热甚于手足背者真阴耗伤证	咽喉肿痛，鼻干唇燥，脉数无力之热毒上攻兼肺肾阴亏证
病机	热毒未净、肺胃阴伤	温病后期、阴液亏虚	阴虚燥热
治法	滋阴生津、兼清余热	滋阴养血、生津润燥	养阴清肺、解毒利咽
药物	西洋参三钱、生地黄三钱、抱木茯神三钱、大麦冬三钱、大白芍二钱、嘉定花粉四钱、天冬二钱、玄参四钱、肥知母三钱、炙甘草一钱	炙甘草六钱、干地黄六钱、生白芍六钱、麦冬五钱、不去心阿胶三钱、麻仁三钱	大生地二钱、麦冬一钱二分、生甘草五分、玄参钱半、贝母去心八分、丹皮八分、薄荷五分、炒白芍八分
用法	水四盅，煎六分，兑蔗浆一盅，温服	水八杯，煮取八分三杯，分三次服。剧者加甘草至一两，地黄、白芍八钱，麦冬七钱，日三夜一服	水煎服

（十五）暑恋肺络

暑恋肺络是指暑温汗后余邪未尽或暑温初期，暑湿之邪损伤肺络导致肺络受阻、蒙扰清阳的证候。本证暑湿邪气均不重。常见症状有低热，头目昏眩微胀，口微渴，舌淡红，苔薄腻，脉濡等。临证又有暑湿偏重或暑热偏重者。

主症 低热，头目不清，昏眩微胀，口渴不甚，舌质淡红、苔薄腻，脉濡。

病机 暑湿余邪、损伤肺络、蒙扰清阳。

治法 辛凉芳香、清透暑湿余邪。

方药 清络饮。

清络饮（辛凉芳香法）(《温病条辨·上焦篇》二十七)

鲜荷叶边二钱 鲜银花二钱 西瓜翠衣二钱 鲜扁豆花一枝 丝瓜皮二钱 鲜竹叶心二钱

水二杯，煮取一杯，日二服。凡暑伤肺经气分之轻证皆可用之。

应用清络饮时，注意原文所述“既曰余邪，不可用重剂明矣，只以芳香轻药清肺络中余邪足矣。倘病深而入中下焦，又不可以浅药治深病也”，即病位在上焦且是余邪未净，只宜用芳香轻清之品。

夏暑之季感受暑湿病邪初期，若见发热、头目不清、胸痞、纳差等症状时，亦可使用本方。

应用 暑湿轻证。暑温汗后、余邪未尽或暑伤肺经气分较轻者，病机为暑湿余邪、损伤肺络、蒙扰清阳，证属暑湿恋肺，蒙扰清阳，症见低热未除，头目不清，昏眩微胀，口渴不甚，舌淡红，苔薄腻，脉濡等。邪轻故不用重剂，只宜芳香轻药清肺络中暑热之邪，故用清络饮辛凉芳香、清透暑湿余邪，如“手太阴暑温，发汗后，暑证悉减，但头微胀，目不了了，余邪不解者，清络饮主之。邪不解而入中下焦者，以中下法治之”。(《温病条辨·上焦篇》二十七)如果病深而入中下焦者，此方不可用，因为浅药不能治深病也。

病案选录

暑湿。张二五，形瘦脉数，昼凉暮热，肺失和为咳。小暑后得之，亦由时令暑湿之气。轻则治上，大忌发散。

大竹叶，飞滑石，杏仁，花粉，桑叶，生甘草。

（清·叶桂. 临证指南医案[M]. 北京：人民卫生出版社，2006.）

按：病人系小暑后感邪，此时暑湿之气较轻，故叶氏选用竹叶、桑叶芳香轻清之品而不用重剂，暑多兼湿而用滑石、杏仁祛湿。

兼暑湿

主症 发热恶寒，吐血咯血，舌红苔白腻，脉濡。

病机 暑湿伤肺、损伤肺络。

治法 解暑祛湿、清热通络。

方药 清络饮加杏仁薏仁滑石汤方、葶杷六一散。

1. **清络饮加杏仁薏仁滑石汤方**（《温病条辨·上焦篇》三十二）

即于清络饮内加杏仁二钱，滑石末三钱，薏仁三钱，服法如前。

若见苔白腻，暑邪兼湿较重时，用清络饮加杏仁、薏苡仁、滑石，增强泄热利湿之功。煎服法同清络饮。

2. **葶杷六一散**（《湿热病篇》十八）

葶苈　枇杷叶　六一散

水煎服。

应用

1. **暑瘵**　暑瘵是暑热之季而突发咳血、咯血，症如痨瘵的病证，病机为暑湿伤肺、损伤肺络，证属暑瘵挟湿者，症见发热恶寒，不渴，吐血，舌红苔白等。发热恶寒，热伤表也；舌白不渴，湿伤于里也；而又出现吐血，是表里气血俱病，属暑瘵重者。此证纯清则碍虚，纯补则碍邪，故以清络饮清血络中之热，而不犯手；加杏仁利气，气为血帅故也；薏仁、滑石，利在里之湿。冀邪退气宁而血可止也。如“暑温寒热，舌白不渴，吐血者，名曰暑瘵，为难治，清络饮加杏仁、薏仁、滑石汤主之”。（《温病条辨·上焦篇》三十二）

2. **咳嗽**　湿热咳嗽，暑邪侵袭肺络，病机为暑湿犯肺、肺失宣降，证属湿热阻肺，症见咳嗽昼夜不安，喘逆，甚者不得眠，面赤气粗，舌红苔白腻等，可用葶杷六一散解暑祛湿，利肺平喘。此为暑滞肺络则肺实而咳，葶苈引滑石直泻肺邪，则病自除。如“湿热证，咳嗽昼夜不安，甚至喘不得眠者，暑邪入于肺络，宜葶苈、枇杷叶、六一散等味”。（《湿热病篇》十八）

病案选录

案一：暑瘵。王，暑邪寒热，舌白不渴，吐血，此名暑瘵重症。

西瓜翠衣、竹叶心、青荷叶汁、杏仁、飞滑石、苡仁。

（叶桂. 临证指南医案[M]. 北京：人民卫生出版社，2006.）

按：发热恶寒为暑邪所致，舌白不渴则为湿邪较重之征，吐血说明暑湿伤及肺络，故方中选用西瓜翠衣、竹叶心、青荷叶汁芳香轻清之品祛暑，杏仁、滑石、苡仁祛湿，暑湿得除，则自然无伤肺络之虞。

案二：咳嗽。幼稚伏邪挟积，阻滞肠胃，蒸痰化热，肺气窒痹，是以先泻而后咳，更继之以发热也。今者便泄已止，而气急痰嘶，肺气阻痹尤甚。法当先治其肺。盖恐肺胀则生惊发搐，其变端莫测耳。

葶苈子，莱菔子，六一散，枇杷叶。

再诊痰嘶气逆，平其大半，热势起伏，退而复作，时下多痞，须防转痞。

白萝卜汁（一杯），鲜荷叶汁（半杯）。二味煎浓去上沫，加入冰糖三钱烊化，姜汁一滴，冲服。

（秦伯未. 秦伯未实用中医学[M]. 北京：中国医药科技出版社，2014.）

按：本案积滞泄泻停止后的咳嗽属湿热阻肺所致，故用葶杷六一散加莱菔子清热除湿、利肺止咳兼祛积滞而取效。

兼暑热

主症　身热，但咳无痰，咳声清高，舌红苔少，脉细数。

病机　暑热在肺、灼伤肺阴。

治法　清热利肺、解暑养阴。

方药　清络饮加甘桔甜杏仁麦冬知母汤。

清络饮加甘桔甜杏仁麦冬知母汤（《温病条辨·上焦篇》二十八）

即于清络饮内，加甘草一钱，桔梗二钱，甜杏仁二钱，麦冬三钱，知母三钱。

若见干咳无痰、咳声清高时，为暑邪伤津明显，则用清络饮加甘草、桔梗、杏仁、麦冬、知母清热利肺、解暑养阴。煎服法同清络饮。

应用 咳嗽。暑恋肺络偏于暑热、伤及肺阴之咳嗽，证属暑伤肺阴，症见咳而无痰，咳声清高，声音清亮，久咳则哑等。用清络饮加甘草、桔梗、甜杏仁、麦冬、知母清热利肺、解暑养阴，《温病条辨》中称为“手太阴暑温”，如“手太阴暑温，但咳无痰，咳声清高者，清络饮加甘草、桔梗、甜杏仁、麦冬、知母主之”。（《温病条辨·上焦篇》二十八）用清络饮，清肺络中无形之热，加甘、桔开提，甜杏仁利肺而不伤气，麦冬、知母保肺阴而制火也。

病案选录

咽痛。郁二六，暑热，头胀，咳，喉痛。

鲜荷叶，杏仁，射干，橘红，桑皮，桔梗，木通，滑石。

（叶桂. 临证指南医案[M]. 北京：人民卫生出版社，2006.）

按：原病案名称虽为咽痛，但症见咳嗽，乃因暑热而起，说明其热偏重，故用荷叶、桑皮清解暑热，射干、桔梗清热利咽。暑多兼湿，故有头胀，用杏仁、橘红、木通、滑石利湿清热，兼以止咳。

鉴别 清络饮、清络饮加甘桔甜杏仁麦冬知母汤、葶杷六一散、清络饮加杏仁薏仁滑石汤均治疗暑温病，邪在手太阴肺。清络饮治疗暑热在肺之轻证；清络饮加甘桔甜杏仁麦冬知母汤治疗暑热在肺、灼伤肺阴之咳嗽；清络饮加杏仁薏仁滑石汤治疗暑热挟湿、伤及肺络之吐血；葶杷六一散治疗暑湿在肺、肺失宣降之咳嗽，未伤及血分、肺络而没有吐血咯血症状。四方区别见表4-22。

表4-22 清络饮、清络饮加甘桔甜杏仁麦冬知母汤、葶杷六一散、清络饮加杏仁薏仁滑石汤鉴别

	清络饮	清络饮加杏仁薏仁滑石汤	葶杷六一散	清络饮加甘桔甜杏仁麦冬知母汤
病证	低热未除，头目不清，昏眩微胀，口渴不甚，舌淡红，苔薄腻，脉濡之暑热伤肺轻证	发热恶寒，不渴，吐血咯血，舌红苔白，脉濡之暑瘵重者	咳嗽昼夜不安，喘逆，喘不得眠，面赤气粗，舌红苔腻之暑湿在肺证	但咳无痰，咳声清高，舌红苔少，脉细数之暑热灼伤肺阴证
病机	暑湿余邪、损伤肺络、蒙扰清阳	暑湿伤肺、损伤肺络	暑湿犯肺、肺失宣降	暑热在肺、灼伤肺阴
治法	清热利肺、解暑养阴	解暑祛湿、清热通络	解暑祛湿、利肺平喘	清热利肺、解暑养阴
药物	鲜荷叶边二钱、鲜银花二钱、西瓜翠衣二钱、鲜扁豆花一枝、丝瓜皮二钱、鲜竹叶心二钱	清络饮加杏仁二钱、滑石末三钱、薏仁三钱	葶苈、枇杷叶、六一散等味	清络饮加甘草一钱、桔梗二钱、甜杏仁二钱、麦冬三钱、知母三钱
用法	水二杯，煮取一杯，日二服	水二杯，煮取一杯，日二服	水煎服	水二杯，煮取一杯，日二服

（十六）暑伤肺络

暑伤肺络是指暑热侵袭肺络，导致暑热犯肺、损伤肺络的证候，常见症状有身热，咳嗽，咯血，或痰中带血丝，舌红苔黄，脉细数等。

主症　高热，咳嗽气粗，骤然咯血、衄血，痰中带血丝，口渴，头目不清，舌红苔黄，脉细数。

病机　暑热犯肺、损伤肺络。

治法　凉血安络、清暑保肺。

方药　犀角地黄汤合黄连解毒汤。

犀角地黄汤合黄连解毒汤（《温热暑疫全书·卷一温病方论》）

黄连（酒洗）　黄芩（酒洗）　黄柏（酒洗）　栀子（各一钱半）　犀角（磨水更佳，镑屑亦可）　生地黄（酒浸捣）　牡丹皮　芍药（各二钱）

上先以七味水煎，去滓，入地黄再煎数沸，滤清，加藕节汁、侧柏汁，并磨好墨少许，搅令黑，服之。

应用犀角地黄汤合黄连解毒汤时，方中还需加藕节汁、侧柏汁、墨少许。何廉臣《重订广温热论》中黄连解毒合犀角地黄汤药物组成为“小川连二钱、青子芩钱半、焦山栀钱半、川柏钱半、鲜生地一两、白犀角一钱、粉丹皮二钱、赤芍钱半”，两方稍有不同。

应用

1. **咳嗽、咯血、衄血**　气分暑热炽盛不解之咳嗽，病机为暑热犯肺、损伤肺络，证属暑热伤肺，症见咳嗽气粗，骤然咯血、衄血，痰中带血丝，高热，口渴甚，头目不清，舌红苔黄，脉象细数等。本证之咯血与一般暑湿上受损伤肺络痰中带血有轻重的不同，本证咯血势急量多，且伴见身灼热，舌质红赤等热邪盛实之症，其病情较重。故用犀角地黄汤合黄连解毒汤凉血安络、清暑保肺。

2. **痤疮**　面部痤疮属热毒所致者，病机为血分热毒壅滞，证属血热炽盛，症见丘疹红赤，甚至丘疹上有脓点，大便干燥。舌红赤，苔黄，脉弦数等。用黄连解毒汤合犀角地黄汤凉血泻火解毒。

3. **口腔溃疡**　口腔溃疡属热毒所致者，病机为阳明血分热毒壅滞，证属毒火攻口，症见舌面或口腔黏膜糜烂，大便干燥。舌红，苔黄，脉滑数等。用黄连解毒汤合犀角地黄汤凉血泻火解毒，兼清阳明之热。

病案选录

案一：妊娠兼风燥时疫症案。陈韦，年二十二岁。

素因受孕后，气血不充，神烦少睡。诱因秋后风燥时疫流行，菌毒飞扬，由口鼻吸受，直接传染。

初起头痛目眩，恶寒发热，咳嗽痰黏，肢倦神烦，口渴胃钝。继则气喘声嗄，咳痰甚艰，咳则咯咯有声，胸膈胀满，食则呕难下咽，肌肉脱落，形体枯瘦，不能起立，起则昏仆，神识乍醒乍昏，谵言妄语，唇缩齿枯，咽干口燥。六脉弦数微浮，数则七至有奇，舌苔枯黑而涩，边尖深赤起刺。脉证合参，此妊娠兼风燥时疫症也。

治疗，先用凉膈散合犀角地黄汤去丹皮，加天花粉、金银花、人中白，取硝、黄、栀、芩荡涤肠胃，降火救阴为君，地、芍、花粉凉血安胎，生津润燥为臣，犀角、连翘、竹叶、薄荷清心肝伏火，凉散风燥为佐，银柴胡、金银花、人中白和解表里，散郁败毒为使。速进二服不应，直至五服后，始得泻数次黑燥结粪，而燥热略平，舌苔略润，谵语已除，人事亦醒。仍见燥渴不眠，食量不思，咳嗽如前，又用人参白虎汤合百合固金汤加减，取其润肺生津，平胃降逆，活血安胎，养阴滋水。连进十余服，则咳嗽已除，声清不嗄，燥渴已止，食量已进，睡眠已安，身体已和，舌黑苔已退，转现微白微涩。惟元气衰弱，声低气微，软而无力，诊脉微弱。又用四物汤合生脉散，加茯神、枣仁、于术、山药，取其补气生津，养阴活血，安胎宁神，运脾健胃。连进十余服，则元气略强，食量大进，起居步履，稍能支持。惟肢体皮肤，微现浮肿，诊脉缓滑，又用四君子汤合五皮饮，取其补气运脾，去湿消肿也。五日，人事已醒。二十日，咳止燥平，食量已进。三十日，百病俱除，食量大进，元气已复。后一月，胎儿产下，母子俱全。

（何廉臣. 重印全国名医验案类编[M]. 上海：上海科学技术出版社，1982.）

案二：复发性口腔溃疡。李某，男，29 岁。1999 年 6 月 30 日初诊。患慢性复发性口腔溃疡，口腔黏膜与舌面糜烂，疼痛，口唇起皮干燥、糜烂，大便干，每 2 日 1 次。舌红，苔黄，脉滑数。曾用清胃散、导赤散、甘露饮等方，均未见效。根据脉证，辨为阳明血分火毒，用凉血泻火解毒，兼清阳明之法，以黄连解毒汤合犀角地黄汤（今名黄连解毒汤合清热地黄汤）加减，处方：水牛角 20g（先煎），生地 20g，丹皮 10g，白芍 20g，玄参 30g，栀子 10g，黄芩 8g，黄连 8g，大黄 2g，生石膏 30g，芦根 30g，生甘草 8g。7 剂。1999 年 7 月 7 日二诊：服上药口腔、口唇糜烂减轻。舌红苔白，脉滑数。上方减生石膏、芦根、生甘草，加麦冬 20g，紫花地丁 10g，竹叶 10g。7 剂。1999 年 7 月 14 日三诊：口腔、口唇糜烂进一步减轻，大便仍干，两胁胀满不适。舌红，苔白，脉弦数。二诊方大黄量增加为 4g，白芍量增为 16g，加柴胡 16g，枳实 10g，即合入大柴胡汤。7 剂。1999 年 7 月 21 日四诊：大便通畅，口腔、口唇溃疡消失，不思食，脉舌同前。用简化黄连解毒汤合犀角地黄汤（今名黄连解毒汤合清热地黄汤）法，处方：生地 12g，白芍 15g，丹皮 10g，玄参 15g，大黄 4g，黄连 6g，黄芩 10g，竹叶 10g，生甘草 3g。继续调治而愈。

（张文选. 温病方证与杂病辨治[M]. 北京：中国医药科技出版社，2017.）

案三：痤疮。刘某某，女，33 岁。1998 年 12 月 16 日初诊。面部痤疮密集，痤疮丘疹红赤，部分丘疹上有脓点，微痒，大便干燥。舌红赤，苔黄，脉弦数。辨为血分热毒壅滞，拟凉血泻火解毒法，用黄连解毒汤合犀角地黄汤（今名黄连解毒汤合清热地黄汤）加味，处方：黄芩 10g，黄连 6g，大黄 4g，水牛角 20g（先煎），生地 20g，丹皮 10g，白芍 12g，玄参 20g，连翘 10g，枇杷叶 16g。7 剂。1998 年 12 月 23 日二诊：痤疮大部分消退，大便通畅。舌红，苔薄黄，脉弦数。继续用上方加栀子 10g，紫花地丁 10g，服 14 剂痤疮告愈。

（张文选. 温病方证与杂病辨治[M]. 北京：中国医药科技出版社，2017.）

鉴别 犀角地黄汤合黄连解毒汤、清络饮加杏仁薏仁滑石汤均治疗暑瘵病，邪在手太阴肺经。犀角地黄汤合黄连解毒汤治暑热不解，进而暑热犯肺、损伤肺络所致暑瘵病，清络饮加杏仁薏仁滑石汤治疗暑热挟湿所致的暑瘵病。二方区别见表 4-23。

表 4-23　犀角地黄汤合黄连解毒汤、清络饮加杏仁薏仁滑石汤鉴别

	犀角地黄汤合黄连解毒汤	清络饮加杏仁薏仁滑石汤
病证	咳嗽，咯血，痰中血丝，高热，口渴，舌红苔黄，脉细数之暑热损伤肺络证	发热恶寒，不渴，吐血，舌红苔白，脉濡之暑热挟湿、损伤肺络证
病机	暑热犯肺、损伤肺络	暑湿伤肺、损伤肺络
治法	活血安络、清暑保肺	解暑祛湿、清热通络
药物	酒洗黄连、酒洗黄芩、酒洗黄柏、栀子各一钱半，犀角（现水牛角代）、生地黄、牡丹皮、芍药各二钱	清络饮，加杏仁二钱、滑石末三钱、薏仁三钱
用法	上先以七味水煎，去滓，入地黄再煎数沸，滤清，加藕节汁，侧柏汁，并磨好墨少许，搅令黑，服之	水二杯，煮取一杯，日二服

（十七）肺脾暑湿

肺脾暑湿是指暑湿郁于肺，导致湿犯肺脾、宣降失司的证候。常见症状有咳嗽，痰多，渴不多饮，舌淡红、苔白腻，脉濡等。

主症　咳嗽，咳声重浊，痰多，不甚渴或渴不多饮，舌淡红、苔白腻，脉濡。

病机　湿犯肺脾、肺失宣降。

治法　蠲饮和中、宣肺止咳。

方药　小半夏加茯苓汤再加厚朴杏仁方。

小半夏加茯苓汤再加厚朴杏仁方（辛温淡法）（《温病条辨·上焦篇》二十九）

半夏八钱　茯苓块六钱　厚朴三钱　生姜五钱　杏仁三钱

甘澜水八杯，煮取三杯，温服，日三服。

小半夏加茯苓汤再加厚朴杏仁方，方后用甘澜水煎煮，《伤寒论》中记载“作甘澜水法：取水二升，置大盆内，以勺扬之，水上有珠子五六千颗相逐，取用之”。吴鞠通认为此处用甘澜水意在“水用甘澜，取其走而不守也”。

应用　咳嗽。暑湿偏于湿重之咳嗽，病机为湿犯肺脾、宣降失司，证属肺脾暑湿，症见咳而且嗽，咳声重浊，痰多，不甚渴，渴不多饮，舌淡红，苔白腻，脉濡等，病位在手太阴肺，而又以湿邪为主，属足太阴脾，故《温病条辨》中称为“两太阴暑温”。如“两太阴暑温，咳而且嗽，咳声重浊，痰多，不甚渴，渴不多饮者，小半夏加茯苓汤再加厚朴、杏仁主之”。（《温病条辨·上焦篇》二十九）用小半夏加茯苓汤，蠲饮和中；再加厚朴、杏仁，利肺泻湿，夺其喘满之路。

病案选录

案一：咳嗽。某，三四。舌白，咳逆，不渴，非饮象而何？宜温药和之。

杏仁，苡仁，半夏，干姜，粗桂枝，厚朴，炙草。

（叶桂. 临证指南医案[M]. 北京：人民卫生出版社，2006.）

按：本案虽为痰饮而无暑邪为患，但痰饮内停，肺脾宣降、升清失职之理却同。故用干姜、桂枝之辛温化痰饮，杏仁、厚朴宣降肺气，半夏燥湿化痰，苡仁淡渗利渗，共治两太阴。

案二：咳嗽。丙寅正月，焕氏，三十八岁。痰饮法当恶水，反喜水者，饮在肺也。喜水法当甘润，今反用温燥者，以其为饮也。既喜水，曷以知其为饮？以得水不行，心悸短气，喘满眩冒，咳嗽多痰呕恶，诸饮证毕具也。即为饮证，何以反喜水？以水停心下，格拒心火，不得下通于肾，反来上烁华盖，又格拒肾中真水，不得上潮于喉，故嗌干而喜水以救之也，是之谓反燥。反燥者，用辛能润法。

半夏一两、小枳实八钱、云苓块一两、杏仁泥六两、广皮五钱、生姜一两。

甘澜水八碗，煮取三碗，渣再煮一碗，分四次服。

（吴瑭. 吴鞠通医案[M]. 北京：中国中医药出版社，2020.）

按：痰饮反喜水，知其为饮停于内，故得水反见诸症加重。遵“病痰饮者，当以温药和之”之旨，故治之以温燥，取辛能润法。

鉴别 小半夏加茯苓汤再加厚朴杏仁方、清络饮加甘桔甜杏仁麦冬知母汤均治疗暑温咳嗽，邪在手太阴肺。小半夏加茯苓汤再加厚朴杏仁方为暑温兼水湿犯肺，性属湿温，清络饮加甘桔甜杏仁麦冬知母汤治疗偏于火而不兼湿者。二方区别见表 4-24。

表 4-24 小半夏加茯苓汤再加厚朴杏仁方、清络饮加甘桔甜杏仁麦冬知母汤鉴别

	小半夏加茯苓汤再加厚朴杏仁方	清络饮加甘桔甜杏仁麦冬知母汤
病证	咳而且嗽，咳声重浊，痰多，不甚渴，渴不多饮，舌淡红，苔白腻，脉濡之肺脾暑湿证	但咳无痰，咳声清高，舌红苔少，脉细数之暑热伤肺，肺阴不足证
病机	暑温水湿、犯肺作咳	暑热在肺、灼伤肺阴
治法	蠲饮和中、利肺泻湿	清热利肺、解暑养阴
药物	半夏八钱、茯苓块六钱、厚朴三钱、生姜五钱、杏仁三钱	清络饮，加甘草一钱、桔梗二钱、甜杏仁二钱、麦冬三钱、知母三钱
用法	甘澜水八杯，煮取三杯，温服，日三服	水二杯，煮取一杯，日二服

（十八）暑伤津气

暑伤津气又称暑耗肺胃津气、暑伤肺胃，是指因暑热时邪侵犯肺胃，伤津耗气导致的暑热燔灼阳明气分的证候。常见症状有壮热，汗多，口渴，苔黄燥，脉洪数等；若津气两伤时，或见背微恶寒，苔黄燥，脉洪大而芤等；若津气两伤导致正气欲脱时，见身热骤退，汗出不止，喘喝欲脱，脉散大等。

主症 壮热，汗多，口渴，面赤气粗，头痛头晕，心烦，苔黄燥，右脉洪数；或见背微恶寒，苔黄燥，脉洪大而芤；甚或身热骤退，汗出不止，喘喝欲脱，脉散大。

病机 暑热燔灼阳明气分，兼气津损伤或气津欲脱。

治法 清暑泄热；津气受伤者兼以益气生津；正气欲脱者益气敛津、生脉固脱。

方药 白虎汤、白虎加人参汤、王氏清暑益气汤、生脉散、薛氏生脉散。

1. **辛凉重剂白虎汤**（《温病条辨·上焦篇》七）

生石膏（研）一两　知母五钱　生甘草三钱　白粳米一合

水八杯，煮取三杯，分温三服，病退，减后服，不知，再作服。

应用白虎汤时，注意方后所述“病退，减后服，不知，再作服”，即病情减轻药当减量服用，若效果不明显，则继续服用。

2. **白虎加人参汤**（《温病条辨·上焦篇》八）

即于前方内加人参三钱。

应用时当注意，白虎汤证若出现津气两伤时须加人参益气生津，现多用西洋参。

3. **清暑益气汤**（辛甘化阳酸甘化阴复法）（《温热经纬·湿热病篇》三十八）

西洋参　石斛　麦冬　黄连　竹叶　荷秆　知母　甘草　粳米　西瓜翠衣等

《温热经纬·湿热病篇》中第三十八条原文本用东垣清暑益气汤，并提出“临证时斟酌去取”，而本方出自王孟英对本条的按语中：“此脉此证，自宜清暑益气以为治，但东垣之方，虽有清暑之名，而无清暑之实……余每治此等证，辄用西洋参、石斛、麦冬、黄连、竹叶、荷秆、知母、甘草、粳米、西瓜翠衣等，以清暑热而益元气，无不应手取效也。”故后世称本方为王氏清暑益气汤。原书并无剂量，且最后有一“等”字，可见在应用时当根据临床症状加减使用。

4. **生脉散**（酸甘化阴法）（《温病条辨·上焦篇》二十六）

人参三钱　麦冬（不去心）二钱　五味子一钱

水三杯，煮取八分二杯，分二次服，渣再煎服。脉不敛，再作服，以脉敛为度。

应用生脉散时，注意原文所述“脉不敛，再作服，以脉敛为度”（《温病条辨·上焦篇》二十六），脉散大为津气欲脱之候，药后脉不收敛则继续服药，服药当以脉收敛为度。且此方旨在复脉而非祛暑，如《温热经纬·湿热病篇》三十九条后王孟英引徐灵胎之语：“此伤暑之后，存其津液之方也。观方下治证，无一字治暑邪者，庸医以之治暑病，误之甚矣。其命名之意，即于复脉汤内取用参、麦二味，因止汗故加五味子。近人不论何病，每用此方收住邪气，杀人无算。用此方者，须详审其邪之有无，不可徇俗而视为治暑之剂也。”可见此方用于治疗暑邪明显者反会敛邪，属误治。

5. **薛氏生脉散**（《湿热病篇》三十九）

人参　麦冬　五味子

应用

1. **中暑**　暑温初起，或暑温兼湿而湿邪化燥之后，病机为暑热燔灼阳明气分，证属暑伤津气，症见壮热，汗多，口渴，齿燥，面赤气粗，头痛头晕，心烦，苔黄燥，右脉洪数等，用白虎汤清暑泄热，若见背微恶寒，脉洪大而芤等损伤津气的症状，又当用白虎加人参汤清暑泄热，益气生津。《温病条辨》中称为“暑温”，如“形似伤寒，但右脉洪大而数，左脉反小于右，口渴甚，面赤，汗大出者，名曰暑温，在手太阴，白虎汤主之；脉芤甚者，白虎加人参汤主之”。（《温病条辨·上焦篇》二十二）

2. **暑伤津气**　清暑益气汤证可由白虎加人参汤证进一步加重发展而来，病机为暑热内蒸，津气耗伤，属正虚邪实之证，较之白虎加人参汤证暑热稍轻，津气耗伤更为严重。证属暑温暑热稍轻，津气耗伤较重，症见壮热、心烦、小便色黄的暑热内盛症状，和烦渴、自汗、肢倦神疲、脉虚无力等津气不足之象两个方面。治疗用王氏清暑益气汤清热涤暑、益气生津，如《温热经纬·湿热病篇》三十八条后王士雄的按语：“此脉此证，自宜清暑益气以为治，但东垣之方，虽有清暑之名，而无清暑之实……余每治此等证，辄用西洋参、石斛、麦冬、黄连、竹叶、荷秆、知母、甘草、粳米、西瓜翠衣等，以清暑热而益元气，无不应手取效也。”（《温热经纬·湿热病篇》三十八）

3. 脱证 暑温病津气持续耗伤，导致津液大量丢失、阳气随其外泄而脱失所致的脱证。病机为津气大伤、正气不固、势欲外脱，由暑热耗伤津气过甚所致。证属气随津脱，症见汗大出，脉散大，身热骤退，喘喝欲脱，此时暑热不重，但正气欲脱，治当用生脉散益气生津、生脉固脱。如“手太阴暑温……汗多脉散大，喘喝欲脱者，生脉散主之”。(《温病条辨·上焦篇》二十六)

4. 咳嗽 暑月热伤元气所致的肺虚咳嗽。病机为暑伤津气，肺失肃降。证属肺气阴两伤，症见咳嗽，气短倦怠，口渴多汗，脉虚欲绝。用生脉饮益气生津，敛肺止咳。如原文“暑月热伤元气，气短倦怠，口渴多汗，肺虚而咳者，宜人参、麦冬、五味子等味”，“然方名生脉，则热伤气之脉虚欲绝可知矣”。(《温热经纬·湿热病篇》三十九)

病案选录

案一：发热。曾治一人，患伤寒热入阳明之腑，脉象有力而兼硬，时作谵语，按此等脉原宜投以白虎加人参汤，而愚时当少年，医学未能深造，竟与以大剂白虎汤，俾分数次温饮下，翌日视之热已见退，而脉搏转数，谵语更甚。乃恍然悟会，改投以白虎加人参汤煎一大剂，分三次徐徐温饮下，尽剂而愈。盖白虎汤证其脉宜见滑象，脉有硬象即非滑矣，此中原有阴亏之象，是以宜治以白虎加人参汤，而不可但治以白虎汤也。自治愈此案之后，凡遇其人脉数或弦硬，或年过五旬，或在劳心劳力之余，或其人身形素羸弱，即非在汗吐下后，渴而心烦者，当用白虎汤时，皆宜加人参，此立脚于不败之地，战则必胜之师也。

(张锡纯. 医学衷中参西录[M]. 石家庄：河北科学技术出版社，1991.)

案二：肺胃热炽。

胡某，女，52岁，1964年5月6日初诊，东直门医院病房。患者因重症肌无力，住院已将半年，每日服用八珍汤、十全大补汤等剂，四天前陡然发热38.5℃，病情恶化。此次发热前每天只在饭前注射两次新斯的明，目前必须增加药量，否则不能坚持吃完一顿饭。病情恶化，体温逐增，遂请全院老大夫会诊。

病人面色萎黄，形体消瘦，精神不振，舌胖苔白糙老且干，两脉虚濡而数，按之细弦且数，自述心烦梦多，小溲色黄，大便两日未行，身热颇壮，体温39.4℃，从协和医院借来铁肺准备抢救。会诊时，诸医皆曰：气血大虚，必须甘温以除大热。余曰：前服参、芪、桂、附诸药皆甘温也，何其不见效？诸医又曰：原方力量太小，应增加剂量。余曰：个人看法，本属虚人，也能生实病，我所说实病，包括新感病、传染病或其他实证。故请经治医生用冰箱冷水少少与之。病人非常喜饮，又多给了一些，病人仍想多喝，将一杯（约300mL）喝完，病人说：“我还想喝”，遂又给约300mL。饮毕自觉头身有小汗出，心情愉快，即时安睡。余曰：病人素体气血不足，用甘温补中，本属对证。但目前非本虚为主，乃标热为主，如是虚热，病人何能饮冰水600mL，且饮后小汗出而入睡？根据其舌胖苔白糙老且干，两脉虚濡而数，按之细弦且数，心烦梦多，溲黄便秘，断定是阳明气分之热，故改用白虎汤。

生石膏25g，生甘草10g，知母10g，粳米60g煎100ml分两次服。一剂。

二诊，1964年5月7日。昨服白虎汤后，夜间汗出而身热已退，体温37℃，两脉虚濡而滑，按之细弱，弦数之象已无。病人今日精神甚佳，食欲亦增，心烦减而夜寐甚安，大便已通，小溲甚畅，舌胖苔已滑润，改用甘寒生津益气方法，以善其后。

生石膏12g，沙参10g，麦门冬10g，生甘草10g，知母3g。一剂。

三诊，1964年5月8日。据病房医护同志说，病人已痊愈。余云：可以停药，仍请经管医生处理。后来亦未用铁肺，病人一切如常。

（赵绍琴. 温病纵横[M]. 北京：人民卫生出版社，2007.）

案三：春温病阳明经热证。王某，男，年廿五岁，住四川省会理县北关，于1920年2月患温病已四日，前医以九味羌活汤加葛根、柴胡、紫苏叶等与服之，服后汗出未解，发热更甚。延余诊视，病者壮热，恶热而烦渴喜冷饮，头疼，但头汗出，面赤而垢，鼻干而喘，唇赤口燥，苔黄而无津，小便短赤，大便三日不解。此系春温病误用辛温发汗，耗伤阴液而成阳明经热之证，以人参白虎汤加麦冬治之。

生石膏（碎，布包）30g，知母20g，沙参15g，麦冬12g，甘草6g，粳米10g。

连服二盏，竟仰卧而寐，数刻则全身大汗淋漓，热势渐退。次日复诊烦渴已止，脉静身凉，继以生脉散加生地黄、杭芍，一剂霍然。

沙参16g，麦冬13g，五味子5g，生地黄13g，杭白芍13g，甘草6g。

（吴佩衡. 吴佩衡医案[M]. 北京：人民军医出版社，2009.）

案四：婴儿暑季发热腹泻（董廷瑶医案）。倪某，男，14个月。初诊：1964年8月3日。发热12天，腹泻3日，应用抗生素、补液及物理降温，热不退，泻不止。刻下体温39.2℃（肛），身热有汗，哭无眼泪，口渴喜饮，舌红苔薄，脉象细数。证属暑邪化热，耗津伤气，烦渴喜饮，损及脾气，致运化失健而泻利。姑予清暑益气。

西洋参2.4g，鲜石斛9g，麦冬9g，天花粉9g，生甘草2.4g，黄连2.4g，鲜竹叶五十片，鲜荷叶一角，陈粳米（包）15g，西瓜翠衣12g，扁豆衣9g。二剂。

二诊：8月6日。身热和，口渴已瘥，泻利亦止，胃气稍动，神安喜睡，舌苔黄腻。再以清养。

人参须2.4g，西洋参2.4g，金石斛9g，天花粉9g，粳米15g，扁豆衣9g，六一散（荷叶包煎）12g，生谷芽9g，香连丸（包）2.4g，西瓜翠衣12g。二剂。

三诊：8月8日。身热已退，大便已调，形神亦活，胃纳尚佳，苔仍黄腻。仍以清理善后。

橘白3g，川石斛9g，炒谷芽9g，天花粉9g，扁豆衣9g，赤苓 9g，六一散（荷叶包）12g，鲜佩兰9g，鲜竹叶五十片，鲜荷叶一角。三剂。

（上海市卫生局. 上海老中医经验选编[M]. 北京：上海科学技术出版社，1980.）

案五：喘证。汪石山治一人，体肥色白，年近六十，痰喘声如拽锯，夜不能卧。汪诊之，脉浮洪，六七至中或有一结。曰：喘病脉洪，可治也。脉结者，痰碍经隧耳。宜用生脉汤加竹沥服之。至十余帖，稍定。患者嫌迟，更医，服三拗汤，犹以为迟，益以五拗汤，危矣。于是复以前方，服至三四十帖，病果如失。

（江瓘. 名医类案[M]. 北京：人民卫生出版社，2018.）

按：本案属肺虚而咳，用三拗汤、五拗汤宣肺之品反伤肺气致病情加重，虚不受补，须用生脉汤加竹沥渐复肺之津气，喘病始愈。

鉴别　白虎汤、白虎加人参汤、王氏清暑益气汤、生脉散均可治疗暑入阳明，根据热邪炽盛和津气所伤程度的不同而选择相应的方剂。本病发生于暑温初起之时，或暑温兼湿邪化燥之后。病初暑热炽盛于阳明气分，蒸腾内外、表里俱热时，用白虎汤辛寒清热，透热外达；暑热逐渐损伤津气，出现汗大出，微喘，或气喘较明显，甚至鼻孔扇动，舌红苔黄燥，脉洪大而芤等症状，则用白虎加人参汤清暑泄热，益气生津；进而津气损伤越来越重，出现神疲肢乏、短气等症状，则用王氏清暑益气汤，增加补益气阴的作用；若津气大伤，正气欲脱之时，则又当用生脉散生脉固脱。东垣清暑益气汤用于暑热夹湿，而兼津气两伤证。五方区别见表 4-25。

表 4-25 白虎汤、白虎加人参汤、王氏清暑益气汤、东垣清暑益气汤、生脉散鉴别

	白虎汤	白虎加人参汤	王氏清暑益气汤	东垣清暑益气汤	生脉散
病证	头痛头晕，心烦，苔黄燥，右脉洪数之阳明暑热炽盛证	壮热，汗多，口大渴，面赤气粗，背微恶寒，苔黄燥，脉洪大而芤之暑热炽盛，津气两伤证	身热心烦，小便黄，口渴自汗，气短，肢倦神疲，苔黄燥，脉虚无力之暑热耗伤津气重证	四肢困倦，精神减少，身热气高，心烦溺黄，口渴自汗，脉虚之暑热夹湿，兼津气两伤证	身热骤退，汗出不止，喘喝欲脱，脉散大之津气欲脱证
病机	暑热燔灼阳明气分	暑热燔灼阳明气分、损伤津气	暑热内蒸、津气俱伤	暑热兼湿、津气大伤	暑热退津气大伤、正气欲脱
治法	清暑泄热	清暑泄热、益气生津	清热涤暑、益气生津	祛湿涤暑、益气生津	益气敛津、生脉固脱
药物	生石膏一两、知母五钱、生甘草三钱、白粳米一合	生石膏一两、知母五钱、生甘草三钱、白粳米一合、人参三钱	西洋参、石斛、麦冬、黄连、竹叶、荷秆、知母、甘草、粳米、西瓜翠衣	黄芪一钱、黄柏一钱、麦冬二钱、青皮一钱、白术一钱五分、升麻三分、当归七分、炙草一钱、神曲一钱、人参一钱、泽泻一钱、五味子八分、陈皮一钱、苍术一钱五分、葛根三分、生姜二片、大枣二枚	人参三钱、麦冬二钱、五味子一钱
用法	水八杯，煮取三杯，分温三服，病退，减后服，不知，再作服	水八杯，煮取三杯，分温三服，病退，减后服，不知，再作服	本方原书无剂量和煎服法	水五杯，煮取二杯，渣再煮一杯，分温三服。虚者得宜，实者禁用。汗不出而但热者禁用	水三杯，煮取八分二杯，分二次服，渣再煎服。脉不敛，再作服，以脉敛为度

二、肺寒证类

温病中肺寒证较少见，但在温病学典籍中，亦有肺寒证论述，主要与肺热证对照，便于临床辨证论治。肺寒证泛指因寒邪直中肺经，或肺气、肺阳虚损等所引起的一类证候。肺寒证主要包括寒湿阻肺和饮邪壅肺。常见症状有咳嗽或喘，咳痰清稀如水或痰白有沫或痰涎壅盛，舌质淡、苔厚腻或白滑，脉浮紧或弦迟或弦滑数等。

（一）寒（痰）湿阻肺

寒（痰）湿阻肺又称寒饮停肺，是指因外寒引动伏饮，或阴寒凝聚于肺系，导致的表寒外束，内有寒饮的证候。常见症状有恶寒发热，头身痛，无汗，咳痰稀薄，胸闷，重者端坐呼吸不能平卧，腹部微微胀满，苔白滑，脉浮紧等。

主症 恶寒发热，头身痛，无汗，鼻塞流涕，咳痰稀薄，胸闷，不渴，重则端坐呼吸不能平卧，腹微满，苔白滑，脉浮紧。

病机 表寒外束、内有寒饮。

治法 发散风寒、温化寒饮。

方药 小青龙汤。

小青龙汤（辛甘复酸法）（《温病条辨·下焦篇》四十七）

麻黄（去节）三钱 甘草（炙）三钱 桂枝（去皮）五钱 芍药三钱 五味二钱 干姜三钱 半夏五钱 细辛二钱

水八碗，先煮麻黄减一碗许，去上沫，内诸药，煮取三碗，去滓，温服一碗。得效，缓后服，不知，再服。

应用小青龙汤时，注意方后所述“得效，缓后服，不知，再服”，即服药后症状缓解则暂缓服用余下药液，如果不见效，再继续服药。还应当注意原文“脉数有汗，小青龙去麻、辛主之；大汗出者，倍桂枝，减干姜，加麻黄根”，即如果脉数而有汗的，则用小青龙汤减去麻黄、细辛治疗；如果出大汗的，则桂枝用量加倍，减少干姜用量，再加入麻黄根。

应用

1. **咳喘** 伏湿痰饮复感外寒所致咳喘，病机为表寒外束、内停寒饮，症见恶寒发热，头痛身痛，无汗，鼻塞流涕，咳嗽，痰稀薄，胸闷，厌恶喝水，严重者端坐呼吸不能平卧，腹部微微胀满，苔白滑，脉浮紧。用小青龙汤发散风寒，温化寒饮。如“秋湿内伏，冬寒外加，脉紧无汗，恶寒身痛，喘咳稀痰，胸满，舌白滑，恶水不欲饮，甚则倚息不得卧，腹中微胀，小青龙汤主之”。（《温病条辨·下焦篇》四十七）若自汗脉数，为饮邪上冲，为遇风而发，不可再行误汗伤阳，故去汤中之麻黄、细辛，因其发太阳、少阴之表。若大汗出者，倍桂枝以安其表，汗大出故以麻黄根收表疏之汗。如“脉数有汗，小青龙去麻、辛主之；大汗出者，倍桂枝，减干姜，加麻黄根”（《温病条辨·下焦篇》四十七）。对此加减用药，吴鞠通通过对药性的分析而加以详细的解释，如“以自汗脉数（此因饮邪上冲肺气之数，不可认为火数），为遇风而发，不可再行误汗伤阳，使饮无畏忌，故去汤中之麻黄、细辛，发太阳、少阴之表者。倍桂枝以安其表。汗甚则以麻黄根收表疏之汗，夫根有归束之义，麻黄能行太阳之表，即以其根归束太阳之气也。大汗出减干姜者，畏其辛而致汗也。有汗去麻、辛不去干姜者，干姜根而中实，色黄而圆（土象也，土性缓），不比麻黄干而中空，色青而直（木象也，木性急，干姜岂性缓药哉！较之麻黄为缓耳。且干姜得丙火煅炼而成，能守中阳；麻黄则纯行卫阳，故其慓急之性，远甚于干姜也），细辛细而辛窜，走络最急也（且少阴经之报使，误发少阴汗者，必伐血）”。（《温病条辨·下焦篇》四十七）

临床只要属于寒饮犯肺所致咳喘，无表证也可用小青龙汤治疗。

2. **哮喘** 寒饮所致哮喘。病机为寒饮犯肺，宣降失常，证属寒饮伏肺。症见咳喘，气急，甚至不能平卧，胸闷，吐痰清稀色白，面色黯，形寒怕冷，舌淡苔白滑，脉弦紧等，用小青龙汤祛寒蠲饮，止咳平喘。

3. **溢饮** 寒饮所致溢饮。病机为风寒外袭、玄府闭塞，里饮溢于肌表，证属风寒束表，寒饮外溢，症见发热恶寒，身体疼痛重着，可兼有干呕、咳喘、痰多稀薄、胸闷脘痞，舌淡苔白滑，脉弦紧或弦滑等。用小青龙汤发汗祛寒蠲饮。小青龙汤治溢饮见于《金匮要略》。

4. **支饮** 胸膈素有停饮，复感外寒，内外合邪，郁阻肺气所致支饮。病机为寒饮内停、风寒外束。证属外寒内饮，症见咳逆，倚息，不能平卧，面部可呈现黧黑色或见黑眼圈或见黑斑，舌淡苔白滑，脉弦紧或浮紧等，用小青龙汤辛散风寒、温化寒饮。小青龙汤治支饮见于《金匮要略》。

5. **肺胀** 寒痰壅肺所致肺胀。病机为寒痰壅肺。证属表寒里饮，症状见咳喘，胸闷，舌淡苔白，脉浮紧等，用小青龙汤温化寒痰。

病案选录

案一： 咳喘（喘息性支气管炎）。祁某，男，47岁。初诊，喘咳10余年，遇寒即发，痰多清稀，甚则喘急不能平卧。近因感寒，喘咳又作，入夜尤甚。舌白苔腻水滑，脉象沉弦，按之紧数。寒饮相搏，气逆上冲，喘咳由是而作。温化寒饮，以定其喘。小青龙汤法。

麻黄6g，桂枝6g，半夏10g，细辛3g，白芍10g，干姜6g，炙甘草6g。七剂。

二诊，药后喘咳渐减，痰量亦少。脉仍沉弦，舌白且润。仍以前法进退。

麻黄3g，桂枝6g，半夏10g，细辛3g，干姜6g，白芍10g，炙草6g，杏仁10g，旋覆花10g。七剂。

三诊，两进小青龙汤，咳喘渐平，食少痰多，脉沉已起，舌白苔润。仍以宣肺化痰方法。

苏叶、子各10g，杏仁10g，浙贝母10g，莱菔子10g，白芥子6g，炒枳壳6g，桔梗10g，焦三仙各10g，半夏10g，陈皮10g。七剂。

药后咳喘皆止，纳食增加，嘱其忌食寒凉饮食，运动锻炼以增强体质，预防感冒以防其复发。

按：慢性喘息性支气管炎以反复发作的喘咳多痰为主要表现。常因感冒风冷而复发或加重。其病机为内饮外寒，即《内经》所说："形寒饮冷则伤肺，以其两寒相感，中外皆伤，故气逆而上行。"既为外寒内饮，当用仲景小青龙汤，外散表寒，内化寒饮。凡属此型者服之即效，切不可惑于炎症之名而用凉药，又须忌食寒凉饮食，如冷饮及生冷瓜果。病愈之后，须防复发，预防之法以防止感冒和忌食寒凉最为重要。患者本身应加强锻炼，增强体质，提高抗病能力。用药则以健脾胃助消化为主，脾胃健则痰湿不生，元气固则外邪难侵，故为根本之法。

（赵绍琴. 赵绍琴验案精选[M]. 北京：学苑出版社，2006.）

案二： 哮喘。文某，男，59岁。素体肺肾两亏，寒饮中阻不化，哮喘发作，舌白滑润，胖嫩液多，两脉沉细且弱，面色萎黄无华，化饮邪以畅胸阳，补下元金水相生，喘逆可平。

麻黄1.5g，桂枝6g，干姜2.1g，白芍9g，细辛1.5g，半夏9g，五味子2.1g，炙甘草6g，茯苓9g，生牡蛎18g，熟地24g。

按：此案患者肺肾两虚，为金水不足之体，而又有寒饮内蓄。寒饮乘虚郁阻于肺，肺气失于宣发、肃降及通调水道，则肺气上逆，寒饮痰浊亦随之上行，互阻喉间，故喘咳气促，喉间痰鸣；寒饮水泛，水不化气，而见舌白滑润，胖嫩液多；寒饮阻滞，脉道不利，故两脉沉细；体虚久病之体，气血失养，故脉弱、面色萎黄无华。治宜小青龙汤加味。麻黄、桂枝辛温解肌、宣肺通阳、止咳平喘；细辛温肺化饮；干姜辛热温暖肺胃，以化寒饮；白芍、五味子酸、甘、苦、咸、微寒，收敛肺气，养血敛阴，以防病久由肺及肾，两味寒药也可牵制温热之药以防温燥太过；半夏辛温燥湿化痰、降逆止呕；茯苓甘、淡、平，利水渗湿；熟地甘、微温，益肾填精；生牡蛎咸寒，潜虚阳入肾，助肾主纳气。全方具有温肺化饮、补益肺肾之功，以达寒饮除、哮喘平之目的。

（赵绍琴. 赵绍琴内科学[M]. 北京：中国医药科技出版社，2018.）

案三：咳喘。张志明住五洲大药房，初诊十月十八日，暑天多水浴，因而致咳，诸药乏效，遇寒则增剧，此为心下有水气，小青龙汤主之。

净麻黄钱半，川桂枝钱半，大白芍二钱，生甘草一钱，北细辛钱半，五味子钱半，干姜钱半，姜半夏三钱。

按：张君志明为余之好友，尝生疔毒。自以西药治之，增剧，因就余以中药治愈，乃叹中药之神。自后恙无大小，每必垂询，顾余以事冗，居恒外出，致常相左。某晨，君又贲临，曰：咳嗽小恙耳，何中医久治不差？并出方相示，则清水豆卷、冬桑叶、前胡、杏仁、赤苓、枳壳、桔梗、竹茹、牛蒡、贝母、瓜蒌皮、冬瓜子、枇杷叶之属。因询之曰：君于夏月尝习游泳乎？曰：然。君之咳遇寒则增剧乎？曰：然。余乃慰之曰：此证甚易，一剂可愈，幸毋为虑。因书上方与之。越二日，来告曰：咳瘥矣。即为书下方调理焉。

二诊十月二十日，咳已全愈，但觉微喘耳，此为余邪，宜三拗汤轻剂，夫药味以稀为贵。

净麻黄六分，光杏仁三钱，甘草八分。

余屡用本方治咳，皆有奇效。顾必审其咳而属于水气者，然后用之，非以之尽治诸咳也。水气者何？言邪气之属于水者也。如本案张君因习游泳而得水气，其一例也；又如多进果品冷饮，而得水气，其二例也；又如远行冒雨露，因得水气，其三例也；更如夙患痰饮，为风寒所激，其四例也。凡此种水气之咳，本汤皆能优治之。顾药量又有轻重之分，其身热重，头痛恶寒甚者，当重用麻桂；其身微热，微恶寒者，当减轻麻桂，甚可以豆豉代麻黄，苏叶代桂枝；其痰饮水气甚者，当重用姜辛半味，因此四者协力合作，犹一药然。吾师用五味尝多至三钱，切勿畏其酸收。其咳久致腹皮挛急而痛者，当重用芍、草以安之。否则，轻用或省除之，奏效如一。要之小青龙证，在里为水气，在表为咳（咳之前喉间常作痒），其表证之重轻，初可勿拘，其舌苔亦不必限于白腻。遑论其他或喘或渴或利或噎哉！此皆经验之谈，不必泥于书本者也。本年夏，友好多人皆习游泳，耽之不倦，虽雨天不已，一月前后，十九患咳，余悉以本汤加减愈之。

（曹颖甫. 经方实验录[M]. 上海：上海科学技术出版社，1979.）

（二）饮邪壅肺

饮邪壅肺又称寒饮射肺，是指寒饮侵袭于肺，内阻气道导致的饮邪壅肺，阻遏肺气，肺气不降的证候。常见症状有咳嗽气喘，胸部胀满，舌苔厚腻或水滑，脉弦滑数等。

主症 咳嗽上气，喘鸣迫塞，胸部胀满而不能平卧，舌苔厚腻或水滑，脉弦滑数。

病机 饮邪壅肺、肺失宣降。

治法 泻肺行水、下气平喘。

方药 葶苈大枣泻肺汤。

葶苈大枣泻肺汤（苦辛甘法）（《温病条辨·下焦篇》四十九）

苦葶苈（炒香碾细）三钱　大枣（去核）五枚

水五杯，煮成二杯，分二次服，得效，减其制，不效，再作服，衰其大半而止。

应用葶苈大枣泻肺汤时，注意原文所述“得效，减其制，不效，再作服，衰其大半而止”，即服后有效则减量使用，没有效果则按照原来的量继续服用，并且需要重视的是疾病痊愈了一多半的时候就当停药，因葶苈子的作用比较峻猛，易伤正气。

应用

1. **喘证** 饮邪壅肺之喘证，病机为饮邪壅肺，阻遏肺气，肺气不降，证属饮邪壅肺，症见咳嗽上气，喘鸣迫塞，胸部胀满而不能平卧。用葶苈大枣泻肺汤泻肺行水、下气平喘，如“支饮不得息，葶苈大枣泻肺汤主之”。(《温病条辨·下焦篇》四十九）方中用葶苈子迅速泻除肺中壅塞之水饮，因其药性过于猛烈，易伤中焦脾胃之气，故用大枣顾护中气，且甘缓可制约葶苈子的药性猛烈。

2. **痰饮病** 饮停胸胁之痰饮病，病机为饮停胸胁，证属寒饮阻肺，症见咳嗽胸闷，痰涎壅盛，气急，胸痛，舌苔厚腻或水滑，脉弦滑数等，用葶苈大枣泻肺汤开泻肺气，逐痰祛饮。

3. **肺痈** 肺痈早期，脓尚未成者，病机为痰浊壅盛、肺气壅塞，证属痰饮壅肺，症状可见咳嗽上气，喘鸣迫塞，胸部胀满而不能平卧，肺失通调，不能输布津液，水气停留，肺窍不利，则见鼻塞，流清涕，不闻香臭酸辛，嗅觉失灵，用葶苈大枣泻肺汤开泻肺气，逐痰去壅。

4. **心衰** 风湿性心脏病心力衰竭或肺源性心脏病心力衰竭，病机为痰浊郁肺、邪实气闭，证属痰饮阻肺，症状常见咳喘气急，张口抬肩，不能平卧，痰多色白，心悸烦躁，胸闷，面青，汗出，口唇发绀，舌质紫黯，舌苔厚腻或水滑，脉弦滑而数等，用葶苈大枣泻肺汤逐痰去壅，开泻肺气。

病案选录

案一：喘咳。孙兆治一人，病吐痰，顷刻升余，喘咳不定，面色郁黯，精神不快。兆告曰：肺中有痰，胸膈不利，当服仲景葶苈大枣汤。

一服讫，已觉胸中快利，略无痰唾矣。

（江瓘. 名医类案[M]. 北京：人民卫生出版社，2018.）

按：本案病人吐痰顷刻升余，显系停饮于肺，又见面色郁黯、精神不快，则属寒饮迫肺无疑，故用葶苈大枣泻肺汤泻肺行水，下气平喘。

案二：哮喘支饮气喘欲绝。浙江砚山叶妪，患支饮，寝到夜半，忽自床中坐起，两手紧握床架，胸中憋闷，气喘欲绝，面唇指甲俱青。急延苏老往诊。以葶苈子一两，大枣十枚，清水煎数沸，去渣，一次服尽。药后少顷，喘平，诸症若失。

（阮诗玮. 桐山济生录[M]. 福州：福建科学技术出版社，2022.）

按：本案病人寝到夜半、忽自床中坐起、两手紧握床架、胸中憋闷、气喘欲绝，属于《温病条辨》中“支饮不得息”的症状，故用葶苈大枣泻肺汤泻肺行水，下气平喘。

案三：支饮（心力衰竭）。刘某，男，78岁，2019年12月17日诊。以微咳短气，动则呼吸困难，夜间不能平卧，双下肢水肿求诊。有慢性阻塞性肺疾病、冠心病史20余年。视其面色发黑晦黯，眼胞微肿，发绀，听心率90次/分，伴有轻度房颤，触其手足凉，双下肢踝关节上下呈指陷性水肿，舌质淡胖，苔白微腻，脉沉涩。诊为支饮阻肺，属现代的心衰水肿。方用真武汤合葶苈大枣泻肺汤。

乌附片30g，白术15g，茯苓30g，白芍15g，生姜30g，炒葶苈子（包煎）30g，大枣10枚。

服5剂，肿消喘减，夜能平卧。因经济不济，用葶苈大枣泻肺汤继服10剂，呼吸畅，活动后不觉喘。

（余泽运. 四十年经方方证探研录[M]. 郑州：河南科学技术出版社，2021.）

按：本案病人微咳短气，动则呼吸困难，夜间不能平卧，为《温病条辨》中“支饮不得息”的症状，又有手足凉、双下肢踝关节上下呈指陷性水肿、舌质淡胖、苔白微腻等肾阳虚水泛之征，故用葶苈大枣泻肺汤泻肺行水，下气平喘，且合用真武汤温肾阳利水湿。

案四：肺痈。邹某，男，50岁。发热恶寒，咳逆吐浓痰，烦满不得卧，面目浮肿，鼻塞不通，脉数而实，此为肺痈之候。因患者平日嗜酒，并过食辛热之物，肺有积热，又挟外邪而发。拟疏表清热排脓。处方：薄荷4.5g，荆芥4.5g，甘草4.5g，黄芩9g，桔梗6g，枳壳6g。服药后，外感已解，余证尚在，改与葶苈大枣泻肺汤。处方：葶苈子18g，大枣10枚。连服4剂，诸症渐平，改用麦冬、薏苡仁、甘草、川贝、百合、枇杷叶、瓜蒌仁等组成。调至半月愈。

（曹其旭，陶汉华. 金匮要略选释[M]. 北京：中国科学技术出版社，1995.）

按：本案据症属《金匮要略》中肺痈病，用葶苈大枣泻肺汤开泻肺气，逐痰去壅。

鉴别 小青龙汤、葶苈大枣泻肺汤均治疗肺寒证，小青龙汤治疗寒饮犯肺或兼有表寒证者，葶苈大枣泻肺汤开泻肺气，逐一切痰浊水湿之邪，攻逐力量较为峻猛。二方区别见表4-26。

表4-26 小青龙汤、葶苈大枣泻肺汤鉴别

	小青龙汤	葶苈大枣泻肺汤
病证	恶寒发热，头痛身痛，无汗，鼻塞流涕，咳嗽，痰稀薄，胸闷，厌恶喝水，严重者端坐呼吸不能平卧，腹部微微胀满，苔白滑，脉浮紧之外寒内饮证	咳嗽上气，喘鸣迫塞，胸部胀满而不能平卧，舌苔厚腻或水滑，脉弦滑之痰饮阻肺重证
病机	表寒外束、内有寒饮	饮邪壅肺
治法	发散风寒、温化寒饮	泻肺行水、下气平喘
药物	麻黄三钱、炙甘草三钱、桂枝五钱、芍药三钱、五味二钱、干姜三钱、半夏五钱、细辛二钱	苦葶苈三钱、大枣五枚
用法	水八碗，先煮麻黄减一碗许，去上沫，内诸药，煮取三碗，去滓，温服一碗。得效，缓后服，不知，再服	水五杯，煮成二杯，分二次服，得效，减其制，不效，再作服，衰其大半而止

第二节 大肠证类

大肠证类是指温邪传入中焦，与糟粕积滞相搏结、化燥伤津，或酿生湿热浊邪，以致肠道传导失司，或泻痢不止、正虚不固的一类的证候。主要包括热结肠腑、大肠湿热、湿阻肠道、暑湿积滞、肠胃湿热、大肠津亏和痢下伤正。大肠证类一般发生于温病的中后期，其病机特点主要为病邪虽盛，正气亦未大伤，故邪正斗争剧烈，若治疗得当，尚可祛邪外出而解。但若邪热过盛或腑实严重，常出现神昏谵语、动风惊厥等危急重症；燥热内结，耗损阴津，亦可导致津液或正气大伤，甚则引起真阴耗竭殆尽；另如湿热秽浊阻于肠道、阻塞机窍，亦属危重病证，可以危及生命；湿热搏结肠道，泻痢日久，损伤气阴，或脾阳大伤，中气下陷，后期亦有正虚滑脱之变，上述证候一并纳入本节讨论。

一、热结肠腑

热结肠腑又称为大肠热结、肠道热结，是指温热邪气传入阳明，与肠中糟粕相结，腑气不通所致的里实证。常见症状有日晡潮热、大便秘结或纯利恶臭稀水、肛门灼热、腹部胀满硬痛、苔老黄而燥甚则灰黑而燥裂、脉沉实有力等。

主症 潮热便秘，或热结旁流，时有谵语，腹部胀满或硬痛拒按，舌苔黄燥或焦黑起刺，脉沉实。

病机 热入阳明、内结肠腑、腑气不通。

治法 通腑泄热、荡涤积滞。

方药 大承气汤、小承气汤、调胃承气汤。

1. **大承气汤**（《温病条辨·中焦篇》一）

大黄六钱　芒硝三钱　厚朴三钱　枳实三钱

水八杯，先煮枳、朴，后纳大黄、芒硝，煮取三杯。先服一杯，约二时许，得利止后服，不知，再服一杯，再不知，再服。

应用大承气汤时，注意煎服方法及药量的比例，即①大黄后下。本方在煎煮时，应先煮枳实、厚朴，后下大黄，大黄若煎煮时间过久，则会减缓其泻下之力。如《伤寒来苏集》中所述："生者气锐而先行，熟者气钝而和缓。"②大黄用量多于厚朴。本方源于《伤寒论》中大承气汤，但与《伤寒论》大承气汤比，主要不同在于大黄和厚朴的用量比例，《伤寒论》大承气汤重用厚朴行气除满，厚朴的量倍于大黄，而本方因用于温热病中，故重用大黄涤荡热结，而减温燥之厚朴，大黄的量倍于厚朴。正如《温病条辨》中所述"厚朴分量不似《伤寒论》中重用者，治温与治寒不同，畏其燥也"。③本方为峻下热结之法，药力峻猛，当细察病情，慎重使用，并中病即止，切勿过剂。如《温病条辨》中言"非真正实热蔽痼，气血俱结者，不可用也"。④运用下法应注意，以里热炽盛，燥屎内结为特征的，下之宜猛，急下存阴。而湿温病里结阳明多系湿热与积滞胶结肠腑，以大便溏而不爽为特点，此时亦可用承气汤攻下，但下之宜轻宜缓，反复导滞通便，祛除肠中湿热积滞。以里热炽盛，燥屎内结为特征的，攻下后见大便溏软为燥结已去，腑实已通，不可再下；而湿热积滞胶结胃肠的，用轻法频下后见大便成形者为湿热积滞已尽，不可再攻。如《温热论》中所述"伤寒热邪热在里，劫烁津液，下之宜猛；此多湿热内搏，下之宜轻。伤寒大便溏，为邪已尽，不可再下；湿温病大便溏为邪未尽，必大便硬，慎不可再攻也，以粪燥为无湿矣。（10）"

2. **小承气汤**（《温病条辨·中焦篇》九）

大黄五钱　厚朴二钱　枳实一钱

水八杯，煮取三杯，先服一杯，得宿粪，止后服，不知再服。

应用小承气汤时，同样应注意与《伤寒论》小承气汤的异同，并根据临床实际情况灵活调整大黄、厚朴和枳实三味药的用量，如治疗阳明暑温，"热重湿轻之证，湿先从热化尽，只余热结中焦，具诸下证"之时，则"不必以大黄为君，三物各等分可也"。

3. **调胃承气汤**（《温病条辨·中焦篇》九）

大黄三钱　芒硝五钱　生甘草二钱

调胃承气汤在吴鞠通《温病条辨》中并未给出煎服方法，但大承气汤方、小承气汤、调胃承气汤三方均源自《伤寒论》，其在《伤寒论》中的煎服方法为“上三味，切，以水三升，煮二物至一升，去滓，内芒硝，更上微火一二沸，温顿服之，以调胃气”。可以看出与前两方分三次服用不同，本方是“顿服”之法。另外，在承气三方中，调胃承气汤中芒硝的用量最大，吴鞠通认为“芒硝入阴以解热结”，芒硝泻热软坚之力尤峻，故又“以甘草缓芒硝急趋之性，使之留中解结”。

应用

1. **阳明温病**　阳明温病病机为上焦太阴气分邪热不解，传至中焦阳明气分，阳明为多气多血之经，邪入阳明多化热成实，见一派高热之象，高热不解，津液大伤，导致大肠燥热，邪热与糟粕相结，化燥成实，内结于肠腑，大肠传导失司。证属热结肠腑。症见潮热便秘，或热结旁流，时有谵语，腹部胀满或硬痛拒按，舌苔黄燥或焦黑起刺，脉沉实等。吴鞠通称之为“阳明温病”，可用三承气汤通腑泄热。如“面目俱赤，语声重浊，呼吸俱粗，大便闭，小便涩，舌苔老黄，甚则黑有芒刺，但恶热，不恶寒，日晡益甚者，传至中焦，阳明温病也。……脉沉数有力，甚则脉体反小而实者，大承气汤主之”。（《温病条辨·中焦篇》一）小承气汤亦可用以治疗阳明温病，其所主治症状与大承气汤基本相同，但比大承气汤证轻，主要为脘腹部痞满，但是燥结不甚，大便尚未坚硬，腹部胀满的症状也比大承气汤证轻，所以方名有大、小之别。如“阳明温病，诸证悉有而微，脉不浮者，小承气汤微和之”。（《温病条辨·中焦篇》三）小承气汤亦可用于治疗阳明温病以下利、谵语为主要表现的热实之证，如“阳明温病，下利谵语，阳明脉实，或滑疾者，小承气汤主之”。（《温病条辨·中焦篇》九）对于阳明暑温，热重于湿，湿从热化致热结于中焦，小承气汤亦有可用之机，如“阳明暑温，湿气已化，热结独存，口燥咽干，渴欲饮水，面目俱赤，舌燥黄，脉沉实者，小承气汤各等分下之”。（《温病条辨·中焦篇》四十）

2. **热厥**　热厥病机为热入中焦，化燥伤津，邪热积滞，闭阻于内，阳盛格阴于外，而成厥逆；或伤津劫液，筋脉失养则痉；证属里热炽盛，症见四肢厥冷，并兼有燥热内结之表现，或见四肢逆冷，面目俱赤，神志不清，大便不通，腹部胀满或硬痛，脉沉实有力等。四肢厥冷为表象，本质仍为里热炽盛，故当用“寒因寒用”之法，以大承气汤下之。如“阳明温病，面目俱赤，肢厥，甚则通体皆厥，不瘛疭，但神昏，不大便七八日以外，小便赤，脉沉伏，或并脉亦厥，胸腹满坚，甚则拒按，喜凉饮者，大承气汤主之”。（《温病条辨·中焦篇》六）

3. **下利**　下利之热利，病机为胃肠燥热，燥屎内结不出，邪热迫肠中之津从旁而下，证属热结肠腑。症见腹部硬满，下利青黄色稀水，矽臭不堪。此证“旁流”是现象，“热结”是本质，故“通因通用”，以寒下通之，通腑泄热，《伤寒论》用大承气汤，《温病条辨》中用调胃承气汤，避免厚朴、枳实温燥伤津。如“阳明温病，纯利稀水无粪者，谓之热结旁流，调胃承气汤主之”。（《温病条辨·中焦篇》七）

4. **斑疹**　斑疹外发不畅，其病机可因热入阳明，邪热内盛，燥屎阻滞，以致气血壅滞不通，邪无出路，使斑、疹外发不畅。证属热壅于里，气机不通。症见斑疹外发不畅，发热，大便不通，腹部胀满或硬痛，舌红苔黄，脉沉实有力等。可以调胃承气汤通腑泄热，有形热结一去，则气血畅达，斑、疹自可透发。如“斑疹阳明证悉具，外出不快，内壅特甚者，调胃承气汤微和之，得通则已，不可令大泄，大泄则内陷”。(《温病条辨·中焦篇》二十四）使用通下法治疗斑疹时应注意，当以“调胃承气汤微和之”，而不可用大承气汤猛攻急下，而且一旦燥屎得下则应停药，切不可再下，以防损伤正气而致邪气内陷。

5. **腹痛** 里实腹痛，病机为暴饮暴食，损伤脾胃，饮食停滞，腑气阻滞不通；或过食肥甘厚腻辛辣刺激食物，导致湿热阻滞肠胃，中焦气机不畅，证属湿热壅滞。症见腹痛拒按，烦渴引饮，大便秘结，或溏滞不爽，潮热汗出，小便短黄；舌质红，苔黄燥或黄腻，脉滑数等，可用大承气汤或大承气汤合枳实导滞丸泄热通腑，行气导滞。

6. **便秘** 热结便秘，病机为素体阳盛，或热病之后，余热留恋，或肺热肺燥，下移大肠，或过食醇酒厚味，或过食辛辣，或过服热药，均可致肠胃积热，耗伤津液，肠道干涩失润，粪质干燥，难于排出，形成所谓“热秘”，证属大肠热结。症见大便干结，腹胀或痛，口干口臭，面红心烦，或有身热，小便短赤；舌质红，苔黄燥，脉滑数等。热势较盛，痞满燥实坚者，可用大承气汤峻下热结。

病案选录

案一：温疫发疹。赵，五十五岁，癸丑年六月二十六日。体瘦无子，过服桂、附，津液枯燥。于二十二日得温热，自服补中益气汤三帖，致邪无出路，服辛凉轻剂二帖，竹叶石膏汤三帖，至七月初二日，烦躁不寐，并不卧床，赤身满地混抓，谵语干热，无汗舌黄，与调胃承气汤，加元参一小剂，得大便少许，随出赤红疹数十枚，少安半日，其症如前，与沃阴之甘凉法。二三日大躁大狂，又与调胃承气汤一小帖。又出疹数十枚，又少安，热总不退，脉总不静。如是者前后共下十三次，出疹十三次。而后脉静身凉，服复脉汤七帖后作专翕大生膏半料，计十二斤，半年后始撤消。此证原案已失，举其大略，以备一格。

（清·吴瑭. 吴鞠通医案[M]. 北京：中国中医药出版社，2006.）

按：本证系患者平素津亏，外感温邪后又误用补中益气汤，而致阳明燥热，谵语狂妄，吴鞠通前后共用调胃承气汤十三次之多，每次下后出红疹，少安半日，其症如前。吴鞠通用下法相对谨慎，每次用调胃承气汤仅一小帖，但除邪务尽，十余次攻下方才“脉静身凉。”

案二：厥证。一男子，年四十有余，热病十八九日，口不能言，目不得正视，身体不动，手足清冷。诸医以为阴证，与参附辈，不得寸效。余诊之，两脉如蜘蛛丝将绝。候其腹，脐下有物磊砢，乃作大承气汤饮之。通燥屎五六枚，诸症顿退。

（陆渊雷. 伤寒论今释[M]. 北京：人民卫生出版社，1955.）

案三：伤寒自利清水。东华门窦大郎，患伤寒，经十余日，口燥舌干而渴，心中疼，自利清水，众医皆相守，但调理耳，汗下皆所不敢。窦氏亲故相谓曰：伤寒邪气，害人性命甚速，安可以不次之疾投不明之医乎？召孙至，曰：明日即已，不可下，今日正当下。遂投小承气汤，遂大便通，得睡，明日平复。众人皆曰：此证因何下之而愈？孙曰：读书不精，徒有书尔。口燥舌干而渴，岂非少阴证？少阴证固不可下，岂不闻少阴一证，自利清水，心下痛，下之而愈。仲景之书明有是说也。众皆钦服。

（江瓘. 名医类案[M]. 北京：人民卫生出版社，1957.）

案四：谵妄腹痛。一贾人年六十，患热病，诸药杂投，日以增剧。至十七八日，耳目瞑，不知人，唇焦舌黑，谵妄燥渴，唯索冷水，水入则呕哕，扬手舞足，病势危甚，家人待毙而已。余按其腹，硬满而有疼痛之状，乃作大承气汤三剂饮之。其夜下硬屎五六枚，明早，得目明耳闻，始知人事，然口渴未止，犹欲饮冷水。余弗禁，恣饮之。至三日，不复欲饮，仍与前方。服十余剂，诸症日除。复诊时，心下痞硬，腹中雷鸣，更作半夏泻心汤及三黄丸饮之，病痊愈。

（陆渊雷. 伤寒论今释[M]. 北京：人民卫生出版社，1955.）

案五：消渴便秘。田某某，女，22 岁，初诊，糖尿病发现半年余。血糖 280mg/dl（14.55mmol/L），尿糖（+++）。现症口渴引饮，多食易饥，食毕即饥，饥而再食。一日夜可食主食 3000 克以上。心胸烦热，大便干结，数日一行，小便黄赤，舌红，苔黄干燥，脉象弦滑数，按之振指有力。证属胃火炽盛灼津。急予釜底抽薪之法。生石膏 30g、知母 10g、麦门冬 15g、生地黄 15g、大黄 3g、芒硝 6g、枳实 6g、厚朴 6g。七剂。

二诊，药后口渴稍减，仍饥而欲食，大便干结，心烦灼热。病重药轻，再以原方重投。生石膏 100g、知母 20g、大黄 10g、芒硝 10g、枳实 10g、厚朴 10g、生地黄 20g、麦门冬 20g。七剂。

三诊，药后大便畅通，日行数次，口渴及食量大减，胸中灼热亦平。脉象滑数，舌红苔黄。药已中病，原法继进。生石膏 100g、知母 15g、大黄 8g、芒硝 8g、枳实 6g、厚朴 6g、生地黄 20g、麦门冬 20g。七剂。

（赵绍琴. 赵绍琴医学全集[M]. 北京：北京科学技术出版社，2012.）

按：本案为中消重症。多食易饥，形体消瘦，渴欲冷饮，便干溲赤，一派胃火炽盛之象。故初诊即采用釜底抽薪，用大承气合白虎汤，服后症略减，是病重药轻，故二诊便投以重剂。重用生石膏直清胃火，芒硝、大黄重用以泻热。药后大便畅行，火热得以下行，其症立减。三诊继用原法，小制其剂以清余热。热去之后可改用养阴生津之法。

案六：温病神昏。张某，男，28 岁。1991 年 3 月 15 日初诊。发热五日，据云：发病之初有恶寒，身痛无汗，当时以为感冒，自服 APC 两片，服后出汗，热稍退，但不久热势再起，遂就诊于某中医院，处以发汗透表之剂，热未见衰而反渐增剧，故改来本院诊治。查血象：白细胞 12×10^9/L，中性粒细胞百分比 0.85。现恶寒已罢，身热尤以下午为甚，测体温 39.8℃，伴心烦，干恶，舌苔薄黄，脉数微滑。此为邪已进入气分，值此春日阳升木旺之时，病邪有迅速化燥之势，法当清泄气热，透邪外达，方用栀子豉汤加味。处方：淡豆豉 10g，黑山栀 8g，瓜蒌皮 10g，川通草 4g，蝉衣 9g，杏仁 9g，芦根 20g。2 剂。

二诊：服前方后，始觉症状有所激起，但从昨日夜间起，有里热转盛之象，口干欲饮，腹部胀满，已有五日不大便，时见神识不清，间有谵语，舌苔黄燥，中起芒刺，脉转沉实有力。前人谓："从来神昏之病，皆属胃家。"已有腑实之证，当予通腑之法，拟承气法。处方：川朴 2g，枳实 6g，生军 4g，芒硝 6g，全瓜蒌 12g，连翘 15g，黄芩 8g，大竹叶 20g。2 剂。

三诊：前因邪从燥化，已成腑实之证，故投用承气以清泄里热。服药后，虽得大便通利，但邪热仍未得清，仍时神昏，舌謇肢厥，苔仍黄燥有刺，舌红而绛，躁动不安。综观症情，当非单纯腑实之证，系心包同时受邪，故徒事攻下而收效甚微。立法予攻下与开窍合用，仿吴氏牛黄承气法。处方：玄参 12g，麦冬 10g，生军 4g，陈胆星 2g，莲心 4g，连翘 15g，竹叶 20g。另用安宫牛黄丸 2 粒，日服 1 粒，化服。2 剂。

四诊：邪入心包与阳明腑实同病，前予牛黄承气合清宫汤法，邪热减而神志清，苔化而舌亦转润。惟邪未尽解，守前法而小其制，以清涤余邪为治。处方如上，去安宫牛黄丸。3剂后诸症均解，病乃告愈。

（杨进. 孟澍江[M]. 北京：中国中医药出版社，2001.）

鉴别 大承气汤、小承气汤、调胃承气汤合称“三承气汤”。三方均以大黄泻热通便，主治热结肠腑之证。但由于各方组成的药味和剂量不同，故作用同中有异。大承气汤先煮枳、朴，后下大黄、芒硝，泻下与行气并重，其功峻下，主治痞、满、燥、实具备之阳明腑实重证；小承气汤，药少芒硝一味，且三味药同煎，其功轻下，主治以痞、满、实为主之阳明腑实轻证；调胃承气汤用大黄、芒硝而不用枳实、厚朴，且加入甘草，取其和中调胃，下不伤正，故名“调胃承气汤”，主治以燥实为主之阳明热结证，正如吴鞠通所言：“大黄荡涤热结，芒硝入阴软坚，枳实开幽门之不通，厚朴泻中宫之实满（厚朴分量不似《伤寒论》中重用者，治温与治寒不同，畏其燥也）。曰大承气者，合四药而观之，可谓无坚不破，无微不入，故曰大也。非真正实热蔽痼，气血俱结者，不可用也。若去入阴之芒硝，则云小矣；云枳、朴之攻气结，加甘草以和中，则云调胃矣。”（《温病条辨·中焦篇》一）三方区别见表4-27。

表4-27 大承气汤、小承气汤、调胃承气汤鉴别

	大承气汤	小承气汤	调胃承气汤
病证	身热、大便不通，频转矢气，脘腹痞满，腹痛拒按，按之硬，甚或潮热谵语，手足濈然汗出，舌苔黄燥起刺，或焦黑燥裂，脉沉实之阳明腑实重证；及里实热证而见热厥、痉病、发狂等病证	身热，谵语，便秘，潮热，胸腹痞满，舌苔老黄，脉滑而疾之阳明腑实轻证	大便不通，口渴心烦，蒸蒸发热，或腹中胀满，舌苔黄，脉滑数之阳明腑实证；以及胃肠热盛而致发斑吐衄，口齿咽喉肿痛等病证
病机	燥屎内结、阳明热实	热实内结、腑气不通	腑实初结、燥热内盛
治法	峻下燥结、荡涤热实	通腑泄热、消滞除满	泄热和胃
药物	大黄六钱、芒硝三钱、厚朴三钱、枳实三钱	大黄五钱、厚朴二钱、枳实一钱	大黄三钱、芒硝五钱、生甘草二钱
用法	水八杯，先煮枳、朴，后纳大黄、芒硝，煮取三杯。先服一杯，约二时许，得利止后服，不知，再服一杯，再不知，再服	水八杯，煮取三杯，先服一杯，得宿粪，止后服，不知再服	煎服

（一）兼胃热炽盛

主症 面目俱赤，语声重浊，呼吸俱粗，大便闭，小便涩，但恶热，不恶寒，日晡益甚，舌苔老黄，甚则黑有芒刺，脉浮洪躁或沉数有力。

病机 胃热炽盛、燥屎内结。

治法 清热生津、泻热通便。

方药 白虎汤、大承气汤。

1. **白虎汤**（《温病条辨·上焦篇》七）

生石膏（研）一两　知母五钱　生甘草三钱　白粳米一合

水八杯，煮取三杯，分温三服，病退，减后服，不知，再作服。

应用白虎承气汤时应注意，吴鞠通强调“脉浮洪躁甚”，此乃阳明经证，无形邪热亢盛，充斥表里内外所致，故脉浮洪而躁急。

2. **大承气汤**（《温病条辨·中焦篇》一）

大黄六钱　芒硝三钱　厚朴三钱　枳实三钱

水八杯，先煮枳、朴，后纳大黄、芒硝，煮取三杯。先服一杯，约二时许，得利止后服，不知，再服一杯，再不知，再服。

应用大承气汤时应注意，吴鞠通强调“脉沉数有力”，此乃阳明腑证，有形邪热与燥屎结于肠腑，故脉沉而有力。由于攻下法易耗阴伤正，故吴鞠通强调治疗热结肠腑兼胃热炽盛之时：“承气非可轻尝之品，故云舌苔老黄，甚则黑有芒刺，脉体沉实，的系燥结痞满，方可用之。”临床治疗本证时，要根据情况灵活确定治法，并非一定要到舌苔老黄或黑有芒刺，痞满燥实俱全才用大承气汤攻下，以免错过了攻下时机。

应用　阳明温病。阳明温病经腑同病，病机为温邪传入中焦、胃热炽盛、伤津化燥、里实渐成，表现为既有面目俱赤，语声重浊，呼吸俱粗等阳明无形邪热弥漫充斥内外之表现，又有阳明腑实不通之表现，属阳明经腑同病，此时因胃热仍在，而腑实初结，故白虎汤与大承气汤皆有应用之机会，如吴鞠通所言“面目俱赤，语声重浊，呼吸俱粗，大便闭，小便涩，舌苔老黄，甚则黑有芒刺，但恶热，不恶寒，日晡益甚者，传至中焦，阳明温病也。脉浮洪躁甚者，白虎汤主之；脉沉数有力，甚则脉体反小而实者，大承气汤主之”。（《温病条辨·中焦篇》一）且吴氏提出两方辨别应用的依据主要是脉象，若脉浮洪而躁急，乃无形邪热亢盛，充斥表里内外所致，以阳明经证为主；若脉沉而有力，乃邪热与燥屎结于肠腑，以阳明腑证为主。吴氏在自注中提出阳明温病的治疗原则如“凡逐邪者，随其所在，就近而逐之”。阳明经证的治疗当用白虎汤辛寒清透里热；而阳明腑证的治疗则当以大承气汤通腑泄热为要；若阳明经腑同病，则以白虎汤合承气汤清热攻下并举。

病案选录

案一：高热不退，大便干结。吴某，男，38 岁，工人，广州中医药大学第一附属医院住院号：96087。患者以“高热 45 天”入院。一月前不明原因发生高热，体温在 39～40.2℃之间，高热前伴有恶寒甚，口不渴，无汗或少汗，曾在广州某西医院住院，经多方检查，除中性粒细胞稍高外，其余均未发现异常，予先锋Ⅵ等抗生素治疗数十天，效不佳，后考虑“药物热”停药一周观察，发热如故，遂要求治疗。来时症见：高热 39～41℃，无恶寒，发热以晚上甚，口渴甚，一天饮水 2 保温瓶，热则汗出甚，伴大便秘结，小便黄，舌苔薄黄，舌质干红，脉洪数。入院后多项检查均示正常。西医诊断不明，考虑感染引起，常规予丁胺卡那、普光联合静滴 3d，热未退，患者坚决要求停用所有西医疗法（包括吊瓶），仅服中药治疗，经本院专家会诊，西医诊断考虑：①肺结核；②菌血症；③病毒性感染。建议试用抗结核治疗，后发现病人未遵医嘱执行，中药予柴葛解肌汤治疗 4 无效。后根据患者症状，考虑颇似白虎汤症，改用白虎汤加味（石膏 60g、怀山药 30g、甘草 3g、知母、银柴胡、秦艽各 12g、淡竹叶 10g），2 剂渴减，大便通，病人精神好，3 剂后热退，续服 10 余剂，痊愈出院。

[郑学宝，罗日永. 白虎汤加味治疗菌血症高热验案二则[J]. 广州中医药大学学报，1997（3）：60.]

案二：腑实谵狂。男，4 岁半。发热 12 天，伴神志不清烦躁 10 天，西医诊为“病毒性脑炎”。入院后曾用清热泻火解毒，化痰开窍药，投以羚角钩藤汤，竹叶石膏汤，安宫牛黄丸等，病情未能缓解，反而狂躁加重。视患儿面红，唇红干，呼之不答。时而两目上视，手握成拳，双足直伸，时而哭闹不停，时而大笑不止，时而攀留登高而上下跳动。目不识人，不能言语。手足汗多，腹胀满，按之硬，叩之实。问及家人，诉患儿虽神志不清，仍以机械动作进食，且食量超常，已有10天未能自解大便。视其舌红津少，苔黄干而糙，脉滑实有力而数。即投以大承气汤加钩藤，石决明、牡蛎，白芍。服一剂后，只解出少许如羊矢状之粪块。再服第二剂的当天下午及晚上，共解5～6次奇臭难闻黑糊状烂便，且当晚热退，腹胀明显减轻，患儿已能入睡，但仍时有躁动。次日服第三剂，亦多次解出腥臭烂便。午后，躁动停止。虽不能言语，但见父母及家人时已能流泪，问之可以手作答。继用四君子汤，生脉饮合养阴柔肝平肝药善后。进服十余剂后，神志转清，恢复言语及进食，动作玩耍与常孩无别而出院。

[赖慧红. 大承气汤治小儿狂证[J]. 广州医药，1989（2）：40.]

鉴别 白虎汤与大承气汤均治热结肠腑兼胃热炽盛，均有胃热弥漫、热盛阳明经以及腑实不通、热结阳明的表现，其适用证属热入中焦阳明后，邪热充斥表里，伤津化燥，胃热仍盛而燥结初成的中间阶段，此时主要依据脉象来判断是以胃热炽盛为主，还是以热结肠腑为主，脉浮洪而躁急者，乃无形邪热亢盛为主，当用白虎汤辛寒清透里热；脉沉而有力者，乃邪热与燥屎结于肠腑，以腑实为主当以大承气汤通腑泄热。二者区别见表4-28。

表4-28 白虎汤、大承气汤鉴别

	白虎汤	大承气汤
病证	面目俱赤，语声重浊，呼吸俱粗，大便闭，小便涩，但恶热，不恶寒，日晡益甚，舌苔老黄，甚则黑有芒刺，脉浮洪躁急之阳明热证	面目俱赤，语声重浊，呼吸俱粗，大便闭，小便涩，但恶热，不恶寒，日晡益甚，舌苔老黄，甚则黑有芒刺，脉沉数有力阳明腑实证
病机	胃热炽盛、热结肠腑	热结肠腑、胃热炽盛
治法	辛寒清透	通腑泄热
药物	生石膏（研）一两、知母五钱、生甘草三钱、白粳米一合	大黄六钱、芒硝三钱、厚朴三钱、枳实三钱
用法	水八杯，煮取三杯，分温三服，病退，减后服，不知，再作服	水八杯，先煮枳、朴，后纳大黄、芒硝，煮取三杯。先服一杯，约二时许，得利止后服，不知，再服一杯，再不知，再服

（二）兼小肠热实

主症 身热，腹满便秘，口干唇裂，小便涓滴不畅，溺时疼痛，尿色红赤，时烦渴甚，舌红、苔焦燥，脉左尺牢坚。

病机 热结肠腑、小肠热盛。

治法 攻下肠腑热结、清泄小肠邪热。

方药 导赤承气汤。

导赤承气汤（《温病条辨·中焦篇》十七）

赤芍三钱 细生地五钱 生大黄三钱 黄连二钱 黄柏二钱 芒硝一钱

水五杯，煮取二杯，先服一杯，不下再服。

应用导赤承气汤时应注意，方中重用生地黄滋阴，苦寒渗利之品则宜轻用，以免苦燥伤津。

吴鞠通在组方时虽取导赤散之意，却未用木通、竹叶，主要是防止渗利再伤津液。正如吴鞠通所言“小肠热盛，下注膀胱，小便必涓滴，赤且痛也，则以导赤去淡通之阳药，加连、柏之苦通火腑，大黄、芒硝承胃气而通大肠，此二肠同治法也。”

应用　春温。春温热结肠腑兼见小便赤痛，下之不通，其病机为阳明燥热伤津，热结腑实，阴液已伤，又兼小肠热盛、下移膀胱，热盛灼津，火腑不通，即吴鞠通所说“有余于火，不足于水”。证属热结肠腑兼小肠热盛。症见小便涓滴不畅，溺时疼痛，尿色红赤，时烦渴甚，舌红，脉数或左尺牢坚等，此时单用泄热通腑疗效不佳，不清泄火腑小肠之热，则小肠之热也可影响到大肠，所以单纯用攻下法则易“下之不通”。治疗要清泄火腑与攻下热结并举，方用导赤承气汤，如“阳明温病，下之不通……左尺牢坚，小便赤痛，时烦渴甚，导赤承气汤主之。”（《温病条辨·中焦篇》十七）本证虽有小便短少、涩痛，但不宜大量使用利水通淋之品，热结腑实兼小肠热盛证的小便短少，是由热盛灼津，火腑不通，故治疗以清热滋阴为主，热清阴充，小便自畅，切不可滥用淡渗利水，防其更伤津液，正如吴鞠通所言：“小便不利者，淡渗不可与”“唯以滋水泻火为急务”。故在导赤散中取一味生地滋阴增液，去掉通利的竹叶、木通、生甘草梢，而用黄连、黄柏清泻火腑小肠，实际上是取导赤散之法而变通其方。

病案选录

案一：中暑。刘某，女，40 岁，盛夏劳作田间，发为中暑。证见发热汗出，烦渴。舌红苔少，脉浮虚而数。经服白虎汤发热得减，遂小便短赤涩痛，舌生疮，腹部胀满，大便秘结，证属邪热扰于二肠之间，宜导赤承气汤。处方生地 15g、大黄 6g、芒硝 6g、黄连 5g、黄柏 6g、赤芍 6g。连进二剂，病告痊愈。

[龚振岭. 五加减承气汤的临床运用 [J]. 河北中医，1986，（2）：27-28.]

按：此案系由盛夏季节室外劳作，感受暑热邪气所致，暑为火热之邪，其性酷烈，传变迅速，故侵犯人体后大多直接入于气分，而见壮热、汗多、口渴、脉洪等阳明气分热盛证候，即叶天士所说“夏暑发自阳明”，故先予白虎汤清阳明气分之热，但暑性炎热，耗伤津气，大热虽去，津液已伤，燥热结于肠腑，故见大便秘结、腹部胀满。而暑气通于心，致心经热盛，心火上炎则口舌生疮、心火下移小肠，小肠亦热，则小便赤涩疼痛。大肠小肠俱热，故用导赤承气汤攻下热结，清利小肠。

案二：脑炎。苏某，男，41 岁，农民。1984 年 10 月 19 日入院，住院号：128100。患者于 10 月 10 日起病，当地县医院曾按“脑血栓形成”治疗八天不效，继而出现精神异常，意识不清，走路不稳，向左偏斜，乃来急诊住院治疗。脑电图检查：广泛轻度异常。脑脊液常规：无色透明，潘氏试验阳性，淋巴细胞百分比 0.8，分叶核粒细胞 0.2，细胞总数 21×10^6/L，白细胞 19×10^6/L，红细胞 2×10^6/L。生化检查：糖 2.17mmol/L，蛋白 0.48g/L，氯化物 211.58mmol/L，西医诊断为“散发性脑炎（精神障碍型）”。经用激素、抗生素和抗病毒等治疗半月余，效仍不著，请中医会诊。

证见发烧（体温 37.8℃），神志昏蒙，偶有清醒，计算、理解均很困难，喝水反呛，不能进食（保留胃管），舌伸受限，失语，左侧肢体轻瘫，躁扰不宁，小便失禁，大便秘结，舌质红绛，苔黄厚燥，脉沉数有力。辨证属阳明气分，腑热燥结，治宜通下热结，选用导赤承气汤加味。处方：赤芍 15g、生地 30g、生大黄 15g、黄连 9g、黄柏 9g、芒硝 9g、栀子 9g、丹皮

9g、麦冬15g、甘草6g，三剂。药后大便泻下黑色燥矢，腑气畅通，身微汗出，而发烧、喝水反呛顿减。药既见效，续进三剂。患者神清语利，计算力、理解力大有进步，食欲大振，厚苔亦退，二便及四肢活动渐复如常。惟觉身软、自汗出，守原方减量去芒硝以祛余邪，加太子参30g、沙参15g扶胃气养津液，调治周余乃愈。

[王俊国. 通下法治疗散发性脑炎一例[J]. 北京中医，1986（2）：52.]

按：本病由于初起之时失于辛凉清解，以致热入阳明，化燥伤津，胃肠热结，升降逆乱，火热窜扰于心，心经热盛，故躁扰不宁时有神昏。胃肠结热不解，终也不效。取用导赤承气汤加味，大黄、芒硝推荡胃腑热结；黄连、黄柏、栀子苦泄三焦邪热；赤芍、丹皮、生地、麦冬凉血通瘀，滋养阴液，兼利小便；甘草甘缓和中。诸药配伍，既通大便，又利小便，邪得两解，气机畅达，则获神清窍开之效。

鉴别 导赤承气汤与大承气汤均治热结肠腑，均有燥热伤津、腑实不通的表现，但大承气汤是典型的热结肠腑，主症是腹满硬痛，大便燥结难下；而导赤承气汤除大便不通外，还兼见小便不利、赤涩疼痛，属热结肠腑兼小肠热盛，病位在大肠与小肠，故大承气汤重在泄下热结，而导赤承气汤则含调胃承气汤以泄大肠燥热，并用黄连、黄柏清泻火腑小肠，重用生地清热养阴。二者区别见表4-29。

表4-29 导赤承气汤、大承气汤鉴别

	导赤承气汤	大承气汤
病证	身热，腹满便秘，口干唇裂，小便赤涩疼痛，时烦渴甚，舌红、苔焦燥，左尺牢坚之二肠同病之热证	大便不通，频转矢气，脘腹痞满，腹痛拒按，按之硬，甚或潮热谵语，手足濈然汗出，舌苔黄燥起刺，或焦黑燥裂，脉沉实；以及里实热证而见热厥、痉病、发狂者之热结肠腑证
病机	热结肠腑、小肠热盛	燥屎内结、阳明热实
治法	攻下热结、清泄小肠	峻下燥结、荡涤热实
药物	赤芍三钱、细生地五钱、生大黄三钱、黄连二钱、黄柏二钱、芒硝一钱	大黄六钱、芒硝三钱、厚朴三钱、枳实三钱
用法	水五杯，煮取二杯，先服一杯，不下再服	水八杯，先煮枳、朴，后纳大黄、芒硝，煮取三杯。先服一杯，约二时许，得利止后服，不知，再服一杯，再不知，再服

（三）兼热盛动风

主症 牙关紧闭，项背强急，甚则角弓反张，或撮空理线、神昏笑妄，大便不通，脉洪数有力或沉实有力，舌苔干黄起刺或黑燥苔。

病机 湿热化燥、热盛动风。

治法 通腑泄热。

方药 大承气汤。

大承气汤（《温病条辨·中焦篇》一）

大黄六钱　芒硝三钱　厚朴三钱　枳实三钱

水八杯，先煮枳、朴，后纳大黄、芒硝，煮取三杯。先服一杯，约二时许，得利止后服，不知，再服一杯，再不知，再服。

大承气汤治疗邪热致痉原出《金匮要略》,《湿热病篇》中用于湿热化燥阻于阳明致痉，应用时应注意证候的形成和兼证。一由温热类温病邪入中焦、阳明腑实所致；二由湿热化燥、热扰手足厥阴所致，可见发痉撮空、神昏笑妄等，可用大承气汤攻下邪热。即①由湿热起病，化燥所致者，亦用大承气汤急下、早下，如薛生白所言“承气用硝、黄，所以逐阳明之燥火实热，原非湿热内滞者所宜用，然胃中津液为热所耗，甚至撮空撩乱，舌苔干黄起刺，此时胃热极盛，胃津告竭，湿火转成燥火，故用承气以攻下”。②若邪热已深入手足厥阴，除以承气汤通腑泄热外，可配合安宫牛黄丸、紫雪丹、羚角钩藤汤等清心开窍，凉肝息风之品。

应用　痉证。热盛动风之痉证其病机是湿热化燥，热结阳明，热扰手足厥阴而致动风，证属热盛动风。症见发痉撮空，神昏笑妄，大便不通，脉洪数有力或沉实有力，舌苔干黄起刺或转为黑色。此由湿热化燥，消灼阴津，内结阳明，燥热内盛，引动肝风。故治以承气汤通腑泄热。如“湿热证，发痉撮空，神昏笑妄，舌苔干黄起刺或转黑色，大便不通者，热邪闭结胃腑，宜用承气汤下之”。(《湿热病篇》三十六)

病案选录

案一：湿温误治化燥。须江周某之郎，由湿温误治，变为唇焦齿燥，舌苔干黑，身热不眠，张目妄言，脉实有力。此分明湿温化热，热化燥，燥结阳明，非攻下不能愈也。即用润下救津法，服之未效，屡欲更衣而不得。后以熟军改为生军，更加杏霜、枳壳，始得大解，色如败酱，臭不可近。是夜得安寐，谵妄全无。次日舌苔亦转润矣。继以清养肺胃，调理二旬而安。

（雷丰. 时病论[M]. 北京：人民卫生出版社，1972.）

案二：热痉。里海辛村潘塾师之女，八九岁，发热面赤，角弓反张，谵语，以为鬼物。符箓无灵，乃延予诊。见以鱼网蒙面，白刃拍桌，而患童无惧容。予曰：此痉病也。非魅！切勿以此相恐，否则重添惊疾也。投以大承气汤，一服，即下两三次，病遂霍然。

（黎庇留，负克强. 读《黎庇留医案》[M]. 北京：中国中医药出版社，2017.）

按：本案正属阳明里热痉病，患儿“发热面赤，角弓反张，谵语”，未记载舌苔脉象，以理推之，患儿当舌红苔燥或黄厚而燥、脉数洪大或沉而滑实，或兼有腹胀按之硬实之证。角弓反张正是阳明燥热不解，热盛动风之象。发热面赤者，乃阳明热盛充斥内外，谵语者，属热浊扰神，故用大承气汤峻下阳明燥热，釜底抽薪。

案三：流行性乙型脑炎。高某，男，6岁半，于1990年8月10日初诊。其母代诉：3天来，高热灼手，剧烈头痛，恶心呕吐，嗜睡少食，颈项稍强硬，四肢抽搐时作，神志时清时昧，大便秘结，8日未行，小便黄赤，舌红绛，苔黄糙，脉洪数。体温39.9℃，白细胞20.4×10^9/L，中性粒细胞0.82，淋巴细胞0.18。脑脊液检查，外观微混浊，细胞数400，以淋巴细胞为多，糖、氯化物均正常，蛋白稍增高。急拟通腑泻火，大承气汤加味治之。处方：枳实10g，厚朴5g，生地10g，丹皮10g，赤芍10g，大青叶10g，生大黄10g（后下），芒硝10g。2剂1日服完。药后腑气已通，解大便如羊屎状五六枚，体温38.4℃，抽搐未见。原方续进，5天后症情明显改善，热退神清，呕平搐止，原方出入，调治月余而瘥。

[秦亮. 大承气汤加味治疗小儿乙脑[J]. 江西中医药，1992（5）：60.]

按：本例痰火互结，腑实不通，邪热炽盛，热极生风，用大承气汤加味，因邪热炽盛、窜扰营血，故加生地、丹皮、赤芍以凉血散血，又加大青叶清热凉血解毒。药后阳明燥实得下，腑气畅通，痰火从下而出，则痰去火熄可转危为安。

（四）兼阴虚

主症 身热，大便秘结，脘腹胀满，口干唇裂，渴欲饮水，两目干涩、舌红、苔焦燥而干，脉沉细。

病机 阳明热结、阴液亏虚。

治法 滋阴增液、泄热通便。

方药 承气养荣汤、增液承气汤。

1. **承气养荣汤**（《温疫论·卷上》数下亡阴）

知母 当归 芍药 生地 大黄 枳实 厚朴。

水姜煎服。

应用承气养荣汤时，注意本证病因在于病人平素阴虚火旺，下法虽然可以泻热以救津液，但反复攻下不免有耗伤阴液之弊端，尤其是对于素体阴虚火旺者，即吴又可所谓“其人所禀阳脏，素多火而阴亏”，对于平素阴虚火旺的病人，如果数次攻下之后腑实已去，出现了明显的津亏阴伤的表现，可以单用养阴润燥之法，如果腑实仍在，有兼见津亏阴伤之证，则需养阴与攻下同施，本方即是养阴攻下法的代表方，后世吴鞠通《温病条辨》中增液承气汤即取法于此。

2. **增液承气汤**（《温病条辨·中焦篇》十七）

即于增液汤内，加大黄三钱，芒硝一钱五分。

水八杯，煮取三杯，先服一杯，不知再服。

增液承气汤是在增液汤（生地、玄参、麦冬）滋阴增液的基础上加大黄和芒硝通腑泄热，即增液汤与调胃承气汤合方。吴鞠通认为本证属“因阳明太热，津液枯燥，水不足以行舟，而结粪不下者”，对于燥热津枯、无水舟停之病，可先投增液汤滋阴增液，若燥热伤津太甚，大便仍然不下，则用增液承气汤养阴攻下。应用增液承气汤时应注意，此证本为津枯阴伤之证，不宜再峻下热结，当缓缓用药，不知再服，即吴鞠通所谓“缓缓与服，约二时服半杯沃之”之法。本方改大黄为熟大黄，加甘草，即《时病论》中所谓“润下救津法”，雷丰认为“阳明实热之证，当用大小承气，急下以存津液，但受温热之病，弱体居多”，不耐大、小承气汤攻下，故“以仲圣调胃承气为稳，且芒硝改为元明粉，取其性稍缓耳，合用鞠通增液汤方，更在存阴养液之意”。作为变通之法。

应用

1. **瘟疫** 瘟疫数下亡阴，其病机为瘟疫当下之证用下法祛邪，若邪气没有完全清除，不得不多次使用泻下之法，若病人本阴虚有热，屡用下法，复伤阴津，而致阴血亏虚。证属阴血耗伤，里邪未尽。症见身热不退，大便秘结，脘腹胀满，口干唇裂，渴欲饮水，两目干涩、舌苔焦燥，脉沉细等。乃是燥热内结兼津亏阴伤之证，需用承气养荣汤养阴与攻下同施。如《瘟疫论》中所言“下证以邪未尽，不得已而数下之，间有两目加涩、舌反枯干、津不到咽、唇口燥裂。缘其人所禀阳脏，素多火而阴亏，今重亡津液，宜清燥养荣汤。设热渴未除，里证仍在，宜承气养荣汤”。（《温疫论·卷上》数下亡阴）

2. **风温、春温、暑温** 热结津枯之温热类温病，其病机为热结肠腑兼阴液大伤，虚实夹杂，属于热结肠腑证之变证，其形成可因本来属阴虚之体，热邪传至大肠，燥热反复伤阴，阴液因而大亏；亦可因腑实热结久聚，过度消耗津液。燥热既盛，阴伤又重。故用攻下后大便仍然不下，其原因是阴液大亏，肠道失于濡润，用攻下法虽然推荡之力强，但肠道过于干涩，所以“下之不通”，如同河道无水，船只搁浅。证属燥热内结，津枯肠燥。症见大便秘结，下之不通，脘腹胀满，口唇干燥，舌红苔黄，脉细数。吴鞠通称其为“无水舟停”，当用增液承气汤通腑泄热、滋阴增液。即《温病条辨》中云：“津液不足，无水舟停者，间服增液，再不下者，增液承气汤主之。”（《温病条辨·中焦篇》十七）

3. **阴虚便秘**　阴虚便秘，其病因为素体虚弱，或热病后期、产后及年老体虚之人，阴血亏虚，润泽荣养不足，大肠传导失常。如《医宗必读·大便不通》说：“更有老年津液干枯，妇人产后亡血及发汗利小便，病后血气未复，皆能秘结。”或热病发展过程中胃热炽盛，津液耗伤，均可转化为阴虚秘，证属阴虚肠燥。症见大便干结，口干舌燥，两颧红赤，心烦少寐，潮热盗汗，舌红少苔，脉细数等。有明显的阴虚津伤表现。因阴虚而秘者，宜滋阴增液，兼泻下通腑，用增液承气汤。

病案选录

案一：疫病数下，津亏阴伤。朱海畴者，年四十五岁，患疫得下证，四肢不举，身卧如塑，目闭口张，舌上苔刺。问其所苦不能答，因问其子，两三日所服何药，云进承气汤三剂，每剂投大黄两许不效，更无他策，唯待日而已，但不忍坐视，更祈一诊。余诊得脉尚有神，下证悉具，药浅病深也。先投大黄一两五钱，目有时而小动，再投舌刺无芒，口渐开能言。三剂舌苔少去，神思稍爽。四日服柴胡清燥汤，五日复生芒刺，烦热又加，再下之。七日又投承气养荣汤，热少退。八日仍用大承气，肢体自能少动。计半月，共服大黄十二两而愈。又数日，始进糜粥，调理两月平复。凡治千人，所遇此等，不过三四人而已，姑存案以备参酌耳。

（明·吴又可. 温疫论[M]. 北京：中国医药科技出版社，2011.）

按：吴又可治疗瘟疫，强调逐邪务尽，推崇攻下之法，只要疫邪未去，燥热尚存，则可继续攻下，本案已是阳明燥热、津枯阴伤之重症，用了大量的大黄后大便仍然不下，但观患者脉证，仍是燥热内结，腑实神昏之证，尚有可下之机，数下之后，腑气虽通，津伤更甚，故“复生芒刺，烦热又加”，于是用承气养荣汤滋阴攻下，兼用养阴生津之法而图再下。值得指出的是，吴氏在数下之间，注意应用宽缓之剂兼扶正气（承气养荣汤、柴胡清燥汤之类），以便为再下创造条件，绝不是一味滥用、妄用攻下法，很有指导意义。

案二：素体阴虚，春温误表。宋某某，女，65岁。初春发病，身热20余日，体温38.5℃上下，形体消瘦，面色暗黑，舌干绛而有裂痕，苔垢厚焦黄，唇焦起皮，胃纳少思，脘腹胀满拒按，口干欲凉饮，咽红干痛，两脉沉细小滑，按之仍有力。素患肺结核十余年，经常夜间有汗，有时低热。近来感受温邪，屡投辛温解表之法，重亡津液，阴分过亏，津液大伤，蕴热腑实，便秘不通。阴愈亏而热愈炽，肠愈燥而阴愈耗，必须顾津液以润其燥，通腑实求其热除。本虚标实之证，急以增液承气汤治之。元参45g，生地黄30g，麦门冬25g，白芍30g，川石斛25g，芒硝1.5g（冲），大黄粉1.2g（冲）。一付。

二诊：药后昨夜大便畅通1次，初干如羊屎，后则少缓，肛门破裂，微带血渍。今日体温37.5℃，舌干绛而有裂痕，胃纳渐开，脘腹胀满已减。咽仍红，但咽干咽痛已见缓解。两脉沉细小滑，力量稍逊。此为素体阴分不足，血虚热盛，患温病又复伤阴，故大便秘结。此液枯肠燥，无水舟停，故先用增水行舟润肠通便法，今便已通热已减，再以甘寒润燥，以补药之体，作泻药之用，切不可再用硝黄。处方：北沙参 30g，生地黄 25g，白芍 25g，清阿胶 15g（分两次烊化），黑木耳 12g，炙鳖甲 15g（先煎），麦门冬 15g。2 剂。

三诊：身热已退净，体温 37℃，舌苔已化，质绛干裂，胃纳如常，大便又行 1 次，便下正常，腹不胀满，咽干痛已无，脉见细弦小滑，再以甘寒育阴，从本治疗。处方：生地黄 25g，北沙参 25g，生白芍 25g，生薏米 15g，生白扁豆 25g，清阿胶 12g（分 2 次烊化），天麦冬各 10g，鸡内金 10g。5 剂。药后诸恙皆安，身热退净。饮食睡眠皆好，嘱平时忌用辛辣厚味，食以清淡为佳。

按：素患结核，知其为阴虚之体；初春即患温证，正合“冬不藏精，春必病温”之意，温邪又必伤阴，是二伤也；病后误用辛温，屡屡发表，过汗更必伤阴，是三伤也。阴津伤而燥热内结肠腑，而成无水舟停之证。故首用增水行舟方法，得便通症减，即变为甘寒濡润，所谓以补药之体作泻药之用，唯恐久病年高之体，难当硝黄之峻。其小心谨慎有如此者。终以甘寒育阴收功。可见治温病当以存阴为第一要义，此案可资证明。

（赵绍琴. 赵绍琴医学全集[M]. 北京：北京科学技术出版社，2012.）

案三：肠梗阻。裴某，女，30 岁，因腹痛、腹胀，肛门排气、排便停止 2 天就诊。患者有便秘史，时腹痛、腹胀，但不剧烈，2 天前无明显诱因上述症状加重，伴肛门排气、排便停止，恶心，无呕吐，村卫生所曾予大承气汤及西药治疗（具体不详）未能获效。查患者痛苦面容，其腹微隆，全腹触痛，左下为著，叩呈鼓音，肠鸣音亢进，给予 X 线透视见肠管充气明显，左下腹有梯状气液平面，提示低位肠梗阻。血常规示：白细胞 11.2×10^9/L，中性粒细胞百分比 80%。患者拒绝住院治疗，查其脉，一派数急，查其舌，红而苔剥。此津亏热结，无水行舟之象。法当泻热通腑，增水行舟。予增液承气汤：玄参 30g，大黄 10g，生地黄 25g，麦门冬 25g，芒硝 10g。1 剂，水煎分服。嘱服药后症状不解，即随诊。一服见效，服完病去若失。

[王安生. 增液承气汤治疗肠梗阻 1 例[J]. 甘肃中医，2006（10）：13.]

鉴别 承气养荣汤与增液承气汤均治热结肠腑兼阴亏津伤证，承气养荣汤由知母、当归、芍药、生地、知母加小承气汤而成，适用于瘟疫解后，疫邪内伏，阴血被伤，阴枯血燥，兼里证未尽之阴伤邪留证。表现为口干唇裂，两目干涩，舌枯苔干，大便秘结，脘腹胀满，脉沉细。故以知母清热生津，当归、芍药、生地滋阴养血，润燥通便，大黄泻热通便，枳实、厚朴行气以助通便。而增液承气汤证系阳明温病，热结阴亏所致。胃肠燥热内结，传导失司，则大便秘结，脘腹胀满；燥屎不下，热结愈盛则阴津愈枯，热结津亏，肠道失于濡润，故下之不通，即“津液不足，无水舟停”；口干唇燥，舌红苔黄，脉细数，皆为热伤津亏之象。治应甘凉濡润以滋阴增液，咸苦润下以泄热通便。二者区别见表 4-30。

表 4-30 承气养荣汤、增液承气汤鉴别

	承气养荣汤	增液承气汤
病证	口干唇裂，两目干涩，舌枯苔干，大便秘结，脘腹胀满，脉沉细之瘟疫后期阴血亏虚，余邪未尽证	大便秘结，下之不通，脘腹胀满，口干唇燥，舌红苔黄，脉细数之热结肠腑兼阴津亏虚证
病机	阴血耗伤、里邪未尽	燥热内结、津枯肠燥

续表

	承气养荣汤	增液承气汤
治法	滋阴养血、攻下里邪	通腑泄热、滋阴增液
药物	知母、当归、芍药、生地、大黄、枳实、厚朴	元参一两、连心麦冬八钱、细生地八钱、大黄三钱、芒硝一钱五分
用法	水姜煎服	水八杯，煮取三杯，先服一杯，不知再服

（五）兼气阴两虚

主症　身热，大便秘结，或下利清水、色纯青，脘腹胀满，腹痛拒按，口渴，神倦少气，神昏谵语甚或循衣撮空，舌苔焦黄或焦黑，脉虚。

病机　热结里实、气阴不足。

治法　泄热通便、滋阴益气。

方药　新加黄龙汤、黄龙汤。

1. **新加黄龙汤**（苦甘咸法）（《温病条辨·中焦篇》十七）

细生地五钱　生甘草二钱　人参一钱五分（另煎）　生大黄三钱　芒硝一钱　元参五钱　麦冬（连心）五钱　当归一钱五分　海参（洗）二条　姜汁六匙

水八杯，煮取三杯。先用一杯，冲参汁五分、姜汁二匙，顿服之，如腹中有响声，或转矢气者，为欲便也；候一二时不便，再如前法服一杯；候二十四刻，不便，再服第三杯；如服一杯，即得便，止后服，酌服益胃汤一剂（益胃汤方见前），余参或可加入。

应用新加黄龙汤时，应注意其煎服法。吴鞠通认为“此邪正合治法也”，用以治疗虚实夹杂的危重证候。治疗虚实并重的危重证候时要注意，若一服大便仍然不通，可以过一段时间再服，如果服药后大便得下，可以酌情服用一剂益胃汤以助养阴生津。本方是攻补兼施的代表方，临床使用时还要分辨虚实的轻重，以决定攻邪与补益药物的用量。

2. **黄龙汤**（《温疫论·卷上》补泻兼施）

大黄　厚朴　枳实　芒硝　人参　地黄　当归

照常煎服。

《温疫论》黄龙汤，吴又可虽言此方取自“陶氏黄龙汤”，但与陶节庵《伤寒六书》中的黄龙汤略有不同，与陶氏黄龙汤相比，《温疫论》黄龙汤多地黄，而少桔梗和生姜、大枣。

应用

1. **春温**　正虚邪实下之不通之春温，其病机为阳明热结腑实证未能及时攻下，延误时机，导致热结不去而气阴大伤，因为正气大衰，药物不能吸收运化所以服药后大便仍然不下。此为后天生化之源将要断绝的表现，吴鞠通用“正虚不能运药，不运药者死”说明病情之危重。本证属热结里实，气阴不足，症见身热，便秘，腹满痛，口干咽燥，齿黑唇裂，倦怠少气，精神萎靡，甚至神志昏迷，目不了了，循衣摸床，撮空理线，肢体震颤，舌苔黄燥或焦燥，脉沉细弱。为虚实并重的虚实夹杂证，所以治疗既要攻下热结，又要补益气阴，方用新加黄龙汤。如“阳明温病，下之不通，其证有五：应下失下，正虚不能运药，不运药者死，新加黄龙汤主之。”（《温病条辨·中焦篇》十七）

2. **瘟疫** 应下失下气血俱虚之瘟疫，其病机为阳明热结腑实证又兼气血虚弱。由于燥热内结，应下失下，燥热久据，耗伤气血，致使燥屎内结不通，而又兼气血虚弱。证属阳明腑实，气血不足。症见腹胀满硬，疼痛拒按，大便不通，或泻青水，发热烦渴，神疲气短，舌苔黄厚，脉细数无力。在治疗时，若攻之，顾忌气血不足；若补之，又恐助邪增热，颇为棘手，故吴又可在《温疫论》中说："攻不可，补不可，补泻不及，两无生理。不得已勉用陶氏黄龙汤。"（《温疫论·卷上》补泻兼施）用黄龙汤扶正攻下，《温疫论》黄龙汤由大承气汤加入人参、当归、生地组成，是峻下热实、兼顾正气之剂。对于阳明腑实不去，同时气血受伤者，不攻则不能去其实，不补则无以救其虚，用黄龙汤攻下热结，益气养血较为适宜。正如雷丰在《时病论》中所言"此方治热病已成可下之证。医者因其体虚，当下失下，而成撮空理线，循衣摸床等证，所以用攻补兼施之方，荡其邪而不伤正，补其正而不碍邪，诚稳妥之良方"。

病案选录

案一：便秘（气阴两亏，热结便秘）。庞某某，女，80岁，1935年5月10日。素嗜鸦片烟已30余载，经常便秘，大便7～8日一行。自4月28日感受风温邪气，身热咳嗽，咽红肿痛，经中西医治疗十天未见好转。目前身热未退，体温38.3℃，两脉细弦小滑，按之细数，头晕心烦，身热腹满，口干唇焦，咽干微痛，舌苔黄厚干燥，焦黑有裂痕，精神萎靡，一身乏力。老年阴分素亏，久吸鸦片，虚火更甚，津液早亏，病温将及半月，阴液更伤。老年正气不足，热结阴伤，燥屎内结。必须急攻其邪以祛其热，扶其气分防止虚脱，仿新加黄龙汤以攻补兼施。鲜生地60g，生甘草10g，元参25g，麦门冬15g，赤白芍各25g，当归10g，生大黄末1.2g和元明粉1.5g共研细末冲服，人参25g（另煎兑入）。一付。

服药约两小时，俟腹中有动静，或转矢气者，为欲便也。在便前另服：已煎好之人参汤25g，西洋参粉4.5g，调匀分服，再去厕所，以防虚脱。服汤药后约二小时，腹中痛，意欲大便，即先服人参汤送西洋参4.5g，再去排便，数分钟后，大便畅解甚多，病人微觉气短，又服人参汤少许，即复入睡。

（赵绍琴. 温病纵横[M]. 北京：人民卫生出版社，2006.）

按：老年春月患温，身热不退，迁延日久，阴津大伤矣。舌苔焦黑干裂，燥屎结于腑中，久不能下，热愈结，津愈伤，燥屎一日不去，发热一日不退，终致阴涸而亡，诚可忧也。故仲景有急下存阴之法。然年高体弱病久，难当峻攻，若用承气法，恐便下之时，亦是气脱之时。吴鞠通于此证有新加黄龙汤，仿陶节庵黄龙汤意，攻补兼施，用人参补正，硝黄逐邪，地冬增液。立意颇为周到。赵绍琴先生运用此法又有所创新，妙在人参另备浓煎，送服西洋参粉。其服药时间掌握在服汤药后欲排便之时，以二参大补元气，元气足自可运药力攻邪排便，则扶正不虑其恋邪，通便而不虑其气脱。此攻补分投，亦攻补兼施之法。此法之运用贵在掌握时机，可谓早一刻不可，晚一刻不及。非富有经验而又深虑巧思者不能如此出奇制胜也。

案二：便秘（阴暑误治，燥结阴伤）。古黔吴某，晚餐之后，贪凉而睡，醒来头痛畏寒，壮热无汗，气口脉紧，舌苔边白中黄。丰曰：此阴暑兼食之证也。即以藿香正气散去白术，加香薷治之，服一煎未有进退。又更一医，遂驳阴暑之谬，暑本属阳，何谓为阴？见病人身热如火，遂用白虎汤加芦根、连翘等药，初服一帖，似得小效，继服一帖，即谵语神昏，频欲作呕，舌苔灰黑。医谓邪入心包，照前方再加犀角、黄连、紫雪等品，服下全无应验，仍求丰诊。其脉右胜于左，形力并强，此邪尚在气分，犹未逆传心包，视其舌苔，灰黑而厚，依然身热昏谵呕逆等证。窃思其邪必被寒凉之药所阻，非温宣透法，不克望其转机。当用杏仁、薤白、豆卷、藿香、神曲、蔻仁、香薷、橘壳，加益元散合为一剂，服头煎热势益剧，次煎通身有汗，则壮热渐退尽矣。来邀复诊，神未清明，谵语仍有，舌苔未退，更觉焦干，右脉仍强，愈按愈实。丰曰：汗出热退，理当脉静津回，神气清爽，今不然者，定有燥结留于肠胃。思表邪退尽，攻下无妨，用黄龙汤以芒硝改元明粉，以人参换西洋参，服下半日许，遂得更衣，诸恙忽退，继用苏土养阴之法，日渐全可。

（清·雷丰. 时病论[M]. 北京：中国中医药出版社，2011.）

按：此案本为夏日受凉之阴暑，治不得法，邪气久郁气分，壮热不退，神昏谵语，呕逆不止，而致气阴大伤，又用辛温宣透，通身得汗，表热虽退，而燥热内结，神识不清，仍有谵语，舌苔焦干，故以黄龙汤攻下热结，益气扶正，滋阴养血，大便得下，而诸症皆平。

案三：便秘（失血过多，阴虚便结）。田某某，男，55岁，退休职工。患者有10多年胃脘痛病史，1981年冬曾因胃脘痛并大便夹血经住院治疗好转。近10多天来连续在亲友家帮工建房，日夜操劳过度，饮食不节，在一次挑砖时下大量柏油样大便，当即感到头晕眼花，胃脘作痛，次日晚上起床时竟昏倒在地，遂胃脘痛增剧，精神疲乏，口渴唇燥，继续下柏油样大便，经当地医治无效而护送来院。经检查：血红蛋白30g/L，红细胞120×10^{12}/L，白细胞9.2×10^{9}/L，血压80/60mmHg，面色苍白无华，神倦懒言，时而躁动不安，以胃溃疡并出血，重度贫血收住院治疗。当即作止血，补充血容量，抗感染等治疗，并输入全血300mL，至次日病情未减而邀诊。证见面色苍白，两目无神，气短息微，时而躁动不安，谵语狂妄，唇焦齿燥，口渴欲饮，腹胀满拒按，大便3日未行，小便短赤，舌质红而干裂，苔黄而燥，脉细数而涩。脉证合参，证属腑实证（气阴两虚型）。治宜益气养阴，滋阴润燥。方选新加黄龙汤加减：白参15g，麦冬18g，玄参15g，生地30g，大黄15g（后下），当归12g，红枣15g，甘草10g，玄明粉15g（后下）。服1剂，晚上大便通下，腹满减退，疼痛缓解，躁动逐渐安定。次日更进1剂，诸症悉减，后减去大黄、玄明粉再进数剂，气液得复渐趋康复出院。

[肖继炳. 失血性腑实证[J]. 湖南中医杂志，1988（2）：27-28.]

按：腑实证多由邪热与肠中糟粕互结，或阴津损伤所形成。该病例未经汗、下、利小便，但失血过多，直接耗损了津液。津血同源，津液是血液的组成部分，今血受耗损，阴液亏虚，机体经络失却滋润，特别大肠失其濡润而传导失利，致腑实不通。腑实和正虚都是病之本，扶正和攻下同等重要，单扶正则燥实无其去路，使邪热愈亢，单攻下则虚者益虚。遂选用新加黄龙汤扶正攻下，使气津得复而渐趋康复。

鉴别　新加黄龙汤与黄龙汤（《温疫论》）同为攻补兼施之剂，组成中均含有大黄、芒硝、人参、当归、生地，功能泻下热结，补益气血，主治热结正虚之证。而黄龙汤由大承气汤加人参、当归、生地而成。峻下热结，补益气血，全方重在通降腑气攻下，兼以扶正，主治热结较重而又气血不足者。新加黄龙汤由调胃承气汤、增液汤加海参、人参、当归及姜汁组成。方中调胃承气汤缓下热结，人参、当归、甘草益气养血，重用增液汤及海参滋阴增液，全方补益气血阴液作用增强且以滋阴为主，姜汁先服，防呕逆拒药，和胃运药，宣通胃气，又防大剂滋阴之品过于滋腻，主治热结较轻而气阴大亏者。二者区别见表4-31。

表 4-31 新加黄龙汤、《温疫论》黄龙汤鉴别

	新加黄龙汤	《温疫论》黄龙汤
病证	身热，便结，腹中胀满而硬，神倦少气，口干咽燥，唇裂舌焦，苔焦黄或焦黑燥裂，脉沉细阳明腑实兼气液两虚证	身热，下利清水，色纯青，或便结脘腹胀满，腹痛拒按，口渴，神倦少气，谵语甚或循衣撮空，神昏，舌苔焦黄或焦黑，脉虚之阳明热结重证兼气阴不足证
病机	热结里实、气阴不足	阳明腑实、气血不足
治法	泄热通便、滋阴益气	攻下热结、益气养血
药物	细生地五钱、生甘草二钱、人参一钱五分、生大黄三钱、芒硝一钱、元参五钱、连心麦冬五钱、当归一钱五分、海参二条、姜汁六匙	大黄、厚朴、枳实、芒硝、人参、地黄、当归
用法	水八杯，煮取三杯。先用一杯，冲参汁五分、姜汁二匙，顿服之，如腹中有响声，或转矢气者，为欲便也；候一二时不便，再如前法服一杯；候二十四刻，不便，再服第三杯；如服一杯，即得便，止后服，酌服益胃汤一剂，余参或可加入	照常煎服

（六）兼阴虚动风

主症 口渴，囊缩舌硬，神昏谵语，两手搐搦，大便不通，苔黄起刺，脉弦缓。

病机 腑实津伤、阴虚风动。

治法 滋阴息风、泻热通便。

方药 薛氏三鲜芦根汤。

薛氏三鲜芦根汤（《湿热病篇》三十五）

鲜生地　芦根　生首乌　鲜稻根　大黄

水五杯，煮取二杯，先服一杯，不下再服。

薛氏三鲜芦根汤主要体现了“润下泄邪”的治法，用生地、生首乌，一滋阴，一通下。本方当以生首乌为主，因首乌具有滋阴与通下的双重作用。如果燥热内结难下，可于方中加芒硝泻热通便；本证虽由湿热化燥，津枯阴伤，阴虚风动所致，但若热邪仍盛，窜扰厥阴，热盛动风，亦可加入凉肝息风的羚角、钩藤。

应用 痉证。湿热化燥阴虚风动之痉证，其病机为湿热病邪化燥，耗伤阴津，致阴虚津枯，虚风内动，又兼肠腑失润，燥结不通。薛生白概括为“津枯邪滞”。证属腑实津伤、阴虚风动。症见口渴、苔黄起刺，燥热伤阴，阴虚风动，则见舌体强硬，阴囊内缩而两手抽搐。津枯风动，热结犹存，为虚多实少之证，若不泻之，则热结不除，津液益耗；若用苦寒下夺，又恐津枯难任，故用薛氏三鲜芦根汤滋阴息风、泻热通便。鲜生地、芦根、生首乌、鲜稻根等甘凉润下以清泄邪热，并复胃津。即《湿热病篇》中所言“湿热证口渴，苔黄起刺，脉弦缓，囊缩舌硬，谵语昏不知人，两手搐搦，津枯邪滞，宜鲜芦根生首乌鲜稻根等味”。（《湿热病篇》三十五）薛氏还指出“若脉有力，大便不通，大黄亦可加入”。若脉有力，乃邪气尚较盛。津枯邪盛，当两相兼顾，本方加大黄，与增液承气汤同义。

鉴别 薛氏三鲜芦根汤与大承气汤均治动风痉厥、谵语神昏之证，且都具有腑实不通的表现，不同在于薛氏三鲜芦根汤证病机为阴虚风动，故治以滋阴息风、润下通便；大承气汤所治痉厥，乃是热盛动风所致，故治以邪热通腑，二者虚实有别，故在临床表现上，大承气汤证急而薛氏三鲜芦根汤证相对较缓，临证之时需详查细审，勿犯虚虚实实之戒。二者区别见表4-32。

表4-32 薛氏三鲜芦根汤、大承气汤鉴别

	薛氏三鲜芦根汤	大承气汤
病证	口渴，囊缩舌硬，谵语或昏不知人，两手搐搦，大便不通，苔黄起刺，脉弦缓之腑实阴伤，阴虚动风证	牙关紧闭，项背强急，甚则角弓反张、卧不着席，或撮空理线、神昏笑妄，大便不通，脉洪数有力或沉实有力，舌苔干黄起刺或黑燥苔之阳明腑实证
病机	腑实津伤、阴虚风动	湿热化燥、热盛动风
治法	滋阴息风、泻热通便	通腑泄热
药物	鲜生地、芦根、生首乌、鲜稻根、大黄	大黄六钱 芒硝三钱 厚朴三钱 枳实三钱
用法	水五杯，煮取二杯，先服一杯，不下再服	水八杯，先煮枳、朴，后纳大黄、芒硝，煮取三杯。先服一杯，约二时许，得利止后服，不知，再服一杯，再不知，再服

二、大肠湿热

大肠湿热又称肠道湿热，因湿热蕴结大肠，阻滞气机，损伤肠络致传导失常所致。常见症状有身热，腹胀痛，泄泻臭秽或下痢脓血，舌质红、舌苔黄腻，脉滑数等。

主症 身热，腹胀、腹痛，暴注下泻，或下痢脓血，里急后重，或泻下不爽，大便黏稠腥臭，肛门灼热，舌质红、舌苔黄腻，脉滑数。

病机 热结大肠、损伤肠络、传导失常。

治法 清热止利。

方药 葛根黄芩黄连汤、白头翁汤、加减泻心汤、四苓合芩芍汤、加减芩芍汤、茵陈白芷汤、薛氏除湿通滞汤、槟芍顺气汤、三加减正气散。

1. **葛根黄芩黄连汤**（《伤寒论》）

葛根半斤 甘草（炙）二两 黄芩三两 黄连三两

上四味，以水八升，先煮葛根，减二升，内诸药，煮取二升，去滓，分温再服。

本方原为治疗伤寒表证未解，误用下法，邪热内陷而成协热下利之剂。温病热迫大肠，泻利频繁，用之疗效亦佳。正如陈平伯《外感温病篇》所说“温邪内逼，下注大肠则下利。治之者，宜清泄温邪，不必专于治利”。

2. **白头翁汤**（《温病条辨·下焦篇》七十四）

白头翁二两 黄柏二两 黄连三两 秦皮三两

上四味，以水七升，煮取二升，去滓，温服一升。不愈，更服一升。

3. **加减泻心汤**（《温病条辨·下焦篇》七十五）

川连 黄芩 干姜 银花 楂炭 白芍 木香汁

此亦噤口痢之实证，而偏于湿热太重者也。脉细数，温热着里之象；右手弦者，木入土中之象也。故以泻心去守中之品，而补以运之，辛以开之，苦以降之；加银花之败热毒，楂炭之克血积，木香之通气积，白芍以收阴气，更能于土中拔木也。

4. **四苓合芩芍汤**（《温病条辨·中焦篇》八十七）

苍术二钱　猪苓二钱　茯苓二钱　泽泻二钱　白芍二钱　黄芩二钱　广皮一钱五分　厚朴二钱　木香一钱

水五杯，煮取二杯，分二次温服，久痢不再用之。

应用此方时，要注意运用的时机，若下痢日久，阴液亏损，就不可再用分利的方法。

5. **加减芩芍汤**（《温病条辨·中焦篇》八十九）

白芍三钱　黄芩二钱　黄连一钱五分　厚朴二钱　木香（煨）一钱　广皮二钱

水八杯，煮取三杯，分三次温服。忌油腻生冷。

此滞下初成之实证，一以疏利肠间湿热为主。肛坠者，加槟榔二钱。腹痛甚欲便，便后痛减，再痛再便者，白滞加附子一钱五分，酒炒大黄三钱；红滞加肉桂一钱五分，酒炒大黄三钱，通爽后即止，不可频下。如积未净，当减其制，红积加归尾一钱五分，红花一钱，桃仁二钱。舌浊脉实有食积者，加楂肉一钱五分，神曲二钱，枳壳一钱五分。湿重者，目黄舌白不渴，加茵陈三钱，白通草一钱，滑石一钱。

6. **茵陈白芷汤**（《温病条辨·下焦篇》六十三）

绵茵陈　白芷　北秦皮　茯苓皮　黄柏　藿香

7. **薛氏除湿通滞汤**（《湿热病篇》四十一）

厚朴　黄芩　神曲　广皮　木香　槟榔　柴胡　煨葛根　银花炭　荆芥炭

8. **槟芍顺气汤**（《温疫论·疫痢兼证》下卷）

槟榔　芍药　枳实　厚朴　大黄

生姜煎服。

9. **三加减正气散**（《温病条辨·中焦篇》六十）

藿香（连梗叶）三钱　茯苓皮三钱　厚朴二钱　广皮一钱五分　杏仁三钱　滑石五钱

藿香正气散本为苦辛温兼甘法，此方乃其加减化裁，变为苦辛寒法。

应用

1. **痢疾**　热邪内逼，下注大肠之痢疾，病机为热邪下移大肠，蒸迫肠中糟粕，津液下渗，证属肠热下利。症见身热咳嗽，下利色黄热臭，肛门灼热，腹不硬痛，苔黄，脉数等，用葛根芩连汤清热止利。吴鞠通在治疗痢疾还用加减芩芍汤、茵陈白芷汤等。如“滞下已成，腹胀痛，加减芩芍汤主之”。（《温病条辨·中焦篇》八十九）“酒客久痢，饮食不减，茵陈白芷汤主之”。（《温病条辨·下焦篇》六十三）痢疾初起，湿热并重，邪气盛而正气未伤，为痢疾初起实证。症见发热，腹胀痛，里急后重，便下赤白黏冻，舌苔黄腻，脉濡数等，用加减芩芍汤疏利肠间湿热。酒客久痢之证，亦属于湿热并重。症见腹痛，里急后重，便下赤白，饮食如常，舌苔黄腻，脉濡数等，用茵陈白芷汤辛开苦降，清热燥湿与淡渗利湿相合。吴鞠通称此方为“苦辛淡法”，“以风药之辛，佐以苦味入肠，芳香凉淡也。盖辛能胜湿而升脾阳，苦能渗湿清热，芳香悦脾而燥湿，凉能清热，淡能渗湿也，俾湿热去而脾阳升，痢自止矣”。（《温病条辨·下焦篇》六十三）薛生白《湿热病篇》中，对湿热痢疾亦有论述，如“湿热内滞太阴，郁久而为滞下，其证胸痞腹痛，下坠窘迫，脓血稠黏，里结后重，脉软数者”，采用“厚朴、黄芩、神曲、广皮、木香、槟榔、柴胡、煨葛根、银花炭、荆芥炭等味”（《湿热病篇》四十一），此证是湿热秽浊内伏太阴，阻遏气机，升降失常，少阳失疏，治以清热除湿，解毒化滞。

2. **噤口痢**　湿热阻逆胃肠之噤口痢，病机为秽浊阻胃，胃气上逆，证属湿热毒邪郁蒸于肠，气机阻塞。症见干呕，腹痛，里急后重，积滞不爽，左脉细数，右手脉弦等，用加减泻心汤导湿清热。《温病条辨》中用此方来治疗噤口痢之实证，偏于湿热重者，如“噤口痢，左脉细数，右手脉弦，干呕腹痛，里急后重，积下不爽，加减泻心汤主之”。（《温病条辨·下焦篇》七十五）吴鞠通在泻心汤中减去守中之药（参、甘、枣、夏），成为辛开苦降之法。除此之外，《温病条辨》中用白头翁汤来治疗噤口痢之实证，偏于热重于湿，如“噤口痢，热气上冲，肠中逆阻似闭，腹痛在下尤甚者，白头翁汤主之”。（《温病条辨·下焦篇》七十四）病机为湿热阻滞胃肠，阻滞肝胆气机，以致气滞热郁。证属热重于湿，症见恶心呕吐，饮食不进，腹痛，身热，里急后重，痢下赤白脓血，苔黄腻，脉弦滑数等，用白头翁汤清热凉肝，燥湿止痢。噤口痢是“下痢不食或呕不能食也”，关于噤口痢的病因，清代医家雷丰认为“痢而能食，知胃未病，今不食者，源于脾家湿热，壅塞胃口而然；又有误服利药，犯其胃气者；止涩太早，留邪于中者；脾胃虚寒，湿邪干犯者；气机闭塞，热邪阻隔者；秽积在下，恶气熏蒸者；肝木所胜，乘其脾胃者；又有宿食不消者，水饮停蓄者，皆能使人噤口也”。（《时病论·噤口痢》卷三）

3. **疫痢**　温疫痢疾兼证，病机为湿热疫毒蕴结肠中，毒盛损伤胃气，导致气机阻滞。证属湿热疫毒阻滞肠道，症见下痢脓血，发热口渴，脘腹痞满胀满，呕不能食等，用槟芍顺气汤荡涤热毒，行气和血。《温疫论》中用此方“专治下痢频数，里急后重，兼舌苔黄，得疫之里证者”。（《温疫论·疫痢兼证》下卷）

4. **泄泻**　湿热阻滞之泄泻，病机为湿热阻滞于大肠，欲作滞下。证属湿阻肠道，传化失常。症见自利不爽，腹中拘急，小便短少等，用四苓合芩芍汤宣气利湿，内清积滞。《温病条辨》中用此方治疗泄泻欲转为痢疾，如“自利不爽，欲作滞下，腹中拘急，小便短者，四苓合芩芍汤主之”。（《温病条辨·中焦篇》八十七）该方以四苓通膀胱、开支河，使邪不直注大肠，合芩芍汤法，宣畅气机，内清积滞。治疗湿热泄泻，《温病条辨》亦有三加减正气散，如“秽湿着里，舌黄脘闷，气机不宣，久则酿热，三加减正气散主之”（《温病条辨·中焦篇》六十），本证病机为湿阻中焦，蕴郁化热。证属湿困中焦，湿渐化热。症见脘腹胀满，大便溏薄，小便色黄，舌苔黄腻，脉濡等，用三加减正气散祛湿泄热。本证的热邪，乃湿蕴而生，热在湿中，湿重热轻，故治疗重点在于祛湿，湿祛则热不独存，正如叶天士《温热论》所提出的“渗湿于热下，不与热相搏，势必孤矣。（2）”

病案选录

案一：热痢下重。米右，住方浜路肇方弄十四号。高年七十有八，而体气壮实，热利下重，二脉大，苔黄，夜不安寐，宜白头翁汤为主方。白头翁三钱、秦皮三钱、川连五分、黄柏三钱、生川军三钱（后下）、枳实一钱、桃仁泥三钱、芒硝二钱（另冲）。

姜佐景按：米姓妇家贫。有一子，现年三十余龄，卖旧货为业，不娶妻，母病卧床匝月，无力延医，安奉汤药！便器秽物悉其子亲洁之。史君惠甫有姑母居相近，闻妇苦病，慨代延师出诊。本案方系初诊方，即系末诊方。何者，老妇服此之后，得快利，得安寐，复何求者？依法，病后当事调理。但妇以劳师远驾，心实不安，即任之。竟复健康如中年人。

（招萼华. 曹颖甫医案[M]. 上海：上海科学技术出版社，2010.）

按：本案是厥阴热痢。患者脉证俱实，年虽高而体壮，不但用本方，更伍小承气汤以下之，方与证合，其效可必。白头翁苦寒，止痢解毒；黄连苦寒，清湿热，厚肠胃；黄柏苦寒，泻下焦之火；秦皮性味苦寒，又涩，止痢清热。三阴俱有下利症，自利不渴者属太阴。自利而渴者属少阴。唯厥阴下利，属于寒者，厥而不渴，属于热者，消渴，下利，下重，便脓血。此案患者热痢下重，乃火郁湿蒸，胆气不升，火邪下陷，故下重。白头翁清利血分湿热，佐秦皮以平肝升阳，协之连柏，清火除湿而止痢，为治热痢之清剂。更伍承气以导滞泻邪，桃仁之苦平以活血润肠，是釜底抽薪法也，用治热痢，疗效卓著。

案二：泄泻。赵某，男 23 岁。大便溏泄已六年之久，日行四五次，腹胀食减，失眠头晕，身体瘦弱，精神疲倦无力。舌苔白滑，体胀，脉弦滑，是湿胜困脾，运化失司。拟和中平胃，利湿止泻法治之。茵陈 10g，白芷 10g，姜朴 3g，陈皮 10g，黄柏 3g，六曲 6g，藿香 10g，银花炭 10g，炒白芍 15g，滑石 15g。按上方加减共服药四十剂而痊愈。

（《北京市老中医经验选编》编委会. 北京市老中医经验选编[M]. 北京：北京出版社，1980.）

按：本案诊断为泄泻。虽腹泻有六年之久，但无虚象。神疲无力，舌苔白滑、舌体胀，脉弦滑均为湿盛之象，故治疗以利湿为主，只以少量黄柏来佐白芷之辛温。腹胀，食减是湿滞中脘，故用平胃散理气除湿散满。但不用苍术、甘草，因苍术燥湿可影响胃肠积滞的排出，甘草和中而能致中满，故多不用。白芍有敛阴之功，凡腹泻者多有不同程度的伤阴，故消化不良，肠炎或痢疾者多加用白芍以敛阴。

案三：痢疾。张某，男，25 岁，工人。1963 年秋门诊，主诉因饮食不节起病，体温 38.5℃，恶寒，腹痛，泄泻日十余次，里急后重。腹泻初为水状，伴有黏液或脓血便，面色无华，略见消瘦，两颧微露，目眶稍陷。舌苔黄燥，中微焦黑，脉细滑而数。西医诊断为急性细菌性痢疾，施药未见明显效果。拟吴又可芍药汤合槟芍顺气汤：白芍药 9g，当归 5g，槟榔 6g，厚朴 6g，枳实 6g，广木香 3g，水连 3g，清宁丸 6g，甘草 3g，鱼腥草 12g，凤尾草 12g，小青草 12g。服 2 帖，一日后复诊，腹痛、里急后重均除，腹泻次数明显减少，大便日一二次，仍予原方，去清宁丸改用香连丸 5g。继服 3 帖，门诊随访，未见再发。

（单书健，陈子华. 古今名医临证金鉴[M]. 北京：中国中医药出版社，2011.）

按：本案以腹泻初为水状，伴有黏液或脓血便为诊断依据，诊断为痢疾。因其舌苔黄燥，中微焦黑，说明热毒盛，已损伤津液。采用吴又可的芍药汤合槟芍顺气汤荡涤热毒，调气和血。痢疾一证，《内经》谓之肠澼，因其闭滞不利，里急后重，故又谓之滞下。吴又可《温疫论》因其具有传染性，又称为疫痢。芍药汤、槟芍顺气汤，可以说是吴氏经验良方，与达原饮方同为后世所习用。考此方组成，脱胎于仲景的调胃承气汤，重在调气和血，清下焦湿热。方中槟榔、枳实、厚朴等药，专为调气而设。《景岳全书》称：“痢疾初作，气禀尚强，因纵肆口腹，食饮停滞。凡有实邪胀满坚满等症，而形气脉气俱实者，可先去其积，积去其痢自止，宜承气汤。”又称：“湿热邪盛，下痢纯红鲜血者，宜香连丸，或用河间芍药汤。”（《景岳全书》卷二十三）

案四：痢疾。翁和恩，男，27 岁，南平水电局职工门诊号 16687，1963 年 7 月 8 日来诊。患者腹痛，日夜下利七八次，里急后重，口苦，食欲减退，饥不欲食，溲赤，舌苔白而厚浊，脉来滑数。断为湿热挟暑邪为患。以加减芩芍汤加秦皮、白头翁各二钱，服一剂下利减，腹痛亦瘥，仍用前方加麦芽、楂肉各三钱，再服一剂痊愈。

附：加减芩芍汤：枯芩二钱，白芍三钱，青蒿梗二钱，桔梗一钱五分，杏仁二钱，槟榔一钱五分，甘草一钱，苏梗二钱，川朴一钱五分。

[黄俊廉. 加减芩芍汤治疗痢疾[J]. 福建中医药，1964，（3）：42-43.]

按：本案诊断为痢疾。因暑热天气，感受湿热病邪，出现腹痛，下利，里急后重等症，暑邪易损伤脾胃，又出现了食欲减退，饥不欲食等脾胃功能减退的情况。以加减芩芍汤为基础方疏利肠中湿热，增加秦皮、白头翁，增强清湿热药力。下利减轻后，加麦芽、山楂等健脾，醒胃气。

案五：湿温・湿渐化热。汪，三三，舌黄脘闷，秽湿内着，如久酿蒸，必化热气，即有身热之累。杏仁、藿香、茯苓皮、滑石、厚朴、广皮白。

（清・叶桂. 临证指南医案[M]. 北京：人民卫生出版社，2006.）

按：本案为湿邪久居中焦，日久化热之湿温，湿邪久居中焦，阻滞气机，湿渐化热，故有舌黄脘闷，身热之证，叶天士采用藿香正气散加减方，以藿香、厚朴、陈皮、茯苓理气化湿，以滑石通利湿热，杏仁开肺气通水道。此方后被吴鞠通命名为"三加减正气散"用以祛湿泄热。

案六：痢疾・湿热阻滞。库某某，女，1岁半。某某医院病历号52858。

1964年5月16日初次请蒲老会诊：高热白色脓状便已4天，每日大便10多次，便时哭闹，滞下不畅，体温一直在39.5～40℃，时有惊搐微烦，汗出不彻，用抗生素不敏感。脉浮数，舌红，苔白腻，属湿热阻滞，治宜清利湿热。处方：藿香一钱，杏仁一钱，苡仁三钱，茯苓皮二钱，葛根一钱，黄连七分，广木香五分，枳壳一钱，莱菔子一钱，建曲一钱，通草一钱。二剂。

1964年5月18日复诊：服药后周身微汗出，体温已退至37.5℃左右，大便每日2～3次，转黄色，精神转好，已思饮食。脉濡不数，舌正苔薄白腻。原方去莱菔子，加茵陈二钱，麦芽二钱，木瓜一钱。服三剂而出院。

（蒲辅周. 蒲辅周论温病[M]. 上海：上海中医药大学出版社，2009.）

按：本案为湿热阻滞之痢疾。初起便是高热，白色脓便，大便次数多，便下不爽，舌苔白腻，脉象浮数等证候，为湿热伤及气分，初诊蒲老采用《温病条辨》五个加减正气散化裁之方进行治疗，清利湿热。药后得汗出而热退，大便次数也减少，精神好转，饮食好转，故二诊去掉了莱菔子，增加茵陈、麦芽、木瓜利湿消积。

鉴别

1. **葛根芩连汤、白头翁汤、加减芩芍汤、四苓合芩芍汤鉴别** 四方均治疗湿热痢疾。葛根芩连汤主要解表清热止利，作用重心在清肠胃邪热且燥肠胃之湿。所以，对于肠胃湿热或邪热所致的身热下利有表证或无表证均可使用。白头翁汤主要清热解毒，凉血止利，善清解肠胃血分的热毒，又燥肠胃的湿热而力胜葛根芩连汤。所以，可用于肠胃湿热较重，或热毒偏于血分之下利，这种病的特征是腹痛里急，下利赤多白少，甚或纯下血水，也可见高热烦渴等热毒征象。加减芩芍汤与四苓合芩芍汤均为气血并调之剂，同治大肠湿热壅阻气血之下利，然前者清热力强于祛湿力，而后者则祛湿力强于清热力，故两者用于大肠湿热壅阻气血证时，前方证为热重于湿之下利，后方证为湿重于热之下利。四方区别见表4-33。

表 4-33 葛根芩连汤、白头翁汤、加减芩芍汤、四苓合芩芍汤鉴别

	葛根芩连汤	白头翁汤	加减芩芍汤	四苓合芩芍汤
病证	身热咳嗽，下利色黄热臭，肛门灼热，腹不硬痛，苔黄，脉数之大肠湿热证	恶心呕吐，饮食不进，腹痛，身热，里急后重，痢下赤白脓血，苔黄腻，脉弦滑数之大肠湿热证	腹胀疼痛，里急后重，下痢泄泻，赤多白少，口渴欲饮、饮水不多，小便黄赤，苔黄厚腻，脉滑数之热重于湿之大肠湿热证	腹胀脘闷，里急后重，下痢脓冻或肠鸣水泄，纳呆，口淡，不渴或渴不欲饮，小便黄、短少，苔淡黄腻，脉滑之湿重于热之大肠湿热证
病机	热邪内逼、下注大肠	湿热阻滞胃肠、气滞热郁	大肠湿热、壅阻气血	大肠湿热、壅阻气血
治法	清热止利	清热解毒、凉血止痢	清热燥湿、调和气血	祛湿清热、调和气血
药物	葛根半斤、炙甘草二两、黄芩三两、黄连三两	白头翁二两、黄柏二两、黄连三两、秦皮三两	白芍三钱、黄芩二钱、黄连一钱五分、厚朴二钱、煨木香一钱、广皮二钱	苍术二钱、猪苓二钱、茯苓二钱、泽泻二钱、白芍二钱、黄芩二钱、广皮一钱五分、厚朴二钱、木香一钱
用法	以水八升，先煮葛根，减二升，内诸药，煮取二升，去滓，分温再服	以水七升，煮取二升，去滓，温服一升。不愈，更服一升	水八杯，煮取三杯，分三次温服	水五杯，煮取二杯，分二次温服

2. **加减泻心汤、茵陈白芷汤、槟芍顺气汤、三加减正气散、薛氏除湿通滞汤鉴别** 五方亦均为治疗大肠湿热证，均会出现中焦气机阻滞的情况，所治疗侧重有所不同。槟芍顺气汤偏重于治疗疫毒痢，故在承气汤方中加入槟榔、芍药，用以荡涤热毒，行气和血；三加减正气散是在藿香正气散的基础上加减化裁而来，用以治疗湿阻中焦，蕴郁化热的大肠湿热证；加减泻心汤与茵陈白芷汤均采用辛开苦降的方法，调畅气机，导湿热下行。五方区别见表 4-34。

表 4-34 加减泻心汤、茵陈白芷汤、槟芍顺气汤、三加减正气散、薛氏除湿通滞汤鉴别

	加减泻心汤	茵陈白芷汤	槟芍顺气汤	三加减正气散	薛氏除湿通滞汤
病证	干呕，腹痛，里急后重，积滞不爽，左脉细数，右手脉弦之大肠湿热证	腹痛，里急后重，便下赤白，饮食如常，舌苔黄腻，脉濡数之大肠湿热证	下痢脓血，发热口渴，脘腹痞满胀满，呕不能食之大肠湿热证	脘腹胀满，大便溏薄，小便色黄，舌苔黄腻，脉濡之大肠湿热证	胸痞腹痛，下坠窘迫，脓血稠黏，里结后重，脉软数之大肠湿热证
病机	湿热阻逆胃肠	湿热留滞于肠	湿热疫毒蕴肠、气机阻滞	湿阻中焦、蕴郁化热	湿热秽浊、阻遏气机
治法	导湿清热	辛开苦降、清热燥湿	荡涤热毒、行气和血	祛湿泄热	清热除湿、解毒化滞
药物	川连、黄芩、干姜、银花、楂炭、白芍、木香汁	绵茵陈、白芷、北秦皮、茯苓皮、黄柏、藿香	槟榔、芍药、枳实、厚朴、大黄	藿香（连梗叶）三钱、茯苓皮三钱、厚朴二钱、广皮一钱五分、杏仁三钱、滑石五钱	厚朴、黄芩、神曲、广皮、木香、槟榔、柴胡、煨葛根、银花炭、荆芥炭
用法	水煎服	水煎服	生姜煎服	水煎服	水煎服

（一）兼肝热

主症 身热，腹痛，便下脓血，肛门灼热疼痛，左关弦数。

病机　湿热下迫大肠、厥阴疏泄失职。

治法　清热燥湿、凉肝解毒。

方药　白头翁汤。

白头翁汤（《湿热病篇》二十三）

白头翁二两　黄柏二两　黄连三两　秦皮三两

上四味，以水七升，煮取二升，去滓，温服一升。不愈，更服一升。

此方出自《伤寒论》，应用时需与小承气汤相鉴别，两者均可治疗下利，但主治证候不同，小承气汤所治下利，实为热结旁流证，故下利的同时，必有潮热谵语，腹满硬痛等症，而此方主治湿热郁滞肠道并夹厥阴病之下利。

应用

1. **痢疾**　湿热化燥，损伤肠道之痢疾，病机为湿热化燥，损伤肠道，燔灼厥阴肝经致下利便血。证属湿热壅滞，灼伤肠络。症见腹痛，便血，肛门热痛，左关弦数等，用白头翁汤清热燥湿，凉肝解毒。《湿热病篇》中用白头翁法治疗热邪传入厥阴之证，如“湿热证，十余日后，左关弦数，腹时痛，时圊血，肛门热痛，血液内燥，热邪传入厥阴之证，宜仿白头翁法”。（《湿热病篇》二十三）薛氏自注中，强调若是热入阳明下利，未见下血，下利谵语，宜师仲景小承气汤法。

2. **泄泻**　泄泻病，病机为大肠湿热阻滞。证属湿热下迫大肠，症见身热、泻下臭秽黏滞不爽、肛门灼热，口苦，舌红、苔黄厚腻，脉弦数等，用白头翁汤清热燥湿、解毒止利。

3. **淋证**（尿路感染）　淋证，病机为肝经湿热下注。证属膀胱湿热，症见尿急、尿频、尿痛，小便色黄、淋漓不尽，伴身热，口苦，舌质红、苔黄腻，脉数等，用白头翁汤清热燥湿、利水通淋。

4. **风热眼病**（急性结膜炎）　胞轮红肿病，病机为风热挟湿上犯、清窍不利。证属风热上扰，清窍不利。症见眼睑红肿，视物模糊，结膜充血发红，舌红、苔薄黄腻，脉数等，用白头翁汤清热凉肝、疏风泄热。

病案选录

案：泄泻。一妪患面目肢体浮肿，便溏腹胀，肠鸣时痛，饮食日减。医与理中、肾气多剂，病日剧而束手矣，始丐孟英诊焉。按脉弦细，沉之带数，舌绛口干，肿处赤痛，溺少而热。乃阴虚肝热，郁火无从宣泄而成此病，火愈郁则气愈胀，气愈胀则津愈枯，再服温燥，如火益热矣。授白头翁汤加楝实、银花、元参、丹皮、绿豆皮、栀子、冬瓜皮数剂。证减知饥，渐佐养血充津之品而愈。前此诸医谓其山居久受湿蒸，且病起霉雨之时，而又便溏脉细，遂不察其兼证，而群指为寒湿也。嗣有黄梅溪令堂，患证类此，而燥热之药服之更多，肌削津枯，脉无胃气，邀孟英往勘，不遑救药矣。

（盛增秀. 王孟英医学全书[M]. 北京：中国中医药出版社，1999.）

按：此证并非寻常的时令热邪痢疾，初起大便溏，腹痛肠鸣，皆是厥阴气结，肝络不疏之证。前期误治给予理中丸、肾气丸之类温燥药劫阴，病情加重。王孟英诊断其为阴虚肝热之证，郁火无从宣泄而成此病，采用白头翁汤，并加上疏肝理气清热凉血之药，后期予以滋阴药物，病情好转。临证时需注意其兼证，抓准病机，处方用药，才能事半功倍。

（二）兼瘀血

主症 下痢带瘀血，里急后重，肛门下坠，舌黯或有瘀点。

病机 久痢深入血分、痢下带瘀血。

治法 清热燥湿、凉血止血。

方药 断下渗湿汤。

断下渗湿汤（《温病条辨·下焦篇》六十六）

樗根皮（炒黑）一两 生茅术一钱 生黄柏一钱 地榆（炒黑）一钱五分 楂肉（炒黑）三钱 银花（炒黑）一钱五分 赤苓三钱 猪苓一钱五分

水八杯，煮成三杯，分三次服。

本方辛开苦降，淡渗利湿与凉血止血三法同用，既可以通过分消走泄以祛除大肠气分湿热而止痢，又可以凉血散瘀以止血，可以说是湿热痢治疗中气血两清的方剂。但要特别强调一点，湿热痢疾在湿热黏滞大肠，腹痛，里急后重，便下赤白黏冻的情况下绝对禁用兜涩药物，以防其敛邪而内陷，樗根皮不可轻率使用。

应用 久痢带血。湿热痢日久，深入血分，病机为热邪灼伤血络，迫血妄行，证属湿热化燥，灼伤肠络。症见大便带血，里急后重，肛门下坠，腹不痛，舌黯或有瘀点等，用断下渗湿汤清热燥湿，凉血止血。吴鞠通在《温病条辨》用此方治疗血痢，如“久痢带瘀血，肛中气坠，腹中不痛，断下渗湿汤主之”。（《温病条辨·下焦篇》六十六），同时指出此方乃“涩血分之法”，腹中不痛，则胃肠无积滞，所以用涩法。凡临证时只要病属湿热之邪郁于下焦，气病及血，出现下部出血或渗出物呈血性而如滑脱者，皆可使用此方。

病案选录

案：久痢。患者严某，男，34岁，饮食业职工，1963年6月21日就诊，病历号（统）715。

宿患胃痛疾。去年七月间，因天热恣食冰棒，初觉脘腹不舒，继则大便下血，一日数次。后大便逐渐稀黏，转成赤白痢。虽然下痢，但饮食、睡眠均好，精神亦佳，而且下痢之后，胃痛宿疾竟告消失，自认为热火下泄，因此不以为意。迁延至今年5月间，因每日下痢次数逐渐增加，精神亦感疲乏，始行就医。初由西医治疗，数天未见瘥减，后改就中医诊治，服药数剂亦无见效。

初就诊时，诉下痢一日十余次，其色赤白相兼，质稠黏。腹中觉热，不痛，而有里急后重感。肢体酸楚，纳食尚佳，小便时赤。诊脉滑数，舌质红苔厚微黄。

当时诊断为湿热久蕴，下迫为痢。治拟清热利湿，解毒导滞。初用芩芍汤、白头翁汤等加减治疗数剂不效，后改用西药合霉素、阿片酊治疗。服药后，痢随止，但过三天复发，日仍十余次。

辰下论治宜苦涩断下、通导兼升举之法，与断下渗湿汤加味。

处方：樗根皮（炒黑）一两，山楂炭三钱，猪苓三钱，地榆炭、银花炭、赤苓各一钱五分，莪术、黄柏、煨葛根、大黄各一钱，苦参子三十粒（去壳分吞）。

上药连服三剂（每日一剂），大便正常，肛门灼坠，肢体酸楚均除，但中脘微有不适。虑苦寒太过，胃气受碍，故第四日去苦参子、大黄、煨葛根，加怀山药、扁豆。第五日用参苓白术散加樗根皮、山楂炭，续服三剂而安。后随访，患者形体壮实，体重增加，饮食、大便均告正常。

[王铿藩，庄希贵. 加味断下渗湿汤治愈久痢一例[J]. 福建中医药，1964，（3）：12.]

按：本案初起采用了芩芍汤、白头翁汤等清热利湿导滞的方剂，却不见效，作者考虑因下痢日久，湿热下迫，中气下陷，所以单纯的止涩无用，专门的通导也是无用。故采用吴鞠通《温病条辨》断下渗湿汤，在原方的基础上又增加了煨葛根和大黄，一则升阳明之气，二则导滞。痢疾多属湿热之邪壅滞肠间，多致缠绵难愈。初起多实，宜清热化湿或调气和血导滞，所谓“通因通用”，因势而利导之。后期多虚，若阴虚气陷，宜酸涩敛阴；若阳虚气馁，宜温涩固阳。至于通导兼举涩则是一种矛盾统一的治疗法则。如本例久痢，既有湿热秽浊内聚未清，又有中气下陷现象，在不宜单纯应用通导或收涩的情况下，才可采用此法。

（三）兼下陷

主症　身热口渴，下痢腹痛，里急后重，便下脓血，肛门灼热，舌苔黄腻，脉滑数。

病机　湿热阻滞大肠、气机阻滞不利。

治法　清热燥湿、凉血止痢。

方药　加味白头翁汤。

加味白头翁汤（《温病条辨·中焦篇》九十九）

白头翁三钱　秦皮二钱　黄连二钱　黄柏二钱　白芍二钱　黄芩三钱

水八杯，煮取三杯，分三次服。

应用此方时，要注意病位，本证乃由中焦湿热下传大肠，出现“脉左小右大”，吴鞠通认为“脉右大者，邪从上中而来；左小者，下焦受邪，坚结不散之象”。此方由白头翁汤加黄芩、白芍，黄芩可清肠胃之热，兼清肌表之热；黄连、黄柏走中下焦，黄芩则走中上焦；白芍去恶血，生新血，且能调血中之气。

应用　痢疾。湿热阻滞，内虚下陷之痢疾，病机为湿热阻滞大肠，腑气不通，消灼肠络。证属湿热阻滞，损伤血络。症见身热口渴，下痢腹痛，里急后重，便下脓血，肛门灼热，舌苔黄腻，脉滑数等，用加味白头翁汤清热燥湿，凉血止痢。如《温病条辨》所言“内虚下陷，热利下重，腹痛，脉左小右大，加味白头翁汤主之”。（《温病条辨·中焦篇》九十九）本证乃热重于湿之证治，大肠热邪夹湿容易窜入足厥阴肝而导致肝热。肝主藏血，肝热则血热；肝主疏泄，湿热阻滞气机则肝失疏泄而气郁。肝郁血热，邪无出路，则使血肉腐败而形成脓血，因其热盛血溢，所以便下脓血而赤多白少。热邪夹湿郁于大肠与肝，气机阻滞不通，按卫气营血辨证来看属于气分证，而热入肝经血络而动血，则又属血分证，所以严格说来本证应当说是气血两燔，吴鞠通在条文中所说的“脉左小右大”也意在说明这一证候特点。右手脉以候气，气分热盛则右脉大。左手脉以候血，热入下焦厥阴血分，邪气“坚结不散”，血热阴伤，所以左脉小。大肠气分热盛夹湿与下焦肝郁血热并见，治疗上是清气与凉血并用。

病案选录

案：湿热痢。叶某，男，22岁。症状：1942年仲秋，痢下纯血，腹中剧痛、手不可近，里急后重、日夜无度，小便短赤，恶寒潮热，渴欲冷饮，口苦不思食，脉象浮数有力，舌苔黄厚干燥。诊断：内蕴湿热，外感寒邪，表里相乘，标本兼病。治法：治以清热荡积，佐以和营解表，用加减芍药汤主之。当归三钱，白芍六钱，黄芩三钱，黄连一钱五分，大黄二钱，花大白二钱，柴胡三钱，羌活二钱，葛根三钱，厚朴二钱，甘草一钱。水煎服，三剂，表证已罢，腹痛减轻，改进清肝凉血，调气止痢法，以加味白头翁汤治之。白头翁三钱，黄连二钱，黄柏二钱，秦皮二钱，白芍六钱，丹皮二钱，归尾三钱，地榆炭三钱，山楂炭三钱，青木香三钱。水煎服，二剂，诸症皆愈，惟神疲力乏，食欲不振，复予四君子汤加味调理。党参四钱，白术二钱，茯苓三钱，当归三钱，白芍三钱，广木香一钱，炙甘草一钱，荷叶一角，大枣四枚。水煎服，三剂而愈。

（赖良蒲. 蒲园医案[M]. 南昌：江西人民出版社，1965.）

按：此证为湿热痢，风寒湿热交蕴，表里同病。风寒客表，故恶寒潮热，脉浮；风寒挟湿热侵及肠胃，气血阻滞，脉络受损，故下痢纯血；邪壅肠腑，不通则痛，则腹中剧痛；渴欲冷饮，口苦、苔黄、脉数皆为热盛之象。治疗当表里双解，先投以芍药汤合柴葛解肌汤取效，芍药汤清湿热化积滞，行气和血；柴葛解肌汤去表邪。外邪既解，纯属里热，则改投加味白头翁汤，清肝泄热，行血调气，邪去正虚，最后用归芍四君子汤以和脾养血，调补中州。

鉴别 白头翁汤、加味白头翁汤、断下渗湿汤三方均可用于大肠湿热兼证，但白头翁汤主要清热解毒、凉肝止利，善清解大肠血分热毒，又燥肠中湿热而凉肝，主要用于大肠湿热，或热毒偏于血分之下利；加味白头翁汤与白头翁汤主治略同，但有下陷之势，故加白芍以调血止痢；断下渗湿汤痢久入于血分，兼瘀血形成，方中药物炒黑为炭，以清热燥湿、凉血止血为主。三方区别见表 4-35。

表 4-35 白头翁汤、加味白头翁汤、断下渗湿汤鉴别

	白头翁汤	加味白头翁汤	断下渗湿汤
病证	恶心呕吐，饮食不进，腹痛，身热，里急后重，痢下赤白脓血，苔黄腻，脉弦滑数之大肠湿热证	身热口渴，下痢腹痛，里急后重，便下脓血，肛门灼热，舌苔黄腻，脉滑数之大肠湿热兼下陷证	下痢带血，里急后重，腹不痛，肛门下坠，舌黯或有瘀点之大肠湿热兼瘀血证
病机	湿热阻滞、气滞热郁	湿热阻滞、气滞不通	久痢入血、痢下瘀血
治法	清热解毒、凉血止痢	清热燥湿、凉血止痢	清热燥湿、凉血止血
药物	白头翁二两、黄柏二两、黄连三两、秦皮三两	白头翁三钱、秦皮二钱、黄连二钱、黄柏二钱、白芍二钱、黄芩三钱	黑樗根皮一两、生茅术一钱、生黄柏一钱、黑地榆一钱五分、黑楂肉三钱、黑银花一钱五分、赤苓三钱、猪苓一钱五分
用法	以水七升，煮取二升，去滓，温服一升。不愈，更服一升	水八杯，煮取三杯，分三次服	水八杯，煮成三杯，分三次服

三、湿 阻 肠 道

湿阻肠道又称湿滞肠道、湿蕴肠道，是指因湿邪内蕴，肠道传化失常所致的证候。常见症状有腹胀或痛，大便濡泻清稀，或便质黏垢而腥臭，舌苔白滑，脉濡缓等。

主症 少腹硬满，大便不通，神识如蒙，舌苔垢腻，脉濡缓。

病机　湿阻肠道、浊气上攻、传导失司。

治法　宣通气机、清化湿浊。

方药　宣清导浊汤。

宣清导浊汤（《温病条辨·下焦篇》五十五）

猪苓五钱　茯苓六钱　寒水石六钱　晚蚕沙四钱　皂荚子（去皮）三钱

水五杯，煮成两杯，分二次服，以大便通快为度。

应用本方时，要注意与阳明腑实证加以鉴别，本证为湿浊郁闭肠道，腹满多无按痛，且舌苔垢腻；而阳明腑实证多腹部硬满而有按痛，苔多黄厚而焦燥，以此为辨。

应用　湿温。湿阻肠道，传导失司之湿温。病机为湿热浊邪郁结于肠道，气机闭阻，传导失司。证属湿阻肠道，症见少腹硬满，大便不通，神识如蒙，苔垢腻等，用宣清导浊汤宣通气机，清化湿浊。如"湿温久羁，三焦弥漫，神昏窍阻，少腹硬满，大便不下，宣清导浊汤主之"。（《温病条辨·下焦篇》五十五）湿邪在下焦，无论是在大肠或者膀胱，都应用淡渗利湿药，湿由小便而出，气机通畅，则大肠内的湿邪即可解除，利小便畅大便，一举两得。若肠腑湿浊较甚，少腹胀满拘急者，可加杏仁、瓜蒌实、槟榔等肃肺气以畅腑气；若神志昏蒙较甚，可加服苏合香丸开窍醒神。本证虽属于湿重于热之证，但一般不见于病之早期。

病案选录

案一：湿温。蔡，仲景云：小便不利者，为无血也；小便利者，血症谛也。此症是暑湿气蒸，三焦弥漫，以致神昏，乃诸窍阻塞之兆。至小腹硬满，大便不下，全是湿郁气结。彼夯医犹然以滋味呆钝滞药，与气分结邪相反极矣。议用甘露饮法。猪苓、浙茯苓、寒水石、晚蚕沙、皂荚子去皮。

（清·叶桂. 临证指南医案[M]. 北京：人民卫生出版社，2006.）

按：此方是叶天士在刘完素桂苓甘露饮的基础上而来，后吴鞠通根据此案将此方命名为宣清导浊汤，宣泄湿浊，通利二便。暑湿气蒸，三焦弥漫，且浊邪害清，欲蒙心窍，宜用宣清导浊汤宣通气机，通导大便，给邪以出路。此种情况在宣清导浊汤中尚可选加杏仁等味宣肃肺气以开上焦，赤小豆等味淡渗清利而通下焦。

案二：湿温发热流连不解。许某，男，30岁，干部。1997年6月23日就诊。患者2月前下乡时淋雨感湿。翌日觉全身困倦，发热在38℃左右反复发作，不欲食，曾肌注青霉素钠，复方奎宁，中药服银翘散、藿朴夏苓汤等，未效。刻见：发热38.2℃，微恶寒，四肢乏力，口涎黏胶，不欲食，面色萎黄，大便不畅，小便短涩，舌质淡红，舌苔满布白腻，脉弦滑。诊为湿温，证属湿浊内蕴胃肠，治宜清热化湿，升清降浊。方用宣清导浊汤加减：蚕沙、泽兰、青蒿各12g，茯苓20g，猪苓15g，皂荚子、佩兰各10g，薏苡仁（炒）、寒水石各30g。1剂热退，二便通调。上方去泽兰，继服2剂，诸症消失。

[李鳌才. 宣清导浊汤临证举隅[J]. 陕西中医，1998，（11）：521.]

按：病程2月，虽有微恶寒，实为湿邪较重，困阻阳气，气机不宣，不能达外而致。湿热浊邪郁结肠道，气机痹阻，传导失司，故见大便不畅，湿流膀胱，膀胱失于气化，则小便短涩。面色萎黄，四肢乏力，口涎黏胶，不欲食皆为湿邪阻滞中焦所致。采取宣通气机，清化湿浊之法治疗，予以宣清导浊汤。方中猪苓、茯苓甘淡渗湿利气；寒水石宣湿清热，蚕沙、皂荚子宣清化浊并使湿浊归清。加入青蒿芳香清透，泽兰利水祛瘀，佩兰芳香化浊。诸药合用，一化无形之气，一逐有形之湿，湿邪既解，则气机宣畅，大便可通，诸症可除。

兼阳虚

主症 发热，小便不利，大便不通，舌质淡红、苔白腻。

病机 湿凝气闭、三焦俱闭。

治法 温阳通闭。

方药 半硫丸。

半硫丸（《温病条辨·下焦篇》五十六）

石硫黄 半夏（制）

上二味，各等分为细末，蒸饼为丸梧子大，每服一二钱，白开水送下。

应用此方时应注意，硫黄要用石硫黄，吴鞠通强调，此药需要“入莱菔内煮六时则毒去”。

应用

1. **湿温** 湿凝气阻之湿温，病机为湿凝气阻，三焦俱闭。证属湿重热轻，湿阻气滞。症见发热，二便不通，用半硫丸温阳通闭。吴鞠通采用此方治疗因湿邪久居，阳虚气阻，进而影响二便，如“湿凝气阻，三焦俱闭，二便不通，半硫丸主之”。（《温病条辨·下焦篇》五十六）半硫丸主要用于通虚闭，吴鞠通在自注中提到“若久久便溏，服半硫丸亦能成条”，可见此方可温阳燥湿。

2. **便秘** 便秘中之冷秘，病机为阳虚气滞，证属阴寒内盛，气机阻滞，症见大便艰涩，排出困难，面色㿠白，四肢不温，喜热怕冷，腹中冷痛，舌淡苔白，脉沉迟，可用半硫丸温阳通便。

病案选录

案一：湿。严，三一，胸满不饥，是阳不运行，嗜酒必挟湿凝阻其气，久则三焦皆闭，用半硫丸，二便已通，议治上焦之阳，苓桂术甘汤。

（清·叶桂. 临证指南医案[M]. 北京：人民卫生出版社，2006.）

按：嗜酒多易酿湿，气为湿阻，故见胸满、二便闭等湿阻之象。湿为阴邪，湿盛则阳微，故久病阻气，三焦皆闭，用半硫丸温通阳气。

案二：虚风便闭。吴，有年，二气自虚，长夏大气发泄，肝风鸱张，见症类中。投剂以来，诸恙皆减，所嫌旬日犹未更衣，仍是老人风秘。阅古人书，以半硫丸为首方，今当采取用之，半硫丸一钱开水送三服。

（清·叶桂. 临证指南医案[M]. 北京：人民卫生出版社，2006.）

按：本案是感受暑湿病邪日久，再加上素体年龄大，阴阳俱虚，导致气闭，大便不通，采用半硫丸温阳通闭。

鉴别 半硫丸与宣清导浊汤均可应用于湿阻肠道证。宣清导浊汤是湿热浊邪郁结于肠道，气机闭阻，传导失司，属实证，故治疗要宣通气机，清化湿浊。半硫丸是湿邪久居，阴盛损阳，导致气闭，影响大肠的通畅，属虚证，治疗上要温阳通闭。两方区别见表4-36。

表 4-36　宣清导浊汤、半硫丸鉴别

	宣清导浊汤	半硫丸
病证	少腹硬满，大便不通，神识如蒙，苔垢腻之湿阻肠道证	发热，二便不通之湿阻肠道证
病机	湿热郁结肠道、气机闭阻、传导失司	湿凝气阻、三焦俱闭
治法	宣通气机、清化湿浊	温阳通闭
药物	猪苓五钱、茯苓六钱、寒水石六钱、晚蚕沙四钱、去皮皂荚子三钱	石硫黄、制半夏
用法	水五杯，煮成两杯，分二次服，以大便通快为度	上二味，各等分为细末，蒸饼为丸梧子大，每服一二钱，白开水送下

四、暑湿积滞

暑湿积滞是指暑湿郁蒸气分，与积滞结于肠道导致大肠传导失司的证候。常见症状有身热，便溏不爽，色黄如酱，苔黄垢腻，脉濡数等。

主症　身热，胸腹灼热，呕恶，便溏不爽，色黄如酱，苔黄垢腻，脉濡数。

病机　暑湿夹滞、阻于肠道。

治法　导滞通下、清热化湿。

方药　枳实导滞汤。

枳实导滞汤（《重订通俗伤寒论》）

小枳实二钱　生大黄（酒洗）钱半　山楂三钱　槟榔钱半　川朴钱半　川连六分　六曲三钱　连翘钱半　紫草三钱　木通八分　甘草五分

临床应用时，若腹胀显著可加木香等以理气散满；呕逆较重可加半夏以降逆和胃；腹痛明显者，可加入芍药缓急；热毒较重者，可加白头翁、败酱草、虎杖等；舌苔浊腻者，可加石菖蒲、荷叶等。

应用

1. **伏暑**　暑湿夹滞阻于肠道之伏暑，病机为暑湿病邪郁蒸气分，与积滞互结阻于肠道。证属湿热积滞郁结肠道，症见身热，胸腹灼热，呕恶，便溏不爽，色黄如酱，苔黄垢腻，脉濡数等，用枳实导滞汤导滞通下，清热化湿。本证为暑湿夹滞郁结肠道，非阳明腑实燥结，故不得用三承气汤苦寒下夺。若误投承气大剂峻攻行速，徒伤正气而暑湿仍然胶结不去。又因本证为暑湿夹滞胶着肠腑，故需再三缓下清化，暑湿积滞方尽。正如俞根初所云："每有迟一二日，热复作，苔复黄腻，伏邪层出不穷。往往经屡次缓下，再次清利，伏邪始尽。"（《重订通俗伤寒论·表里寒热》）说明此证往往要连续攻下，但制剂宜轻，因势利导，即所谓"轻法频下"，不宜峻剂猛攻。本方停用指征，以胃肠邪尽，湿热夹滞之证消失，大便转硬为度，如叶天士在《温热论》所说："伤寒邪热在里，劫烁津液，下之宜猛；此多湿热内搏，下之宜轻。伤寒大便溏为邪已尽，不可再下；湿温病大便溏为邪未尽，必大便硬，慎不可再攻也，以粪燥为无湿矣。（10）"

2. **湿热痢**　湿热痢之热偏重者，病机为湿热熏灼，肠络受伤，证属湿热阻滞，热重于湿，症见腹痛，里急后重，下痢不爽，肛门灼热，苔黄腻，脉滑数，用枳实导滞汤行气导滞，破积泻热。

病案选录

案一：不寐·湿热积滞，浊邪扰心。周某，女，23 岁。因失眠半个月前来就诊。患者自述睡眠较差，入睡难，多梦，凌晨 5 时易醒。自述平时学习不紧张，但就业压力较大。半年前曾出现月经异常，自服黄体酮后，恢复正常。纳差，伴腰酸。大便 2～3 次每天，量时多时少，黏滞。舌尖红，苔薄白。脉细弦。诊断为不寐，辨证为湿热积滞，浊邪扰心。治以枳实导滞汤加减。炒枳实 8g，厚朴 8g，槟榔 12g，茵陈 15g，杏仁 10g，桔梗 10g，薏苡仁 30g，茯苓 20g，白术 12g，竹茹 8g，法半夏 10g，夏枯草 10g，远志 10g，大黄（另包）6g。7 剂，水煎服，每日 3 次。随访后患者表示服药 4 剂后已能安睡如常。

[盖沂超，张妙兴，李宁，等. 从枳实导滞汤论导滞化湿法[J]. 云南中医学院学报，2022，45（6）：15-17.]

按：本案患者纳差、大便黏滞等为湿热蕴结之象，此为辨证之眼目，因湿邪蕴结，郁而化热，浊热扰心出现失眠。故治用清利湿热之法，导滞外出。选用枳实导滞汤为基础方，轻法频下以导浊邪从下而出。配伍竹茹以除扰心之浊邪；半夏、夏枯草以交通阴阳；杏仁、桔梗开宣肺气则源清流自洁；茯苓、白术可健脾除湿。全方并未使用安神之品而可治疗不寐，体现辨证论治之思路。

案二：痢疾。赵某，女，46 岁。10 余年前病痢以后，便中经常带有大量黏垢，寒温不节或食物油腻过多，即出现脓血便及腹痛，按之痛甚，经医院检查确诊为结肠溃疡，服中西药颇多，但效果殊不明显。当根据其便脓血、腹痛及里急后重等，确定其为湿滞肠道，气血凝结为患，投以通因通用法，以通肠去垢。方用：槟榔 9g，木香 6g，枳壳 9g，大黄 9g，黄芩 12g，黄连 6g，神曲 9g，茯苓 9g，生苡仁 30g，泽泻 9g。

初服两剂时，觉腹中痛感增加，但便已觉爽，药服 5 剂毕，即痛泻皆轻；服 20 剂后，便中黏液基本消失，便通畅。改用木香槟榔丸，每次 10g，每日 2 次，约半年许，便垢腹痛均未复见，遂停药。1 年后因其他疾病复来门诊，得知疗效巩固，病未复作。

（张文选. 温病方证与杂病辨治[M]. 北京：中国医药科技出版社，2017.）

按：本案患者以便脓血，腹痛且按之痛甚，便后不爽为辨证要点，湿热蕴结于肠道，不通则痛，诊断为湿滞肠道，气血凝结。初以枳实导滞汤轻法频下以通肠腑，大便通合，改用木香槟榔丸行气导滞缓下。然治疗后，便垢腹痛未再复发。

鉴别 枳实导滞汤、宣清导浊汤、大承气汤三方均用于邪阻肠道证，但由于各方组成不同，故主治病证不同。枳实导滞汤是导滞通下的代表方，化湿理气与导下并重，主治暑湿或湿热积滞阻于肠道，症状以身热，胸腹灼热，便溏不爽，色黄如酱为特点；宣清导浊汤用于湿温病湿阻肠道之证，以清化湿邪、宣通气机为主，症状以少腹硬满，大便不通，神识如蒙为主；大承气汤是攻下邪热的代表方，泻下与行气并重，其功峻下泄热，主治痞、满、燥、实具备之热结肠腑重证，症状以腹满硬痛，大便燥结难下为主。三方区别见表 4-37。

表 4-37 枳实导滞汤、宣清导浊汤、大承气汤鉴别

	枳实导滞汤	宣清导浊汤	大承气汤
病证	身热，胸腹灼热，呕恶，便溏不爽，色黄如酱，苔黄垢腻，脉濡数之暑湿或湿热积滞、阻于肠道证	少腹硬满，大便不通，神识如蒙，苔垢腻之湿阻肠道证	身热、大便不通，脘腹痞满，腹痛拒按，甚或潮热谵语，汗出，舌苔黄燥起刺，或焦黑燥裂，脉沉实之热结肠腑重证及里实热致热厥、痉病、发狂等病证

续表

	枳实导滞汤	宣清导浊汤	大承气汤
病机	暑湿夹滞、阻于肠道	湿阻肠道、传导失司	燥屎内结、阳明热实
治法	导滞通下、清热化湿	宣通气机、清化湿浊	峻下燥结、荡涤热实
药物	小枳实二钱、生大黄钱半、山楂三钱、槟榔钱半、川朴钱半、川连六分、六曲三钱、连翘钱半、紫草三钱、木通八分、甘草五分	猪苓五钱、茯苓六钱、寒水石六钱、晚蚕沙四钱、去皮皂荚子三钱	大黄六钱、芒硝三钱、厚朴三钱、枳实三钱
用法	水煎服	水五杯，煮成两杯，分二次服，以大便通快为度	水八杯，先煮枳、朴，后纳大黄、芒硝，煮取三杯。先服一杯，约二时许，得利止后服，不知，再服一杯，再不知，再服

五、肠胃湿热

肠胃湿热又称胃肠湿热，是指湿热内蕴、阻滞胃肠的证候，常见症状有身热，脘腹痞胀或疼痛，便下不爽，或下痢脓血，小便短赤，舌质红、苔黄腻，脉滑数等。

主症 身热，脘腹痞胀，呕恶纳呆，口渴烦躁，汗出，大便溏垢如败酱、便下不爽，或腹痛、下痢脓血、里急后重，或腹泻如注，小便短赤，舌质红、苔黄腻，脉滑数。

病机 湿热内蕴、阻滞胃肠。

治法 苦辛开泄、消散湿热。

方药 泻心汤。

泻心汤（《温病条辨·中焦篇》七十四）

黄连 黄芩 干姜 半夏 人参 枳实

应用

1. **胃痛** 感受疟邪，湿邪郁久化热，湿热阻滞气机，病机为湿热内蕴、阻滞胃肠，证属肠胃湿热。症见胃脘疼痛，身体疼痛，发热汗出，口渴烦躁，大便溏泄，脉滑数等，用泻心汤苦辛开泄、消散湿热。如“湿甚为热，疟邪痞结心下，舌白口渴，烦躁自利，初身痛，继则心下亦痛，泻心汤主之”。(《温病条辨·中焦篇》七十四)

2. **痢疾、胃痞** 湿热秽浊结滞于内，中焦气机痞塞不通，病机为湿热内蕴，证属肠胃湿热。症见胃脘痞闷、脘腹胀满，呕恶纳呆，神识昏乱不安，大便黏腻不爽，舌质红、苔黄腻，脉滑数等，用泻心汤消散湿热、开结除满。如“滞下湿热内蕴，中焦痞结，神识昏乱，泻心汤主之”。(《温病条辨·中焦篇》九十)

3. **呃逆、呕吐** 湿热阻滞中焦，气机升降紊乱，病机为湿热内蕴，证属肠胃湿热。症见呃逆频作，甚则呕吐，胃脘胀闷、胃中嘈杂，大便黏滞，或大便溏泄，舌红、苔黄腻，脉滑数等，用泻心汤辛开苦降、清热利湿。

4. **不寐** 饮食不节，损伤肠胃，致湿热壅遏中焦，病机为湿热内蕴，证属肠胃湿热。症见失眠，甚则彻夜难眠，烦躁不安，大便溏烂，或大便黏腻，或大便不通，胃脘满闷，舌红、苔黄腻，脉滑等，用泻心汤苦辛开泄、消散湿热。

病案选录

案一：疟·湿热。曹，身痛舌白，口渴自利。此湿温客气为疟，不可乱投柴、葛，仲景有湿家忌汗之律。飞滑石、杏仁、郁金、淡黄芩、白蔻仁、防己。又，湿甚为热，心痛，舌白，便溏。治在气分。竹叶心、麦冬、郁金、菖蒲、飞滑石、橘红。化服牛黄丸。又，心下触手而痛，自利，舌白烦躁，都是湿热阻气分。议开内闭，用泻心汤。川连、淡黄芩、干姜、半夏、人参、枳实。又，神气稍清，痛处渐下至脐。湿伤在气，热结在血。吐咯带血，犹是上行为逆。热病瘀留，必从下出为顺。川连、黄芩、干姜、半夏、人参、枳实、白芍、炒楂肉。

（清·叶桂. 临证指南医案[M]. 北京：人民卫生出版社，2006.）

按：本案三诊根据“心下触手而痛，自利，舌白烦躁”等，用半夏泻心汤去甘草大枣加枳实方。四诊“吐咯带血”，为热结在血入络，故用三诊方加白芍合芩连酸苦泄热，加炒楂肉通络化瘀。吴瑭取本案三诊证，参照初诊脉证，取二诊“湿甚为热”一句，整理出中焦篇第七十四条。但有证无方，现根据叶案三诊方已补入。

案二：不寐、胃痞。李某，女性，年约六旬，山东大学干部家属。1970 年春，失眠症复发，屡治不愈，日渐严重，竟至烦躁不食，昼夜不眠，每日只得服安眠药片，才能勉强略睡一时。当时我院在曲阜开门办学，应邀往诊。按其脉涩而不流利，舌苔黄厚黏腻，显系内蕴湿热。因问其胃脘满闷否？答曰，非常满闷。并云大便数日未行，腹部并无胀痛。我认为，这就是“胃不和则卧不安”。要使安眠，先要和胃。处方：半夏泻心汤原方加枳实。傍晚服下，当晚就酣睡了一整夜，满闷烦躁，都大见好转。接着又服了几剂，终至食欲恢复，大便畅行，一切基本正常。

（李克绍. 伤寒解惑论[M]. 北京：中国医药科技出版社，2012.）

按：中焦为四运之轴，升降之机。今湿热积滞壅遏胃脘，上扰神明则失眠。用半夏泻心汤加枳实泄热导滞，舒畅气机，俾湿热去，气机畅，胃气和，则卧寐安。

鉴别 泻心汤、加减泻心汤均可清利湿热，用于湿热阻于肠胃之证。但泻心汤重在苦辛开泄、燥湿泄热，主治湿热阻滞胃肠之证以中焦痞结为主，症状以脘腹痞胀、滞下不爽为特点；加减泻心汤重在利湿清热、调气和血，主治湿热阻滞大肠证，症状以腹痛，里急后重，痢下脓血，积滞不爽为特点。二方鉴别见表 4-38。

表 4-38 泻心汤、加减泻心汤鉴别

	泻心汤	加减泻心汤
病证	脘腹痞胀，呕恶纳呆，口渴烦躁，身热汗出，大便溏垢不爽，舌质红、苔黄腻，脉滑数之疟结滞下之肠胃湿热证	干呕，腹痛，里急后重，积滞不爽，左脉细数，右手脉弦之噤口痢大肠湿热证
病机	湿热内蕴、阻滞胃肠	湿热阻滞大肠
治法	辛开苦泄、燥湿清热	清热利湿、调气和血
药物	黄连、黄芩、干姜、半夏、人参、枳实	川连、黄芩、干姜、银花、楂炭、白芍、木香汁
用法	水煎服	水煎服

六、大肠津亏

大肠津亏又称津伤肠燥，是指因津液亏损，导致肠失濡润、传导失职的证候，常见症状有大便干燥秘结，口燥咽干，舌质红而干、少苔，脉细涩或细数等。

主症　大便燥结如羊屎、欲解而艰涩难下，腹胀腹痛，肛门窒闷重坠，口燥咽干，舌红、少苔，脉细涩或细数。

病机　阴虚津亏、肠道失润。

治法　滋阴养血、润肠通便。

方药　六成汤。

六成汤（《温疫论·卷上》大便）

当归一钱五分　白芍药一钱　地黄五钱　天门冬一钱　肉苁蓉三钱　麦门冬一钱

照常煎服。日后更燥者，宜六味丸，少减泽泻。

应用　便秘。热病后期或温疫愈后，病机为肠失濡润、传导失职，证属大肠津亏。症见大便干燥秘结，甚则如羊屎，数日一行，欲解而艰涩难下，腹胀腹痛，肛门窒闷重坠，口燥咽干，舌红、少苔，脉细涩或细数等，用六成汤滋阴养血，润肠通便。如“愈后大便数日不行，别无他证，此足三阴不足，以致大肠虚燥。此不可攻，饮食渐加，津液流通，自能润下也。觉谷道夯闷，宜作蜜煎导，甚则宜六成汤”。（《温疫论·卷上》大便）

病案选录

便秘。病时热结旁流，已经加承气下法去热毒，愈后六七日不大便，乃清液未充，用六成汤，当归 4.5g，生地 15g，白芍 3g，天冬 3g，麦冬 3g，元参 15g，二服，大便自易，初愈，昏错欲睡，手足微冷，核消后，微有浮肿，此由血虚未复，气无所附，用补血汤，生芪 24g，当归 12g，皆宜小心体认，切勿仓皇误事。

（刘学华，赵聚山. 温病临证备要[M]. 上海：上海中医药大学出版社，2006.）

七、痢下伤正

痢下伤正是指痢下导致气血阴阳虚损的证候。阳气损伤者，其常见症状有泄泻不止，泻下稀薄清冷，大便滑脱不禁，重则脱肛、舌质淡、苔白，脉虚；阴血损伤者，常见症状有下痢赤白，潮热盗汗，口燥咽干，舌红、少苔，脉细等。

（一）脱肛

主症　肛门外脱，泄泻不止，脘腹胀满或痛，里急后重、便下赤白黏冻，身体困倦，舌质淡、苔白腻，脉滑数。

病机　湿热下注、湿重于热。

治法　辛温淡渗、利湿清热。

方药　五苓散加寒水石。

五苓散加寒水石方（辛温淡复寒法）（《温病条辨·中焦篇》九十二）

即于五苓散内加寒水石三钱，如服五苓散法。久痢不再用之。

应用　脱肛。久泻久利所致脱肛，病机为湿热下注，湿重于热，证属湿热下注。症见肛门外脱，呕吐泻利、泄泻不能止，脘腹胀满，或腹痛，里急后重、便下黏冻，舌质淡、苔白腻，

脉滑数等，用五苓散加寒水石辛温淡渗、利湿清热。如“湿温下利，脱肛，五苓散加寒水石主之”。(《温病条辨·中焦篇》九十二)

病案选录

痢·湿热。某，湿温下痢，脱肛。五苓散加寒水石。

（清·叶桂. 临证指南医案[M]. 北京：人民卫生出版社，2006.）

按：湿温为典型的湿热类温病，湿热邪气，弥漫全身，阻滞气机，脾不升清，水湿不运，不能上输于肺，下迫大肠则便溏。脱肛一症，或为久泻久痢之脾虚气陷，或为湿热内阻之暴注下泄所致，此条“湿温下痢”，为湿热下注泄泻所致。湿热胶结，难解难分，热伏湿中，湿性黏腻，缠绵难愈。吴鞠通谨遵叶天士“或透风于热外，或渗湿于热下，不与热相搏，势必孤矣”的分消湿热思想，方用五苓散加寒水石。五苓散方出自《伤寒论》，由猪苓、泽泻、白术、茯苓、桂枝组成，五味药共捣成散以热米汤或热水送服，有温阳化气，行水利湿之功，药后汗出尿利，湿邪从汗与尿分消而去，则大肠之湿邪有所出路，其下利自止，所以吴鞠通在分注中说：“此急开支河，俾湿去而利自止。”因为本证不仅湿重，而且兼有热邪，所以在五苓散中加寒水石之咸寒，入大肠以清肠热，功在利湿与清热并举，使热邪从小便而去。

（二）滑脱

主症 大便滑脱不禁，泻下稀薄清冷或完谷不化，腹痛绵绵、喜温喜按，食少纳差，形寒肢冷，倦怠乏力，舌质淡、苔白滑，脉细弱或沉弱。

病机 胃肠虚寒或脾肾虚寒、滑脱不禁。

治法 温中补虚、涩肠固脱。

方药 人参石脂汤、薛氏加味真人养脏汤。

1. **人参石脂汤**（辛甘温合涩法，即桃花汤之变法也）(《温病条辨·中焦篇》九十三)

人参三钱　赤石脂（细末）三钱　炮姜二钱　白粳米（炒）一合

水五杯，先煮人参、白米、炮姜令浓，得二杯，后调石脂细末，和匀，分二次服。

2. **薛氏加味真人养脏汤**（《湿热病篇》四十二）

真人养脏汤加甘草、当归、白芍

应用

1. **泄泻** 痢疾日久不愈，中焦虚寒，关门不固，导致泻利不止，病机为胃肠虚寒，滑脱不禁，证属中焦虚寒，气虚不固。症见大便滑脱不禁、泻下稀薄清冷，或便下脓血，食少神疲，肢倦失温，舌质淡、苔白滑，脉细弱等，用人参石脂汤温中补虚，涩肠固脱。如“久痢阳明不阖，人参石脂汤主之”。(《温病条辨·中焦篇》九十三)。吴鞠通称其：“九窍不和，皆属胃病，久痢胃虚，虚则寒，胃气下溜，故以堵截阳明为法。”并称此方是“辛甘温合涩法，即桃花汤之变法也”。

2. **痢疾、滑脱** 痢疾日久不愈，损伤脾阳，中气下陷，病机为脾肾虚寒，滑脱不禁，证属痢久伤阳，气虚下陷。症见大便滑脱不禁，或完谷不化，或下痢白冻，腹痛喜按，四肢厥逆，形寒怕冷，舌淡、苔白润滑，脉虚弱等，用加味真人养脏汤温补脾肾，涩肠固脱。如“痢久伤

阳，脉虚滑脱者，真人养脏汤加甘草、当归、白芍”。（《湿热病篇》四十二）

病案选录

案一： 痢疾、滑脱。程某，男，56岁。患肠伤寒住院治疗40余日，基本已愈。惟大便泻下脓血，血多而脓少，日行三四次，腹中时痛，屡治不效。其人面色素来不泽，手脚发凉，体疲食减，六脉弦缓，舌淡而胖大。此证为脾肾阳虚，寒伤血络，下焦失约，属少阴下利便脓血无疑，且因久利之后，不但大肠滑脱，而气血虚衰亦在所难免。治当温涩固脱保元。赤石脂30g（一半煎汤、一半研末冲服），炮姜9g，粳米9g，人参9g，黄芪9g。服3剂而血止，又服3剂大便不泻而体力转佳。转方用归脾汤加减，巩固疗效而收功。

（陈明，张印生. 伤寒名医验案精选[M]. 北京：学苑出版社，2018.）

按：本案特征：①大便稀溏，脓血杂下；②腹痛阵发，手足发凉；③舌胖脉弦。

案二： 痢疾、脱肛。宗室晋公泻痢月余，绝谷数日，自虑难痊。余曰：脉沉细微，此虚寒久痢，过服苦寒攻击，致元气脾肾俱损，脂膏剥削受伤，故腹痛后重不已，愈痛则愈欲下泄，愈泻则愈痛而脱肛也。亟进真人养脏汤温补固涩，服之甚效，以原方加升麻、熟附，痢减肛收；更用异功散加温补升提之品乃安。

（吴篪. 临证医案笔记[M]. 北京：中国中医药出版社，2015.）

案三： 泄泻。黄某，男，71岁。初诊：脾肾阳虚，大便溏泄，有滑脱不禁之象，脉微小少力，姑以培脾肾以止溏泄。党参，绵芪，焦白术，带壳砂，炙甘草，赤石脂，诃子肉，乌梅炭，焦神曲，怀山药，陈萸肉。二诊：服药后，大便溏泄，滑脱不禁之象逐渐减少，再从前治。党参，绵芪，白术，带壳砂，炙甘草，炒巴戟，陈萸肉。

（陈永灿，白钰，马凤岐. 浙江近代名家医案选评[M]. 北京：中国中医药出版社，2022.）

按：久泻病人多伤脾肾，且多兼气虚滑脱之症，张景岳说：“脾弱者因虚所以易泻，因泻所以愈虚，盖关门不固，则气随泻去。”故终致“愈利愈虚”“元气下陷”之后果，因此他主张“若久泻元气下陷大肠虚滑不收者，须于补剂中加乌梅、五味子、罂粟壳之属以固之”。丹溪亦有“脾泻已久，大肠失禁，此脾气已脱宜急涩之”的主张。因此，周老医生遇此病例，在上述治疗法则下，结合临床见证，借鉴《局方》四神丸，罗谦甫之真人养脏汤，《伤寒论》赤石脂禹余粮汤等方义灵活加减，取诃子肉、赤石脂、禹粮石涩肠固脱，补骨脂、巴戟肉酸温敛阴，阳中求阴。补涩剂中加入神曲、带壳砂等理气行滞和胃之品，固中有行，“寓消于补”。

鉴别　人参石脂汤与薛氏加味真人养脏汤均可用于治疗痢疾日久、正气或阳气损伤所致滑脱证，症见大便滑脱不禁、形寒肢冷、倦怠乏力、舌质淡、苔白、脉弱等，治以涩肠固脱。但人参石脂汤用于中焦胃肠虚寒、滑脱不禁，症见泻下稀薄清冷，或便下脓血，食少神疲，肢倦失温，舌质淡，苔白滑，脉细弱等，治以温补中焦为主；薛氏加味真人养脏汤用于脾肾虚寒、滑脱不禁，症见或完谷不化，或下痢白冻，腹痛喜按，四肢厥逆，形寒怕冷，舌淡，苔白润滑，脉虚弱等，治以温补脾肾为主。二方区别见表4-39。

表 4-39 人参石脂汤、薛氏加味真人养脏汤鉴别

	人参石脂汤	薛氏加味真人养脏汤
病证	大便滑脱不禁、泻下稀薄清冷，或便下脓血，食少神疲，肢倦失温，舌质淡、苔白滑，脉细弱之中焦虚寒，气虚下陷证	大便滑脱不禁，或完谷不化，或下痢白冻，腹痛喜按，四肢厥逆，形寒怕冷，舌淡、苔白润滑，脉虚弱之脾肾虚寒，气虚不固证
病机	胃肠虚寒、滑脱不禁	脾肾虚寒、滑脱不禁
治法	温中补虚、涩肠固脱	温补脾肾、涩肠固脱
药物	人参三钱、赤石脂三钱、炮姜二钱、炒白粳米一合	人参、当归、白术、肉豆蔻、肉桂、甘草、白芍药、木香、诃子、罂粟壳、甘草、当归、白芍
用法	水五杯，先煮人参、白米、炮姜令浓，得二杯，后调石脂细末，和匀，分二次服	水煎服

（三）伤阴

主症 虚坐努责、里急窘迫而久坐不得便，腹胀腹痛，潮热盗汗，口燥咽干，舌红、少苔，脉细或脉涩。

病机 阴血亏损。

治法 滋阴养血。

方药 薛氏加减四物汤。

薛氏加减四物汤（《湿热病篇》四十三）

熟地炭 炒当归 炒白芍 炙甘草 陈皮

应用 痢疾。痢疾迁延日久，阴血耗伤，病机为阴血亏损，证属痢久伤阴。症见虚坐努责，里急窘迫欲解，但久坐不得便，腹胀腹痛，潮热盗汗，口干而渴，舌光红无苔，脉细或脉涩等，用熟地炭、炒当归、炒白芍、炙甘草、陈皮，以滋阴养血。如“痢久伤阴，虚坐努责，用熟地炭、炒当归、炒白芍、炙甘草、广皮之属”。（《湿热病篇》四十三）。

病案选录

痢疾。金氏妇，年近四十，秋初尚热，患滞下。腹但隐痛，夜重于昼，全不得睡，食亦稍减，口干不饮，已得治痢灵砂一帖矣。余视之，两手脉皆涩且不匀。神思倦甚，饮食全减。因以四物汤倍加白术为君，以陈皮佐之，于十数帖而安。

（朱震亨. 局方发挥[M]. 北京：中国中医药出版社，2021.）

按：对于虚寒痢，若用攻伐峻剂，乃招致“虚虚”之祸。本患者乃大虚大寒之痢疾，朱氏选用四物汤活血，倍加白术为君以甘温补脾益气，辅以陈皮理气使补无所碍。处方用思甚精。

鉴别 薛氏加减四物汤与增液承气汤均可用于治疗腹胀腹痛，证属伤阴。薛氏加减四物汤之腹胀腹痛以阴血亏损为主，以补血养血主方四物汤为基础加减使用。而增液承气汤证则以阳明温病，热结阴亏为主，是由于热结津亏，导致肠道失于濡润，可伴见大便秘结不通，治应甘凉濡润以滋阴增液，咸苦润下以泄热通便。二方区别见表 4-40。

表 4-40　薛氏加减四物汤、增液承气汤鉴别

	薛氏加减四物汤	增液承气汤
病证	虚坐努责，里急窘迫欲解，但久坐不得便，腹胀腹痛，潮热盗汗，口干而渴，舌光红无苔，脉细或脉涩之阴血亏虚证	大便秘结，下之不通，脘腹胀满，口干唇燥，舌红苔黄，脉细数之腑实阴伤证
病机	阴血亏损	燥热内结、津枯肠燥
治法	滋阴养血	通腑泄热、滋阴增液
药物	熟地炭、炒当归、炒白芍、炙甘草、陈皮	元参一两、连心麦冬八钱、细生地八钱、大黄三钱、芒硝一钱五分
用法	水煎服	水八杯，煮取三杯，先服一杯，不知再服

兼湿热

主症　身热，下痢赤白，口燥咽干，舌红、少苔，脉细数。

病机　阴血亏损、湿热内蕴。

治法　滋阴养血、清热化浊。

方药　加减黄连阿胶汤。

加减黄连阿胶汤（甘寒苦寒合化阴气法）（《温病条辨・中焦篇》九十七）

黄连三钱　阿胶三钱　黄芩二钱　炒生地四钱　生白芍五钱　炙甘草一钱五分

水八杯，煮取三杯，分三次温服。

应用　春温内陷下痢。春温伤阴，温热毒邪内陷，下迫于肠，病机为阴血亏损，兼湿热余邪，证属热伤营阴，湿热内蕴。症见昏厥，虚脱，心烦不得眠，口燥咽干，下痢赤白，舌红少苔，脉细数等，用加味黄连阿胶汤滋阴养血，清热化浊。如“春温内陷，下痢，最易厥脱，加减黄连阿胶汤主之”。（《温病条辨・中焦篇》九十七）

病案选录

痢・协热痢。某，春温内陷下痢，最易厥脱。川连、阿胶、淡黄芩、炒生地、生白芍、炙草。

（清・叶桂. 临证指南医案[M]. 北京：人民卫生出版社，2006.）

按：加减黄连阿胶汤系黄连阿胶汤去鸡子黄，加炒生地、炙甘草而成，是黄连阿胶汤与加减复脉汤的合法。该方用黄连、黄芩苦寒泻火，以治火热下痢；阿胶、炒生地、生白芍、炙甘草为复脉汤的核心药组，滋补肝肾真阴，以治下利阴伤。其中黄芩、白芍、炙甘草，为《伤寒论》黄芩汤法，主“自下利者”；黄芩、黄连与白芍、甘草配伍，清热燥湿解毒，缓急以止腹痛，芍药汤立意同此，故可以治疗痢疾。阿胶、炒生地配合可以凉血止血、滋阴养血，因此，善于治疗阴虚湿热痢的便脓血证。本方并不局限于治疗痢疾，可广泛用于治疗黄连阿胶汤证而兼有加减复脉汤证者。

鉴别　薛氏加减四物汤与加减黄连阿胶汤均有滋阴养血之功，均可用于治疗痢疾日久、阴血亏损证。薛氏加减四物汤以阴血亏损为主，以补血养血主方四物汤为基础加减使用。加减黄连阿胶汤在阴血亏损的基础上，兼湿热余邪，故治以滋阴养血，清热化浊。二方区别见表 4-41。

表 4-41 薛氏加减四物汤、加减黄连阿胶汤鉴别

	薛氏加减四物汤	加减黄连阿胶汤
病证	虚坐努责，里急窘迫欲解，但久坐不得便，潮热盗汗，口干而渴，舌光红无苔，脉细数之阴血亏虚证	昏厥，虚脱，心烦不得眠，口燥咽干，下痢赤白，舌红少苔，脉细数之热伤营阴兼湿热内蕴证
病机	阴血亏损	阴血亏损、湿热内蕴
治法	滋阴养血	滋阴养血、清热化浊
药物	熟地炭、炒当归、炒白芍、炙甘草、陈皮	黄连三钱、阿胶三钱、黄芩二钱、炒生地四钱、生白芍五钱、炙甘草一钱五分
用法	水煎服	水八杯，煮取三杯，分三次温服

（四）阴阳两虚

主症 少腹肛门重坠，腰胯脊大腿酸痛，形寒肢冷，面色㿠白，神疲乏力，腹胀痛或少腹硬满，舌淡、苔白，脉沉迟或沉细缓。

病机 阴阳两虚。

治法 阴阳双补。

方药 参茸汤、参芍汤。

1. **参茸汤**（辛甘温法）（《温病条辨·下焦篇》七十一）

人参 鹿茸 附子 当归（炒） 茴香（炒） 菟丝子 杜仲

2. **参芍汤**（辛甘为阳，酸甘化阴复法）（《温病条辨·下焦篇》七十三）

人参 白芍 附子 茯苓 炙甘草 五味子

应用

1. **痢疾** 痢疾日久不愈，损伤肝肾阴阳，累及奇经八脉，病机为阴阳两伤，偏于阳虚，证属阴阳两虚。症见少腹及肛门重坠，腰部、胯部、脊背部、大腿部酸痛，形寒肢冷，面色㿠白，舌淡、苔白，脉沉迟等，用参茸汤双补阴阳。如“痢久阴阳两伤，少腹肛坠，腰胯脊髀酸痛，由脏腑伤及奇经，参茸汤主之”。（《温病条辨·下焦篇》七十一）

2. **休息痢** 休息痢经年不愈，滑泄太过，导致下焦阴阳两虚，病机为阴阳两伤，证属阴阳两虚。症见时而便秘，时而便黏液或脓血，腹胀腹痛，或少腹硬满有包块，舌质淡胖、苔白，脉细缓，用参芍汤双补阴阳。“休息痢经年不愈，下焦阴阳皆虚，不能收摄，少腹气结，有似癥瘕，参芍汤主之”。（《温病条辨·下焦篇》七十三）

病案选录

案一：痢·久痢伤肾，下焦不摄。某，痢久阴阳两伤。少腹肛坠，连两腰胯脊髀酸痛，由脏腑络伤，已及奇经。前议轻剂升阳颇投。仍从下治。人参、鹿茸、附子、炒当归、茴香、菟丝子、杜仲。

（清·叶桂. 临证指南医案[M]. 北京：人民卫生出版社，2006.）

按：此案乃叶氏通补奇经法的典型案例。症见少腹肛坠，连两腰胯脊髀酸痛，系脏腑络伤，已损及奇经的表现，方用鹿茸、附子、人参、炒当归、小茴香、菟丝子、杜仲通补奇经。吴瑭

采集此案，制定出参茸汤方证。

案二：月经过少。袁某，女，40岁。2004年12月18日初诊。患者以疲劳为主诉来诊，终日疲乏，少气无力，面色苍黄无华，多黄褐色小斑，血常规提示白细胞偏低，月经量少。舌淡红，苔白，脉沉细弱，两寸更弱。曾用补中益气汤、归脾汤等方，效果不明显。此阳明、肝肾不足，累及奇经，必须从奇经论治，用加减参茸汤化裁，处方：红人参5g，鹿角胶10g（烊化），鹿角霜10g，补骨脂10g，菟丝子10g，当归10g，小茴香3g，茯苓15g。6剂。2004年12月25日二诊：自觉精神好转，疲劳大减，气力增加，舌淡红，薄白，脉沉弱上方加巴戟天10g。6剂。诸症再减，后以此方为基础，或加肉苁蓉，或加淫羊藿、杜仲等，继续服药3周，疲劳感消失，月经量增多而愈。

（张文选. 温病方证与杂病辨治[M]. 北京：中国医药科技出版社，2017.）

案三：痢·久痢伤肾，下焦不摄。某，休息痢，经二年。明是下焦阴阳皆虚，不能收摄。经期不来，小腹抚摩有形上行，似乎癥瘕，其实气结。若不急进温补，恐滋扰肿胀之累也。人参、附子、茯苓、炙草、五味、白芍。

（清·叶桂. 临证指南医案[M]. 北京：人民卫生出版社，2006.）

按：方中以人参、茯苓、甘草补脾胃，人参、附子补阴阳，白芍、五味敛阴液。全方有两补阴阳之功。此方对虚脱、漏汗、滑泄者也可应用。吴鞠通将本方取名为“参芍汤”，主治“休息痢，经年不愈，下焦阴阳皆虚，不能收摄，少腹气结，有似癥瘕”者。如汗多，可加牡蛎、龙骨。

鉴别 参茸汤与参芍汤均可用于治疗久痢所致阴阳两虚证，均以人参、附子为基础，均有阴阳双补之功。参芍汤以阴阳两虚为主，治以辛甘为阳，酸甘化阴复法。参茸汤以阴阳两伤，偏于阳虚为主，治以辛甘温法。二方区别见表4-42。

表4-42 参茸汤、参芍汤鉴别

	参茸汤	参芍汤
病证	少腹及肛门重坠，腰部、胯部、脊背部、大腿部酸痛，形寒肢冷，面色㿠白，神疲乏力，或月经量少、月经后期、月经淋漓不断、闭经，舌淡、苔白，脉沉迟之阳虚重证	时而便秘，时而便黏液或脓血，腹胀腹痛、或少腹硬满有包块，舌质淡胖、苔白，脉细缓之阴阳两虚证
病机	阴阳两虚	阴阳两虚
治法	阴阳双补、偏于补阳	阴阳双补
药物	人参、鹿茸、附子、炒当归、炒茴香、菟丝子、杜仲	人参、白芍、附子、茯苓、炙甘草、五味子
用法	水煎服	水煎服

第五章

心 营 证 类

心营证类，又称热入心营证、热在心营证，是指邪热传入心营扰动心神所致的证候。临床以身热，口渴不多饮，心烦，不寐，神昏，时有谵语，斑疹隐隐，舌质红绛、舌苔少，脉细数，指纹紫滞等为特征。多见于温热病的中、后期阶段，病情较重。心营证多由温热邪气传入手厥阴心包、内迫营分所致。温病心营证的形成，主要有三个方面：一是温热邪气由手太阴肺卫逆传或内陷手厥阴心包营分所致；二是邪气由手太阴肺经气分不传中焦阳明胃肠而直接传入手厥阴心包营分所致；三是邪气由中焦阳明胃、肠气分传入上焦手厥阴心包营分所致。心营证可见于风温（冬温）、春温、温疫、温毒、暑温、湿温等疾病，多属于卫气营血辨证中营分证范畴，病变部位主要在心及心包营分。本章根据病机的不同，将心营证分为心神不宁、热入心包、热灼营阴、暑热动风、阴虚火炽、暑伤心肾、心肾阴虚、痰（湿）蒙心包等类，其中心神不宁证主要见于温病或温疫邪退后元气未复阶段。以心营证为主又兼有其他邪气者亦归于本章论述，如热入心包证可兼湿阻气机、兼阳明腑实、兼瘀血阻络、兼阴虚、兼气阴欲脱、兼阳气欲脱等，以供临床鉴别使用。心营证类除见于温病外，亦可见于不寐、心悸、中风、消渴、痉病、斑疹等疾病。

一、心 神 不 宁

心神不宁，是指因外感病邪或七情内伤等因素扰动心神或劳伤心神的一类证候。温病中心神不宁证见于温热疫邪已退，元气未得恢复，又因劳累、饮食、伏邪等因素扰动或劳伤心神所致，常见症状有发热，心悸，失眠，胆怯易惊，舌淡红苔黄，脉细弱等。本证既可见于温病后期，亦可见于情志内伤、劳伤等疾病。

主症 发热，心悸心慌，心烦失眠，神思不清，言语谬妄，多梦，胆怯易惊，舌淡红苔黄，脉细弱。

病机 阴虚内热、元气未复、气血两虚。

治法 安神滋阴、养血清热。

方药 安神养血汤。

安神养血汤（《瘟疫论·卷下》）

茯神 枣仁 当归 远志 桔梗 芍药 地黄 陈皮 甘草

加龙眼肉，水煎服。

应用

1. **温疫**（劳复、食复、自复后） 温疫疫邪退后，病机为阴虚内热、元气未复、气血两虚，证属心神不宁，症见发热，心烦，失眠多梦，胆怯易惊，舌淡红苔黄，脉不沉实等，用安神养血汤养血安神、清热滋阴。如“疫邪已退，脉证俱平，但元气未复，或因梳洗沐浴，或因多言妄动，遂致发热，前证复起，惟脉不沉实为辨，此为劳复。盖气为火之舟楫，今则真气方长，劳而复折，真气既亏，火亦不前，如人欲济，舟楫已坏，其可渡乎？是火也，某经气陷，则火随陷于某经，陷于经络则为表热，陷于脏腑则为里热，虚甚热甚，虚微热微。治法：轻则静养可复，重则大补气血，候真气一回，血脉融和，表里通畅，所陷之火，随气输泄，自然热退，而前证自除矣。若误用承气及寒凉剥削之剂，变证蜂起，卒至殒命，宜服安神养血汤”。（《瘟疫论·下卷》）

2. **不寐** 大病初愈，邪气暂去，正气未复，病机为阴虚内热，心神失养，证属心神不宁，症见虚烦失眠，多梦易醒，神思不清，胡言乱语，伴倦怠乏力，食少纳呆，舌淡苔黄，脉弦细等，用安神养血汤滋阴清热，养心安神。如“凡伤寒温热病，每有热退身凉之后，其人如痴，神思不清，言语谬妄，或倦语不思食者，此心神虚散不复所致，但当调养气血，兼治其心可也，神复，妄言自止，吴氏安神养血汤主之，薛氏参麦茯神汤亦主之”。（《重订广温热论·卷之一》）

3. **心悸** 疾病复发，病机为阴虚内热，心血不足，证属心神不宁，症见心悸，怔忡，发热，思虑劳心则症状加重，头晕目眩，失眠健忘，倦怠乏力，舌淡红，脉细数等，用安神养血汤滋阴退热、养血安神。如《医学集成》所载“病愈复发，脉虚、证虚，安神养血汤：熟地、当归、炒芍、茯神、陈皮、枣仁、远志、桔梗、甘草、桂圆”。

病案选录

案一：经闭神昏。故尼崎侯樱井氏妹阿正，年二十余，经闭二三月，肌肉削消，气宇不乐，无故言语错乱，时欲狂走，家臣大惊，乞余诊治。余诊之，脉细数，有肌热，腹中虚软如绵，大便秘，舌上赤烂，精神恍惚。考其非真发狂，亦非蓄血，恐为干血所为。试与温清饮加大黄，服之数日，肌热渐去，大便润利，兼服牛黄清心丸，精神稍定，肌肉大复，经事稍来，乃以吴氏安神养血汤调理复常。

（浅田宗伯，陆雁. 浅田宗伯方论医案集[M]. 北京：人民卫生出版社，2019.）

案二：心悸。刘某，女，39岁，工人。1998年10月20日以阵发性心悸，胸闷，失眠12年，加重2周为主诉初诊。患者12年前因女儿夭折，悲思过度，出现心悸，胸闷，失眠，当时未治疗。以后当心情不好时上述症状常发作，且逐渐加重，出现疲乏无力，失眠多梦，头晕目眩，手足心热。曾在多家医院治疗，经常服谷维素，安定等药，效不佳。2周前，因工作不顺心，上述症状再次发作，并出现耳鸣，心前区隐痛，不放射，持续时间较长，有时数小时。本次发病以来不欲饮食，大便稀，小便黄。查体：神志清，精神差，表情抑郁，慢性痛苦病容。双肺呼吸音清，心界不大，心率98次/分，律齐，心音有力，A2=P2，未闻及病理性杂音及心包摩擦音。舌红少津，苔薄黄，脉细数。实验室检查：三大常规，胸部X线片，心电图，心脏B超，心功能均正常。西医诊断：心血管神经官能症。中医诊断：心悸。证属阴虚火旺。治宜滋阴清火，养心安神。用养心安神汤加味：麦冬、玄参、当归、酸枣仁、五味子、远志、瓜蒌、枸杞各12g，丹参、赤芍、夜交藤各15g，茯苓、人参各9g，黄芪20g。服1个疗程后，头晕、耳鸣消失，心悸，胸闷明显减轻，仍感疲乏无力，失眠，舌淡红，脉细数。守原方去枸杞、瓜蒌，黄芪增至30g，加朱砂2g（冲服），川芎12g。再服1个疗程，胸闷，气短基本消失，睡眠正常，饮食增加，手足心无发热，舌淡，苔薄白，脉细。前方去夜交藤、朱砂，继服1个疗程，诸症皆消，至今未复发。

[王晓红. 养心安神汤治疗心血管神经官能症42例[J]. 陕西中医，2002，23（8）：707-708.]

案三：不寐（心胆气虚型）。张某，女，40岁。2017年10月因受惊吓后出现精神萎靡，面色稍黄，食欲不振，工作无精打采，倦怠乏力，失眠多恶梦，惊悸不安等症状。2018年1月患者上述症状加重，常因怀疑被跟踪而不敢外出，多疑自卑，反应迟钝。2月上旬，患者精神恍惚，有时发笑，不爱交流，言语不休，脾气暴躁，幻听幻想，有时四肢抽搦，与丈夫吵架，夜不能寐，于当地求医就诊，未见效果。中旬，于郑州某医院诊治，化验血常规、肝功能皆正常。门诊专家考虑精神障碍性疾病，建议回家后放松心情，多交流，学会倾诉。下旬，前来马教授处诊治。诊见患者舌胖大，舌边稍有齿痕，苔薄滑，脉细弱。诊断为不寐（心胆气虚证）。

治则：重镇安神，疏肝健脾，益气养心。予酸枣仁汤合养心汤加减治之。

处方：党参15g，焦白术12g，茯苓18g，合欢皮10g，姜厚朴12g，炒酸枣仁9g，陈皮9g，柏子仁9g，白芍12g，当归12g，川芎12g，制远志6g，薄荷6g，知母6g，炙甘草6g。7剂，免煎颗粒制剂，每剂分装2小盒，每次1小盒，150mL热开水冲化，分早、晚2次温服。嘱按时服药，并告知家属多与患者交流，鼓励、安慰患者。

二诊：患者面色仍稍黄，言语较少，夜间汗出，但精神状态转佳，未再出现幻听幻想，夜间失眠明显减轻，食欲有所增加，二便正常。患者四肢有时短暂性抽搦，舌胖大，苔白，舌边未见齿痕，脉弦细。继守前方，加生牡蛎20g。7剂，免煎颗粒制剂，服法同前。三诊：患者两眼炯炯有神，心中甚喜，面有润色，夜间汗出明显减轻，食欲正常，睡眠佳，二便正常。舌淡白、苔薄白，脉弦细。于二诊方药基础上去知母、制远志，改生牡蛎为煅牡蛎30g，加麻黄根10g、浮小麦30g。10剂。后经随症治疗1个月余，患者精神佳，未再失眠，夜间出汗止，四肢未再出现抽搦，饮食正常，二便调畅。

按：本病属于中医学“不寐”中的心胆气虚证。《灵枢·本神》有“肝藏血，血舍魂”“心藏脉，脉舍神”之说，《素问·宣明五气》中有“心藏神，肝藏魂”之论，说明心血不足，血脉运行不畅，肝之疏泄失常，可以导致心神失养，出现失眠、健忘等精神异常症状。运用酸枣仁汤合养心汤加减治疗心胆气虚证失眠，具有重镇安神、疏肝健脾、益气养心的功效。二诊时所加生牡蛎偏重镇安神，又可使心阳潜藏于阴，以固涩敛汗。三诊时将生牡蛎改为煅牡蛎，并加大剂量，偏重于收敛止汗，也可安神定志。同时，再加入麻黄根、浮小麦以止自汗和盗汗，又辅以白芍敛心血之阴。炙甘草既补中益气、安神定悸，又可调和诸药。二方加减合用，能运行气血、补益心脾、镇惊安神，故神魂得养，失眠自愈。

[李帅，张耀升，马云枝. 马云枝治疗心胆气虚型失眠验案1则[J]. 湖南中医杂志，2019，6（36）：80-81.]

二、热 入 心 包

热入心包又称热陷心包、热闭心包，是指温邪内陷心包、阻闭包络所致的证候。常见症状有身灼热，神昏谵语，舌謇，肢厥，舌质绛、无苔或少苔，脉细数等。邪陷心包证的形成，一是由表入里，渐次传于心包或肺卫之邪逆传心包；二是气分之邪内陷心包；三是邪热直中，径入心包；四是营血分邪热传入心包。热陷心包、扰乱神明，出现严重神志异常，如神昏谵语，甚则昏愦不语；邪热内闭，阳气不达四末，则身灼热而四肢不温；热陷心包证属营分证，故见舌绛。

主症　身灼热，神昏谵语或昏愦不语，舌謇肢厥，舌质红绛或鲜绛无苔，脉细数。

病机　热入心包、包络阻闭。

治法　清心开窍。

方药　清宫汤、安宫牛黄丸、紫雪丹、局方至宝丹。

1. **清宫汤**（《温病条辨·上焦篇》十六）

元参心三钱　莲子心五分　竹叶卷心二钱　连翘心二钱　犀角尖（磨冲）二钱　连心麦冬三钱

应用清宫汤时，注意疾病性质和方后加减，即①温热类温病邪入心包，则炼液成痰，症见痰声漉漉、咳痰不爽，则加化痰养阴之品，以清热化痰，如《温病条辨》所述“热痰盛加竹沥、梨汁各五匙；咯痰不清，加瓜蒌皮一钱五分”。②若热毒炽盛，则加用清热解毒之品，如《温病条辨》所述“热毒盛加金汁、人中黄”。③若邪热内闭较重，神昏渐重，则重用清心豁痰开窍、透热外出之品，如《温病条辨》所述“渐欲神昏，加银花三钱、荷叶二钱、石菖蒲一钱”。（《温病条辨·上焦篇》十六）④本证为温热之邪陷入心营，或肺卫之邪逆传心包所致，临症必见身热灼手、舌红绛、苔黄燥等，若症见神昏谵语、舌苔黄腻，则为湿温之邪不解、内传心包所致，则清宫汤去莲心、麦冬，加银花、赤小豆皮以清热化湿开窍，如“湿温邪入心包，神昏肢逆，清宫汤去莲心、麦冬，加银花、赤小豆皮，煎送至宝丹，或紫雪丹亦可”。（《温病条辨·上焦篇》四十四）⑤若舌绛苔少，则为暑温蔓延三焦，邪气久留，舌绛苔少，热搏血分，当用清宫汤中加“知母泻阳明独胜之热，而保肺清金；银花败毒而清络；竹沥除胸中大热，止烦闷消渴”，即“邪气久留，舌绛苔少，热搏血分者，加味清宫汤主之”。（《温病条辨·中焦篇》四十一）

2. **安宫牛黄丸**（《温病条辨·上焦篇》十六）

牛黄一两　郁金一两　犀角一两　黄连一两　朱砂一两　冰片二钱五分　麝香二钱五分　珍珠五钱　山栀一两　雄黄一两　黄芩一两

上为极细末，炼老蜜为丸，每丸一钱，金箔为衣，蜡护。脉虚者人参汤下，脉实者银花、薄荷汤下，每服一丸。兼治飞尸卒厥，五痫中恶，大人小儿痉厥之因于热者。大人病重体实者，日再服，甚至日三服；小儿服半丸，不知再服半丸。

3. **紫雪丹**（《温病条辨·上焦篇》十六）

滑石一斤　石膏一斤　寒水石一斤　磁石（水煮二斤捣煎去渣入后药）　羚羊角五两　木香五两　犀角五两（现水牛角代）　沉香五两　丁香一两　升麻一斤　元参一斤　炙甘草半斤

以上八味，共捣剉，入前药汁中煎，去渣入后药。

朴硝、硝石各二斤，提净，入前药汁中，微火煎，不住手将柳木搅，候汁欲凝，再加入后二味。

辰砂（研细）三两，麝香（研细）一两二钱入煎药拌匀。合成，退火气，冷水调服一二钱。

4. 局方至宝丹（《温病条辨·上焦篇》十六）

犀角（镑）一两（现水牛角代） 朱砂（飞）一两 琥珀（研）一两 玳瑁（镑）一两 牛黄五钱 麝香五钱

以安息香重汤炖化，和诸药为丸一百丸，蜡护。

应用

1. 风温、春温、暑温等 温热类温病热入心营、内陷心包，病机为心营热盛、热闭心窍，伴营阴耗损，证属热入心包，症见身灼热，痰壅气粗，心烦、神昏谵语或昏愦不语，四肢厥逆，或见手足瘛疭，舌謇短缩，舌质红绛、苔黄燥，或舌质鲜绛无苔，脉细滑数等，用清宫汤送服安宫牛黄丸、至宝丹、紫雪丹以清心开窍。其中热毒炽盛者，用安宫牛黄丸清心解毒；热盛动风者，用紫雪丹息风镇痉；邪闭心包、神昏为主者，用局方至宝丹芳香化浊开窍。《温热论》中对热入心包证和热入心营证的形成和治法用药特点均有论述，如“温邪上受，首先犯肺，逆传心包”。（1）“前言辛凉散风，甘淡祛湿，若病仍不解，是渐欲入营也。营分受热，则血液受劫，心神不安，夜甚无寐，或斑点隐隐，即撤去气药。如从风热陷入者，用犀角（现水牛角代）、竹叶之属；如从湿热陷入者，用犀角（现水牛角代）、花露之品，参入凉血清热方中。若加烦躁、大便不通，金汁亦可加入。老年或平素有寒者，以人中黄代之，急急透斑为要”。（4）“再论其热传营，舌色必绛。绛，深红色也。初传，绛色中兼黄白色，此气分之邪未尽也，泄卫透营，两和可也。舌色纯绛鲜泽者，胞络受邪也。宜犀角（现水牛角代）、鲜生地、连翘、郁金、石菖蒲等。延之数日，或平素心虚有痰，外热一陷，里络就闭，非菖蒲、郁金等所能开，须用牛黄丸、至宝丹之类，以开其闭，恐其昏厥为痉也”。（14）《叶香岩三时伏气外感篇》中指出“肺病失治，逆传心包络”“至热邪逆传膻中，神昏目瞑，鼻窍无涕洟，诸窍欲闭，其势危急，必用至宝丹或牛黄清心丸”。

在《温病条辨》中，本证见于邪入心包诸证，如太阴温病，邪入心包或误用发汗而致汗出过多致邪入心包者，如“邪入心包，舌謇肢厥，牛黄丸主之，紫雪丹亦主之”。（《温病条辨·上焦篇》十七）“太阴温病，不可发汗，发汗而汗不出者，必发斑疹，汗出过多者，必神昏谵语。……神昏谵语者，清宫汤主之，牛黄丸、紫雪丹、局方至宝丹亦主之”。（《温病条辨·上焦篇》十六）另外，暑温入营，闭阻心包，证属暑入心包者，症见身热不恶寒，神志昏蒙，时时谵语等，用安宫牛黄丸或紫雪丹清热豁痰、清营开窍。如“手厥阴暑温，身热不恶寒，清神不了了，时时谵语者，安宫牛黄丸主之，紫雪丹亦主之”。（《温病条辨·上焦篇》三十一）

2. 中暑、暑厥 中暑蒙心或暑厥病暑邪直中心包，病机为暑入心营、包络闭阻，证属邪闭心包，症见高热，烦躁，汗出胸闷，猝然闷倒神昏，肢厥或惊厥，舌謇，舌质红绛，脉洪数等，用清宫汤送服安宫牛黄丸、至宝丹、紫雪丹清心解暑、芳香开窍。如《叶香岩三时伏气外感篇》中所述“夏令受热，昏迷若惊，此为暑厥，即热气闭塞孔窍所致。其邪入络，与中络同法，牛黄丸、至宝丹芳香利窍，可效。神苏以后，用清凉血分，如连翘心、竹叶心、玄参、细生地、鲜生地、二冬之属”。

3. **温毒、温痘、温疮、斑疹** 温毒、温痘、温疮等病，系感受秽浊邪气，邪毒内陷心窍，病机为邪毒燔灼，损及气营，证属毒陷心包，症见身热，神昏谵语，局部红肿热痛，甚至溃烂，或发斑疹，舌红绛，苔黄，脉数等，用清宫汤合安宫牛黄丸、紫雪丹等清心开窍，如“温毒神昏谵语者，先与安宫牛黄丸、紫雪丹之属，继以清宫汤”。（《温病条辨·上焦篇》二十一）“阳明温病，斑疹温痘、温疮、温毒、发黄，神昏谵语者，安宫牛黄丸主之。”（《温病条辨·中焦篇》三十六）

4. **小儿风温痉病、暑痉** 病机为热邪侵袭经络、邪犯心包，证属热入心包，症见高热，神昏谵语，甚则角弓反张、牙关紧闭、手足抽搐等，用安宫牛黄丸清热芳香开窍，如“乃风之正令，阳气发泄之候，君火主气之时，宜用辛凉正法。神昏谵语，兼用芳香以开膻中，如清宫汤、牛黄丸、紫雪丹之类”。（《温病条辨·解儿难篇》小儿痉病瘛病共有九大纲论·风温痉）“按俗名小儿急惊风者，惟暑月最多，而兼证最杂，非心如澄潭，目如智珠，笔如分水犀者，未易辨此。神昏者，兼用紫雪丹、牛黄丸等”。（《温病条辨·解儿难篇》小儿痉病瘛病共有九大纲论·暑痉）

5. **中风** 中风病中脏腑阳闭证，病机为痰热内闭、上蒙清窍，证属痰热闭窍，症见突然昏倒，不省人事，牙关紧闭，躁扰不宁，口噤不开，两手握固，大小便闭，肢体强痉，面赤身热，舌质红，舌苔黄腻，脉弦滑等，治宜清宫汤送服安宫牛黄丸或至宝丹、紫雪丹以辛凉开窍、凉肝息风。

6. **痉病** 痉病热入心营，病机为热入心营、引动肝风，证属热入心营，症见高热，神昏，谵语，项背强急，四肢抽搐，甚则角弓反张，舌质绛、苔少，脉细数等，用清宫汤送服紫雪丹、安宫牛黄丸或至宝丹以清心凉营、开窍息风。

7. **黄疸** 黄疸病急黄重症，病机为疫毒侵袭、热陷心包，证属毒陷心包，症见高热，身黄，心烦躁动不安，甚或神昏谵语，或精神恍惚，狂乱、抽搐，舌红绛、舌苔秽浊，脉弦细而数等，用清宫汤送服安宫牛黄丸或至宝丹以清心凉营、开窍息风。

病案选录

案一：热邪闭窍神昏。陈，温邪逆传膻中，热痰蔽阻空窍，所进寒凉消导，徒攻肠胃，毫无一效。痰乃热熏津液所化，膻中乃空灵之所，是用药之最难。至宝丹芳香，通其神明之窍，以驱热痰之结极是。但稚年受温邪，最易阴亏津耗，必兼滋清以理久伏温邪为正。犀角（现水牛角代）、鲜生地、元参、连翘心、丹皮、石菖蒲。化服至宝丹。

（叶天士. 临证指南医案[M]. 北京：人民卫生出版社，2006.）

按：温邪逆传膻中，热痰蔽阻空窍，为温邪逆传心包之证。当见神昏谵语、身热、舌绛等症。邪在心包、心窍阻闭，故消导胃肠无效，叶氏以清心芳香开窍为主，并配清心凉营、豁痰养阴之法。方以犀角（现水牛角代）、连翘清心开窍；生地、元参滋阴凉营并顾护津液；丹皮活血凉血；石菖蒲、至宝丹开窍豁痰。

案二：暑温。壬戌六月廿九日。甘，二十四岁。暑温邪传心包，谵语神昏，右脉洪大数实而模糊，势甚危险。

连翘六钱、生石膏一两、麦冬六钱、银花八钱、细生地六钱、知母五钱、元参六钱、生甘草三钱、竹叶三钱。

煮成三碗，分三次服。牛黄丸二丸，紫雪丹三钱，另服。

七月初一日。温邪入心包络，神昏痉厥，极重之症。

连翘三钱、生石膏六钱、麦冬连心五钱、银花五钱、细生地五钱、知母二钱、丹皮三钱、生甘草一钱五分、竹叶二钱。

今晚二帖，明早一帖，再服紫雪丹四钱。

（吴瑭. 吴鞠通医案[M]. 北京：中国中医药出版社，2006.）

按：本案为暑热炽盛，邪陷心包而致的神昏谵语，病程中又见动风痉厥，故为极重之症。暑性炎热，与心气相通，可直中心包，故用牛黄丸、紫雪丹清心开窍、镇痉息风以救急，银花、连翘、竹叶、生甘草清心泄热；暑伤阳明气分，耗气伤津，用石膏、知母、元参、生地滋阴泄热。本案病势较重，故在服药方法上采用“今晚二帖，明早一帖”，意为重病投以重剂。

案三：热性惊厥。李某某，男，6 岁。壮热 3 天，神昏不语 1 天，两目上视，牙关紧闭，项强，角弓反张，喘息气急，时而狂动，舌绛苔灰。此乃热入心包、痰迷心窍。方选清热开窍汤：生石膏 30g（布包先煎），石菖蒲 8g，黄连 6g，远志 5g，胆南星 5g，竹茹 10g，全蝎 3g，以药汁兑服安宫牛黄丸 1 枚，鼻饲进药。药进 4 小时后，神志稍有苏醒，口开，角弓反张缓解，再投方喂服，神志清醒，喘平气和，诸症平息。

按：热入心包证可由卫分证传来，也可逆传心包。为外感热病过程中的危重证候，常见于风温病中。心包为心之宫城，代心受邪，心主神明，故热入心包以神志不清为主，并见心烦。若治疗失时，则热邪鸱张，心窍闭塞，形成内闭外脱证。其治法为清心开窍。本案为热入心包、痰迷心窍，方选清热开窍汤治疗，方中生石膏、黄连清热泻火；石菖蒲、远志开窍化痰；胆南星、竹茹清化热痰；全蝎息风。

[帅云飞，兰春. 从卫气营血辨治儿童热性惊厥 4 则[J]. 湖南中医杂志，2014，30（7）：114-115.]

案四：败血症（热毒陷营、热入心包）。赵某，男，5 岁。患败血症，壮热气急，多汗口渴，烦躁不安，舌红，苔薄微黄燥，脉洪数。属气分证里热炽盛，以白虎汤清热生津，一剂后体温由 40.7℃降至 39.6℃，3 小时后复升为 40.9℃。翌日病进，体温 41℃，神昏谵语，舌绛而干，脉细数，下肢散见瘀点。已属热毒陷营热入心包，急予清心开窍，凉营解毒。以清宫汤加减：

犀角 3g（磨冲，现水牛角代），元参 9g，连翘 9g，竹叶 6g，麦冬 9g，丹皮 9g，银花 15g，菖蒲 6g，郁金 9g，安宫牛黄丸 1 丸，分两次药汁送服。1 剂中病。连服两日，体温正常，神识转清。以竹叶石膏汤加减善后。

按：气分温病，高热不退，最易伤津劫液，热陷入营。此例初见壮热多汗口渴，舌红苔黄，为气分热炽；业已烦躁不安，行将入营，以白虎汤救治，已嫌过迟，故不效而见舌绛昏谵，散发瘀点，显系顺传陷营、热入心包，急予清心开窍，用之中的，病势顿减。

[赵健雄. 温病神昏证治探讨[J]. 上海中医药杂志，1982（10）：17-18.]

案五：风温热入心包。汪某，男性，42 岁，农民。患者因发热咳嗽，胸痛气急七天入院。入院后经肌注青霉素及对症治疗五天，体温上升至 40℃，并出现颈项强硬，神志模糊。症见咳嗽气急，口干唇裂，大便五日未行，腹部拒按，神志不清，颈项强直，舌尖色绛，苔黄糙而厚，脉弦劲而滑数。此乃痰热阻肺，胃肠热结，内传心包。法拟清泄肺热，通降腑气，清心开窍为治。方药：生石膏 30g，知母 10g，黄连 9g，金银花 15g，黄芩 9g，连翘 9g，生大黄 10g

（后煎），桑白皮10g，浙贝母9g，天竺黄9g，芦根15g，安宫牛黄丸一粒先服。服药一剂，大便得行，神志渐清，热降至38.5℃，内陷之邪有外达之机，仍宗原方减去大黄、天竺黄，续服二剂。二剂后，体温复常，神志已清，颈项强直已除，苔转薄黄，脉弦带滑，此阳明实滞已解，唯肺热余邪未清，拟清热化痰。处方：生石膏10g，知母8g，桑叶15g，连翘10g，菊花15g，浙贝母9g，牛蒡子8g。连服四剂痊愈出院。

按：风温之邪从肺卫入侵，既不从肺表外达，又不从肠胃下行，正如叶天士说："三焦不得从外解，必致成里结，里结于何？在阳明胃与肠也。"又致热传心包，上蒙清窍，故白虎、承气合剂清肺胃之热，导阳明之滞；安宫牛黄丸，清心开窍则经腑之热可解，内陷之邪由营转气，后以白虎汤合桑菊饮获效，清除肺热余毒。

[潘希璜，洪广槐. 风温热入心包治验[J]. 江西中医药，1984（2）：41.]

案六：附睾炎。胡某，男，41岁，初诊于1989年9月11日。主诉一侧睾丸肿胀，剧烈疼痛，举步维艰，难于忍受。于7天前就诊于市人民医院泌尿外科，诊为急性附睾炎，先后用氨苄青霉素、先锋霉素等抗生素无效，因来就诊，体检，阴囊肤色焮红，皮肤紧张光亮，触之有灼热感，左侧睾丸质地坚硬肿大如鸡卵，有明显压痛，透光试验阴性，舌红绛苔黄腻，脉洪弦数。遂投以"安宫牛黄丸"内服，每服1丸，每日2次，服1丸后，疼痛锐减，行走方便，再服3天，睾丸肿胀消除。

[胡军. 安宫牛黄丸治疗附睾炎验案二则[J]. 中成药，1995，17（8）：50.]

鉴别　安宫牛黄丸、紫雪丹、至宝丹合称"凉开三宝"，均有清心开窍之功，可治温热病窍闭神昏之危证。但三方同中有异，如《温病条辨》所云："大抵安宫牛黄丸最凉，紫雪次之，至宝又次之。"故安宫牛黄丸长于清热解毒，适用于邪热较重、身热为甚者；紫雪丹长于息风止痉，适用于兼有热动肝风而抽搐痉厥者；至宝丹长于芳香开窍，化浊辟秽，适用于痰浊偏盛，昏迷较重者。临床宜根据病情，斟酌选用。三者区别见表5-1。

表5-1　安宫牛黄丸、紫雪丹、至宝丹鉴别

	安宫牛黄丸	紫雪丹	至宝丹
病证	高热烦躁，神昏谵语，或舌謇肢厥，舌红或绛，脉数之热入心包、热毒较重之证	高热烦躁，神昏谵语，痉厥，口渴唇焦，尿赤便秘，舌质红绛，苔干黄，脉数有力或弦数之热入心包、热盛动风之证	神昏谵语，身热烦躁，痰盛气粗，舌绛苔黄垢腻，脉滑数之热入心包、痰蒙心窍之证
病机	热陷心包、热毒闭窍	热陷心包、动风窍闭	热陷心包、痰热闭窍
治法	清热解毒、豁痰开窍	清热开窍、息风止痉	清热开窍、化浊解毒
药物	牛黄一两、郁金一两、犀角一两（现水牛角代）、黄连一两、朱砂一两、冰片二钱五分、麝香二钱五分、珍珠五钱、山栀一两、雄黄一两、金箔衣、黄芩一两	滑石一斤、石膏一斤、寒水石一斤、磁石二斤、羚羊角五两、木香五两、犀角五两（现水牛角代）、沉香五两、丁香一两、升麻一斤、元参一斤、炙甘草半斤	犀角（镑）一两（现水牛角代）、朱砂（飞）一两、琥珀（研）一两、玳瑁（镑）一两、牛黄五钱、麝香五钱
用法	脉虚者人参汤下，脉实者银花、薄荷汤下，每服一丸。大人病重体实者，日再服，甚至日三服；小儿服半丸，不知再服半丸	冷水调服一二钱	以安息香重汤炖化，和诸药为丸一百丸，蜡护。每服一丸

治疗热陷心包之证，以安宫牛黄丸最佳，至宝丹、紫雪丹次之。以清宫汤送服三宝，疗效虽佳，但三宝皆属贵重、短缺之品，如无货时，可于清宫汤中加牛黄一分，竹沥一两兑冲，胆南星三钱，菖蒲、郁金各二钱，以豁痰开窍。若见手足瘛疭作抽时，可加入羚羊角一至三分（锉末冲服），钩藤五钱（后下）以凉肝息风止痉。（赵绍琴. 温病纵横[M]. 北京：人民卫生出版社，2006.）

（一）兼湿阻气机

主症 身灼热，神昏谵语或昏愦不语，舌謇肢厥，舌质绛、苔少薄黄微腻，脉细数。伴胸脘痞闷，渴不欲饮或不渴，小便短赤。

病机 热入心包、余湿未净。

治法 清心开窍、兼清余湿。

方药 清宫汤去莲心麦冬加银花赤小豆皮方、至宝丹、紫雪丹。

清宫汤去莲心麦冬加银花赤小豆皮方（《温病条辨·上焦篇》四十四）

犀角一钱（现水牛角代） 连翘心三钱 元参心二钱 竹叶心二钱 银花二钱 赤小豆皮三钱

水五杯，煮取二杯，分两次服，日二剂。

应用

1. **湿温病** 湿温病湿热化燥化火、邪入心包，病机为邪入心包、湿邪未化，证属热入心包兼湿，症见身热夜甚，心烦不寐，神昏，时有谵语，四肢逆冷，舌质绛、舌苔黄腻等，用清宫汤去莲心麦冬加银花赤小豆皮方送服至宝丹或紫雪丹以清心开窍、兼清余湿。如“湿温邪入心包，神昏肢逆，清宫汤去莲心、麦冬，加银花、赤小豆皮，煎送至宝丹，或紫雪丹亦可”。（《温病条辨·上焦篇》四十四）

2. **暑温或暑温兼湿、伏暑** 病机为暑热入营、湿邪内阻，证属暑温夹湿、内陷心营，症见高热，心烦，口渴不欲多饮，舌质红绛、苔黄腻，脉滑数等，用清宫汤去莲心麦冬加银花赤小豆皮方清心祛暑、清热化湿。

3. **不寐** 不寐邪热内扰心神、兼湿邪未净，病机为邪热扰心、湿阻气机，证属热扰心神证，症见入睡难或睡后易醒，身热心烦，舌质红、苔微黄腻，脉濡滑数等，用清宫汤去莲心麦冬加银花赤小豆皮方清心安神、兼以化湿。

病案选录

案一：湿（湿温邪入心包）。张妪，体壮有湿，近长夏阴雨潮湿，着于经络，身痛自利发热。仲景云，湿家大忌发散，汗之则变痉厥，脉来小弱而缓，湿邪凝遏阳气，病名湿温，湿中热气，横冲心包络，以致神昏，四肢不暖，亦手厥阴见症，非与伤寒同法也。犀角（现水牛角代）、连翘心、元参、石菖蒲、金银花、野赤豆皮，煎送至宝丹。

（清·叶桂. 临证指南医案[M]. 北京：人民卫生出版社，2006.）

按：本案为湿温邪入心包，叶氏以犀角（现水牛角代）、元参清心解毒养阴，连翘心、石菖蒲、金银花、野赤豆皮清心热兼芳香化湿，至宝丹芳香开窍。

案二：暑温邪入心包。甘，二十四岁。壬戌六月二十九日。暑温邪传心包，谵语神昏，右脉洪大数实而模糊，势甚危险。

细生地六钱、知母五钱、银花八钱、元参六钱、连翘六钱、生甘草三钱、麦冬六钱、竹叶三钱、生石膏一两。

煮三碗，分三次服。牛黄丸二丸，紫雪丹三钱。

温邪入心包络，神昏痉厥，极重之症。

连翘三钱、竹叶三钱、银花三钱、生石膏六钱、细生地五钱、甘草钱半、知母三钱、连心麦冬五钱。

今晚一帖，明早一帖，再服紫雪丹四钱。

（清・吴瑭. 吴鞠通医案[M]. 北京：中国中医药出版社，2006.）

按：暑为阳邪，其性炎热酷烈，发病急骤，传变迅速。暑邪可直中心包，也可由卫分或气分迅速内陷心包。暑热炽盛，燔灼营阴，内闭心包，导致心神失用，出现神昏谵语、意识不清等神志异常。同时，暑热伤津耗气，气阴两伤，使得心阴心气不足，心神失养，加重神志症状。此外，暑多夹湿，若暑湿之邪合而致病，湿邪困阻中焦，阻碍气机，也会影响心包气血的运行，使得暑热之邪更易内陷心包。也可在清宫汤基础上去莲心麦冬加银花赤小豆皮方。

案三：斑疹后期。二十九日，大用辛凉，微合苦寒，斑疹续出如许，身热退其大半，不得再用辛凉重剂，议甘寒合化阴气加辛凉，以清斑疹。

连翘三钱、元参四钱、细生地五钱、银花三钱、黄芩三钱、花粉三钱、黄连二钱、薄荷一钱、麦冬五钱、犀角三钱（现水牛角代）。煮三碗，三次服。渣再煮一碗服。

大热虽减，余焰尚存，口甘弄舌，面光赤色未除，犹宜甘寒苦寒合法。

连翘三钱、细生地六钱、黄芩三钱、丹皮三钱、元参四钱、黄连二钱、麦冬五钱、银花三钱。水八碗，煮三碗，分三次服。

（吴瑭. 吴鞠通医案[M]. 北京：中国中医药出版社，2006）

按：斑疹后期的病机通常是余热未清。在斑疹消退后，可能仍有少量邪热残留，表现为低热、口干、心烦等症状。二是阴液耗伤。斑疹的发生发展过程中，热邪炽盛往往会灼伤阴液，导致后期出现咽干、口渴、舌红少津、脉细数等阴虚之象。三是气血亏虚。久病或邪热过盛，损伤正气，使得气血不足，出现神疲乏力、面色无华、头晕心悸等症状。四是余邪留滞经络。部分患者在斑疹后期，邪热余毒可能留滞于经络，导致肢体疼痛、麻木等症状。五是正虚邪恋。正气虚弱，无力祛邪外出，导致邪气留恋不去，病情反复，缠绵难愈。临床应辨证论治，如斑疹后期出现神昏谵语，发热等症状，同时伴有阴伤，在准确辨证基础上，可用清宫汤去莲心麦冬加银花赤小豆皮方。

鉴别　本方与清宫汤、清营汤均有清心营邪热之功，可用于温热病邪入心包营分。但清营汤重在清营透热养阴；清宫汤重在清心解毒，养阴生津；清宫汤去莲心麦冬加银花赤小豆皮方可化余湿。清营汤是治疗营分证的主方，症见身热夜甚，神烦少寐，时有谵语，口干但不甚渴饮，斑疹隐隐等；清宫汤主治热陷心包，以清心热、滋心阴为主，症见身灼热，神昏谵语等；清宫汤去莲心麦冬加银花赤小豆皮方除清心热外，可化湿邪。三者区别见表 5-2。

表 5-2　清宫汤去莲心麦冬加银花赤小豆皮方、清宫汤、清营汤鉴别

	清宫汤去莲心麦冬加银花赤小豆皮方	清宫汤	清营汤
病证	身灼热，心烦，神昏谵语或昏愦不语，或四肢抽搐，舌謇肢厥，舌质绛、苔少薄黄微腻，脉细数之热入心包、余湿未净证	身灼热，神昏谵语，或昏愦不语，舌謇肢厥，舌质纯绛鲜泽之热入心包、灼伤心阴证	身热夜甚，心烦少寐，时有谵语，口干不甚渴饮，斑疹隐隐，舌红绛而干，脉细数之热入营分证
病机	热入心包、余湿未净	热入心包、灼伤心阴	热入营分、耗伤营阴
治法	清心开窍、兼清余湿	清心开窍、养阴生津	清营养阴、透热解毒
药物	犀角一钱（现水牛角代）、连翘心三钱、元参心二钱、竹叶心二钱、银花二钱、赤小豆皮三钱	元参心三钱、莲子心五分、竹叶卷心二钱、连翘心二钱、犀角尖二钱（磨冲，现水牛角代）、连心麦冬三钱	犀角三钱（现水牛角代）、生地五钱、元参三钱、竹叶心一钱、麦冬三钱、丹参二钱、黄连一钱五分、银花三钱、连翘二钱
用法	水五杯，煮取二杯，分两次服，日二剂	水煎服	水八杯，煮取三杯，日三服

（二）兼阳明腑实

主症　身灼热，神昏，舌謇肢厥，便秘，腹部按之硬痛，舌红绛，苔黄厚燥或黄燥起刺或灰黑而燥，脉细数沉实。

病机　热陷心包、热结肠腑。

治法　清心开窍、通腑泄热。

方药　牛黄承气汤、大承气汤、小承气汤、调胃承气汤合安宫牛黄丸。

牛黄承气汤（《温病条辨·中焦篇》十七）

即用前安宫牛黄丸二丸，化开，调生大黄末三钱，先服一半，不知再服。

牛黄承气汤是安宫牛黄丸和生大黄粉的合方，以安宫牛黄丸清热解毒、豁痰开窍，以解心窍之闭，并加生大黄攻下阳明腑实，以“釜底抽薪”之法泄其实热、救其津液，如吴鞠通言：“以牛黄丸开手少阴之闭，以承气急泻阳明，救足少阴之消，此两少阴合治法也。”（《温病条辨·中焦篇》十七）此外，应用本方时，若腑实燥结甚者，单用大黄不足以通达肠腑，应加大通腑泄热力度，可用安宫牛黄丸合调胃承气汤或大小承气汤以下之，如吴鞠通所言：“冬温，谵语神昏，皆误表之故。邪在心包，宜急急速开膻中，不然则内闭外脱矣。大便闭，面正赤……先与牛黄清心丸二三丸，以开膻中，继以大承气汤，攻阳明之实。”（《吴鞠通医案》）津液亏耗而致无水舟停者，可再加增液汤，开上达下，恢复三焦气机；若邪闭心包严重而燥结不剧者，可先清心开窍而后攻下腑实。

应用

1. 风温、春温、暑温　温病邪闭心包，病机为热入心包、腑实热结，证属热闭心包、阳明腑实证。症见身灼热，神昏，痰壅气粗，舌謇，四肢厥逆，便秘，腹满痛，渴欲冷饮，饮不解渴，汗少，小便不利，舌色红绛、苔黄燥，脉沉数有力等，用牛黄承气汤清心开窍、通腑泄热。如《温病条辨》言：“阳明温病，下之不通……邪闭心包，神昏舌短，内窍不通，饮不解渴者，牛黄承气汤主之。”“阳明温病，无汗，小便不利，谵语者，先与牛黄丸；不大便，再与调胃承气汤。”（《温病条辨·中焦篇》五）“阳明温病，下利谵语，阳明脉实，或滑疾者，小承

气汤主之；脉不实者，牛黄丸主之，紫雪丹亦主之。”（《温病条辨·中焦篇》九）“冬温，谵语神昏，皆误表之故。邪在心包，宜急急速开膻中，不然则内闭外脱矣。大便闭，面正赤……先与牛黄清心丸二三丸，以开膻中，继以大承气汤，攻阳明之实”。（《吴鞠通医案》）

2. **高热** 高热病，病机为热入心包、腑气不通，证属热陷心包兼阳明腑实。症见高热，惊厥抽搐，心烦或谵语，牙关紧闭，两目上视，面红气粗，腹胀、大便干结，小便短涩，舌质红、苔黄燥，脉弦数等，用牛黄承气汤清心开窍、通腑泄热。如《中医急症学》：“高热惊厥，神昏抽搐……邪扰心神，热盛动风者，牛黄承气汤主之。”

3. **中风病** 中风病，病机为痰热阻窍、阳明热结，证属中脏腑阳闭证。症见突然昏仆，不省人事，牙关紧闭，口噤不开，两手握固，大小便闭，肢体强痉，面赤身热，气粗口臭，躁扰不宁，舌苔黄腻，脉弦滑而数等，用牛黄承气汤清心开窍、泄热通便。

4. **腹痛** 腹痛，病机为腑气不通、热扰心神。证属阳明腑实兼热扰心包。症见腹痛、胀满拒按，大便秘结，数日不下，伴心烦、谵语、身热，舌红绛、苔黄燥，脉数等，用牛黄承气汤通腑泄热、清心开窍。

病案选录

案一： 冬温。丙寅十一月初一日。某。冬温，脉沉细之极，舌赤，面赤，谵语，大便闭。邪机纯然在血分之里，与润下法。

细生地六钱、元参六钱、粉丹皮三钱、生大黄五钱、麦冬（不去心）六钱、生甘草二钱、元明粉一钱。煮三杯，先服一杯，得便，止后服，汤药之先，先服牛黄清心丸二丸。

初二日。冬温谵语神昏，皆误表之故。邪在心包，宜急速开膻中，不然则内闭外脱矣。大便闭，面正赤，昨因润下未通，经谓下不通者死，非细故也。得药则呕，忌甘也。先与广东牛黄清心丸二三丸，以开膻中，继以大承气汤攻阳明之实。

生大黄八钱、元参八钱、老厚朴二钱、元明粉三钱、丹皮五钱、小枳实四钱。煮三杯，先服一杯，得便则止，不便再服。

（吴瑭. 吴鞠通医案[M]. 北京：中国中医药出版社，2006.）

按：此即邪入心包、阳明腑实，病机为温热之邪炽盛或邪热内陷，灼液为痰，痰热闭阻心包、阳明腑气不通。病机特点，一是心主神明的异常，表现为烦躁不安，神志昏迷，谵语等；二是邪热炽盛的表现，如高热、舌赤；三是阳明腑气不通，气血运行障碍，表现为大便闭。故以清心开窍、攻下腑实为法，先以清心开窍、润下通便未效，后以清心开窍、峻攻阳明取效。

案二： 高热昏迷（热陷心包兼有腑实）。陈某，男，80岁。1949年2月5日初诊。发热时重时轻，曾服治感冒之剂，半月来未能好转，因其年老体衰，缠绵已十六日。昨日高热昏迷，体温38.9℃，大便4～5日未行，顷诊两脉按之弦滑而数，关尺有力，舌苔老黄根厚，一派温热内陷，阳明腑实之象。虽年已杖朝而邪热腑实内聚，日久津液已伤，必须通腑泄热，开郁展气，佐以生津之法，仿牛黄承气汤。

僵蚕9g，蝉衣6g，姜黄6g，前胡3g，杏仁9g，元参24g，竹叶3g，生大黄粉1.5g，分二次药送下，安宫牛黄丸一丸分化。二剂。以大便得通即停药。

二诊：1949年2月8日。连服二剂之后，昨日大便畅通一次，今晨小汗，身热已退至37.1℃，神志已清，小便短黄，夜寐甚安，两脉已起，中取弦滑，数象已退，舌苔黄而不老，质红较前有液，老年温病，阳明腑实，气机不通，连服牛黄承气，大便通而神志开，再以甘寒增液，益气通幽之法。

细生地 15g，元参 15g，沙参 15g，麦冬 9g，前胡 3g，杏仁 9g，瓜蒌 24g，枳壳 9g。二剂。

三诊：1949 年 2 月 11 日。甘寒育阴增液之后，神志清爽，大便今日又通一次，连日夜寐甚安，脉象渐渐有神，舌苔已化，胃纳渐佳，体温正常，再以调理中焦为法。

北沙参 15g，麦门冬 9g，五味子 9g，杭白芍 24g，陈皮 6g，鸡内金 9g，生苡米 24g，焦麦芽 9g。三剂。

1949 年 2 月 16 日，病人家属告称，患者已完全恢复健康，并予致谢。

按：吴鞠通的牛黄承气汤，是用生大黄末三钱，送安宫牛黄丸一粒。本例则是仿其义而用之，效若桴鼓。临床上凡高热昏迷便秘者在清热开窍之中一定要佐以通便之品，这是因为阳明燥结，常壅神明，如《重订通俗伤寒论·白虎承气汤》载：“胃之支脉，上络心脑，一有邪火壅闭，即堵其神明出入之窍，故昏不识人。”若胃中燥屎一去，邪热一清，神志自然得开。所以通便治疗昏迷是很重要的一法。

（赵绍琴. 温病纵横[M]. 北京：人民卫生出版社，2006.）

案三： 暑温。李某，男，8 岁。患暑温延经一候，身热入暮尤重，腹热肢凉，口渴引饮，神昏谵语，时作抽搐，腹胀满，便秘六日未解，脉滑数，舌苔中心黄、质绛。住某医院诊断为乙型脑炎。用板蓝根注射液及输液治疗，且用白虎汤、清瘟败毒饮方，未见明显好转。辨证为邪入心包，兼阳明腑实。亟按牛黄承气汤法，药用生大黄、玄明粉（冲）、枳实各 9g，九节菖蒲 5g，药汁送服安宫牛黄丸 2 粒（分 2 次服）。连进 2 剂，大便得通，身热渐退，而神志转清。后以竹叶石膏汤加减善后。

按：乙型脑炎属中医“暑温”范畴。暑热毒邪最易干犯心营、引动肝风，出现高热、神昏、抽搐等症。如能在气分阶段，以大黄为主（10～20g），配合石膏、知母、甘草、金银花、连翘、生地、钩藤等清热解毒、养阴息风之品，常可截断病势向营分发展。若高热、神昏、抽搐者，则需大黄与“三宝”并用。经验上，用大黄 10～15g，配川牛膝 30g、泽泻 15g，煎服。有脱水，降低颅内压，抗脑水肿的效果。

（张德超. 医道求真录[M]. 北京：人民卫生出版社，2020.）

案四： 风温。孙某，男，4 岁。2004 年 3 月 26 日。因高热 1 天，神志不清，持续抽搐 30 分钟入院。入院查：体温 40℃，脉搏 160 次/分钟，律齐，无杂音，双肺有粗湿啰音，腹部胀气，左下腹部按之硬满，询其母，谓其三日已不大便。四肢冷，无病理性神经反射和脑膜刺激征，X 线胸片示：双下肺炎症感染。入院西医诊断：支气管肺炎并发高热惊厥。中医诊断：风温病，热入心包证。

入院后用安宫牛黄丸 1/2 丸，凉开水 50mL 溶化后胃管注入，苯巴比妥 50mg 肌注，地塞米松 3mg 静注，安定 3mg 静注，复方氨基比林 1/2 支肌注，选用头孢哌酮钠、利巴韦林等抗感染治疗，3 小时后热有稍退，抽搐不止，仍神志不清。查：舌绛，苔黄燥，腹部按之硬满，考虑阳明腑实，加用大黄 10g，水煎 15 分钟，取煎液 40mL，再用安宫牛黄丸 1/2 丸凉开水 20mL 溶化后，一起由胃管注入。30 分钟后，大便排出黑色粪便数枚，臭秽。15 分钟后抽搐停止，1

小时后体温降至39℃，3小时后体温降至38℃，神志转清，问答切题，精神转佳，第二天体温降至37℃，后调理而愈。

（张国骏. 伤寒温病误案解析[M]. 北京：中国中医药出版社，2012.）

按：患儿起病急，变化快，来势凶险，病情较重。因邪热内陷，闭阻包络，见神志不清。热邪燔灼肝经，经脉拘急抽搐。邪热内闭，阻滞气机，阳气不能外达，则四肢厥冷。此为热陷心包，燔灼肝经，热深厥深之候。按风温热入心包证予安宫牛黄丸清心开窍，配合西医抗生素、激素及抗惊厥治疗，热势稍退，但抽搐不止，仍神志不清。说明单纯使用清开之法未能使热邪消退。细查发现腹部胀气，左下腹部按之硬满，大便三日未行，苔黄燥，示阳明腑实。此为热闭心包兼阳明腑实证。立即通腑、开窍同施，选用牛黄承气汤，上下兼顾，使邪有出路，用之及时，很快神清、痉止、热退。

（李鑫辉. 活学活用温病名方[M]. 北京：中国中医药出版社，2014.）

案五：马脾风。方某，女，2岁，住莞城渡头庙18号。1964年7月初患麻疹，迁延失治，身热稽留十余日。7月16日麻疹渐收，身热复炽，咳逆气喘，夜烦谵语，18日病更重，乃入院留医。

患儿呈急性病容，面色青紫，颈项软而无力，头向后倒仰，扶之不能直，高热（体温40.1℃），气喘，鼻扇，痰鸣，胸高，呈三凹征，腹满至心下，绷急如鼓，烦躁神糊，唇焦鼻煤，涕泪全无，二便闭塞不通。脉滑数，两寸无力，舌边尖干绛，苔黄厚，中心焦糙，皮肤干涩无汗。听诊心率156次/分，心音减弱，两肺皆有明显湿性啰音，呼吸44次/分，神经病理反射阴性。血常规：白细胞23×10^9/L，杆状核粒细胞百分比2%，中性分叶核粒细胞百分比62%，淋巴细胞百分比36%，诊断为麻疹肺炎合并心衰。

此中医所谓马脾风恶候也。病由麻疹失治，热毒蕴聚肺胃，劫津烁液，酿痰内陷，经腑窒塞，包络欲闭，化源将绝危候。急用吴氏牛黄承气汤荡涤热痰，开窍通腑，合竹叶石膏汤加减，甘寒肃肺，救欲绝之化源：大黄10g，捣碎，开水浸5分钟，合服安宫牛黄丸1粒。接服西洋参3g，竹叶6g，石膏25g，半夏6g，麦冬10g，甘草3g，玄参12g，川贝母4.5g。

服药后2小时，患者头额胸背微汗出，下午热降至38.5℃，气喘渐缓。黄昏时腹中大响，泻下黄秽黏稠粪便甚多，小溲快畅，腹胀顿减，烦躁渐止，呼呼入睡，一夜安和，只有间中呛咳，痰气上逆。

二诊：19日天明，患儿能自抬头，颈柱不软，喘止胀平，体温降至37.4℃，病已速退，唯舌苔仍燥，脉仍滑数，痰嗽仍频。前方去大黄，加瓜蒌仁、竹茹、冬瓜仁。一剂热全退，痰嗽大减，舌苔之厚者退薄。燥者转润，脉亦趋和。此后用清肃肺胃轻淡之品，调理四日，舌净咳止，肺部啰音消失，痊愈出院。

按语：此病西医诊断为肺炎合并心衰，然西医之“心衰”，并不等于中医之“虚脱”，切忌对号入座，一见心衰，即投干姜、附子，必致偾事。即如此例，乃麻疹失治，热毒蕴聚，内陷心肺，劫烁津液，呈脏腑气机升降窒塞之候。《幼幼集成》名之曰：“马脾风。”论云：“胸膈积热，心火凌肺，热痰壅盛，忽然暴喘，不急治必死，用牛黄夺命散。”乃上病下取之法，因肺失清肃，气机有升无降，故喘促致危。肺与大肠相表里，往往急下之后，地道一通，天气即舒。余师其意而不泥其方，用大黄通腑，安宫牛黄丸清心火以保肺金，兼涤痰热，合竹叶石膏汤加味，甘寒清肃，以救欲绝之化源，较单用牵牛子、大黄为胜。而大黄捣浸灌服，给药迅速，故不用西药，亦能抢救垂危。

（宁为民. 寒温融新：何炎燊伤寒温病医案集[M]. 北京：中国中医药出版社，2022.）

鉴别 牛黄承气汤与清宫汤合“三宝”均治疗温病中、后期邪陷心包，身热神昏。两方均使用了安宫牛黄丸，故二者皆具有清热解毒、豁痰开窍之功。清宫汤合“三宝”方以清宫汤清透心营之热而育养心阴，又以安宫牛黄丸、紫雪丹、局方至宝丹解热毒、豁痰开窍，其主治病证病位在心包，症状以神昏谵语为主。而牛黄承气汤在安宫牛黄丸的基础上加入泄热通便的大黄末，共同发挥清心开窍、通腑泄热作用，所主病证病位在心包与大肠，症状除有神昏谵语之外，更兼便秘之症，属上下同治。两方区别见表5-3。

表5-3 牛黄承气汤、清宫汤合“三宝”鉴别

	牛黄承气汤	清宫汤合安宫牛黄丸、紫雪丹、局方至宝丹
病证	身热，神昏，舌謇，肢厥，便秘，腹按之硬痛，舌绛，苔黄燥，脉数沉实之热入心包兼阳明腑实证	身热灼手，痰壅气粗，四肢厥逆，神昏谵语或昏愦不语，或见手足瘛疭，舌謇短缩，舌质红绛，苔黄燥，或舌质鲜绛无苔，脉细滑数之热陷心包证
病机	热入心包、热结肠腑	热入心包、阻闭包络
治法	清心开窍、通腑泄热	清心开窍
药物	安宫牛黄丸二丸、生大黄末三钱	元参心三钱、莲子心五分、竹叶卷心二钱、连翘心二钱、犀角尖二钱（现水牛角代）、连心麦冬三钱、安宫牛黄丸、紫雪丹、局方至宝丹
用法	安宫牛黄丸二丸，化开，调生大黄末三钱，先服一半，不知再服	煎取清宫汤，以清宫汤送服安宫牛黄丸、紫雪丹、局方至宝丹

（三）兼瘀血阻络

主症 身热夜甚，神昏谵语，口干而漱水不欲咽，皮肤黏膜出血斑进行性扩大，斑色青紫，舌绛无苔，望之若干，扪之尚润，或紫晦而润。

病机 热入心包、血络瘀滞。

治法 凉血化瘀、开窍通络。

方药 犀地清络饮。

犀地清络饮（清宣包络瘀热法）（《重订通俗伤寒论》清凉剂）

犀角汁四匙（冲，现水牛角代） 粉丹皮二钱 青连翘二钱半（带心） 淡竹沥二瓢（和匀） 鲜生地八钱 生赤芍钱半 原桃仁九粒（去皮） 生姜汁二滴（同冲）

先用鲜茅根一两，灯心五分，煎汤代水，鲜石菖蒲汁两匙冲。

本方应用时，注意原方的药物特点和凉开法以及息风法的配合应用。

犀地清络饮方名中的“清络”，即清血络中热邪之意。该方是以犀角地黄汤为基本方，犀角（现水牛角代）、丹皮、生地、赤芍为犀角地黄汤原方的药物，有凉血散血之功。地黄的用量不仅大，而且是用鲜生地，是取其多汁以滋阴补液。鲜茅根甘寒，凉血滋阴，配生地以增强补充血中津液的作用。在血中津液得到补充的前提下，再用丹皮、赤芍、桃仁活血化瘀，以通心络的瘀塞，本方中的豁痰药是竹沥、姜汁、鲜石菖蒲汁，竹沥水剂，生姜用汁，犀角（现水牛角代）用汁，都是冲入汤剂中使用。竹沥大苦大寒，清化热痰，但是它大苦大寒易损伤胃气，所以用的时候要配姜汁，用姜汁之辛温制约竹沥的苦寒，防止伤胃气。竹沥味焦苦，又容易引起呕吐，用姜汁佐制，也可以防止呕吐。生姜汁与竹沥同用，既护胃又止呕，而且它也有化痰作用。石菖蒲汁辛温芳香，能化痰开窍。这三汁共用，豁痰开窍，以开心包之闭。连翘轻扬宣透，透热转气。灯心质轻味淡，更能清心以降火，轻扬而清心经气分之热，也有透热转气作用。犀地清络饮中用丹皮、赤芍、桃仁"三物"通瘀，用竹沥、姜汁、鲜石菖蒲汁"三汁"豁痰，共同开心窍之闭。

神昏不语，加安宫牛黄丸 1 丸（分两次服）清心开窍。抽搐者，加僵蚕、钩藤、羚羊角清热息风。若兼热痰，可加天竺黄、贝母之属清热涤痰。此证多有从气分传入，如气分热盛，可加金银花、黄连，或更加石膏、知母，及大青叶、板蓝根，增强清热解毒之力。

应用

1. **暑温、伏暑** 暑温或伏暑，病机为热闭心包、血络瘀滞，证属邪入营血、热闭心包。症见身热夜甚，神昏谵语，口干漱水不欲咽，皮肤黏膜出血斑进行性扩大，斑色青紫，舌质绛无苔，望之若干，扪之尚润，或紫晦而暗等。用犀地清络饮凉血化瘀、开窍通络。如"犀地清络饮，清宣包络瘀热法"。（《重订通俗伤寒论》清凉剂）"若邪舍于营而在血分，……继即凉血清营以透邪，轻则导赤清心汤，重则犀地清络饮，二方随证加减"。（《重订通俗伤寒论》伏暑伤寒）

2. **中风** 中风病，病机为热入心包、瘀阻血络，证属中脏腑阳闭证，症见神识不清，不省人事，牙关紧闭，口噤不开，四肢抽搐，或见颈项强直，舌绛无苔，望之若干，扪之尚润，或紫晦而润等，用犀地清络饮化瘀开窍、凉血通络。

3. **痴呆** 痴呆病，病机为热闭心窍、痰瘀滞络，证属热入心包、痰瘀滞络证，症见痴呆、语言不清或失语，神识不清，或神情呆钝，默默不语，耳窍失聪，手足拘挛或不用，舌绛无苔，或紫晦而润等，用犀地清络饮清心化痰开窍、散瘀通络。

病案选录

案一：伏暑。张，病几一月。犹然耳聋。神识不慧。嗽甚痰黏。呼吸喉间有音。此非伤寒暴感。皆夏秋间暑湿，热气内郁。新凉引动内伏之邪。当以轻剂清解三焦。奈何医者不晓伏气为病。但以发散消食，寒凉清火为事，致胃汁消亡，真阴尽烁，舌边赤，齿板燥裂，邪留营中，有内闭瘛疭，厥逆之变。况右脉小数，左脉涩弱，热固在里，当此阴伤日久，下之再犯亡阴之戒。从来头面，都是清窍，既为邪蒙，精华气血不肯流行，诸窍失司聪明矣。此轻清清解，断断然也。议清上焦气血之壅为先，不投重剂苦寒。正仿古人肥人之病，虑虚其阳耳。连翘心、玄参、犀角（现水牛角代）、郁金、橘红（蜜水炒）、黑栀皮、川贝、鲜菖蒲根，加竹沥，又昨进清上焦法，诸症虽然略减，而神识犹未清爽。总由病久阴液内耗，阳津外伤，聪明智慧之气，俱被浊气蒙蔽。所以子后午前稍清，他时皆不清明。以阳盛时，人身应之也。拟进局方至宝丹，借其芳香，足以护阳逐邪，庶无内闭外脱之虞。至宝丹每服三分，灯心、嫩竹叶汤送。

（叶天士. 临证指南医案[M]. 北京：人民卫生出版社，2006.）

按：本案伏暑原为暑湿内郁，复兼外邪束表之候，初起治疗当以轻清之剂，然误治而致阴液大伤，邪留营中，化火为痰蒙蔽心窍，故以犀地清络饮化裁清营化痰开窍，谨守病机，丝丝入扣。

案二：中暑。李某，男，19岁，社员，1965年8月14日就诊。壮热头痛，汗出淋漓，口渴引饮，身热如燔，尺肤如灼，脉细微数，舌质绛干。病势险恶，余急投凉血散血、清心开窍之剂，选用俞氏犀地清络饮加减。

药用水牛角100g，生地、麦冬各30g，丹皮、赤芍、桃仁、淡竹叶、菖蒲、郁金、紫草各10g，茅根50g，灯心草5寸。日进二剂。服药前先服童便一杯，灌下紫雪液1支。

次日汗止神清，热亦解，体温37.6℃，斑疹稀疏，渴、汗俱减，小便短赤，脉细数，舌红无苔，更予生脉散加味。药用：太子参、麦冬、茅根各30g，五味子6g，石斛20g，淡竹叶、天花粉各10g，丹参15g，益元散20g。每日一剂，告愈。

按：此证为暑邪内陷心包，兼夹瘀痰，直入血分，阳邪益张，伤阴欲竭，由于营血被灼，脉络壅滞，血行受阻而奔溃脉外，故宗叶氏“入血就恐耗血动血，直须凉血散血”之旨，主以俞氏犀地清络饮加减，取效神速。

[洪中孝. 危重出血治验二则[J]. 安徽中医学院学报，1985，4（2）：46.]

案三：神昏抽搐。稽某，男，8岁，2月14日就诊。温毒窜入督脑，发热5日，神识昏糊，烦躁痉厥，手足搐搦，头痛目赤，所谓疫痉者是也。症起之日，呕吐带有血液，至今仍吐血块，口气臭恶，舌苔灰腻垢厚，大便今日一次，泻下黑水，粪质不多，胸部红疹隐而不透，两脉弦劲不驯，更非善征，湿毒炽盛，肝风内动，质小症危，深恐正不胜邪，致有厥闭之危。犀地清络饮化裁。鲜生地30g，鲜石斛30g，川连3g，鲜菖蒲45g，龙胆草6g，川郁金5g，金银花10g，陈金汁（冲）30g，羚羊角2g，乌犀角2g，赤白芍各10g，小枳实6g，瓜蒌仁10g，玳瑁1g，研末，分4次冲服。

二诊：15日，厥阴肝风痉搐之势，幸得平静，良以时行毒厉深窜络，故受毒深而来势暴，进清瘟透毒之剂，得奏小效。唯是病起之前，阳明胃腑夹有积滞，曾经旁留数次。刻诊两脉弦劲稍驯，舌质红绛，苔转灰垢，口气臭恶，足见胃肠实邪燥结之甚。为今之计，当以通腑存阴为急。若得解有正粪、舌苔化薄，庶可许入坦途。鲜霍斛12g，鲜生地45g，生石膏30g，生知母6g，川锦纹6g，小枳实10g，玄明粉10g，川连10g，金银花10g，陈金汁（冲）30g。后以上方加西洋参6g，连翘10g，玄参10g，进服4剂而痉愈。

按：本案温毒入脑，动血吐血，苔灰腻垢厚，神识昏糊，知为热闭心包，兼夹瘀痰，又有动风之象，故以犀地清络饮化裁，随症加减，自然疗效神速。

（白锋. 温病学方论与临床[M]. 上海：上海中医学院出版社，1988.）

鉴别　犀地清络饮主要用于治疗热陷包络神昏，具有轻清透络，通瘀泄热的功效。犀角地黄汤用于治疗热入血分证，具有清热解毒、凉血散瘀的功效。清营汤用于治疗热入营分证，具有清营解毒，透热养阴的功效。清宫汤用于治疗温病液伤，邪陷心包证，具有清心解毒，养阴生津的功效。在临床应用时，需要根据患者的具体证候选择合适的方剂进行治疗。如对于热入营分尚未动血之证，可以选用清营汤；而对于热入血分而见耗血、动血之证，可以选用犀角地黄汤。四者区别见表5-4。

表 5-4　犀地清络饮、犀角地黄汤、清营汤、清宫汤鉴别

	犀地清络饮	犀角地黄汤	清营汤	清宫汤
病证	身热夜甚，神昏谵语，口干而漱水不欲咽，斑疹，舌绛无苔，或紫晦而润之热入心包、血络瘀滞证	身热谵语，斑色紫黑，或吐血、衄血、便血、尿血，舌深绛起刺，脉数；或喜忘如狂，或漱水不欲咽，或大便色黑易解之热入血分证	身热夜甚，心烦少寐，时有谵语，口干不甚渴饮，斑疹隐隐，脉细数，舌红绛之热入营分证	身灼热，神昏谵语，或昏愦不语，舌謇肢厥，舌质纯绛鲜泽之热入心包、灼伤心阴证
病机	热入心包、血络瘀滞	热入血分、动血耗血	热入营分、营热阴伤	热入心包、耗伤心阴
治法	凉血化瘀、开窍通络	清热解毒、凉血散血	清营泄热、养阴透热	清心开窍
药物	犀角汁四匙（现水牛角代）、粉丹皮二钱、青连翘二钱半、淡竹沥二瓢、鲜生地八钱、生赤芍一钱半、原桃仁九粒、生姜汁二滴	芍药三分、地黄半斤、丹皮一两、犀角屑一两（现水牛角代）	犀角三钱（现水牛角代）、生地黄五钱、元参三钱、竹叶心一钱、麦冬三钱、丹参二钱、黄连一钱五分、银花三钱、连翘二钱	元参心三钱、莲子心五分、竹叶卷心二钱、连翘心二钱、犀角尖二钱（现水牛角代）、连心麦冬三钱
用法	先用鲜茅根一两，灯心五分，煎汤代水，鲜石菖蒲汁两匙冲	上四味切，以水一斗，煮取四升，去滓，温服一升，日二三服	上药，水八杯，煮取三杯，日三服	水煎服

（四）兼阴虚

主症　身热，神昏谵语或神志如狂，烦渴，或兼舌浊口气重，舌红赤而绛，舌中黄苔，脉弱而数。

病机　热入心包、热毒伤阴。

治法　清心开窍、解毒养阴。

方药　加减银翘散、安宫牛黄丸。

1. **加减银翘散**（辛凉兼芳香法）（《温病条辨·上焦篇》五十三）

连翘（十分）　银花（八分）　元参（五分）　麦冬（五分，不去心）　犀角（五分，现水牛角代）　竹叶（三分）

共为粗末，每服五钱，煎成去渣，点荷叶汁二三茶匙。日三服。

应用加减银翘散时，注意煎服法，即①煮散法。加减银翘散诸药杵为粗末，每服五线（约15g），方中银花、连翘、竹叶为轻清泄热之品，煎煮至药物香气大出即可，勿过煎。如“共为粗末，每服五钱，煎成去渣”。符合“治上焦如羽，非轻不举”的用药特点。②服用时加荷叶汁以清热化湿养阴，如“点荷叶汁二三茶匙”。

2. **安宫牛黄丸**（《温病条辨·上焦篇》五十三）

见热入心包证。

应用

1. **心痞**　病机为热入心包、热毒伤阴，证属热入心包兼阴虚，症见身热，神昏谵语或神志如狂，心烦口渴，舌红赤而绛、舌苔中心黄燥，舌浊口气重，脉弱而数等。受邪较轻者，可用加减银翘散清心凉营、养阴解毒、透热外出；受邪较重者，兼秽浊蒙闭心窍较重，可见舌苔

浊腻，口气重，急用安宫牛黄丸清心开窍、清热解毒、芳香化浊。如“热多昏狂，谵语烦渴，舌赤中黄，脉弱而数，名曰心疟，加减银翘散主之；兼秽，舌浊口气重者，安宫牛黄丸主之”。（《温病条辨·上焦篇》五十三）

2. **风温、春温、温毒、温疫** 病机为热入心包、伤阴受伤，证属热入心包兼阴虚，症见身热、午后及夜间较重，心烦躁扰，甚或神昏谵语或神志如狂，心烦口渴，口气重，舌红赤而绛、苔中黄燥或秽浊，脉弱而数等，用加减银翘散送服安宫牛黄丸清心开窍、解毒养阴。

3. **不寐** 病机为邪热入营、心神不宁，证属营热扰心、营阴不足，症见失眠多梦，心烦急躁，手足心热，舌质红、苔黄燥，脉细数等，用加减银翘散清心凉营、养阴透热。

病案选录

案一：风温。姚，三十二岁。三月初二日。风温误认伤寒发表，致令神呆谵语，阳有汗，阴无汗，大便稀水不爽，现下脉浮，下行极而上也。先渴今不渴者，邪归血分也。

连翘二钱、银花三钱、元参三钱、竹叶心一钱、丹皮二钱、犀角二钱（现水牛角代）、桑叶一钱、甘草一钱、麦冬三钱，牛黄清心丸，三次服六丸。

初三日，昨用清膻中法，今日神识稍清，但小便短，脉无阴，大便稀水。议甘苦合化阴气法，其牛黄丸仍服。

大生地五钱、真川连一钱、生牡蛎一两、黄芩二钱、丹皮五钱、犀角三钱（现水牛角代）、麦冬五钱、人中黄一钱。水八碗，煮取三碗，分三次服。明早再一帖。

初四日，即于前方内去犀角（现水牛角代），加生鳖甲一两、白芍一两。初五日，大热已减，余焰尚存，小便仍不快，用甘苦合化阴气法。

细生地八钱、炒黄柏二钱、丹皮四钱、炒知母二钱、连心麦冬六钱、生甘草二钱、生白芍四钱、生牡蛎五钱、生鳖甲八钱、黄芩二钱。今晚一帖，明日二帖。

初七日，温病已解，邪少虚多，用复脉法。

真大生地六钱、炒白芍六钱、连心麦冬六钱、炙甘草二钱、麻仁三钱、生牡蛎六钱、知母二钱、黄柏二钱、生阿胶三钱。三帖三日。

十一日，热淫所过，其阴必伤，议于前方内去黄柏、知母，加鳖甲、沙参，以杜病后起燥之路。即于前方内去知母、黄柏，加生鳖甲六钱、沙参三钱。

（吴瑭. 吴鞠通医案[M]. 2版. 北京：中国医药科技出版社，2020.）

按：风温之患，初诊误作伤寒而发之，致病情有变。昔时口渴，今则不渴，乃邪入血分；热扰神志，故神呆谵语；热迫津泄，遂汗出；热迫下焦，致大便稀水；热邪伤阴损液，致阴虚阳浮，乃现脉浮之象。以加减银翘散解毒养阴为基，加丹皮以凉血散瘀，加桑叶以疏风清热而引邪外出，加甘草以清热解毒、护脾胃，另用牛黄清心丸以开窍醒神。初三日，神识稍清，大便仍稀水，小便短，脉无阴，用甘苦合化阴气之法，增用生地、川连等药，以清热滋阴。初四日，去犀角，加生鳖甲、白芍，以增滋阴潜阳之力。初五日，热势已减，仍用甘苦合化阴气之法，以固疗效。初七日，温病已解，邪少虚多，改用复脉法以滋阴复脉。十一日，虑热邪伤阴，去黄柏、知母，加鳖甲、沙参以防病后燥起。

案二：温疫。王，三十八岁。五月初十日。温热系手太阴病，何得妄用足六经表药九帖之多。即以《伤寒论》自开辟以来，亦未有如是之发表者。且柴胡为少阳提线，经谓少阳为枢，最能开转三阳者。今数数用之，升提太过，不至于上厥下竭不止。汗为心液，屡发不已，既伤心用之阳，又伤心体之阴，其势必神明内乱，不至于谵语颠狂不止也。今且救药逆，治病亦在其中。温病大例四损重逆难治。何谓四损？一曰老年真阳已衰，下虚阴竭；一曰婴儿稚阴稚阳未充；一曰产妇大行血后，血舍空虚，邪易乘虚而入；一曰病久阴阳两伤。何谓重逆？《玉函经》谓："一逆尚引日，再逆促命期。"今犯逆药至九帖之多，岂止重逆哉！

连翘三钱、银花三钱、薄荷八分、麦冬八钱、丹皮五钱、桑叶三钱、元参五钱、细生地五钱、羚羊角三钱辛凉芳香甘寒法，辛凉解肌分发越太过之阳，甘寒定骚扰复丧失之阴，芳香护膻中，定神明之内乱。

十一日，过服辛温，汗出不止，神明内乱，谵语多笑，心气受伤，邪气乘之，法当治以芳香。

紫雪丹五钱。每服一钱。其汤药仍服前方，日二帖。

十二日，《灵枢》温热论曰：狂言失志者死。况加以肢厥，冷过肘膝，脉厥六部全无，皆大用表药，误伤心阳，致厥阴包络受伤之深如是。现下危急之秋，只有香开内窍，使锢蔽之邪，一齐涌出方妙。且喜舌苔之板者已化，微有渴意，若得大渴，邪气还表，脉出身热，方是转机。即于前方内加犀角三钱（现水牛角代），如谵语甚，约二时辰，再服紫雪丹一钱。

十三日，肢厥脉厥俱有渐回之象，仍服前方二帖。晚间再服紫雪丹一钱，牛黄丸一粒。

明早有谵语，仍服紫雪丹一钱，不然不必服。

十四日，厥虽回而哕，目白睛，面色犹赤。

连翘二钱、元参五钱、丹皮三钱、银花二钱、麦冬五钱、犀角一钱（现水牛角代）、细生地五钱、石膏三钱、羚羊角三钱。今晚一帖，明早一帖。

十五日，即于前方内加柿蒂六钱、黄芩二钱、郁金三钱。日二帖。

十六日，诸症悉减，但舌起新苔，当防其复。

连翘二钱、元参三钱、丹皮二钱、银花二钱、麦冬三钱、犀角五分（现水牛角代）、黄芩二钱、郁金二钱、牛蒡子二钱、柿蒂二钱、细生地三钱。今晚一帖，明早一帖。

（清·吴瑭. 吴鞠通医案[M]. 北京：中国中医药出版社，2006.）

按：本案因过用辛温表药致诸变证，故以辛凉芳香甘寒之法治之，用连翘、银花、薄荷、桑叶等辛凉透邪，以麦冬、元参、细生地、羚羊角等甘寒养阴清热以复阴，以芳香之品护膻中而定神明内乱。随病情演进，出现谵语多笑等神明内乱、心气受伤之症，加用紫雪丹以开窍醒神。当肢厥脉厥渐回，仍依病情之变调药，入犀角（现水牛角代）、石膏等以增清热凉血之效，加柿蒂、黄芩、郁金等以和胃降逆、清热解郁，诸症悉减则调药之剂量以固疗效、防复发。

案三：暑温。甘，二十四岁。壬戌六月二十九日。暑温邪传心包，谵语神昏，右脉洪大数实而模糊，势甚危险。

细生地六钱、知母五钱、银花八钱、元参六钱、连翘六钱、生甘草三钱、麦冬六钱、竹叶三钱、生石膏一两。煮三碗，分三次服。牛黄丸二丸，紫雪丹三钱。

温邪入心包络，神昏痉厥，极重之症。连翘三钱、竹叶三钱、银花三钱、生石膏六钱、细生地五钱、甘草钱半、知母三钱、麦冬五钱，连心。今晚一帖，明早一帖，再服紫雪丹四钱。

（清·吴瑭. 吴鞠通医案[M]. 北京：中国中医药出版社，2006.）

按：本案系暑温邪传心包，病势危急，以清热养阴、清心开窍为大法，以加减银翘散化裁合凉开之剂，用细生地、元参、麦冬以滋阴清热，生石膏、知母、竹叶、银花、连翘、生甘草以清热解毒。初诊时，药量颇大，意在迅猛清热，直折邪势，兼以牛黄丸、紫雪丹开窍醒神、清热解毒。复诊仍以清热养阴、清心开窍、清热解毒为主，调药量以增清热解毒、滋阴生津之效，再服紫雪丹以加强开窍醒神之功。

鉴别 银翘散与加减银翘散共用银花、连翘、竹叶清热解毒，但银翘散中，银花、连翘、竹叶与桔梗、薄荷、芥穗、淡豆豉、牛蒡子等辛味疏风药相配，有辛凉解表、宣肺泄热之功，用于温病初起、风热袭表、肺卫失宣之表热证；加减银翘散中银花、连翘、竹叶与犀角（现水牛角代）、元参、麦冬、荷叶汁相配，有清心凉营、解毒养阴之功，用于热入心包、营阴损伤之轻证。二方区别如表 5-5。

表 5-5 银翘散、加减银翘散鉴别

	银翘散	加减银翘散
病证	发热微恶风寒、尺肤热，头痛、汗出、口微渴，舌边尖红、苔薄白欠润、脉浮数之风热袭肺卫证	身热，神昏谵语，或神志如狂，心烦口渴而干，舌红赤而绛，舌中黄苔，脉弱而数之心疟热入心营轻证
病机	风热袭表、肺卫失宣	热入心包、热毒伤阴
治法	辛凉解表、宣肺泄热	清心解毒、凉营养阴
药物	连翘一两、银花一两、苦桔梗六钱、薄荷六钱、竹叶四钱、生甘草五钱、芥穗四钱、淡豆豉五钱、牛蒡子六钱	连翘十分、银花八分、元参五分、麦冬五分、犀角五分（现水牛角代）、竹叶三分、荷叶汁
用法	杵为散，每服六钱，鲜苇根汤煎，香气大出，即取服，勿过煎。病重者，约二时一服，日三服，夜一服；轻者三时一服，日二服；夜一服；病不解者，作再服	共为粗末，每服五钱，煎成去渣，点荷叶汁二三茶匙。日三服

（五）兼气阴欲脱

主症 身热，神昏，汗出不止，气短喘喝，面色苍白，舌謇肢厥，舌绛，脉细数或散大。

病机 邪入心包、气阴欲脱。

治法 清心开窍、益气敛阴。

方药 生脉散合安宫牛黄丸、紫雪丹、局方至宝丹。

1. **生脉散**（《温病条辨·上焦篇》二十六）

人参三钱 麦冬（不去心）二钱 五味子一钱

水三杯，煮取八分二杯，分二次服，渣再煎服，脉不敛，再作服，以脉敛为度。

应用生脉散时，应以热退汗出不止、喘喝欲脱、脉散大为辨证要点，热邪蒸迫阴津，使元气随津液外泄，故汗出不随热退而止；元气外泄，气不敛津，阴津失守，气阴欲竭，喘喝欲脱，其脉散大而无根，时时欲脱，严重者阴损及阳，出现亡阳之证。治疗时，尤其注意顾护阴液，扶正固脱，以“脉敛为度”。

2. **安宫牛黄丸**（《温病条辨·上焦篇》十六）

见前热入心包证。

3. **紫雪丹（从本事方去黄金）**（《温病条辨·上焦篇》十六）

见前热入心包证。

4. **局方至宝丹**（《温病条辨·上焦篇》十六）

见前热入心包证。

若出现神昏、舌謇、肢厥等内闭外脱之象，急用安宫牛黄丸、紫雪丹或局方至宝丹之品以开窍醒神、清热解毒。

应用

1. **暑温**（津气欲脱） 手太阴暑温，病机为暑热病邪内蒸外迫，证属手太阴暑温，症见汗出不止，喘喝欲脱，神昏谵语，舌謇肢厥，脉散大等，用生脉散以益气敛阴固汗，使元气得固，阴液内守。“手太阴暑温，或已经发汗，或未发汗，……汗多脉散大，喘喝欲脱者，生脉散主之”。(《温病条辨·上焦篇》二十六)

2. **风温、春温、暑温**（内闭外脱） 见于风温、春温、暑温等病邪入心营后，病机为热闭心包、气阴欲脱，证属热入心包、气阴欲脱，即内闭外脱，症见身灼热，心烦躁扰不安，神昏谵语或昏愦不语，舌謇肢厥，蜷卧，汗多，气短，舌红绛干燥起刺或纯绛欲伸无力，脉细无力或脉散大无根等，用生脉散合安宫牛黄丸、紫雪丹或局方至宝丹清心开窍、益气敛阴固脱。

3. **中风** 中风病中脏腑，病机为邪闭心包、气阴欲脱，证属中脏腑闭脱并见证，症见身热，神识不清或昏迷，或见颈项强直，汗出量多，舌红绛苔少，脉散大等，用生脉饮送服安宫牛黄丸、紫雪丹或至宝丹。

4. **虚脱** 虚脱之阴脱，病机为阴液枯竭而脱，证属阴脱，症见大汗淋漓，烦躁不安，口燥咽干，皮干，静脉萎陷，尿少或无尿，舌质红而干，脉微细数，用生脉饮益气养阴固脱。

5. **汗证** 汗证之绝汗，或称脱汗，病机为气阴欲脱，阴不敛阳，证属气阴欲脱，症见汗出黏滞，精神疲惫，气短，息微，舌质红无津、苔少，脉散大无力等，用生脉散益气养阴敛汗。

病案选录

案一：脱证（阳回阴脱）。又，阳回，汗止神苏，无如阴液欲涸，心热渴饮，姑救胃汁。

人参、麦冬、五味、茯神、建莲。

（清·叶桂. 临证指南医案[M]. 北京：人民卫生出版社，2006.）

按：本案患者经治疗阳回汗止神苏后，仍有阴液欲涸之兆，见口渴、心热等症，因中焦脾胃为气血生化之源，故用生脉散益气养阴、安神固脱，助阴摄阳，茯神安魂定魄，建莲助胃液。全方益气养阴、固脱安神，在顾护阴液之时，亦护阳气，以防再脱。

案二：脱证（阳回阴脱）。又，肾真未全收纳，便溺自遗，无如咽燥喉痛，阳虽初回，阴气欲尽，难进温热之补，大意收摄真阴为治。

人参、麦冬、五味、熟地炭、茯神、远志炭、菖蒲根。

（清·叶桂. 临证指南医案[M]. 北京：人民卫生出版社，2006.）

按：该患者肾气失固，经扶阳固脱治疗后，阳气初步得复，但“肾真未全收纳”，症见遗尿，而未见咽喉干燥疼痛等症，辨为“阴气欲尽”，故用生脉散益气养阴生津，熟地用炭，入血分滋阴补肾安血，茯神、远志炭、菖蒲根安神定魄、理气通窍。全方旨在收摄真阴，促进肾气恢复，调整阴阳平衡。

案三：暑温（呼吸衰竭）。患者某，男，12 岁，高热，嗜卧，头痛，呕吐 1 天。入院后体温 40℃持续不退，经西医检查，诊断为乙型脑炎。下午惊厥抽筋发作不停，晚上 9 时呼吸衰竭，西医用注射洛贝林及其他急救措施，呼吸衰竭不见好转，整夜轮流进行人工呼吸。邀余会诊，切脉微细带数，认为气阴欲竭，急当益气救阴，处以大剂生脉散：党参 30g，麦冬 30g，五味子 15g。水煎鼻饲。服药 4 小时后呼吸逐渐好转，继以白虎汤合生脉散治疗。次日，痰多黏腻，加安宫牛黄丸及温胆汤等，住院 1 个月痊愈出院。此后每见乙脑病呼吸衰竭，即煎生脉散予服，都收到预期的疗效。

[董文杰，郑东海，郑伟鸿. 郑伟达对生脉散的临床应用举隅[J]. 世界中医药，2011，6（3）：209.]

按：中西医对乙脑（暑温）的治疗，认为重点在于控制三关，即高热关、痉挛关、呼吸衰竭关。发现患者高热引起痉挛抽筋，抽筋频繁，则易出现呼吸衰竭，所以首先要降温，镇痉息风，清热解毒，养阴化痰为主治疗。后期出现呼吸不利，大汗淋漓，大多由于高热、多汗，气阴耗竭所致，急煎大剂生脉散益气救阴而固脱。

案四：风温（中毒性肺炎）。患者某，男，3 岁。患儿发热咳喘已 10 多天，在当地医疗站治疗，曾服中草药及西药，同时注射青霉素，但症状逐渐加剧。现症见面色苍白，咳嗽无痰，声音嘶哑，气喘鼻扇，口渴欲饮，汗出肢厥，小便少，大便数日不通，发热始终不退；舌红，指纹青紫。西医诊断为中毒性肺炎，中医认为痰热壅肺、热盛阴伤，有阴竭之虑。治以清肺救阴，方选生脉散加味，处方：党参 15g，麦冬 15g，五味子 6g，玄参 10g，沙参 10g，石膏 30g（杵，先煎），知母 10g，甘草 6g，水煎服。

二诊：症状稍减，前方再服 1 剂。三诊：口渴已瘥，发热未退，咳仍无痰，声音不扬，气喘鼻扇，汗少，四肢仍冷，小便增多，大便未通，指纹青紫。此肺热移于大肠，拟益气救阴，通腑泄热为治。处方：党参 10g，麦冬 10g，五味子 6g，玄参 12g，大黄 6g（后下），白芍 20g，玄明粉 10g（冲服），水煎服。四诊：大便已通，身热已退，咳减喘平，肢温汗止。热邪虽解，肺阴未复，仍益气养阴、清解余邪。处方：党参 10g，麦冬 10g，五味子 6g，沙参 10g，知母 10g，天花粉 10g，甘草 6g。五诊：上药服 2 剂后，痊愈出院。带回下药以善后，处方：党参 10g，麦冬 10g，五味子 6g，怀山药 10g，女贞子 10g，牡丹皮 6g，泽泻 6g，茯苓 10g，生地黄 15g，3 剂。

[董文杰，郑东海，郑伟鸿. 郑伟达对生脉散的临床应用举隅[J]. 世界中医药，2011，6（3）：209.]

按：该患者系风温重症失治，邪热闭肺，热炽阴伤，气阴两虚，势成欲脱。故以生脉散加石膏、知母益气救阴、清热肃肺，始转危为安。三诊时见发热未退，大便不通，再以通腑泄热益气养阴法扶正祛邪。

案五：重症肺心病。韩某，男，77 岁。患者间歇咳喘 20 年，每冬持续发作 3～4 个月。曾多次住院治疗，长期应用多种抗生素，效果不佳。半月前因感冒再发，于 1982 年 12 月 7 日入院，先后经用麻杏石甘汤、生脉散等方加味治疗，病情逐渐好转。

1 月 6 日，患者因天冷受凉，即感恶寒发热，全身酸楚，咳嗽剧烈，喘息鼻张，痰量增多，心悸气短，颜面浮肿。查体：舌绛苔薄黄，脉细数。一般情况差，端坐呼吸，口唇发绀。两肺呼吸音低，满布干湿啰音。化验室检查：白细胞 5.6×10^9/L，中性粒细胞百分比 86%，淋巴细胞百分比 14%，动脉血二氧化碳分压 11.8kPa，氧分压 4.5kPa，氧饱和度 69%。西医诊断：肺心病急性发作，呼吸衰竭。中医辨证为表寒里热，邪实正虚。急则治其标，给予越婢汤加味，并配合应用红霉素、白霉素治疗。

1 月 19 日：服上方 12 剂，并用抗生素 13 天，未见明显效果。患者又出现咳声低怯，气短难续，咳痰不爽，汗多口干。体温 35.8℃，血压由 21.3/12kPa 突降为 14.7/9.33kPa。舌绛苔黄褐而干，中心色黑，脉沉细虚数。精神萎靡，嗜睡，口唇爪甲苍白。两肺呼吸音低，肺底可闻细小湿啰音，心音低钝，心率 108 次/分。考虑患者有感染性休克之趋势。中医辨证：患者因反复感邪，正气不支，以致邪热内闭，气阴将脱。急当清热开窍、补气敛阴固脱，宜用安宫牛黄丸合生脉散治之。处方：安宫牛黄丸，每服 1 丸，日 2 次。人参 15g（另煎），麦冬 4g，五味子 9g，羚羊粉 8g（冲服），水煎服，日 1 剂。

1 月 22 日，汤丸并服已 3 天，精神明显好转，仍有胸闷憋气，吐少量白色黏痰，胶黏难咳出。体温 37.3℃，血压升至 17.3/12kPa。口唇轻度发绀。两肺满布干湿啰音。动脉血二氧化碳分压 8.2kPa，氧分压 6.6kPa，氧饱和度 77.3%。上药已初见成效，继用安宫牛黄丸合生脉散加味。处方：安宫牛黄丸，每服 1 丸，日 2 次。人参 15g（另煎），麦冬 15g，五味子 9g，浙贝 9g，知母 9g，瓜蒌仁 15g，海浮石 15g，紫菀 9g，款冬花 9g，天竺黄 9g，羚羊粉 3g（冲服），水煎服，日 1 剂。

1 月 25 日：药进 3 剂，精神转佳，食欲倍增，已能起床活动。咳喘轻微，痰少易咳。黄褐苔渐退，舌红绛，脉沉细数。血压 20.5/12kPa，两肺少许湿啰音。患者窍闭已开，痰热已除，仍有气阴两伤之象。停用安宫牛黄丸，继用 1 月 22 日方，以太子参 30g 代人参，水煎服，日 1 剂。

2 月 14 日，患者住院 70 天，先后共服生脉散 22 剂，安宫牛黄丸 12 丸，现诸症缓解，呼吸功能明显好转。出院带方：太子参 30g，麦冬 15g，五味子 9g，生地 12g，山药 12g，山萸肉 12g，丹皮 9g，泽泻 9g，茯苓 15g，水煎服

[张洁承. 生脉散治疗重型肺心病的体会[J]. 山东中医药杂志，1987，（5）：16-18.]

鉴别 生脉散与竹叶石膏汤均治热病后期，气阴两伤，余热未尽之证，均用人参益气，麦冬养阴。生脉散以益气养阴，生津止渴，敛阴止汗为主，适用于热病后期，气阴两伤之重症，症见汗多神疲，气短懒言，体倦乏力，故以人参大补元气，生津止渴，以麦冬养阴生津，兼清余热，佐五味子配人参扶正固本，伍麦冬敛阴固汗。竹叶石膏汤清热之力更强，兼以益气养阴，降逆和胃。二者区别见表 5-6。

表 5-6 生脉散、竹叶石膏汤鉴别

	生脉散	竹叶石膏汤
病证	汗多神疲，气短懒言，体倦乏力，咽干口渴，舌红苔少，脉虚数	身热多汗，心胸烦热，气逆欲呕，口干喜饮，气短神疲，或虚烦不寐，舌红少苔，脉虚数
病机	暑伤津气、津气欲脱	余热未清、气津两伤
治法	益气生津、敛阴止汗	清热生津、益气和胃
药物	人参三钱、麦冬二钱、五味子一钱	竹叶二握、生石膏一斤、半夏半斤、人参三两、炙甘草二两、麦门冬一斤、粳米半斤
用法	水三杯，煮取八分二杯，分二次服，渣再煎服，脉不敛，再作服，以脉敛为度	水一斗，先煮六味，取六升，去滓；内粳米，煮米熟汤成，去米，温服一升，日三服

（六）兼阳气欲脱

主症 身热，神志昏愦不语，蜷卧，面色苍白，四肢厥冷，大汗淋漓，脉微细欲绝。

病机 热入心包、亡阳气脱。

治法 清心开窍、回阳益气。

方药 参附汤合安宫牛黄丸，或紫雪丹、至宝丹。

1. **参附汤**（《校注妇人良方》）

人参一两　熟附子五钱

人参另炖，熟附子加姜、枣水煎，取汁合服。

方中人参大补元气，附子温壮真阳，两药合用，大补大温，具有回阳益气、救逆固脱的功效，适用于阳气暴脱之证。本方在临床上常用于急救，用药当适可而止，待阳回脱止，不可再用。

2. **安宫牛黄丸**（《温病条辨·上焦篇》十六）

见前热入心包证。

3. **紫雪丹**（《温病条辨·上焦篇》十六）

见前热入心包证。

4. **至宝丹**（《温病条辨·上焦篇》十六）

见前热入心包证。

应用

1. **风温、春温、暑温**（热入心包兼阳气欲脱）　风温、春温、暑温等病，邪入心包、阳气欲脱之重证，病机为热陷心包、亡阳气脱，证属热入心包兼阳气欲脱，症见身灼热，神志昏愦不语，蜷卧，面色苍白，四肢厥冷，大汗淋漓，脉微细欲绝等，用参附汤合安宫牛黄丸或紫雪丹、至宝丹清心开窍、回阳固脱。

2. **虚脱**　虚脱之阳脱，病机为阳气外脱，证属亡阳证，症见大汗淋漓，面色苍白，神情淡漠，手足厥冷，呼吸微弱，脉微欲绝等，用参附汤回阳固脱。

3. **汗证**　汗证之绝汗，或称脱汗，病机为阳气欲脱、阳不固阴，证属阳气欲脱证，症见汗出淋漓，身冷，手足厥冷，精神疲惫，气短息微，舌质淡、苔薄水滑，脉微欲绝等，用参附汤回阳固脱、益气敛阴。

病案选录

案一：阳脱。陈案。陈，遗尿，目瞑口开，面亮汗油，阳飞欲脱，无力药挽。拟参附汤法，加入童便，图元真接续耳。

（清·叶桂. 临证指南医案[M]. 北京：人民卫生出版社，2006.）

按：本案病机为亡阳气脱。阳脱失于固摄，在下焦表现为遗尿，在体表表现为汗大出，出现文中“面亮汗油”的症状；正气外脱，神失所养，则闭目张口，参附汤中用人参大补元气，附子温壮元阳，全方回阳益气、固脱救逆。“童便”咸寒反佐，引阳入阴，以破格拒之势。

案二：脱案。又，子丑为阴阳交界之时，更逢霜降，正不相续，后现脱象，进两摄阴阳方，参附汤加五味子。

（清·叶桂. 临证指南医案[M]. 北京：人民卫生出版社，2006.）

按：“子、丑”为中国古代计时单位，子时为23时至1时，丑时为1时至3时。《黄帝内经》曰：“子时一阳生”，故子丑为阴阳交界之时，霜降时节，是一年中气温下降的节令，自然界阳气潜藏，人体阳气不足，不能顺应自然，易见阳气外越致脱之证，故用参附汤以回阳救阴。然阴阳互根互用，故回阳之中必佐阴药，叶氏以五味子酸温涩敛、益气生津，以成两摄阴阳之剂。

案三：风温脉欲脱案。甲申仲夏，对邻唐英母年六十余，亦患前症。自汗灼热，鼾睡昏眩，独脉则浮数欲脱，稍按即无，时或谵躁。余曰：病不难疗，须先救脉，勿缓视也。遂以人参三钱为君，术、芪、归、苓、甘草、知母为佐，肉桂、附子为使，冷服一剂，得睡半日，脉亦转静。至晚再剂，精神逸爽，啜粥碗许。脉按有力，余曰：脉已复原，不须虑也。次早投白薇汤，始治本症。彼舅氏李姓者请吴醒生，吴以余所投第三剂极是，但前两剂，不知何解，妄用桂、附燥药。余曰：吾既用白薇汤，而前两服岂浪施乎？薛立斋先生云：凡脉暴脱，或促代无力，或屋漏，余急用参附汤等药，多有得生者。聆此则先哲法言，炳如日星余遵而用之，恐未必妄也。

（杨威·古代中医时医医案[M]. 北京：中国中医药出版社，2010.）

案四：风温误治案。乌程钮蘘梅福厚，由中书历官郎中，在都门十余年，声望翕然。咸丰八年三月，偶患风温，恶寒自足而起，渐及四肢，身热脉浮，舌苔白。医谓是风寒，用柴胡、葛根、防风、苍耳子等药，遂至神昏躁厥，苔黄便结，更医用石膏、大黄等药，病益危笃（医皆都门有名者，而悖谬乃若此）。更医又用理阴煎、复脉汤等，卒不能救而殁，年仅五十有六。蘘梅为余舅氏，周愚堂先生之婿，好学敦品，气度雍容，咸谓可享上寿而跻显秩，乃为唐医所戕，亦可惜矣！余见风温、湿温等证，凡用风药升提，伏热陷入心包，无不神昏厥逆而毙，当此即用清营汤、至宝丹、紫雪丹等、漸涤中宫，犹可挽回于万一。使认为阳明经腑症，一误再误，则生路绝矣。

（杨威·古代中医时医医案[M]. 北京：中国中医药出版社，2010.）

案五：温病。张靖山子，年十五，禀赋薄弱，患内伤外感，医治半月矣。视其面赤唇焦，舌苔白燥，身热欲得近衣，手臂不敢袒露，反引手入被。诊之，六脉鼓击而大，乃用人参、知母、五味、当归、白芍，一服，甜睡半晌。一医再诊，谓阳明经病，改用柴葛解肌，遂大剧。再求诊，则面如土色，呻吟自汗，四肢厥逆，六脉虾游，急以人参一两，附子三钱灌之，随服随醒。次早大便一次，仍前虚脱，又以人参一两二钱，附子三钱，芪、术各二钱，入童便服之，得以挽回。

（清·魏之琇·续名医类案[M]. 北京：人民卫生出版社，1997.）

鉴别　生脉散和参附汤两方均用于临床急症，偏于气阴外脱者，以生脉散为主；偏于阳气暴脱者，以参附汤为主。二者区别见表5-7。

表5-7　生脉散、参附汤鉴别

	生脉散	参附汤
病证	汗多神疲，体倦乏力，气短懒言，咽干口渴，舌干红少苔，脉虚数之温热、暑热耗气伤阴证	四肢厥冷，冷汗淋漓，呼吸微弱，脉微欲绝之阳气暴脱证
病机	温热病后期、耗气伤津	阳气暴脱
治法	益气生津、敛阴止汗	益气回阳固脱

续表

	生脉散	参附汤
药物	人参三钱、麦冬二钱、五味子一钱	人参一两、熟附子五钱
用法	水三杯，煮取八分二杯，分两次服，渣再煎服，脉不敛，再作服，以脉敛为度	人参另炖，熟附子加姜、枣水煎，取汁合服

三、热灼营阴

热灼营阴是指温邪深入营分，营阴被灼、扰神窜络所致的证候，常见症状有身热夜甚，心烦躁扰、时有谵语，斑疹隐隐，舌质红绛、舌少苔或无苔，脉细数等。

主症 身热夜甚，心烦躁扰，时有谵语，口干反不甚渴饮，无汗或少汗，斑疹隐隐，舌质红绛或红绛而干、苔少，脉细数。

病机 营热伤阴、扰神窜络。

治法 清营解毒、透热养阴。

方药 清营汤、清营汤去黄连汤。

1. **清营汤**（《温病条辨·上焦篇》三十）

犀角三钱（现水牛角代） 生地五钱 元参三钱 竹叶心一钱 麦冬三钱 丹参二钱 黄连一钱五分 银花三钱 连翘（连心用）二钱

水八杯，煮取三杯，日三服。

应用清营汤时，注意邪热初入营分，气分热邪未尽，灼伤肺胃阴津，则必见身热口渴、苔黄燥，但若出现舌白滑，表明患者不仅热重，湿亦重，湿重忌用柔润药，故不可使用清营汤，以防滋腻而助湿留邪，如“若舌白滑，不惟热重，湿亦重矣，湿重忌柔润药，当于湿温例中求之，故曰不可与清营汤也”。（《温病条辨·上焦篇》三十）热在营中、邪在血分，热灼营阴，故当苔黄而燥，舌质红绛而干；热入营分，蒸腾营阴，使血中津液上潮于口，故本应口渴而反不渴，若出现“舌苔白滑、灰滑、淡黄而滑，不渴者”（《温病条辨·中焦篇》二十），此因湿气蒸腾所致，亦不可用清营汤养阴清热，必助湿气，故不可用“柔以济柔”（《温病条辨·中焦篇》二十）。

2. **清营汤去黄连汤**（《温病条辨·上焦篇》十五）

犀角三钱（现水牛角代） 生地五钱 元参三钱 竹叶心一钱 麦冬三钱 丹参二钱 银花三钱 连翘（连心用）二钱

水八杯，煮取三杯，日三服。

应用清营汤去黄连汤时，应注意若舌红绛而干，则营阴耗伤较甚，黄连苦燥，恐其伤阴，故去掉黄连；若舌绛而不甚干，则黄连不必去。

应用

1. **风温、春温、暑温、温热、温疫、温毒、冬温、秋燥等** 本证为温热类温病的营分证，见于风温、春温、暑温、秋燥等温热类温病的极期，病机为气分热邪不解，传入营分，少数由卫分传营或直接发于营分，证属邪入营分，热灼营阴。症见身热夜甚，心烦躁扰，甚或时有谵语，咽干口燥，口反不甚渴饮，斑疹隐现，舌红绛，脉细数等，用清营汤以清营透热。《温热论》中论述了卫气营血病机的浅深层次、主症及其不同治法。营气通于心，“心主血属营”，因此心营有热，心神受扰，临床可见心神不安，夜甚无寐；营血同行脉中，营热窜扰血络，则见斑疹隐隐，如“营分受热，则血液受劫，心神不安，夜甚无寐，或斑点隐隐，即撤去气药（11）”。邪热入营，则不用治疗气分的辛凉散风药物，治宜清营热、滋营阴，佐以轻清透泄之品，使营分邪热转出气分而解，如“入营犹可透热转气（2）”。营分热盛，治以犀角（水牛角代）为主药，如从风热陷入者，加竹叶之类透泄热邪，如“如从风热陷入者，用犀角、竹叶之属；如从湿热陷入者，犀角、花露之品，参入凉血清热方中。若加烦躁，大便不通，金汁亦可加入，老年或平素有寒者，以人中黄代之，急急透斑为要（11）”。

《温病条辨》宗《温热论》之论，补充了营分证的主症和治方，邪热传营，伏于阴分，入夜阳气内归营阴，与热相合，故“身热夜甚”，热灼营阴，热扰心神，故“神烦少寐，时有谵语”；用心过度则心阴体亏虚，故“烦渴舌赤”；阴被营热所损，火热欲从外泄，阴阳不相既济，故“目常开不闭”或“喜闭不喜开”，遵《素问·至真要大论》“热淫于内，治以咸寒，佐以甘苦”之旨，治宜咸寒清营解毒为主，辅以透热养阴，故以清营汤清营解毒、透热养阴，如“脉虚夜寐不安，烦渴舌赤，时有谵语，目常开不闭，或喜闭不开，暑入手厥阴也。手厥阴暑清营汤主之，舌白滑者，不可与也。……故以清营汤急清宫中之热，而保离中之虚也”。（《温病条辨·上焦篇》三十）

阳明温病，多见于暑温，病机为感受温热病邪后，邪气深入血分，格阴于外，从阳明经脉而发病，证属邪入营血。症见发热，汗出，口不渴，舌红绛，苔黄燥等，用清营汤以清营热、养营阴，如“阳明温病，舌黄燥，肉色绛，不渴者，邪在血分，清营汤主之”。（《温病条辨·中焦篇》二十）。

太阴温病，多见于风温、温热、温疫、温毒、冬温等，为风热邪气侵袭肺卫之证候，属上焦病变，多为温病的初期阶段，温邪尚未及中下焦，病机为卫分邪气未解传入营分，证属热入营分。症见发疹发斑、口不渴、舌绛且干、两寸脉大等，用清营汤清营分之热，去黄连防止过燥伤阴，如“太阴温病，寸脉大，舌绛而干，法当渴，今反不渴者，热在营中也，清营汤去黄连主之”。“渴乃温之本病，今反不渴，滋人疑惑；而舌绛且干，两寸脉大的系温病。盖邪热入营蒸腾，营气上升，故不渴，不可疑不渴非温病也，故以清营汤清营分之热，去黄连者，不欲其深入也”。（《温病条辨·上焦篇》十五），吴氏强调“治上焦如羽，非轻不举”，黄连苦寒沉降，直入中焦，如“芩、连，里药也，病初起未至中焦，不得先用里药，故犯中焦也”。（《温病条辨·上焦篇》十八），故清营汤中去黄连“不欲其深入”。

2. **暑痫** 暑痫为重证中暑（或暑温），病机为暑热之邪猝中心营而导致的动风，内闭心包，证属暑陷心包。症见猝然昏倒、不知人事、身热肢厥、气粗如喘、牙关紧闭、舌绛、脉数等，用清营汤清营解毒，透热养阴。小儿脏腑柔弱，感暑热邪气，极易内传心营，营热阴伤，引动肝风，而致猝然痉厥，故治以清营透热、养阴生津之清营汤，如“小儿暑温，身热，卒然痉厥，名曰暑痫，清营汤主之，也可少与紫雪丹”。（《温病条辨·上焦篇》三十三），“大人暑痫，亦同上法。热初入营，肝风内动，手足瘛疭，可于清营汤中，加钩藤、丹皮、羚羊角”。（《温病条辨·上焦篇》三十四）。

3. **痉病** 心营热盛之痉病，病机为热入心营、扰动神明、灼伤阴津、筋脉失养，证属心营热盛。症见高热烦躁、神昏谵语、项背强急、四肢抽搐，甚则角弓反张、舌质红绛、苔黄少津、脉细数等，用清营汤清营解毒、养阴止痉。

4. **不寐** 热在营分、扰动心神之不寐，病机为营热扰心、心神不安，证属营热扰心，症见夜寐难眠、多梦，心烦急躁，手足心热，舌质红、苔少，脉细数等，用清心汤清营泄热、养阴安神。

5. **痈疽** 痈疽病机为邪热深入营分，耗灼营阴、营热炽盛、伤络成毒，化腐成痈，证属毒热炽盛、气营两燔。症见高热、烦渴、神昏谵语、局部肿胀成脓、舌红绛、脉细数等，用清营汤加减清营解毒、凉血消痈。

病案选录

案一：热入膻中。陈（妪），热入膻中，夜烦无寐，心悸怔，舌绛而干，不嗜汤饮。乃营中之热，治在手经。

犀角（现水牛角代）、鲜生地、黑玄参、连翘、石菖蒲、炒远志。

（清·叶桂. 临证指南医案[M]. 北京：人民卫生出版社，2006.）

按：此方治疗热入营中、营阴损伤，以清营分之热，养营中之阴。《温病条辨》中述“清营汤急清宫中之热，而保离中之虚也”，此乃营中之热，治疗当侧重于手经。此时可选用犀角（现水牛角代）、鲜生地黄、黑元参、连翘、石菖蒲、炒远志等药物，以清透营中之热，安神定悸；也可用鲜生地黄、元参、天冬、麦冬、竹叶、茯神、金箔等药物，以清养阴液，补阴中之亏虚，从而达到清营养阴的治疗效果。

案二：少阴伏邪。马，少阴伏邪。津液不腾。喉燥舌黑。不喜饮水。法当清解血中伏气。莫使液涸。

犀角（现水牛角代）、生地、丹皮、竹叶、元参、连翘。

（清·叶桂. 临证指南医案[M]. 北京：人民卫生出版社，2006.）

按：本案系热邪伏于少阴，治法当以清解血中伏气为主，以防阴液枯涸。可选用犀角（现水牛角代）、生地黄、牡丹皮、竹叶、元参、连翘等药物，以清热解毒，养阴生津，从而达到治疗目的。

案三：皮疹（邪热入营）。徐某某，男，58岁。1985年10月5日初诊。全身出现大片潮红皮疹三日。患者宿有老年性皮肤痒症，因痒甚难以入睡，服用“安眠酮”2片，次日即发现全身皮肤潮红，体温增高，痒加剧，口干唇燥，小便短赤。检：体温38.5℃，全身皮肤见散在、弥漫性潮红，如猩红热样皮疹；部分融合成片压之褪色，明显灼热感，肌肤粗糙；伴少许抓痕、糠状鳞屑。舌质红绛，脉细数。诊断：药物性皮炎（猩红热样红斑型）。脉证互参，证属素体阴亏，内中药毒，邪热入营。治拟清营解毒，凉血养阴法。方选清营汤合增液汤化裁：水牛角（布包先煎）、生石膏（先煎）各30g，生地、花粉、玄参各15g，麦冬、大青叶、银花、丹皮、赤芍各10g，黄连 2g，连翘心3 g。三剂。

二诊：药后红斑基本消退，体温37.5℃，去膏、连、翘、青，水牛角改为15g。继进原方五剂，诸症悉除。嗣后因服用类似安眠药又发作一次，遵前法服本方再次取效。

按：本例为服用“安眠酮”引起的过敏性药疹，临床表现以热毒偏盛为特点，加之素体阴虚内热，故中药毒后，很快进入营分，而见大片潮红斑片，舌绛，脉细数。方中水牛角清解营分之热毒，黄连、银花、连翘清解药毒，杜绝邪热内陷血分，以防耗血动血；花粉、麦冬、生地、玄参清热生津，滋阴润燥，大青叶、丹皮、赤芍清热凉血，解毒化斑，生石膏甘寒清肌热。热退后注重滋阴养血、润燥止痒，因药切病机，所以收效甚捷。

[司在和. 清营汤治疗皮肤病验案二则[J]. 江苏中医杂志，1987，19（9）：21-22.]

案四：痉病（邪逼心包）。某，伏邪经旬，发热不解，唇焦舌渴，暮夜神识不清，虑其邪陷心包，有痉厥之变。

犀角（现水牛角代）、卷心竹叶、鲜石菖蒲、连翘、玄参心、浙生地。

（清・叶桂. 临证指南医案[M]. 北京：人民卫生出版社，2006.）

按：本案患者邪伏日久不解，邪热陷入心包，故发热不解；热伤阴分，阳不入阴，故暮夜神识不清，此邪已经传心包，阴伤致痉，以犀角（现水牛角代）、生地清营凉血，竹叶、连翘、玄参清热息风止痉，鲜石菖蒲开窍醒神。

案五：痈疽。王某，男，4 岁，初诊日期 1969 年 2 月 16 日。主诉（家长代诉）患儿右手中指肿痛，高烧不退，已二周余。现病史：两周前右手中指内侧被木刺扎伤，经处理，三天后红肿作痛，即赴医院，经检查诊为外伤感染，服用“抗生素”，肿痛不减，体温增高。三天后在中指第二节指腹中央切开排脓，三日后局部又肿起发烧持续不退，又在中指第三节两侧各作一切口引流，肿胀仍未消，现已蔓延至手掌部。发烧持续一周不退，食欲不振，大便三四天未解，小便黄赤而少，有时呕吐。因手部疼痛，经常哭闹不止，夜不成眠，曾嘱立即截指，家长未同意，来院治疗。检查：右手中指高度红肿，第三指节之两侧和指腹中央各有一切口约 2 厘米，切口周围之皮肤为灰白色，取出引流纱条后，有较多脓血流出，臭味较大，三个切口之间，探针可以通过，红肿已累及手掌近手腕部。因中指高度肿胀，不能屈伸，X 线摄片报告称：中指第二、三指节骨质有轻度破坏，边缘不整。脉象：细数。舌象：舌苔白中黄，舌质红。西医诊断：化脓性指头炎。中医辨证：外伤染毒，蚀筋腐骨（蛇腹疔）。立法：清热解毒，活血消肿。方药：金银花三钱，公英三钱，地丁三钱，丹皮三钱，赤芍三钱，元参五钱，麦冬三钱，大黄一钱半，西黄丸每次五分，日服二次。外用红粉纱条引流，外敷化毒散软膏，每日换药一次。服上方五剂后，已进普食，大便通畅，小溲清。患指及手掌红肿已明显消退，肿胀局限中指第三指节，脓血已减少，疮口变小，肉芽红活，再以清热解毒、化腐生肌之剂内服，上方去大黄、地丁，加瓜蒌、白芷，停西黄丸。外用甲字提毒药捻引流，外敷化毒散软膏。按前法治疗五日后，已能入睡，中指两侧之切口基本愈合，患儿已能下地活动。前方去公英、丹皮、赤芍，加当归、黄芪、山药。换药如前。又经上方内外兼治，七日后，中指指腹切口已缩小至 0.5 厘米，肉芽充满，色鲜红，局部稍肿，两侧切口瘢痕较前变软，手指可以轻度伸屈，停服汤药，外敷甘乳膏，每日换药一次，三日后疮口愈合，痊愈出院。

（赵炳南. 赵炳南临床经验集[M]. 北京：人民卫生出版社，2006.）

按：本例由于外伤染毒，毒热入里，阻于皮肉之间，留于经络之中，故局部肿痛，化腐成脓，高烧不退，纳少便干，小溲黄赤而少，有时呕吐，舌质红、苔黄，细数，属于毒热炽盛、营血耗伤。处方重用金银花、公英、地丁清热解毒；佐以元参、麦冬养阴清热；丹皮、赤芍凉血解毒，又加大黄清阳明毒热；配合西黄丸清热解毒止痛，活血化瘀消肿。腐肉不脱，新肉则无以生，故局部用化腐生肌之红粉纱条和化毒散软膏外敷，内外兼治，以整体治疗为主，重视局部。疮口较大而深，为了引流通畅，故用红粉纱条引流，待疮口收缩变小变浅时，用甲字提毒药捻引流。同时外用具有解毒消肿止疼的化毒散软膏。疮口近愈则改用收敛生肌长肉的甘乳膏，促进伤口愈合。

鉴别 清营汤、清营汤去黄连汤、清宫汤方中均有犀角（现水牛角代）、玄参、麦冬、竹叶、连翘，可清心营邪热而养阴透邪，均可用于温病热入营分，具有清心泄热作用，但清营汤与清营汤去黄连汤主治热灼营阴证，以营热伤阴、扰神窜络为主，病在营分血络，以清营泄热、解毒养阴为主。若营阴损伤较重，舌绛干燥者，则去黄连，营阴损伤较轻，则黄连可用；清宫汤主治热陷心包证，热闭心包、机窍阻闭，病在心包，以清心养阴、解毒开窍为主，临证与“凉开三宝”配合使用。三方区别见表 5-8。

表 5-8 清营汤、清营汤去黄连汤、清宫汤鉴别

	清营汤	清营汤去黄连汤	清宫汤
病证	身热夜甚，心烦躁扰，时有谵语，口干反不甚渴，斑疹隐隐，舌质红绛、苔少，脉细数之温病邪入营分、营热伤阴证	身热夜甚，心烦躁扰，时有谵语，口干反不甚渴，斑疹隐隐，舌质红绛而干、苔少，脉细数之温病邪入营分、营热伤阴重证	身灼热，神昏谵语，或昏愦不语，四肢厥冷，舌謇，舌质纯绛鲜泽，脉细数之温病热陷心包证
病机	营热伤阴、扰神窜络	营热伤阴、扰神窜络	热陷心包、机窍阻闭
治法	清营解毒、透热养阴	清营解毒、透热养阴	清心养阴、解毒开窍
药物	犀角三钱（现水牛角代）、生地五钱、元参三钱、竹叶心一钱、麦冬三钱、丹参二钱、黄连一钱五分、银花三钱、连翘二钱	犀角三钱（现水牛角代）、生地五钱、元参三钱、竹叶心一钱、麦冬三钱、丹参二钱、银花三钱、连翘二钱	玄参心三钱、莲子心五分、竹叶卷心二钱、连翘心二钱、犀角尖二钱（现水牛角代）、连心麦冬三钱
用法	水八杯，煮取三杯，日三服	水八杯，煮取三杯，日三服	水煎服，多与“凉开三宝”同时使用

（一）兼小肠热盛

主症 身热日轻夜重，心烦不寐，舌赤神昏，口干，渴不欲饮，小便短赤，脉细数。

病机 心营热盛、下移小肠。

治法 清心凉营、养阴泻火。

方药 导赤清心汤。

导赤清心汤（清降包络心经虚热法）（《重订通俗伤寒论》清凉剂）

鲜生地六钱 辰茯神二钱 细木通五分 原麦冬（辰砂染）一钱 粉丹皮二钱 益元散（包煎）三钱 淡竹叶钱半 莲子心（冲）三十支 灯心（辰砂染）二十支 莹白童便（冲）一杯

服后二三时许，神识仍昏者，调入西黄一分，以清神气，尤良。

应用导赤清心汤时，应以舌赤，虚烦不寐，昏厥不语，小便短赤为辨证要点。神昏者加至宝丹，或王氏新定牛黄清心丸以开窍醒神、清热解毒。若“服后二三时许，神识仍昏者，调入西黄一分，以清神气”，即加入西牛黄一分以清心解毒开窍。

应用

1. 伏温 少阴伏气温病，多由心阴素虚、热入心营所致，病机为心营热盛、下移小肠，证属热入心营、下移小肠。本病初期症见微恶风寒，身痛无汗，继即灼热自汗，心烦不寐，或似寐非寐，面赤唇红，手足躁扰，神昏谵语，或神迷不语，或郑声作笑等；若在阴分，症见初起微恶寒、身痛无汗、面多油光，继而尺肤热甚，口干齿燥，烦躁狂言，腰疼如折，小腹重痛，男则梦泄遗精、女则带下如注，小便赤涩稠黏，状如血淋等，用导赤清心汤，清内伏之血热。《重订通俗伤寒论》中称为“少阴伏气温病”，如“若少阴伏气温病，骤感春寒而发者，必先辛凉佐甘润法，酌用七味葱白汤、加减葳蕤汤二方，以解外搏之新邪。继进甘寒复苦泄法，酌用犀地清络饮、导赤清心汤二方，以清内伏之血热”。(《重订通俗伤寒论》春温伤寒)

2. **伏暑伤寒** 伏暑伤寒，又称为“伏暑兼寒”或“伏暑晚发”，本病发于气分者病轻而浅，发于营分者病深而重，病机为心营热盛、下移小肠，证属热入心营、下移小肠。起病症见寒少热多，日轻夜重，继则头痛而晕，目赤唇红，面垢齿燥，心烦恶热，躁扰不宁，口干不喜饮、饮即干呕，咽燥如故，肢虽厥冷，胸腹灼热如焚，脐间动气跃跃，按之震手，男则腰痛如折，梦遗，或临病泄精，女则少腹酸痛，带下如注，或经水不应期而骤至，大便多秘，或解而不多，或溏而不爽，肛门如灼，溺短赤涩，剧则手足瘛疭，昏厥不语，或烦则狂言乱语、静则郑声独语，舌色鲜红起刺、别无苔垢，甚则深红起裂，或嫩红而干光等，当先滋阴宣气，发汗解表，再用导赤清心汤以凉血清营以透邪，如“若邪舍于营而在血分，先与加减葳蕤汤，加青蒿脑、粉丹皮滋阴宣气，使津液外达，微微汗出以解表。继即凉血清营以透邪，轻则导赤清心汤，重则犀地清络饮，二方随证加减”。(《重订通俗伤寒论》伏暑伤寒)

3. **尿血** 热结膀胱之尿血，病机为心营热盛、心经遗热于膀胱，证属热结膀胱。症见尿血，虚烦不寐，或昏睡不省，或舌咽作痛，或怔忡懊侬等，治宜凉血泄热，用导赤清心汤去茯、麦，加焦栀、瞿麦、琥珀，如“若无淋毒，但心经遗热于膀胱，膀胱热结则尿血，症见虚烦不寐、或昏睡不省、或舌咽作痛、或怔忡懊侬，治宜凉血泄热，导赤清心汤去茯、麦，加焦栀、瞿麦、琥珀”。(《重订通俗伤寒论》伤寒兼症)

4. **不寐** 热陷心经之不寐，病机为心营热盛、水为火烁，水不制火，火扰心神，证属心营热盛、水火不济证。症见神昏谵语、溲短赤热、心烦不寐、肌肤枯燥、神气衰弱、咽干溺短、舌红尖绛、脉左细数、按之搏指、右反大而虚软等，治宜导赤清心汤以清火利水，如“水为火烁，心烦不寐，肌肤枯燥，神气衰弱，咽干溺短，舌红尖绛，脉左细数，按之搏指，右反大而虚软，……若兼神昏谵语，溲短赤热者，此君火被相火蒸逼，水不制火而神明内乱，陶节庵所谓过经不解是也，治宜清火利水，导赤清心汤主之”。(《重订通俗伤寒论》大伤寒)

病案选录

案一：伏暑。凌某某，男，36岁。1982年12月21日入院，初起寒热，头痛。服辛温散寒剂后，虽得汗而热不退，午后尤甚，心烦不寐，有时通宵达旦，口干不欲饮，小腹胀痛，小便短涩热痛。舌绛，脉数。属伏暑。系暑热之邪炽于心营，移热于小肠。治以清心凉营，利尿泻火。方取导赤清心汤，生地9g，丹皮9g，寸冬9g，竹叶6g，莲心5g，茯苓9g，木通9g，滑石粉12g，珍珠母15g，甘草3g。三剂诸症皆除。原方继服二剂，以巩固疗效。

[李新安. 伏暑病案两则[J]. 湖南中医学院学报，1985，7（2）：35.]

按：伏暑初期，症见寒热、头痛，服辛温散寒剂后，虽汗出而热不退，而见心烦不寐，口干不欲饮，此非外寒表证，属新感引动伏邪，暑热之邪舍于心营，心与小肠相表里，心移热于小肠，故小腹胀痛，小便短涩热痛。用导赤清心汤加减，以清营凉血，泻火利尿，生地、丹皮清热凉血，莲心清泻心火，然必使其热有去路，故又以茯苓、滑石、甘草、木通、竹叶，引其热从小便而泄，佐以麦冬、珍珠母以清养心阴，使其小便通利，包络心经之热，从下而降，神气即清，达到清降虚热，导火下行的作用。

案二：尿血（膀胱热结）。杨某某，女性，26岁，已婚。1980年5月3日初诊。尿频、尿少、尿痛、尿黄，腰痛，心烦不寐已4天，经治未愈。症见面颊潮红，舌质赤，薄黄，脉弦且数。尿检：白细胞（+++），红细胞（+），蛋白（+）。诊为湿热内蕴，流注下焦而成淋证。治当清热利湿，通淋为务。拟导赤清心汤（鲜生地18g、辰茯神6g，细木通1.5g、朱麦冬3g、粉丹皮 6g、淡竹叶4.5g、益元散9g，莲子心30支、朱灯心20支、洁童便1杯）加生栀子10g，嘱连进3剂。药后状次第消失，唯腰部尚稍痛，舌质红，苔薄黄，脉弦缓，尿检白细胞少许，遂仍处原方，嘱连进3剂以收功。

[邓启源. 导赤清心汤临床治验[J]. 上海中医药杂志，1985，19（3）：33.]

按：湿热内蕴，热阻心包，扰乱心神，故心烦不寐；心与小肠相表里，湿热流注下焦，故尿频、尿少、尿痛、尿黄，尿中带血，此为热结膀胱尿血，属湿热内蕴，流注下焦而成淋证，治以导赤清心汤清热利湿，利尿通淋。

案三：癫证。雷某某，女性，21岁，医院化验员。1983年2月19日初诊。母代述：因与人争吵，以致彻夜不眠，时有悲哭，继之幻听幻想，纳呆，大便干结数日未下，尿少如茶。发病已2月余，经治未愈。症见双目痴呆，低头怕羞，面赤唇红，舌赤苔薄，脉来弦数，口气臭浊，问之不答，喃喃自语。脉症互参，初拟为恼怒伤肝，肝火郁结，上扰心神，神明被干，母病及子，故心烦不寐，语无伦次，痴呆幻想，治当清心火，平肝热，引火下行。拟导赤清心汤（鲜生地18g、辰茯神6g，细木通1.5g、朱麦冬3g、粉丹皮 6g、淡竹叶4.5g、益元散9g，莲子心30支、朱灯心20支、洁童便1杯）加生栀子15g、白芍30g，龙胆草10g、酒大黄15g，嘱连进3剂。药后每日大便畅下3行，尿亦增，夜眠较前安，喃喃自语已少，舌赤稍退，脉较前缓。仍步前方再进 3 剂药后夜眠已安，纳食较增，幻听已止，幻想亦少，二便通畅，问诊对答已切题，但较迟缓，舌正红，薄白，脉弦稍数。仍沿前方增入石菖蒲10g，嘱再进2剂，前后诊治5次，服药20余剂，症状全消失，至今未复发。

[邓启源. 导赤清心汤临床治验[J]. 上海中医药杂志，1985，19（3）：33.]

鉴别 导赤清心汤与清营汤均治热灼营阴，均用生地清热，麦冬养阴。导赤清心汤以清心凉营，养阴泻火为主，症见舌赤神昏，小便短涩赤热，故以丹皮助生地清血热、泻心火，以茯神、益元、木通、竹叶，引其热从小便而泄，以童便、莲子心，咸苦达下，交济心肾以速降其热。清营汤以清营解毒、透热养阴为主，症见心烦躁扰，时有谵语，斑疹隐隐，舌质红绛而干等，故以犀角（现水牛角代）、地黄、元参、连翘等清透营中之热，地黄、元参、麦冬、竹叶等补阴中之亏虚，安神定悸，达到清营养阴的治疗效果。二者区别见表5-9。

表5-9 导赤清心汤、清营汤鉴别

	导赤清心汤	清营汤
病证	舌赤神昏，小便短赤，发热，日轻夜重，心烦不寐，口干，渴不欲饮，脉细数之心营热盛下移小肠病证	身热夜甚，心烦躁扰，时有谵语，口干反不甚渴，或见斑疹隐隐，苔少，舌质红绛而干，脉细数之热灼营阴证
病机	心营热盛、下移小肠	邪入营血、热灼营阴
治法	清心凉营、养阴泻火	清营解毒、透热养阴

续表

	导赤清心汤	清营汤
药物	鲜生地六钱、辰茯神二钱、细木通五分、原麦冬一钱、粉丹皮二钱、益元散三钱、淡竹叶钱半、莲子心三十支、灯心二十支、莹白童便一杯	犀角三钱（现水牛角代）、生地五钱、元参三钱、竹叶心一钱、麦冬三钱、丹参二钱、黄连一钱五分、银花三钱、连翘二钱
用法	服后二三时许，神识仍昏者，调入西黄一分，以清神气	水八杯，煮取三杯，日三服

（二）兼暑湿

主症 灼热烦躁，神识不清，时有谵语，舌绛苔黄腻，脉滑数。

病机 暑湿内陷心营、蒙蔽清窍。

治法 清心开窍、涤暑化湿。

方药 清营汤合六一散、至宝丹。

1. **清营汤**（《温病条辨·上焦篇》三十）

见前热灼营阴证。

2. **六一散**（益元散）（《黄帝素问宣明论方》卷十·痢门）

桂府腻白滑石六两 甘草一两

上为末，每服二钱，蜜少许，温水调下，无蜜亦得。日三服。欲冷冻饮料者，新汲水调下。

3. **局方至宝丹**（《温病条辨·上焦篇》十六）

见前热入心包证。

应用

1. **暑温、伏暑**（暑湿内陷心营） 暑温夹湿或伏暑发展至极期阶段，暑湿邪气化燥化火、内陷营血，病机为暑湿内陷心营，蒙蔽清窍，证属暑湿内陷心营。症见灼热烦躁、目合耳聋、神识不清、时有谵语或四肢抽搐、舌绛苔黄腻、脉滑数等，用清营汤合六一散送服至宝丹清心开窍、涤暑化湿解毒。

2. **痉病** 心营热盛夹湿之痉病，病机为暑热夹湿、内陷心营、灼伤阴津、筋脉失养，证属营热夹湿动风，症见高热、烦躁，甚或神昏，四肢拘急或抽搐，甚则角弓反张、舌质红绛、苔少微腻、脉细数等，用清营汤合六一散清营解毒、渗湿止痉。

3. **不寐** 暑热兼湿，病在营分、扰动心神之不寐，病机为营热夹湿、扰动心神，证属营热夹湿扰心证，症见夜寐难眠、多梦，心烦急躁，手足心热，舌质红、苔少而腻，脉细数等，用清营汤合六一散清营解毒、祛湿安神。

病案选录

暑湿（内陷心营证）。王某，男，9岁。患儿于1960年9月2日出现高热，初诊为上呼吸道感染，服解热药不效，体温持续在39～40℃，神情淡漠，食欲不佳，即住某医院。查体：营养较差，急性病容，半昏迷状态，谵语，剑突下皮肤散在充血性红疹。血培养有伤寒杆菌，肥达反应阳性。西医诊断：肠伤寒。经用氯霉素、补液等治疗效果不显，于9月7日应邀会诊。诊见：高热6天，无汗，微有咳嗽，大便溏薄，日三四次，食欲不振，精神朦胧。舌苔薄黄腻，脉象濡缓。中医辨证：湿热内陷心营。治法方药：辛宣清利，芳化开窍。藿香 10g、佩兰 10g、清豆卷 10g、连翘 10g、竹叶 3g、杏仁 10g、苡仁 10g、通草 3g、甘草 3g、滑石 12g、赤茯苓 6g、菖蒲 6g、朱灯心 2 寸，2 剂。复诊：服药后大便次数减少，日 1 次，他症无变化，苔薄黄，脉数，以原法出入。淡豆豉 10g、薄荷 3g、竹叶 3g、葛根 5g、连翘 5g、杏仁 6g、白蔻 3g、通草 3g、甘草 3g、苡仁 10g、滑石（包）10g、赤茯苓 10g，3 剂。9 月 12 日三诊：身热已退至 37.6℃。精神好转，仍便稀纳呆，舌苔薄白，脉细无力。湿热已退，胃气未复，脾运不健，继以健脾养胃，化湿和中。藿香 6g、陈皮 5g、扁豆 10g、生苡仁 10g、白蔻仁 3g、滑石 10g、通草 2g、谷芽 12g、麦芽 12g、晚蚕沙 6g（包），服上药 3 剂，诸症基本消除，临床治愈出院。

（王永炎. 中医临床家董建华[M]. 北京：中国中医药出版社，2001.）

按：本案患者起病急骤，症见高热无汗，食欲不振，大便溏薄，精神朦胧，苔薄黄腻等，为夏季感受暑湿，内陷心营，蒙蔽清窍所致，辨证当属暑湿内陷心营。治以辛宣清利，芳化开窍。连翘、竹叶、清豆卷清心泻热；藿香、佩兰、杏仁芳香化湿；菖蒲、朱灯心化痰开窍，滑石、甘草（六一散）、赤茯苓、苡仁、通草清利暑湿，湿热已能从小便而去，大便次数减少，恐其湿从燥化，故用三仁汤辛凉泻热，去厚朴之苦温，半夏之辛燥，加豆豉、薄荷、葛根芳化透表，连翘、赤茯苓以清热化湿。因此药后热势即退至接近正常，他症亦随之而减轻，三诊时即以健脾化湿以善其后。

四、暑热动风

暑热动风是指暑热炽盛，引起肝风导致热盛动风的证候，常见症状有身灼热，四肢抽搐，甚则角弓反张、牙关紧闭，脉象弦数或弦滑等。

主症 身热肢厥或手足瘛疭，甚则角弓反张、牙关紧闭，神志不清，气粗如喘，舌质绛而干、苔少，脉象弦数或弦滑。

病机 暑热炽盛、肝风内动。

治法 清热养阴、凉肝息风、凉血解毒。

方药 清营汤加钩藤、丹皮、羚羊角方。

清营汤加钩藤、丹皮、羚羊角方（《温病条辨·上焦篇》三十四）

应用清营汤加钩藤、丹皮、羚羊角时，若出现神昏者，兼用紫雪丹、牛黄丸等以清热开窍。

应用

1. 小儿暑痉、暑痫 暑痫为重证中暑（或暑温），病机为暑热之邪猝中心营、热盛动风、内闭心包，证属暑热动风，症见身热，神志不清、肢厥、手足瘛疭、气粗如喘、牙关紧闭、舌绛、脉弦数或弦滑等，以清营汤清营解毒、透热养阴，加钩藤、羚羊角等息风定惊。若为小儿暑痉，可加紫雪丹清热开窍、息风止痉；大人暑痫，加钩藤、羚羊角平肝息风，牡丹皮清营血热，如“小儿暑温，身热，卒然痉厥，名曰暑痫，清营汤主之，也可少与紫雪丹”。（《温病条辨·上焦篇》三十三），“大人暑痫，亦同上法。热初入营，肝风内动，手足瘛疭，可于清营汤中，加钩藤、丹皮、羚羊角”。（《温病条辨·上焦篇》三十四）

2. 痉病 营热炽盛、阴津不足之痉病，多为热盛阴津不足、筋脉失养所致，病机为邪热炽盛、阴津损伤，证属热盛动风证，症见高热、烦躁，甚或神昏，四肢拘急或抽搐，甚则角弓反张、舌质红绛、苔少、脉弦细数等，用清营汤加钩藤、丹皮、羚羊角清营解毒、凉肝息风。

3. **头痛**　邪热上攻之头痛，病机为营热上扰清空，证属热扰清阳证，症见头胀痛，口干唇燥，舌红绛、苔少，脉细数等，可用清营汤加钩藤、丹皮、羚羊角清营泄热、养阴平肝止痛。

病案选录

案一：暑风。暑风上受，首先犯肺，热蕴不解，逆传心包，肝阳化风，盘旋舞动，神昏谵语，脉虚，急宜辛凉，开热疏痰，俾神魂复摄，斯无变幻。为今治法，须治上焦，苦降消克，是有形有质，非其治矣。

犀角尖二钱（现水牛角代），鲜生地一两，甘草五钱，珍珠末三分细研冲入，焦丹皮二钱，连翘一钱五分，赤芍二钱，卷心竹叶二钱，白灯心五分，煎成，化服牛黄丸二分，冰糖四两，乌梅一钱，煎汤代药水。

（清・叶天士. 未刻本叶氏医案[M]. 上海：上海科学技术出版社，2010.）

按：本案系暑热内陷心包，引动肝风之证。因暑气通于心，暑热病邪极易深入心营，内闭清窍，导致神昏谵语；暑热炽盛，又易引动肝风，出现痉厥之变；暑性炎热，最易耗气伤津。程门雪按：此乃温邪热陷心包，凉营清温，安神宣窍，是其正法。然不用菖蒲、郁金芳开之品，而用甘草、灯心、珠粉者，正以其脉虚，非纯属热邪内陷心包之实证，已作虚中夹实治矣。冰糖、乌梅煎汤，甘酸化阴，尤有妙想。

（何时希. 程门雪未刊医论选集[M]. 北京：人民卫生出版社，2019.）。

案二：暑风瘛疭。尹，十五岁，卒中暑风，瘛疭，口歪，四肢抽掣，头微痛，与清少阳胆络法。

羚羊角二钱，连翘二钱，粉丹皮一钱，苦桔梗一钱五分，银花二钱，冬桑叶一钱，茶菊花二钱，薄荷八分，生甘草一钱，钩藤钩一钱。五帖痊愈。

（清・吴瑭. 吴鞠通医案[M]. 北京：中国中医药出版社，2006.）

按：本案系暑邪入络之瘛疭，治以清热解毒、平肝息风、养阴生津止痉。方中羚羊角、钩藤、连翘清热解毒、息风止痉；丹皮、甘草生津凉血、柔肝舒筋；因儿童感受暑邪，热变最速，故应及早使用辛凉、辛寒等清热之品使邪热外出，故方中桔梗、银花、桑叶、菊花、薄荷五药质轻辛散，透解暑热。

案三：春温过汗变证。城东章某，得春温时病。前医不识，遂谓伤寒，辄用荆、防、羌、独等药。一剂得汗，身热退清，次剂罔灵，复热如火，大渴饮冷，其势如狂。更医治之，谓为火证，竟以三黄解毒为君，不但热势不平，更变神昏瘛疭，急来商治于丰。诊其脉，弦滑有力，视其舌，黄燥无津。丰曰："此春温病也，初起本宜发汗，解其在表之寒，所以热从汗解。惜乎继服原方，过汗遂化为燥，又加苦寒遏其邪热；以致诸变丛生。当从邪入心包，肝风内动治之。"急以祛热宣窍法。连翘、犀角（现已禁用，以水牛角代）、川贝母、鲜菖蒲、至宝丹，加羚角、钩藤。服一剂，瘛疭稍定，神识亦清，惟津液未回，唇舌尚燥，守旧法，除去至宝、菖蒲，加入沙参、鲜地，连尝三剂，诸恙咸安。

（雷丰. 时病论[M]. 北京：人民卫生出版社，2012.）

按：本案患者因春温时病误治，过汗伤阴化燥，故复热如火，大渴饮冷，其势如狂，又以三黄苦寒遏其邪热，而致邪陷心包，肝风内动，故神昏瘛疭，此为暑热之邪猝中心营而致的动风，属暑陷心包之痉病，治以祛热宣窍法，犀角（现水牛角代）、连翘以清热，川贝母、鲜菖蒲、至宝丹化痰宣窍，羚角、钩藤息风止痉。服药后热邪得清，瘛疭神昏好转，但阴津损伤尚未恢复，唇舌尚燥，故以加入沙参、鲜地养阴润燥。

鉴别 清营汤合六一散、至宝丹与清营汤加钩藤、丹皮、羚羊角方均治邪陷心包、热灼营阴。清营汤合六一散、至宝丹以清心开窍、涤暑化湿为主，症见灼热烦躁，目合耳聋，神识不清，时有谵语或四肢抽搐等，以清营汤清热养阴，六一散清热利湿，至宝丹化湿清窍。清营汤加钩藤、丹皮、羚羊角方，以清热养阴、平肝息风、凉血解毒为主，症见神志不清，身热肢厥、手足瘛疭，气粗如喘，牙关紧闭等，以清营汤清热凉血，解毒养阴，钩藤、丹皮、羚羊角清肝息风。二者区别见表 5-10。

表 5-10 清营汤合六一散至宝丹、清营汤加钩藤、丹皮、羚羊角方鉴别

	清营汤合六一散、至宝丹	清营汤加钩藤、丹皮、羚羊角方
病证	灼热烦躁，目合耳聋，神识不清，时有谵语或四肢抽搐，舌绛苔黄腻，脉滑数	神志不清，身热肢厥、手足瘛疭，气粗如喘，牙关紧闭，舌绛、脉象弦数或弦滑
病机	暑湿内陷心营、蒙蔽清窍	暑热炽盛、肝风内动
治法	清心开窍、涤暑化湿	清热养阴、平肝息风、凉血解毒
药物	犀角三钱（现水牛角代）、生地五钱、元参三钱、竹叶心一钱、麦冬三钱、丹参二钱、黄连一钱五分、银花三钱、连翘二钱、六一散、至宝丹	犀角三钱（现水牛角代）、生地五钱、元参三钱、竹叶心一钱、麦冬三钱、丹参二钱、黄连一钱五分、银花三钱、连翘二钱、钩藤、丹皮、羚羊角
用法	水八杯，煮取三杯，调服六一散、至宝丹，日三服	水八杯，煮取三杯，日三服

五、阴 虚 火 炽

阴虚火炽是指温热邪气久羁，肾水亏于下，心火炎于上，导致水亏火旺的证候，常见症状有身热夜甚，心烦躁扰不寐，舌质红绛、舌苔少或无苔，脉细数等。

主症 身热，心烦躁扰不寐，口燥咽干，腰膝酸软，舌质红苔黄或薄黑而干，脉细数。

病机 心火炽盛、肾阴亏虚。

治法 泻火育阴。

方药 黄连阿胶汤。

黄连阿胶汤（苦甘咸寒法）（《温病条辨·下焦篇》十一）

黄连四钱 黄芩一钱 阿胶三钱 白芍一钱 鸡子黄二枚

水八杯，先煮三物，取三杯，去滓，纳胶烊尽，再纳鸡子黄，搅令相得，日三服。

黄连阿胶汤以阿胶、白芍滋阴养血，黄连、黄芩清热泻火，鸡子黄镇定中焦，和胃安神。应用黄连阿胶汤时，注意先煮黄连、黄芩、白芍，去滓，阿胶烊化加入药中，鸡子黄生用搅入药汤。

应用

1. **春温** 春温后期，温热邪气久羁，上助心火，下灼肾水，病机为邪热伤阴、水亏火旺，证属阴虚火炽。症见身热、心烦不寐、口燥咽干、舌红苔黄或薄黑而干、脉细数等，用黄连阿胶汤上泻心火、下滋肾水。《温病条辨》中论述了本证的病机、主症等，如“少阴温病，真阴欲竭，壮火复炽，心中烦，不得卧者，黄连阿胶汤主之。……心中烦，阴邪挟心阳独亢于上，心体之阴，无容留之地，故烦杂无奈；不得卧，阳亢不入于阴，阴虚不受阳纳，虽欲卧得乎”。（《温病条辨·下焦篇》十一）

2. **春温下痢** 春温下痢，病机为春温内陷、热多湿少、阴液受伤，证属阴虚火旺。症见下痢赤白脓血或鲜血，脐下灼痛，心烦口干，舌红绛，苔黄少津，脉细数等。《温病条辨》中论述了本证的病机、主症、治法、方药等，春温内陷下痢属于热盛伤阴，治疗以救阴为主，用加减黄连阿胶汤甘寒苦寒合化阴气，如“春温内陷，其为热多湿少明矣。热必伤阴，故立法以救阴为主。救阴之法，岂能出育阴坚阴两法外哉！此黄连之坚阴，阿胶之育阴，所以合而名汤也。从黄连者黄芩，从阿胶者生地、白芍也，炙草则统甘苦而并和之”。（《温病条辨·下焦篇》九十七）

3. **不寐** 阴虚火旺之不寐，多由素体阴虚，复感外邪，邪从火化，致阴虚火旺而形成的少阴热化证，病机为肾阴亏虚、心火亢盛、心肾不交，证属阴虚火旺证。症见心中烦、不得卧，口干咽燥，手足心热，腰膝酸软或遗精，舌尖红少苔，脉细数等，治疗用黄连阿胶汤，泻心火、滋肾阴、交通心肾。

4. **痢疾** 阴虚痢疾，素体阴虚，复感邪热，或久痢伤阴，病机为邪火内攻、阴虚湿热、肠络受损，证属阴虚痢。症见痢下赤白脓血、日久不愈，或下鲜血，腹脐灼痛，虚坐努责，食少口干，舌质红绛少苔，或舌光红乏津，脉细数等，用黄连阿胶汤合驻车丸加减，养阴和营、清肠化湿。

病案选录

案一：温病神昏。1948 年初秋，曾治一赵姓船员，湿温起病，羔延旬余。现症：肌肤灼热无汗，神志不清，躁扰不安，夜无宁时，呓语不休，口干欲饮，便下鲜血甚多，腹不疼痛，小便涓滴红赤，舌质深绛，罩薄黑苔，中有裂纹，脉数偏细，此乃湿热化燥，邪入营血，心火炽盛，肾阴受损，治拟犀角地黄合黄连阿胶法。以家贫无力用犀角，乃重用鲜生地、玄参、丹皮炭、银花炭、川雅连、炒枯芩、生白芍、蒲黄、炒阿胶、鸡子黄，另以鲜茅根、鲜小蓟洗净捣汁频频内服。药后竟汗出津津，身热下降，神志逐渐清醒，便血显然减少。乃循原法损益，续予凉血滋阴之剂，渐趋向愈。

[沈凤阁. 温病神昏一席谈[J]. 中医杂志，1984，25（5）：14-16.]

按：本案为湿温日久不愈，湿热化燥，邪入营血而致的心火炽盛、阴津受损，故肌肤灼热无汗，口干欲饮，舌质深绛、罩薄黑苔、中有裂纹；心神被扰，故神志不清，躁扰不安，夜无宁时，呓语不休，热入营血，迫血妄行，出于脉外，故便下鲜血甚多，小便涓滴红赤。治当清热养阴，凉血止血，方用犀角地黄汤合黄连阿胶汤，重用鲜生地、丹皮炭、银花炭、川雅连、炒枯芩共同清营血之热，鲜茅根、鲜小蓟凉血止血，药后热清血止，故汗出津津，身热下降，神志渐清，便血减少。

案二：不寐。曾治一中学教员，患失眠证，每至夜晚，则精神兴奋、容易激动、心烦不宁，难以入寐。舌红，苔薄黄，脉细弱，一派阴亏火旺之证。遂用黄连阿胶汤，药后不久即入睡。

（刘渡舟，傅士垣. 伤寒论诠解[M]. 天津：天津科学技术出版社，1983.）

按：本案为阴亏火旺之不寐。《黄帝内经》云："阳入于阴则寐，阳出于阴则寤"，患者每至夜晚，便见精神兴奋、容易激动，属阴虚阳亢，夜晚阳不能入阴，则人不能安眠，故心烦不寐，当用黄连阿胶汤清心火，养阴血。

案三：阴虚痢疾。徐君。热痢日久，津枯液涸，心肝火炽。炒黄芩三钱、川连一钱、鸡子黄二枚、阿胶三钱、生白芍三钱。

按：本案所用之方，系仲景治少阴病阴虚阳亢、心烦不得卧的"黄连阿胶汤"。是病热痢日久，耗津损液，肾水不足可知，水不济火，心火有余；水不涵木，肝阳上亢，故曰"心肝火炽"。面对一派阴虚阳亢的临床见症，范老仅以"热痢日久，津枯液涸，心肝火炽"十二字就概括了主要病证和病机。移用黄连阿胶汤治痢，乃异病同治之法。《医宗必读》谓"黄连阿胶汤……治温毒下痢脓血"。《卫生宝鉴》亦有"热毒入胃，下痢脓血，治用仲景黄连阿胶汤"之说。范老运用此法，亦可谓得伤寒方之妙义。总之，本方具有养阴和营，泄热除烦，止血止痢的功效，用于罹病日久，邪热未净，而阴虚液少的证候，颇合机宜。

[张子久，贝时英，张迪蛟. 著名老中医范文虎治疗痢疾的经验[J]. 上海中医药杂志，1983，（7）：7-8.]

六、暑伤心肾

暑伤心肾是指暑热久羁，伤及心肾，或邪热耗伤阴液，筋脉失养导致水火不济的证候，常见症状有低热不退，消渴引饮，舌质红绛，舌苔黄黑焦燥，或舌光无苔，脉细数或芤，可伴见肢体麻痹、痉挛等。

主症 低热不退或潮热，面赤，无汗，消渴引饮，手足麻痹，舌苔黄黑焦燥，或舌光无苔，脉细数或芤。

病机 暑伤心肾、邪热耗阴。

治法 清心泻火、滋肾养阴。

方药 连梅汤。

连梅汤（酸甘化阴酸苦泄热法）（《温病条辨·下焦篇》三十六）

云连二钱　乌梅（去核）三钱　麦冬（连心）三钱　生地三钱　阿胶二钱

水五杯，煮取二杯，分二次服。脉虚大而芤者，加人参。

本方由黄连阿胶汤去黄芩、芍药、鸡子黄加乌梅、生地黄、麦冬而成，酸甘化阴，以助肾阴。临床应用时，若阴血耗伤、气液不足，若见"脉虚大而芤者，加人参"，以助麦冬、生地、阿胶滋阴养血、补益气阴。

应用

1. **暑温、伏暑** 暑温后期，暑热久羁，耗伤肾阴，致水火不济，病机为肾水亏、心火旺，证属暑伤心肾证。症见低热不退，或潮热、面赤，无汗，心热烦躁，消渴不已，麻痹，舌红绛，苔薄黄或薄黑而干，脉细数。《温病条辨》中论述了本证的病机和主症，暑邪内陷少阴、厥阴，热邪伤阴，出现消渴、麻痹、心热烦躁神迷等，用连梅汤酸甘化阴、酸苦泄热，清心火、滋肾水治疗，如"暑邪深入少阴消渴者，连梅汤主之，入厥阴麻痹者，连梅汤主之；心热烦躁神迷甚者；先与紫雪丹，再与连梅汤"。（《温病条辨·下焦篇》三十六）若症见烦躁或神迷者，合清心开窍法，如"心热烦躁神迷甚，先与紫雪丹者，开暑邪之出路，俾梅、连有入路也"。

（《温病条辨·下焦篇》三十六）

2. **消渴** 本证病机为暑邪深入少阴，火灼阴伤，证属暑伤心肾证。症见消渴引饮，低热，面赤，心热烦躁，舌红绛，苔黄或薄黑而干，脉细数等，用连梅汤清心泻火，养阴止渴。如《温病条辨》中所述“暑邪深入少阴消渴者，连梅汤主之”，“肾主五液而恶燥，暑先入心，助心火独亢于上，肾液不供，故消渴也。再心与肾均为少阴，主火，暑为火邪，以火从火，二火相搏，水难为济，不消渴得乎！以黄连泻壮火，使不烁津，以乌梅之酸以生津，合黄连酸苦为阴；以色黑沉降之阿胶救肾水，麦冬、生地合乌梅酸甘化阴，庶消渴可止也”。（《温病条辨·下焦篇》三十六）

病案选录

案一：暑。顾，右脉空大，左脉小芤，寒热麻痹。腰痛冷汗，平素积劳内虚，秋暑客邪，遂干脏阴，致神迷心热烦躁，刮痧似乎略爽，病不肯解，此非经络间病，颇虑热深劫阴而为痉厥。张司农集诸贤论暑病，谓入肝则麻痹，入肾则消渴，此其明征。议清阴分之邪，仍以养正辅之。暑热深入劫阴。

阿胶、小生地、麦冬、人参、小川连、乌梅肉。

（清·叶桂. 临证指南医案[M]. 北京：人民卫生出版社，2006.）

按：本案暑热深入少阴，心营热盛，故见神迷心热烦躁；真阴亏竭，故右脉空大，左脉小芤，腰痛；心气受伤，则见冷汗。肝肾同源，肾阴亏竭，致肝阴不足，厥阴经脉失养则麻痹，若阴虚肝风内动则有痉厥之虑。热入厥阴则寒热。其证心营热盛、肝肾阴亏、心气不足并见，病位虽重在少阴心肾，却又涉及厥阴肝与心包，可谓错综复杂。但叶氏处方简单明了，耐人寻味，仿仲景乌梅丸，用黄连苦寒清暑热、泻心火，合乌梅酸苦泻肝，合生地甘苦清营热。伤寒为寒邪伤阳，病入厥阴，阳虚寒盛，故乌梅丸用附子、干姜、桂枝、细辛、蜀椒温阳散寒；温病暑邪伤阴，邪入少阴厥阴，必伤真阴，故改用阿胶、生地、麦冬滋肝肾，合乌梅酸甘敛阴。暑伤元气，心气亦虚，故仍留乌梅丸中用人参补益元气。全方上清心营暑热，下补肝肾之阴，兼益元气，堪称乌梅丸化裁之一绝。

（张文选. 温病方证与杂病辨治[M]. 北京：人民卫生出版社，2007.）

案二：疫毒痢。患儿傅某，男，2 岁。1982 年 7 月 24 日夜晚 9 时急诊入院。入院时高热抽搐，神志不清，大便泄泻，挟有脓血，诊为中毒性痢疾。中西合作抢救 2 天后，症状缓解，但仍发热39℃，大便每日十多次，呈脓血便，里急后重，口渴引饮，烦躁不安，形体消瘦，口唇焦裂，舌苔黄，质红有朱点，脉细数。停用其他中西药物，予连梅汤。服一剂，热利渴烦均减。连服三剂，诸证悉平。后改用益气健脾养阴之剂出院调理。

[伍本彩. 连梅汤在热病中的应用[J]. 江西中医药，1984，15（1）：30.]

按：本案患儿感受疫毒，邪入少阴，火灼阴伤，致热盛阴虚，水火不济，治当清热养阴，解毒止痢，用连梅汤泄热化阴，乌梅与黄连相合，有酸苦泄热之效；乌梅与阿胶、生地、麦冬相合，有酸甘化阴之功。

案三：小儿夏季热。患孩肖某某，男，3 岁。1981 年夏患发热半月不退，口渴引饮，尿多色清白，经一般清热解暑之剂效果不显，除上述主症外，伴见口唇红赤，形体消瘦，舌质红，边尖有红点，舌苔黄稍干，脉细数，精神亢奋好动，大便干燥。改用连梅汤三剂，诸证减轻，继服三剂而愈。

[伍本彩. 连梅汤在热病中的应用[J]. 江西中医药，1984，15（1）：30.]

按：本案为夏季感受暑热之邪，热邪扰于心经，耗伤阴血，故发热半月不退，口渴引饮。暑热助心火独亢于上，故口唇红赤，舌质红、边尖有红点，精神亢奋好动；阴血亏虚，失于濡润，故形体消瘦，舌苔黄稍干、大便干燥。治当用连梅汤清心泻火，滋肾养阴。

案四：消渴（糖尿病）。杨某某，女，43岁，1993年4月26日初诊。夙患“糖尿病”五载。经常服用“消渴丸”“优降糖”“D-860”等，病情时有反复，本人精神颇为苦恼，有厌世轻生之念。刻下：口干渴欲饮，小溲频多，形体消瘦，五心烦热，舌红少津，苔薄黄，脉沉细数，查尿糖（+++），空腹血糖18.4mmol/L，责之素体阴虚，燥热津伤，精微不固，投连梅汤加味。处方：黄连4g，乌梅12g，生地25g，麦冬20g，天花粉20g，山萸肉12g，牛膝15g，5剂药后口渴大有好转，尿量基本正常，复查尿糖（+），苔脉同前。守方继进10剂，精神转佳，烦热已除，口渴，查尿糖（–），空腹血糖7.2mmol/L，嘱取猪胰三具焙干研粉装胶囊，每次4粒，1日3次，并注意饮食忌宜，定期检查血、尿糖。追访半年，一切正常。

按：本例为非胰岛素依赖型糖尿病患者，由于情志因素及不规范用药致病情反复，缠绵不愈。方中生地、麦冬、花粉、乌梅养阴生津止渴，黄连、牛膝清热引火下行，山萸肉补肾固涩，不使水谷精微下流，继以验方善后，故获佳效。

[乔玉卓. 连梅汤临床运用举隅[J]. 实用中医药杂志，1997，（1）：31.]

鉴别 黄连阿胶汤与连梅汤均治火旺耗阴。黄连阿胶汤以泻火育阴为主，症状以心烦失眠等为主，黄连、黄芩清泻心火，阿胶、白芍、鸡子黄滋阴养血安神。连梅汤清心泻火，滋肾养阴为主，症状以口渴不已等为主，本方由黄连阿胶汤去黄芩、芍药、鸡子黄加乌梅、生地黄、麦冬而成，去掉清热之黄芩、补肝阴之芍药，滋阴安神之鸡子黄，增加酸甘补肾养阴之药，强调本方阴伤更重。二者区别见表5-11。

表5-11 黄连阿胶汤、连梅汤鉴别

	黄连阿胶汤	连梅汤
病证	身热，心烦躁扰，不寐，口燥咽干，舌质红苔黄或薄黑而干，脉细数	低热不退，或潮热、面赤，无汗，消渴引饮，皮肤干瘪，或手足麻痹，舌苔黄黑焦燥，或舌光无苔，脉细数或芤
病机	邪火内攻、热伤阴血、水亏火旺	暑伤心肾、邪热耗阴
治法	泻火育阴	清心泻火、滋肾养阴
药物	黄连四钱、黄芩一钱、阿胶三钱、白芍一钱、鸡子黄二枚	云连二钱、乌梅三钱、麦冬三钱，生地三钱、阿胶二钱
用法	水八杯，先煮三物，取三杯，去滓，纳胶烊尽，再纳鸡子黄，搅令相得，日三服	水五杯，煮取二杯，分二次服

七、心肾阴虚

心肾阴虚是指心肾阴液亏耗所致的证候，常见症状有五心烦热或潮热，盗汗，心悸怔忡，腰膝酸软，舌质红、舌苔少，脉细数等。

主症 低热面赤，手足心热，甚则潮热、盗汗，心悸怔忡，烦躁不安，少寐多梦，耳鸣，腰膝酸软，形体消瘦，口干舌燥，甚则齿黑唇裂，舌红少苔，脉细数无力或虚大。

病机　心肾两虚、阴液亏耗。

治法　滋阴养血、生津润燥。

方药　加减复脉汤。

加减复脉汤（甘润存津法）（《温病条辨·下焦篇》八）

炙甘草六钱　干地黄六钱　生白芍六钱、麦冬（不去心）五钱、阿胶三钱、麻仁三钱

水八杯，煮取八分三杯，分三次服。剧者加甘草至一两，地黄、白芍八钱，麦冬七钱，日三夜一服。

应用加减复脉汤时，若患者阴伤较重，可将甘草加至一两，地黄、白芍加至八钱，麦冬加至七钱，并按照日三夜一服用，以增强滋阴养血，复其津液，恢复血脉之功。

应用

1. **风温、温热、温疫、温毒、冬温**（温热病后期热邪劫阴）　温病重证后期表现，病机为热毒余邪久羁，热邪深入，真阴亏损。症见持续低热，手足心较手足背热甚，精神疲倦，消瘦无力，口干咽燥而饮水不解，牙齿干燥无光泽，舌干绛或枯萎甚或紫晦而干，无苔，脉虚细数或结代等。凡温邪深入，无论邪在阳明、少阴、厥阴，属热伤津液，真阴亏损者，均可使用加减复脉汤治疗。如《温病条辨》所述："风温、温热、温疫、温毒、冬温，邪在阳明久羁，或已下，或未下，身热面赤，口干舌燥，甚则齿黑唇裂，脉沉实者，仍可下之；脉虚大，手足心热甚于手足背者，加减复脉汤主之。""热邪深入，或在少阴，或在厥阴，均宜复脉。"（《温病条辨·下焦篇》八）

2. **温病**（误表伤阴）　温病误用发汗法解表，病机为误汗动阳，心阴被伤。症见心中悸动不安，舌謇神昏，口干咽燥，舌干绛或枯萎，无苔，脉虚细数或结代等。正如《温病条辨》所述："温病误表，津液被劫，心中震震，舌强神昏，宜复脉法复其津液，舌上津回则生"，"误表动阳，心气伤则心震，心液伤则舌謇，故宜复脉复其津液也。"（《温病条辨·下焦篇》二）

3. **热入血室**（邪少虚多）　病机为热邪陷入血室，气津俱虚。症见脉右虚数，暮微寒热，舌绛无苔，脉虚细数或结代等。此证为热邪已去大半，气血俱虚，邪不独在血分，故以复脉复其津液，并用参以补气。如《温病条辨》所述："此热入血室之邪少虚多。亦以复脉为主法。脉右虚数，是邪不独在血分，故仍用参以补气。暮微寒热，不可认作邪实，乃气血俱虚，营卫不和之故。"（《温病条辨·下焦篇》二十九）

4. **心悸**　心悸由真阴亏虚所致者，病机为阴液亏虚、心失所养，证属心肾两虚、心失所养证。症见心中悸动不安，手足心热，口燥咽干，舌干绛无苔，脉虚大等，用加减复脉汤滋阴养血、养心定悸。

病案选录

案一：风温。某，风温热伏，更劫其阴，日轻夜重，烦扰不宁。

生地、麦冬、白芍、炙草、蔗浆。

（清·叶桂. 临证指南医案[M]. 北京：人民卫生出版社，2006.）

按：本案系风温伤阴之证，是《温病条辨》加减复脉汤证原案之一。为风温邪气伏于阴分，损耗阴津，真阴不足，虚热内扰心神所致，当伴热伏之低热、口渴舌干绛、心烦等，且日轻夜

重，故以生地、麦冬、白芍、炙草、蔗浆滋阴养液，阴液足则邪自退。

案二：温热。张，五五，劳倦内伤，温邪外变，两月不愈，心中温温液液，津液无以上供，夜卧喉干燥，与复脉汤去姜桂参，三服可加参。

（清·叶桂. 临证指南医案[M]. 北京：人民卫生出版社，2006.）

按：本案系劳倦导致正气不足，复感温邪所致，是《温病条辨》加减复脉汤证原案之一。邪热久留不去，内耗营阴，使营亏液涸，故见"心中温温液液"、咽喉干燥，于《伤寒论》复脉汤去辛温之姜、桂，恐重耗其液，去人参者，虑其余热未尽，灰中有火也，恐助余邪，故先三服后再加参以补正气。

案三：温热。张，脉数虚，舌红口渴，上腭干涸，腹热不饥，此津液被劫，阴不上承，心下温温液液，用炙甘草汤。

炙甘草、阿胶、生地、麦冬、人参、麻仁。

（清·叶桂. 临证指南医案[M]. 北京：人民卫生出版社，2006.）

按：本案系邪热损伤真阴所致，是《温病条辨》加减复脉汤证原案之一。真阴不足、虚热未退，故见"脉数虚，舌红口渴，上腭干涸，腹热不饥"等，心阴虚、心阳不敛，故"心下温温液液"。证系"津液被劫，阴不上承"即心肾阴虚证，故以炙甘草、阿胶、生地、麦冬、人参、麻仁滋阴益气复脉。

案四：温热。关，阴虚挟温邪，寒热不止。虽不宜发散消食，徒补亦属无益，拟进复脉法。

炙甘草、阿胶、生白芍、麦冬、炒生地、炒丹皮、青甘蔗汁煎。

（清·叶桂. 临证指南医案[M]. 北京：人民卫生出版社，2006.）

按：本案系阴虚挟温邪之患，是《温病条辨》加减复脉汤证原案之一。证有寒热，为邪入阴分、真阴不足所致，故以炙甘草、阿胶、生白芍、麦冬、炒生地滋阴复脉，青甘蔗汁生津清热，炒丹皮清阴分之热。

案五：风温（肺炎）。谢锡昌，男，年近古稀。1971 年曾患支气管肺炎，经住院用抗生素治愈。今年春又因外感引起肺炎，再度住院用抗生素治疗，病情反见沉重。乃出院返家，以待寿终天年。其家属不忍坐视，特邀予出诊，病延两候，现高热 39.5C，有汗不解咳逆作喘，痰稠如胶，咳出艰难，口渴少饮，咽喉干燥，胸中窒闷，隐痛灼热，心中懊憹神识恍惚，有时呓语，小便欠畅，彻夜不寐，大便干结。舌质光红无津，苔薄灰白而燥脉细数，右寸带滑。脉证合参，系风温伏邪，始在肺胃两经久则传入少阴而化热。今阴液已伤，津乏上承，灼津为痰。痰与热，互结于中，气机被阻，因而咳逆胸膺闷痛，烦渴便结，汗出而热不衰。舌质光红干涸，苔薄灰白干燥。乃肺热叶枯，大有化源告竭之势，而神识恍惚心烦不安，夜不得寐，为少阴水亏热化之征兆。急当轻宣达表，清肺润燥，滋阴清热，除烦安神。予清燥救肺汤合黄连阿胶汤加川贝母、天竺黄以挽救之。冬桑叶 10g，枇杷 10g，吉林白参 12g，生石膏 30g，杏仁 9g，麦冬 12g，胡麻仁 12g，生甘草 5g，黄连 6g，黄芩 9g，阿胶 12g（另烊冲），白芍 12g，鸡子黄一枚（另冲），川贝母 7g，天竺黄 9g。日一剂，煎二次，分服。

二诊：投药五剂后，神识清爽，高热退喘逆平，痰少咳宁，胸膺无痛，夜得安寐，两便调畅，舌转红润，脉细缓有神。唯病后阴津亏损，一时难以痊复，再予加减复脉汤（生地、麦冬、白芍、胡麻仁、阿胶、甘草）加白参、白木耳、黄芪以益气生津，滋阴润燥，恢复元气。并嘱购白水鸭母炖煮，掠去浮油，服清汤以调养之，身体渐趋康复。

按：此例风温，年高，虚体，两度肺炎，大损肺津。今由于热邪久羁，深入下焦，转入少阴，消烁肾阴，肾水虚竭于下，不能上济于心，心火炽则肾水愈虚，《温病条辨·下焦篇》十一条云："少阴温病，真阴欲竭，壮火复炽，心中烦不得卧者，黄连阿胶汤主之。"因肺为娇脏，燥热盛则肺阴亏，肺津不布，肺失肃降，故咳逆痰稠，此病肺燥为主因，《温病条辨·上焦篇》五十八条云："诸气膹郁，诸痿喘呕之因于燥者，喻氏清燥救肺汤主之。"今患者病已两候，肺肾阴津大耗，心火亢盛，正是"阳亢不入于阴，阴虚不受阳纳"。而风温病变最速，尤其是伏温化火伤阴，来势更急。故立方应取清燥救肺汤合黄连阿胶汤加川贝母、天竺黄以挽救之，一以润肺燥，滋肾阴，一以泻心火，平亢阳，复加川贝母、天竺黄以化燥痰。药后果尔热退喘平，阴津来复，舌干绛转有润色，神识清而痰化。险关虽越，而久病阴亏，一时元气不易痊复，还须益气生津，滋阴润燥。故二诊予加减复脉汤加白参、白木耳、黄芪等药以善后。另嘱购白水鸭母炖煮服汤，佐生阴液。程钟龄谓："药补不如食补。"凡病邪未尽，元气虽虚，不任重补，须从容和缓补之，渐为减药，谷肉果菜，食养尽之，以底于平康。

[张中天. 治愈危重风温病一例[J]. 福建中医药，1981，12（6）：49.]

兼心阳虚衰

主症 身热赤，心中震震，舌强神昏，汗自出，心虚无所主，舌红少苔，脉虚大。

病机 阴液亏耗、心阴被伤、心气不足。

治法 滋阴潜阳、复脉救逆。

方药 救逆汤。

救逆汤（镇摄法）（《温病条辨·下焦篇》八）

即于加减复脉汤内去麻仁，加生龙骨四钱，生牡蛎八钱，煎如复脉法。脉虚大欲散者，加人参二钱。

本方为加减复脉汤去麻仁，加生龙骨、生牡蛎，麻仁润燥，有滑利之功，不利于敛阴潜阳，故去掉麻仁，更加生龙骨、生牡蛎敛阴固脱，收敛浮越之阳。若脉虚大欲散者，为心气衰微欲脱之象，故加人参益气生津，回元固脱。

应用

1. **温病**（误汗阴伤较甚者） 温病误用发汗法解表，病机为误汗动阳，心阴被伤，心气不足。症见心中悸动不安，舌謇神昏，汗自出，中无所主，口干咽燥，舌干绛或枯萎，无苔，脉虚细数或结代等。正如《温病条辨》所述："温病误表，津液被劫，心中震震，舌强神昏，宜复脉法复其津液，舌上津回则生；汗自出，中无所主者，救逆汤主之。误表动阳，心气伤则心震，心液伤则舌謇，故宜复脉复其津液也。若伤之太甚，阴阳有脱离之象，复脉亦不胜任，则非救逆不可。"（《温病条辨·下焦篇》二）

2. **死胎不下** 病机为心气亏虚，胎元不固。症见死胎不下，精神恍惚欲脱，大汗不止，舌绛而燥，脉洪大而芤等。下死胎不可拘泥，应根据具体病因进行论治。如《温病条辨》所述："死胎不下，不可拘执成方而悉用通法，当求其不下之故，参之临时所现之证若何，补偏救弊，而胎自下也。"（《温病条辨·卷五》解产难·下死胎不可拘执论）

3. **心悸** 本证病机为阴液亏耗、心阴被伤、心气不足，证属心气亏虚证。症见心中悸动不安，汗自出，手足心热，口燥咽干，舌干绛无苔，脉虚大等，用救逆汤滋阴潜阳、补益心气、复脉救逆。

4. **虚脱** 本证病机为阴液亏耗，导致心气衰微欲脱，证属心阴不足、气虚脱证。症见心悸欲脱，汗出不止，口燥咽干，脉虚大或芤等，用救逆汤滋阴潜阳、补益心气、救逆固脱。

病案选录

案一：心悸。阴液枯槁，阳气独升。心热惊惕，倏热汗泄，议用复脉汤。甘以缓热，充养五液。复脉去姜桂加牡蛎。

（清·叶桂. 临证指南医案[M]. 北京：人民卫生出版社，2006.）

按：本方为复脉汤去温阳之姜桂枣，去滑利之麻仁；加生龙骨、生牡蛎，敛阴固脱，收敛浮越之阳，治疗阴液亏虚，心气不足所致心悸。案中阴液枯槁，心失所养，心气不足，故惊惕不安，心火亢盛，阳气独升，故倏热汗出。用复脉去姜桂滋阴养液、补益心气，加牡蛎收敛浮越之阳。

案二：死胎不下。余治一妇，死胎不下二日矣，诊其脉则洪大而芤，问其证则大汗不止，精神恍惚欲脱。余曰：此心气太虚，不能固胎，不问胎死与否，先固心气，用救逆汤加人参，煮三杯，服一杯而汗敛，服二杯而神清气宁，三杯未服而死胎下矣。下后补肝肾之阴，以配心阳之用而愈。若执成方而用平胃、朴硝，有生理乎？

（吴瑭. 温病条辨[M]. 北京：人民卫生出版社，2005.）

按：本案属心气亏虚，胎元不固。《温病条辨》指出："死胎不下，不可拘执成方而悉用通法"，应根据具体病因进行论治，患者脉则洪大而芤，大汗不止，精神恍惚欲脱，为心气亏虚所致，故当先用救逆汤加人参益气养血，固其心气。服药后心气平稳，死胎自然得下，下后再结合病情调补病人之阴阳，恢复身体。

鉴别 加减复脉汤与救逆汤均治温病后期阴液亏耗。加减复脉汤以滋阴养血，生津润燥，症状以身热面赤，手足心热，甚则潮热、盗汗，心悸、怔忡，烦躁不安、口干舌燥为主，地黄、白芍、麦冬益肾滋阴、生津润燥，阿胶、炙甘草补血养心，麻仁清热润燥；救逆汤以滋阴潜阳，复脉救逆，症状以自汗出，或大汗不止，中无所主为主，故在前方基础上去掉润燥滑利的麻仁，加生龙骨、生牡蛎敛阴固脱，收敛浮越之阳，本方强调心气不足更重。二者区别见表5-12。

表5-12 加减复脉汤、救逆汤鉴别

	加减复脉汤	救逆汤
病证	身热面赤，手足心热，甚则潮热、盗汗，心悸、怔忡，烦躁不安，少寐、多梦，耳鸣如潮，腰膝酸软，形体消瘦，口干舌燥，甚则齿黑唇裂，舌红少苔，脉虚大	身热面赤，心中震震，舌强神昏，汗自出，中无所主，舌红少苔，脉虚大
病机	心肾两虚、阴液亏耗	阴液亏耗、心气不足
治法	滋阴养血、生津润燥	滋阴潜阳、复脉救逆
药物	炙甘草六钱、干地黄六钱、生白芍六钱、麦冬五钱、阿胶三钱、麻仁三钱	加减复脉汤内去麻仁，加生龙骨四钱，生牡蛎八钱
用法	水八杯，煮取八分三杯，分三次服。剧者加甘草至一两，地黄、白芍八钱，麦冬七钱，日三夜一服	煎如复脉法

八、痰（湿）蒙心包

痰（湿）蒙心包是指湿热疫邪侵袭，导致湿热酿痰、上蒙心窍所致的证候，常见症状有身热不扬，神识昏蒙，舌苔垢腻或黄腻，脉滑数或濡数等。

主症 身热、朝轻暮重，神识昏蒙或谵语，清醒时表情淡漠，反应迟钝，苔浊腻，脉濡滑数。

病机 湿热酿痰、蒙蔽心包。

治法 清热化湿、豁痰开窍。

方药 菖蒲郁金汤合苏合香丸或至宝丹。

菖蒲郁金汤（《温病全书·风温》伏邪之风温症）

石菖蒲三钱 鲜竹叶三钱 川郁金二钱 细木通钱半 炒山栀三钱 青连香二钱 粉丹皮三钱 淡竹沥五钱 灯心二钱 紫金片五分

紫金片（又名玉枢丹）（《是斋百一选方》卷十七·第二十五门）

山慈菇（洗）二两 文蛤（淡红黄色者，槌破，洗净）三两 红芽大戟（净洗）一两半 续随子（去壳秤，研细，纸裹压出油，再研如白霜）一两 麝香（研）三分

上将前三味焙干，为细末，入麝香、续随子研令匀，以糯米粥为丸，每料分作40丸。

苏合香丸（《太平惠民和剂局方》卷三·治一切气）

白术 青木香 乌犀屑 香附子（炒去毛） 朱砂（研，水飞） 诃黎勒（煨，去皮） 白檀脑

上为细末，入研药匀，用安息香膏并炼白蜜和剂，每服旋丸如梧桐子大。早朝取井华水，温冷任意，化服四丸。老人、小儿可服一丸。温酒化服亦得，并空心服之。用蜡纸裹一丸 如弹子大，绯绢袋盛，当心带之，一切邪神不敢近。

至宝丹（《温病条辨·上焦篇》十六）

方见前热入心包证。

本证痰湿邪气较重，以温燥化痰，行气开窍为主。

应用

1. **湿温、暑湿** 湿温及暑温兼湿，又称暑湿，多发于夏季。感受暑湿之邪，病机为湿热疫邪侵袭，湿热酿痰，上蒙心窍，证属湿热酿痰，蒙蔽心包。症见身热不扬，午后热甚，神识呆痴，时昏时醒，昏则谵语，醒则神呆，呼之能应，昼轻夜重，舌苔白腻或黄腻，脉濡滑或濡滑而数等。暑湿之邪的治疗原则，湿热互阻，当先去湿邪，湿热酿痰，蒙蔽心包之证亦要辨清湿痰与热邪，防止过用寒凉之品或辛温燥烈之品而伤正，如《温病纵横》中“治疗湿热酿痰，蒙蔽心包之证，关键在于辨清湿痰与热邪之比重。若湿痰偏盛者，切忌过用寒凉之品，以防冰伏之弊，宜用辛温芳香之品以化痰浊，开心窍；若痰浊与热邪并重者，则又忌过用辛温燥烈之品，以防其助热之虞，宜用芳香清凉之剂，以化湿痰，清邪热，开心窍”。（《温病纵横·中篇》第二章第一节）因此以菖蒲郁金汤清营透热、化痰开窍，若偏于热重者可送服至宝丹，湿浊偏盛者可加用苏合香丸。

2. **郁证** 本证病机为湿浊内留，久而化痰，痰浊阻遏心神，或情志不畅，郁而生痰，证属痰蒙心包。症见神识模糊、精神抑郁或举止失常、喃喃自语，或昏倒于地、不省人事、喉中痰鸣，苔白腻，脉滑等，用菖蒲郁金汤合苏合香丸或至宝丹清热化湿，豁痰开窍。

3. **多寐** 又称“嗜睡”，病机为痰热困阻阳气，导致心神受困，阳不出阴，证属痰热。症见昏昏欲睡、头蒙头重，肢体困重，或浮肿，胸脘痞满，舌苔黄白腻，脉濡或滑等，可用菖蒲郁金汤合苏合香丸豁痰化浊、醒神开窍。

病案选录

暑湿昏迷。张某某，女，8岁，病延七日。初诉头昏，不思饮食，及暮头额微热，次日温热不退，嗜睡无神问之但答头昏，夜间梦中呓语，有时叹气，及至第3日，遂神迷不语，目时上翻，手肢微搐，面色板滞，舌质淡红，苔布厚浊，脉濡。据脉据证，皆属湿浊蒙蔽清窍，当从芳香逐秽，涤痰开窍入手，方用杏仁、苡仁、佩兰、草豆蔻、川朴、炒芩、法夏、橘红、石菖蒲、川郁金，另苏合香丸2粒（每日1粒去壳研化，开水送下）。连服上方2帖，温热已退，清窍已开，然目滞无神，但云胸闷，苔尚厚浊未化。守原方去苏合香丸，加冬瓜仁、云苓、蒌仁，玉枢丹2粒（每日1粒），又服2帖，得溏便2次，苔垢渐退，神志全清，目光灵活，知饥欲食，后以和中化湿以善其后。

按：本例诊断要领，全在身热不扬，舌苔浊腻，舌质淡红，脉濡，面晦。

[刘延龄，戴金梁，李跃谦，等. 小儿温病高热神昏发痉的临床治验[J]. 江苏中医杂志，1982，（5）：22-24.]

鉴别 菖蒲郁金汤合苏合香丸或至宝丹，清营汤合六一散、至宝丹，清营汤加钩藤、丹皮、羚羊角方均治邪陷心包。菖蒲郁金汤合苏合香丸或至宝丹属于湿热病，以清热化湿，豁痰开窍为主，症见神识昏蒙，清醒之时，表情淡漠，耳聋目瞑，反应迟钝，问答间有清除之词，以菖蒲郁金汤清营透热、化痰开窍，苏合香丸芳香开窍，或至宝丹化浊开窍、清热解毒。后两方属于温热病。清营汤合六一散、至宝丹以清心开窍、涤暑化湿为主，症见灼热烦躁，目合耳聋，神识不清，时有谵语或四肢抽搐，舌绛苔黄腻，以清营汤清热养阴，六一散清热利湿，至宝丹化湿清窍。清营汤加钩藤、丹皮、羚羊角方，以清热养阴、平肝息风、凉血解毒为主，症见神志不清，身热肢厥，手足瘛疭，气粗如喘，牙关紧闭，以清营汤清热凉血，解毒养阴，钩藤、丹皮、羚羊角清肝息风。三者区别见表5-13。

表5-13 菖蒲郁金汤合苏合香丸或至宝丹，清营汤合六一散、至宝丹，清营汤加钩藤、丹皮、羚羊角方鉴别

	菖蒲郁金汤合苏合香丸或至宝丹	清营汤合六一散、至宝丹	清营汤加钩藤、丹皮、羚羊角方
病证	身热不退，朝轻暮重，神识昏蒙，清醒之时，表情淡漠，耳聋目瞑，反应迟钝，问答间有清除之词，或谵语乱言，苔浊腻，脉濡滑数	灼热烦躁，目合耳聋，神识不清，时有谵语或四肢抽搐，舌绛苔黄腻，脉滑数	神志不清，身热肢厥、或手足瘛疭，气粗如喘，牙关紧闭，舌绛、脉象弦数或弦滑。
病机	湿热酿痰、蒙蔽心包	暑湿内陷心营、蒙蔽清窍	暑热炽盛、肝风内动
治法	清热化湿、豁痰开窍	清心开窍、涤暑化湿	清热养阴、平肝息风、凉血解毒
药物	石菖蒲三钱、鲜竹叶三钱、川郁金二钱、细木通钱半、炒山栀三钱、青连香二钱、粉丹皮三钱、淡竹沥五钱、灯心二钱、紫金片五分、苏合香丸或至宝丹	犀角三钱（现水牛角代）、生地五钱、元参三钱、竹叶心一钱、麦冬三钱、丹参二钱、黄连一钱五分、银花三钱、连翘二钱、六一散、至宝丹	犀角三钱（现水牛角代）、生地五钱、元参三钱、竹叶心一钱、麦冬三钱、丹参二钱、黄连一钱五分、银花三钱、连翘二钱、钩藤、丹皮、羚羊角
用法	菖蒲郁金汤调服苏合香丸或至宝丹	水八杯，煮取三杯，调服六一散、至宝丹，日三服	水八杯，煮取三杯，日三服

兼泌别失职

主症 热蒸头胀，呕逆，神迷，小便不通，渴不多饮，苔白浊腻，脉濡滑数。

病机 湿热酿痰、泌别失职。

治法 宣窍清热、利湿分消。

方药 安宫牛黄丸、苏合香丸、茯苓皮汤。

1. **安宫牛黄丸**（《温病条辨·上焦篇》十六）

方见前热入心包。

2. **苏合香丸**（《太平惠民和剂局方》卷三·治一切气）

方见前痰（湿）蒙心包。

3. **茯苓皮汤**（淡渗兼微辛微凉法）（《温病条辨·中焦篇》五十六）

茯苓皮五钱　生薏仁五钱　猪苓三钱　大腹皮三钱　白通草三钱　淡竹叶二钱

水八杯，煮取三杯，分三次服。

应用

1. **湿温** 湿温为感受湿热病邪，湿与热互结，弥漫三焦，病变部位在脾胃，起病多与脾胃盛衰相关，如薛生白《湿热病篇》所说："太阴内伤，湿饮停聚，客邪再至，内外相引，故病湿热。"《医门棒喝·湿温》论述了本病的病因病机和主症，认为湿温多以夏令湿盛，或人禀体阳虚多湿，而感四时杂气而成。虽四时皆有湿温，但夏秋为多。湿与热互结缠绵，可弥漫于上、中、下焦发病，若向下流注，则多表现为下肢困重、浮肿等，若湿浊上逆，蒙蔽清窍，则见头目昏沉，胸胁逆满，心中痞，不欲饮食，渴不欲饮，大便溏泄，频而不爽、小便短黄等，甚至引发黄疸或疟疾等疾病，如"从下受，则足肿体重；上受，则头目昏闷，胸满腹膨，乍寒乍热，胃不思食，渴不欲饮，大便溏泄，频而不爽；小便黄赤，短而不利。或变黄疸，或化疟痢，皆湿热二气合病也"。《温病条辨》介绍了湿温弥漫三焦的病因、病症、辨证和治疗方法，感受湿热之邪，表里经络脏腑三焦皆被湿热所困，则症见"热蒸头胀，身痛呕逆，小便不通，神识昏迷，舌白，渴不多饮"，治疗"先宜芳香通神利窍"，方用安宫牛黄丸，"续用淡渗分消浊湿"，方用茯苓皮汤，如"吸受秽湿，三焦分布，热蒸头胀，身痛呕逆，小便不通，神识昏迷，舌白，渴不多饮，先宜芳香通神利窍，安宫牛黄丸；续用淡渗分消浊湿，茯苓皮汤"，"按此证表里经络脏腑三焦，俱为湿热所困，最畏内闭外脱，故急以牛黄丸宣窍清热而护神明；但牛黄丸不能利湿分消，故继以茯苓皮汤"。（《温病条辨·中焦篇》五十六）

2. **淋证** 淋证之热淋、石淋、膏淋等，因湿热阻于下焦所致，病机为湿热蕴结下焦、阻滞膀胱，证属湿热下注证，症见小便短数或艰涩、色黄，少腹拘急，或小便浑浊不清，伴尿道灼热刺痛，尿时阻塞不畅，苔黄腻，脉濡数等，用茯苓皮汤清热利湿、利水通淋、分消湿浊。

3. **癃闭** 癃闭属膀胱湿热所致者，病机为湿热蕴结，熏蒸下焦，膀胱气化失司，尿路阻塞，证属湿热下注证，症见小便量少、点滴而下，甚则阻塞不通，小腹胀满疼痛，或伴小便浑浊不清，苔黄腻，脉濡数等，用茯苓皮汤淡渗清热利湿、通利水道。

病案选录

湿。壬戌八月十六日，某，吸受秽邪，募原先病。呕逆，邪气分布，营卫皆受，遂热蒸头胀，身痛经旬，神识昏迷，小水不通，上中下三焦交病，舌白，渴不多饮。是气分窒塞，当以芳香通神，淡渗宣窍，俾秽湿浊气，由此可以分消。

苡仁、茯苓皮、猪苓、大腹皮、通草、淡竹叶、牛黄丸二丸。

（清・叶桂. 临证指南医案[M]. 北京：人民卫生出版社，2006.）

按：本证为湿温，感受湿秽之邪，湿郁与热互结，而致上中下三焦皆被湿热所困。在上，热邪熏蒸浊邪上蒙清窍，故头胀、神识昏迷；在中，湿热困于中焦，故呕逆、渴不多饮、舌白；在下，湿热向下流注，故小水不通、身痛肢困。治疗当以牛黄丸芳香宣窍，茯苓皮汤分消湿浊。

鉴别 菖蒲郁金汤合苏合香丸或至宝丹与茯苓皮汤合苏合香丸均可见身热、神迷等症状，均有芳香开窍之功，但菖蒲郁金汤合苏合香丸或至宝丹主治湿热酿痰、蒙蔽心包，属湿热并重、蒙蔽上焦心窍，以身热不退、朝轻暮重，神识昏蒙、舌红、苔黄浊腻为主；茯苓皮汤合苏合香丸主治湿浊蒙上、泌别失职，属湿浊久困而蒙上流下之候，以热蒸头胀、神迷，小便不通，苔白浊腻为主。二方区别见表 5-14。

表 5-14 菖蒲郁金汤合苏合香丸或至宝丹、茯苓皮汤合苏合香丸鉴别

	菖蒲郁金汤合苏合香丸或至宝丹	茯苓皮汤合苏合香丸
病证	身热不退，朝轻暮重，神识昏蒙，清醒之时，表情淡漠，耳聋目瞑，反应迟钝，舌红、苔黄浊腻，脉濡滑数之痰湿蒙蔽心包证	热蒸头胀，身痛呕逆，小便不通，神迷，渴不多饮，舌红、苔白浊腻，脉濡滑数之湿浊上蒙、泌别失职证
病机	湿热酿痰、蒙蔽心包	湿热酿痰、泌别失职
治法	清热化湿、豁痰开窍	宣窍清热、利湿分消
药物	石菖蒲三钱、鲜竹叶三钱、川郁金二钱、细木通钱半、炒山栀三钱、青连香二钱、粉丹皮三钱、淡竹沥五钱、灯心二钱、紫金片五分，苏合香丸或至宝丹	茯苓皮五钱、生薏仁五钱、猪苓三钱、大腹皮三钱、白通草三钱、淡竹叶二钱，安宫牛黄丸或苏合香丸
用法	菖蒲郁金汤煎汤送服苏合香丸或至宝丹	先服安宫牛黄丸或苏合香丸；茯苓皮汤用水八杯，煮取三杯，分三次服

第六章

脾胃证类

脾胃证类，是指因邪阻中焦，致使脾失升清，胃不降浊，气机痞滞，脾胃功能失调的一类证候，包括脾证类、胃证类、脾胃证类。脾胃证多因湿热、暑湿、燥热、寒湿等病邪侵袭所致，见于湿温、暑湿、暑温、伏暑、秋燥等疾病，大多属于卫气营血辨证中气分证范畴和三焦辨证之中焦证。脾胃证以脾胃为中心，但因感受的病邪不同，或湿热的轻重程度不同，其病位和临床表现亦有区别，总以湿热困阻脾胃、脾胃升降功能失常为主要病机，主要症状为发热，汗出不解，脘腹痞闷，甚或胀痛，泛恶、不思饮食，或食后尤胀，呃逆不止，肢酸倦怠，泄泻，或便溏不爽，舌苔白腻或黄厚腻，脉濡或滑数等为主要特征的证候。后期可见神疲倦怠、乏力、大便溏薄，舌质淡，或脘腹冷痛、喜温喜按，畏冷肢寒，脉沉迟等脾胃气虚或阳虚症状，也可见大便痛泻，面色萎黄，四肢不温，或浮肿，小便短少，舌质淡胖，舌苔白腻，脉沉缓或弦紧等脾胃寒湿证候，脾胃寒湿证候不属于温病范畴，但可由脾胃湿热证类发展而来，故一并纳入，以资鉴别，并方便临证辨治参考。脾胃证类除见于温病各阶段，尚可见于感冒、哮证、疟疾、黄疸、胃痛、泄泻、痢疾、呕吐、燥证、虚劳等内科疾病。

第一节　脾　证　类

脾证类，是指外邪侵袭中焦导致脾功能失常的一类证候。因脾主运化、主升清，有统血功能，故脾证类多见脾之运化失常、升降失司等功能障碍。温病病变过程中，脾证类多因湿热、暑湿等病邪侵袭中焦，导致脾功能失常，多见于湿温、暑温、伏暑、疟疾、霍乱、痢疾等疾病，脾证类多属于温病卫气营血辨证中气分证和三焦辨证中中焦证范畴。因脾主运化水湿，故脾证中多见湿阻中焦气机、升降失司之证，病机以湿困脾阳为主，病程中亦可出现脾的阳气虚衰证候。湿困脾阳者，主要症状为面黄、神倦、胸痞、肢体倦怠、食少、腹胀，大便不爽，舌质淡红、苔白腻，脉沉缓等。根据温病学典籍的内容，本节将脾证类分为湿困脾阳证、脾气虚证、气血两虚证、脾阳虚证和脾肾阳虚证等证候，其中脾气虚证、气血两虚证、脾阳虚衰证类不属于温病证候的范畴，但因其见于温病学典籍之中，并与湿温病内容联系较紧密，故一并收入，以供临证鉴别。兼有其他证候但以脾证为主者亦归于本节论述。脾证类除见于温病气分证和中焦证阶段外，尚可见于呕吐、泄泻、痢疾、霍乱、黄疸、疟疾、水肿、淋证、内伤发热、腰痛、痹病、月经不调、带下病、产后病等内科、妇（产）科等疾病。

一、湿困脾阳

湿困脾阳又称湿困中阳，是指湿邪困阻脾阳导致脾运化功能失常的证候，常见症状有胸痞脘腹胀满，苔白腻或白腻而滑、脉沉缓等。

主症 脘腹胀满，大便不爽或溏泄，食少，四肢困重，舌质淡红、苔白腻或白腻而滑，脉缓。

病机 湿困中焦、脾阳受伤。

治法 温运脾阳、燥湿理气。

方药 四加减正气散、厚朴草果汤、来复丹、缩脾饮。

1. **四加减正气散**（《温病条辨·中焦篇》六十一）

藿香梗三钱 厚朴二钱 茯苓三钱 广皮一钱五分 草果一钱 楂肉五钱（炒） 神曲二钱

水五杯，煮二杯，渣再煮一杯，三次服。

应用四加减正气散时，注意本方的病机与煎煮方法及用药特点，即先用水煮取两杯，用药渣再煮取一杯，共服三次。“右脉缓”是其主要脉象特征，其病机在于“气分之湿阻”，故用“草果、楂肉、神曲，急运坤阳”。

2. **厚朴草果汤**（苦辛温法）（《温病条辨·中焦篇》八十五）

厚朴一钱五分 杏仁一钱五分 草果一钱 半夏二钱 茯苓块三钱 广皮一钱

水五杯，煮取二杯，分二次，温服。

应用厚朴草果汤时应注意，本方主要用于疟邪夹湿之证，故以草果祛邪截疟；厚朴、陈皮、半夏苦温燥湿；杏仁宣降气机以助燥湿。临床用以治疗湿疟时，可加入常山、马鞭草、青蒿等祛邪截疟药；如呕恶明显者，加生姜、竹茹和胃止呕；小便少者，加薏苡仁、车前子分利小便；身体疼痛者，加羌活、紫苏除湿通络。

3. **来复丹**（酸温法）（《温病条辨·下焦篇》三十八）

太阴元精石一两 舶上硫黄各一两 硝石一两，同硫黄为末，微火炒结砂子大 橘红二钱 青皮（去白）二钱 五灵脂二钱，澄去砂，炒令烟尽

醋糊丸，每服二钱或三十丸，空心醋汤下。（服法据《重订广温热论》补）

来复丹温热助阳，苦温香燥，以去湿化浊，使阴寒湿浊得开而阳气来复，方以硫黄之纯阳，伍硝石之苦寒，有阴阳相济之妙。薛生白指出“暑月为阳气外泄，阴气内耗之时，故热邪伤阴，阳明消烁，宜清宜滋，太阴告困，湿浊弥漫，宜温宜散”，故又用玄精石制硫黄之火性，青、陈二皮健胃理气，五灵脂引石性之药走肝胆之经，能治上盛下虚，心腹冷痛，大便泄泻等症。

4. **缩脾饮**（《湿热病篇》四十四。组成及用法据《太平惠民和剂局方》卷二补）

缩砂仁 乌梅肉（净） 草果（煨，去皮） 甘草（炙）各四两 干葛（剉） 白扁豆（去皮，炒）各二两

上㕮咀。每服四钱，水一大碗，煎八分，去滓，以水沉冷服以解烦，或欲热欲温，并任意服，代熟水饮之极妙。

本方需注意用法，即先将药物打碎，每次取四钱，用一大碗水煎八分，去掉药渣，将药汁静置放凉以后再喝，取凉以清热解烦之意。也可热服、温服，代茶饮。缩脾饮用于治疗寒湿困

遏脾阳病情轻者，以砂仁、草果理气化湿，扁豆、甘草培土和中，葛根升胃气，乌梅制砂仁、草果之燥，适用于湿重于寒而脾气虚者。

应用

1. **湿温** 湿温病中因脾阳素虚或病中过用寒凉药等损伤中气，导致湿邪久羁从寒而化。病机为湿重热微，湿郁伤阳，湿从寒化，困阻中焦。寒湿困阻脾胃，气机不畅，升降失司，故见脘腹胀满；脾阳不升，湿浊下流则大便不爽或溏泄；脾失健运，胃失和降则食少无味；苔白腻或白腻而滑，脉缓，证属寒湿困脾，当用四加减正气散温运脾阳，燥湿理气。即《温病条辨》所言："秽湿着里，邪阻气分，舌白滑，脉右缓，四加减正气散主之。"（《温病条辨·中焦篇》六十一）湿遏中阳、寒湿困脾属寒湿病，本不属湿热病的范畴，但吴鞠通认为此证"为加减正气散法，欲观者知化裁古方之妙"因此将其列入湿温门中。

2. **湿疟** 湿疟病机为疟邪夹湿。症见寒热定时发作，手足凉，渴喜热饮，胸闷脘痞，呕恶纳呆，疲乏困重，便溏，舌苔白腻，脉弦缓。证属湿邪内蕴、寒湿内阻。叶天士指出："寒起四末，渴喜热饮。此湿邪内蕴，脾阳不主宣达，而成湿疟。"（《临证指南医案·卷六》疟），雷丰亦指出："湿疟之证，因于久受阴湿，湿气伏于太阴，偶有所触而发。"（《时病论·卷之五》湿疟）故吴鞠通强调治疗此证应"以苦辛通降，纯用温开，而不必苦寒也"。（《温病条辨·中焦篇》八十五）治疗当以厚朴草果汤燥湿化浊，祛邪截疟。即吴鞠通所论："舌白脘闷，寒起四末，渴喜热饮，湿蕴之故，名曰湿疟，厚朴草果汤主之。"（《温病条辨·中焦篇》八十五）

3. **暑湿** 暑湿夹寒之证，病机为暑湿伤脾、阳气不足。叶天士云："长夏湿令，暑必兼湿。"（《临证指南医案·卷六》夏热）而炎夏盛暑之季，人每喜恣食生冷，贪凉露宿，以致暑邪又常夹湿兼寒而成暑湿兼寒之证。症见恶寒，倦怠，四肢乏力，面黄，口不渴，腹痛下利，脉沉弱或缓等，证属寒湿困脾。《湿热病篇》中称为暑湿"湿困太阴之阳"证。轻者可用缩脾饮温脾化湿，病重者可用来复丹温散寒湿、和济阴阳。如"暑月病初起，但恶寒，面黄，口不渴，神倦四肢懒，脉沉弱，腹痛下利，湿困太阴之阳，宜仿缩脾饮，甚则大顺散、来复丹等法"。（《湿热病篇》二十六）"暑湿内袭，腹痛吐利，胸痞脉缓者，湿浊内阻太阴。宜缩脾饮"。（《湿热病篇》四十四）或由感受暑湿病邪，湿热犯于中焦，误用苦寒攻下或过用寒凉之品而损伤中焦阳气，使正气大伤而邪气未解，出现"气塞填胸，燥乱，口渴"等清浊交混阻于中焦的症状。亦可用来复丹温散寒湿、升清降浊。如吴鞠通所言："暑邪误治，胃口伤残，延及中下，气塞填胸，燥乱口渴，邪结内踞，清浊交混者，来复丹主之。"（《温病条辨·下焦篇》三十八）

病案选录

案一：湿温·湿邪弥漫三焦。某，五十。秽湿邪吸受，由募原分布三焦，升降失司，脘腹胀闷，大便不爽，当用正气散法。

藿香梗、厚朴、杏仁、广皮白、茯苓皮、神曲、麦芽、绵茵陈。

（清·叶桂. 临证指南医案[M]. 北京：人民卫生出版社，2006.）

按：口鼻吸受秽湿浊邪，进入募原，弥漫三焦，阻滞气机，是湿热邪气致病的病机特点。故治疗重在用正气散法燥湿行气。

案二：暑·暑湿。何，暑湿皆客邪也，原无质，故初起头胀胸满，但伤上焦气分耳。酒家少谷，胃气素薄，一派消导，杂以辛散苦寒，胃再伤残。在上湿热，延及中下，遂协热自利。

三焦邪蒸，气冲塞填胸，躁乱口渴，瓜果下脘，格拒相斗，此中宫大伤，况进热饮略受，其为胃阳残惫，而邪结内踞可知矣。考暑门时风烦躁，清浊交乱者，昔贤每以来复丹五六十粒，转运清浊为先，攻补难施之际，望其效灵耳。

（清・叶桂. 临证指南医案[M]. 北京：人民卫生出版社，2006.）

按：本案患者感受暑湿，邪在上焦，因其饮酒食少，本胃气不足，又用消导辛散苦寒之法再伤胃阳，使暑湿之邪内陷中下焦，邪气弥漫三焦，水、热、湿交杂于中，清浊不分。中阳大伤，邪气上冲心胸，致中脘气闭，见“气冲塞填胸，躁乱口渴”，下至肠腑，致下焦分清泌别失司，见“协热自利”，乃阳衰阴伤且邪盛之候，故用来复丹通调三焦、和济阴阳以转运清浊、祛邪外达。方中硫黄辛热，补火助阳，下气除寒；硝石苦寒，降火通肠，二药相合，阴阳互济，温阳降逆通闭；玄精石咸寒滋阴降火；青皮、陈皮疏利气机，使气闭得通；五灵脂甘温，善除心腹冷气，通利血脉，引浊阴之物下行，诸药合用使阴阳得补，气机调畅，邪气外除。

案三：湿疟。朱，三十八岁，但寒不热，舌苔白滑而浓三四日，灰黑而滑五六日，黑滑可畏，脉沉弦而紧。太阴湿疟，与牝疟相参，但牝疟表寒重，此则偏于在里之寒湿重也。初起三日，用桂枝、草果、苍术、黄芩、茯苓、苡仁、广皮、猪苓、泽泻。三四日加附子，五六日又加草果、苍术分量。再加生姜，舌苔始微化黄，恶寒渐减。服至十二三日，舌苔恶寒始退。愈后峻补脾肾两阳，然后收功。

（清・吴瑭. 吴鞠通医案[M]. 北京：中国中医药出版社，2006.）

按：本案系太阴湿疟之寒湿困脾证，亦称脾疟，或足太阴疟。《素问・刺疟》中言：“足太阴之疟，令人不乐，好太息，不嗜食，多寒热，汗出，病至则善呕，呕已乃衰，即取之。”患者症见恶寒、舌苔黑滑、脉沉弦而紧，乃寒湿极重损伤阳气，故以温通之药温化里寒之湿，用厚朴草果汤加减，邪去后再峻补脾肾。方中附子、桂枝、生姜温肾暖脾，散寒祛湿；草果、苍术、广皮温中燥湿；配伍黄芩清热燥湿，防诸温药过而化热，相反相成；茯苓、苡仁、猪苓、泽泻，健脾渗湿，导湿从小便出；诸药合用脾肾双补，温阳化湿、利水渗湿，标本兼顾，故阳气渐复，寒湿渐退。

鉴别

1. **四加减正气散、缩脾饮、来复丹和厚朴草果汤鉴别**。四方均可以用于湿邪内盛、困阻脾阳而致脾失健运的证候。四加减正气散证，主要病机为湿邪困阻脾阳，升降失司，中焦气机不畅，以脘腹胀满、腹泻为主要表现，其组方侧重于理气化湿；四加减正气散证偏于寒湿，而缩脾饮和来复丹证则多属暑湿，或湿热之湿重于热，主要以湿邪困阻中焦、清浊不分而致的吐泻为主，病情轻者可用缩脾饮，病重者用来复丹；厚朴草果汤则用于疟邪夹湿之湿疟，有明显的寒热交替、定时发作的疟邪的表现，故用药以辛、苦、温为主，以开达膜原、分消三焦，燥湿化浊，祛邪截疟。四方区别如表6-1。

表6-1　四加减正气散、缩脾饮、来复丹、厚朴草果汤鉴别

	四加减正气散	缩脾饮	来复丹	厚朴草果汤
病证	腹泻、脘闷，头身困重，舌质淡红、苔白腻，脉缓之湿困脾阳证	胸痞或腹胀痛、吐利，舌质红、苔白腻，脉缓之湿阻太阴腹痛证	恶寒、神倦、面色萎黄、胸膈满闷、腹痛下利，四肢懒，脉沉弱之湿困太阴重证	恶寒发热，口渴、喜热饮，胃脘满闷，四肢不温，苔白腻，脉缓之湿疟

续表

	四加减正气散	缩脾饮	来复丹	厚朴草果汤
病机	秽湿着里、邪阻气分	湿困脾阳、病情较轻	寒湿困脾、病情较重	湿困脾阳、热少湿多
治法	化湿和中、行气消滞	温脾化湿	温散寒湿、和济阴阳	健脾化湿、行气止疟
药物	藿香梗三钱、厚朴二钱、茯苓三钱、广皮一钱五分、草果一钱、炒楂肉五钱、神曲二钱	缩砂仁、乌梅肉、煨草果、炙甘草各四两，干葛、白扁豆各二两	玄精石、硫黄、硝石、五灵脂、青皮、橘红	厚朴一钱五分、杏仁一钱五分、草果一钱、半夏二钱、茯苓块三钱、广皮一钱
用法	水五杯，煮二杯，渣再煮一杯，三次服	上㕮咀。每服四钱，水一大碗，煎八分，去滓，以水沉冷服以解烦，或欲热欲温，并任意服，代熟水饮之极妙	醋糊丸，每服二钱或三十丸，空心醋汤下	水五杯，煮取二杯，分二次，温服

2. **一加减正气散、二加减正气散、三加减正气散、四加减正气散和五加减正气散鉴别**。五方均含藿香、厚朴、陈皮、茯苓，有化湿理气和中之功，可治内伤湿滞之证。五方皆出自《温病条辨》，是由吴鞠通对《太平惠民和剂局方》藿香正气散加减化裁而成的系列方，故均名曰“加减正气散”。一加减正气散为苦辛微寒法。脘连腹胀，大便不爽乃湿郁微有化热，且主要在中焦，无须发表，故减去藿香正气散中的紫苏、白芷以及桔梗。重在以藿香化浊，厚朴、广陈皮、茯苓皮、大腹皮祛湿行气除满，并加杏仁利肺与大肠之气，神曲、麦芽升降脾胃之气，茵陈宣湿郁而动生发之气，藿香亦用梗，取其走中不走外也。茯苓用皮，以诸皮皆凉，泻湿热独胜也。二加减正气散为苦辛淡法。脘闷便溏为中焦湿邪偏盛，身痛苔白，脉象模糊，乃湿阻经络，故加木防己利湿通络；通草、薏苡仁，利小便以实大便；大豆黄卷从湿热蒸变而成，能化蕴酿之湿热。三加减正气散为苦辛寒法。舌黄脘闷为内有伏热或湿郁日久化热，亦见身热，故加杏仁利肺气，合藿香宣畅气机，使气化则湿亦化；滑石辛淡而凉，清利湿中之热。四加减正气散为苦辛温法。舌白脉滑右缓乃湿阻气机，故加草果、山楂肉、神曲，燥湿运脾。五加减正气散亦为苦辛温法。脘闷便泄乃湿从寒化，脾运不及，故加苍术苦温燥湿，合藿香芳香化湿，大腹皮运脾，谷芽升发脾胃之气。四加减正气散证与五加减正气散证一偏重于胃纳失常，一偏重于脾运失常。

加减正气散五方证治各有不同。一加减正气散中加茵陈、二加减正气散中加木防己、三加减正气散中加滑石，所加的都是凉性药物，所治为湿热病，其证候都有身热不扬的见症。四加减正气散中加草果、五加减正气散中加苍术，所加的都是辛温药，它们所治疗为寒湿病，均无发热症状。五方区别如表 6-2。

表 6-2 加减正气散五方鉴别

	一加减正气散	二加减正气散	三加减正气散	四加减正气散	五加减正气散
病证	脘痞腹胀，嗳腐厌食，泻下秽臭，口气酸腐之湿郁食滞证	脘痞腹胀，身痛，便溏，舌苔白腻，脉象模糊之湿郁经络证	身热不扬，脘痞腹胀，纳食少，舌质红、苔黄腻之湿渐化热证	胸闷腹胀，头身困重，便溏，舌质淡、苔白腻，脉缓之寒湿困阻证	脘闷腹胀，便溏，舌质淡、苔白腻，脉缓之湿困脾阳证

续表

	一加减正气散	二加减正气散	三加减正气散	四加减正气散	五加减正气散
病机	湿郁三焦、升降失司	湿郁中焦、脾胃升降失常	秽湿浊里、久则酝热	秽湿浊里、湿困脾阳	湿困中焦、脾胃不和
治法	芳香化湿、理气和中	化湿和中、清热通络	芳香化浊、清热利湿	化湿和中、行气消滞	和中健脾、理气导滞
药物	藿香梗二钱、厚朴二钱、杏仁二钱、茯苓皮二钱、广皮一钱、神曲一钱五分、麦芽一钱五分、绵茵陈二钱、大腹皮一钱	藿香梗、茯苓皮、木防己、薏苡仁各三钱，陈皮、厚朴、大豆黄卷各两钱，通草一钱五分	藿香（连梗叶）三钱、茯苓皮三钱、厚朴二钱、广皮一钱五分、杏仁三钱、滑石五钱	藿香梗三钱、厚朴二钱、茯苓三钱、广皮一钱五分、草果一钱、炒楂肉五钱、神曲二钱	藿香梗二钱、广皮一钱五分、茯苓块三钱、厚朴二钱、大腹皮一钱五分、谷芽一钱、苍术二钱
用法	水五杯，煮取二杯。再服	水八杯，煮三杯，三次服	水五杯，煮二杯，再服	水五杯，煮二杯，渣再煮一杯，三次服	水五杯，煮二杯，日再服

兼脾阳虚

主症 四肢清冷，脘闷腹胀满，口不渴或渴喜热饮，小便清长，上吐下泻，舌质淡红、苔白滑、脉濡而小。

病机 湿邪困脾、日久伤阳、脾阳亏虚。

治法 燥湿行气、温振脾阳。

方药 五加减正气散、大顺散、加减附子理中汤。

1. **五加减正气散**（《温病条辨·中焦篇》六十二）

藿香梗二钱 广皮一钱五分 茯苓块三钱 厚朴二钱 大腹皮一钱五分 谷芽一钱 苍术二钱

水五杯，煮二杯，日再服。

2. **大顺散**（《湿热病篇》四十五，组成据《温热经纬》补）

甘草三十斤（剉长寸） 干姜 杏仁（去皮、尖） 肉桂（去粗皮）各四斤

先将甘草用白砂炒及八分黄熟，次入干姜同炒，令姜裂，次入杏仁又同炒，候不作声为度。筛去砂，后入肉桂，一处捣为散。每服二钱，水煎温服。如烦躁，井花水调下，不拘时，沸汤调亦可。

应用大顺散时应当注意，大顺散用于治疗寒湿困遏脾阳病情重者，临证仅用大顺散恐力所不及，病重药轻，可考虑与理中汤、四逆汤温中阳之方合方应用。另外，薛生白提出应用本方时可加入广皮、茯苓等理气渗湿之品，可为参考。

3. **加减附子理中汤**（《温病条辨·中焦篇》）

白术三钱 附子二钱 干姜二钱 茯苓三钱 厚朴二钱

水五杯，煮取二杯，分二次温服。

此偏于湿，合脏阴无热之证，故以附子理中汤，去甘守之人参、甘草，加通运之茯苓、厚朴。

应用

1. **湿温** 湿温湿郁中焦，寒湿伤脾的病机为寒湿困阻而导致脾运失常，寒湿阻滞气机，中焦痞塞，所以见胸脘痞闷。寒湿困阻，损伤脾阳，脾失健运，则纳呆食少。脾不能运化水湿，

下注大肠，则大便溏泄，色淡无臭，证属寒湿伤中，脾失健运。症见胸脘痞闷，纳呆食少，大便溏泄，色淡无臭味，舌苔白腻，脉濡等。《温病条辨》中指出“秽湿着里，脘闷便泄，五加减正气散主之”。（《温病条辨·中焦篇》六十二）强调其主症是“脘闷，便泄”。若湿困太阴，脾阳郁遏以“自利，腹满”为主症，并见小便清长、脉濡而小，是湿邪困阻足太阴，以致脾阳郁遏不伸，水湿内停不运的证候，吴鞠通认为是“此偏于湿合脏阴无热之证”。“脏阴”，是指脾阳被阴邪湿浊所困，阳郁不伸，阴寒内盛，此时虽有“腹满”但治疗时“法当温脏，勿事通腑”，用加减附子理中汤温补脾阳、散寒祛湿，切不可苦寒攻下以通腑，否则更伤脾阳而成洞泄寒中，即吴鞠通所言“自利腹满，小便清长，脉濡而小，病在太阴，法当温脏，勿事通腑，加减附子理中汤主之”。（《温病条辨·中焦篇》九十四）

2. **暑湿**　暑湿困脾阳，其病机为暑湿浊邪困遏脾阳，运化失职，升降失司，证属湿从寒化、脾阳大伤。如薛生白所言“夫吐泻肢冷脉浮，是脾胃之阳，为寒湿所蒙，不得升越，故宜温热之剂，调脾胃利气散寒”。（《湿热病篇》四十五）症见腹痛吐利、胸痞、脉缓，临床尚可见畏寒肢冷、脘闷食减、大便稀溏等症。方用大顺散，即《湿热病篇》所载“暑月饮冷过多，寒湿内留，水谷不分，上吐下泻，肢冷脉伏者，宜大顺散”。（《湿热病篇》四十五）

3. **腹痛**　寒湿腹痛，病机为外感寒、湿之邪，侵入腹中，导致气机阻滞，气血经脉受阻。感受寒邪则寒凝气滞，脉络绌急，不通则痛。感湿邪则肠道传导失职，腑气不通而发生腹痛，症见腹痛拘急，遇寒痛甚，得温痛减，口淡不渴，形寒肢冷，小便清长，大便清稀，舌质淡，苔白腻，脉沉紧。证属寒湿困脾，可用五加减正气散调和脾胃、温化寒湿，脾阳大伤者亦可用加减附子理中汤温运脾阳、健脾祛湿。

4. **泄泻**　寒湿泄泻，病机为外感寒湿之邪伤及脾胃，使脾胃升降失司，脾不升清；或直接损伤脾胃，导致脾失健运，水湿不化，引起泄泻。因湿邪易困脾土，以湿邪最为多见，故有“湿多成五泄”“无湿不成泻”之说。如清·沈金鳌云：“是泄虽有风、寒、热、虚之不同，要未有不源于湿者也。”（《杂病源流犀烛·泄泻源流》）证属寒湿伤中，可用大顺散温阳化湿、调和脾胃。

病案选录

案一：胸痞。白，二六。脉沉小弦，为阴浊饮邪，质阳不充旺，胸中清气不得舒展旷达，偶触入寒冷，或误进寒物饮邪暴冷，凝结胸痞，当平日食物，忌用酒肉腥浊，便清阳流行，常服仲景苓桂术甘汤百剂。若病来因冷，即服大顺散。

（清·叶桂. 临证指南医案[M]. 北京：人民卫生出版社，2006.）

按：此案患者平素痰湿水饮较盛，故平时常服用苓桂术甘汤温阳化湿，若贪凉暴伤于寒，脾阳大伤，以致病情加重乃至吐泻，则用大顺散温阳化湿、调和脾胃。

案二：泄泻。某，二二。不耐烦劳是本虚，脘闷便泄属湿邪，先治湿，后治本。藿香梗、广皮、茯苓、大腹皮、厚朴、谷芽。

（清·叶桂. 临证指南医案[M]. 北京：人民卫生出版社，2006.）

按：此案即吴鞠通创制五加减正气散之来源，患者平素脾虚，今湿邪内盛，阻滞中焦，胸闷脘痞，脾不升清，大便溏泄，虽有脾虚，而湿邪内盛则当先以祛邪为主，故用五加减正气散理气燥湿为主，湿邪去则再图健脾。

案三：暑温过用寒凉。西乡吴某，偶患暑温，半月余矣。前医认证无差，惜乎过用寒剂，非但邪不能透，而反深陷于里，竟致身热如火，四末如冰。复邀其诊，乃云热厥，仍照旧方，添入膏、知、犀角等药，服之益剧，始来求治于丰。诊其左右之脉，举按不应指，沉取则滑数。丰曰：邪已深陷于里也。其兄曰：此何证也？曰：暑温证也。曰：前医亦云是证，治之乏效何？曰：暑温减暑热一等，盖暑温之势缓，缠绵而愈迟；暑热之势暴，凉之而愈速。前医小题大作，不用清透之方，恣用大寒之药，致气机得寒益闭，暑温之邪，陷而不透，非其认证不明，实系寒凉过度。刻下厥冷过乎肘膝，舌苔灰黑而腻，倘或痰声一起，即有仓扁之巧，亦莫如何！明知证属暑温，不宜热药，今被寒凉所压，寒气在外在上，而暑气在里在下，暂当以热药破其寒凉，非治病也，乃治药也。得能手足转温，仍当清凉养阴以收功。遂用大顺散加附子、老蔻。服一帖，手足渐转为温，继服之，舌苔仍化为燥，通身大热，此寒气化也，暑气出也，当变其法。乃用清凉透邪法去淡豉，加细地、麦冬、蝉衣、荷叶，一日连服二剂，周身得汗，而热始退尽矣。后拟之法，皆养肺胃之阴，调治匝月而愈。

程曦曰：学医知常为易，知变为难。病有千变，而药亦有千变。即如是证，过服寒凉，热证未去，而寒证又生，此病一变也。暂用温热之剂，先破寒凉之气，此药一变也。服之肢体回温，舌苔仍燥，此病又一变也。即舍热药，转用凉剂收功，此药又一变也。不知通变之医，反谓朝秦暮楚，侥幸图功耳。

（雷丰. 时病论[M]. 北京：人民卫生出版社，1972.）

鉴别　五加减正气散、大顺散、加减附子理中汤三方均可用于湿邪困脾、日久伤阳、脾阳亏虚之证，表现为胸脘痞闷，纳呆食少，大便溏泄，色淡无臭味，舌苔白腻，脉濡。五加减正气散是“苦辛温法”的代表方。以藿香梗、厚朴、茯苓、广皮为主药，苦辛通降、芳香化浊、开郁畅中、健脾利湿，又以苍术、大腹皮温运燥湿，理气畅中；以谷芽升脾和胃。长于健脾化湿，理气畅中，适用于脘闷，便溏，湿邪困阻，中焦痞塞较甚者。加减附子理中汤亦属苦辛温法，也是吴鞠通所谓“温脏”法的代表方，有温脏散寒，健脾祛湿之功。加减附子理中汤所主治之证并非虚寒，而是湿邪困遏脾阳，阳郁不伸的病变，表现为下利，脘腹胀满，小便清长，舌苔白，脉濡而小。功在振奋脾阳，祛除湿邪，使脾阳振则湿易去，湿邪去则脾阳振，温阳与祛湿相辅相成。大顺散证则是寒湿内侵脾胃而致吐利，较前两方寒湿为甚，以致阳气不能达于四肢，并见四肢逆冷，脉沉伏，此时宜用大顺散温脾祛寒化湿。三方具体区别见表 6-3。

表 6-3　五加减正气散、大顺散、加减附子理中汤鉴别

	五加减正气散	大顺散	加减附子理中汤
病证	胸脘痞闷，纳呆食少，大便溏泄，舌苔白腻，脉缓之湿困脾阳证	四肢逆冷，上吐下泻，舌质淡、苔白滑，脉沉伏之阳虚寒湿证	下利，脘腹胀满，小便清长，舌苔白，脉濡而小之阳虚寒湿证
病机	寒湿伤中、脾失健运	湿从寒化、脾阳大伤	湿从寒化、损伤脾阳
治法	调和脾胃、温化寒湿	温阳化湿、调和脾胃	温运脾阳、健脾祛湿
药物	藿香梗二钱、广皮一钱五分、茯苓块三钱、厚朴二钱、大腹皮一钱五分、谷芽一钱、苍术二钱	甘草三十斤、干姜、杏仁、肉桂各四斤	白术三钱、附子二钱、干姜二钱、茯苓三钱、厚朴二钱
用法	水五杯，煮二杯，日再服	每服二钱，水一中盏，煎至七分，去滓温服。如烦躁，井花水调下，不计时候。以沸汤点服亦得	水五杯，煮取二杯，分二次温服

二、脾气虚证

脾气虚证是由于饮食不节，或劳倦过度，或忧思日久，或禀赋不足，或久病耗伤，调养失慎等致脾气不足，运化失职而成的证候，常见症状有纳呆，脘痞腹胀，食后尤甚，便溏，神疲乏力、肢体倦怠，舌淡苔白，脉缓或弱等。

（一）兼气陷

主症 少气倦息，伴食少、便溏，脘腹坠胀，或久泄脱肛，小便频数甚或失禁，舌质淡，舌苔白，脉缓弱。

病机 脾气虚弱、中气下陷。

治法 补脾建中、升阳益气。

方药 补中益气汤、加减补中益气汤。

1. **补中益气汤**（《温病条辨·中焦篇》八十二）

炙黄芪一钱五分 人参一钱 炙甘草一钱 白术一钱（炒） 广皮五分 当归五分 升麻三分（炙） 柴胡三分（炙） 生姜三片 大枣二枚（去核）

水五杯，煮取二杯，渣再煮一杯，分温三服。

2. **加减补中益气汤**（《温病条辨·中焦篇》九十八）

人参二钱 黄芪二钱 广皮一钱 炙甘草一钱 归身二钱 炒白芍三钱 防风五分 升麻三分

水八杯，煮取三杯，分三次温服。

应用

1. **久疟** 疟疾反复发作，日久不愈，病在中焦者，属“中焦疟”，病机为脾气虚弱、无力祛邪，以致“气虚留邪”，证属疟发日久，脾虚气陷。症见寒热往来，汗多，精神倦息，甚者肢体微肿，饮食减少，苔白，脉缓。治疗以升阳益气立法，用补中益气汤。如吴鞠通所言“中焦疟，寒热久不止，气虚留邪，补中益气汤主之”。（《温病条辨·中焦篇》八十二），雷丰亦指出补中益气汤“治气虚患疟，寒热汗多，倦怠食减”，“此方治虚疟，最为确当”。（《时病论·卷之五》拟用诸法）。

2. **久泻、久痢** 泄泻、痢疾反复发作，日久不愈，病机属于脾气亏虚，中气下陷，气失固摄，证属脾虚气陷。症见泄泻、下痢日久不止或反复发作，食欲不振，形体消瘦，甚则滑脱不禁，便中带有黏液、脓血，伴困倦，腹部隐痛、面色少华等，用补中益气汤健脾益气，升陷固脱。如叶天士所言“小儿休息久痢，变为粪后下血，最难速愈。有因气弱下陷者，补中益气”。（《临证指南医案·卷十·幼科要略》痢），吴鞠通所言“气虚下陷，门户不藏，加减补中益气汤主之”。（《温病条辨·中焦篇》九十八），雷丰所言“治烦劳内伤，阳虚自汗，气虚不能摄血，久痢久疟”。（《时病论·卷之三》拟用诸法）。

3. **月经不调** 冲任失调，血海不宁引起的月经量多、月经先期等月经病，病机属于脾虚气陷，失于统摄，证属气不摄血。症见经期超过 7 天，甚或淋漓 2 周方净，月经量少，面色萎黄，倦息懒言，头晕目眩，面白无华，食少便溏，舌苔淡白，脉缓弱等，用补中益气汤健脾益气，固冲止血。

4. 脱肛 肛门为大肠之使，久痢久泻、气虚下陷均可导致脱肛，病机为脾气亏虚，中气下陷，肠道失固。证属气虚下陷。症见久泻不止，甚则大便失禁，脱肛，气短、气坠，食少、腹胀，舌质淡，脉弱等。用补中益气汤补脾建中，举陷固脱。如叶天士所言："肛门为大肠之使，大肠受寒受热，皆能脱肛。老人气血已衰。小儿气血未旺。皆易脱肛。经曰：下者举之。徐之才曰：涩可去脱。皆治脱肛之法也。观先生治脱肛之症，亦不越乎升举、固摄、益气三法。如气虚下陷而脱者，宗东垣补中益气汤，举陷为主。"（《临证指南医案·卷七》脱肛）

病案选录

案一：劳疟。方，劳疟再发。

人参、草果、生姜、乌梅，秋露水煎。

又，补中益气汤加草果、知母、姜、枣。

（清·叶桂. 临证指南医案[M]. 北京：人民卫生出版社，2006.）

按：劳疟为疟久不解，遇劳则发，多为气血亏虚，故用补中益气汤补益气血，扶正祛邪，草果燥湿截疟、知母清热润燥，二者一阴一阳，共奏和表里、调阴阳、除寒热、治疟疾之效。

案二：泄泻（湿热气陷）。汪，夏令脾胃司气，兼以久雨泛潮，地中湿气上干，食味重浊少运，所谓湿胜成五泄也。古云寒伤形，热伤气，芒种夏至，天渐热，宜益气分以充脾胃。此夏三月，必有康健之理，补中益气汤。

又生鹿茸、鹿角霜、人参、归身、茯苓、炙草、生姜。

（清·叶桂. 临证指南医案[M]. 北京：人民卫生出版社，2006.）

按：夏季湿气主令，与脾胃相应，容易出现泄泻这一疾病。然而，夏季天气炎热，热伤气，所以夏季脾胃气虚，治疗这种泄泻用补中益气汤补气健脾，一者止泻，二者恢复脾胃功能，预防脾胃气虚。

案三：经期延长。程，寒热经月不止，属气弱留邪，以益气升阳，补中益气汤。

（清·叶桂. 临证指南医案[M]. 北京：人民卫生出版社，2006.）

按：经期延长，当止不止，此时当详察其因，辨气不摄血、瘀血阻络之别。此患者属气弱留邪，故用补中益气汤益气升阳，恢复气之固摄功能而达到止血的目的。

案四：脱肛。翁，六五。湿热皆主伤气，气下陷坠肛而痛，溲溺后，阴囊筋牵着于肛，其痛为甚，夫厥阴肝脉绕阴，按脉濡弱，决非疏泄主治，议进陷者举之，从东垣补中益气汤。（湿热气虚下陷）

（清·叶桂. 临证指南医案[M]. 北京：人民卫生出版社，2006.）

按：本证为湿热伤气导致的气陷脱肛，故用补中益气汤举陷固脱。

案五：气陷证。杨某某，男，40岁。1992年4月10日初诊。因患绦虫病一次服南瓜籽六两（炒）、大白100g（煎）、硫苦120g（兑服），而致大泻不止，随大便泻下绦虫一条约2米长。连头节排出后，即感神疲体倦，进而出现心悸气短，面色无华，常自汗出，矢气频作而不臭，小便清长舌质淡，苔薄白，脉沉细无力。如此数月，且有逐渐加重之势。

诊为气陷证，治宜补中益气、升陷固脱，方用补中益气汤加减。

药用：黄芪30g，白术15g，升麻15g，柴胡10g，红参10g，枣仁20g，生龙牡各30g，炮姜 10g，炙甘草 6g，大枣 5 枚。

服药 5 剂，诸症均减。又服 5 剂，唯留神疲、乏力、心悸未除。用补中益气丸、人参健脾丸之类调理而愈。

按：患者虽值中年身体康健，但终因过服行气消积之大白及峻泻之硫苦，以致脾胃元气大伤。脾胃者后天之本、气血生化之源；脾主运化，以升为用；胃主收纳，以降为慎。今过于克伐，脾胃之清阳不升，故出现一系列气陷之证。补中益气汤补益元气，升举提陷，使浊降清升，故诸证悉除；加入炮姜，以鼓舞脾胃上升之阳气；加入枣仁、龙牡之类，以增强收敛固涩之功。

[张学文. 气陷证治验一则. 中医函授通讯[J]，1993（5）：35.]

鉴别 补中益气汤、加减补中益气汤与加减附子理中汤均治疗脾虚证，病机为疾病日久、耗伤正气。症状有饮食减少，下利，精神疲惫，舌淡苔白等。补中益气汤偏于正气亏虚、邪气内留，可为疟发日久而致，症状以寒热往来、日久不愈为主，治疗重在益气升阳，是疟后体虚的调治法。加减补中益气汤偏于气虚下陷，门户不藏，症状以泻痢为主，故以补中益气汤去柴胡之燥、白术之滞，加入防风升阳、白芍敛阴缓急。可见其治是以针对气虚下陷为主，祛邪次之。加减附子理中汤偏于寒湿伤脾，症状以下利，腹痛、四肢不温为主，重在温脾化湿。三方区别见表 6-4。

表 6-4 补中益气汤、加减补中益气汤、加减附子理中汤鉴别

	补中益气汤	加减补中益气汤	加减附子理中汤
病证	恶寒、发热长期不止，或伴呕恶食难下咽，不知饥饿，腹中隐痛，下利，形体衰惫，舌淡苔白，脉弦	下利不禁，脘腹坠胀，甚或脱肛，腹痛绵绵，精神疲极，食少纳呆，舌质淡，舌苔白，脉弱	脘腹胀满，泛恶、呕吐，面色无华，四肢不温，或浮肿，下利痛泻，小便清长，舌质淡胖，舌苔白腻，脉濡小
病机	寒热日久、耗伤正气	久痢伤气、气虚下陷	痢疾日久、寒湿伤脾
治法	健脾补中、升阳益气	补中益气、升陷止痢	温中散寒、理气化湿
药物	炙黄芪一钱五分、人参一钱、炙甘草一钱、白术一钱、广皮五分、当归五分、升麻三分、柴胡三分、生姜三片、大枣二枚	人参二钱、黄芪二钱、广皮一钱、炙甘草一钱、归身二钱、炒白芍三钱、防风五分、升麻三分	白术三钱、附子二钱、干姜二钱、茯苓三钱、厚朴二钱
用法	水五杯，煮取二杯，渣再煮一杯，分温三服	水八杯，煮取三杯，分三次温服	水五杯，煮取二杯，分二次温服

（二）兼暑湿

主症 身热，脘腹痞闷，自汗，气喘促，四肢困倦，心烦，小便黄，舌白或黄，脉虚或濡。

病机 暑温夹湿、气阴两虚。

治法 清暑化湿、益气生津。

方药 东垣清暑益气汤。

清暑益气汤（《温病条辨·上焦篇》二十三）（辛甘化阳酸甘化阴复法）

黄芪一钱　黄柏一钱　麦冬一钱　青皮一钱　白术一钱五分　升麻三分　当归七分炙草一钱　神曲一钱　人参一钱　泽泻一钱　五味子八分　陈皮一钱　苍术一钱五分　葛根三分生姜二片　大枣二枚

水五杯，煮取二杯，渣再煎一杯，分温三服。虚者得宜，实者禁用；汗不出而但热者禁用。使用本方时当注意加减变化：脾胃不足者，少用升麻，少加柴胡；中满者，去甘草；咳甚者，去人参；口咽干者，加干葛；汗少者，黄芪减五分；心下痞者，少加黄连。

应用

1. **暑温** 暑温兼阴湿之变，病机属于暑温夹湿，脾气亏虚。证属气虚兼暑湿。症见发热，四肢困重、疼痛，恶寒，精神倦怠，心烦，胸满气促，小便黄，大便溏，口渴，自汗，气喘或气短，舌白或黄，脉虚或濡，用东垣清暑益气汤清暑化湿、益气生津。即《温病条辨》中所载“《金匮》谓太阳中暍，发热恶寒，身重而疼痛，其脉弦细芤迟，小便已，洒然毛耸，手足逆冷，小有劳，身即热，口开，前板齿燥。……可与东垣清暑益气汤”。(《温病条辨·上焦篇》二十三)。《湿热病篇》亦载“湿热证，湿热伤气，四肢困倦，精神减少，身热气高，心烦溺黄，口渴自汗，脉虚者，用东垣清暑益气汤主治”。(《湿热病篇》三十八)。俞根初亦提出：“暑热伤气，刚补而清之，东垣清暑益气汤是也。”(《重订通俗伤寒论》第二章第五节·清凉剂)

2. **下利** 大便次数增多，粪质清稀，排便感觉异常，病机属于脾气亏虚，湿热阻滞。证属湿热困脾。症见大便清稀，次数增多，腹中肠鸣，四肢困重疼痛，神情倦怠，或有发热、汗出，舌红苔白或黄，脉细数，用东垣清暑益气汤清热化湿、益气生津。湿热去，气津复则下利自止。如叶天士所言“小儿休息久痢，变为粪后下血，最难速愈……湿热未净，气分延虚者，清暑益气汤”。(《临证指南医案·卷十·幼科要略》痢)，雷丰用清暑益气汤“治长夏湿热炎蒸，四肢困倦，精神减少，胸满气促，身热心烦，口渴恶食，自汗身重，肢体疼痛，小便赤涩，大便溏黄，而脉虚者”，“东垣清暑益气汤，治暑伤元气，暑中有湿，所以用柏、苍、陈、泽等药于益气之中，有湿之证，故佐苦燥通利无害也”。(《时病论·卷之四》备用成方)

3. **痰饮** 痰饮病是因脏腑功能失调，体内水液不得输化，停留或渗注于身体某部位而发生的一类疾病，病机属于脾气亏虚，湿热困阻。证属湿热困脾。症见饮食减少，呕吐涎沫或干呕，饮不解渴，得饮欲吐，或伴见心悸，短气，形体素盛今瘦，大便溏薄或下利，小便不利，舌红、苔薄黄或白腻，脉弦等，治疗用东垣清暑益气汤健脾燥湿以恢复脾胃运化功能，并能清脾胃之湿热。

4. **肢痹** 因湿热邪气客于经络，经气不畅，阳气郁遏不伸，气血痹阻于四末所致，证属湿热困脾。症见四肢末端麻木不仁，疼痛等感觉消失，或伴随纳呆食少、嗳腐吞酸，乏力，下利或大便黏滞，舌红、苔腻，脉弦等，用清暑益气汤清热除湿、健脾益气。

病案选录

案一：暑温。任，十六。冲年真阴未长，逢长夏湿热交迫，斯气泄烦倦，当静坐凉爽，过月凉至，炎去，乃却病之期。与清暑益气之属，清暑益气汤。

（清·叶桂. 临证指南医案[M]. 北京：中国医药科技出版社，2020.）

按：患者发病具有明显的季节性，即长夏暑湿最旺之时，天凉则病去，故用清暑益气汤涤暑化湿以祛邪，益气生津以扶正。

案二：下利。顾，得汤饮，腹中漉漉，自利稀水。平昔酒客留湿，湿胜内蕴，肠胃不爽，凝积，东垣清暑益气，亦为湿热伤气而设。但脾胃久病，仍能纳食，当苦味坚阴，芳香理脾。

生茅术四两、炒黑黄柏二两、炒黑地榆二两、猪苓一两半、泽泻一两半，水法丸。服三钱。

（清・叶桂. 临证指南医案[M]. 北京：人民卫生出版社，2006.）

按：患者喝汤饮后，腹中漉漉，下利稀水，疑体内湿邪较重。经了解患者平素饮酒，故体内多湿热。用东垣清暑益气汤即可清体内积滞之湿热，又可益脾胃之气。

案三：痰饮。鲍，舌心黄，边白，渴饮，水浆停胃脘。干呕微微冷呃，自痢稀水，小便不利，诊脉坚劲不和，八旬又二。暑湿热邪内着，必脾胃气醒，始可磨耐。以高年不敢过清过消，用清暑益气方法。

川连、黄芩、石莲子、煨干葛、青皮、人参、茯苓、浓朴、猪苓、泽泻。

（清・叶桂. 临证指南医案[M]. 北京：人民卫生出版社，2006.）

按：脾主运化水湿，乃“后天之本”，老年人年老体衰，多正气不足，脾胃运化功能减弱。且此患者又“暑湿热邪内着”，脾脏五气应湿，湿热困阻脾胃，脾胃运化功能更加受损，所以治疗当清热化湿醒脾，以恢复脾胃之运化，故用东垣清暑益气方法治疗。

案四：肢痹。卜，二八。春夏必吞酸，肢痿麻木，此体虚不耐阳气升泄，乃热伤气分为病，宗东垣清暑益气之议。

人参、黄芪、白术、甘草、麦冬、五味、青皮、陈皮、泽泻、葛根、升麻、黄柏、归身、神曲。

（清・叶桂. 临证指南医案[M]. 北京：人民卫生出版社，2006.）

按：肝主筋，其味主酸，与春气相通应。患者素体脾胃亏虚，肢体痿弱，又感受暑热邪气，而“热伤气”，导致机体正气更虚。春夏季节气机升发，因正气亏虚，无以制约，则肝气升发（即升泄）太过，在上则吞酸，或伴有头晕，在下则筋脉失于濡养而痿弱、麻木，故用东垣清暑益气之法，在健脾理气的同时祛除外在之暑热邪气。

鉴别 东垣清暑益气汤、王氏清暑益气汤、补中益气汤与加减补中益气汤均治疗邪伤脾胃导致的正气不足。东垣清暑益气汤偏于脾胃虚弱、暑湿困脾，症状以身热烦渴，肢节沉疼为主，重在健脾除湿。王氏清暑益气汤偏于暑热耗伤津气，以身热心烦、口渴自汗，气短而促等气阴两伤症状为主，偏于清暑热、益津气。补中益气汤偏于正气亏虚、邪气内留，症状以寒热往来、日久不愈为主，重在益气升阳。加减补中益气汤偏于气虚下陷，门户不藏，症状以下利为主。四方区别见表 6-5。

表 6-5 东垣清暑益气汤、王氏清暑益气汤、补中益气汤、加减补中益气汤鉴别表

	东垣清暑益气汤	王氏清暑益气汤	补中益气汤	加减补中益气汤
病证	四肢困倦，精神短少，胸满气促，肢节沉疼，身热烦渴，便溏而频，溲黄而数，自汗身重，不思饮食，脉濡缓或洪缓	身热心烦、小溲色黄，口渴自汗，气短而促，肢倦神疲，苔黄干燥，脉虚无力	恶寒，发热长期不止，或伴呕恶，食难下咽，不知饥饿，腹中隐痛，下利，形体衰惫，舌淡苔白，脉弦	下利不禁，脘腹坠胀，甚或脱肛，腹痛绵绵，精神疲极，食少纳呆，舌质淡，舌苔白，脉弱
病机	脾胃亏虚、又感暑湿	暑热亢盛、津气两伤	寒热日久、耗伤正气	久痢伤气、气虚下陷
治法	清暑益气、健脾除湿	清热涤暑、益气生津	健脾补中、升阳益气	补中益气、升陷止痢

续表

	东垣清暑益气汤	王氏清暑益气汤	补中益气汤	加减补中益气汤
药物	黄芪一钱、黄柏一钱、麦冬一钱、青皮一钱、白术一钱五分、升麻三分、当归七分、炙草一钱、神曲一钱、人参一钱、泽泻一钱、五味子八分、陈皮一钱、苍术一钱五分、葛根三分、生姜二片、大枣二枚	西洋参、石斛、麦冬、黄连、竹叶、荷梗、知母、甘草、粳米、西瓜翠衣	炙黄芪一钱五分、人参一钱、炙甘草一钱、炒白术一钱、广皮五分、当归五分、炙升麻三分、炙柴胡三分、生姜三片、大枣二枚	人参二钱、黄芪二钱、广皮一钱、炙甘草一钱、归身二钱、炒白芍三钱、防风五分、升麻三分
用法	水五杯，煮取二杯，渣再煎一杯，分温三服。虚者得宜，实者禁用；汗不出而但热者禁用	水煎服	水五杯，煮取二杯，渣再煮一杯，分温三服	水八杯，煮取三杯，分三次温服

三、气 血 两 虚

气血两虚是指各种原因导致气血虚不足，形神失养的一类证候。温病中多见于疟邪久羁、气血耗伤或温病后期、耗伤气血。常见症状有神疲乏力，气短懒言，面色无华或萎黄，心悸，舌质淡，脉弱或细等。

主症 神疲、乏力，气短、懒言，面色无华或萎黄，头晕、目眩，心悸，失眠，健忘，唇甲色淡，舌质淡，脉弱或细无力。

病机 病邪久羁、耗伤气血。

治法 健脾理气、补益气血、扶正祛邪。

方药 加味异功汤、参附养营汤。

1. **加味异功汤**（辛甘温阳法）（《温病条辨·上焦篇》五十八）

人参三钱 当归一钱五分 肉桂一钱五分 炙甘草二钱 茯苓三钱 于术三钱（炒焦） 生姜三钱 大枣二枚（去核） 广皮二钱

水五杯，煮成两杯，渣再煮一杯，分三次服。

2. **参附养营汤**（《温疫论·卷上》下后反痞）

当归一钱 白芍一钱 生地三钱 人参一钱 附子（炮）七分 干姜（炒）一钱

照常煎服。

应用

1. **久疟** 病机是疟疾反复发作，日久不愈，最易耗伤机体气血，导致气血两虚，证属气血亏虚。症见发热恶寒，休作有时，寒中有热，热中有寒，日久不愈，头痛，肢体麻木或疼痛，日久胁肋下有痞块等，脉象或软或弱，或小滑，或细无力。治疗用加味异功汤健脾理气、补益气血、扶正祛邪，属辛甘温阳法。吴鞠通对此专有论述："此证气血两伤，经云：劳者温之。故以异功温补中焦之气，归、桂合异功温养下焦之血，以姜、枣调和营卫，使气血相生而劳疟自愈。此方补气，人所易见，补血人所不知。经谓：中焦受气，取汁变化而赤，是谓血，凡阴阳两伤者，必于气中补血，定例也。"（《温病条辨·下焦篇》五十八）

2. **温疫下后虚痞** 见于温疫下后，或因体质，或因他病等因素所致，病机为气血两虚、脾胃失其健运，证属气血两虚，症见微有低热，脘腹痞满不适，口不渴，舌质淡红而干，苔少，脉虚细微数等，可用参附养营汤加减温阳益气养血。如“疫邪留于心胸，令人痞满，下之痞应去，今反痞者，虚也。以其人或因他病先亏，或因新产后气血两虚，或禀赋娇怯，因下益虚，失其健运，邪气留止，故令痞满。今愈下而痞愈甚，若更用行气破气之剂，转成坏证，宜参附养营汤”。

3. **霍乱**（后期） 感染霍乱疫毒，病机为损伤胃肠，升降失司，清浊相干，津气严重耗损，后期易耗伤气血，证属气血两虚。症见时有腹泻，偶腹痛，心中空虚、悸动，四肢酸软无力，舌淡苔薄，脉缓无力等，治疗用加味异功散补益气血，扶正祛邪。即《广温疫论》所言：“时疫本不当补，而有屡经汗、下、清解不退者，必待补而愈……所谓养正以却邪者是，四君、异功、生脉、六君、理中、建中、附子等方酌用……”（《广温疫论·卷之四》和法）

4. **泄泻** 大便次数增多、粪质稀薄，病机属于脾胃虚弱、气血亏虚、失于固摄，证属气血两虚。症见食少纳差，大便溏薄，腹痛绵绵，痛时喜按，神疲乏力，面色萎黄，舌淡苔白，脉细弱。治疗用加味异功汤温中健脾、补益气血。

5. **虚劳** 因劳倦或饮食、七情、酒色等所伤，或大病后失于调理，致使阴阳或气血脏腑等虚损不复而引起的一类虚衰性疾病，病机属于脾胃虚弱、气血亏虚，证属气血两虚。症见面色无华，倦怠乏力，不耐劳烦，动辄气短，头晕、眼花，或伴见食欲不振，腹胀，便溏，心悸，健忘等。治疗用加味异功汤补益气血，同时能够温中健脾，以益气血生化之源。虚劳病的治疗，吴鞠通专有论述：“经云：劳者温之。故以异功温补中焦之气，归、桂合异功温养下焦之血，以姜、枣调和营卫，使气血相生而劳疟自愈……凡阴阳两伤者，必于气中补血，定例也。”（《温病条辨·上焦篇》五十八）

病案选录

案一：劳疟。陈，络虚则痛，阳微则胀，左胁有疟母，邪留正伤，此劳疟。

人参、当归、肉桂、焦术、炙草、茯苓、广皮、生姜、南枣。

四剂后。用五苓散一服。

（清·叶桂. 临证指南医案[M]. 北京：人民卫生出版社，2006.）

按：患者患疟日久，已成疟母，邪留正伤，气血两虚，身体肿胀、疼痛，故用辛甘温阳之加味异功汤扶正祛邪。

案二：霍乱。王，霍乱后痛泻已缓，心中空洞，肢节痿弱，此阳明脉虚，内风闪烁，盖虚象也，异功去参术。加乌梅、木瓜、白芍。

又，上吐下泻之后，中气大虚，身痛肢浮，虚风内动，以补中为法，异功散加木瓜姜枣。

（清·叶桂. 临证指南医案[M]. 北京：人民卫生出版社，2006.）

按：霍乱以大吐大泄为主要症状，耗伤气阴，现症“心中空洞，肢节痿弱”“身痛肢浮”乃气血亏虚之象，故以异功汤补益气血，乌梅、木瓜、白芍可酸甘养阴柔筋，姜、枣补益脾胃，助气血之生化。

案三：饭后泄泻。张，十九。食加便溏，胃醒脾不运也，方药当以太阴阳明是调，异功散加甘松、益智。

（清·叶桂. 临证指南医案[M]. 北京：人民卫生出版社，2006.）

按：胃主受纳腐熟水谷，脾主运化水谷精微，患者食后大便溏泄，说明脾运化功能不足，难以运化摄入过多的食物。当用异功散行气健脾，甘松、益智仁芳香醒脾，助脾运化。且脾胃运化水谷，被称为“气血生化之源”“后天之本”，脾之运化功能恢复，则气血化源充足，正气强盛，脾脏功能亦健。

案四：虚劳。时，二十。脉细属脏阴之损，平素畏寒怯冷，少年阳气未得充长，夏令暴泻，是时令湿热，未必遽然，虚损若此。今谷减形瘦，步履顿加喘息，劳怯显然，当理脾肾。（下损及中）

早服加减八味丸，晚服异功散。

（清·叶桂. 临证指南医案[M]. 北京：人民卫生出版社，2006.）

按：患者夏季暴泻，一般考虑其为感受时令湿热邪气。然而，“正气存内，邪不可干”“正虚之处，便是容邪之所”。患者素体阴虚阳未充，形瘦、动辄喘息、劳怯，为虚劳之症，正气亏虚乃发病之本。故叶氏以“理脾肾”为治疗原则，概“脾为先天之本”“肾为后天之本”也。理脾用异功散，养肾以加减八味丸。

鉴别 加味异功汤、补中益气汤、加减补中益气汤与加减附子理中汤均治疗疾病日久，脾胃损伤之证，症状有饮食减少，下利，精神疲惫，面色萎黄，舌淡苔白等。加味异功汤的病机偏于脾胃虚弱导致的气血两虚。补中益气汤偏于正气亏虚、邪气内留，症状以寒热往来、日久不愈为主，重在益气升阳。加减补中益气汤偏于气虚下陷，门户不藏，症状以下利为主。加减附子理中汤偏于寒湿伤脾，症状以下利，腹痛，四肢不温为主，重在温脾化湿。四方区别见表 6-6。

表 6-6 加味异功汤、补中益气汤、加减补中益气汤、加减附子理中汤鉴别表

	加味异功汤	补中益气汤	加减补中益气汤	加减附子理中汤
病证	发热恶寒，休作有时，不思饮食、胸闷不舒、久咳而肿，面色萎黄，精神倦怠，舌淡苔薄白，脉弱	恶寒、发热长期不止，或伴呕恶食难下咽，不知饥饿，腹中隐痛，下利，形体衰惫，舌淡苔白，脉弦	下利不禁，脘腹坠胀，甚或脱肛，腹痛绵绵，精神疲极，食少纳呆，舌质淡，舌苔白，脉弱	脘腹胀满，泛恶、呕吐，面色无华，四肢不温，或浮肿，下利痛泻，小便清长，舌质淡胖，舌苔白腻，脉濡小
病机	疟疾日久、气血两伤	寒热日久、耗伤正气	久痢伤气、气虚下陷	痢疾日久、寒湿伤脾
治法	温中补气、益阴养血	健脾补中、升阳益气	补中益气、升陷止痢	温中散寒、理气化湿
药物	人参三钱、当归一钱五分、肉桂一钱五分、炙甘草二钱、茯苓三钱、焦于术三钱、生姜三钱、大枣二枚、广皮二钱	炙黄芪一钱五分、人参一钱、炙甘草一钱、炒白术一钱、广皮五分、当归五分、炙升麻三分、炙柴胡三分、生姜三片、大枣二枚	人参二钱、黄芪二钱、广皮一钱、炙甘草一钱、归身二钱、炒白芍三钱、防风五分、升麻三分	白术三钱、附子二钱、干姜二钱、茯苓三钱、厚朴二钱
用法	水五杯，煮成两杯，渣再煮一杯，分三次服	水五杯，煮取二杯，渣再煮一杯，分温三服	水八杯，煮取三杯，分三次温服	水五杯，煮取二杯，分二次温服

四、脾 阳 虚

脾阳虚又称脾阳亏虚、脾虚寒证，是指脾阳亏虚导致阴寒内生、运化失职的证候。常见症状有食少，腹胀，上脘及脐腹疼痛，大便稀溏，畏冷，舌质淡胖，舌苔白润，脉虚缓或沉迟无力等。

（一）脾阳不足

脾阳不足是指多种因素伤及脾阳导致脾阳亏虚、失于温运的证候，常见症状有脘腹冷痛或隐痛，大便溏薄，甚者大便下血，倦怠神疲，舌质淡胖、苔薄白或白腻，脉虚缓等。

主症 脘腹胀满冷痛或隐痛，喜温喜按，食少、倦怠神疲，畏寒肢冷，大便溏薄或带血；或见寒热，大便清稀，舌质淡胖，苔薄白，脉濡或虚缓。

病机 脾阳不足、运化失司。

治法 温补脾阳、散寒除湿。

方药 黄土汤、露姜饮

1. **黄土汤**（甘苦合用刚柔互济法）（《温病条辨·下焦篇》四十六）

甘草三两 干地黄三两 白术三两 附子炮，三两 阿胶三两 黄芩三两
灶中黄土半斤

水八升，煮取二升，分温二服（分量服法，悉录古方，未敢增减，用者自行斟酌可也）。

2. **露姜饮**（甘温复甘凉法）（《温病条辨·中焦篇》八十）

人参一钱 生姜一钱

水两杯半，煮成一杯，露一宿，重汤温服。

本方适用于太阴虚寒之证，应用露姜饮时，注意原方用法。即人参、生姜煎汤，“露一宿，重汤温服”。即放在室外露一宿，故方名露姜饮。露有寒凉之性，人参、生姜得露之寒凉可清肃余热，则本方有温阳益气而不伤阴之妙，吴鞠通谓之“甘温复甘凉法”。并指出“其退邪之妙，全在用露，清肃能清邪热，甘润不伤正阴，又得气化之妙谛”。

应用

1. **便血** 血证之便血，病机为脾阳不足、统摄无权，证属脾阳不足，症见大便色黑或紫褐，或便血，血色紫暗，形寒畏冷，脘腹胀满或隐痛，得温则减，面色少华，胃纳欠佳，舌质淡胖、苔薄白或白腻，脉细虚缓或沉迟无力等，用黄土汤温阳健脾、养血止血。吴鞠通认为本证属小肠寒湿，实乃脾阳虚不能统血之证，如《温病条辨》中所言“先便后血，小肠寒湿，黄土汤主之”。（《温病条辨·下焦篇》四十六）其治法，吴氏称之为“甘苦合用刚柔互济法”。

2. **脾疟** 脾疟，病机为脾阳不足、兼感疟邪，证属脾阳不足，症见时有寒热，腹微满，四肢发凉，舌质淡、苔薄白微腻，脉弱或沉迟无力等，用露姜饮温运脾阳、健脾除湿。如《临证指南医案》中所述“人参、生姜，曰露姜饮，一以固元，一以散邪，取通神明去秽恶之气。总之，久疟气馁，凡壮胆气皆可止疟”。（《临证指南医案》卷十·疟）吴鞠通谓“太阴脾疟，脉濡寒热，疟来日迟，腹微满，四肢不暖，露姜饮主之”。（《温病条辨·中焦篇》八十）

3. **胃痛** 胃痛病，病机为脾阳不足、寒湿内阻，证属脾阳不足证，症见脘腹冷痛、得温痛减、喜温、喜按，四肢不温，舌质淡胖、苔白滑，脉沉无力等，可用露姜饮温运脾阳、散寒止痛。

4. **泄泻** 泄泻病，病机为脾阳不足、寒湿内阻，证属脾阳不足证，症见大便清稀，或水泻如注，伴小腹冷痛不适、喜温、喜按，形寒畏冷，四肢不温，舌质淡胖、苔白滑，脉弦紧或

濡缓等，可用黄土汤或露姜饮温运脾阳、健脾化湿。

病案选录

案一：脾疟。沈，十岁。脉濡，寒热，疟日迟，腹微满，四肢不暖，是太阴脾疟，用露姜饮以升阳。

人参一钱、生姜一钱，露一宿，温暖服。

（清·叶桂. 临证指南医案[M]. 北京：人民卫生出版社，2006.）

按：少儿属“脾常不足”之体，贪凉饮冷易令脾阳受伤，复感疟邪，病发“脾疟”，以人参补元气之虚、生姜温里散寒，露一宿后服用以微清邪热，全方以温运脾阳为主，清热之力甚微。

案二：便血。毛，十二岁，癸亥十二月初二日。粪后便红，责之小肠寒湿，不与粪前为大肠热湿同科，举世业医者，不知有此，无怪乎十数年不愈也，用古法黄土汤。

灶中黄土二两、生地黄三钱、制苍术三钱、熟附子三钱、阿胶三钱、黄芩二钱（炒）、炙甘草三钱，加酒炒白芍、全归钱半。

水八碗，煮成三碗，分三次服。

初七日，小儿脉当数而反缓，粪后便血，前用黄土汤，业已见效，仍照前法加刚药，即于前方内去白芍、全当归，加附子一钱、苍术二钱。

（清·吴瑭. 吴鞠通医案[M]. 北京：中国中医药出版社，2006.）

按：便血有肠风、脏毒、脉痔之分，仲景有“先便后血”“先血后便”之文，以先后分别其血之远近，就远近可决其脏腑之性情、证候之虚实。根据患者“粪后便红”之近血段其为小肠寒湿，故用甘苦合用刚柔互济法，以灶中黄土守中焦阳气，白术、附子温阳渗湿，以生地、阿胶保阴血，全方温阳除湿、养血止血、刚柔相济。

案三：泄泻。陶，四十五岁，乙酉年四月十五日。久泄脉弦，自春令而来，古谓之木泄，侮其所胜也，与小柴胡汤十三帖泄木而愈，向有粪后便红，乃小肠寒湿之症，现在脉虽弦而不劲，且兼缓象，大便复溏，不必用柴胡汤矣，转用黄土汤法。

灶中黄土四两、黄芩炭二钱、熟附子三钱、茯苓块五钱（连皮）、炒苍术五钱、广皮炭二钱。煮三杯，分三次服。

（清·吴瑭. 吴鞠通医案[M]. 北京：中国中医药出版社，2006.）

按：患者为小肠寒湿之便后带血，且脉有弦象，而弦脉多为柴胡汤的参考依据，但是该患者弦脉之中兼有缓象，又根据大便溏泄之症，治重在脾，故用甘苦之黄土汤温阳止泻，且酸甘之白芍、阿胶能养血止血。

鉴别 黄土汤、露姜饮、补中益气汤、加减补中益气汤、加味异功汤、加减附子理中汤均治疗饮食减少、脘腹疼痛等脾胃证。黄土汤偏于寒湿伤脾、脾不统血，症状以大便带血，腹痛喜温喜按为主。露姜饮偏于脾阳亏虚，四肢不暖为主要症状。加减附子理中汤偏于脾虚寒湿，症状以大便溏泄、小便清长为主。补中益气汤偏于正气亏虚、邪气内留，症状以寒热往来、日久不愈为主，重在益气升阳。加减补中益气汤偏于气虚下陷，门户不藏，症状以下利为主。加味异功汤的病机偏于脾胃虚弱导致的气血两虚。诸方区别见表 6-7。

表 6-7 黄土汤、露姜饮、加减附子理中汤、补中益气汤、加减补中益气汤、加味异功汤鉴别表

	黄土汤	露姜饮	加减附子理中汤	补中益气汤	加减补中益气汤	加味异功汤
病证	先便后血，血色暗红，伴腹部隐痛，喜温喜按，面色萎黄，末肢欠温，舌淡苔薄之阳虚便血证	寒热往来、寒多热少，腹中微满，四肢不温，舌淡苔薄白，脉濡之阳虚脾疟证	脘腹胀满，泛恶、呕吐，面色无华，四肢不温，下利痛泻，小便清长，舌质淡胖、苔白腻，脉濡之痢久伤脾证	恶寒、发热，或伴呕恶，不知饥饿，腹中隐痛，下利，形体衰惫，舌淡苔白，脉弦之脾虚气陷证	下利不禁，脘腹坠胀，甚或脱肛，腹痛绵绵，精神疲极，食少纳呆，舌质淡，舌苔白，脉弱脾虚气陷下利证	寒热时作，不思饮食、胸闷不舒、久咳而肿，面色萎黄，精神倦怠，舌淡苔薄白，脉弱之气血两伤证
病机	寒湿伤脾、脾不统血	太阴虚寒、疟邪深入	痢疾日久、寒湿伤脾	寒热日久、耗伤正气	久痢伤气、气虚下陷	疟疾日久、气血两伤
治法	温阳健脾、滋阴补血	益气温中、助正达邪	温中散寒、理气化湿	健脾补中、升阳益气	补中益气、升陷止痢	温中补气、益阴养血
药物	甘草三两、干地黄三两、白术三两、炮附子三两、阿胶三两、黄芩三两、灶中黄土半斤	人参一钱、生姜一钱	白术三钱、附子二钱、干姜二钱、茯苓三钱、厚朴二钱	炙黄芪一钱五分、人参一钱、炙甘草一钱、白术一钱、广皮五分、当归五分、升麻三分、柴胡三分、生姜三片、大枣二枚	人参二钱、黄芪二钱、广皮一钱、炙甘草一钱、归身二钱、炒白芍三钱、防风五分、升麻三分	人参三钱、当归一钱五分、肉桂一钱五分、炙甘草二钱、茯苓三钱、焦于术三钱、生姜三钱、大枣二枚、广皮二钱
用法	水八升，煮取二升，分温二服	水两杯半，煮成一杯，露一宿，重汤温服	水五杯，煮取二杯，分二次温服	水五杯，煮取二杯，渣再煮一杯，分温三服	水八杯，煮取三杯，分三次温服	水五杯，煮成两杯，渣再煮一杯，分三次服

兼寒湿内盛

主症 寒热交作，恶心呕吐，厌食，噫气，肠鸣，大便溏泄，苔白腻，脉弦而缓。

病机 脾阳不足、寒湿内盛。

治法 温运脾阳、理气燥湿。

方药 加味露姜饮。

加味露姜饮（《温病条辨·中焦篇》八十一）

人参一钱 半夏二钱 草果一钱 生姜二钱 广皮一钱 青皮醋炒，一钱

水二杯半，煮成一杯，滴荷叶露三匙，温服，渣再煮一杯服。

加味露姜饮适用于脾阳不足、寒湿内盛之证，临床使用时注意煎服方法，即药物煎煮后，加“荷叶露三匙，温服”。药渣再煎煮一次服用。

应用

1. 脾疟 脾疟，病机为寒凉伤脾，寒湿内聚，证属脾虚寒湿。症见头痛如裹，寒战，饮食不佳，嗳气，甚者伴有恶心、呕吐，肠鸣，大便溏泄，舌淡，苔白腻或水滑，脉弦而缓，治疗用加味露姜饮苦温燥湿，苦辛泄木退邪。如《温病条辨》中所言“太阴脾疟，脉弦而缓，寒战，甚则呕吐噫气，腹鸣溏泄，苦辛寒法不中与也；苦辛温法，加味露姜饮主之”。（《温病条辨·中焦篇》八十一）

2. **呕吐** 呕吐，病机为脾阳不足、升降反常，证属脾虚寒湿，症见恶心、呕吐清水，时发时止，时有脘腹疼痛而胀，纳差，面色淡白，倦怠乏力，四肢不温，大便溏薄，舌质淡、苔白腻或白滑，脉濡而弱，可用加味露姜饮温运脾阳、燥湿止呕。

3. **胃痛** 胃痛，病机为脾阳不足、寒湿内盛，证属脾虚寒湿，症见胃脘隐痛、喜温喜按，空腹痛甚，得食则减，伴吐清水，纳差，神疲乏力，甚或手足不温，大便溏薄，舌质淡、苔薄白而腻或水滑，脉虚弱或迟缓，可用加味露姜饮温阳化湿、散寒止痛。

4. **泄泻** 泄泻，病机为脾阳不足、寒湿内盛，证属脾虚寒湿，症见大便溏泄、泻下水谷不化，或大便次数多，伴脘腹胀满不适，面色淡黄，四肢倦怠，舌质淡、苔薄白腻或水滑，脉细弱，可用加味露姜饮温阳健脾、化湿止泻。

病案选录

案：脾疟。袁，妪。脉弦缓，寒战甚则呕吐噫气，腹鸣溏泄，是足太阴脾寒也，且苦辛寒屡用不效，俱不对病，反伤脾胃。

人参、半夏、草果仁、生姜、新会皮、醋炒青皮。

（清・叶桂. 临证指南医案[M]. 北京：中国中医药出版社，2006.）

按：患者疟疾日久，邪正交争则症见寒战，屡用苦辛寒之品截疟而不效，且脾胃受伤，则病发太阴脾寒之脾疟，叶氏以人参、生姜辛甘温之品以温补中焦，半夏、草果苦温燥湿，青陈皮芳香行气化湿，全方温脾散寒、理气燥湿。

鉴别 加味露姜饮、露姜饮、加减附子理中汤、黄土汤均治疗脾阳虚证，症见脘腹胀满或疼痛，大便溏泄，四肢不温，舌淡苔白等。黄土汤偏于脾不统血，症状以大便带血，腹痛喜温喜按为主；露姜饮偏于脾阳亏虚，以四肢不暖等阳虚失于温煦症状为主；加味露姜饮之脾阳虚寒湿内盛，兼有气机不舒，症状多伴有呕吐、噫气、脉弦等；加减附子理中汤偏于脾虚寒湿，症状以大便溏泄、小便清长为主。四方区别见表 6-8。

表 6-8 加味露姜饮、露姜饮、加减附子理中汤、黄土汤鉴别表

	加味露姜饮	露姜饮	加减附子理中汤	黄土汤
病证	寒热往来、发热轻恶寒重，甚者寒战，呕吐、噫气，腹鸣溏泄，脉弦之脾虚寒湿证	寒热往来、寒多热少，腹中微满，四肢不温，舌淡苔薄白，脉濡之阳虚脾疟证	脘腹胀满，恶心、呕吐，面色无华，四肢不温，下利痛泻，小便清长，舌质淡胖、苔白腻，脉濡之痢久伤脾证	先便后血，血色暗红，伴腹部隐痛，喜温喜按，面色萎黄，末肢欠温，舌淡苔薄之阳虚便血证
病机	脾阳不足、寒湿内盛	太阴虚寒、疟邪深入	痢疾日久、寒湿伤脾	寒湿伤脾、脾不统血
治法	温运脾阳、理气燥湿	益气温中、助正达邪	温中散寒、理气化湿	温阳健脾、滋阴补血
药物	人参一钱、半夏二钱、草果一钱、生姜二钱、广皮一钱、醋炒青皮一钱	人参一钱、生姜一钱	白术三钱、附子二钱、干姜二钱、茯苓三钱、厚朴二钱	甘草三两、干地黄三两、白术三两、炮附子三两、阿胶三两、黄芩三两、灶中黄土半斤
用法	水二杯，煮成一杯，滴荷叶露三匙，温服，渣再煮一杯服	水两杯半，煮成一杯，露一宿，重汤温服	水五杯，煮取二杯，分二次温服	水八升，煮取二升，分温二服

（二）脾阳虚弱

脾阳虚弱是指多种因素导致脾阳虚弱、温化失职、阴寒内生、水湿内停的证候。常见症状有腹胀，或久泻不止、水谷杂下，伴纳呆、食少，神疲短气，怕冷肢凉，呕吐清水痰涎，舌质淡胖、苔白水滑，脉沉缓无力等。

主症 脘腹疼痛，脐周发凉，大便溏泄，神疲倦怠，手足不温，口淡不渴，或呕吐清水痰涎，舌质淡胖、苔白水滑，脉沉缓无力。

病机 脾阳虚弱、阴寒内盛。

治法 温运脾阳、散寒除湿。

方药 温脾汤。

温脾汤（苦辛温里法）（《温病条辨·下焦篇》六十）

草果二钱 桂枝三钱 生姜五钱 茯苓五钱 蜀漆炒，三钱 厚朴三钱

水五杯，煮取两杯，分二次温服。

应用

1. **疟疾** 疟疾反复发作，病机为脾阳虚弱、水湿内停，证属脾阳虚，症见寒热三日一发，腹胀，口不渴，时呕清水，形寒神疲，手足不温，舌质淡、苔白水滑，脉沉迟无力等。其形成，如“三疟本系深入脏真之痼疾，往往经年不愈，现脾胃症，犹属稍轻”。（《温病条辨·下焦篇》六十）治疗用温脾汤温脾化湿截疟，如“太阴三疟，腹胀不渴，呕水，温脾汤主之”。（《温病条辨·下焦篇》六十）认为“腹胀不渴，脾寒也，故以草果温太阴独胜之寒”并“辅以厚朴消胀”；“呕水，胃寒也，故以生姜降逆”，并“辅以茯苓渗湿而养正”；蜀漆即常山苗，“其性急走疟邪，导以桂枝，外达太阳也”。全方为“苦辛温里法”。

2. **痢疾**（寒湿痢） 又称肠澼、滞下，多见于夏秋季节暑湿挟积，素体阳虚，邪从寒化者，病机为寒湿疫毒侵袭、脾阳虚弱，证属脾阳虚证。症见腹痛拘急，或脘腹阵痛，泻后稍缓，泻下黏冻，白多赤少，或纯下白冻，里急后重，头身困重，舌质淡胖、苔白腻或水滑，脉沉迟无力等，可用温脾汤温阳散寒除湿、理气化滞。

病案选录

案一：三疟。沈，五二岁。三疟，腹胀，不渴呕水，邪在脾胃之络。温疏里邪，勿用表散。

草果、粗桂枝、生姜、厚朴、炒蜀漆、茯苓。

（清·叶桂. 临证指南医案[M]. 北京：人民卫生出版社，2006.）

按：太阴三疟，即三阴疟，或为三日疟。因元气不足，卫气不固，疟邪伏于三阴所致，以三日一发为特点。或久疟而兼有三阴见症者，称为三疟。本案为太阴脾虚寒湿而兼疟邪致脾胃不适的证候，属脾胃阳虚、寒气上逆之证，“腹胀、不渴呕水”由脾胃虚寒，寒饮运化不及，水寒之气上逆所致，故用温脾汤温中降逆，行气利水。

案二：流涎。陆，六十岁。口涌清涎，不饥不食，寒热邪气，交会中焦，脾胃日困。

半夏、姜汁、茯苓、厚朴、炒常山、草果、乌梅。

（清·叶桂. 临证指南医案[M]. 北京：人民卫生出版社，2006.）

按：本案患者属脾胃虚寒、邪气壅塞中焦之证候。“脾在液为涎”，涎乃脾精所化，经脾

气布散润泽口腔，脾胃虚寒则水液不化，冷涎上逆，如《素问·宣明五气》言：“脾胃虚寒则冷涎上涌。”故方中用草果、姜汁温脾以化冷涎，茯苓健脾渗湿以利涎，乌梅酸甘收涩以敛涎。脾胃为气机升降之枢纽，脾胃虚寒致其升降功能减弱，邪气困阻中焦，壅塞胀满，故患者不饥不食，方中用辛开苦降之清半夏与温中行气之厚朴配合温脾行气，疏通中焦气机，用常山除疟，意为祛久邪。

鉴别 温脾汤、加味露姜饮、加减附子理中汤等均可治疗脾阳虚兼寒湿之证，但温脾汤中以辛温之桂枝、生姜配苦温而燥之草果、厚朴，并以茯苓利湿、蜀漆截疟，主治脾阳虚兼阴寒内盛之证，重在温运脾阳、散寒除湿；加味露姜饮中以甘温之人参、辛温之生姜配合苦温性燥之半夏、草果，芳香之青陈皮，主治寒湿困脾而偏于脾气虚者，重在温脾补气、理气化湿；加减附子理中汤中以辛温之附子、干姜配苦温之白术、厚朴，甘淡之茯苓，主治痢久阳虚之证，重在温中散寒、理气化湿。三方区别如表6-9所示。

表6-9 温脾汤、加味露姜饮、加减附子理中汤鉴别表

	温脾汤	加味露姜饮	加减附子理中汤
病证	脘腹疼痛，脐周发凉，大便溏泻，神疲倦怠，手足不温，口淡不渴，或呕吐清水痰涎，舌质淡胖、苔白水滑，脉沉缓无力	寒热往来、发热轻恶寒重，甚者寒战，呕吐、噫气，腹鸣溏泄，脉弦	脘腹胀满，泛恶、呕吐，面色无华，四肢不温，或浮肿，下利痛泻，小便清长，舌质淡胖，舌苔白腻，脉濡小
病机	脾阳虚弱、阴寒内盛	脾阳不足、寒湿内盛	痢疾日久、寒湿伤脾
治法	温运脾阳、散寒除湿	温运脾阳、理气燥湿	温中散寒、理气化湿
药物	草果二钱、桂枝三钱、生姜五钱、茯苓五钱、炒蜀漆三钱、厚朴三钱	人参一钱、半夏二钱、草果一钱、生姜二钱、广皮一钱、醋炒青皮一钱	白术三钱、附子二钱、干姜二钱、茯苓三钱、厚朴二钱
用法	水五杯，煮取两杯，分二次温服	水二杯，煮成一杯，滴荷叶露三匙，温服，渣再煮一杯服	水五杯，煮取二杯，分二次温服

兼气逆

脾阳虚弱兼气逆是指多种原因所致脾阳虚弱、阴寒内盛、气机上逆的证候。常见症状有大便清稀，脘腹满痛，小便清长，嗳气呃逆，呃声低弱，舌质淡、苔薄白腻或白滑，脉沉迟或迟缓无力等。

主症 肠鸣腹泻，大便清稀，脘腹满痛、喜温喜按、时作时止，嗳气呃逆，舌质淡、苔薄白腻或白滑，脉沉迟或迟缓无力。

病机 脾阳虚弱、胃气上逆。

治法 温补脾阳、和胃降逆。

方药 附子粳米汤。

附子粳米汤（苦辛热法）（《温病条辨·中焦篇》九十五）

人参三钱 附子二钱 炙甘草二钱 粳米一合 干姜二钱

水五杯，煮取二杯，渣再煮一杯，分三次温服。

附子粳米汤应用时可参考《金匮要略》原著。《温病条辨》中提出本证为“脏阳结而邪阴与脏阴毫无忌惮”，即脾阳衰败之证，故治疗时则用“纯用守补矣”，亦即用“扶阳抑阴之大法”。

应用

1. **呕吐** 呕吐或恶心作哕，病机属于脾阳不足、阴寒内盛、寒气上逆，证属脾阳虚衰。症见食入即吐，或恶心作哕，不欲饮食，口不渴，脘腹冷痛、肠鸣漉漉、大便溏薄，舌质淡、苔薄白腻或白滑，脉沉迟或迟缓无力等，用附子粳米汤温补脾阳、和胃降逆，即“自利不渴者属太阴，甚则哕（俗名呃忒），冲气逆，急救土败，附子粳米汤主之”。(《温病条辨·中焦篇》九十五)

2. **泄泻** 泄泻因阳虚寒湿所致，病机属于脾阳虚衰、火不暖土、寒湿内盛，肠道传化失调，水谷清浊不分，证属脾阳虚衰。症见腹痛肠鸣，大便稀薄如水，甚或完谷不化，四末不温，口不渴，舌质淡、苔白腻或白滑，脉沉迟无力等，用附子粳米汤温补脾阳、散寒止利。

病案选录

案一：泄泻。某，自利不渴者属太阴，呃忒之来，由乎胃少纳谷，冲气上逆，有土败之象，势已险笃，议金匮附子粳米汤。

人参、附子、干姜、炙草、粳米。

（清·叶桂. 临证指南医案[M]. 北京：人民卫生出版社，2006.）

按：附子粳米汤出《金匮要略·腹满寒疝宿食病脉证治》篇，由脾阳虚衰、阴寒内盛所致。本案中因太阴脾虚寒湿，且有土败之象，又兼冲气上逆，病见自利不渴、呃忒等，以附子粳米汤温阳健脾、和胃降逆。

案二：产后呕吐。朱，脉小，半产一日，舌白，频频呕吐青绿水汁涎沫，左肢浮肿，神迷如寐。此胃阳大虚，肝风内泛，欲脱之象，急急护阳安胃，冀得呕缓，再商治病。胃阳虚，肝风动，呕吐欲脱。

人参、淡附子、炒焦粳米、煨老姜。

又，虽得小效，必三阴三阳一周，扶过七日，庶有愈理。

人参、淡附子、熟于术、炮姜、茯苓、南枣。

（清·叶桂. 临证指南医案[M]. 北京：人民卫生出版社，2006.）

按：叶氏谓本案为“胃阳大虚，肝风内泛，欲脱”之候，治疗以“急急护阳安胃”为要。因产后多虚，胃阳不足，脉道失充，故脉小；胃阳虚水湿不化，则舌苔白腻或水滑；胃阳虚水不化液而胃气上逆，则呕吐水汁涎沫；阳虚神失所养，则神迷如寐；阳虚水气内停，则肢浮肿，故以附子粳米汤去甘草之缓急救胃阳。后案得效，则去粳米，加白术、茯苓、南枣以健脾燥湿、顾护脾胃而安。

案三：脘痞吞酸（木乘土）。徐氏，经候适来，肢骸若撤，环口肉瞤蠕动，两踝臂肘常冷。夫冲脉血下，跷、维脉怯不用，冲隶阳明，厥阴对峙，因惊肝病，木乘土位，以致胃衰。初则气升至咽，久则懒食脘痞。昔人有治肝不应，当取阳明。阳明不阖，空洞若谷，厥气上加，势必呕胀吞酸。然阳明胃腑，通补为宜，刚药畏其劫阴，少济以柔药，法当如是。

人参二钱、半夏三钱（姜汁炒）、茯苓三钱、淡附子七分、白粳米五钱、木瓜二钱。

胃虚益气而用人参，非半夏之辛、茯苓之淡，非通剂矣。少少用附子以理胃阳，粳米以理胃阴，得通补两和阴阳之义。木瓜以酸，救胃汁以制肝，兼和半夏附子之刚愎，此大半夏与附子粳米汤合方。

（清·叶桂. 临证指南医案[M]. 北京：人民卫生出版社，2006.）

鉴别 附子粳米汤、温脾汤、加味露姜饮、加减附子理中汤四方均可治疗脾阳虚兼寒湿之证，但附子粳米汤中以人参、附子、炙甘草、干姜回阳益气救逆，粳米、人参、炙甘草益气健脾，主要用于腹中雷鸣切痛、呕吐之脾衰发哕证，重在温补脾阳；温脾汤中以辛苦温性燥之桂枝、生姜、草果、厚朴为主，以茯苓利湿，主治脾阳虚兼寒湿证，重在温运脾阳、散寒除湿；加味露姜饮中以甘温之人参、辛温之生姜配合苦温性燥之半夏、草果，芳香之青陈皮，主治寒湿困脾而偏于脾气虚者，重在理气化湿兼补中焦；加减附子理中汤中以辛温之附子、干姜配苦温之白术、厚朴，甘淡之茯苓，主治阳虚寒湿证，重在温中散寒、理气化湿。四方区别如表 6-10 所示。

表 6-10 附子粳米汤、温脾汤、加味露姜饮、加减附子理中汤鉴别

	附子粳米汤	温脾汤	加味露姜饮	加减附子理中汤
病证	大便清稀，脘腹满痛、喜温喜按、时作时止，嗳气呃逆，舌质淡、苔薄白腻或滑，脉沉迟或迟缓无力之脾衰气逆发哕证	脘腹疼痛，脐周发凉，大便溏泄，神疲倦怠，手足不温，口淡不渴，或呕吐清水痰涎，舌质淡胖、苔白水滑，脉沉缓无力	寒热往来、发热轻恶寒重，甚者寒战，呕吐、噫气，腹鸣溏泄，脉弦	脘腹胀满，泛恶、呕吐，面色无华，四肢不温，或浮肿，下利痛泻，小便清长，舌质淡胖，舌苔白腻，脉濡小
病机	脾阳虚弱、胃气上逆	脾阳虚弱、阴寒内盛	脾阳不足、寒湿内盛	痢疾日久、寒湿伤脾
治法	温补脾阳、和胃降逆	温运脾阳、散寒除湿	温运脾阳、理气燥湿	温中散寒、理气化湿
药物	人参三钱、附子二钱、炙甘草二钱、粳米一合、干姜二钱	草果二钱、桂枝三钱、生姜五钱、茯苓五钱、炒蜀漆三钱、厚朴三钱	人参一钱、半夏二钱、草果一钱、生姜二钱、广皮一钱、醋炒青皮一钱	白术三钱、附子二钱、干姜二钱、茯苓三钱、厚朴二钱
用法	水五杯，煮取二杯，渣再煮一杯，分三次温服	水五杯，煮取两杯，分二次温服	水二杯，煮成一杯，滴荷叶露三匙，温服，渣再煮一杯服	水五杯，煮取二杯，分二次温服

五、脾肾阳虚

脾肾阳虚又称脾肾虚寒，是指脾肾久病耗气伤阳或久泻久痢导致肾阳虚衰不能温养脾阳，或脾阳虚衰不能充养肾阳，终致脾肾阳气俱损，虚寒内生，水谷不化的证候，常见症状有形寒肢冷、腰膝酸软，久泄久痢，或浮肿少尿，舌淡胖或边有齿痕，舌苔白滑，脉沉迟无力等。

主症 腰酸无力，腹中冷痛，久泄久痢，下利清谷，肢体浮肿、小便短少，舌淡嫩、有齿痕，苔白滑，脉沉细。

病机 脾肾阳虚、失于固涩。

治法 温补脾肾、收摄固涩。

方药 双补汤。

双补汤（《温病条辨·下焦篇》六十四）

人参 山药 茯苓 莲子 芡实 补骨脂 肉苁蓉 山茱萸肉 五味子 巴戟天 菟丝子 覆盆子

应用

1. **久痢** 痢疾日久，损伤脏气，病机为脾肾虚寒，水谷传化失常，证属脾肾虚寒证。症见久痢赤白，脐腹冷痛，得温稍缓，腰酸肢冷，面色无华，舌淡，脉沉缓，用双补汤温肾健脾、渗湿止泻。如《温病条辨》所载“老年久痢，脾阳受伤，食滑便溏，肾阳亦衰，双补汤主之”。（《温病条辨·下焦篇》六十四）方中“人参、山药、茯苓、莲子、芡实”甘温健脾、淡渗祛湿，补土以运水谷；“补骨、苁蓉、巴戟、菟丝、覆盆、萸肉、五味”“微辛”而升少阴之火以暖脾土，“酸甘”又涩肠敛津；全方以温补助脾之运化，热邪、实邪过重者不可使用。若久痢湿热尚重、脏气未衰者，则取“清热渗湿”之法，用“茵陈白芷汤”（《温病条辨·下焦篇》六十三）。

2. **虚劳** 虚劳亦称虚损，多种原因所致脏腑气血阴阳虚损，病机为脾肾虚损、气血不足，证属脾肾阳虚，症见面色㿠白、少气乏力、畏寒肢凉，腰酸腹冷，得温稍缓，或浮肿、少尿，便溏，舌淡胖，苔白滑，脉虚缓无力等，用双补汤温肾运脾、调补气血。

3. **久疟** 伏暑成疟，反复发作，病机为久疟不愈，损伤脏腑阳气，正虚体弱，邪气难出，证属正虚邪伏证。症见发热不显，形寒肢冷，六脉俱弦微数，用双补汤温补脾肾、扶正祛邪。

病案选录

案一：久痢。蒋，五一。久痢用辛甘温而效，是脾阳久伤，治由东垣法极是。述食血腥，滑必便溏，四肢忽有肉疹。营卫内应脾胃，气血未得充复，五旬外下亦怯，用脾肾两补。

人参、山药、茯苓、湖莲、芡实、补骨脂、苁蓉、萸肉、五味、巴戟、菟丝、覆盆子。

（清·叶桂. 临证指南医案[M]. 北京：人民卫生出版社，2006.）

按：本案为脾阳虚之久痢，并发皮肤肉疹，脾胃为气血化生之源，故用双补汤温肾暖脾以涩肠止痢，温中健脾以化生气血、荣养肌肤。

案二：久疟。郑，五十五岁。四月十九日，脉双弦，伏暑成疟，间二日一至，舌苔白滑，热多寒少，十月之久不止，邪入已深极，难速出，且与通宣三焦，使邪有出路，勿得骤补，治疗两月余乃收功。

丸方，疟后六脉俱弦微数，与脾肾双补法。

何首乌四两、茯苓六两、枸杞子四两、五味子二两、沙苑子三两、山药四两、于术四两、蔻仁五钱、莲实六两（去心）、人参四钱。

蜜丸如桐子大，每服三二钱，开水送下，逢节以人参五分，煎汤送。

（清·吴瑭. 吴鞠通医案[M]. 北京：中国中医药出版社，2006.）

按：本案为伏暑成疟，日久不愈，导致正气不足，邪入难出，“六脉俱弦微数”，属正虚邪盛之候，故用脾肾双补法补益正气、祛邪外出，以丸剂取其药效缓和而持久。

案三：痿证。沈，四四。眩晕怔忡，行走足肢无力，肌肉麻木，骨骱色变，早晨腹鸣瘕泄，此积劳久伤阳气，肝风内动，势欲痿厥，法当脾肾双补，中运下摄，固体治病，（脾肾阳虚）脾肾双补丸山药粉丸（缪仲淳方）。

（清·叶桂. 临证指南医案[M]. 北京：人民卫生出版社，2006.）

按：本案为脾肾阳虚之痿证，脾肾亏虚则清阳不升、肌肉萎弱、筋骨不坚，阳虚则水液不化、腹鸣泄泻，气虚不固则肝风内动欲发痿厥，故以温补脾肾之法治之。

案四：虚劳。叶，三一。病损不复，八脉空虚，不时寒热，间或便溏，虽步履饮食如常，周身气机，尚未得雍和，倘调摄失慎，虑其反复，前丸药仍进，煎方宗脾肾双补法。

人参一钱、茯苓三钱、广皮一钱、炒沙苑一钱、益智仁一钱（煨，研）、炒菟丝饼二钱。

（清·叶桂. 临证指南医案[M]. 北京：人民卫生出版社，2006.）

按：本案为病后损伤脏腑、正气未复，此时脉络空虚，气机尚未调和，故仍有“不时寒热”“便溏”等症，用补肾健脾之法以促进病愈并防劳复。

鉴别 双补汤、附子粳米汤、加减附子理中汤所治之证为脏腑虚寒，温运与固涩功能减退，故内科杂病中如久痢、久泻、遗泄、带下病、崩漏、眩晕、水肿等符合其病机皆可使用；全方偏于补益，以补为通，属邪少虚多，病情缓、病程长。加减附子理中汤中以辛温之附子、干姜配苦温之白术、厚朴，甘淡之茯苓，主治痢久阳虚之证，重在温中散寒、理气化湿。三方区别见表 6-11。

表 6-11 双补汤、附子粳米汤、加减附子理中汤鉴别表

	双补汤	附子粳米汤	加减附子理中汤
病证	腰酸无力，腹痛绵绵，久泄久痢，下利清谷，肢体浮肿、小便短少，舌淡嫩，边有齿痕，苔白腻或白滑，脉沉缓之脾肾虚寒证	大便清稀，脘腹满痛、喜温喜按、时作时止，口不渴，嗳气呃逆，舌质淡、苔薄白腻或白滑，脉沉迟或迟缓无力之脾衰气逆发哕证	脘腹胀满，泛恶、呕吐，面色无华，四肢不温，或浮肿，下利痛泻，小便清长，舌质淡胖，舌苔白腻，脉濡小
病机	脾肾不足、失于固涩	脾阳虚弱、胃气上逆	痢疾日久、寒湿伤脾
治法	温补脾肾、收摄固涩	温补脾阳、和胃降逆	温中散寒、理气化湿
药物	人参、山药、茯苓、莲子、芡实、补骨脂、肉苁蓉、山茱萸肉、五味子、巴戟天、菟丝子、覆盆子	人参三钱、附子二钱、炙甘草二钱、粳米一合、干姜二钱	白术三钱、附子二钱、干姜二钱、茯苓三钱、厚朴二钱
用法	水煎服	水五杯，煮取二杯，渣再煮一杯，分三次温服	水五杯，煮取二杯，分二次温服

兼湿困

脾肾阳虚兼湿困又称阳虚湿困，是阳气亏损，运化失常，以水湿内停为主要临床表现的证候。常由素体阳亏、调摄失宜或久病大病后阳气亏耗，无力温化水湿。临床表现为畏寒肢冷，肢体浮肿、困重，小便不利，大便溏泄，食少腹胀，舌淡胖，苔白腻或白滑，脉沉迟而滑等。

主症 畏寒身冷，身体困重，脘腹痞闷，胃不喜食，肛门坠痛，小便不利，大便溏薄，舌淡胖，苔白腻或白滑，脉沉缓。

病机 脾肾阳虚、湿浊困阻。

治法 温补脾肾、理气化湿。

方药 术附汤。

术附汤（苦辛温法）(《温病条辨·下焦篇》五十七)

生茅术五钱 人参二钱 厚朴三钱 生附子三钱 炮姜三钱 广皮三钱

水五杯，煮成两杯，先服一杯；约三时，再服一杯，以肛痛愈为度。

应用术附汤时，注意服药时间和病愈指征。“约三时，再服一杯”即缩短服药间隔以助药力，增强疗效；“以肛痛愈为度”说明胃肠阳气内通，湿浊下达。

应用

1. 湿病 湿病因阳虚寒湿所致者，病机为湿浊困阻脾胃，阳气不通，证属阳虚寒湿内阻，症见纳呆，腹胀，身重倦怠，肛门坠痛，口渴不欲饮，小便不利，大便溏，舌苔腐白或白厚。

用术附汤温阳行气、化湿祛浊。如“浊湿久留，下注于肛，气闭，肛门坠痛，胃不喜食，舌苔腐白，术附汤主之”，“参、附峻补肾中元阳之气，姜、术补脾中健运之气，朴、桔行浊湿之滞气，俾虚者充，闭者通，浊者行，而坠痛自止，胃开进食矣”。(《温病条辨·下焦篇》五十七)

2. **胃痞** 虚寒痞胀，病机为寒凝于胃，气滞湿阻，证属寒湿中阻，症见脘腹痞塞胀满，按之不痛，不欲饮食，腹泻，形寒消瘦、乏力，肢体困重，舌淡苔薄白，脉沉迟。用术附汤健脾燥湿、行气消痞。

3. **久泻** 泄泻日久，病机为脾肾阳虚，湿浊下注，证属寒湿下注，症见久泻不止，或五更即泻，完谷不化，下利清稀，脐腹冷痛，四肢困重，舌淡胖，苔薄白或滑，脉濡缓。用术附汤温肾健脾、燥湿止泻。

4. **痰饮**（狭义） 脏腑气化不利，水液代谢障碍停聚于胃肠，病机属于脾肾阳虚、水湿不化，证属阳虚水停证，症见心下满闷，头晕目眩，心悸气短，口渴不欲饮，呕吐清水痰涎，胃肠沥沥有声，大便溏，舌苔白滑，脉细滑，用术附汤温阳化气，行气祛湿。

病案选录

案一：腹痛。王六二 病人述病中厚味无忌，肠胃滞虽下而留湿未解，湿重浊，令气下坠于肛，肛坠痛不已，胃不喜食，阳明失阖，舌上有白腐形色。议劫肠胃之湿。

生茅术、人参、厚朴、生附子、炮姜、广皮。

（清·叶桂. 临证指南医案[M]. 北京：人民卫生出版社，2006.）

按：病中体弱，当注意饮食禁忌，如《重订广温热论·温热复症疗法》所载：“食复：温热瘥后，胃气尚虚，余邪未尽，若纳谷太骤，则运化不及，余邪假食滞而复作。”本案患者于病中饮食无忌，导致有形实邪积滞胃肠，但下后食滞易去而湿浊难解，又损脾阳，湿性下沉，困阻于中，故用附子、炮姜温阳化湿，白术、人参健脾祛湿，陈皮、厚朴行气燥湿，以温阳健脾、行气祛湿之法助化湿邪并使之下达。

案二：胃痞。徐，三九，攻痞变成单胀，脾阳伤极，难治之症。

生白术、熟附子、茯苓、厚朴、生干姜。

（清·叶桂. 临证指南医案[M]. 北京：人民卫生出版社，2006.）

按：本是痞证，被误认为有积滞而行攻消之法，使脾阳重伤，故用熟附子、白术、干姜温中暖脾，茯苓健脾，厚朴行气消痞，以恢复脾阳之运。

案三：久泻。某，脾肾虚寒多泻，由秋冬不愈，春木已动，势必克土，腹满，小便不利，乃肿病之根，若不益火生土，日吃疲药，焉能却病。

人参、白术、附子、生益智、菟丝子、茯苓。

（清·叶桂. 临证指南医案[M]. 北京：人民卫生出版社，2006.）

按：脾属土，脾肾虚寒则土弱，春季肝木当令，木旺克土，更加重脾病，脾寒不能运化水谷则生肿满之病，故用温补脾肾法以益火生土，土得火暖则运化之权恢复而诸症除矣。

案四：便溏。周，四十。脉象窒塞，能食少运，便溏，当温通脾阳。

生白术一钱半、茯苓三钱、益智仁一钱、淡附子一钱、干姜一钱、荜茇一钱。

又，温通脾阳颇适，脉象仍然窒塞，照前方再服二剂，如丸方，当以脾肾同治着想。

（清·叶桂. 临证指南医案[M]. 北京：人民卫生出版社，2006.）

按：本案患者虽能食但消化能力弱、便溏，可知为脾阳虚运化不及，与“脉象窒塞”对应，故用术附汤温脾助运。

案五：水肿。某，三七。肿胀由足入腹，诊脉细软，不能运谷，当治少阴太阴。（脾肾阳虚）。

生白术、厚朴、茯苓、淡附子、淡干姜、荜茇。

（清·叶桂. 临证指南医案[M]. 北京：人民卫生出版社，2006.）

按：脾虚不能运化水谷，气血生化乏源，脉道不充则脉细软；肾阳虚不能主水，则水湿泛溢而下肢及腹部肿胀，故用术附汤温阳化气利水。

案六：痰饮。王，三四。脉沉，背寒，心悸如坠，形盛气衰，渐有痰饮内聚，当温通补阳方复辟，斯饮浊自解。（脾肾阳虚）

人参、淡附子、干姜、茯苓、生于术、生白芍。

（清·叶桂. 临证指南医案[M]. 北京：人民卫生出版社，2006.）

按：脾肾阳虚，津液运化和输布失常，导致痰饮内生。仲景有言：“病痰饮者，以温药和之。”故用淡附片、干姜、茯苓、白术、白芍（真武汤）温阳化饮，人参益气升阳。

案七：自汗。某，二一。脉细自汗，下体怯冷，卫阳式微使然。（卫阳虚）

黄芪三钱、熟附子七分、熟于术一钱半、炙草五分、煨姜一钱、南枣三钱。

（清·叶桂. 临证指南医案[M]. 北京：人民卫生出版社，2006.）

按：阳虚卫表不固则自汗，下肢怯冷、脉细乃一派虚寒之象，肾寓元阳，卫阳根于肾阳，故取温阳固表之法，用附子、煨姜、炙草（四逆汤）温肾回阳，黄芪、白术肺脾双补以益气固表止汗。

鉴别　双补汤和术附汤均具温阳祛湿之功，均能治疗脾肾阳虚、寒湿内阻之证，温病中脾胃病多以湿热病邪侵袭居多，但湿为阴邪，故在疾病发展与诊治过程中，若素体脾胃阳虚或热渐散而湿独盛于内，多导致脾肾阳气受损。两方在扶正（温补）和祛邪（祛湿）有所侧重和不同，双补汤所治之证为脏腑虚寒，温运与固涩功能减退，故内科杂病中如久痢、久泻、遗泄、带下病、崩漏、眩晕、水肿等符合其病机皆可使用；全方偏于补益，以补为通，属邪少虚多，病情缓、病程长。术附汤所治之证以邪气偏重为主，脏腑虚损不显，表现为湿浊困遏胃肠，阳气不通，故治以通阳行气，祛湿下达，且病情较急。二方区别见表 6-12。

表 6-12　双补汤与术附汤鉴别

	双补汤	术附汤
病证	腰酸无力，腹痛绵绵，久泄久痢，下利清谷，肢体浮肿、小便短少，舌淡嫩，边有齿痕，苔白腻或白滑，脉沉缓之脾肾虚寒证	畏寒身冷，身体困重，脘腹痞闷，胃不喜食，肛门坠痛，小便不利，大便溏薄，舌淡胖，苔白腻或白滑，脉沉缓之湿阻胃肠证
病机	脾肾不足、失于固涩	脾肾阳虚、湿浊困阻
治法	温补脾肾、收摄固涩	温补脾肾、理气化湿
药物	人参、山药、茯苓、莲子、芡实、补骨脂、肉苁蓉、山茱萸肉、五味子、巴戟天、菟丝子、覆盆子	生茅术五钱、人参二钱、厚朴三钱、生附子三钱、炮姜三钱、广皮三钱
用法	水煎服	水五杯，煮成两杯，先服一杯；约三时，再服一杯，以肛痛愈为度

第二节 胃 证 类

胃证类，是指感受外邪而致胃主降、受纳、腐熟等功能失调的一类证候。胃证类多因风热、暑热、温热、燥热、湿热等病邪侵袭导致脾胃功能失常所致，见于风温、春温、暑温、秋燥、湿温、大头瘟等疾病，大多属于温病卫气营血证候的气分证范畴。感受温热性邪气主要症状为高热，汗出，渴喜冷饮，呕恶，小便短黄，脉大等，感受湿热病邪多见身热、汗出，脘痞腹胀、纳呆、便溏等脾胃湿热特征，后期损伤胃阴可见低热，口干喜饮冷，大便干燥等。根据温病学基本内容，本节将胃证类分为胃热炽盛、胃热津伤、暑伤津气、胃阴不足、肺胃湿热、湿热蕴毒等证候。其中兼有其他证候但以胃证类为主者归于本节论述；其他如胃寒胃虚、气滞血瘀、虫扰等不属于温病胃证类内容所属，不再阐述。胃证类除见于温病气分阶段外，尚可见于感冒、自汗、呕吐、嘈杂、胃痛、痞证、黄疸、疟疾、痹证等内科疾病。

一、胃热炽盛

胃热炽盛又称阳明热盛、阳明气热证，是指因邪热亢盛，充斥阳明，弥漫全身的证候，常见症状有身热，汗出，大渴引饮，舌质红，舌苔黄燥，脉洪大等，可伴见心烦、躁扰，气粗似喘，颜面红赤等。

主症 壮热，面赤，汗出，渴喜冷饮，舌红、苔黄而燥，脉浮洪或滑数。

病机 阳明里热亢盛。

治法 清热保津。

方药 白虎汤。

白虎汤（《温病条辨·上焦篇》七）

生石膏（研）一两 知母五钱 生甘草三钱 白粳米一合

水八杯，煮取三杯，分温三服，病退，减后服，不知，再作服。

应用白虎汤时，注意煎服法，即①煎煮法。以水八杯，煎煮至三杯，去渣，分三次温服。②根据病情轻重不同，服药量不同。若病退，减量服，若病未减轻，可再次服。如“病退，减后服，不知，再作服”。

另外，《温病条辨》提出白虎禁忌四则。指在临床上出现下列四种情况之一的不能投用白虎汤：一是患者脉象浮，或弦，或细；二是出现沉脉；三是没有口渴的表现；四是身体无汗。如“白虎本为达热出表，若其人脉浮弦而细者，不可与也；脉沉者，不可与也；不渴者，不可与也；汗不出者，不可与也；常须识此，勿令误也”。（《温病条辨·上焦篇》九）当然，白虎汤所适用的病证是有一定范围的，而其所禁忌的病证也远远不限于上述四种，总的来说，不属胃热炽盛者禁用。

应用

1. **暑温** 暑温初起，病机为阳明里热亢盛，证属胃热炽盛。症见壮热、恶热，大汗出，渴喜冷饮，苔黄而燥，脉浮洪或滑数，用白虎汤清热保津。如“形似伤寒，但右脉洪大而数，左脉反小于右，口渴甚，面赤，汗大出者，名曰暑温，在手太阴，白虎汤主之”。(《温病条辨·上焦篇》二十二)，又如“手太阴暑温，或已经发汗，或未发汗，而汗不止，烦渴而喘，脉洪大有力者，白虎汤主之”(《温病条辨·上焦篇》二十六)。

2. **伏暑** 伏暑气分邪热较盛，病机为邪在气分，汗出较多，证属阳明热盛兼表虚，症见口渴、汗多、脉洪大等。因气分邪热炽盛，用白虎汤清泄暑热而生津。如“太阴伏暑，舌白口渴，有汗，或大汗不止者，银翘散去牛蒡子、元参、芥穗，加杏仁、石膏、黄芩主之。脉洪大，渴甚汗多者，仍用白虎法。”(《温病条辨·上焦篇》四十)

3. **风温** 太阴温病，病机为阳明胃热炽盛，无形邪热浮盛内外，证属阳明气分热盛。症见身热大汗，面赤，口大渴，恶热，舌黄，脉浮洪等，用白虎汤辛寒清热，如“太阴温病，脉浮洪，舌黄，渴甚，大汗，面赤，恶热者，辛凉重剂白虎汤主之”。(《温病条辨·上焦篇》七)又如“面目俱赤，语声重浊，呼吸俱粗，大便闭，小便涩，舌苔老黄，甚则黑有芒刺，但恶热，不恶寒，日晡益甚者，传至中焦，阳明温病也。脉浮洪躁甚者，白虎汤主之”。(《温病条辨·中焦篇》一)

温邪进入气分，如用攻下等法后，在里之邪基本得解，但仍有邪热浮盛于表。若其脉浮洪，则气分里热尚在，仍用白虎汤。如“下后无汗脉浮者，银翘汤主之；脉浮洪者，白虎汤主之”。(《温病条辨·中焦篇》十三)

4. **温疫** 温疫初起感邪重者，病机为温疫之邪内陷，证属阳明气分热盛证。症见身热，大汗，口渴，舌苔黄如积粉，脉长洪而数等，用白虎汤，如“感之重者，舌上苔如积粉，满布无隙，服汤后不从汗解，而从内陷者，舌根先黄，渐至中央，邪渐入胃，此三消饮证。若脉长洪而数，大汗多渴，此邪气适离膜原，欲表未表，此白虎汤证”。(《温疫论》上卷·瘟疫初起)温疫病中出现热邪散漫，浮盛于内外时的证治，用白虎汤。如“温疫脉长洪而数，大渴复大汗，通身发热，宜白虎汤”。(《温疫论》上卷·热邪散漫)“里证脉沉而数，下后脉浮者，当得汗解。今不得汗，后二三日，脉复沉者，膜原余邪复瘀到胃也，宜更下之。更下后，脉再浮者，仍当汗解，宜白虎汤”。

另外应注意的是上述吴又可所用的白虎汤与《伤寒论》中的白虎汤稍有不同，即加姜煎服，其意有二：一为取姜之辛散以助本方透热出表之力，二为取姜之温以制白虎汤中石膏、知母之寒，防伤胃气。吴氏制方多加姜，亦为其一个特点。

5. **自汗** 自汗，病机为邪热内伏，证属邪热郁蒸。症见身热，大汗出，口渴，脉长洪而数等，用白虎汤清解里热。如“自汗者，不因发散，自然汗出也。伏邪中溃，气通得汗，邪欲去也。若脉长洪而数，身热大渴，宜白虎汤，得战汗方解”。(《温疫论》上卷·自汗)

6. **下后诸证** 下后诸证之胃热证，病机为里热炽盛，证属胃热证。症见唇燥裂、唇焦色、唇口皮起、口臭、鼻孔如烟煤，口渴，脉长洪等，用白虎汤辛寒折热。如“胃家热，多有此证，固当下。唇口皮起，仍用别证互较。鼻孔煤黑，疫毒在胃，下之无辞……若大汗脉长洪而渴，未可下，宜白虎汤，汗更出，身凉渴止”。(《温疫论》下卷·应下诸证)又如“里证下后，脉浮而微数，身微热，神思或不爽，此邪热浮于肌表，里无壅滞也。虽无汗，宜白虎汤，邪从汗解”。(《温疫论》上卷·下后脉浮)“若先里而后表者，始则发热，渐盖理证，下之里证除，二三日内复发热，反加头疼身痛脉浮者，宜白虎汤。若下后热减不甚，三四日后，精神不慧，脉浮者宜白虎汤汗之”。(《温疫论》下卷·统论疫有九传治法)

病案选录

案一：肺胃炽热。胡某，女，52岁，1964年5月6日，东直门医院病房。

患者因重症肌无力，住院已将近半年，每日服用八珍汤、十全大补汤等剂。四天前突然发烧38.5℃，致病情恶化。此次发烧前每天只在吃饭前注射两次新斯的明，目前必须增加药量，否则不能坚持将饭顺利吃下。病情恶化，体温逐增，遂请全院老大夫共同会诊。

病人面色萎黄，形体消瘦，精神不振，舌胖苔白糙老且干，两脉虚濡而数，按之细弦且数，自述心烦梦多，小溲色黄，大便两日未行，身热颇壮，体温39.4℃，从协和医院借来铁肺准备抢救。会诊时，诸医皆曰：气血大虚，必须甘温以除大热。赵师问曰：前服参、芪、桂、附诸药皆甘温也，何其不见效?诸医又曰：原方力量太小，应增加剂量。赵师曰：个人看法，虽属虚人，也能生实病，此所说实病，包括新感病、传染病或其他实证。为慎重起见，先请经治医生用冰箱冷水少少与之。病人非常喜饮，又多给了一些，病人仍想多喝，将一杯（约300mL）喝完，病人说："我还想喝"，遂又给约300mL。饮毕自觉头身有小汗出，心情愉快，即时安睡。赵师曰："病人素体气血不足，用甘温补中，本属对证。但目前非本虚为主，乃标热为主，暮春患此，当从春温治之。如是虚热，病人何能饮冰水600mL，且饮后小汗出而入睡?根据其舌胖苔白糙老且干，两脉虚濡而数，按之细弦且数，心烦梦多，溲黄便秘，断定是阳明气分之热，故改用白虎汤。"

生石膏25g，生甘草10g，知母10g，粳米60g。煎100mL，分两次服，一付。

二诊，1964年5月7日。昨服白虎汤后，夜间汗出身热已退，体温37℃，两脉虚濡而滑，按之细弱，弦数之象已无。病人今日精神甚佳，食欲亦增，心烦减而夜寐甚安，大便已通，小溲甚畅，舌胖苔已滑润，改用甘寒生津益气方法，以善其后。

生石膏12g，沙参10g，麦门冬10g，生甘草10g，知母3g。一付。

三诊，1964年5月8日。据病房医护同志说，病人已痊愈。余云：可以停药，仍请经管医生处理。后来亦未用铁肺，病人一切如常。

按：病有标本，宿疾为本，新病为标。宿疾虽虚，新病未必亦虚，反之亦然。故不可一例而视之。虽是虚人，亦可患实证。此患者素服八珍汤、十全大补汤等甘温之剂，此治其重症肌无力，原属对症。然其暮春患感，陡然高烧，脉舌证皆显热象，岂可以虚热对待。虽前贤有甘温除大热之法，然其可治内伤虚热，不能退外感之实热。故虽从医皆曰可补，独先生能力排众议，坚请用清。若无定见于胸中，宁不随波逐流以免涉险乎?其用冷水试饮一法，又见诊断之细致入微。如果系实热，则必喜冷饮，若属虚热，则必不喜冷饮。以此法试之，虚实立判。故诊为阳明白虎证，投以白虎汤原方，立见功效。昔薛立斋氏尝以口唇冷热为判定寒热真假之标志，信非虚言矣。

按：白虎汤是治阳明气分热证常用之方，以高热，大渴，脉洪大有力，汗出较多为其主证。在久病或慢性病人，特别是虚衰患者，往往在临床中多不敢应用。本病人为重症肌无力，须经常用补阳、益气、兴奋药，有时在吃饭前必须注射新斯的明，否则难以吃进。在这种情况下，虽然发烧，口干渴，脉数或较有力，易从虚的方面考虑，每以甘温除热为其主旨。但是，不能简单地，不加分析，不细辨证。我们知道，虚人也能有实病，长期患慢性病的人，也能有新感。

这就必须仔细辨证，在辨证精确的基础上做好试治，试治肯定之后再行放手用药。

会诊之后，多数医生同意大量温补，但根据脉、舌、症状及用冰水试饮，饮进 600mL 之后，病人能入睡，这才肯定其属热证，属白虎汤证，结果服药而愈。

（赵绍琴. 温病纵横[M]. 北京：人民卫生出版社，1982.）

案二：痹证（风湿热）。刘某某，女，27 岁。

初诊，患者为一矿工家属，两月前足月顺产一女孩，在产假期间，不慎感受风寒，发热咳嗽咽痛，数日而愈。一周前又冒风寒，发热，关节痛，化验：血沉 40mm/h，抗“O”1∶800，西医诊为风湿热。因患者吃西药烧心胃痛，故请中医诊治。身热口渴，饮水不多，头胸腹有汗而下肢无汗，两膝关节红肿而痛，扪之则有灼热感，苔白而干，脉弦数。此为热痹，治当清热通痹，白虎加桂枝汤主之。

生石膏 30g，知母 10g，粳米 15g，生甘草 15g，穿山龙 15g。三付。

二诊，药后热退，关节红肿已消，但仍觉痛，再以原方五剂。

三诊，诸症皆平，化验正常，停药自养，嘱其千万预防感冒，否则易致反复。

按：本案为热痹乃风寒湿邪久客不去，郁而化热，阻滞经络不通，故尔以红肿热痛为特征，治当清其郁热而通其经络。本案以白虎汤清阳明经热，加穿山龙通络止痛，收效迅速。二诊仍用原方续服，诸证虽除，而病根未全拔，故嘱其小心将息，预防感冒，否则仍不免复发。

（彭建中，杨连柱. 赵绍琴临证验案精选[M]. 北京：学苑出版社，1996.）

案三：暑温阳气大伤，汗出肢冷。钱某某，男，51 岁。1960 年 8 月 29 日。

两天来身热头晕，阵阵恶寒，右脉洪大而数，左手略小，面赤口渴，头面出汗较多，昨服藿香正气散加减方：藿香 10g，苏叶 6g，佩兰叶 10g，半夏 10g，白术 6g，厚朴 6g，白芷 6g，生姜三片，大枣五枚。一付。

服药后汗出更多，夜间四肢发冷，今晨面色苍白，两脉虚大而芤，遍体汗出，口渴欲饮，心慌气短，神志欠清，喘息气急，舌苔白腻。此暑温热蕴，津液大伤，本当益气兼以折热，误服辛散伤津之品，急予益气生津，达热出表，防其神昏致厥。

生石膏 30g（先煎），知母 15g，生甘草 10g，粳米 30g，生黄芪 30g，五味子 10g，西洋参粉 6g。即刻先服一付。

二诊，1960 年 8 月 30 日。药后汗出已止，身热渐退，口渴喘患皆止，已能安眠，小溲甚少，两脉已由虚大而芤转为细弱小滑，头面汗出甚少，面仍略红，口干渴亦行缓解。暑温误汗之后，正气大伤，津液过耗，昨服益气生津之品，虽见小效，尚不足恃。再以甘温益气，甘寒生津，兼以祛暑、以观其后。原方减石膏为 15g，加党参 12g，二付。

三诊，1960 年 9 月 2 日。前药连投两剂之后，身热已退净而汗出亦止，喘息已平，口仍干渴，面色正常，精神好，两脉细弱且滑，大便通而小溲渐利。暑温误汗之后，气津皆伤，今观舌质偏红，苔白略干，虽汗止气复，然阴津尚未全复，改用甘寒益气，兼祛虚热。饮食当慎，生冷黏甜皆忌。

北沙参 25g，太子参 10g，生黄芪 18g，五味子 10g，麦门冬 12g，生白芍 26g，鲜荷叶半张（撕碎入煎）。二付。

上药又服两剂，诸症皆安，饮食睡眠皆如常，经休息一周后而上班工作。

按：暑温面赤口渴，头面汗出较多，早期以暑热为主，而晚期当考虑正气不足为主，因暑伤元气，汗为心液，过汗亡阳，津液受伤，故用白虎必加参、芪。

（赵绍琴. 温病纵横[M]. 北京：人民卫生出版社，1982.）

案四：伏暑。病者王士云妻，年四十三岁，病名伏暑。

原因暑邪内伏，至九月初旬遇风而发。

证见：独热无汗，昼夜引饮（吃茶五六壶），唇焦齿，舌苔灰燥，脉实大。此脉证当兼解肌，方可除根。若有汗，仅用白虎汤，不可再加解肌。

疗法：白虎汤参以解肌。

处方：生石膏八钱、生知母三钱、生甘草八分、粉葛根一钱、桔梗二钱、苏薄荷二钱、净连翘三钱、淡竹叶三钱、天花粉三钱、蝉衣八分。

效果一剂得效，三剂即痊。

按：此清透伏热之正法，辨证确，用药当，自然投之辄效。

（何廉臣. 全国名医验案类编[M]. 福州：福建科学技术出版社，2003.）

案五：温毒脉促。陈，三十二岁，温热面赤，口渴烦躁，六七日壮热大汗，鼻衄，六脉洪数而促，左先生用五苓散双解表里。余曰：此温病阳明经证也，其脉促，有燎原之势，岂缓药所能挽回，非白虎不可。

生石膏八两、知母一两、生甘草五钱、粳米二合、白茅根一两、侧柏叶炭八钱。

煮四碗，分四次服，尽剂而脉静身凉。

《脉经》谓数而时一止曰促，缓而时一止曰结。按：古方书从无治促、结之明文，余一生治病，凡促脉主以石膏，结脉主以杏仁。盖促为阳，属火，故以石膏得肺胃之阳；结脉属阴，乃肺之细管中块痰，堵截隧道而然，故以杏仁利肺气而消块痰之阴，无不如意。然照世人用药，石膏用七八钱，杏仁用三五钱，必无效也。吾尝谓未能学问思辨，而骤然笃行，岂非孟浪之极，既已学问思辨，而不能笃行，岂非见义不为，无勇乎。

（清·吴瑭. 吴鞠通医案[M]. 北京：中国中医药出版社，2006.）

案六：温病兼脑膜炎。天津东门里经司胡同，侯姓幼男，年八岁，得热病兼脑膜炎。

病因：蒙学暑假乍放，幼童贪玩，群在烈日中嬉戏，出汗受风，遂得斯证。

证候：闭目昏昏，呼之不应，周身灼热无汗，其脉洪滑而长，两寸尤盛。其母言病已三日，昨日犹省人事，惟言心中发热，至夜间即昏无知觉。然以水灌之犹知下咽，问其大便三日未行，其母泣问犹可救否？答以准可为之治愈。

诊断：此温热之病，阳明腑热已实，其热循经上升兼发生脑膜炎也。脑藏神明主知觉，神经因热受伤，是以知觉全无，宜投以大剂白虎汤以清胃腑之热，而复佐以轻清之品，以引药之凉力上行，则脑中之热与胃腑之热全清，神识自明了矣。

处方：生石膏（捣细）三两，知母八钱，连翘三钱，茵陈钱半，甘草三钱，粳米五钱。

煎至米熟其汤即成，取清汁三茶杯，徐徐分三次温服，病愈无须尽剂。

效果：服至两次已明了能言，自言心中犹发热，将药服完，其热遂尽消，霍然全愈。

说明：脑膜炎之名创自西人。所谓炎者，谓其膜红、热、肿、疼也。此多为伤寒温病之兼证，故中医对于此证皆责之阳明热实。然均是阳明热实，而其神明有昏愦不昏愦之殊，实因其脑膜有炎有不炎也，是以西人之说原自可信。然脑中所藏者元神，心中所藏者识神，故寒温之热，若窜入手少阴，亦可使神明昏愦（此证极少）。西人不知心中有识神，而热入手少阴以昏人之神明，自非西人所能知也。

（《医学衷中参西录·下编》原第六期第三卷温病门）

（一）兼表郁

主症 身热，口渴，心烦，汗出，溺赤短热，舌质红、苔黄薄。

病机 阳明热盛、表气郁闭。

治法 辛凉泄热、甘寒救津。

方药 新加白虎汤。

俞氏新加白虎汤（《通俗伤寒论·清凉剂》）

薄荷（五分拌研生石膏）八钱 鲜荷叶一角包 陈仓米三钱 白知母四钱 益元散（包煎）三钱 鲜竹叶三十片 嫩桑枝（切寸）二尺 活水芦笋二两 灯心（五分同石膏粉先煎代水）

应用俞氏新加白虎汤时，注意煎服方法及加减。即①煎煮法。先用活水芦笋二两，灯心五分，同石膏半分，先煎代水。此证皆因邪热传入胃经，外而肌腠，内而肝胆，上则心肺，下则小肠膀胱，无不受其蒸灼。是以热汗烦渴，皮肤隐隐见疹，溺短赤热，甚则咳血昏狂。但尚为散漫之浮热，未曾结实，邪既离表，不可再汗，邪未入腑，不可早下，故以白虎汤法辛凉泄热，甘寒救液为君，外清肌腠，内清腑脏。臣以芦笋化燥金之气，透疹而外泄，益元通燥金之郁，利小便而下泄。佐以竹叶、桑枝、通气泄热。使以荷叶、陈米清热和胃。妙在石膏配薄荷拌研，既有分解热郁之功，又无凉遏冰伏之弊。此为辛凉甘寒，清解表里三焦之良方。②根据病情加减变化。斑疹不能速透者，“如疹不得速透者，加蝉衣九只，皂角刺四分；有者，加鲜西河柳叶三钱，大青叶四钱”。烦热昏狂者，见“昏狂甚重者，加《局方》紫雪五分，药汤调服”。口渴者，见“口燥渴甚者，加花粉三钱，悉尼（梨）汁一杯冲，西瓜汁尤良”。痰黄而黏稠者，见“有痰甚黏者，加淡竹沥一钟，生姜汁一滴，和匀同冲”，“血溢者，加鲜刮淡竹茹四钱，鲜茅根八钱去皮，清童便一杯，冲”。

应用

1. **暑热病** 外感病表证已罢，邪入阳明。病机为表证入里火化，阳明热盛，证属阳明里热，症见身热，不恶寒，但恶热，热渴烦汗，溺赤短热，皮肤见疹等，用新加白虎汤清热保津。如“凡温暑证，始虽微恶风寒，一发热即不恶寒，反恶热，汗自出，口大渴，目痛鼻干，齿板燥，心烦不得眠者，虽皆为阳明表热，但要辨身干热而无汗者，尚须辛凉解肌，使热从外达，葱豉桔梗汤为主，随证加减；身大热而自汗者，只宜甘寒存津，使热不劫阴，新加白虎汤主之”。（《重订通俗伤寒论·表里寒热》）又如“若表证已罢，传入阳明为里热，散漫无形之邪热充斥阳明之经，未曾实结者宜辛凉泄热，佐甘寒护津，新加白虎汤主之”。

（张栋，宋春燕. 名医用名方[M]. 北京：人民军医出版社，2010.）

2. **伏气病** 病机为感受外邪过时而发，热结在里，表里俱热。证属伏气温病，里热外发，症见潮热不恶寒反恶热，口渴，心烦，谵语，斑疹隐隐，用新加白虎汤外透肌腠，内清脏腑。如“凡伏气温热，至春感温气而发，至夏感暑气而发。一发即渴不恶寒，反潮热恶热，心烦谵语，咽干舌燥，皮肤隐隐见斑，甚则手足瘛疭，状如惊痫。仲景所谓热结在里，表里俱热，白虎加人参汤主之是也。但要辨其便通者，但须外透肌腠，内清脏腑，新加白虎汤为主”。（《重订通俗伤寒论·表里寒热》）。

3. **风温伤寒、春温伤寒** 此新感引动伏气，病机为外风引动内热，证属伏气温病。初起头疼身热，微恶风寒，继则灼热自汗，渴不恶寒。咳嗽心烦，剧则鼻鼾多眠，语言难出，状如惊痫，或斑疹隐隐，面若火熏。舌苔初则白薄，边尖红燥。继即舌赤苔黄，甚或深红无苔。用新加白虎汤辛凉泄热，透疹外出。如“冷风引发伏热。先与葱豉桔梗汤。轻清疏风以解表。继与新加白虎汤。辛凉泄热以清里”。(《重订通俗伤寒论·伤寒兼证》风温伤寒)又如“春感新寒触发，用辛凉发表之葱豉桔梗汤，先解其外寒。外寒一解，即表里俱热，热结在里，法当苦辛开泄，柴芩清膈煎，双解其表里之热。如热势犹盛，疹隐隐者，新加白虎汤。更增炒牛蒡、大青叶（各三钱），速透其疹”。(《重订通俗伤寒论·伤寒兼证》春温伤寒)

4. **暑动肝风** 暑热过盛，病机为暑动肝风者，证属热盛生风。症见热渴烦汗，溺赤短热，皮肤见疹，甚则咳血昏狂，舌红，苔黄，脉弦数，指纹青紫等。用新加白虎汤清热生津而息风。如“舌黄或赤，脉多弦数，甚或弦滑。指纹青紫窜出气关，热渴汗多者，古方竹叶石膏汤主之（方见前），或新加白虎汤（生石膏、益元散、知母、西洋参、竹叶、荷花露）”。(《重订通俗伤寒论·暑痉》)

5. **发狂无汗** 病机为伤寒化热传里及温热病，证属里热亢盛。症见目赤唇焦，齿燥舌干，大渴饮水，始得少卧，不安，妄语悲叹，继即弃衣狂奔，骂詈叫喊，不避亲疏，甚则逾垣上屋，登高而歌。用新加白虎汤凉泄郁热，透汗逐邪。如“发狂无汗者，新加白虎汤，加葱豉，凉泄郁热以出汗”。(《重订通俗伤寒论·伤寒兼证》发狂伤寒)

病案选录

春温（内科）。陈其义，三十六岁，南昌人，住城内。失偶续弦，时当客冬，房事过劳，真阴亏损，又兼冬令严寒。

经云：“冬伤于寒，春必病温。”又云：“冬不藏精，春必病温。”其斯之谓欤。初起证似伤寒，惟热多寒少，常有汗出，汗后而热不稍减，且口渴引饮，此与伤寒病状，大不相同。

两寸脉浮大而数，右寸脉尤洪，脉证合参，断为春温，乃热邪伤阴之候也。

但春温证而恶寒，微兼表证，不能骤用纯阴之剂，宜仿仲景麻杏甘石汤主之，但麻黄春夏宜慎用，兹以真薄荷代麻黄为君，杏仁宣表为臣，石膏质重泻火，气轻解肌为佐，甘草和中为使。但温必有毒，有浊气，加银翘芳香化浊，泄热解毒，以助石膏之清解。

苏薄荷一钱二分、叭哒杏仁三钱（去皮尖）、生石膏八钱（杵）、生甘草一钱、净银花三钱、青连翘三钱。

此方连进二剂，各证均减过半，惟咳嗽热渴，尚未痊愈，易以桑菊饮加减续进。

冬桑叶三钱、白菊花二钱、苦杏仁二钱（去皮尖）、桔梗钱半、贝母钱半、鲜芦根三钱、淡竹叶钱半、苏薄荷四分、生甘草一钱。

此方又接进三剂，未七日而各证逐渐就痊矣。

廉按：辨证清切，选药惬当，妙在初起即用荷、杏、石、甘加银翘，而为辛凉之重剂，较吴氏银翘散力量尤大，真得叶氏薪传也。

（何廉臣选编. 全国名医验案类编[M]. 上海：上海科学技术出版社，1959.）

鉴别 白虎汤与俞氏新加白虎汤均治阳明气分热盛。白虎汤以阳明气分热盛为主，症见身大热、大汗出，脉洪大，以生石膏、知母、生甘草、白粳米辛寒折热。俞氏新加白虎汤清泄脏腑邪热，主要是清胃及心肺肝经之热。以白虎汤法辛凉泄热，甘寒救液为君，外清肌腠，内清腑脏。臣以芦笋化燥金之气，透疹而外泄；益元散通燥金之郁，利小便而下泄。佐以竹叶、桑枝通气泄热。使以荷叶、陈米清热和胃。二者区别见表 6-13。

表 6-13　白虎汤、俞氏新加白虎汤鉴别

	白虎汤	俞氏新加白虎汤
病证	壮热，面赤，汗大出，渴喜冷饮，舌苔黄而燥，脉浮洪或滑数	热渴烦汗，溺赤短热，皮肤见疹，舌红苔薄黄
病机	阳明里热亢盛	阳明热盛、表气郁闭
治法	清热保津	辛凉泄热、甘寒救津
药物	生石膏一两、知母五钱、生甘草三钱、白粳米一合	薄荷（五分拌研生石膏）八钱、鲜荷叶一角、陈仓米三钱、白知母四钱、益元散三钱、鲜竹叶三十片、嫩桑枝二尺、活水芦笋二两、灯心五分
用法	水八杯，煮取三杯，分温三服，病退，减后服，不知，再作服	先用活水芦笋、灯心同石膏粉先煎代水

（二）兼湿阻

主症　高热汗出，烦渴冷饮，胸闷身重，舌红、苔黄微腻，脉洪大。

病机　胃热炽盛、脾湿未化。

治法　清泄胃热、兼化脾湿。

方药　白虎加苍术汤。

白虎加苍术汤（《温病条辨·上焦篇》二十六）

即于白虎汤内加苍术三钱。

生石膏（研）一两　知母五钱　生甘草三钱　白粳米一合　苍术三钱

服如白虎汤法。

应用

1. **湿温**　病机为阳明胃热炽盛，夹有太阴脾湿。证属热重于湿。症见壮热口渴，自汗，身重胸痞，脉洪大而长。用白虎加苍术汤清热祛湿。如“湿温证也，不可发汗。发汗者，名曰重。如此死者医杀之耳。宜桂附汤、白虎加苍术汤”。(《类证活人书·卷三》) 又如“壮热口渴，自汗，身重胸痞，脉洪大而长者，此太阴之湿与阳明之热相合，宜白虎加苍术汤。热、渴、自汗，阳明之热也。胸痞身重，太阴之湿兼见矣。脉洪大而长，知湿热滞于阳明之经，故用苍术白虎汤以清热散湿，然乃热多湿少之候”。(《湿热病篇》三十七）

2. **暑温**　病机为暑温阳明气分热盛夹有湿邪。证属热重于湿。症见身热胸痞，汗多，舌红苔白腻等。用白虎加苍术汤清热祛湿。如“手太阴暑温，或已经发汗，或未发汗……身重者，湿也，白虎加苍术汤主之”。(《温病条辨·上焦篇》二十六）

3. **疮家湿疟**　病机为疮家发疟，证属热重于湿。症见身体重痛，肢节烦疼，呃逆胀满，胸膈不舒，脉浮紧等症状。用白虎加苍术汤加减清热祛湿。如“疮家湿疟，忌用发散，苍术白虎汤加草果主之”。(《温病条辨·中焦篇》七十五）

病案选录

案一： 湿温。周某，男，24岁。

感受时令之邪，而发热头痛，胸中发满，饮食作呕。注射“安乃近”与“葡萄糖液”，汗出虽多而发热不退，反增谵语、身疼、呕吐等症。试其体温39.6℃。脉来濡，舌苔白腻。脉症合参，湿邪犹存，治当清利湿热，芳化湿浊，以行三焦之滞。方用：

白蔻仁6g，滑石12g，杏仁6g，薏苡仁12g，藿香6g，厚朴6g，半夏10g，滑石12g，淡竹叶6g。

刘老书方时，语其家人曰：服药则热退，可勿忧虑。然病人服药无效，反增口渴心烦，体温升至40℃，一身酸痛，两足反厥冷如冰。病家惶恐，急请刘老再诊。切其脉仍濡，而舌苔则黄白间杂。湿温为患，明白无误，然前方胡为不效?思之良久，则又疏一方：

苍术10g，生石膏30g，知母10g，粳米15g，炙甘草6g。

上方仅服一剂，高热即退，足温，诸症皆愈。

（尤虎，苏克雷，熊兴江. 历代名医时方一剂起疴录·刘渡舟临证验案精选[M]. 北京：中国中医药出版社，2017.）

案二： 湿热病。诊得脉洪大而长，发热口渴，胸痞，自汗不止，肢体沉重，难以转侧，乃太阴之湿与阳明之热合而为病也。

生石膏四钱、知母一钱五分、生甘草八分、白粳米二钱、苍术三钱，米泔浸炒，水同煎服。

按：脉洪大而长，发热口渴，是典型的阳明经证；胸闷，肢体沉重，为太阴脾湿之象。故药用白虎加苍术汤既化阳明之热，又祛太阴之湿，可谓两全其美。本例当属热重于湿证。

（盛增秀，江凌圳. 古代名家湿热病证医案评选·医案选评[M]. 北京：中国中医药出版社，2018.）

案三： 暑厥。某，中恶暑厥，苍术白虎汤加滑石。

（清·叶桂. 临证指南医案[M]. 北京：中国中医药出版社，2020.）

按：暑热必夹湿。白虎汤为辛寒之剂，可清泄内热，达热出表。苍术辛温，既可燥湿又可散湿，可去表里之湿。滑石可清热解暑，助白虎清热，三者共奏清热解暑祛湿之效。

案四： 疮家湿疟。张，疮家湿疟，忌用表散，苍术白虎汤加草果。

（清·叶桂. 临证指南医案[M]. 北京：中国中医药出版社，2020.）

按：本案未列具体症状，吴瑭根据本案整理而成苍术加白虎汤加草果方证。根据湿疟，推测当有身体重痛，肢节烦疼，呃逆胀满，胸膈不舒，脉浮紧等症状。吴瑭在自注中指出：“以白虎辛凉重剂，清阳明之热湿，由肺卫而出；加苍术、草果，温散脾中重滞之寒湿，亦由肺卫而出。阳明阳土，清以石膏、知母之辛凉；太阴阴土，温以苍术、草果之苦温；适合其脏腑之宜，矫其一偏之性而已。”该方不仅可以用于疮家湿疟，对于一般有湿疟表现者同样也可适用。

案五： 猩红热。张某，女，5岁。2007年1月12日初诊：发热住院二周，诊为川崎病。发热身起红疹，曾疑为猩红热。热则服退烧药，大汗出。因高热不退出院，转求中医治疗。体温39.2℃，发热时腹中痛，无恶寒，目赤，眉棱处痛，渴不多饮，不欲食，多睡，便可。血沉80mm/h，白细胞18×10^9/L。脉濡滑数且大。舌红苔少。

证属：阳明热盛夹湿。法宜：清热化湿。方宗：白虎加苍术汤。生石膏18g，知母4g，炙甘草6g，苍术8g，青蒿15g。4剂，水煎服。一日三服。

2007年1月15日：昨夜未热，身起红，三小时后退。精神委顿，多眠睡，腹痛，食少，便可。脉数无力，已不涌大。舌稍红，苔少。上方加西洋参 10g，麦冬 9g。4 剂，水煎服，一日三服。

2007 年 1 月 19 日：未再发热起疹。目赤、腹痛、多汗、便干。血沉 25mm/h，白细胞 14×10^9/L。脉沉弦数急，舌稍红，苔白少。

证属：少阳阳明。法宜：少阳阳明双解。方宗：大柴胡汤主之。

柴胡 6g，黄芩 6g，半夏 5g，大黄 4g，芒硝 10g（分冲），白芍 7g，枳实 6g，石膏 12g，炙甘草 5g。

2 剂，水煎服。3 小时服 1 次，便下停后服。

2007 年 3 月 9 日：因鼻塞，便干来诊，询及前证，云药后便下愈。

按：初诊，因脉滑数而大，且但热不寒，汗出，故诊为阳明气分热盛。何以诊为夹湿？苔少，无胸痞，似无夹湿之指征。

（李士懋，田淑霄. 平脉辨证经方时方案解[M]. 北京：中国中医药出版社，2018.）

鉴别 白虎加苍术汤和俞氏新加白虎汤均可用于阳明气分热盛。但白虎加苍术汤以苍术燥太阴之湿，临床以壮热、口渴、自汗，身重、脘痞、舌苔厚腻为主要表现，主要用于阳明邪热炽盛兼太阴脾湿未化；俞氏新加白虎汤清泄邪热、散郁透邪，且以清泄胃热为主，方中用薄荷、鲜荷叶、鲜竹叶、桑枝、芦笋、灯心、益元散，既可辛凉泄热、甘寒救液，又可外清肌腠、内清腑脏、透疹而外泄。二者区别见表 6-14。

表 6-14 白虎加苍术汤、俞氏新加白虎汤鉴别

	白虎加苍术汤	俞氏新加白虎汤
病证	壮热，汗出，口渴欲饮，脘痞身重，苔黄腻而干，脉洪大而长之肺胃热盛兼湿困中焦证	邪热传入阳明气分，热渴烦汗，溺赤短热，皮肤见疹等里热炽盛郁表证
病机	阳明热盛、湿困太阴	阳明热盛，表气郁闭
治法	辛寒清热、兼化太阴脾湿	辛凉泄热、甘寒救津
药物	白虎汤内加苍术三钱	薄荷（五分拌研生石膏）八钱、鲜荷叶一角、陈仓米三钱、白知母四钱、益元散三钱、鲜竹叶三十片、嫩桑枝二尺、活水芦笋二两、灯心五分
用法	水八杯，煮取三杯，分温三服，病退，减后服，不知，再作服	先用活水芦笋、灯心同石膏粉先煎代水

二、胃热津伤

胃热津伤又称胃热津亏，是指邪热炽盛导致胃津亏损的证候，常见症状有发热、汗出，口渴饮冷，舌质红而干，舌苔黄燥，脉洪数或虚细等。

主症 壮热，汗出，心烦，口渴饮冷，舌质红而干，舌苔黄，脉洪数或虚细。

病机 气分热盛、气津两伤。

治法 清热生津、益气养阴。

方药 白虎加人参汤。

白虎加人参汤（《温病条辨·上焦篇》八）

即于白虎汤内加人参三钱。

生石膏（研）一两　知母五钱　生甘草三钱　白粳米一合　人参三钱

服如白虎汤法。

应用

1. **风温、春温**　风温、春温邪入气分，病机为气分热盛、津气两伤，症见发热烦渴，口舌干燥，汗多，舌红而干，苔黄，脉洪数或虚细等，用白虎加人参汤清热生津，如“白虎汤仲景用以清阳明无形之燥热也。胃汁枯涸者，加人参以生津，名曰白虎加人参汤”。（《湿热病篇》三十七自注）

2. **太阴肺热证**　病机是太阴温病肺热盛而津伤，证属热伤津气。症见脉浮大而中空无力，全身出大汗，微有气喘，或气喘较明显，甚至有鼻翼扇动用白虎加人参汤来清热益气养阴。“太阴温病，脉浮大而芤，汗大出，微喘，甚至鼻孔扇者，白虎加人参汤主之；脉若散大者，急用之，倍人参”。（《温病条辨·上焦篇》八）

3. **暑温**　病机为暑热之邪耗气伤津，证属热盛气津两伤。症见汗出恶寒，身热而渴，脉虚大无力等，用白虎加人参汤清热泻火，益气生津，“是以后人治暑热伤气，身热而渴者，亦用白虎加人参汤”。（《温热经纬·湿热证》三十七）

4. **伏暑**　病机为伏暑肺胃热证而伤气阴，证属肺胃热盛，气阴不足，症见身热，口渴，汗多，面赤，脉虚大而芤。用白虎加人参汤清热益气生津，如“形似伤寒，但右脉洪大而数，左脉反小于右，口渴甚，面赤，汗大出者，名曰暑温，在手太阴，白虎汤主之；脉芤甚者，白虎加人参汤主之”。（《温病条辨·暑温》二十六）“太阴伏暑，舌白口渴，有汗，或大汗不止者，银翘散去牛蒡子、元参、芥穗，加杏仁、石膏、黄芩主之。脉洪大，渴甚汗多者，仍用白虎法；脉虚大而芤者，仍用人参白虎法”。（《温病条辨·伏暑》四十）

病案选录

案一：流行性感冒。王某，男，5岁。1974年冬季患流感，高热39.5℃，注射退烧针并口服“小儿退热散”出大汗后体温稍降，须臾又升至40℃，身热、颜面潮红、烦躁，结膜及咽部充血，不咳嗽，口渴欲饮冷水，大汗淋漓，脉洪数，舌质红苔黄燥。诊为阳明经病。根据《伤寒论》第26条：“服桂枝汤，大汗出后，大烦渴不解，脉洪大者，白虎加人参汤主之。”应用白虎加人参汤。生石膏（先煎）45g，知母6g，炙甘草9g，粳米9g，党参9g，野菊花15g，水煎服。从下午四点少量多服，连着服到六点钟，至下午七点开始诸症减轻。体温降到38℃，能吃小碗面条，晚上又服一剂。夜晚十点服头煎，夜两点服二煎。至第二天黎明体温退至36.5℃诸症消失而痊愈。

按：白虎加人参汤治阳明经病型的流感高热确有良效，比青霉素注射剂来得快，有些注射青霉素及静脉滴注葡萄糖盐水体温是降不下来的，白虎加人参汤也可以退烧，不过服药方法要按一天服四次的方法服用，否则药力接不上，疗效会受影响。

据报道，白虎加人参汤的适应证，与白虎汤证相比较，为汗出过多，渴饮更剧。另外因为阳明病汗出大渴，说明津液重伤，非加人参补阴生津，不足以维护胃阴而达邪热。有报道暑厥病例多为热陷阳明、郁闭气机所致，并非热入营中、邪窜心包，应以白虎汤清阳明气分之热，又因汗出已多，脉现芤象，气液已伤，故加人参益气生津，因而药后脉静、厥回神清。

（孙溥泉.《伤寒论》方医案集[M]. 北京：中国中医药出版社，2013.）

案二：暑瘟。王，上吐下泻。某村一年高83岁之老翁，上吐下泻，大汗如雨，脉来洪大而数，略见象，所吐有酸腐之味，所泻有秽恶之气，势甚危殆。予以：人参15g，石膏30g，知母9g，甘草3g，陈仓稻米30g，煎水煮药。

服后吐泻即止，次日再以清暑和中药物调理，即瘥。

（孙溥泉.《伤寒论》方医案集[M]. 北京：中国中医药出版社，2013.）

案三：消渴。高某，男，38岁，汽车队司机。于1974年11月18日就诊。患者两个月来多饮、多食、多尿，形体逐渐消瘦。近十余天更为严重，每日饮水达12500mL左右，尿频量多，白天20～30min一次，夜间数十次。平素嗜酒，食肥甘。曾患肺结核，已钙化。无激素类或其他特殊药物应用史。检查：尿糖(++++)，尿比重1.033，尿酮体定性阳性。血糖14.5mmol。西医诊断为糖尿病。初诊：大渴引饮，随饮随渴，小便频数，形瘦，面色不华，体倦自汗，口干舌燥，舌红少津，苔黄腻，脉滑数。系肺胃热盛、化燥伤阴，证属消渴，治拟清胃、润肺、生津，白虎加人参汤加味：生石膏（先煎）45g，知母12g，党参15g，麦冬15g，生地15g，玉竹12g，花粉9g，粳米9g，甘草6g。水煎服。

二诊（11月21日）：上方服5剂，口渴引饮有明显好转，小便次数亦减少。苔黄腻见退，脉趋缓和。处方：原方续服。

三诊（11月29日）：继服十剂，饮水量已由原来的12500mL降至2500mL左右，小便基本能够控制，病去其半。化验尿糖（+++）。处方：原方再服。

四诊（12月4日）：两天前因饮食不慎，出现嗳腐吞酸，肠鸣腹泻，日行三次，多水样便，无腹痛。腻苔又起，脉濡而滑。处方：暂予胃苓汤加减。

五诊（12月12日）：腹泻已愈。化验尿糖极微量，血糖8.9mmol/L。处方：再以白虎加人参汤加减出入。

六诊（1975年1月23日）：至1月14日止，已服药51剂，饮食、二便均正常，精神较振，体力日增。化验尿糖（–），血糖8.9mmol/L。基本痊愈，可以停药。同意患者要求恢复上班，嘱忌酒、慎食、寡欲。此后经多次化验，尿糖一直阴性，血糖在7.2mmol/L上下。7月中旬随访，上班至今，精神、体力均佳，体重增加，饮未曾复发。

（孙溥泉.《伤寒论》方医案集[M]. 北京：中国中医药出版社，2013.）

按：据实验研究证明，白虎加人参汤对实验性糖尿病动物有显著的降血糖作用，方中只用人参、知母，则降糖作用大为减弱，若将石膏、人参、知母合用，则恢复原来的降糖效果。

案四：中暑作厥。林某，女，38岁。夏月午睡后，昏不知人。身热肢厥（证泛指突然昏倒、不省人事、四肢厥逆，但不久可以逐渐清醒的一类病证，这里指的是中暑作厥），汗多、气粗作喘，不声不语，牙关微紧，舌苔黄燥，脉象洪大而芤。证属暑厥，暑为火热之邪，燔灼阳明，故见身热炽盛；暑热内蒸，迫津外泄，则多汗而气粗如喘；热郁气机，所以四肢反见厥冷；邪热内迫，正又不能胜邪，故神昏不语，脉见洪大而芤。治宜清暑泄热，益气生津，投白虎加人参汤：朝鲜白参、知母、粳米各15g，石膏30g，甘草9g。服一剂后，脉静汗止，手足转温，神识清爽，频呼口渴，且欲冷饮，再服一剂而痊愈。

（孙溥泉.《伤寒论》方医案集[M]. 北京：中国中医药出版社，2013.）

案五：瘟疫。杨，甲子年四月初四日，温病自汗，脉浮芤，神气昏，时有谵语，可先服牛黄丸二丸，继以人参白虎汤。

生石膏八两，先煎、洋参四钱、知母四两、粳米二合、炙甘草一两。

神清止牛黄丸，热退止石膏。不然俱再作服。

初五日，于前方内加洋参四钱，共成八钱。

（清·吴瑭. 吴鞠通医案[M]. 北京：中国中医药出版社，2006.）

兼气虚

主症 身热多汗，心胸烦热，气逆欲呕，口干，气短神疲，舌红少苔，脉虚数。

病机 热病后期、余热未清、气津两伤。

治法 清热生津、益气和胃。

方药 竹叶石膏汤。

竹叶石膏汤（《温热经纬·卷五》方论）

竹叶二握 生石膏一斤 半夏半斤，洗 人参三两 甘草二两，炙 麦门冬一斤 粳米半斤。（雄按：陈修园曰《伤寒论》用人参者有数方，皆因汗吐下之后，亡其津液，故取甘凉以救其阴也。）

水一斗，先煮六味，取六升，去滓，内粳米，煮米熟汤成，去米。温服一升，日三服。《集验》此方，加生姜治呕最良。（雄按：余用此方治暑疟，极妙。）

应用竹叶石膏汤时，注意煎服法及其加减。王士雄按："所谓壮火食气也。竹叶石膏汤，或清肺轻剂。"陈修园曰："《伤寒论》用人参者有数方。皆因汗、吐、下之后，亡其津液，故取甘凉以救其阴也。"本方证因有白虎汤证的影子，所以必然也常有发热，汗出，口渴，心烦，便干，因为是发热性疾病的后期，往往是壮火食气，导致气阴两伤，所以患者既有气虚的表现如虚羸少气，神疲乏力等，又有阴虚的表现如五心烦热，口燥咽干，皮肤黏膜干燥等，当然发热不退，口渴，时时欲呕，纳呆，舌质红，少苔这是其最主要特征。

应用

1. **暑疟** 暑热初起，病机为暑热伤气，证属气津两伤。症见身热多汗，胸膈满闷，口渴心烦，舌红少苔，脉虚数等。暑热邪伤，初在气分，《温病条辨》中称"初病暑风湿热疟"，"烦渴"，用竹叶石膏汤清热益气养阴。如"初病暑风湿热疟药：脘痞闷，枳壳、桔梗、杏仁、厚朴、二味喘最宜……口渴用花粉，烦渴用竹叶石膏汤……"。（《温热经纬·卷三》叶香岩三时伏气外感篇）

2. **伏邪发热** 温热之邪，邪伏气分，病机为热伤胃津，证属气津两伤。症见发热、汗出，不饥不欲食，烦渴不寐，舌红少苔，脉虚数等。温热伏邪，日久胃津消乏，用竹叶石膏汤清热生津，益气和胃。如"伏邪发热，烦渴，知饥无寐，乃胃津受伤所致。拟进竹叶石膏汤加花粉"。（《临证指南医案·卷五》温热）

病案选录

案一：伏邪发热。杨，伏邪发热，烦渴，知饥无寐，乃胃津受伤所致，拟进竹叶石膏汤加花粉。

（清·叶桂. 临证指南医案[M]. 北京：人民卫生出版社，2006.）

案二：伏邪发热，胃津消乏。某，右脉未和，热多口渴，若再劫胃汁，怕有脘痞不饥之事。当清热生津，仍佐理痰，俟邪减便可再商。

麦冬、人参、石膏、知母、粳米、竹叶、半夏。

（清·叶桂. 临证指南医案[M]. 北京：人民卫生出版社，2006.）

按：以上叶氏两案，治伏气温病后期，气分之热稍平，日久胃津消乏，知饥无寐，发热，口渴，脉虚数，故用竹叶石膏汤清热生津，益气和胃。

案三：湿温，气分余热未清。倪某某，男，37岁，1938年10月21日。

湿温经月甫愈，两天来陡然低烧口干，心烦且渴，一身乏力，中脘闷满堵塞不舒，时时泛恶，纳谷不馨，舌红苔腻，两脉濡数无力。病似湿温劳复，余热尚未清除，故低烧不重，疲乏无力，胃不思纳，时时欲恶，用清热生津，益气和胃法。

竹叶3g，生石膏12g，北沙参15g，半夏9g，麦门冬9g，淡豆豉9g，山栀3g，生甘草3g。二付。

二诊，1938年10月24日。低烧未作，体温36.5℃，渴心烦已止，纳谷渐香，仍觉脘闷，湿温初愈，余热留恋，清气热少佐补正，化湿郁以开其胃。以饮食为消息。生冷甜黏皆忌。

竹叶茹各3g，生石膏9g，沙参9g，杏仁9g，半夏9g，淡豆豉9g，茯苓9g，白蔻仁米0.3g，分冲，鸡内金9g。二付。

三诊，1939年10月27日。连服清气开胃之药，低热退而乏力减，中脘堵闷也轻，饮食二便如常。湿温甫愈，正气未复，仍需休息二周，防其劳复。

按：气分余邪未净，气阴已伤者以竹叶石膏汤为主方。若属营血分余邪未净，气阴两伤者则用青蒿鳖甲汤治之。二者虽均治低热，但病机病程不同，不可混用。

（赵绍琴. 温病纵横[M]. 北京：人民卫生出版社，1982.）

案四：发热。张某，女，25岁。乳腺炎术后发热，体温为38.5～39.5℃，经用抗生素无效，又用药物发汗以退热，屡退屡升，几经周折，患者疲惫不堪。更见呕吐不能饮食，心烦口干，头晕而肢颤。舌质红，苔薄黄。此乃气阴两伤，气逆呕吐，必须清热扶虚，气阴两顾，方为：生石膏30g，竹叶10g，麦冬24g，党参10g，半夏6g，粳米一撮，炙甘草10g。服药4剂热退而安。过两周后，又出现寒热往来，口苦喜饮，心烦口，脉弦苔滑等症，此为外感邪气内并少阳，用小柴胡汤加生石膏、桔梗，1剂而愈。

（刘渡舟. 经方临证指南[M]. 天津：天津科学技术出版社，1993.）

按：本案术后症见高热，且反复发作，心烦而口干，属热证。但反复退热，致气阴两虚，气逆呕吐。竹叶石膏汤主症悉具，故以竹叶石膏汤。

案五：消渴（糖尿病）。张某，女性患者，56岁，农民。患糖尿病多年，近来自觉神疲乏力，口渴引饮，溲多。诊得脉细数，舌红少津，身形消瘦。凭证参脉，系胃热内盛，气津俱损，宜清胃热，益气阴，方用竹叶石膏汤加味：竹叶12g，生石膏30g，麦冬12g，法半夏6g，甘草3g，北沙参12g，天花粉12g，怀山药18g，粳米一撮。服上方3剂后，口渴显著减轻。

（王琦. 经方应用[M]. 银川：宁夏人民出版社，1981.）

按：糖尿病属中医消渴之范畴，临床以气阴两虚者最为多见。本案患者患糖尿病多年，症见神疲乏力，口渴引饮，溲多，身形消瘦，舌红少津而脉细数。竹叶石膏汤主症“虚羸少气，气逆欲吐”，见于热病后期。本案主症身形消瘦与之相合，故与竹叶石膏汤。

案六：阳明伏暑案（内科）。钱苏斋（住苏州谢衙前）。

病者：杨缠业，年四十余，住苏城装驾桥巷。

病名：阳明伏暑。

原因：忍饥耐寒，操作勤劳，故暑邪内伏而不觉。至岁暮天寒，乃一发而不可遏，时小除夕，风雪严寒，天将薄暮，病起方三日也。

证候：病者袒胸卧，床无帏帐，大渴恶热气粗，湿身汗如雨淋。

诊断：脉洪大而数，舌薄黄无苔垢，此即仲景《伤寒论》之阳明热病也。但病在经而不在腑，邪在气而不在营，风雪严寒中，见此大热大寒之证，其人阳气素盛，邪气向外而欲自解也。

疗法：用竹叶石膏汤加减，以祛阳明经气分之暑邪，虽在天寒，药能对证，无庸顾虑也。

处方：生石膏三两（研细）、生甘草一钱、天花粉三钱、麦冬肉三钱、肥知母三钱、香粳米三钱、大竹叶三钱。

效果：二剂后，即热退身凉，稀粥调养，未再服药而竟愈。

廉按：阳明伏暑，较之潜伏阴经者易治。今用竹叶石膏汤加减，二剂后即热退身凉者，重用三两石膏之效力也。在医家敢用三两石膏者，不乏其人，而病家敢服三两石膏者，实为罕见。况在深冬之时，苏城之地乎老朽不敏，窃窃怀疑而莫释焉。惟方系经方，药系良药，如果敢服，效立见，心虽怀疑，仍选录以表彰之者，有一王良诡遇之巧法，莫妙于在令时用生石膏研细，同鲜荷花蒸露，嘱各药肆预备待用，方中但写荷花露若干，代水煎药，此仿前哲马元仪，暗用麻黄之成法耳。

（何廉臣. 全国名医验案类编[M]. 福州：福建科学技术出版社，2003.）

鉴别 竹叶石膏汤与白虎加人参汤均治热盛津伤证，均以白虎汤为基础清热生津。竹叶石膏汤以温热病后期、气津两伤为主，症见身热汗多、烦渴喜饮、气逆欲呕、舌红少津、脉细数，配竹叶清热除烦，人参、麦门冬益气生津，半夏和胃降逆。白虎加人参汤以气分热盛伤津证为主，汗出口渴、心烦，故加人参以益气养阴。二者区别见表 6-15。

表 6-15 竹叶石膏汤、白虎加人参汤鉴别

	竹叶石膏汤	白虎加人参汤
病证	身热多汗，心胸烦热，气逆欲呕，口干喜饮，气短神疲，或虚烦不寐，舌红少苔，脉虚数之气阴两伤证	壮热，汗出，心烦，口渴、欲饮冷，舌质红而干，舌苔黄，脉洪数或虚细之热盛气津两伤证
病机	热病后期、余热未清、气津两伤	阳明气分热盛、气津两伤
治法	清热生津、益气和胃	清热生津、益气养阴
药物	竹叶二握、生石膏一斤、半夏半斤、人参三两、炙甘草二两、麦门冬一斤、粳米半斤	即于白虎汤内加人参三钱
用法	水一斗，先煮六味，取六升，去滓；内粳米，煮米熟汤成，去米，温服一升，日三服	服法如白虎汤（水八杯，煮取三杯，分温三服，病退，减后服，不知，再作服）

三、暑伤津气

暑伤津气又称暑耗肺胃津气、暑伤肺胃，是指暑热时邪或暑温邪毒郁蒸导致伤津耗气的证候，常见症状有身热，口渴，自汗，神疲，小便黄赤，舌质红，舌苔薄黄而干，脉细弱等。

主症 身热汗多，心烦口渴，小便短赤，体倦少气，精神不振，脉虚数。

病机 暑热内侵、气津耗伤。

治法 清暑益气、养阴生津。

方药 王氏清暑益气汤。

王氏清暑益气汤（《温热经纬·卷四》薛生白湿热病篇三十八）

西洋参 石斛 麦冬 黄连 竹叶 荷秆 知母 甘草 粳米 西瓜翠衣

水煎服。

应用

1. **暑病** 病机为署热兼湿内蕴，耗伤中气，证属热伤津气。症见身热自汗，心烦口渴，小便短赤，体倦少气，精神不振，脉虚数等，《湿热病篇》中称为“湿热证”，所用清暑益气汤乃李东垣方（黄芪、苍术、升麻、人参、泽泻、炒曲、橘皮、白术、麦门冬、当归身、炙甘草、青皮、黄柏、葛根、五味子）。如（《湿热病篇》三十八）自注中云“同一热渴自汗，而脉虚、神倦，便是中气受伤，而非阳明郁热，清暑益气汤乃东垣所制，方中药味颇多，学人当于临证时斟酌去取可也。”

王孟英《温热经纬》按：“此脉此证，自宜清暑益气以为治，但东垣之方，虽有清暑之名，而无清暑之实。”“余每治此等证，辄用西洋参、石斛、麦冬、黄连、竹叶、荷秆、知母、甘草、粳米、西瓜翠衣等，以清暑热而益元气，无不应手取效也。”（《温热经纬·湿热证》三十八）

2. **秋燥** 燥邪侵袭肺卫、耗伤气津，病机为燥邪耗伤气津，证属燥邪犯肺、津气两伤。症见发热、头痛，咳嗽或干咳，咳痰不爽，咽干鼻燥，口渴，舌质红、苔白而燥，脉细数等，可用王氏清暑益气汤清热养阴润燥。

病案选录

案一：恐暑症。患者陈某，女，68岁，2010年5月17日就诊。

诉近5年来因怕热而畏惧过夏天，每年夏天到来若气温达到30℃时，即感头晕，心中烦闷，呼吸气粗，口干思冷饮，全身皮肤烘热似针扎，无汗出，腹内热盛，小便灼热黄浑似马尿，难以自持，急需到阴凉通风处或用电风扇吹才稍感舒适。几年来曾经到各医院多方治疗，终未获效。

诊见形体消瘦，面色不华，皮肤干燥多皱，弹性差，不出汗，舌体小质红苔少，脉沉细弱。处方：

西洋参10g，竹叶10g，黄连6g，麦冬10g，石斛10g，粳米20g，知母10g，鲜荷梗30g，西瓜翠衣50g。

服药7剂后，全身皮肤始有微汗出且较前润滑，在逾30℃的温度下仅略感头晕，心不烦，皮肤烘热已除，腹内热消，小便变清长，能在外短时间走动或劳动。病已除大半，续服上方7剂后，再以其方制膏剂调养月余后。其病痊愈，今年夏天已能和常人一样顺利度过。

按：患者素体消瘦，面色不华，口干，皮肤干燥起皱无汗出，腹内热盛，口渴思冷饮，小便烁热黄浑，舌红少津，脉细数。可见患者系阳胜阴衰之体。夏天烈日炎炎，气温升高，阳得阳助，致其阳愈盛而阴愈虚。这正是《素问·阴阳应象大论》所指出：“阳胜则身热，腠理闭，喘粗为之俯仰，汗不出而热，齿干以烦冤，腹满死，能冬不能夏。”今患者虽非罹暑温，亦非中暑，但因素体阳盛，津亏气虚，与新感温热病邪之暑温的表现可谓殊途同归，故投王氏清暑益气汤益气生津，扶阴抑阳促成阴阳平衡，其病自愈。

[陈晓梅，熊周富. 王氏清暑益气汤治疗难治性病证举隅[J]. 湖北中医杂志，2012，34（1）：53-54.]

案二：燥证（干燥综合征）。患者聂某，女，67岁，2011年3月10日就诊。

诉3年前开始舌尖处糜烂、疼痛。反复发作，渐至口干，唇枯，舌裂，上下唇干燥起皮，舌面破损，常需饮水润之。进食辛辣、味咸和热烫之物时，口唇、舌面干燥破损处疼痛难忍。诊见形体消瘦，面色少华，精神较差，少气懒言，唇干起屑，舌面干呈横向斑马状样剥裂，小便多黄，大便干结，3～4天一行，脉细数。3年中，西医曾给予消炎、B族维生素、激素药等治疗，中医药也用过知柏地黄丸、大补阴丸等，虽有一时的病情缓解，但终不能治愈，且病情日重。处方：

西洋参10g，生地10g，竹叶10g，石斛10g，知母10g，黄连6g，甘草6g，麦冬10g，生大黄（后下）6g，石膏25g，黄芩10g，百合10g，粳米20g，鲜荷梗30g，西瓜翠衣50g。

服药7剂后，口干有所减轻，饮水稍少，口唇、舌面干燥略转润，疼痛好转，纳食增加，小便清长，大便通利，脉细缓。此方药物略有增减后续服一月，口唇转润，脱屑极少，舌面斑马状剥裂处黏膜开始新生，精神转佳，面色转红润，食欲正常，二便通调。

遂以此方法收膏服用3个月后，病告痊愈。

按：干燥综合征属慢性炎症性自身免疫性疾病。根据其临床表现，应属于中医的“燥证”范畴。本例患者虽未经腮腺、唾液腺活检及抗核抗体（ANA）全套检查确诊为干燥综合征，但其临床表现口干，咽燥、双唇干裂起屑，舌面干枯剥裂，常需饮水润之等一派阴虚津亏之象与干燥综合征无异，但患者同时存在消瘦、神疲、少气、懒言等气虚现象，故在养阴生津治疗的同时，必须益气，特别是补益肺脾肾之气。肺为华盖，主上焦，宣五谷味，熏肤、充身、泽毛；脾能为胃行其津液，脾气散精；肾者主水，藏五脏六腑之精，肾脉循喉咙，夹舌本。若得此三脏精气充盈，上濡其清窍，则干燥自除。故在王氏清暑益气汤中又加黄芩、百合、山茱萸、生大黄，以增强泄热除燥、养阴益气之功，故病虽难治，终获良效。

[陈晓梅，熊周富. 王氏清暑益气汤治疗难治性病证举隅[J]. 湖北中医杂志，2012，34（1）：53-54.]

案三：紫斑（紫癜性肾炎）。江某，女，7岁，学生，阴虚体质，2011年7月2日初诊。

患者于2010年11月6日出现皮肤紫癜，呈对称性，以腰以下为著，就诊于某三甲医院，诊断为紫癜性肾炎（皮肤型），予泼尼松等治疗后病情改善，激素逐渐减量，出院后尿蛋白波动于阴性，隐血波动于（++）～（+++），目前口服激素每日15mg，既往无特殊病史。患者诉近日常于户外活动时出现汗多，乏力，口稍干，双下肢可见散在紫斑，纳可，寐安，小便稍黄，大便自调，舌质红，苔薄黄少津，脉细数。实验室检查：尿蛋白（+），隐血（+++），红细胞246.3个/μL，37.3个/HP，血常规、肾功能未见明显异常，西医诊断为紫癜性肾炎，中医辨证为紫斑（暑伤气阴），治疗清暑益气，养阴生津，凉血止血，投以王氏清暑益气汤。

太子参12g，黄连3g，淡竹叶6g，麦冬12g，知母6g，甘草3g，荷叶10g，石斛12g，怀山药15g，大蓟12g，茜草12g。水煎服，连服7剂。

2011年7月9日复诊，诸症较前改善，复查尿常规：隐血微量，红细胞28.3个/μL，5个/HP，守方续服。

按：此案患者正值暑天，户外活动史，汗多，乏力，口干，便赤，舌红苔黄，脉细数，为气津两伤，皮肤紫癜是血热迫血妄行，或气虚所致血不循经溢于皮肤，综合分析，治宜清暑益气，养阴生津，凉血止血，投以王氏清暑益气汤加减治疗。

[张荣东. 阮诗玮教授应用王氏清暑益气汤治疗慢性肾脏病的经验[J]. 中医药通报，2011，10（5）：21-22.]

鉴别 白虎汤、白虎加人参汤、王氏清暑益气汤均具有清热生津作用。白虎汤功效清热生津，适用暑入阳明之壮热多汗、口渴心烦、面赤气粗、苔黄燥、脉洪大等。若背微恶寒者为兼有汗多伤气的表现，可加人参则为白虎加人参汤，具有清气泻热、益气生津的作用，适用于暑入阳明，暑热仍盛，但津气已伤者。王氏清暑益气汤适用于津气两伤之身热心烦，肢倦神疲，口渴自汗，气短而促，小溲色黄，脉虚无力者。三方之中白虎汤功专清气泻热，兼以生津，为阳明气分热盛之代表方；白虎加人参汤则清气泻热兼以益气生津，适用于阳明气分邪热仍盛，但津气已伤者；而王氏清暑益气汤适用于暑热未解而津气已伤者，与白虎加人参汤相比，本方清热益气作用较逊而生津之力较优。三方区别见表 6-16。

表 6-16 白虎汤、白虎加人参汤、王氏清暑益气汤鉴别

	白虎汤	白虎加人参汤	王氏清暑益气汤
病证	壮热，面赤，汗大出，渴喜冷饮，舌苔黄而燥，脉浮洪或滑数之胃热炽盛证	壮热，汗出，心烦，口渴、欲饮冷，舌质红而干，舌苔黄，脉洪数或虚细之胃热炽盛兼津气两伤证	身热汗多，心烦口渴，小便短赤，体倦少气，精神不振，脉虚数之暑热气津两伤
病机	阳明里热亢盛	阳明气分热盛、气津两伤	暑热内侵、气津耗伤
治法	清热保津	清热生津、益气养阴	清暑益气、养阴生津
药物	生石膏一两、知母五钱、生甘草三钱、白粳米一合	白虎汤内加人参三钱	西洋参、石斛、麦冬、黄连、竹叶、荷秆、知母、甘草、粳米、西瓜翠衣
用法	水八杯，煮取三杯，分温三服，病退，减后服，不知，再作服	服如白虎汤法	水煎服

四、胃阴不足

胃阴不足又称胃阴亏虚，是指热病后期，阴液亏虚，导致胃失濡润、升降失常的证候，常见症状有低热，胃脘不适或隐痛、善饥、口燥咽干、大便干、舌质红、苔少、脉细数等。

主症 胃脘隐痛，饥不欲食，口燥咽干，大便干，或脘痞不舒，或干呕气逆，舌红少津，脉细。

病机 肺胃热毒已解、胃阴耗伤。

治法 滋养胃阴。

方药 七鲜育阴汤、雪梨浆、五汁饮、牛乳饮、益胃汤。

1. 七鲜育阴汤（《重订通俗伤寒论》）

鲜生地、鲜茅根各五钱，鲜石斛四钱，鲜稻穗二支，鲜梨汁（冲服）、鲜蔗汁（冲服）各两瓢，鲜枇杷叶（去毛炒香）三钱。

前四味与枇杷叶水煎，去滓，冲入二汁内服。

应用七鲜育阴汤时，前四味与枇杷叶水煎，去滓，冲入二汁内服。

2. **雪梨浆**（甘冷法）（《温病条辨·上焦篇》十二）

清香甘美大梨（削去皮）

以甜水梨大者一枚薄切，新汲凉水内浸半日，时时频饮。

3. **五汁饮**（甘寒法）（《温病条辨·上焦篇》十二）

梨汁　荸荠汁　鲜苇根汁　麦冬汁　藕汁（或用蔗浆）

临时斟酌多少，和匀凉服，不甚喜凉者，重汤炖温服。

4. **牛乳饮**（甘寒法）（《温病条辨·中焦篇》一百一）

牛乳一杯

重汤炖熟，顿服之，甚者日再服。

5. **益胃汤**（甘凉法）（《温病条辨·中焦篇》十二）

沙参三钱　麦冬五钱　冰糖一钱　细生地五钱　玉竹（炒香）一钱五分

水五杯，煮取二杯，分二次服，渣再煮一杯服。

应用益胃汤时，注意煎服法。

应用

1. **风温**　阳明温病后期，病机为温病后期、邪热已退、胃阴受伤。证属胃阴耗伤。症见低热，口燥咽干，口渴，舌红少苔，脉细略数等。用益胃汤、牛乳饮滋阴养胃，如“阳明温病，下后汗出，当复其阴，益胃汤主之”。(《温病条辨·中焦篇》十二)“胃液干燥，外感已净者，牛乳饮之。此以津血填津血法也”。(《温病条辨·中焦篇》一百一)

温病后期津伤，可用五汁饮、牛乳饮、益胃汤方。如“温病愈后，或一月，至一年，面微赤，脉数，暮热，常思饮不欲食者，五汁饮主之，牛乳饮亦主之。病后肌肤枯燥，小便溺管痛，或微燥咳，或不思食，皆胃阴虚也，与益胃、五汁辈”。(《温病条辨》下焦篇·三十五)

2. **秋燥**　太阴温病，病机为太阴温病、热盛阴伤，证属肺燥津伤。症见干咳、少痰，咽干，口燥，鼻燥，喉痒，舌质红，舌苔少津，脉浮细数等，用雪梨浆、五汁饮甘寒救液，如“太阴温病，口渴甚者，雪梨浆沃之；吐白沫黏滞不快者，五汁饮沃之”。(《温病条辨·上焦篇》五十五)

3. **伏暑**　伏暑后期，病机为邪伏阴分，证属阴液耗伤。症见夜热早凉，热退无汗，舌红苔少，脉细数。治以滋阴透热，热解后用七鲜育阴汤滋养阴液以善后。如“邪既尽，而身犹暮热早凉者，阳陷入阴，阴分尚有伏热也，可用清燥养营汤，加鳖血柴胡八分、生鳖甲五钱、青蒿脑钱半、地骨皮五钱、清透阴分郁热，使转出阳分而解。解后，则以七鲜育阴汤”。(《重订通俗伤寒论·第八章》伏暑伤寒)

4. **大头瘟**　大头瘟病后期，病机为热毒伤津，证属热毒已解，胃阴耗伤。症见身热已退，口渴欲饮，不欲食，咽干，目干涩，唇干红，舌干少津，无苔或少苔，脉细弦数等，用七鲜育阴汤滋养胃阴。

5. **胃痛**　胃阴虚所致胃痛，病机为胃阴亏虚、胃络失养，证属胃阴亏虚，症见胃痛隐隐，口燥咽干，大便干，舌红少津，苔少，脉细数等，可用益胃汤、七鲜育阴汤养阴益胃、宣展胃气、和络止痛。

6. **消渴**　消渴病属胃燥津伤者，病机为阴虚燥热，证属中消胃津亏虚，症见多饭、多食易饥，口干舌燥，消瘦，大便干燥，舌质红少津、苔少，脉细数等，可用益胃汤、七鲜育阴汤、五汁饮滋阴养胃、甘寒生津。

病案选录

案一：肺痨发热。王某，女，28岁，1983年9月11日初诊。患者平素体瘦食少，食厚味，八个月前患肺结核，经西医治疗已至好转期。因对链霉素，卡那霉素产生副反应不能再用，只口服抗痨西药。近一月肌肤发热，食欲差，不咳嗽，就诊前曾服清骨散两剂无效，继服补中益气汤加减2剂，热反转甚。作胸部拍片示肺部病变已吸收，血沉及血常规化验各项数值均正常，体温未超过38℃。舌质红干少苔，脉沉细而数。证属脾阴不足，生化乏源。治以甘寒养阴，培土生金。方用益胃汤加减：沙参、山药各30g，麦冬、生山楂、扁豆各15g，鸡内金、白薇、地骨皮各10g。服2剂后，热减食增，继服原方2剂。已不发热，舌润有苔，食欲良好，精神转佳。原方去白薇、地骨皮，加太子参15g，白术、茯苓、神曲各10g，甘草3g，4剂，并配合西药抗痨剂以善后。

按：本例肺痨，骨蒸盗汗、喘咳皆除，唯发热、纳差，此时治疗中已不堪受柴胡、青蒿之透发，知母、胡连之苦寒，继用甘温补气更错。此乃脾阴不足，脾阴为胃中津液所转化的营气，故滋脾胃之阴液，则食欲增加而热亦退，即叶天士“益胃阴以供肺”之法。

[刘善志. 益胃汤临床应用隅[J]. 陕西中医，1985，（5）：213.]

案二：呕吐。包某，女，56岁，2010年11月3日就诊。包某规律透析已经10年，3天前因为腹泻在社区门诊静滴左氧氟沙星，出现呕吐，呕吐物为胃内容物，间断性呕吐3天，肌注胃复安后今日方缓解，缓解后发现整个舌头没有苔，伴有裂纹，舌头疼痛发干，食用醋后感觉疼痛更加厉害，伴口干、乏力，因为两个腕部做过动静脉造瘘的手术，因此无法诊脉。考虑为脾胃气阴两伤处方：益胃汤加减，用药如下：沙参9g，麦冬9g，玉竹6g，生地黄15g，西洋参9g，焦麦芽9g，冰糖小者1块，7剂（颗粒剂）开水冲后饮用，约50mL，日2次。

舌头疼痛和发干消失，食用醋后已经没有疼痛的感觉，查看舌头依然无苔并且还是有裂纹。处方：乌梅1个，麦冬3粒，山楂2片，冰糖小者1块，代茶饮1个月。1个月后舌苔已有没有裂纹。

按：益胃汤出自清代著名温病学家吴瑭的《温病条辨》，主要用于“阳明温病胃阴损伤”，它是滋养胃阴的代表方剂，主要由沙参、麦冬、冰糖、生地黄、玉竹组成。包某呕吐后伤及脾胃气阴，故用益胃汤加减治疗。古人曾云“滋阴不厌其烦”故开茶饮方以长期应用，达到滋阴的目的。

（黄永凯. 黄永凯经方带教录[M]. 北京：中国中医药出版社，2016.）

案三：泄泻。庞某，男，38岁，大便不调，每日三四行，甚或十多次。所奇者，大便后又泻出棕褐色油脂，时多时少，偶或矢气，往往同油脂并出，肛门灼热，有下坠感。舌红苔黄，脉弦大。

病因为热。病所在阳明、厥阴；病机为胃肠阴虚，肝火下迫伤阴。

法宜养阴生津止泄；方选益胃汤加减。

麦冬18g，沙参10g，玉竹10g，生山药24g，生石膏12g，白芍18g，乌梅3g，黄连3g。

服5剂而病证减半，大便调而油脂减少，继续用上方进退10余剂而安。

按：胃阴不足，大肠失于濡润，大便多以干燥难下为主。如果在一派胃阴虚见证基础上，而见大便反泻，则应考虑肝胆之火逼迫阴液所致，常常有里急或下重感，稍不及时则粪污衣裤。在这种情况下，治疗往往是去生地黄之滋腻，而加乌梅、白芍等酸收之品，一方面预防津液下脱，另一方面又有敛阴柔肝之用。

（刘渡舟. 经方临证指南[M]. 北京：人民卫生出版社，2013.）

案四：口疮。张某，男，40岁，1981年10月5日初诊。因劳累受热，口腔，牙龈，舌尖烂，溃疡周围不肿，咽干鼻燥，曾服苦寒泻火之中药4剂，上清丸10包，牛黄解毒丸一盒及土霉素、核黄素四日，病反加重。舌质红无苔，脉沉细而数。证属虚火上炎，治以滋阴降火。方选益胃汤加玄参15g，甘草3g，淡竹叶10g。另用锡类散四支，掺患处。上方共服5剂而愈。

按：劳累后发病，二便自调，舌虽红但无苔，脉虽数但沉细，鼻干，此乃阴虚燥热。《素问·至真要大论》说："诸寒之而热者取之阴"，法当壮水之主，以制阳光。先用苦寒泻火之品未效，因苦能化燥，燥更伤阴，上清丸泻下复伤津液，故愈治愈重。今更育阴之剂而病愈，此乃治本之法也。

[刘善志. 益胃汤临床应用隅[J]. 陕西中医，1985，（5）：213.]

案五：消渴病。马某，女，56岁，1982年9月18日初诊。半年前患糖尿病。经治疗病证缓解而出院。一个月前因劳累感冒复发，自觉胃中灼热而渴，尿频而泡沫甚多，头昏面红，腰酸倦怠，大便干燥四五日一解，腹不胀痛，舌红干少苔，脉浮数无力。空腹血糖11.1mol/L，尿糖：（+++），血压16.0/11.4kPa。证属脾肾阴虚，津液耗伤。治以滋养脾肾，生津润燥。方用益胃汤加玄参40g，另用麻子仁丸10丸（每丸重10g），早晚各服二丸。服药3剂，大便已正常，口渴、尿频、胃中灼热减轻，原方继服3剂，诸症渐减，后又以原方去玄参，加太子参、山药各30g，五味子6g，花粉12g。连服20剂。另以生山药60g，薏米、玉米须各30g（布包）煮粥食之，每日1剂，连服一月。症状消失，尿糖转阴，血糖降至正常范围。

按：消渴病以阴虚津亏为本，燥热为标。本例主要为脾胃阴虚，燥热伤津，故以甘寒养阴之法，使后天生化之源健旺，肺肾之阴液亦随之渐复，而燥自润，热自清，诸症自除。

[刘善志. 益胃汤临床应用举隅[J]. 陕西中医，1985，（5）：213.]

鉴别 七鲜育阴汤、雪梨浆、五汁饮、牛乳饮、益胃汤均有滋养胃阴之功而用于胃阴耗伤证，但雪梨浆、五汁饮主要用于温病邪热渐解、肺胃津液耗伤证；牛乳饮、益胃汤主要用于风温、温燥等温病后期胃液亏虚证；七鲜育阴汤主要用于温毒后期胃阴亏虚证。五方区别见表6-17。

表6-17 七鲜育阴汤、雪梨浆、五汁饮、牛乳饮、益胃汤鉴别

	七鲜育阴汤	雪梨浆	五汁饮	牛乳饮	益胃汤
病证	身热已退，口渴欲饮，不欲食，咽干，目干涩，唇干红，舌干少津，无苔或少苔，脉细弦数	口、鼻、唇、咽干燥，干咳少痰，舌苔干燥之温病邪热渐解，肺胃津液耗伤证	口、鼻、唇、咽干燥，干咳少痰，舌苔干燥之温病邪热渐解，肺胃津液耗伤证	干咳，面微赤，午后发热，不思饮食，皮肤干燥，小便涩痛之温病后期胃津亏耗证	低热，口燥咽干，口渴，舌红少苔，脉细微数之胃阴耗伤证
病机	肺胃热毒已解、胃阴耗伤	太阴温病伤津	太阴温病伤津	温病后期、胃热津伤	温病后期、邪热已退、胃阴受伤。

续表

	七鲜育阴汤	雪梨浆	五汁饮	牛乳饮	益胃汤
治法	滋养胃阴	甘冷救液	甘寒救液	甘寒救津	滋养胃阴
药物	鲜生地、鲜茅根各五钱，鲜石斛四钱，鲜稻穗二支，鲜梨汁、鲜蔗汁各两瓢，鲜枇杷叶三钱	清香甘美大梨	梨汁、荸荠汁、鲜苇根汁、麦冬汁、藕汁（或用蔗浆）	牛乳	沙参三钱、麦冬五钱、冰糖一钱、细生地五钱、玉竹一钱五分
用法	前四味与枇杷叶水煎，去滓，冲入二汁内服	以甜水梨大者一枚薄切，新汲凉水内浸半日，时时频饮	临时斟酌多少，和匀凉服，不甚喜凉者，重汤炖温服	重汤炖熟，顿服之，甚者日再服	水五杯，煮取二杯，分二次服，渣再煮一杯服

（一）兼燥伤胃阴

主症 口唇干燥，口渴，咽部干痒，干咳无痰或痰少而黏，舌红少苔，脉细数。

病机 燥伤胃阴。

治法 滋阴润燥。

方药 玉竹麦门冬汤、五汁饮、牛乳饮。

1. **玉竹麦门冬汤**（《温病条辨·中焦篇》一百）

玉竹三钱　麦冬三钱　沙参二钱　生甘草一钱

水五杯，煮取二杯，分二次服。土虚者，加生扁豆。气虚者，加人参。

应用玉竹麦门冬汤方时，注意方后加减。①中焦脾胃不足，即“土虚者，加生扁豆”以健脾助运。②气虚较重，即原文所述“气虚者，加人参”以补益中气。

2. **五汁饮**（甘寒法）（《温病条辨·上焦篇》十二）

梨汁　荸荠汁　鲜苇根汁　麦冬汁　藕汁（或用蔗浆）

临时斟酌多少，和匀凉服，不甚喜凉者，重汤炖温服。

3. **牛乳饮**（甘寒法）（《温病条辨·中焦篇》一百一）

牛乳一杯

重汤炖熟，顿服之，甚者日再服。

应用

1. **秋燥** 秋燥之温燥后期，燥邪损伤津液，病机为燥伤胃阴、胃液干燥，证属燥伤胃阴。症见口唇干燥，口渴，咽部干痒，舌质红、苔少，脉细等，可用玉竹麦门冬汤、五汁饮、牛乳饮等润燥养阴，如“燥伤胃阴，五汁饮主之，玉竹麦门冬汤亦主之”。（《温病条辨·中焦篇》一百）“胃液干燥，外感已净者，牛乳饮之”。（《温病条辨·中焦篇》一百一）

2. **胃痛** 胃阴虚所致胃痛，病机为胃阴亏虚、胃络失养，证属胃阴虚，症见胃痛隐隐，口燥咽干，大便干，舌红少津，苔少，脉细数等，可用玉竹麦门冬汤、五汁饮养阴益胃、和络止痛。

病案选录

案一：纳呆。庆，室女，十六岁，不食十余日，诸医不效，面赤脉洪，与五汁饮，降胃清阴法，兼服牛乳，三日而大食矣。

梨汁、藕汁、蔗汁、芦根汁、荸荠汁。

（清・吴瑭. 吴鞠通医案[M]. 北京：中国中医药出版社，2006.）

案二：低热。邱，十八岁，温热愈后，午后微热不除，脉弦数，面赤，五汁饮三日，热退进食，七日痊愈。

（清・吴瑭. 吴鞠通医案[M]. 北京：中国中医药出版社，2006.）

按：以上两案，案一因胃阴不足而纳呆，案二因热病后胃阴不足。故胃阴不足是关键，治以五汁饮清胃养阴。

案三：秋燥・肺燥。又，近交秋令，燥气加临，先伤于上。是为肺燥之咳。然下焦久虚，厥阴绕咽，少阴循喉，往常口燥、舌糜，是下虚阴火泛越。先治时病燥气化火，暂以清润上焦，其本病再议。白扁豆（勿研）三钱、玉竹三钱、白沙参二钱、麦冬（去心）三钱、甜杏仁（去皮尖，勿研）二钱、象贝母（去心，勿研）二钱、冬桑叶一钱、卷心竹叶一钱。

洗白糯米七合，清汤煎。

（清・叶桂. 临证指南医案[M]. 北京：人民卫生出版社，2006.）

按：燥为阳邪，易伤津液，易化火。本方益气养阴润燥，方中杏仁降肺气以降肺气，象贝母、桑叶清肺润燥，竹叶清心热。

案四：秋燥。陈，秋燥复伤，宿恙再发，未可补涩，姑与甘药养胃。麦冬、玉竹、北沙参、生甘草、茯神、糯稻根须。

（清・叶桂. 临证指南医案[M]. 北京：人民卫生出版社，2006.）

按：本案系玉竹麦门冬汤出处，因燥邪伤津，故以麦冬、玉竹、北沙参养阴润燥，糯稻根须、生甘草清热守口，茯神宁心安神，故效。

案五：秋燥・肺燥。周，三二。秋燥从天而降，肾液无以上承，咳嗽吸不肯通，大便三四日一更衣，脉见细小。议治在脏阴。

牛乳、紫衣胡桃、生白蜜、姜汁。

（清・叶桂. 临证指南医案[M]. 北京：人民卫生出版社，2006.）

鉴别 玉竹麦门冬汤、五汁饮与牛乳饮均治燥伤胃阴证，玉竹麦门冬汤与五汁饮以滋阴润燥，牛乳饮治疗外感已净，胃液干燥，以牛乳之津血填人津血法。三者区别见表 6-18。

表 6-18 玉竹麦门冬汤、五汁饮、牛乳饮鉴别

	玉竹麦门冬汤	五汁饮	牛乳饮
病证	口唇干燥，口渴，咽部干痒，之燥伤胃阴证	口、鼻、唇、咽干燥，干咳少痰，舌苔干燥之燥伤胃阴证	干咳，面微赤，午后发热，不思饮食，皮肤干燥，小便涩痛之温病后期胃津亏耗证
病机	燥伤胃阴	太阴温病伤津	温病后期胃热津伤
治法	滋阴润燥	甘寒救液	甘寒救津
药物	玉竹三钱、麦冬三钱、沙参二钱、生甘草一钱	梨汁、荸荠汁、鲜苇根汁、麦冬汁、藕汁（或用蔗浆）	牛乳
用法	水五杯，煮取二杯，分二次服。土虚者，加生扁豆。气虚者，加人参	临时斟酌多少，和匀凉服，不甚喜凉者，重汤炖温服	重汤炖熟，顿服之，甚者日再服

（二）兼疟伤胃阴

主症 食欲不振，不饥不饱，不大便，潮热，得食则烦热，舌质红、苔少而燥，脉细数。

病机 疟伤胃阴。

治法 滋养胃阴、生津润燥。

方药 麦冬麻仁汤。

麦冬麻仁汤（酸甘化阴法）(《温病条辨·中焦篇》七十八）

麦冬（连心）五钱 火麻仁四钱 生白芍四钱 何首乌三钱 乌梅肉二钱 知母二钱

水八杯，煮取三杯，分三次温服。

应用

1. **暑湿·疟伤胃阴** 暑湿伤气，疟邪伤阴。病机为疟伤胃阴，证属疟伤胃阴，津液未复。症见食欲不振，无饥饿感，勉强进食后，发热、烦躁加重，阵阵发热如潮水之涌，不大便等，用麦冬麻仁汤清胃热养胃阴。如“疟伤胃阴，不饥不饱，不便，潮热，得食则烦热愈加，津液不复者，麦冬麻仁汤主之”。(《温病条辨·中焦篇》七十八）

2. **便秘** 便秘因阴虚肠燥所致者，病机为胃肠津亏、肠道失润，证属津亏便秘，症见大便干而秘结，口干舌燥，舌质红、苔少，脉细等，可用麦冬麻仁汤滋阴生津、润肠通便。

病案选录

案一：暑湿。王（五二），暑湿伤气，疟久伤阴，食谷烦热愈加，邪未尽也。病已一月，不饥不饱，大便秘阻，仍有潮热，全是津液暗伤，胃口不得苏醒。甘寒清热，佐以酸味，胃气稍振，清补可投。

麦冬、干首乌、乌梅肉、知母、火麻仁、生白芍。

（清·叶桂. 临证指南医案[M]. 北京：人民卫生出版社，2006.）

案二：腰痛。高，阴虚。温疟虽止，而腰独痛，先理阳明胃阴，俾得安谷，再商治肾。

北沙参、麦冬、木瓜、蜜水炒知母、大麦仁、乌梅。

（清·叶桂. 临证指南医案[M]. 北京：人民卫生出版社，2006.）

按：以上案一论述了暑湿伤气，疟邪伤阴导致的胃病案例。案二是疟愈后腰痛案例，本可滋肾阴，而叶氏安胃，足以说明叶氏在治疟的过程中对脾胃的重视。吴瑭据此案拟定麦冬麻仁汤方证。

案三：便秘·肠燥津亏证。李某，男，89岁，2015年3月18日就诊。患者于1个多月前曾因肺部感染就诊于当地医院，接受抗感染、解痉、止咳化痰、补液、退热等对症支持治疗，后患者病情好转于3月3日出院。有大便干结难解的病史，平均每周2次，有时需使用“开塞露”等药物辅助排便，自上次出院后患者大便干结症状加重，最后一次排便至就诊时已逾7d。刻诊：大便干结难解，虽有便意但努挣难出，时感腹胀，口渴欲饮，饮水量适中，时有气促，无咳嗽咳痰，双目干涩，球结膜稍充血，手足心时有汗出，晨起时食欲不佳，每于食后感周身烘热，小便频数、黄赤涩痛，夜寐一般。查体：面色稍红，心肺（–），腹平坦，柔软，无腹肌紧张，全腹无压痛、反跳痛，可于左侧下腹部及剑突下扪及条索状物，听诊肠鸣音稍减低，舌红，苔少而糙，脉弦细。辅助检查：腹部立位片：结肠积气征象。切思此证乃年老体虚，阴液伤于先，而受热病之后阴液更虚，且肺与大肠相表里，邪热扰肺，肺失宣降，津液不能下达肠道以润之，当以复津液之麦冬麻仁汤加减。处方：麦冬15g，火麻仁15g，玄参15g，细生地15g，白芍9g，乌梅肉3g，芦根（先煎）30g，知母6g，决明子9g。5剂。

煎法：先以水8杯，煮芦根减2杯，内诸药，煮取2杯，渣再煮1杯兑服。服法：中餐后候一刻，待口渴时，顿服1剂，不知则晚餐后如法再服，大便得通后则日服1剂，每午、晚餐后如法服一半。

3月25日复诊。患者如法服药2剂后大便已通，后3剂已按日服完，现大便得通，每天1次，但仍稍干燥，难以挣出，稍有腹胀，尿色转清，无涩痛，双目干涩较前缓解，球结膜已无充血，已无口渴，饮水正常，手足心仍时有汗出，口淡，晨起时仍稍感食欲不佳，舌淡红，舌苔转润而较前为多，脉仍弦细。

辅助检查：腹部立位片未见明显异常。现患者腑气得通，津液已复八九，然年事已高，真阴不足，胃阳亦虚，故以原方去芦根、知母、决明子，减火麻仁为9g，加女贞子9g、墨旱莲9g、枸杞子15g、炒麦芽15g。7剂，以水5杯，煮取2杯，渣再煮1杯兑服，每天1剂，早饭后于药中兑生姜汁1小杯，晚饭后则毋需兑，直接温服。

4月1日三诊：患者现大便每天1次，质软成型，双目已不干涩，早餐时食欲渐增，手脚心已不甚出汗，舌淡红，苔薄白而稍润，脉弦。患者现津液已复，然年事甚高，真阴之亏损难复，不可强求；胃阳之虚弱渐痊，故嘱患者仍继前方加肉苁蓉9g，隔天1剂，煎服法同前，以保天年。

按：患者胃阴已亏，然纳食不减，故其胃气尚能受水谷之激荡，每于激荡之时而胃阴不及，故觉口渴，此时看准时机，与甘寒之重剂补偏救弊，增水行舟，既是合胃之性，又是合病之机也。

[李璇，吴华堂. 吴华堂治疗肠燥津亏型老年功能性便秘经验[J]. 湖南中医杂志，2016，32（6）：31-32.]

鉴别 麦冬麻仁汤、玉竹麦门冬汤、益胃汤三方养阴生津润燥，可用于胃阴亏虚证。但麦冬麻仁汤方中以麦冬配火麻仁、生白芍、何首乌、乌梅肉、知母酸甘化阴，主治胃阴伤而潮热便秘者；玉竹麦门冬汤中以玉竹、麦冬、沙参、生甘草相伍，主治口干唇燥之燥伤胃阴者；益胃汤中以沙参、麦冬、冰糖、细生地、玉竹相配，主治风温及温燥后期肺胃阴伤者。三方区别见表6-19。

表6-19 麦冬麻仁汤、玉竹麦门冬汤、益胃汤鉴别

	麦冬麻仁汤	玉竹麦门冬汤	益胃汤
病证	食欲不振，不饥不饱，不大便，潮热，得食则烦热愈加，舌质红、苔少而燥，脉细数之疟伤胃阴证	口唇干燥，口渴，咽部干痒之燥伤胃阴证	低热，口燥咽干，口渴，舌红少苔，脉细微数之胃阴耗伤证
病机	疟伤胃阴	燥伤胃阴	温病后期、邪热已退、胃阴受伤。
治法	滋养胃阴、生津润燥	滋阴润燥	滋养胃阴
药物	连心麦冬五钱、火麻仁四钱、生白芍四钱、何首乌三钱、乌梅肉二钱、知母二钱	玉竹三钱、麦冬三钱、沙参二钱、生甘草一钱	沙参三钱、麦冬五钱、冰糖一钱、细生地五钱、玉竹一钱五分
用法	水八杯，煮取三杯，分三次温服	水五杯，煮取二杯，分二次服。土虚者，加生扁豆。气虚者，加人参	水五杯，煮取二杯，分二次服，渣再煮一杯服

（三）兼肝胆气逆

主症 口渴，胸闷欲绝，干呕不止，舌光如镜，脉细数。

病机 胃阴大伤、肝胆气逆。

治法 滋养胃津、疏通肝胆。

方药 四汁四磨饮。

四汁四磨饮（《湿热病篇》十五）

西瓜汁、金汁、鲜生地汁、甘蔗汁、郁金、木香、香附、乌药。

西瓜汁、金汁、鲜生地汁、甘蔗汁磨服郁金、木香、香附、乌药。不用煎者，取其气全耳。

应用本方时，注意煎服法，即不用煎，以诸汁滋胃液清热，滋而不腻，磨服辛香散逆的诸香，调气而不伤阴，意在“取其气全”。

应用 湿热·干呕。湿热化燥，耗竭胃阴。病机为胃阴大伤，肝胆气逆，证属阳明少阳同病。症见口大渴，胸闷欲绝，干呕不止，舌光如镜，脉细数，用四汁四磨饮一清阳明之热，一散少阳之邪。如“湿热证，四五日，口大渴，胸闷欲绝，干呕不止，脉细数，舌光如镜，胃液受劫，胆火上冲。宜西瓜汁、金汁、鲜生地汁、甘蔗汁磨服郁金、木香、香附、乌药等味”。（《湿热病篇》十五）

五、肺胃湿热

肺胃湿热是指湿热蕴结肺胃，阻于中焦，肺胃失和所致的证候，常见症状有咳嗽，泛恶，脘中不适，舌质红、苔黄腻，脉数等。

主症 呕恶不止，昼夜不差，舌质红，舌苔微黄腻，脉濡数。

病机 湿热阻胃、肺失宣降。

治法 清热化湿、和胃止呕。

方药 连苏饮。

连苏饮方（《湿热病篇》十七）

川连三四分　苏叶二三分

两味煎汤呷下即止。

应用连苏饮方时，一是用量宜轻，二是黄连、苏叶两味药物煎汤呷服。此方药量甚轻，总计不足一钱。王孟英曰：“此方药止两味，分不及钱，不但治上焦宜小剂，而轻药竟可以愈重病，所谓轻可去实也。”

应用

1. **湿热证·呕吐** 湿热病，病机为肺胃不和、胃热移肺，证属湿热或胃热。症见痞脘满，口苦咽干，烦躁不寐，舌红苔腻等。用连苏饮清热化湿、和胃止呕。薛生白在《湿热病篇》论述了其症状及治疗方药，如：“湿热证，呕恶不止，昼夜不差，欲死者，肺胃不和，胃热移肺，肺不受邪也。宜用川连三四分，苏叶二三分，两味煎汤，呷下即止。”（《湿热病篇》十七）

2. **呕吐** 见于呕吐、妊娠呕吐等病，病机为肝气犯胃、胃气上逆，证属肝胃不和，症见呕吐酸水或苦水，胸胁满闷，嗳气叹息，头胀而晕，口渴而苦，舌红，苔黄偏燥，脉弦滑数等，要用连苏饮清肝和胃、降逆止呕。临证酌加竹茹、陈皮、姜半夏等。

病案选录

案一：湿热呕吐。刘某，男，10岁，2002年6月18日下午4点初诊。因天气酷热，饮食不当，微热汗出，呕吐频频。脉弦滑数，舌苔薄腻微黄。此湿热呕吐，予连苏饮。

黄连2g，苏叶3g。

共捣碎，开水冲泡代茶饮。

6月19日二诊：昨回家即频服连苏饮，当夜安睡，晨起已不吐。尚无力，食差，脉弦软，苔白，予健胃消食。

炒枳壳6g，焦槟榔6g，鸡内金7g，党参10g，焦三仙各10g，茯苓10g，玉竹10g，半夏7g，陈皮6g。

4剂，水煎服。后未再来诊。

按：连苏饮出自薛生白《湿热病篇》："湿热证，呕恶不止，昼夜不差，欲死者，肺胃不和，胃热移肺，肺不受邪也。宜用川连三四分，苏叶二三分，两味煎汤，呷下即止。"

（李士懋，田淑霄. 李士懋田淑霄医学全集[M]. 北京：中国中医药出版社，2015.）

案二：胃热呕吐。郭某，女，21岁，学生。2001年6月7日初诊。感冒寒热，服药寒热不止，然恶心呕吐未愈，吐物酸苦，吐剧则呕黄汁，饮食少进，口干欲饮，畏吐不敢多饮，大便稀，日二三次。脉沉而数，舌尚可，苔薄腻微黄。

此外感余邪未尽，入胃化热。予连苏饮治之。

黄连3g，苏叶3g。

2剂，捣碎开水冲泡代茶饮。仅服1剂而呕恶止。

按：外感寒热已除，余邪未尽，入胃化热而吐。火上攻则呕，下迫则利。以其脉沉而数且吐利，知为热郁阳明，故予连苏饮治之。

（李士懋，田淑霄. 李士懋田淑霄医学全集. [M]. 北京：中国中医药出版社，2015.）

案三：妊娠呕吐。孙某，女，27岁，老师。2000年3月22日初诊。妊娠3个月余，呕吐晨剧，恶闻食臭，饮食锐减，人渐消瘦，输液已达半月，呕吐未减。脉滑数，舌红苔白少。此胎热上攻，胃气上逆而呕吐，予连苏饮主之。

黄连3g，苏叶2g。

3剂，捣碎，开水冲泡代茶饮。因其闻药亦吐，嘱其小口频服。若服后吐，勿碍，吐后继服。

3月26日二诊：初服时，服后即吐，按法吐后继服，渐渐或吐或不吐。至第2日，呕吐已减少一半。3剂已尽，尚有恶心、呕吐，食欲尚差。诊其脉滑数，舌偏红苔少。予上方加花粉3g，以顾护胃津。又服3剂而愈，足月分娩，母婴健康。

按：开水冲泡之法，乃取"治上焦如羽，非轻不举"之意。所谓"轻"者，有三层含义：一是药量需轻。薛氏云："分数轻者，以轻剂恰治上焦之病耳。"此即"轻可去实"。二是药之性味轻，气为阳，味为阴。气胜升浮，味主沉降。气薄者阳中之阳，气厚者阳中之阴。治上焦病，当取其气，令其升浮以达于上。苏叶芳香气胜，故取苏叶以通肺胃。薛氏云："以肺胃之气，非苏叶不能通也。"三是不能久煎，久煎则气散留味，开水浸泡，乃取其气，令其升浮上达。此法仿《伤寒论》大黄黄连泻心汤以麻沸汤渍之之法。《温病条辨》银翘散煎法云："香气大出即取服，勿过煮。”亦在取其气，以升浮达于上焦耳。

（李士懋，田淑霄. 李士懋田淑霄医学全集[M]. 北京：中国中医药出版社，2015.）

案四：伏暑兼孕案。严绍岐（住绍兴昌安门外官塘桥）。

病者：施双喜之妻，年三十四岁，住昌安门外测水牌。

病名：伏暑兼孕。

原因：孕九个月，霜降后伏暑晚发，前医或作伤寒证治，或作冬温证治。皆不应，而病反转剧，改延予诊。

证候：黄昏寒热，似疟非疟，入口即吐，无物不呕。

诊断：脉右浮大搏数，舌苔微黄薄腻。脉证合参，此胃热移肺，肺胃不和也。

疗法：用川连清胃为君，苏叶宣肺为臣，皆用轻量泡服，轻清以救其肺胃，佐一味狗宝，镇降气逆以止呕，使以甜酱油数滴，取其咸能润下也。

处方：小川连四分、苏叶三分、开水泡取清汁，冲入甜酱油一小匙，送服真狗宝二分。

次诊：一剂轻减，再剂呕止，脉转虚数，舌红无苔。予即告辞，以极于上者，必反于下，恐胎一堕，即为棘手。病家恳切求治，辞不获已，姑用安胎清暑法以消息之。

次方：青子芩一钱、生白芍三钱、清炙草四分、淡竹茹三钱、丝瓜络三钱、西瓜翠衣一两、银花露一两（分冲）、荷花露一两（分冲）。

三诊：连服四剂，不足月而即产，产后幸而母子均安，惟脉细涩，按之反数，心摇摇如悬镜，恶露点滴全无。予思病将一月，血为伏热消耗，今欲强通其瘀，是向乞丐而逼其焦锅粑也。《内经》谓血主濡之，当增液濡血为治。

三方：细生地五钱、乌玄参四钱、麦冬三钱、苏丹参五钱、茺蔚子三钱、益母膏一小瓢（分冲）。

效果：二剂恶露虽行，寒热复作。予谓是极于下，必反于上，乃伏暑从上焦外溃也。遂将原方去丹参、茺蔚、益母膏三味，加青蒿脑钱半、东白薇三钱、鲜茅根一两、益元散三钱（荷叶包，刺十余细孔）、生藕肉二两（去节），叠进三剂而痊。

廉按：胎前伏暑，凡专门产科，无不注重于保胎。然当辨保胎之法，或由元气之弱者宜补正，或由病气之侵者宜治病，善治其病，正所以保其胎。苟不知其所以然，而徒以俗尚保胎之药投之，若置伏暑而不顾，反致伏热愈盛，消烁胎元，其胎必堕，是保胎适足以堕胎矣。此案诊断，注意上下二焦，别有会心。用药处方，既能清解伏暑，又能安胎保孕，产后又不用强通瘀血之套方，皆有见地，足为胎前产后，挟有伏邪者树一标准。

（何廉臣. 全国名医验案类编[M]. 福州：福建科学技术出版社，2003.）

鉴别 连苏饮、四汁四磨饮均可用于呕恶证，但连苏饮因湿热蕴结胃中、胃气不降、熏蒸于肺所致，以呕恶不止、烦躁欲死为主，治以辛开苦降、化湿和胃止呕；四汁四磨饮因营阴素亏、木火素旺、湿热化燥伤津所致，以口大渴、舌光如镜、干呕不止为主，治以“四汁”磨服“四香”以滋养胃阴、兼清肝胆火热。二方区别见表6-20。

表6-20 连苏饮、四汁四磨饮鉴别

	连苏饮	四汁四磨饮
病证	呕恶不止，昼夜不差，舌质红，舌苔微黄腻，脉濡数之肺胃不和呕恶证	口大渴，胸闷欲绝，干呕不止，舌光如镜，脉细数之胃液受劫、胆火上冲干呕证

续表

	连苏饮	四汁四磨饮
病机	湿热阻胃、肺失宣降	胃阴大伤、肝胆气逆
治法	辛开苦降、化湿和胃止呕	滋养胃津、疏通肝胆
药物	川连三四分、苏叶二三分	西瓜汁、金汁、鲜生地汁、甘蔗汁、郁金、木香、香附、乌药
用法	两味煎汤呷下	西瓜汁、金汁、鲜生地汁、甘蔗汁磨服郁金、木香、香附、乌药

六、湿热蕴毒

湿热蕴毒又称湿热毒蕴、湿邪热毒，是指湿热交蒸，蕴酿成毒，充斥气分所致证候，常见症状有身热不扬，咽喉肿痛，脘腹胀满，渴不欲饮，舌质红绛、苔黄腻，脉滑数或濡数等。

主症 发热，口渴，胸闷腹胀，喉肿咽痛，小便短赤，或身目发黄，舌质红、舌苔黄厚腻，脉濡数或滑数。

病机 湿热交蒸、蕴结成毒。

治法 利湿化浊、清热解毒。

方药 甘露消毒丹。

甘露消毒丹（一名普济解毒丹）(《温热经纬·方论》卷五)

飞滑石十五两 绵茵陈十一两 淡黄芩十两 石菖蒲六两 川贝母、木通各五两 藿香、射干、连翘、薄荷、白豆蔻各四两

各药晒燥，生研细末，见火则药性变热。

每服三钱，开水调服，日二次。或以神曲糊丸，如弹子大，开水化服，亦可。

应用甘露消毒丹时，注意煎服法。①每服三钱，开水调服，日二次；②或以神曲糊丸，如弹子大，开水化服。

应用

1. **湿温** 暑湿热疫在气分，病机为湿温时疫，邪在气分，湿热并重证，证属湿热蕴毒。症见发热倦怠，胸闷腹胀，肢酸咽痛，身目发黄，颐肿口渴，小便短赤，泄泻淋浊，舌苔白或厚腻或干黄，脉濡数或滑数等，用甘露消毒丹利湿化浊，清热解毒。如“此治湿温时疫之主方也……温湿蒸腾，更加烈日之暑，烁石流金，人在气交之中，口鼻吸受其气，留而不去，乃成湿温疫疠之病，而为发热倦怠，胸闷腹胀，肢酸咽肿，斑疹身黄，颐肿口渴，溺赤便闭，吐泻疟痢，淋浊疮疡等证。但看病人舌苔淡白，或厚腻，或干黄者，是暑湿热疫之邪尚在气分，悉以此丹治之立效，并主水土不服诸病”。(《温热经纬·方论》卷五)

《温热经纬·薛生白湿热病篇》中王士雄按：“既受湿又感暑也。即是湿温，亦有湿邪久伏而化热者。喻氏以为三气者，谓夏令地气已热，而又加以天上之暑也。始恶寒，后但热不寒，汗出，胸痞，舌白或黄，口渴不引饮。”“甘露消毒丹最妙。吴本虽出江本之后，无甚异同。”(《温热经纬·薛生白湿热病篇》卷四)

2. **肝热病** 肝热病为湿热疫毒侵及中焦，病机为脾失健运，郁蒸肝胆，胆汁外溢，证属湿热并重。症见胁腹胀满，恶心、厌油，纳呆，小便黄，或伴见发热，黄疸，右胁胀痛，肝肿大等，用甘露消毒丹清热、利湿、解毒。

3. **痢疾** 湿热痢疾，病机为湿热疫毒，积滞肠间，阻遏气机，损伤肠络，证属湿热。症见突发腹痛、腹泻，便下赤白脓血，里急后重，伴见发热，恶心、呕吐等，用甘露消毒丹清肠化湿、调气和血。

病案选录

案一： 黄疸。20 世纪 80 年代遇一乙型慢性活动性肝炎患者，肝功能持续损坏，经多方调治无效，曾在北京 302 医院住院治疗 2 月余，用去 4 万余元，GPT、GOT 仍然居高不下，轻度黄染亦未见消退。患者在无计彷徨中求余诊治。余诊其脉滑数而弦，舌质红、苔黄而腻，此乃湿热并重之脉象、舌象也，予甘露消毒丹原方，以上述剂量作汤剂，水煎服，一日 1 剂。服 10 剂后，患者自觉全身骤然舒适，精神明显好转，GPT 由原来之 172μmol/L 降至正常，总胆红素由原来之 32μmol/L 降至正常。鉴于此方出现了意想不到之效果，余对此方开始重视，并在此后 20 余年之临床实践中经常用此方治疗各种类型之肝病，发现此方在改善肝功能方面具有独特之疗效。

按：此患者轻度黄染，舌质红，苔黄腻，脉滑数而弦，乃湿热并重，甘露消毒丹可利湿化浊，清热解毒。

（裴正学. 裴正学医话医案集[M]. 兰州：甘肃科学技术出版社，2008.）

案二： 臌胀・湿热蕴阻。刘某，男，67 岁，鞋厂退休工人。1977 年 2 月 18 日初诊。患肝硬化腹水，肝昏迷前期，经某空军医院住院治疗数月，无效回家。嗜睡朦胧，呕吐不食，发热 38℃左右，身目皆黄，口中秽臭，腹水中等。脉濡数，苔黄厚腻，证属湿热蕴阻，蒙蔽心窍。治以清热化浊，方用甘露消毒合藿朴夏苓汤加减。拟方：茵陈 18g，白蔻仁 6g，藿香 12g，黄芩 9g，滑石 12g，通草 6g，石菖蒲 8g，连翘 12g，川厚朴 9g，牛黄 9g，茯苓 12g，泽泻 12g，猪苓 12g。经上方治疗 3 周，黄退呕止，腹水渐消，精神如平昔，可外出晒太阳。后予健脾化湿利尿善其后。

按：此案虽已属肝昏迷前期，然依其脉濡数，苔黄腻，遂诊为湿热蕴阻。湿热蕴蒸而身目黄，湿阻三焦而肿，湿热蒙蔽清窍而昏蒙，胃为湿热壅塞而上逆，致呕吐不食，口中臭秽，予清化湿热，竟得缓解。

[吕淑静，王四平，吴中秋. 李士懋教授应用甘露消毒丹经验[J]. 四川医医，2010，28（8）：5-6.]

案三： 咳嗽。张某，女，57 岁。2002 年 8 月 11 日初诊。咳嗽胸闷，咳痰不爽，头昏心慌，恶心口苦，脘痞纳呆。脉沉滑濡数，寸脉偏旺。舌红，苔黄腻。证属湿热蕴阻，法宜清化湿热、宣畅肺气。方宗甘露消毒丹。拟方：茵陈 18g，滑石 15g，白蔻 7g，藿香 12g，黄芩 10g，川木通 7g，石菖蒲 9g，连翘 12g，杏仁 10g，浙贝母 10g，射干 9g，冬瓜仁 15g，陈皮 10g，半夏 10g，炙枇叶 10g。上方加减，共服 12 剂，咳止，胸脘痞满除，脉滑濡，舌苔退。继服 7 剂，以巩固疗效。

按：湿热蕴阻弥漫三焦，肺失宣降而咳痰、胸闷；胃失和降而脘痞，恶心不欲食。以其脉濡滑数且苔黄腻，辨证并不难。方取甘露消毒丹加减。以本方“清热于湿中，渗湿于热下，俾湿化热清，气机畅利，则诸症自除”。

[吕淑静，王四平，吴中秋. 李士懋教授应用甘露消毒丹经验[J]. 四川医医，2010，28（8）：5-6.]

案四： 发热。程某，男，54 岁。1985 年 8 月 1 日初诊。2 个月来，持续发热，体温在 37.8～

39.4℃之间，恶风多汗，头晕胸闷，心悸气短，肢体震颤，右足肿，便溏。脉沉滑濡数，舌暗红，苔白糙。证属湿热蕴阻，法宜清化湿热，方宗甘露消毒丹主之。拟方：茵陈 18g，白蔻 7g，藿香 12g，佩兰 12g，滑石 15g，川木通 7g，石菖蒲 9g，黄芩 10g，连翘 12g，浙贝母 12g，防风 7g，僵蚕 12g，黄连 7g，海风藤 18g。

1995 年 8 月 15 日二诊：上方加减，共服 14 剂，热退，胸闷减，肢颤除，足尚肿，微汗出恶风，头欠爽。证属湿浊未尽，营卫未调。方宗桂枝汤合苓桂术甘汤合方：桂枝 10g，白芍 10g，炙甘草 6g，茯苓 15g，白术 10g，泽泻 12g。7 剂，水煎服，病已。

按：因湿热氤氲，故发热久羁不解。头晕、胸闷、气短等，皆湿热所作。肢体震颤，乃风动之象，皆因筋脉动惕所致。痉乃筋之病，震颤亦为筋之病。筋主柔，赖气以煦之，血以濡之。今湿热蕴阻，气机不畅，筋失气血之温煦濡养，致绌急动惕而身振。湿热去，则风自息。多汗者，非表虚不固，乃因湿热阻遏，营卫不能正常敷布，致腠理不固而汗出。这种汗出，仍着重在化湿，湿去汗自止。

[吕淑静，王四平，吴中秋. 李士懋教授应用甘露消毒丹经验[J]. 四川医医，2010，28（8）：5-6.]

鉴别 甘露消毒丹、王氏连朴饮二方均用于湿热阻于中焦证，均有化湿清热之功。但王氏连朴饮主要用于湿热并重、阻于中焦者，以发热汗出不解、脘痞、舌质红，苔黄腻，脉濡数为主，辛苦温之药与苦寒药物并用，重在辛开苦降、燥湿泄热；甘露消毒丹主要用于湿热蕴毒者，以发热口渴，胸闷腹胀，喉肿咽痛，舌质红、舌苔黄厚腻，脉滑数为主，芳香化湿与苦寒燥湿之品与解毒利咽之品并用，重在清热化湿解毒。二方区别见表 6-21。

表 6-21　甘露消毒丹、王氏连朴饮鉴别

	甘露消毒丹	王氏连朴饮
病证	发热口渴，胸闷腹胀，肢酸倦怠，喉肿咽痛，小便短赤，或身目发黄，舌质红、舌苔黄厚腻，脉濡数或滑数之湿温（疫）蕴毒证	发热汗出不解、口渴不欲多饮、脘痞、舌质红，苔黄腻，脉濡数之湿热并重证
病机	湿热交蒸、蕴酿成毒、充斥气分	湿热并重、郁阻中焦
治法	清热化湿、解毒利咽	辛开苦降、燥湿清热
药物	飞滑石十五两，绵茵陈十一两，淡黄芩十两，石菖蒲六两，川贝母、木通各五两，藿香、射干、连翘、薄荷、白豆蔻各四两	制厚朴二钱、姜汁炒川连、石菖蒲、制半夏各一钱、炒香豉、焦栀各三钱、芦根二两
用法	各药晒燥，生研细末。每服三钱，开水调服，日二次。或以神曲糊丸，如弹子大，开水化服，亦可	水煎，温服

七、湿 热 阻 胃

湿热阻胃是指湿热结聚胃脘导致气机阻困的证候，常见症状有身热、脘痞、呕吐，口不渴或渴不欲多饮，舌苔白、脉濡缓或濡数、滑数等。

主症 脘腹痞满或胃痛，泄泻或便秘，口不渴或渴不多饮，烦躁，呕吐，舌苔白或黄滑，脉濡缓或濡数、滑数。

病机 湿热阻胃、气机郁闭。

治法 辛开苦降、清热燥湿、畅调气机。

方药 黄连白芍汤、半夏泻心汤去干姜甘草加枳实杏仁方、半夏泻心汤去人参干姜甘草大枣加枳实生姜方、泻心汤。

1. **黄连白芍汤**（苦辛寒法）（《温病条辨·中焦篇》七十九）

黄连二钱　黄芩二钱　半夏三钱　枳实一钱五分　白芍三钱　姜汁五匙（冲）

水八杯，煮取三杯，分三次，温服。

2. **半夏泻心汤去干姜甘草加枳实杏仁方**（苦辛寒法）（《温病条辨·中焦篇》三十九）

半夏一两　黄连二钱　黄芩三钱　枳实二钱　杏仁三钱

水八杯，煮取三杯，分三次服。虚者复纳人参二钱，大枣三枚。

注意原文加减法，“虚者复纳人参二钱，大枣三枚”以培补中气。

3. **半夏泻心汤去人参干姜甘草大枣加枳实生姜方**（《温病条辨·中焦篇》六十四）

半夏六钱　黄连二钱　黄芩三钱　枳实三钱　生姜三钱

水八杯，煮取三杯，分三次服。虚者复纳人参、大枣。

注意原文加减法，“虚者复纳人参、大枣”以培补中气。

4. **泻心汤** 1（《温病条辨·中焦篇》七十四）

川连　淡黄芩　干姜　半夏　人参　枳实

原著此方下未列药物组成，据《临证指南医案·痞》泻心汤案补入。

5. **泻心汤** 2（《温病条辨·中焦篇》九十）

炒半夏　人参　枳实　川连　干姜　黄芩　姜汁

原著此方下未列药物组成，据《临证指南医案·痢》叶案补入。

应用

1. **疟·脾疟**　疟邪入里，见有足太阴脾的症状，病机为热聚心胸、疟邪与湿浊结聚内困、肝气犯胃，证属湿热内聚、肝木乘胃。症见寒热交作、发作有时，脘腹痞满，四肢清冷，口不渴或渴不欲饮或渴喜热饮，泄泻，呕吐，舌苔白或黄腻，脉濡数等，用黄连白芍汤清热宣气化湿、平肝敛阴和胃，《温病条辨》中称此类疟疾为“太阴脾疟”，如“太阴脾疟，寒起四末，不渴多呕，热聚心胸，黄连白芍汤主之，烦躁甚者，可另服牛黄丸一丸”，“脾主四肢，寒起四末而不渴，故知其为脾疟也。热聚心胸而多呕，中土病而肝木来乘，故方以两和肝胃为主。此偏于热甚，故清热之品重，而以芍药收脾阴也”。（《温病条辨·中焦篇》七十九）

疟邪结聚心下气分，病机为湿浊较重郁闭化热，湿热阻困脾胃气机，疟邪与湿热相合结于心下，证属湿热阻胃。症见胃痞，泄泻，口渴，烦躁，舌白等，用泻心汤 1 清热燥湿、益气除痞，《温病条辨》中称为“疟邪结心下气分”，如“湿甚为热，疟邪痞结心下，舌白口渴，烦躁自利，初身痛，继则心下亦痛，泻心汤主之”。（《温病条辨·中焦篇》七十四）

2. **暑温夹湿**　外感暑温初起，病机为暑热痰浊交结，阻滞中焦气分，证属中焦湿热。症见身热面赤，胃痞，纳呆，便秘，身重，汗多口渴、渴不多饮或口不渴，苔黄腻，脉滑数等，用半夏泻心汤去干姜甘草加枳实杏仁方泄热燥湿、开痞理肺，《温病条辨》中称为“阳明暑温”，如“阳明暑温，脉滑数，不食不饥不便，浊痰凝聚，心下痞者，半夏泻心汤去人参、干姜、大枣、甘草加枳实、杏仁主之”，“不饥不便，而有浊痰，心下痞满，湿热互结而阻中焦气分。故以半夏、枳实开气分之湿结；黄连、黄芩开气分之热结，杏仁开肺与大肠之气痹；暑中热甚，故去干姜；非伤寒误下之虚痞，故去人参、甘草、大枣，且畏其助湿作满也”。（《温病条辨·中

焦篇》三十九）

3. **湿温** 外感湿温气分阶段，病机为饮邪与湿热互结心下，中焦气分郁遏，证属湿重于热、困阻中焦。症见身热不扬，恶心呕吐，口不渴或渴不欲饮或渴喜热饮，胃痞，便溏，苔白腻，脉濡等，用半夏泻心汤去人参干姜甘草大枣加枳实生姜方燥湿泄热、宣胃消痞，《温病条辨》中称为"阳明湿温"，如"阳明湿温，呕而不渴者，小半夏加茯苓汤主之；呕甚而痞者，半夏泻心汤去人参、干姜、大枣、甘草加枳实、生姜主之"，"呕而不渴者，饮多热少也，故主以小半夏加茯苓，逐其饮而呕自止。呕而兼痞，热邪内陷，与饮相抟，有固结不通之患，故以半夏泻心，去参、姜、甘、枣之补中，加枳实、生姜之宣胃也。"（《温病条辨·中焦篇》六十四）

4. **痢疾** 湿热兼阳虚之痢疾，病机为湿热痞结中焦、下注大肠，素体胃阳不足，证属中焦湿热、胃阳亏虚。症见泄泻，胃痞，口渴，烦躁、神昏，舌白或滑，脉缓等，用泻心汤 2 清热燥湿、温阳开痞，《温病条辨》中称为"滞下"，如"滞下湿热内蕴，中焦痞结，神识昏乱，泻心汤主之"。（《温病条辨·中焦篇》九十）本证取自《临证指南医案》，与《温病条辨·中焦篇》五十四条所述有类似之处，可以互参。

病案选录

案一：疟·脾疟。柳，暑湿都伤气分，不渴多呕，寒起四肢，热聚心胸，乃太阴疟也，仍宜苦辛，或佐宣解里热之郁。

川连、黄芩、炒半夏、枳实、白芍、姜汁。烦躁甚。另用牛黄丸一丸。

（清·叶桂. 临证指南医案[M]. 北京：人民卫生出版社，2006.）

按：本案为太阴脾疟，用半夏泻心汤法，苦寒泄厥阴、清暑热，辛温通阳明、开湿郁。因烦躁甚，为暑热内闭心包，故另用牛黄丸清心开窍。据文意，本案"暑湿都伤气分"之"都"字，应为"郁"字之误。吴瑭采集此案，加以研究，形成条文，拟定出了黄连白芍汤方证。

案二：疟·湿热。曹，身痛。舌白口渴。自利。此湿温客气为疟……又心下触手而痛，自利舌白烦躁，都是湿热阻气分，议开内闭，用泻心汤。

川连、淡黄芩、干姜、半夏、人参、枳实。

（清·叶桂. 临证指南医案[M]. 北京：人民卫生出版社，2006.）

按：本案为疟之湿热阻气分证，用泻心法治疗，具体用药是减甘草、大枣，因甘缓影响开闭除湿，加枳实从中达下，有利于气机畅达。

案三：痞·热邪入厥阴。伊芳，因惊而得，邪遂入肝。故厥后热，神识昏狂，视得面青舌白，微呕渴饮，胸次按之而痛，此属痞结。乃在里之症。宗仲景以泻心汤为法。

川连、半夏、干姜、黄芩、人参、枳实。

（清·叶桂. 临证指南医案[M]. 北京：人民卫生出版社，2006.）

按：本案仍用泻心法，苦寒泄厥阴、清肝定惊醒神志，辛温通胸阳、行气开郁化湿浊，甘温益正补虚消痞结。

案四：痞·热邪入厥阴。周，寒热，呕吐蛔虫自利，是暑湿热外因，因嗔怒动肝，邪气入于厥阴，胸满腹胀消渴。议以开痞方法。

泻心汤去参甘加枳实白芍。

（清·叶桂. 临证指南医案[M]. 北京：人民卫生出版社，2006.）

按：本案为暑湿侵扰厥阴、肝木乘土证，蛔虫受扰而呕吐，肝气横逆而胸满腹胀、自利，以泻心汤之苦寒清泄暑湿热，辛温开散痞结，去参、甘以防甘缓壅滞气机，加枳实以助破结消胸腹痞满，伍白芍助平肝敛阴。

案五：暑·暑热阻气，中痞不运。胡，不饥、不食、不便，此属胃病，乃暑热伤气所致，味变酸浊，热痰聚脘，苦辛自能泄降，非无据也。

半夏泻心汤去甘草、干姜，加杏仁、枳实。

（清·叶桂. 临证指南医案[M]. 北京：人民卫生出版社，2006.）

按：本案病机为外感暑热、引动肝火，木火犯胃、痰热内聚、胃失通降，以半夏泻心汤之苦寒清泄暑热、清肝火去痰湿，辛温开散痰湿痞结，而去甘草以防影响开闭去痰，去干姜以防助热，加杏仁宣达上焦肺气，加枳实开散中焦痞结。吴瑭采集此案，于证中增入“阳明暑温，脉滑数”与“心下痞者”；将方中再去人参、大枣，制定出半夏泻心汤去人参干姜大枣甘草加枳实杏仁方方证。

案六：呕吐·热邪内结。某，舌赤，浊呕，不寐不饥。阳邪上扰，治以苦辛，进泻心法。

淡黄芩、川连、炒半夏、枳实、姜汁。

何，寒热呕吐，胸中格拒，喜暖饮怕凉。平昔胃阳最虚。热邪内结，体虚邪实，最防痉厥。

人参、黄芩、炒半夏、姜汁、川连、枳实。

（清·叶桂. 临证指南医案[M]. 北京：人民卫生出版社，2006.）

按：以上两则医案均为热邪内结所致呕吐案，某案属半夏泻心汤去人参干姜甘草大枣加枳实生姜方方证，以苦辛法苦降燥湿、开宣胃气，以清痰热止浊呕，方中用姜汁较生姜更为柔润走窜，以增化痰逐饮之效。何案用方可视为前述泻心汤2方药的变化，证属湿热阻胃而兼胃阳素虚，故于某案方基础上加人参护里阳，证非滞下而以呕吐为主，故用姜汁偏于温胃止呕，方虽未入干姜，临证属中阳素虚者亦可酌用。

案七：痢·湿热。陆，湿热内蕴，中焦痞结，阳气素虚体质。湿注自利不爽，脘痞，神识昏乱，将变柔痉。

炒半夏、人参、枳实、川连、干姜、黄芩、姜汁。

（清·叶桂. 临证指南医案[M]. 北京：人民卫生出版社，2006.）

按：本案为素体阳虚患湿热痢疾，吴瑭整理此案形成泻心汤2方证，方中黄连、黄芩苦降开热结，半夏、枳实辛温开湿结，人参、干姜、姜汁甘温益中阳、辛通散寒湿，湿去热清、阳复痞开，升降有序，滞下自止。

鉴别 黄连白芍汤、半夏泻心汤去干姜甘草加枳实杏仁方、半夏泻心汤去人参干姜甘草大枣加枳实生姜方、泻心汤1、泻心汤2均治疗湿热类温病，基本病机为湿热邪气结聚中焦气分、气机痞结不畅，泻心汤1兼有胃气不足，泻心汤2素有中阳亏虚。五方均含黄连、黄芩、半夏、枳实，以辛开苦降、宣气化湿，用于中焦气分湿热证，而黄连白芍汤主要用于邪热偏重，湿热合疟邪内聚，肝逆犯胃之太阴脾疟；半夏泻心汤去干姜甘草加枳实杏仁方主要治疗阳明暑温，为湿热互结中焦而兼肺肠气痹者；半夏泻心汤去人参干姜甘草大枣加枳实生姜方主要治疗阳明湿温，其以湿饮偏重，饮邪与湿热固结心下而呕吐、胃痞为主要特征；泻心汤1主要治疗疟邪结聚心下气分，其以湿浊化热、与疟邪相合、壅滞气机为特点，尚兼胃气不足；泻心汤2主要治疗湿热痢疾，证属湿热内蕴兼有中阳素虚。五方区别见表6-22。

表 6-22 黄连白芍汤、半夏泻心汤去干姜甘草加枳实杏仁方、半夏泻心汤去人参干姜甘草大枣加枳实生姜方、泻心汤 1、泻心汤 2 鉴别

	黄连白芍汤	半夏泻心汤去干姜甘草加枳实杏仁方	半夏泻心汤去人参干姜甘草大枣加枳实生姜方	泻心汤 1	泻心汤 2
病证	寒热交作、发作有时，脘腹痞满，四肢清冷，口不渴或渴不欲饮或渴喜热饮，泄泻，呕吐，舌苔白或黄腻，脉濡数之湿热内聚、肝木乘胃证	身热面赤，胃痞，纳呆，便秘，身重，渴不多饮或汗多口渴，苔黄腻，脉滑数之湿热困阻中焦证	身热不扬，恶心呕吐，口不渴或渴不欲饮或渴喜热饮，胃痞，便溏，苔白腻，脉濡之湿重于热、困阻中焦证	胃痞，泄泻，口渴，烦躁，舌白之湿热阻胃证	泄泻，胃痞，口渴，烦躁，畏寒，神昏，舌白或滑，脉缓之湿热阻胃、中阳不足证
病机	疟邪湿热结聚心胸、肝气犯胃	暑热痰浊中阻、气分阻滞	湿热饮邪中阻、气分郁遏	湿热中阻、气机不利	湿热内蕴、中焦阳虚痞结
治法	清热燥湿、调和肝胃	清热燥湿、开痞理肺	燥湿清热、宣胃消痞	清热燥湿、益气除痞	清热燥湿、温阳开痞
药物	黄连二钱、黄芩二钱、半夏三钱、枳实一钱五分、白芍三钱、姜汁五匙	半夏一两、黄连二钱、黄芩三钱、枳实二钱、杏仁三钱	半夏六钱、黄连二钱、黄芩三钱、枳实三钱、生姜三钱	川连、淡黄芩、干姜、半夏、人参、枳实	炒半夏、人参、枳实、川连、干姜、黄芩、姜汁
用法	水八杯，煮取三杯，分三次，温服	水八杯，煮取三杯，分三次服。虚者复纳人参二钱，大枣三枚	水八杯，煮取三杯，分三次服。虚者复纳人参、大枣	水煎服	水煎服

（一）兼热扰心神

主症 脘腹痞满或胃痛，四肢清冷，泄泻，口不渴或渴不欲饮或渴喜热饮，呕吐，烦躁甚，舌苔白或黄腻，脉濡数。

病机 湿热内困、肝气犯胃、热扰心神。

治法 清热燥湿、调和肝胃、清心开窍。

方药 黄连白芍汤合安宫牛黄丸。

1. **黄连白芍汤**（《温病条辨·中焦篇》七十九，方法见前）

见前湿热阻胃。

2. **安宫牛黄丸**（《温病条辨·上焦篇》十六）

见前热入心包。

黄连白芍汤治疗热聚心胸、湿热内困、肝木犯胃证，兼见烦躁明显，表明内热较重、热扰心神，合安宫牛黄丸清心开窍，防止湿热浊邪蒙蔽心包。安宫牛黄丸体现“芳香化秽浊而利诸窍，咸寒保肾水而安心体，苦寒通火腑而泻心用”的治法，用量遵从体质虚实，区分“大人”“小儿”之别，逐渐加量，“大人病重体实者，日再服，甚至日三服；小儿服半丸，不知再服半丸”。本方在《温病条辨》中首见于太阴温病误汗所致神昏谵语的治疗，注意原文加减法，方中多为芳香辟秽、苦寒清降之品，见“脉虚者人参汤下”以培补正气、消除中气戕伐之虞；“脉实者银花、薄荷汤下”以加强疏散、清解之力，宣散气机、透热外达。运用牛黄丸注意辨证论

治，把握高热、神昏并见的特点，如“兼治飞尸卒厥，五痫中恶，大人小儿痉厥之因于热者”。

应用 疟・脾疟。太阴脾疟，兼见烦躁较甚者，病机为热聚心胸、疟邪与湿浊结聚内困、肝气犯胃，兼热扰心神，证属湿热内聚、肝木乘胃、热扰心神。症见寒热交作、发作有时，脘腹痞满，四肢清冷，口不渴或渴不欲饮或渴喜热饮，泄泻，呕吐，烦躁明显，舌苔白或黄腻，脉濡数等，用黄连白芍汤清热祛湿、敛肝和胃，用安宫牛黄丸清心芳香开窍，防止湿热上蒙、窍闭神昏，如“太阴脾疟，寒起四末，不渴多呕，热聚心胸，黄连白芍汤主之，烦躁甚者，可另服牛黄丸一丸”。(《温病条辨・中焦篇》七十九)

病案选录

案：疟。柳，暑湿都伤气分，不渴多呕，寒起四肢，热聚心胸。乃太阴疟也，仍宜苦辛，或佐宣解里热之郁。

川连、黄芩、炒半夏、枳实、白芍、姜汁。烦躁甚，另用牛黄丸一丸。

(清・叶桂. 临证指南医案[M]. 北京：人民卫生出版社，2006.)

按：此案为黄连白芍汤、牛黄丸治太阴脾疟出处，因热聚心胸，故用黄芩、黄连、枳实、白芍酸苦泄热。因不渴多呕，故用半夏、姜汁辛温和胃止呕。

(二)兼阴阳两虚

主症 脘腹痞满或痛，呕吐，吞酸，渴不欲饮，舌淡红或舌红、有裂纹、舌苔白或腻，脉濡细数。

病机 湿热阻胃、阴阳两虚。

治法 温胃健脾扶阳、清热潜阳护阴。

方药 加减人参泻心汤。

加减人参泻心汤(《温病条辨・中焦篇》七十七)

人参二钱 黄连一钱五分 枳实一钱 干姜一钱五分 生姜二钱 牡蛎二钱

水五杯，煮取二杯，分二次温服。

应用 疟。湿热与疟邪相合、中阻伤胃，病机为湿热久稽于胃，湿伤胃阳、热耗胃阴，或素体阴阳亏虚，导致湿热损伤胃之阴阳，证属湿热阻胃、阴阳两虚。症见脘腹痞满或胃痛，呕吐，嗳气，口不渴或渴不欲饮或渴喜热饮，纳差，吞酸，便秘，舌淡红或舌红、舌有裂纹、苔白或黄腻，脉濡细数等，用加减人参泻心汤温阳泄热存阴，如“疟伤胃阳，气逆不降，热劫胃液，不饥不饱，不食不便，渴不欲饮，味变酸浊，加减人参泻心汤主之”。(《温病条辨・中焦篇》七十七)

病案选录

案一：疟・胃逆不降。杨，高年疟，热劫胃汁，遂不饥不饱，不食不便，渴不嗜饮，味变酸浊。药变胃方法。

人参、川连、枳实、牡蛎、淡干姜、生姜。

(清・叶桂. 临证指南医案[M]. 北京：人民卫生出版社，2006.)

按：高年则阳虚，又热伤胃阴，致使胃失通降，症见不饥不饱、不食不便；肝热犯胃，故口渴、味变酸浊；胃阳不足则易浊阴内聚，故渴不欲饮。方以干姜、生姜通补胃阳，人参扶胃气，牡蛎平肝敛阴散结，黄连泄肝热，枳实开湿痞。吴瑭采集此案，于证中补入“疟伤胃阳，气逆不降”，整理出加减人参泻心汤方证，其所著“疟伤胃阳”与此案“高年”之阳虚这一病机特点是一致的，临证则不必拘患者年龄或其他胃阳损伤之因，即凡属阳气损伤者，针对病机处方用药即可。

案二：嘈杂。方某，女，28岁，“烧心不适一月余”。烧心、嘈杂不舒一月余，饮冷水则加重，胃痛时有，按之痛甚，舌红，苔黄腻，脉数。处方：半夏15g、黄连3g、全瓜蒌10g、黄芩10g、枳实10g、干姜10g、良姜6g、煅牡蛎（先下）20g、失笑散（包）10g。五剂。

本病病机为痰湿，首辨寒热，“寒者热之，热者寒之”。本病多见寒热错杂。常和胃痛兼见，实证则合失笑散或小陷胸汤，虚证则合黄芪建中汤或四君子汤，全在医者灵活应用。

[张晓勇. 从《温病条辨》探讨“胃食管反流病”治疗[J]. 2007纪念温病学家吴鞠通诞辰250周年高层学术论坛.]

鉴别 黄连白芍汤、加减人参泻心汤均治疗湿热类温病，基本病机为湿热邪气结聚中焦气分、气机痞结不畅，加减人参泻心汤尚兼阴阳两虚。黄连白芍汤辛开苦降、宣气化湿，用于中焦气分湿热证，主要治疗邪热偏重、湿热合疟邪内聚、肝逆犯胃之太阴脾疟；加减人参泻心汤用于疟之湿热阻胃、阴阳两伤证，以湿热伤损胃之阴阳、胃气功能失常的表现为主，治疗重在温胃健脾、清热护阴。二方区别见表6-23。

表6-23 黄连白芍汤、加减人参泻心汤鉴别

	黄连白芍汤	加减人参泻心汤
病证	寒热交作、发作有时，脘腹痞满，四肢清冷，口不渴或渴不欲饮或渴喜热饮，泄泻，呕吐，舌苔白或黄腻，脉濡数之湿热内聚、肝木乘胃证	脘腹痞满或胃痛，呕吐，噫嗳，渴不欲饮，吞酸，不饥，便秘，舌淡红有裂纹、苔白或黄腻，脉濡细数之湿热阻胃、阴阳两虚证
病机	疟邪湿热结聚心胸、肝气犯胃	湿热中阻、胃阴阳两伤
治法	清热燥湿、调和肝胃	温胃扶阳、清热护阴
药物	黄连二钱、黄芩二钱、半夏三钱、枳实一钱五分、白芍三钱、姜汁五匙	人参二钱、黄连一钱五分、枳实一钱、干姜一钱五分、生姜二钱、牡蛎二钱
用法	水八杯，煮取三杯，分三次，温服	水五杯，煮取二杯，分二次温服

八、湿热伤胃

湿热伤胃又称湿热蕴胃，是指因湿热病邪内蕴胃脘导致湿热蕴胃、胃失和降的证候，常见症状有胃脘痞胀或热痛，口中黏腻，呃逆嗳腐或恶心泛呕、便黏，舌质红、舌苔黄腻，脉滑数或弦滑等。

主症 胃脘痞满或热痛，口黏，呃逆或嗳腐或恶心欲呕，胸骨后疼痛，大便黏滞不爽，舌红、苔黄腻或舌白厚腻滑，脉滑数或弦滑。

病机 湿热内壅、胃气上逆。

治法 清化湿热、通降胃气。

方药 新制橘皮竹茹汤、薛氏辛开燥湿方。

1. **新制橘皮竹茹汤**（苦辛通降法）（《温病条辨·中焦篇》五十七）

橘皮三钱　竹茹三钱　柿蒂七枚　姜汁三茶匙（冲）

水五杯，煮取二杯，分二次温服；不知，再作服。有痰火者，加竹沥、瓜蒌霜。有瘀血者，加桃仁。

服用本方时，根据患者药后反应决定用量，如“不知，再作服”。注意原文加减法，“有痰火者，加竹沥、瓜蒌霜”以清化痰热，“有瘀血者，加桃仁”以活血化瘀。

2. **薛氏辛开燥湿方**（《湿热病篇》十二）

厚朴　草果　半夏　干菖蒲

应用

1. **哕**　见于湿温中期、湿热蕴遏阳明气分，病机为湿热蕴遏胃脘、胃失通降，证属湿热蕴胃。症见胃脘痞满或热痛、嘈杂，口苦，口不渴或渴不多饮，呃逆或嗳腐或恶心欲呕，胸骨后疼痛，烦躁，便秘或大便黏滞不爽，肛门灼热，舌红、苔黄腻，脉滑数或弦滑等，《温病条辨》中称此为“阳明湿温”，用新制橘皮竹茹汤清化湿热、通降胃气，如“阳明湿温，气壅为哕者，新制橘皮竹茹汤主之”。（《温病条辨·中焦篇》五十七）

2. **湿温·湿滞阳明**　湿热证中焦气分阶段，病机为湿邪壅盛、阻滞阳明、壅遏气机、津不上承，证属湿滞阳明。症见胃脘痞满，渴不欲饮，便溏或大便黏滞不爽，舌淡红、全舌满布白厚腻苔，脉濡缓或滑或弦滑等，用薛氏辛开燥湿方苦温燥湿、辛开理气。《湿热病篇》对中焦湿热证凭验舌以投剂，对湿邪极盛、阻滞中焦、尚未化热者，重用辛燥，“使上焦得通津液得下”，如“湿热证，舌遍体白，口渴，湿滞阳明，宜用辛开，如厚朴、草果、半夏、干菖蒲等味”，“此湿邪极盛之候。口渴乃液不上升，非有热也。辛泄太过，即可变而为热。而此时湿邪尚未蕴热，故重用辛开，使上焦得通津液得下也”。（《湿热病篇》十二）

病案选录

案一：痞·湿热伤胃。刘，湿热，非苦辛寒不解。体丰阳气不足，论体攻病为是。胸中痞闷不食，议治在胃。

川连、炒半夏、人参、枳实、姜汁、茯苓、橘红。

（清·叶桂. 临证指南医案[M]. 北京：人民卫生出版社，2006.）

按：湿热阻滞、胃失受纳则不食，湿热上干、影响肺之宣化则胸痞。湿热蕴胃，非苦辛寒不解。此案湿重于热，炒半夏、枳实、姜汁、橘红辛开祛湿，川连苦寒泄热，合用形成苦辛寒通降之势。人参、茯苓益气健脾祛湿，培补中阳，改善体丰阳气不足，使湿邪无生化之源。

案二：痞·湿阻气分。邱，脉濡而缓，不饥不食。时令之湿与水谷相并，气阻不行，欲作痞结。但体质阳微，开泄宜轻。

炒半夏、茯苓、杏仁、郁金、橘红、白蔻仁。

（清·叶桂. 临证指南医案[M]. 北京：人民卫生出版社，2006.）

按：此属湿温病湿邪为主阻滞阳明气分，宜开泄湿邪；体质阳微，宜轻药轻用。杏仁轻宣上焦、气化则湿化，郁金、白蔻仁芳香运脾化湿，炒半夏、橘红辛苦温以燥中焦之湿，茯苓淡渗利湿。宣上、畅中、渗下并用，气行湿化则欲作痞结、不饥不食等症得除。

案三：疟·胃逆不降。黄，疟后不饥，咽即吐，此脘膈痰与气阻。胃不降，则不受纳。仿温胆汤意，佐以苦味降逆。

鲜竹茹、枳实、炒半夏、茯苓、橘红、川连、苦杏仁、郁金汁。

（清·叶桂. 临证指南医案[M]. 北京：人民卫生出版社，2006.）

按：湿热伤胃、痰气阻滞脘膈、胃失通降者，当以理气化痰、清热和胃，佐苦降之品治之。温胆汤清胆热利痰湿和胃气，兼苦杏仁、郁金汁宣湿化湿，川连苦寒燥湿降逆，助竹茹、炒半夏、枳实等加强祛湿化痰清降之功。

鉴别 橘皮竹茹汤、新制橘皮竹茹汤、薛氏辛开燥湿方所治病证均可因湿热伤胃所致。橘皮竹茹汤、新制橘皮竹茹汤主要治疗热邪或湿热伤胃导致的气壅呃逆，二方均含橘皮、竹茹、生姜以降逆止呕、和胃清热，而橘皮竹茹汤含参、枣、草补脾和胃，治疗胃虚有热之呃逆；新制橘皮竹茹汤易参枣草为柿蒂，功善降胃气，偏于治疗实证，专于清湿热、降逆止呃；薛氏辛开燥湿方苦温燥湿、辛开理气，以湿滞中焦为主，主治湿邪极盛之候，以舌遍体白、口渴不欲饮为证候特征。三方区别见表6-24。

表6-24 橘皮竹茹汤、新制橘皮竹茹汤、薛氏辛开燥湿方鉴别

	橘皮竹茹汤	新制橘皮竹茹汤	薛氏辛开燥湿方
病证	呃逆或干呕，虚烦少气，口干，舌红嫩，脉虚数之胃虚有热之呃逆	胃脘痞满或热痛、嘈杂，口苦，渴不欲饮，呃逆或嗳腐或恶心欲呕，胸骨后疼痛，烦躁，便秘或大便黏滞不爽，肛门灼热，舌红、苔黄腻，脉滑数弦之湿热蕴胃证	胃脘痞满，渴不欲饮，大便黏滞不爽，舌淡红、全舌满布白厚腻苔，脉濡缓或滑或弦滑之湿滞阳明证
病机	胃虚有热、气机上逆	湿热内壅、胃气上逆	湿滞阳明、津不上承
治法	降逆止呃、益气清热	清化湿热、通降胃气	苦温燥湿、辛开理气
药物	橘皮二升、竹茹二升、大枣三十枚、生姜半斤、甘草五两、人参一两	橘皮三钱、竹茹三钱、柿蒂七枚、姜汁三茶匙	厚朴、草果、半夏、干菖蒲
用法	上六味，以水一斗，煮取三升，温服一升，日三服	水五杯，煮取二杯，分二次温服；不知，再作服。有痰火者，加竹沥、瓜蒌霜。有瘀血者，加桃仁	水煎服

九、疫毒发黄

疫毒发黄，是指因外感疫邪、内传于里导致湿热蕴阻、胆汁疏泄失常的证候，临床常见症状有身热，身目发黄色鲜明，腹胀满，舌红或绛、苔黄腻或垢腻、脉弦滑数等。

主症 发热，口苦干渴，身目俱黄、其色鲜明，小便不利，大便秘结或色浅，腹胀满，舌红、苔黄腻，脉弦滑数。

病机 疫毒瘀热内壅、胃肠热盛、胆汁疏泄失常。

治法 清泄疫毒、利湿退黄。

方药 茵陈汤。

茵陈汤（《温疫论·卷上》）

茵陈二钱 山栀一钱 大黄五钱

水姜煎服。

“茵陈汤”见《温疫论·卷上》，即《伤寒论》“茵陈蒿汤”，所不同者，本方以水姜煎服。

应用 黄疸。外感疫毒传里、热重于湿之阳黄，病机为湿热疫毒壅阻中焦、胃肠膀胱不利、胆汁输泄失常，证属热重于湿之阳黄。症见身目俱黄如金，小便不利，大便秘结，腹胀满闷，发热口渴，口干口苦，恶心呕吐，烦躁，舌红、苔黄腻，脉弦滑数等，用茵陈汤清利湿热、解毒退黄，如“疫邪传里，遗热下焦，小便不利，邪无输泄，经气郁滞，其传为疸，身目如金者，宜茵陈汤”。此即论述其病机为“疫邪传里，遗热下焦”“瘀热”所致，并进一步指出“……黄因小便不利……瘀热既除，小便自利……及论小便不利，病原不在膀胱，乃系胃家移热……是以大黄为专功，山栀次之，茵陈又其次也，设去大黄而服山栀、茵陈，是忘本治标，鲜有效矣”。(《温疫论·卷上》)《温疫论》“胃家移热”与《伤寒论》之“阳明”“瘀热在里”的发黄病机认识一致，如“阳明病，……但头汗出，身无汗，剂颈而还，小便不利，渴饮水浆者，茵陈蒿汤主之”，“伤寒七八日，身黄如橘子色，小便不利，腹微满者，茵陈蒿汤主之”。因饮食不节、脾胃运化失职、湿郁化热蕴蒸、胆汁泛溢所发之黄疸，《金匮要略》称为谷疸，用茵陈汤清湿热、退黄疸，如“谷疸之为病，寒热不食，食即头眩，心胸不安，久久发为谷疸，茵陈汤主之”。

病案选录

案一：黄疸·肝胆热盛之阳黄。张某某，男，36 岁，农民。患者身目俱黄，色泽鲜明，壮热烦躁，渴思冷饮，食少纳呆，恶心欲吐，小便短赤，大便闭滞，舌苔黄腻，脉象弦数。此为肝胆热盛之阳黄证。治宜清热利湿，以茵陈蒿汤《伤寒论》加味治之。

处方：茵陈蒿 15g、焦栀子 9g、川大黄 12g、龙胆草 9g、败酱草 9g、玉京子 9g、炒枳实 9g、生甘草 9g。

二诊：大便已行，高热渐退，舌淡红，苔薄黄，脉弦数。处方：茵陈蒿 15g、焦栀子 9g、龙胆草 9g、金钱草 15g、玉京子 9g、炒枳实 9g、板蓝根 9g、生甘草 6g。

三诊：身黄渐退，渴饮已止，思食，小便短赤，舌淡苔微黄，脉弦细。处方：茵陈蒿 15g、焦栀子 15g、龙胆草 15g、金钱草 15g、板蓝根 6g、鸡内金 6g、炒枳壳 6g、生甘草 6g。

四诊：身黄退尽，二便正常，舌苔薄黄，脉象弦细。处方：茵陈蒿 9g、炒柴胡 9g、杭白芍 12g、明党参 15g、漂白术 12g、云茯苓 12g、广陈皮 9g、法半夏 12g、广木香 6g、缩砂仁 12g、甘草 6g。连服三剂后病愈。

按：本病例为肝胆热盛，热重于湿之阳黄证。湿热交蒸，胆汁外溢于肌肤，热为阳邪，故黄色鲜明；肝胆热盛，耗伤津液，膀胱为邪热所扰，气化不利，故壮热口渴，小便短赤，脉象弦数；湿热熏蒸，胃浊上逆，故食少纳呆，恶心欲吐；阳明热盛，则大便闭滞。治疗以茵陈蒿为主药，配以川大黄，焦栀子，龙胆草等药，随症加减，通泄瘀热，清利湿热，使邪有去路，则黄疸自除。

[孟友宝，孟端忠. 黄疸治验[J]. 江苏医药（中医分册），1978，（2）：53.]

案二：黄疸·湿热并重。程某英，女，25 岁，住赋春公社冲田大队。59 年 7 月 3 日初诊。脉微小，溲赤，目黄，食欲不振，精神倦怠，霉雨后腹部更胀，至六月下旬，天暑地热之时，湿热相搏，黄疸已成，法用茵陈蒿汤合三仁汤加味。处方：绵茵陈五钱、炒山栀一钱五分、制大黄三钱、白蔻仁一钱五分、南杏仁一钱五分、苡仁米五钱、夏枯草一钱五分、飞滑石一钱八分、甘草三分。此方服六剂而黄退清，休息一星期而愈。

[潘希璜，金国丹. 黄疸治验五例（一）[J]. 江西中医药，1960，（3）：21-22.]

案三：黄疸·气郁伤肝，肝胆并病。张淑某，女，47岁，住本县城关镇东街。1958年11月25日初诊。患者病已缠绵两星期之久，两目白珠黄，渐及全身发黄。因月前夫妻反目胸怀郁闷，渐次感觉腹胀，饮食不甘，大便不畅，小便短，色如茶汁渐至发黄，脉稍见洪数，是气郁伤肝，肝胆并病，处方以茵陈蒿汤合越鞠丸治疗，服两剂后，症无出入，改用逍遥散合茵陈蒿汤加味，再用语言安慰，心情舒畅。处方：绵茵陈四钱、栀子二钱、生大黄三钱、川当归一钱五分、炒白芍一钱五分、炒白术一钱、云茯苓二钱、炒蔻仁五分、福泽泻一钱五分、紫根朴一钱二分、结猪苓一钱五分、北柴胡一钱五分、广木香一钱、生甘草八分、茅苍术一钱，连服四剂。12月6日，来院复诊，脉无洪数，黄已退清，纳谷后稍微作胀，处方以香砂六君汤再服四剂，恢复健康。

[潘希璜，金国丹. 黄疸治验五例（一）[J]. 江西中医药，1960，（3）：21-22.]

案四：传染性肝炎。患者谭新华，女性，六岁，门诊号13398，于1956年3月7日初次门诊。患者母亲代诉：胸闷胃呆，大便不畅已六天，面目通身发黄，小便色黄，大便燥实呈灰白色，精神疲倦。检查：发育与营养尚佳，体温37.6℃，腹部扪诊：肝可触及一横指，伴有压痛，脾未触及，血液检查，黄疸指数1∶43，凡登白氏试验，直、间接反应，均为强阳性，小便检查：尿胆原阳性，胆红素阳性。初步诊断为传染性肝炎。

中医认为：湿郁生热，热郁阳明，如盦酱曲，故面目通身尽黄如金色，大肠津液被灼，腑行为之燥实。治疗经过：方以茵陈蒿汤合栀子柏皮汤加减，用茵陈蒿二钱，川柏皮一钱五分，山栀一钱，广郁金一钱五分，车前子三钱，六神曲三钱，风化硝八分，冲，以通腑泄热为主，辅以消导，同时嘱患者禁油腻脂肪等食物，连服六剂，患者身黄及巩膜发黄显著好转，大便通畅而转黄，小溲清长，食欲增加，胸闷消失，精神振作。血液检查：黄疸指数为1∶11。小便检查，胆红素阴性，尿胆原弱阳性，尿胆红素阴性，腹部扪诊，肝仍可触及一横指，并有压痛，改服丸方同上例，连服二十二天，症状完全消失而恢复正常。血液检查：黄疸指数1∶6。腹部扪诊，右上腹部肝肿大及压痛消失，乃停药休养。

[汤耀联. 应用加味茵陈蒿汤治疗传染性肝炎的点滴经验[J]. 江西中医药，1956，（10）：42-44.]

案五：传染性肝炎。患者陈建黑，女性，二岁，门诊号21662，于1956年6月8日初次门诊。患者全身发黄已六天，若橘油色，伴有皮肤作痒，口渴饮水，胃纳欠佳，腹满不舒，大便燥结，粪色灰白，小便黄如浓茶，精神极为委顿，患儿发育良好，营养中等，体温37.2℃，肝可触及三横指，脾未触及，腹部稍膨无移动性浊音，血液检查：黄疸指数1∶100，凡登白氏试验，直接与间接反应均为强阳性。初步诊断为传染性肝炎。治疗经过：亦以茵陈蒿汤合栀子柏皮汤加味，方用茵陈蒿三钱、川柏皮一钱、栀子二钱、广郁金一钱五分、针砂二钱、六神曲三钱、麦芽三钱、茯苓三钱、泽泻二钱、陈皮一钱五分、制大黄五分，以通腑泄热利湿为主，健运为辅，连服六剂，黄疸指数迅速下降为1：22，凡登白氏试验，直接与间接反应仍为强阳性，大便畅利，色亦转黄，小便转淡，肤色熏黄，显著消退，食欲增加，腹膨较舒，但肝脏仍可触及二横指。患者家长因儿症状好转，急于回家生产，遂停止服药。

[汤耀联. 应用加味茵陈蒿汤治疗传染性肝炎的点滴经验[J]. 江西中医药，1956，（10）：42-44.]

鉴别 茵陈汤、茵陈五苓散两方均有清热利湿之功，用于治疗湿热黄疸，症状以身目俱黄、小便不利，黄色鲜明，舌质红、苔腻为特点。但茵陈汤湿热俱重，以大便秘结，腹胀满闷，发热口渴为特点，清热与利湿并重，且有导滞作用；茵陈五苓散湿重于热，以大便溏薄，渴不多饮，苔腻为特点，重在利湿。二方区别见表 6-25。

表 6-25 茵陈汤、茵陈五苓散鉴别

	茵陈汤	茵陈五苓散
病证	身目俱黄色鲜明，小便不利，大便秘结，腹胀满闷，发热口渴，口苦，恶心呕吐，甚则烦躁易怒，舌红、苔黄腻，脉弦滑数之湿热并重之黄疸病	全身面目发黄，小便不利，食欲减退，呕恶纳呆，腹胀体倦，渴不多饮，大便溏薄，苔腻，脉缓之湿重于热之黄疸病
病机	湿热蕴积、里有结滞	湿热郁蒸、湿重于热
治法	清泄湿热、导滞退黄	利湿退黄
药物	茵陈二钱、山栀一钱、大黄五钱	茵陈末十分、五苓散五分
用法	水姜煎服	共为细末，和匀，每服三钱，日三服

十、余湿未尽

余湿未尽是指湿温病后期余湿未尽、蒙绕三焦导致湿郁气滞的证候。常见症状有身热不甚、胸闷或脘腹胀、知饥不食、舌苔黄或薄腻、脉濡或缓等。

主症 身热不甚或身热已退，脘痞腹胀，饥不欲食，舌苔薄腻，脉濡或缓。

病机 余湿蒙蔽清阳、胃气不舒。

治法 轻清宣畅余湿。

方药 五叶芦根汤。

五叶芦根汤（《湿热病篇》九）

藿香叶　薄荷叶　鲜荷叶　枇杷叶　佩兰叶　芦尖　冬瓜仁

应用

1. **湿温** 湿温后期，病机为余湿蒙绕三焦、脾气不舒、胃气未醒，证属余湿未解。症见身热不甚或身热已退，胸闷、脘痞腹胀，不饥不食或饥不欲食，舌苔微黄或薄腻，脉濡或缓等，用五叶芦根汤轻清宣畅余湿，如“湿热证，数日后脘中微闷，知饥不食，湿邪蒙绕三焦。宜藿香叶、薄荷叶、鲜荷叶、枇杷叶、佩兰叶、芦尖、冬瓜仁等味”。(《湿热病篇》九)

2. **感冒**（时行感冒） 感冒或时行感冒因湿邪所致者，病机为湿热侵袭肌表、肺卫失宣，证属湿热郁表。症见身热不适，汗少而黏，头目不清爽，胸闷脘痞，纳谷不香，舌质红、苔白微黄腻，脉濡等，用五叶芦根汤宣畅气机、化湿解表。

病案选录

案一：流感。今春在萍乡麻山乡上井七社进行防治流感时，采用六叶合剂，服药后第四天，由每天发病 12 例逐日显著下降，七天后全社疫情基本上控制了流行。方药组成：佩兰叶 5 钱、藿香叶 5 钱、冬桑叶 5 钱、陈茶叶 5 钱、薄荷叶 3 钱、紫苏叶 8 分、生甘草 1 钱 5 分。服法：用开水泡，当饮料服用，4～5 人泡一剂，每剂每天可泡 2000mL 左右，可连续泡三次，人口多的每次泡二剂，连服三天。

[林鹤和. 六叶合剂防治流感 [J]. 江西中医药，1958，（11）：10.]

案二：婴儿瘫。1958 年 7～10 月，我们用“福婴散”预防婴儿瘫收到了很好的效果。共投“福婴散”1381 斤（包括小儿科、中医科、各保健站等单位），预防了 20184 人次，其中仅有一个儿童患病（据说该儿童未遵医嘱续服预防药）。

处方：飞滑石六两、甘草一两（生熟各半）、薄荷一钱、双花一钱、藿香叶二钱。

上药共为细末，每钱兑开水 100mL，用筷子打匀，去浮沫及沉渣，取服 70mL。每日中午饭前服一次，连服三日，停一日再服三日。或日服二次（早晚服）亦可。一至三岁一日一钱，四至七岁一日二钱，八至十二岁一日三钱。服药后个别婴儿有轻度腹泻。

本方是按“六一散”为主，由本科主治医师唐福五加入藿香叶、孟宪彬医师加入薄荷而成，因对婴儿瘫有预防作用，故定名为“福婴散”。

[吕渡民. 中药“福婴散”预防婴儿瘫[J]. 山东医刊，1959，（3）：5.]

按：本案药物组成实以五叶芦根汤为主。

十一、胃肠湿热

胃肠湿热又称肠胃湿热，是指湿热内蕴、阻滞胃肠导致胃肠通降、腐熟、传导失常，常见症状有发热，脘腹痞胀或痛、呕恶、便溏不爽或腹泻如注、小便黄赤，舌质红、苔黄腻、脉数等。

主症 发热，脘腹痞胀，便溏不爽或腹泻如注，小便黄赤，呕吐，腹痛，烦躁，口渴，舌质红、苔黄腻或白腻、脉滑数或濡数。

病机 内外合邪、胃肠湿热、清浊相干。

治法 化湿清热和胃止泻。

方药 燃照汤。

燃照汤（《随息居重订霍乱论·卷下》药方篇第四）

飞滑石四钱 香豉炒三钱 焦栀二钱 黄芩酒炒、省头草各一钱五分 制厚朴、制半夏各一钱

水煎，去滓，研入白蔻仁八分，温服。苔腻而厚浊者，去白蔻，加草果仁一钱。

应用燃照汤时，注意白蔻仁宜后下、研磨入汤剂，以发挥其化湿行气、辛散降逆之功。若苔腻厚浊提示湿浊壅盛，易以草果仁辛散燥湿、开郁浊、化痰食。

应用

1. 暑湿、霍乱 外感暑湿之邪，病机为素体湿盛壅郁、外感暑湿或饮食不化、内外湿热相合、胃肠失司、清浊相干，证属胃肠湿热。症见脘腹痞胀，便溏不爽或腹泻如注，呕吐，腹痛，身热烦躁，口渴，恶寒、肢冷，舌质红或淡红、苔黄腻或白黏腻，小便黄赤，脉滑数或濡数等，用燃照汤清热化湿、辟秽泄浊。《随息居重订霍乱论》创制燃照汤并论述了暑湿、霍乱所致胃肠湿热证的病因病机、治法、证候及阴证阳证之鉴别。病因病机为土郁湿盛，加之吸受暑秽或饮食停滞、清浊相干，治以燃照汤“宣土郁而分阴阳”，如“素问六元正纪大论曰，土郁之发，为呕吐霍乱。诸郁之发，必从热化，土郁者，中焦湿盛，而升降之机乃窒，其发也，每因吸受暑秽，或饮食停滞，遂至清浊相干，乱成顷刻，而为上吐下泻，治法，如燃照汤，宣土郁而分阴阳，连朴饮，袪暑秽而行食滞，若骤伤饱食，而脘胀脉滑，或脉来涩数模糊，胸口按之则痛者，虽吐犹当以盐汤探吐，吐尽其食，然后以驾轻、致和等汤调之”。

(《随息居重订霍乱论·卷上》病情篇第一·热证)证候表现如“治暑秽挟湿，霍乱吐下，脘痞烦渴，苔色白腻，外显恶寒肢冷者”。(《随息居重订霍乱论·卷下》药方篇第四)察小便、舌苔辨暑湿霍乱之阴阳属性，如“凡伤暑霍乱，有身热烦渴，气粗喘闷，而兼厥逆躁扰者，慎勿认为阴证，但察其小便必黄赤，舌苔必黏腻，或白厚，宜燃照汤，澄冷服一剂，却现热象，彼时若投姜附药，转见浑身青紫而死矣”。(《随息居重订霍乱论·卷上》病情篇第一·热证)其发病季节为“春分以后，秋分以前，少阳相火，少阴君火，太阴湿土，三气合行其政……故九月时候，犹多伏暑霍乱之证，医者不可不知”。(《随息居重订霍乱论·卷上》病情篇第一·热证)

2. **泄泻**　泄泻因湿热所致者，病机为湿热阻于胃肠、肠道传导失司，证属胃肠湿热。症见腹泻黏腻或大便黏滞不爽，伴脘痞不适，恶心，舌质红、苔黄腻或白腻、脉濡滑数等，可用燃照汤清热化湿、和胃止泻。

病案选录

案一：霍乱·暑湿内蕴。郑凤梧，年六十余，秋间患霍乱，凛寒厥逆，烦闷躁扰，口不甚渴，或以为寒，余察脉细欲伏，苔白而厚，乃暑湿内蕴未化也，须具燃犀之照，庶不为病所蒙，因制燃照汤与之，一饮而厥逆凛寒皆退，脉起而吐泻渐止，随以清涤法而愈。

按：暑湿内伏未化、湿盛阳微、秋凉外加，加之花甲之年、阳气渐减，湿热内蕴而外现寒湿之象，犹当细心观察，燃犀烛照，庶无差错。

(清·王士雄. 随息居重订霍乱论[M]. 科技卫生出版社，1958.)

案二：霍乱·寒湿抑暑。黄翁炳文，年逾花甲，于季夏之夜，突然恶寒腹痛暴泄、呕逆，其子秀宽延师往诊。适值中伏，暑热蒸腾，平人皆自汗溱溱，而翁却恶寒战栗，烦躁不安。诊其脉沉细如无，肢凉如冰，舌淡苔滑，一派阴寒之象。寻思天气如此之热，安得如此之寒耶？询知翁于烈日之下田间耕作，热极而归，饮新汲井水两碗，遂于树荫下席地而卧，困倦入眠。上灯时分，冷极而醒，恶寒战栗，腹痛如绞，暴泄黄水液，其味秽臭异常。顿悟斯乃寒湿抑暑也。遂投燃照汤清暑化湿，以靖其乱。处方：滑石 15g，焦栀子、黄芩各 10g，制半夏 15g，草果仁、藿香、佩兰、竹叶各 10g。次晨其子来云：“家父服药后约两小时，腹痛缓解，暑泄亦止，肢体转温。但欲饮凉，奈何？”师欣然告之曰：“令尊之病已瘳，唯津亏耳，急需养阴。可挖嫩芦根一大把煎汤数碗，恣其自饮。”三日后家访，黄翁精神已复，谈笑自若矣。

按：“霍乱”一语，出自《内经》。以其骤然起病，大吐大泻，烦闷不舒为特征，即所谓“挥霍之间，便致缭乱”。本例因先受暑热，又贪凉饮冷，以至于寒湿抑暑，暑热内郁而烦躁不安，频频呕逆；湿遏热伏，迫于下焦而腹痛作泻；脾阳为寒湿所困不能外达而恶寒战栗。吾师认为，此症寒热错杂，最当详辨。暑热当清，寒湿当温。故予《霍乱论》之燃照汤治疗本症，获效迅捷。方中滑石清解暑热，除烦止泻为主药；辅以栀子、黄芩泻火燥湿，荡涤热邪；佐以半夏、草果仁、藿香、佩兰化寒湿而宣脾阳；使以竹叶清心火而除烦。由是则暑热清，寒湿化，气机顺、阴阳和。诸恙尽退，邪去正安。

[姚玉芳. 王肃明临床验案三则[J]. 江苏中医，1991，(2)：19-20.]

十二、胃 阳 虚

胃阳虚又称胃阳亏虚、胃虚寒，是指因秉质阳虚，胃部受寒，或过食苦寒生冷损伤胃阳导致胃失温养、受纳通降失司的证候，常见症状有胃脘痞闷或冷痛，舌淡或胖嫩、苔白滑、脉沉迟无力等。

主症 胃脘痞闷或隐隐冷痛，遇寒凉加重，喜温喜按，口淡乏味，泛吐清水，舌淡或胖嫩，苔白滑，脉沉迟无力。

病机 胃阳亏虚、通降失司。

治法 旋转清浊、救阴助阳；温胃散寒、降逆止呕。

方药 来复丹、半夏藿香汤。

1. **来复丹**（酸温法）（《温病条辨·下焦篇》三十八）

太阴元精石一两 舶上硫黄一两 硝石一两（同硫黄为末，微火炒结砂子大） 橘红二钱 青皮（去白）二钱 五灵脂二钱（澄去砂，炒令烟尽）

本方来源于《温病条辨·下焦篇》三十八条，原文未列其制剂与服法，《普济本事方》所载药味及药量与本方有别，另载其制剂、服法。所载方药为“来复丹，本方不用玄精石，其效尤速。硝石一两，同硫黄细末入定鏁内。微火慢炒，柳篦子不住手搅，令阴阳气相入，不可火太过，恐伤药力，再研极细，各二气末 舶上硫黄一两，透明不夹石者 五灵脂二两，须择五台山者，用水澄去砂石，日干，净研 太阴玄精石一两，研细，水飞 陈橘皮二两，去白 青橘皮二两，去白”。其制剂、服法为“上用五灵脂、二橘皮为细末，次入玄精石末及前二气末拌匀，以好滴醋打糊圆如豌豆大，每服三十粒，空心粥饮下。甚者五十粒。小儿三五粒，新生婴儿一粒。小儿慢惊风或吐利不止，变成虚风搐搦者，非风也，胃气欲绝故也，用五粒研碎米饮送下。老人伏热迷闷，紫苏汤下，妇人产后，血逆上抢闷绝，并恶露不止，及赤白带下，并用醋汤下”。(《普济本事方·卷第九》)《医方集解》亦载其制剂与服法，如“醋糊丸，米饮下”。

2. **半夏藿香汤**（《温疫论·卷上》下后反呕）

半夏一钱五分 真藿香一钱 干姜炒一钱 白茯苓一钱 广陈皮一钱 白术炒一钱 甘草五分

水姜煎服。

应用

1. **暑湿误治·胃阳损伤** 暑湿弥漫三焦、正气误伤于药，病机为暑湿侵袭、过用消导苦寒、胃阳损伤、邪气结踞中下，证属胃阳不足、上盛下虚。症见气塞填胸，烦乱，口渴，身热或心腹冷痛，协热自利，苔腻，脉濡或脉弱等，用来复丹旋转清浊、攻补兼施、复阳于下，如“暑邪误治，胃口伤残，延及中下，气塞填胸，燥乱口渴，邪结内踞，清浊交混者，来复丹主之”。(《温病条辨·下焦篇》三十八)《医方集解》载来复丸应用为“治伏暑泄泻，身热脉弱”。

2. **伤寒时疫、中暑** 外感暑邪，病机为暑邪等侵袭致荣卫不和、心肾不交、阴损阳伤、上实下虚，证属阴阳俱损、上实下虚。症见胸闷，烦躁，涎如拽锯、声在喉咽，呕吐涎沫，呼吸气粗，手足逆冷，甚则昏厥，心腹冷痛，泄泻，苔腻，脉沉滑等，用来复丹补损扶虚，救阴助阳，如“有人初得病，四肢逆冷，脐下筑痛，身疼如被杖，盖阴症也。急服金液、破阴、来复丹等，其脉遂沉而滑……”“此药治荣卫不交养，心肾不升降，上实下虚，气闷痰厥，心腹冷痛，脏腑虚滑。不问男女老幼危急之证，但有胃气，无不获安。补损扶虚，救阴助阳，为效殊胜。常服和阴阳益神，散腰肾阴湿，止腹胁冷疼，立见神效。应诸疾不辨阴阳证者，并宜服之。中暑昏乱、烦躁、垂死，急用新汲水调五苓散下五十粒，立活”。(《普济本事方·卷第九》)

3. **呕吐** 疫邪侵袭、使用下法治疗后，病机为苦寒泻下、胃阳损伤、受纳通降失司，证属胃阳虚。症见胃脘痞闷或隐隐冷痛，口淡乏味、食少不饥，泛吐清水，呕吐吞酸，畏寒肢冷，消瘦，舌淡或胖嫩、苔白滑，脉沉迟无力或细弱等，用半夏藿香汤温胃化湿、降逆止呕，如“疫邪留于心胸，胃口热甚，皆令呕不止，下之呕当去，今反呕者，此属胃气虚寒，少进粥饮，便欲吞酸者，宜半夏藿香汤，一服呕立止，谷食渐加”。(《温疫论·卷上》)

4. **其他病证**

(1)产后瘀血。产后瘀血停滞，病机为产后离经之血不去、停而为瘀、上冲胃络，证属瘀血冲胃。症见腹满胀痛，发热，饱闷，呕恶，畏寒肢冷，舌暗，脉沉涩等，用来复丹益阴温阳、降气化瘀，如“又败血上冲有三……若饱闷呕恶腹满胀痛者，此败血冲胃，五积散或平胃加姜、桂，不应，送来复丹，呕逆腹胀，血化为水者，《金匮》下瘀血汤……”(《温病条辨·解产难》)

(2)霍乱吐泻。小儿稚阴稚阳、脾胃常虚、调摄不慎，病机为脾胃虚弱、外感秽邪或伤食生冷、胃阳损伤、清浊混淆，证属胃阳虚。症见心胸烦闷，畏寒肢冷，呃逆，脘腹痛，呕吐，下利，舌淡、苔白滑，脉沉细等，用来复丹理气温阳、化痰除湿，如“吐泻一证，幼儿脾胃受伤，陡变惊搐最多。(徐云：此证多是痰湿。)若是不正秽气触入，或口食生冷……正气受伤，肢冷呃忒，呕吐自利……倘热气深伏，烦渴引饮，呕逆者连香饮，黄连竹茹橘皮半夏汤。热闭神昏，用至宝丹。寒闭，用来复丹”。(《三时伏气外感篇》)《局方》载霍乱吐泻之寒证用来复丹治疗，如“霍乱吐泻，有冷热二证。寒多不渴者，可与理中圆、姜附汤、来复丹。”(《太平惠民和剂局方·卷下》)

(3)带下过多。白带不止，病机为脾虚失运、肾虚不固、水湿下注，证属脾肾阳虚。症见带下量多、色偏黄、质稀，咽干口燥，烦热，腹中冷痛，纳少，腰酸如折，小便清长，舌淡红、苔白润，脉沉等，用来复丹益阴清热、温阳止带，如“白带不止，腹常冷痛者，可与暖宫圆、麝香鹿茸圆、法炼黑锡丹、茴香圆、威喜圆、泽兰圆、正元散、来复丹”。(《太平惠民和剂局方·卷下》论妇人诸疾)

(4)暑湿。外感暑湿，病机为暑湿入络、上盛下虚、清浊混淆，证属脾肾不足、上盛下虚。症见心烦，口渴，神识昏迷，四肢厥冷，脘腹痞胀，心腹冷痛，泄泻，小便赤涩，苔腻，脉濡或沉滑等，用来复丹清络祛湿、温复脾肾、交通上下，如“(补)来复丹治上盛下虚，暑湿入络，肢厥神迷，便泻溺涩，极效。玄精石、倭硫黄、牙硝各一两，赖橘红、小青皮、五灵脂各二钱，醋糊丸，每服二钱，或三十丸，空心醋汤下。善能交通阴阳”。(《重订广温热论·卷之二验方妙用》)

(5)沉寒痼冷。沉寒痼冷，病机为元气虚损、阳虚于下、火亢于上，证属肾阳虚衰、下虚上实。症见手足厥冷，霍乱转筋，脘腹痞胀，久痢久泻，舌淡、苔滑，脉沉微等，用来复丹复阳降火、交通阴阳，如“皆因元气虚损，下冷上盛，致水火不交，阴阳失序，手足厥冷，及伤寒阴证。霍乱转筋，下痢久泻，脉候沉微者，与黑锡丹、来复丹、金液丹、附子理中圆、金锁

正元丹、四神丹”。(《太平惠民和剂局方·卷下》)

病案选录

案一： 暑湿弥漫三焦。何，暑湿皆客邪也，原无质，故初起头胀胸满，但伤上焦气分耳。酒家少谷，胃气素薄，一派消导，杂以辛散苦寒，胃再伤残。在上湿热延及中下，遂协热自利。三焦邪蒸，气冲塞填胸，躁乱口渴。瓜果下脘，格拒相斗，此中宫大伤。况进热饮略受，其为胃阳残惫，而邪结内踞可知矣。考暑门时风烦躁，清浊交乱者，昔贤每以来复丹五六十粒，转运清浊为先。攻补难施之际，望其效灵耳。

来复丹。

（清·叶天士. 临证指南医案[M]. 清·华岫云，编订. 北京：华夏出版社，1995.）

按：此案较为详细地介绍病因病机、方药应用依据，吴瑭采集此案，加以研究，以条文形式记载了来复丹方证。

案二： 虚风便闭。陈，三八，用苦药，反十四日不大便。肠中阳气窒闭，气结聚成形，非硝黄攻坚。

半硫丸一钱二分。

又阳气窒闭，浊阴凝痞，成氏称为阴结。口甜，夜胀，清浊未分。

每日用来复丹一钱五分。

（清·叶天士. 临证指南医案[M]. 清·华岫云，编订. 北京：华夏出版社，1995.）

按：过用苦寒，伤及阳气，阳微气闭，阴寒凝滞，清浊混淆痞胀，用硫黄补火壮阳通便，元精石、硝石养阴清浊降逆，三者寒热并用、阴阳互济，五灵脂引石内走厥阴、外达少阳、交阴阳之枢纽，橘红、青皮利气，用以为肝胆之向导，诸药攻补兼施，以恢复阳气、清除邪热、枢利气机、消痞通闭。

案三： 疮疡·疡。某，服疡科寒凝之药，以致气冲作胀，喘急不卧，无非浊阴上攻。

议来复丹。

（清·叶天士. 临证指南医案[M]. 清·华岫云，编订. 北京：华夏出版社，1995.）

按：寒凝之品损伤阳气，正邪相争，气机冲逆，阳虚阴盛，浊阴上攻而脘腹痞胀喘急，以来复丹复阳于下、降逆止冲，则浊阴自散、喘胀自除。

案四： 阳伤便难。周，病小愈，即食腥滞黏腻之物，胃阳尚弱，秽浊痞结，中焦不运，阳气不行。大便七八日不更衣，舌自涎涌，鼻觉气秽，清浊混乱，所服之药半系辛寒，不究阳伤，致缠绵逾月。先用来复丹，每服一百粒，姜汤送下。

（清·叶天士. 临证指南医案[M]. 清·华岫云，编订. 北京：华夏出版社，1995.）

按：病后胃阳虚弱，饮食不慎，导致食复。秽浊痞结，用药辛寒，更致阳气损伤。来复丹使清阳敷布、浊气下行，旋转清浊、攻补兼施，胃阳健旺、秽浊清降，自然胃肠通降、传导有常。

案五： 呕吐。有前后一证，首尾两变者。其患时疫，心下胀满，口渴发热而呕，此应下之证也。下之诸证减去六七，呕亦减半。再下之，胀除，热退，渴止，向则数日不眠，今则少寐，呕独转甚，此疫毒去而诸证除，胃续寒而呕甚，与半夏藿香汤一剂而呕即止。

（明·吴有性. 温疫论[M]. 张志斌，整理. 北京：人民卫生出版社，2007.）

按：本案系温疫伤胃，一下再下后疫邪去除而胃阳伤损之呕吐，治以益气温胃、降逆止呕为法，炒白术、白茯苓、炒干姜、生姜、广陈皮、甘草温养胃气、散寒行气止呕，半夏、真藿香辛温降逆止呕，全方温胃散寒、降逆止呕。

鉴别 来复丹、半夏藿香汤均治疗外感温邪、苦寒清泄后胃阳损伤，病机为胃阳亏虚、受纳通降失司。来复丹因外感暑湿、误治而伤及胃阳，病位由上焦延及中下二焦，正气受损、邪气结踞，清浊交混、上盛下虚，症状包括上焦不利之气塞填胸、中焦不利之躁乱口渴及下焦水液代谢失常之清浊交混，治以旋转清浊、复阳于下、清热于上；半夏藿香汤因外感疫邪、苦寒泻下而伤及胃阳，病位主要在胃，胃阳损伤、受纳通降失司，症状以呕吐、吞酸为主，治以温胃化湿、降逆止呕。二方区别见表 6-26。

表 6-26 来复丹、半夏藿香汤鉴别

	来复丹	半夏藿香汤
病证	气塞填胸，烦乱，口渴，身热或心腹冷痛，协热自利，苔腻，脉濡或脉弱之胃阳不足、上盛下虚证	胃脘痞闷或隐隐冷痛，口淡乏味、食少不饥，泛吐清水，呕吐吞酸，舌淡或胖嫩、苔白滑，脉沉迟无力或沉弱之胃阳虚证
病机	暑湿侵袭、过用消导苦寒、胃阳损伤、邪气结踞中下焦	苦寒泻下、胃阳损伤、受纳通降失司
治法	旋转清浊、攻补兼施	温胃化湿、降逆止呕
药物	太阴元精石一两、舶上硫黄一两、硝石一两、橘红二钱、青皮二钱、五灵脂二钱	半夏一钱五分、真藿香一钱、干姜炒一钱、白茯苓一钱、广陈皮一钱、白术炒一钱、甘草五分
用法	醋糊丸，米饮下（《医方集解》）	水姜煎服

十三、胃 寒 饮 停

胃寒饮停又称寒饮停胃，是指寒饮互结、停滞于胃，或胃寒饮聚导致胃气失和的证候，常见症状有胃脘痞胀或寒痛，胃中振水声，呕吐清水稀涎、舌苔白滑，脉弦等。

主症 胃脘痞胀寒痛，胃中振水声，呕吐清水稀涎，纳呆，呃逆，食入即吐，口渴或不渴，舌苔白滑，脉弦或滑。

病机 水饮停胃、胃失和降、气机不畅。

治法 蠲饮和中、降逆止呕、调畅气机。

方药 小半夏加茯苓汤、半夏汤、橘半桂苓枳姜汤、半夏泻心汤去人参干姜甘草大枣加枳实生姜方、四苓汤。

1. **小半夏加茯苓汤**（《温病条辨·中焦篇》六十四）

半夏六钱　茯苓六钱　生姜四钱

水五杯，煮取二杯，分二次服。

2. **半夏汤（辛甘淡法）**（《温病条辨·下焦篇》三十一）

半夏（制）八钱　秫米二两（即俗所谓高粮是也，古人谓之稷，今或名为芦稷，如南方难得，则以薏仁代之。）

水八杯，煮取三杯，分三次温服。

《灵枢》论述其煎服法，指出应用时注重煎药用水及服药量，即①用甘澜水煎煮，取其甘轻性温而柔的特性，以防寒气上逆，以助温阳、利水、补益脾胃，增强药性，如“其汤方以流水千里以外者八升，扬之万遍，取其清五升煮之，炊以苇薪，火沸置秫米一升，治半夏五合，徐炊，令竭为一升半，去其滓……”②病情轻重不同，服药量不同，应“以知为度”，如“去其滓，饮汁一小杯，日三稍益，以知为度，故其病新发者，复杯则卧，汗出则已矣。久者，三饮而已也”。(《灵枢·邪客》)

3. **橘半桂苓枳姜汤**（苦辛淡法）(《温病条辨·下焦篇》五十一)

半夏二两　小枳实一两　橘皮六钱　桂枝一两　茯苓块六钱　生姜六钱

甘澜水十碗，煮成四碗，分四次，日三夜一服，以愈为度。愈后以温中补脾，使饮不聚为要。其下焦虚寒者，温下焦。肥人用温燥法，瘦人用温平法。

应用橘半桂苓枳姜汤时，注意煎服法及其愈后调理，即①以甘澜水煮药，借其甘轻之性以助温阳利水，增强药性。②服药频次、药量为“分四次，日三夜一服，以愈为度”。③愈后仍当重视调摄，以防止饮邪复聚，根据体质不同运用不同治法，如“愈后以温中补脾，使饮不聚为要。其下焦虚寒者，温下焦。肥人用温燥法，瘦人用温平法”。

4. **半夏泻心汤去人参干姜甘草大枣加枳实生姜方**(《温病条辨·中焦篇》六十四)

见前“湿热阻胃”。

5. **四苓汤**(《温疫论·卷下》论饮)

白茯苓一钱　泽泻一钱五分　猪苓一钱五分　陈皮一钱

取长流水煎服。

应用

1. **湿温**　湿温中期，病机为水饮停胃、饮阻气逆、胃失和降，证属饮邪停胃。症见呕吐清水稀涎，呃逆，口不渴，胃中有振水声，胃脘痞胀，纳呆，食入即吐，头眩，心悸，苔白滑，脉弦等，用小半夏汤化饮止呕、降逆和中，如“阳明湿温，呕而不渴者，小半夏加茯苓汤主之……”(《温病条辨·中焦篇》六十四)

2. **呕吐、痰饮**（狭义）　素有水饮内停、因渴而饮、新饮牵动旧饮致呕，病机为水饮停胃、饮阻气逆、胃失和降，证属水饮停胃。症见口渴欲饮，呕吐清水稀涎，胃中有振水声，胃脘痞胀，纳呆，头眩，心悸，苔白滑，脉弦或滑等，用小半夏汤降逆止呕、引水下行，如“先渴后呕，为水停心下，此属饮家，小半夏加茯苓汤主之”。(《金匮要略·痰饮咳嗽病脉证并治》)“卒呕吐，心下痞，膈间有水，眩悸者，小半夏加茯苓汤主之”。(《金匮要略·痰饮咳嗽病脉证并治》)

3. **呕吐、支饮**　膈间（波及胸胃）水饮因偶触寒邪、胃气上逆致呕，病机为寒邪引动膈间水饮、胃气上逆，证属水停膈间。症见突然呕吐清水稀涎，胃脘痞满，头眩目昏，心悸，苔白滑，脉弦或滑等，用小半夏汤蠲饮降逆、宁心镇悸，如“卒呕吐，心下痞，膈间有水，眩悸者，小半夏加茯苓汤主之”。(《金匮要略·痰饮咳嗽病脉证并治》)

4. **不寐**　温病愈后，病机为中阳素虚、感温病后寒凉过剂、寒饮停聚中焦、胃气不和、阳不入阴，证属寒饮停胃。症见嗽稀痰，不咳，彻夜不寐，舌淡、苔白滑，脉沉缓或弦滑等，用半夏汤逐饮和胃、交通阴阳，如“温病愈后，嗽稀痰而不咳，彻夜不寐者，半夏汤主之”。论述不寐病机，如“此中焦阳气素虚之人，偶感温病，医以辛凉甘寒，或苦寒清温热，不知十衰七八之戒，用药过剂，以致中焦反停寒饮，令胃不和，故不寐也。《素问》云：胃不和则卧不安，饮以半夏汤，覆杯则寐。盖阳气下交于阴则寐，胃居中焦，为阳气下交之道路，中寒饮聚，致令阳气欲下交而无路可循，故不寐也”。治疗证治机理，如“半夏逐痰饮而和胃，秫米乘燥金之气而成，故能补阳明燥气之不及而渗其饮，饮退则胃和，寐可立至，故曰覆杯则寐也”。（《温病条辨·下焦篇》三十一）《灵枢》论述半夏汤所治不寐的病机、治法。病机为邪气侵袭、经络不通、阻碍卫气不得入于阴，如“卫气者，出其悍气之慓疾，而先行于四末分肉皮肤之间，而不休者也。昼日行于阳，夜行于阴，常从足少阴之分间，行于五脏六腑，今厥气客于五脏六腑，则卫气独卫其外，行于阳，不得入于阴。行于阳则阳气盛，阳气盛则阳跷满，不得入于阴，阴虚故目不瞑”。治以通利壅塞、畅行卫气、调和阴阳，如“补其不足，泻其有余，调其虚实，以通其道，而去其邪。饮以半夏汤一剂，阴阳已通，其卧立至。黄帝曰：善。此所谓决渎壅塞，经络大通，阴阳和得者也……”（《灵枢·邪客》）

5. **阴吹** 素体痰饮较盛、壅聚胃脘，病机为痰饮停胃、津液不行大肠、肠燥津枯、气不后行而逼走前阴，证属痰饮停胃。症见阴吹，胃脘痞胀，呕吐清水稀涎，胃中振水音，纳差，舌淡、苔白滑，脉沉迟或弦、滑等，用橘半桂苓枳姜汤峻通痰饮、调畅气机，如“饮家阴吹，脉弦而迟，不得固执《金匮》法，当反用之，橘半桂苓枳姜汤主之”。（《温病条辨·下焦篇》五十一）

6. **停饮** 疫邪传胃，饮停胃脘，病机为疫邪传胃、水饮内停、津失输布，证属水饮停胃。症见口渴，呕吐清水稀涎，胃中振水声，胃脘痞胀，纳呆，苔白滑，脉弦或滑，《温疫论》称之为“停饮”，用四苓汤渗湿和中利气，如“烦渴思饮酌量与之。若饮食过多，自觉水停心下，名停饮，宜四苓散最效”，“古方有五苓散，用桂枝者，以太阳中风表证未罢，并入膀胱，用四苓以利小便，加桂枝以解表邪，为双解散。疫邪传胃而渴，白术性壅，恐以实填实也。加陈皮者，和中利气也”。（《温疫论·卷下》）

病案选录

案一：痰饮（狭义）呕吐。刘某，女，42岁，1982年1月10日初诊，头眩心悸，咽部不适，不时呕吐清水与食物，每天少则3～5次，多则10余次，已历半年，近半月来加剧。以致精神恍惚，疲惫不堪，西医诊断为神经性呕吐，给服中西药，只能取效一时。刻诊：头眩心悸，咽中不适，恶心，心下痞，因惧吐，不敢进食，有时只服葡萄糖水，服后2小时又吐，无力，舌淡，苔白腻，脉虚弱，小半夏加茯苓汤加味。半夏10g、生姜10g、茯苓12g、灶心土250g（煎汤代水），1剂。翌日，服药后上午来吐，又原方2剂后已能进食，2天内只吐1次，且量不多，上方加党参12g，3剂。3剂后未吐，能进食，随访半年未吐。

[武秀金. 小半夏加茯苓汤治疗呕吐三则[J]. 中医杂志. 1982，23（12）：16.]

案二：支饮呕吐。傅某，时当暑月，天气亢燥，饮水过多，得胸痛病，大汗呕吐不止。视之口不渴，脉不躁，投以温胃之剂，胸痛遂愈，而呕吐未除，自汗头眩加甚，其父来寓更方，余以昨剂颇效，原方加黄芪与服，服后亦不见效，惟汗出抹拭不逮，稍动则眩晕难支，心下悸动，举家咸以为脱，吾许以一剂立愈，以半夏15g、茯苓9g、生姜1片，令即煎服。少顷汗收呕止，头眩心悸顿除。

（清·谢映庐. 谢映庐医案·第一卷[M]. 上海：上海科学技术出版社. 1962.）

案三：不寐。患者金巧瑛，女性，年二十一。久患失眠症，经治少效。1963年4月23日就参于余，询知每晚上床必至十二时许方渐入睡，四时许即醒，只能睡三四小时，精神疲惫，饮食减少，肌肉渐瘦，头部昏闷不爽，背部时自汗出，痰多，食后噫气，多食则吐，硬食则梗阻胃脘，大便硬结涩痛而间日一行，两膝以下疼痛麻痹而冷，两手亦冷，每晚睡醒时口苦，但不干渴，望其舌润而无苔，切其脉濡细稍数。余用《灵枢经》半夏汤主治，并加味如下：

法半夏一两、白秫米（即白糯米）二两、夜交藤一两。

用水煎服，三剂后，失眠大见好转。每晚上床不久即能入睡，并可以一直睡到天亮，只是容易惊醒（只要略有响声），但亦随醒随睡，不似过去寤则不复入寐。痰亦减少。背汗渐除。大便虽仍间日一行而硬，但较易出，不似过去之涩痛。食稍增，但食后胃脘仍不甚舒适，仍有噫气。守原方加味：

法半夏一两、白秫米二两、夜交藤一两、炙陈皮五钱、生甘草五钱、旋覆花五钱（布包）。

上方用水煎服三剂后，失眠全愈，诸证悉除。

[万友生. 半夏汤安眠（松庐医案）[J]. 江西医药，1963，（11）：25.]

案四：阴吹。英氏，三十八岁，阴吹。按《金匮》妇人门之阴吹，治以猪膏发煎，纯然补阴，注谓肠胃俱槁。再按肠胃俱槁，阴不足者，阳必有余，脉当数，面与唇舌当赤，口当渴。兹面青脉弦而迟，不食不饥，不便不寐，盖痰饮蟠踞胃中，津液不行大肠，肠虽槁而胃不槁，议通幽门法。

半夏一两、桂枝六钱、广皮五钱、枳实八钱。

煮三杯，分三次服，服一帖而减，三帖而退。性余痰饮，调理脾胃数月而痰饮亦愈。

（清·吴瑭. 吴鞠通医案[M]. 北京：中国中医药出版社，2006.）

案五：淋证。急性尿路感染急性发作期多属实热证，以下焦湿热为主。治则当以清热利湿通淋。在临床实践中，根据中西医学病理上的理论，采用了辨证与辨病相结合。自拟定此方剂名银翘四苓散。方药组成：银花 15～30g、连翘 15～30g、赤苓 12g、猪苓 12g、泽泻 9g、苍术 9g。在门诊治疗急性尿路感染 20 余例，均获得显著疗效。疗效观察：服药 4～5 天（一天一剂，分三次服），膀胱刺激症状有明显减轻、消失。8～10 天尿液检查恢复正常。

病例介绍：汤某某，男性，30 岁，中百职工。病史：排尿疼痛，尿意急迫，伴有畏寒发热全身不舒二天。尿液检查：白细胞（++），红细胞（++），脓细胞少许。诊断：急性尿路感染。治疗：给予呋喃妥因三天剂量后注射庆大霉素四天，病症未见好转。就诊中医给服银翘四苓散加白茅根 30g，服五剂，膀胱刺激症状消失。尿液检查：红白细胞少许，脓细胞未见。继服五剂诸证俱消，尿液复查正常。

[袁祖华. 银翘四苓散治疗急性尿路感染[J]. 蚌埠医学院学报，1978，（4）：58.]

鉴别 小半夏加茯苓汤、半夏汤、橘半桂苓枳姜汤、四苓汤均治疗水饮停胃，病机为饮邪停胃、饮阻气逆、津失输布、气机不利。小半夏加茯苓汤病位涉及胃脘、胸膈，胃气失和、饮随气逆较重，症状以呕吐为主。半夏汤病位在胃，寒饮停胃、气机壅塞、阳不得入阴为甚，症状以失眠为主。橘半桂苓枳姜汤病位在胃，涉及大肠及前阴，痰饮停胃致肠燥津枯、气不后行而逼走前阴为甚，症状以阴吹为主，重在峻通痰饮、调畅气机。四苓汤病位在胃，水停胃脘、津失输布为甚，症状以口渴为主，重在渗湿和中利气。四方区别见表 6-27。

表 6-27 小半夏加茯苓汤、半夏汤、橘半桂苓枳姜汤、四苓汤鉴别

	小半夏加茯苓汤	半夏汤	橘半桂苓枳姜汤	四苓汤
病证	呕吐清水稀涎，胃中振水声，胃脘痞胀，纳呆，口渴或不渴，头眩目昏，心悸，苔白滑，脉弦或滑之水饮停胃证	嗽稀痰，不咳，彻夜不寐，舌淡、苔白滑，脉沉缓或弦、滑之寒饮停胃证	胃脘痞胀，呕吐清水稀涎，胃中振水音，纳差，舌淡、苔白滑，脉沉迟或弦滑之阴吹痰饮停胃证	口渴，呕吐清水稀涎，胃中振水声，胃脘痞胀，纳呆，苔白滑，脉弦或滑之水饮停胃证
病机	水饮停胃、胃失和降、饮随气逆	寒饮停胃、阳不入阴	水饮停胃、肠燥津枯、气走前阴	水饮停胃、津失输布
治法	蠲饮和中、降逆止呕	蠲饮和胃、交通阴阳	峻通胃饮、调畅气机	渗湿和中理气
药物	半夏六钱、茯苓六钱、生姜四钱	制半夏八钱、秫米二两	半夏二两、小枳实一两、橘皮六钱、桂枝一两、茯苓块六钱、生姜六钱	白茯苓一钱、泽泻一钱五分、猪苓一钱五分、陈皮一钱
用法	水五杯，煮取二杯，分二次服	水八杯，煮取三杯，分三次温服	甘澜水十碗，煮成四碗，分四次，日三夜一服，以愈为度。愈后以温中补脾，使饮不聚为要。其下焦虚寒者，温下焦。肥人用温燥法，瘦人用温平法	取长流水煎服

第三节 脾胃证类

脾胃证类，是指邪阻中焦，致使脾失升清，胃不降浊，气机痞滞，脾胃功能失调的一类证候。脾胃证多因湿热、暑湿、燥热、寒湿等病邪侵袭所致，见于湿温、暑湿、暑温、伏暑、秋燥等疾病。脾胃证以脾胃为中心，以湿热困阻脾胃、脾胃升降功能失常为主要病机，主要症状为发热，脘腹痞闷，呕恶、不思饮食，或食后尤胀，泄泻，或便溏不爽，舌苔白腻或黄厚腻，脉濡或滑数等。因病邪性质和患者体质差异，脾胃证后期可见脾胃气虚或阳虚等证候，也可见脾胃寒湿证。脾胃证类除见于温病外，尚可见于感冒、哮证、疟疾、黄疸、胃痛、泄泻、痢疾、呕吐、燥证、虚劳等内科疾病。

一、湿重于热

湿重于热是指湿热邪气困阻中焦，湿未化热的证候。本证的形成或因湿热病邪直犯中焦，或为膜原湿浊传归于脾胃所致。常见症状有身热不扬，脘痞腹胀，恶心呕吐，口不渴，或渴而不欲饮，或渴喜热饮，大便溏泄，小便浑浊，苔白腻，脉濡缓等。

主症 身热不扬，脘痞腹胀，大便溏泄，小便浑浊，苔白腻，脉濡缓。

病机 湿浊偏盛、困阻中焦。

治法 芳香化浊、燥湿运脾。

方药 雷氏芳香化浊法、黄芩滑石汤、薛氏宣开中焦方、薛氏辛泄清热方。

1. **雷氏芳香化浊法**（《时病论》）

治五月霉湿，并治秽浊之气。

藿香叶一钱　佩兰叶一钱　陈广皮一钱五分　制半夏一钱五分　大腹皮（酒洗）一钱　厚朴八分（姜汁炒）

加鲜荷叶三钱为引，水煎服。

另：此法雷氏为秽浊霉湿而立也。君藿、兰之芳香，以化其浊；臣陈、夏之温燥，以化其湿；佐腹皮宽其胸腹，厚朴畅其脾胃，上中气机，一得宽畅，则湿浊不克凝留；使荷叶之升清，清升则浊自降。

应用芳香化浊法时，须注意湿邪热邪的主次，总以气机的流通为诊治关键。

2. **黄芩滑石汤**（苦辛寒法）（《温病条辨·中焦篇》六十三）

黄芩三钱　滑石三钱　茯苓皮三钱　大腹皮二钱　白蔻仁一钱　通草一钱　猪苓三钱

水六杯，煮取二杯，渣再煮一杯，分温三服。

3. **薛氏宣开中焦方**（《湿热病篇》十）（说明：本方原无方名，本书据方药作用命名。）

藿梗　蔻仁　杏仁　枳壳　桔梗　郁金　苍术　厚朴　草果　半夏　干菖蒲　佩兰叶　六一散

应用本方时应注意原方后注，一要注意宣畅气机，即“病在中焦气分，故多用开中焦气分之药”。二要注意加减，若兼食积者，注意消食化积，即“此条多有挟食者，其舌根见黄色，宜加瓜蒌、楂肉、莱菔子”。

4. **薛氏辛泄清热方**（《湿热病篇》十三）（说明：本方原无方名，本书据功效命名。）

蔻仁　半夏　干菖蒲　大豆黄卷　连翘　绿豆衣　六一散

应用本方时应注意舌象变化。如原著注文所述“此湿热参半之证。而燥湿之中，即佐清热者，亦所以存阳明之液也。上二条，凭验舌以投剂，为临证时要诀，盖舌为心之外候，浊邪上薰心肺，舌苔因而转移”。

应用

1. **湿温**　湿温病变过程中，以湿重于热为主，病机为湿浊内盛于里、困阻中焦、脾胃升降失司，证属湿重于热。症见身热不扬，汗出不解，脘腹痞闷，泛恶、不食，口中黏腻或苦，渴不欲饮，肢体困重，大便黏滞不爽，小便浑浊，舌苔白腻，脉濡缓等，用雷氏芳香化浊法芳香化浊、燥湿运脾。《时病论》中称为“霉湿”，并详细论述了湿温初起霉湿的病因、病机、治法和方药，如“霉湿之为病，在乎五月也。芒种之后，逢丙人霉，霉与梅通，其时梅熟黄落，乍雨乍晴，天之日下逼，地之湿上蒸，万物感其气则霉，人感其气则病”，“以上皆霉湿之浊气，壅遏上中气分之证，非香燥之剂，不能破也。拟以芳香化浊法，俾其气机开畅，则上中之邪，不散而自解也”。（《时病论·卷之四》）本证因湿浊偏盛，湿中蕴热，治疗当先开其湿，而后清热。不可早投寒凉而致闭郁湿浊，阻滞气机，亦不可早投益气健脾之品，恐其恋邪不解。如湿邪已有化热之象，见口渴、小便黄赤、苔微黄腻者，可加竹叶、栀子、黄芩、滑石、生甘草以增泄热之力；如胸闷脘痞较甚，可加枳壳、郁金、苏梗等理气之品。

若湿温症见身热不扬，恶寒，肢体困倦，胸闷脘痞，口干不欲饮或不渴，舌淡、苔黄滑，脉缓等，则用苦辛寒之黄芩滑石汤清热利湿。如“脉缓身痛，舌淡黄而滑，渴不多饮，或竟不渴，汗出热解，继而复热，内不能运水谷之湿，外复感时令之湿，发表攻里，两不可施，误认伤寒，必转坏证，徒清热则湿不退，徒祛湿则热愈炽，黄芩滑石汤主之”。（《温病条辨·中焦篇》六十三）

若湿伏中焦气分、湿重于热，症见发热汗出，胸痞，口渴，舌苔白腻，则用《湿热病篇》第十条所述之法，本法集宣湿、化湿、燥湿、淡渗湿热四法于一体，如“湿热证，初起发热，汗出胸痞，口渴舌白，湿伏中焦。宜藿梗、蔻仁、杏仁、枳壳、桔梗、郁金、苍术、厚朴、草果、半夏、干菖蒲、佩兰叶、六一散等味”。(《湿热病篇》十)

若湿伏中焦气分，舌尖转红，舌根白，则湿渐化热，治宜辛泄佐清热，用《湿热病篇》第十三条所述之法，即“湿热证，舌根白，舌尖红，湿渐化热，余湿犹滞，宜辛泄佐清热，如蔻仁、半夏、干菖蒲、大豆黄卷、连翘、绿豆衣、六一散等味”。(《湿热病篇》十三)

2. **痧气** 湿热秽浊之气侵袭人体，病机为邪犯肌表，酿毒成痧，证属湿遏肌表证。症见腹痛，头痛自汗、吐泻、皮肤红点等。用芳香化浊法芳香化浊、去秽解毒。如“痧之为病，不尽六气所触，或因饥饱劳役，或因秽浊所犯，皆可成痧，总宜芳香化浊法治之”。(《时病论·卷之四》)

3. **秽浊** 暑热兼秽浊之气侵袭人体，病机为暑热兼湿浊之气交蒸，犯于中焦，证属湿遏中焦证。症见头胀痛，胸闷脘痞，汗出，恶心等，用芳香化浊法芳香化浊、燥湿运脾。如《时病论》中所述“秽浊者，即俗称为龌龊也。是证多发于夏秋之间……偏于暑者，舌苔黄色，口渴心烦，为暑秽也。偏于湿者，苔白而腻，口不作渴，为湿秽也。均宜芳香化浊法治之”。(《时病论·卷之四》)

4. **腹胀** 湿温病或内伤湿热证，湿浊阻滞中焦气机、脾胃升降失司，证属湿热中阻。症见身热不扬、脘痞腹胀、便溏、苔腻，脉濡等。可用雷氏芳香化浊法、黄芩滑石汤、薛氏宣开中焦方或薛氏辛泄清热方清热利湿化浊、行气消胀。

5. **口臭** 病机为湿浊中阻，秽浊之气循经上扰，证属湿热中阻。症见脘痞腹胀，口臭，小便浑浊，苔腻，脉濡等，可用黄芩滑石汤清中焦湿热或用雷氏芳香化浊法及薛氏宣开中焦方或薛氏辛泄清热方芳香清热化湿。

病案选录

案一：湿热病。某，脉缓，身痛，汗出热解，继而复热，此水谷之气不运，湿复阻气，郁而成病。仍议宣通气分，热自湿中而来，徒进清热不应。

黄芩、滑石、茯苓皮、大腹皮、白蔻仁、通草、猪苓。

(清·叶天士. 临证指南医案[M]. 北京：人民卫生出版社，2006.)

按：此黄芩滑石汤叶案出处，吴瑭在此案中增入“舌淡黄而滑，渴不多饮，或竟不渴”等，定名黄芩滑石汤证。舌象之黄为热象，滑为湿象，黄滑同见为湿热交阻，且口渴为热，但并不多饮、不渴为湿阻，因此属于湿阻热生、气机不通。故用黄芩清热燥湿、滑石清热利湿，茯苓皮、大腹皮、白蔻仁、通草、猪苓淡渗利湿，全方以利湿为主，兼以清热。

案二：湿温(霉湿)。张某某，男，35岁。2004年8月12日初诊。患者嗜酒，素有脾湿，每年夏天天气炎热、地气潮湿时就难以忍耐，不思饮食，口淡，勉强进食，但不知食味。胸闷，腹胀，头胀闷，心烦，四肢沉重无力，大便溏黏不爽，情绪淡默。舌正苔白厚腻，脉软沉滞。议雷氏芳香化浊法证。藿香6g，佩兰叶10g，荷叶10g，陈皮10g，清半夏10g，大腹皮10g，厚朴15g，石菖蒲10g，白蔻仁6g。6剂。2004年8月19日二诊：厚腻舌苔见退，胸腹闷满、头胀减轻，始觉有食欲。脉软不数。用上方加杏仁12g，草果2g。6剂。诸症痊愈。

(张文选. 温病方证与杂病辨治[M]. 北京：人民卫生出版社，2007.)

按：本证以胸痞纳呆为主要表现，虽有心烦但亦属湿邪痹阻气机，而热邪的表现并不明显，因此当以芳香法开通气机，并参以疏化湿浊为用。

案三：感冒。陈某，女，19岁，售货员，1981年7月21日初诊。患者于7月16日下午，始感周身困倦，四肢酸楚，头闷胀，不欲饮食。次日诸证加重，伴见恶寒发热，咳嗽咽痛，咳白稠痰，胸闷不适。某医院诊为“上呼吸道感染”，用银翘解毒片治疗未效，体温升至39.8℃。又予青霉素肌注三日，恶寒消失而高热等症未退。并述发热以午后为甚，入夜汗出，热势下降。口干饮水不多，大便干结，小便黄赤。面色潮红，舌红，苔黄腻脉滑数。此湿热外受，肺胃同病，郁于肌腠，结于咽喉。治以利湿宣肺，清热解毒。拟黄芩滑石汤加味：黄芩20g，滑石30g，茯苓15g，猪苓12g，通草8g，白蔻12g，桔梗12g，连翘20g，栀子15g，重楼15g，大腹皮12g。水煎，日服2剂。两日后，体温降至37.8℃，诸症缓解，惟咳嗽仍著。原方去栀子，加杏仁12克，两日内再服4剂，体温正常，症状消失。

[杨泽鸿. 黄芩滑石汤的临床运用体会[J]. 云南中医杂志，1984，（3）：50-52.]

按：本证以湿热邪气并见，咳嗽咽痛、体温上升、大便干结、小便黄赤、舌黄为热邪之象，但并见口干饮水不多，舌苔黄腻，则属于湿邪于中痹阻气机，因此当湿热同治，既化其湿以畅气机，又清其热以利其湿，得气机通畅而湿热自去。

案四：腹胀。王某某，男，49岁，经理。2005年3月5日初诊。有“乙肝”病史，近1个月来，胃脘满闷，左侧腹部胀满，自觉气从左腹往上顶，口黏腻、心烦异常，对任何事情均无兴趣。舌质嫩红，舌苔黄白相兼、偏厚而腻、水滑，脉弦滑。辨为湿热郁蕴所致的黄芩滑石汤证。处方：黄芩10g，白蔻仁8g，滑石15g，茯苓15g，猪苓10g，通草3g，大腹皮10g，厚朴12g，半夏10g，生栀子10g。6剂。2005年3月12日二诊：服药后脘腹胀、心烦诸症顿消，心情舒畅。改用清肝活络、化湿清热法治疗“乙肝”。

（张文选. 温病方证与杂病辨治[M]. 北京：人民卫生出版社，2007.）

按：本证心烦为上有热象，口黏为湿阻于中，脉证合参见舌苔黄白相间而腻，脉象弦滑亦属湿阻气机之象。故治法上清热利湿，以流通气机为用。

案五：口臭手掌脱皮。赵某，男，8岁。2005年11月26日初诊。据患者父母所述，患儿长期口臭，有时口秽喷人。大便偏干，手指尖掌侧脱皮、干裂、疼痛。舌红赤，苔黄白相兼、厚腻而滑，脉滑数。曾请中医诊治，服泻黄散、凉膈散等方口臭依然。从舌辨为湿热郁蕴三焦的黄芩滑石汤证，处方：黄芩10g，滑石30g，白蔻仁6g，通草6g，大腹皮10g，猪苓10g，茯苓15g，石菖蒲10g，黄连6g，法半夏10g，枳实10g。6剂。2005年12月3日二诊：口臭消失，手指掌侧脱皮、干裂减轻，大便通畅。脉沉细滑，舌偏红，舌前部厚腻苔退净，转为薄白略滑苔，根部黄白相间略腻。上方去枳实，加生栀子10g，防风6g。6剂。2005年12月10日三诊：再未出现口臭，手指、掌不再脱皮，新生皮肤因薄嫩而不适。上方去半夏、栀子，加玄参10g，赤芍10g。6剂。手指掌脱皮干裂痊愈。

（张文选. 温病方证与杂病辨治[M]. 北京：人民卫生出版社，2007.）

按：本症患者长期口臭，大便干燥，并由脱皮疼痛。然前治以清热泻火而不效，参其舌脉，舌黄白相间及脉滑而数皆为湿热交阻，故不可但泻其热，而尤须清化其湿。

鉴别　雷氏芳香化浊法、黄芩滑石汤、薛氏宣开中焦方、薛氏辛泄清热方均治疗湿温病邪入中焦、湿重于热，病机以湿热中阻、脾胃升降失职为主，但湿热之轻重多少亦有区别。雷氏芳香化浊法偏于芳香行气，选用芳香性和理气燥湿性药物来运化湿浊，清热力量稍逊；黄芩滑石汤清热力量强于前者，同时用淡渗利湿药物，病位偏于中下焦；薛氏宣开中焦方中开上、畅中、渗下之药并用，病位以中焦为主兼上下二焦，以湿为主兼有化热之势，以舌白滑腻为特点；薛氏辛泄清热方湿渐化热、余湿犹滞、热较明显，以舌根白、舌尖红为特点。薛氏宣开中焦方与薛氏辛泄清热方二方体现湿热蕴阻中焦而属湿邪极盛、逐渐热化的证、药变化过程，以湿阻气机、湿热内蕴为特征。四方区别见表 6-28。

表 6-28　雷氏芳香化浊法、黄芩滑石汤、薛氏宣开中焦方、薛氏辛泄清热方鉴别

	雷氏芳香化浊法	黄芩滑石汤	薛氏宣开中焦方	薛氏辛泄清热方
病证	身热不扬、脘痞腹胀、大便溏泄、小便浑浊、苔白腻、脉濡缓	脉缓身痛，舌淡黄而滑，渴不多饮，或不渴，汗出热解，继而复热	发热，汗出，胸闷脘痞，渴不欲饮，舌淡红、苔白滑腻，脉濡或弦滑之湿伏中焦、始见化热证	发热汗出不解，胸痞，脘痞，口渴，口苦，小便短赤，舌根白、舌尖红，脉濡数之湿渐化热、余湿犹滞证
病机	湿热中阻、湿重于热	湿热中阻、湿重于热	湿伏中焦、湿重热轻	湿渐化热、湿热参半
治法	芳香化浊、燥湿运脾	清热利湿、宣畅气机	宣气燥湿、渗利湿热	辛散开泄、佐以清热
药物	藿香叶一钱、佩兰叶一钱、陈广皮一钱五分、制半夏一钱五分、大腹皮一钱、姜厚朴八分、鲜荷叶三钱	黄芩三钱、滑石三钱、茯苓皮三钱、大腹皮二钱、白蔻仁一钱、通草一钱、猪苓三钱	藿梗、蔻仁、杏仁、枳壳、桔梗、郁金、苍术、厚朴、草果、半夏、干菖蒲、佩兰叶、六一散	蔻仁、半夏、干菖蒲、大豆黄卷、连翘、绿豆衣、六一散
用法	加鲜荷叶三钱为引，水煎服	水六杯，煮取二杯，渣再煮一杯，分温三服	挟食者，其舌根见黄色，宜加瓜蒌、楂肉、莱菔子	水煎服

二、湿 热 并 重

湿热并重是因湿热时邪或疫邪侵袭，湿热俱盛所致的证候。常见症状有发热汗出不解，脘痞腹胀，舌苔黄厚腻或滑，脉濡数等。

主症　发热汗出不解，口渴不欲多饮，脘痞，腹胀，呕恶，舌质红、苔黄腻，脉濡数。

病机　湿热并重、郁阻中焦、浊闭气机。

治法　辛开苦降、燥湿清热、辛通开闭。

方药　王氏连朴饮、薛氏辛通开闭方。

1. **王氏连朴饮**（《霍乱论》）

制厚朴二钱　川连（姜汁炒）、石菖蒲、制半夏各一钱　香豉（炒）、焦栀各三钱　芦根二两

水煎，温服。

应用王氏连朴饮时，应注意与其他证以及一些证候的鉴别，即①与湿困中焦证的区别：本证具有发热、口渴、小便短赤、苔黄等明显化热之象。②“呕吐”症状鉴别：湿困中焦之呕恶，必有身热不扬、脘腹痞胀、舌苔白腻、脉濡缓等中焦湿浊偏盛之症；邪伏膜原之呕恶，必有苔白厚腻如积粉，寒热起伏之半表半里之症；湿浊上蒙泌别失职之呕吐，必有小便不通甚或尿闭。

2. **薛氏辛通开闭方**（《湿热病篇》十四）（说明：方名据功效命名）

草果　槟榔　鲜菖蒲　六一散　芫荽　皂角

地浆水煎服。

应用本方时应注意虽为湿热俱盛之候，但用药以辛通开闭为主，如原文所述“此条乃湿热俱盛之候。而去湿药多、清热药少者，以病邪初起即闭，不得不以辛通开闭为急务，不欲以寒凉凝滞气机也”。

应用

1. **湿温** 湿温病，湿渐化热，病机湿热并重交蒸于中焦，证属湿热中阻，症见发热，汗出不解，口渴不欲多饮，脘痞呕恶，心中烦闷，便溏色黄，小便短赤，苔黄腻，脉滑或濡数等，可用王氏连朴饮为主方辛开苦降，燥湿清热。

若湿热俱盛，见身热不扬，胸闷，脘痞，呕恶，甚则胸中窒塞、脘腹绞痛，烦躁，目昏神乱，舌苔白腻，或黄腻，脉濡数等，属湿热兼夹秽浊，壅遏蒙蔽中上焦所致，则用薛氏辛通开闭方理气化湿、辛通开闭。如“湿热证，初起即胸闷不知人，瞀乱大叫痛，湿热阻闭中上二焦，宜草果、槟榔、鲜菖蒲、芫荽、六一散各重用，或加皂角，地浆水煎”。(《湿热病篇》十四)

2. **暑湿** 感受暑湿邪气，病机为热盛阳明，湿困太阴，证属暑湿困阻中焦，症见身热起伏，汗出不解，心下痞闷，呕恶、纳呆，腹痛泻痢，肢体重困，舌质红，舌苔黄腻，脉濡滑数等，可用王氏连朴饮加减清热燥湿解暑。

3. **哮病** 外邪袭肺，病机为肺失宣肃，痰饮内盛，郁久化热，困阻中焦，证属肺胃湿热，症见呼吸急促，喉中有哮鸣音，时有咳嗽，咳吐少量黄稠痰，脘痞呕恶，心中烦闷，便溏色黄，小便短赤，苔黄腻，脉滑或濡数等，治法当选清热化湿，祛液平喘，可用王氏连朴饮化裁。

病案选录

案一：湿温。张，六一。此湿蕴气中，足太阴之气不为鼓动营运。试以痞结胸满，仲景列于《太阴篇》中，概可推求其理矣。湿郁脾阳。

半夏醋炒、茯苓、川连、厚朴。

通草汤煎。

（清·叶天士. 临证指南医案[M]. 北京：人民卫生出版社，2006.）

按：本案为湿郁脾阳，日久化热，结于胸膈，以痞结胸满为主症，当以辛开苦降，方用半夏、厚朴、黄连，另选茯苓入中焦顾护脾胃，通草汤煎加强其清热利湿之力。

案二：暑湿吐泻。李某某，男，41岁，解放军干部。患者于1972年夏某日突然腹痛、呕吐、泄泻，泻下血水样便。即入某医院治疗，诊断为坏死性小肠炎。经对症治疗一天后，吐泻均止，但腹胀满痛反而加重并有腹胀拒按，大便不通等症状。经X线检查，发现腹部有气液平面，考虑有肠梗阻情况存在，遂准备手术治疗。但患者不愿意，故在当天下午五时邀余会诊。当时患者极为痛苦，腹胀满痛，按之痛加，大便不通，小便短少，脉满载而归，苔黄浊腻。此为湿热内阻，闭塞肠胃，气机不通所致。病属暑湿吐泻之变症。治宜清热化湿，行气止痛。方用王氏连朴饮加减：

厚朴9g，黄连9g，广木香8g（后下），苍术9g，法半夏12g，瓜蒌仁9g，大豆卷9g。2剂。

二诊：患者服第一剂药30分钟后，嗳气，矢气频作，腹胀痛大减，唯大便未通，心中似觉烦热，脉细濡，苔黄腻。处方：

厚朴 12g，黄连 9g，广木香 6g（后下），山栀子 9g，淡豆豉 9g，法半夏 12g，瓜蒌仁 9g，大豆卷 9g。2 剂。

三诊：服药后第 2 天大便已通，粪色黑而烂，每日 2～3 次。嘱患者按原方再进 2 剂。药后腹胀痛已除大半，其他各症均好转。后因受凉，身微发热，伴有咳嗽，大便一日未行，脉浮细略数，苔转净。此因内有湿浊，外受风寒，用表里双解法。处方：

厚朴 9g，法半夏 12g，藿香 6g，茯苓 15g，黄连 9g，广木香 6g（后下），砂仁 9g（后下），苏叶 5g（后下）。2 剂。

四诊：外感解，湿浊化，各症好转。唯大便仍未正常，用《河间六书》之芍药汤加减以调治，经 1 月余而愈。

（钟嘉熙，林兴栋. 温病学临床应用[M]. 北京：科学出版社，2010.）

按：本病为暑湿吐泻之变症。其湿热不去，继而痹阻中焦，表现为腑气不通，故宜清热化湿治其本，行气止痛治其标。

案三： 哮证。刘某某，女，岁。农民。1987 年 12 月 16 日初诊。患支气管哮喘年，每年多于冬春两季病情发作，近因感寒而宿疾复作。证见呼吸急促，喉中有哮鸣音，时有咳嗽，咳吐少量黄稠痰，并伴胸闷，烦躁，口渴但饮水不多。体查体温 37.8℃，双肺满布哮鸣音，心率 89 次/分，律齐。线胸部透视两肺纹理增粗，舌质淡红、苔黄腻，脉滑稍数。西医诊断支气管哮喘，中医辨证哮证。乃痰湿内停，郁而化热所致。治以清热化湿，祛痰平喘。拟连朴饮加减，黄连 5g，厚朴、山栀、半夏、豆豉、石菖蒲、前胡、射干、桑白皮各 10g，甘草 5g，芦根 15g。嘱服 4 剂。

复诊：12 月 21 日，呼吸急促、喉中哮鸣、咳嗽、胸闷、烦躁、口渴等症消失。舌苔薄黄，脉滑。拟原方去山栀、豆豉。嘱服 4 剂以善其后。1988 年面访，病情未复发。

[赵玉华. 连朴饮临床运用体会[J]. 湖南中医杂志，1989，（3）：11-12.]

按：本证为湿热痹阻上焦，上焦之肺为清虚之脏，因湿热痹阻气机而见痰喘。故以宣肺之法行气机，苦辛合用而开解其湿热。

鉴别 王氏连朴饮、雷氏芳香化浊法、薛氏辛通开闭方三方均用于湿热中阻证，均有化湿清热之功。但王氏连朴饮主要用于湿热并重、阻于中焦者，以发热汗出不解、脘痞、舌质红，苔黄腻，脉濡数为主，辛苦温之药与苦寒药物并用，重在辛开苦降、燥湿泄热；雷氏芳香化浊法主要用于湿重于热、阻于中焦者，以身热不扬、脘痞腹胀、苔白腻、脉濡缓为主，芳香化湿之品与苦温燥湿之药并用，重在芳香化浊、燥湿运脾；薛氏辛通开闭方主要用于湿热秽浊之邪阻闭中上二焦，以身热不扬，瞀乱，胸闷脘痞呕恶，甚则胸中窒塞、脘腹绞痛为主，芳香温燥之品与开窍化浊之品并用，重在宣通中上焦之闭。三方区别见表 6-29。

表 6-29　王氏连朴饮、雷氏芳香化浊法、薛氏辛通开闭方鉴别

	王氏连朴饮	雷氏芳香化浊法	薛氏辛通开闭方
病证	发热汗出不解、口渴不欲多饮、脘痞、舌质红，苔黄腻，脉濡数之湿热并重证	身热不扬、脘痞腹胀、大便溏泄、小便浑浊、苔白腻、脉濡缓之湿重于热证	身热不扬，胸闷脘痞呕恶，甚则胸中窒塞、脘腹绞痛，烦躁，瞀乱，舌苔白腻或黄腻，脉濡数之湿热阻闭上焦证
病机	湿热并重、郁阻中焦	湿热中阻、湿重于热	湿热兼夹秽浊，壅遏蒙蔽中上焦
治法	辛开苦降、燥湿清热	芳香化浊、燥湿运脾	理气化湿、辛通开闭

续表

	王氏连朴饮	雷氏芳香化浊法	薛氏辛通开闭方
药物	制厚朴二钱，姜汁炒川连、石菖蒲、制半夏各一钱，炒香豉、焦栀各三钱，芦根二两	藿香叶一钱、佩兰叶一钱、陈广皮一钱五分、制半夏一钱五分、大腹皮一钱、姜厚朴八分、鲜荷叶三钱	草果、槟榔、鲜菖蒲、六一散、芫荽、皂角
用法	水煎，温服	加鲜荷叶三钱为引，水煎服	地浆水煎服

兼湿疟

主症 寒热并作，汗出不畅，口渴不欲多饮，身体重痛，肢节烦疼，脘痞胀满，胸闷不舒，苔黄腻，脉弦滑数或弦紧。

病机 湿热交蒸、气化失司。

治法 清热利湿、调畅气机。

方药 苍术白虎加草果汤。

苍术白虎加草果汤（辛凉复苦温法）（《温病条辨·中焦篇》七十五）

即白虎汤内加苍术、草果。

应用苍术白虎加草果汤应注意辨析是否是湿温病的范畴，且注意结合白虎“四禁”。

应用 湿疟。湿温病，病机为湿热交蒸，阻滞气机，证属邪入少阳，症见寒热并作，汗出不畅，口渴不欲多饮、脘痞、便溏，苔黄腻，脉弦滑数等。《温病条辨》中云“疮家湿疟，忌用发散，苍术白虎加草果汤主之”。(《温病条辨·中焦篇》七十五）

病案选录

湿疟。张，疮家湿疟，忌用表散。

苍术白虎加草果。

（清·叶天士. 临证指南医案[M]. 北京：人民卫生出版社，2006.）

按：本案系《温病条辨》苍术白虎加草果汤之原出处，叶案系湿温病中湿热并重且兼有湿疟之证，忌用表散，吴鞠通提出“《金匮》谓疮家忌汗，发汗则病痉。盖以疮者血脉间病，心主血脉，血脉必虚而热，然后成疮；既成疮以后，疮脓又系血液所化，汗为心液，由血脉而达毛窍，再发汗以伤其心液，不痉何待！故以白虎辛凉重剂，清阳明之热湿由肺卫而出；加苍术、草果，温散脾中重滞之寒湿，亦由肺卫而出。阳明阳土，清以石膏、知母之辛凉；太阴阴土，温以苍术、草果之苦温，适合其脏腑之宜，矫其一偏之性而已”。诚是其理。

鉴别 白虎加苍术汤和苍术白虎加草果汤均以白虎汤为基础，是治疗暑湿、湿温等的要方，均用白虎汤清肺胃及阳明邪热。但白虎加苍术汤以苍术燥太阴之湿，临床以壮热、口渴、自汗，身重、脘痞、舌苔厚腻为主要表现，主要用于阳明邪热炽盛兼太阴脾湿未化；苍术白虎加草果汤以苍术、草果温燥脾中重滞之湿，临床以寒热并作、汗出不畅、身体重痛、肢节烦疼，呃逆，胸闷，脘痞胀满，苔黄腻等为主要表现，用于阳明邪热炽盛兼湿热交蒸、气化失司之证及白虎加苍术汤证而脾湿内盛，舌苔厚腻如积粉者。二方区别见表 6-30。

表 6-30 苍术白虎加草果汤、白虎加苍术汤鉴别

	苍术白虎加草果汤	白虎加苍术汤
病证	寒热并作，汗出不畅，口渴不欲多饮，身体重痛，肢节烦疼，呃逆，胸闷，脘痞胀满，苔黄腻，脉弦滑数或弦紧之湿疟证	壮热，汗出，口渴欲饮，脘痞身重，苔黄腻而干，脉洪大而长之肺胃热盛兼湿困中焦证
病机	湿热交蒸、气化失司	阳明热盛、湿困太阴
治法	清热利湿、调畅气机	辛寒清热、兼化太阴脾湿
药物	白虎汤内加苍术、草果	白虎汤内加苍术三钱
用法	水煎服	水八杯，煮取三杯，分温三服，病退，减后服，不知，再作服

三、湿热发黄

湿热发黄是指湿热秽浊之邪阻滞中焦，导致湿热内蕴脾胃，熏蒸肝胆，胆汁外溢而形成的证候。常见症状有身热，身目俱黄，胸闷，脘痞，腹胀，小便短涩，舌苔腻，脉濡缓或濡数。

主症 身热，身目俱黄，胸闷脘痞腹胀，小便短涩，呕恶，食欲减退，舌质红、苔腻，脉濡缓。

病机 湿热郁蒸。

治法 利湿退黄。

方药 二金汤、茵陈五苓散。

1. **二金汤**（苦辛淡法）(《温病条辨·中焦篇》七十)

鸡内金五钱 海金沙五钱 厚朴三钱 大腹皮三钱 猪苓三钱 白通草二钱

水八杯，煮取三杯，分三次温服。

2. **茵陈五苓散**（苦辛微寒法）(《温病条辨·中焦篇》七十一)

茵陈末十分 五苓散五分(五苓散方见前。五苓散系苦辛温法，今茵陈倍五苓，乃苦辛微寒法)

共为细末，和匀，每服三钱，日三服。

《金匮》方不及备载，当于本书研究，独采此方者，以其为实证通治之方，备外风内湿一则也。

应用

1. **黄疸** 湿热黄疸，病机为湿热之邪郁蒸于里，气机不畅，胆汁疏泄失常，证属湿热发黄。症见身目发黄，小便黄，纳呆，苔腻，脉缓等，可用茵陈五苓散、二金汤清热利湿退黄。《金匮要略》中“寸口脉浮而缓，浮则为风，缓则为痹，痹非中风，四肢苦烦，脾色必黄，瘀热以行”。论述了黄疸的发病机理，对于黄疸的分类证治也给出了详尽的方剂，以方测证，对于湿热黄疸，用茵陈五苓散治疗“黄疸病，茵陈五苓散主之”。(《金匮要略·黄疸病脉证并治第十五》)

《温病条辨》中“夏秋疸病，湿热气蒸，外干时令，内蕴水谷，必以宣通气分为要，失治则为肿胀。由黄疸而肿胀者，苦辛淡法，二金汤主之”，“诸黄疸小便短者，茵陈五苓散主之”。(《温病条辨·中焦篇》七十、七十一)

2. **腹胀** 湿温腹胀，病机为湿热郁阻中焦，气机不畅，脾胃升降失常，证属湿热困脾，症见脘腹痞胀，食后加重，纳呆、食少，口中黏腻，大便黏滞或溏，肢体困重或浮肿，或面目发黄，带下量多、色黄，气味腥臭，舌质偏红，舌苔黄腻，脉滑数等。用二金汤清热利湿，行气除胀。“夏秋疸病，湿热气蒸，外干时令，内蕴水谷，必以宣通气分为要，失治则为肿胀。由黄疸而肿胀者，苦辛淡法，二金汤主之”。(《温病条辨·中焦篇》七十)

3. **高热** 湿温病，病机为脾虚湿困，郁久化热而高热久羁，证属湿热内蕴，症见午后热甚，身重、疲乏，胸胁或脘腹胀满，不思饮食，口黏或苦，大便不畅，小便涩痛，舌质红、舌苔黄腻，脉滑数等，用茵陈五苓散清热利湿。

病案选录

案一：黄疸。蒋，由黄疸变为肿胀。湿热何疑？法亦不为谬。据述些少小丸，谅非河间、子和方法，温下仅攻冷积，不能驱除湿热。仍议苦辛渗利，每三日兼进浚川丸六七十粒。

鸡肫皮、海金沙、厚朴、大腹皮、猪苓、通草。

（清·叶天士. 临证指南医案[M]. 北京：人民卫生出版社，2006.）

按：此为《温病条辨》二金汤原案出处，由湿热而致黄疸，由黄疸发展为肿胀，如《温病条辨》所述“此揭疸病之由，与治疸之法，失治之变，又因变制方之法也”。方中海金沙、猪苓、通草清热利湿退黄，鸡内金（鸡肫皮）、厚朴、大腹皮导滞理气宽胀，另用浚川丸每三日服六七十粒以逐水消胀、峻药缓图。

另：浚川丸（《证治准绳·幼科》）

大戟 芫花（醋炒） 沉香 檀香 南木香 槟榔 蓬莪术 大腹皮（洗，焙干） 桑白皮（锉炒，各半两） 黑白牵牛（晒研、取生末，一两） 巴豆（去壳膜心、存油，三十五粒）

案二：黄疸。郭某某，女，45 岁。体质肥胖，酷嗜肥甘，夏月乘凉，又喝冰镇啤酒，未几而睡，及至天明，则觉周身酸疼，发热，恶心欲吐，服羚翘解毒丸，病不愈，而心中懊憹殊甚，小便黄赤而短，脘腹痞满，闻食味即欲吐，乃延余诊治。即其脉弦而略滑，舌苔白腻而厚，视其目之白睛已有黄色。余对其家人曰：“仲景云：‘阳明病，无汗，小便不利，心中懊憹者，身必发黄。’今病者，心中懊憹为甚，而眼中黄色已见，恐即将发为黄疸。”然湿邪太重，治当有别。遂处：茵陈蒿 30g，泽泻 10g，茯苓 12g，猪苓 10g，通草 10g，滑石 12g，海金沙 12g，鸡内金 10g，冬瓜皮 10g，藿香 6g，厚朴 6g，佩兰 6g。药未购回，而患者黄疸已现。共赞余之先见，乃亟前药与服，凡五剂而黄疸病愈。

（刘渡舟，程昭寰. 肝病证治概要[M]. 北京：人民卫生出版社，2013.）

按：本案为湿热内蕴所致的黄疸证，患者因嗜食肥甘厚味，加之夏季受凉及饮用冰镇啤酒，寒湿与湿热交阻，脾胃功能失调，湿热内蕴，发为黄疸。仲景有“阳明病，无汗，小便不利，心中懊憹者，身必发黄”的论述，因此可预见到黄疸的发生。在治疗上不急于攻黄，而是立足于清热利湿，疏通脾胃，以茵陈蒿为主药，辅以泽泻、茯苓、猪苓、通草、滑石等以利湿化浊，重在祛除体内湿邪；再配以海金沙、鸡内金、冬瓜皮、藿香、厚朴、佩兰等以调理脾胃、和中祛湿。处方用药得当，标本兼顾，体现了中医“治未病”和辨证论治的精髓。此案为湿热型黄疸的治疗提供了有力的参考，值得学习与借鉴。

案三：腹胀。罗某某，男，37 岁。2005 年 4 月 10 日初诊。患“乙肝”多年，HBsAg（+）、抗-HBs(－)、HBeAg(＋)、抗-HBe(－)、HBcAb(＋)，乙肝病毒核酸(HBV-DNA)5×10copies/nL，转氨酶持续增高，长期腹胀，无食欲，厌油腻食物，大便偏溏，小便气味浓浊臊臭，心烦急躁。脉软滑略数，舌偏红，苔黄白相兼略腻。辨为湿热蕴郁三焦，肝胆郁热，脾胃升降失常证，用二金汤合蒿芩清胆汤加减，处方：鸡内金15g，海金沙15g，厚朴10g，大腹皮10g，猪苓10g，通草6g，青蒿12g，黄芩10g，枳实10g，竹茹10g，陈皮6g，茯苓15g。7剂。

2005年4月17日二诊：服药后腹胀减轻、小便气味变淡，饮食增进，继续用此方化裁，据证加桑白皮、枇杷叶、升麻、栀子、连翘、山楂等，每周服5剂药，坚持治疗，至2006年11月4日，转氨酶正常，HBsAg（＋）、抗-HBs（＋）、HBeAg（－）、抗-HBe（＋）、HBcAb（＋），乙肝病毒核酸（HBV-DNA）500copies/nL，腹胀诸症消失，病情稳定，嘱停药观察。

（张文选. 温病方证与杂病辨治[M]. 北京：人民卫生出版社，2007.）

按：本案为湿热蕴结三焦，肝胆郁热，脾胃升降失调。患者表现出长期腹胀、厌油腻、食欲不振、大便偏溏、小便浊臭等症状，且脉象软滑略数，舌偏红，苔黄白相兼而略腻，均为湿热郁滞之象。采用二金汤合蒿芩清胆汤加减治疗，清热利湿、疏肝理气，同时调理脾胃升降功能。药物选用鸡内金、海金沙等化湿利胆，黄芩、青蒿等清肝胆之热，配以厚朴、大腹皮、枳实等理气宽中。初诊用药后，患者腹胀明显减轻，小便气味变淡，饮食渐增，治疗效果显著。在后续治疗中，医者根据症状变化，灵活加减药物，如加入桑白皮、枇杷叶、升麻、栀子、连翘、山楂等，进一步清热利湿，疏肝理气，最终使患者转氨酶恢复正常，乙肝病毒指标显著改善，病情稳定，症状消失。

案四：高热。丁某某，男，58岁。1985年10月2日诊。患不明原因高热已两月，医院注射“先锋五号”等多种抗生素治疗一月余罔效。经肺部扫描检查怀疑肺癌。近三天来情况恶化，不思饮食，体温高达39.2～40.1℃。刻诊：面红唇焦，消瘦神倦，呻吟不已。上半身出冷汗，扪之肤热灼手，口渴不多饮，胃脘闷胀，恶心痰黏，便干溲黄。舌苔白腻厚稍黄，边齿印，脉洪数。用茵陈五苓散加味：桂枝6g，生白术10g，猪苓、泽泻、姜竹茹、茵陈各12g，番泻叶2g。水煎服。1剂后，咳出许多黑灰色黏痰，浑身出汗，热度直线下降，服第2剂时，因是冷药，引起胃脘不适，恶心呕吐，热度回升至37.8～38℃。但精神转佳，略思饮食。舌苔白腻，脉象缓和。再予原方去番泻叶，加陈皮6g。3剂后，热退尽，胃脘闷胀消失，饮食较好。继服数剂后，体温已在36.5～37℃。病愈出院。半年后随访，情况良好。

[汤强宝. 茵陈五苓散治愈高热不退[J]. 四川中医，1986，（10）：16.]

按：本案患者症见面红唇焦、神倦消瘦、上半身出冷汗、肤热灼手、口渴不多饮、胃脘闷胀、恶心痰黏、便干溲黄，舌苔白腻厚稍黄，脉洪数。此为湿热内蕴，阻滞中焦，表里皆热之证。采用茵陈五苓散加味治疗，主要在于清热利湿、宣通三焦、和中降逆。方中茵陈清热利湿，五苓散通阳化气，利湿泄热；加桂枝以温通阳气，助水湿之化；姜竹茹和胃止呕。首剂后，患者大量咳出黑灰色黏痰，全身出汗，热度显著下降，表明湿热邪气得以外解。然而，因第二剂冷药引发胃部不适，热度回升，但精神明显好转，提示湿邪虽解，但中焦阳气未复。医者敏锐调整方药，去除攻下之番泻叶，加陈皮理气和胃，帮助患者逐步恢复胃气。随后，患者热退尽，胃脘闷胀消失，食欲恢复，体温稳定，病愈出院。通过清热利湿与温阳化气的结合，本案为湿热内蕴型高热的治疗提供了宝贵经验，值得深入探讨与借鉴。

鉴别 二金汤、茵陈五苓散均可治疗黄疸，病机为湿热郁蒸，身目发黄。通过对二方的方药进行分析，二金汤偏于治疗中焦，以腹胀为主症，且二金皆有化石的作用，对于结石类疾病亦有一定的作用；茵陈五苓散偏于下焦，以小便不利为主症。二方区别见表 6-31。

表 6-31 二金汤、茵陈五苓散鉴别

	二金汤	茵陈五苓散
病证	脘腹痞胀，纳呆，便溏，肢体困重，身目发黄，舌红，苔黄腻，脉滑数之湿热黄疸兼胀病	全身面目发黄，小便不利，食欲减退，苔腻，脉缓之湿热黄疸病
病机	湿热内蕴、气机不利	湿热郁蒸
治法	利湿退黄、行气消胀	利湿退黄
药物	鸡内金五钱、海金沙五钱、厚朴三钱、大腹皮三钱、猪苓三钱、白通草二钱	茵陈末十分、五苓散五分
用法	水八杯，煮取三杯，分三次温服	共为细末，和匀，每服三钱，日三服

兼食积

主症 身目发黄，纳呆，口臭，脘痞腹胀，小便黄，大便酸腐不爽，舌质红、苔黄厚浊腻，脉缓。

病机 湿热积滞、蕴结发黄。

治法 利湿退黄、和胃消积。

方药 连翘赤豆饮合保和丸。

1. **连翘赤豆饮**（苦辛微寒法）（《温病条辨·中焦篇》七十三）

连翘二钱 山栀一钱 通草一钱 赤豆二钱 花粉一钱 香豆豉一钱

煎送保和丸三钱。

2. **保和丸**（苦辛温平法）（《温病条辨·中焦篇》七十三）

山楂 神曲 茯苓 陈皮 菔子 连翘 半夏

连翘赤豆饮合保和丸适应证候为内外两感，即内有食积、外感湿温，故“方用连翘赤豆饮以解其外，保和丸以和其中，俾湿温、劳倦、治逆，一齐解散矣。保和丸苦温而运脾阳，行在里之湿；陈皮、连翘由中达外，其行湿固然矣”。

应用 黄疸兼食积。湿温病，素有劳积，病机为素体脾虚，积滞内生，复感湿热，证属湿热黄疸。症见身目发黄，纳呆，食欲不振，腹胀痛，苔厚，脉缓等。吴鞠通对其认识为内外两感之证，并给出方药以内外两解，如“素积劳倦，再感湿温，误用发表，身面俱黄，不饥溺赤，连翘赤豆饮煎送保和丸”。（《温病条辨·中焦篇》七十三）文中所论黄疸不必拘于“素积劳倦，再感湿温，误用发表”之说，总属湿热发黄而兼有食积者，治以利湿退黄，健脾消积。所用连翘赤豆饮方从仲景麻黄连翘赤小豆汤变化而来，主治湿热黄疸，配合保和丸以消食。

病案选录

黄疸。黄，一身面目发黄，不饥溺赤，积素劳倦，再感温湿之气，误以风寒发散消导，湿甚生热，所以致黄。

连翘、山栀、通草、赤小豆、花粉、香豉。

煎送保和丸三钱。

（清·叶天士. 临证指南医案[M]. 北京：人民卫生出版社，2006.）

按：叶氏治疗黄疸有独特的经验，不以茵陈蒿汤为主方，而是倡导分消三焦湿热以利湿退黄。吴瑭深得其旨，根据此案整理，拟定出连翘赤小豆饮煎送保和丸方证。

鉴别 二金汤、连翘赤豆饮合保和丸均有身目发黄，纳呆，腹胀，小便黄等症，均有利湿退黄之功，可用于湿热黄疸。但二金汤方中用鸡内金、海金沙、厚朴、大腹皮、猪苓、白通草等，利湿消胀之力较强，适用于黄疸气滞胀满者；连翘赤豆饮合保和丸以连翘、山栀、通草、赤豆、花粉、香豆豉清热利湿、宣郁透邪，合保和丸和胃消积，适用于黄疸热较明显而兼食积者。二方区别见表6-32。

表6-32 二金汤、连翘赤豆饮合保和丸鉴别

	二金汤	连翘赤豆饮合保和丸
病证	脘腹痞胀，纳呆，便溏，肢体困重，身目发黄，舌红，苔黄腻，脉滑数之湿热黄疸兼胀病	身目发黄，口臭，纳呆，腹胀，小便黄，大便酸腐不爽，舌质红、舌苔黄厚腻，脉缓之黄疸积滞病
病机	湿热内蕴、气机不利	湿热积滞、蕴结发黄
治法	利湿退黄、行气消胀	利湿退黄、和胃消积
药物	鸡内金五钱、海金沙五钱、厚朴三钱、大腹皮三钱、猪苓三钱、白通草二钱	连翘二钱、山栀一钱、通草一钱、赤豆二钱、花粉一钱、香豆豉一钱，保和丸三钱
用法	水八杯，煮取三杯，分三次温服	连翘赤豆饮煎送保和丸

四、热结阳陷

热结阳陷又称阳虚热结，是指因素体虚衰，阳气内陷，邪热固结所导致的证候。常见症状有恶寒，汗出，胸闷脘痞，舌淡苔白，脉沉缓等。

主症 背寒，或寒起四末，定时发热，脘中痞结不舒，或胸中痞结，饮水少腹如坠，口渴不喜饮，心烦，舌边红赤、舌苔白厚腻，脉弦。

病机 中焦阳虚、湿热浊邪蕴结。

治法 燥湿散痞、和解寒热。

方药 草果知母汤。

草果知母汤（苦辛寒兼酸法）（《温病条辨·中焦篇》七十六）

草果一钱五分 知母二钱 半夏三钱 厚朴二钱 黄芩一钱五分 乌梅一钱五分 花粉一钱五分 姜汁五匙，冲

水五杯，煮取二杯，分二次温服。

应用

1. **疟** 湿热脘痞，病机为痰湿阻滞，脾失健运，气机不和，证属阳虚湿阻。症见胸闷、脘痞，纳呆，头重、肢困，关节肌肉酸痛、沉重，舌苔滑腻，脉濡缓，伴见形寒、肢冷，大便溏薄等。方用草果知母汤燥湿散痞。《温病条辨》条文论述“背寒，胸中痞结，疟来日晏，邪渐入阴，草果知母汤主之”。（《温病条辨·中焦篇》七十六）

2. **奔豚** 湿热奔豚，病机为湿热胶结、气机逆乱，证属湿热上冲，症见周身气窜，恶心，

烦躁，舌苔白厚腻，脉弦滑等，用草果知母汤燥湿理气、清热降逆。

3. **咽痛** 湿热咽痛，病机为湿热上蒸咽喉，证属湿热浸淫，症见咽痛，胃中灼热，苔白厚腻，脉弦滑而数等，用草果知母汤清热燥湿、利咽止痛。

4. **胆胀** 胆胀病病机为湿热郁阻、阳气不足，证属阳虚湿阻，症见胁肋部胀痛，胃脘痞满，不思饮食，苔腻口淡，周身不爽，疲乏无力，舌质红、苔白腻等，用草果知母汤燥湿清热、疏利气机。

病案选录

案一：疟。吴，背寒，疟来渐晏，邪有入阴之意，此伏邪不肯解散，都因久积烦劳，未病先虚也，饮水少腹如坠。脘中痞结不舒。中焦屡受邪迫。阳气先已馁弱。议两和太阴阳明法。

草果、知母、半夏、厚朴、姜汁、乌梅、黄芩、花粉。

（清·叶天士. 临证指南医案[M]. 北京：人民卫生出版社，2006.）

按：此《温病条辨》草果知母汤叶案出处，吴瑭据此案定草果知母汤方证。本方由吴又可达原饮化裁而来，方中黄芩、知母、花粉、乌梅酸苦泄热，又可生津，半夏、厚朴、草果燥湿理气，又可截疟，姜汁振奋胃气，全方升阳除热、畅通气机，使邪去正复，其疟自愈。

案二：奔豚。李某某，女，67 岁。2005 年 1 月 18 日初诊。患者原为某中学教务主任，退休后因突然没有了工作，难以适应，遂心身失调。自觉气在周身走窜：气窜头部，则头胀头痛；气窜胸部，则胸闷难忍；气窜腹部，则打嗝、矢气，但矢气不畅，胀气又难以排出，气堵腹中憋胀不堪；气窜在咽喉，则咽喉堵塞不利。窜气多从胸腹开始，向上向下游窜。开始窜气则不停地打嗝。平时恶心，烦躁易怒。其丈夫每日相伴左右，把一块磁铁用布包裹后，随时在窜气处按摩。磁铁按摩能临时减轻症状，服无数中药，无一有效。诊脉弦滑大数，舌黯、尖红赤，苔白厚异常、满布舌面、半腻半干而粗糙，口气臭浊。从舌苔特征辨为草果知母汤证，气走窜有似柴胡桂枝汤证，处方：草果 5g，知母 10g，厚朴 15g，法半夏 15g，天花粉 10g，黄芩 10g，乌梅 6g，生姜 6g，柴胡 15g，桂枝 10g，白芍 10g，炙甘草 3g。6 剂。2005 年 1 月 25 日复诊：窜气大减，恶心减轻，呃逆次数减少，腹不胀，矢气通畅。白厚舌苔退去大半，脉弦滑大略数。继续用上方加生石膏 30g，6 剂，诸症痊愈。

（张文选. 温病方证与杂病辨治[M]. 北京：人民卫生出版社，2007.）

按：本案典型的“奔豚”症状，即气从胸腹开始向上向下游窜，导致头胀头痛、胸闷、腹胀、咽喉堵塞、打嗝、矢气不畅等多种症状。患者烦躁易怒，恶心，且病情长期未见好转。通过详细辨证，根据患者舌苔白厚、粗糙、脉弦滑大数等症状，首先辨为草果知母汤证，结合窜气现象，考虑柴胡桂枝汤证。处方中，草果、知母、厚朴、法半夏等药物用于燥湿化痰，和胃止呕；柴胡、桂枝、白芍、炙甘草疏肝解郁，调和营卫；生姜、天花粉、乌梅等有助于和胃降逆，润燥生津。患者服药 6 剂后，窜气大减，恶心、呃逆、腹胀等症状显著缓解，舌苔白厚退去大半，说明通过草果知母汤与柴胡桂枝汤的结合应用，抓住了奔豚病的病机——气机逆乱、湿浊内阻。标本兼治，湿浊得除，气机疏通。随后的加减方中加入生石膏，进一步清热平肝，使患者诸症痊愈。

案三：脘痞。张某某，男，53 岁。2004 年 11 月 20 日初诊。最近曾在北京某医院眼科住院，行白内障手术后痊愈出院。出院后眼睛恢复良好，但每天腹胀，胃脘痞满，一天只能喝半碗稀粥，无丝毫食欲，口干欲饮，动则出汗，大便溏稀，便物发黑臭秽。视舌苔白厚而腻，舌质红赤，脉弦大硬、滑数。从舌象特征辨为草果知母汤证，从胃脘痞满、腹胀便溏辨为变通半夏泻心汤证，从口干欲饮、动则出汗辨为白虎汤证，用三法合而化裁，处方：草果 6g，知母 10g，厚朴 10g，法半夏 15g，天花粉 10g，黄芩 6g，乌梅 6g，干姜 8g，黄连 8g，枳实 12g，生石膏 20g。3 剂。2004 年 11 月 25 日二诊：腹胀、胃脘痞胀大为减轻，大便成形，口干、汗多消失，厚腻之苔退净。继续用上方 3 剂善后。

（张文选. 温病方证与杂病辨治[M]. 北京：人民卫生出版社，2007.）

按：本案患者在白内障手术后，出现腹胀、胃脘痞满、食欲不振、大便溏稀且发黑臭秽、口干欲饮、动则出汗等症状。舌苔白厚而腻，舌质红赤，脉弦大硬、滑数，病情复杂，涉及湿热蕴结、中焦不和及气机逆乱等多方面的问题。结合患者舌象及症状，此证兼具草果知母汤证、半夏泻心汤证及白虎汤证的特点。草果知母汤主治湿热蕴结之证，方中草果、知母、厚朴、法半夏燥湿化痰，和胃降逆；半夏泻心汤理中焦之痞，和胃降逆，调和脾胃；白虎汤用于清热生津，缓解口干、动则出汗的症状。三方合用，清热化湿、理气和胃，标本兼治，理法严谨，针对性强。经过三剂治疗，患者腹胀、胃脘痞满大为减轻，大便恢复正常，口干与多汗症状消失，舌苔厚腻退去，病情得到显著改善。

案四：咽痛。李某某，男，44 岁。2005 年 4 月 19 日初诊。患者上有咽痛，下有胃中灼热，自觉从胃至咽喉灼热火辣。历时 3 个半月，二便正常。从表面看，似属郁火伤津证，但视舌黯红，苔白极厚极腻、满布舌面，脉弦滑而数。据舌辨为草果知母汤证，处方：草果 5g，知母 10g，厚朴 15g，法半夏 10g，生姜 5g，黄芩 10g，天花粉 10g，乌梅 10g，苍术 10g，石菖蒲 10g，滑石 30g。7 剂。厚腻舌苔退净，咽痛、胃中灼热诸症消失而愈。

（张文选. 温病方证与杂病辨治[M]. 北京：人民卫生出版社，2007.）

按：本案患者主诉咽痛与胃中灼热，病程已达三个月以上，虽二便正常，但自觉从胃至咽喉灼热火辣。乍看之下，似为郁火伤津证，然而，详查舌象发现舌黯红，舌苔极厚极腻，脉弦滑而数，提示患者体内湿热蕴结，痰湿阻滞，导致气机不畅，火热上逆。据此辨证为草果知母汤证，草果知母汤以燥湿化痰、清热和中为主。方中草果、厚朴、法半夏燥湿化痰，理气和胃；知母、黄芩清热泻火；天花粉、乌梅清热生津，缓解灼热感；苍术、石菖蒲化湿开窍，滑石利湿清热。方药组合作用，直击湿热痰滞的病因，从而清热除湿，调理脾胃。经过 7 剂药治疗后，患者舌苔厚腻已尽退，咽痛、胃中灼热的症状完全消失，病情痊愈。

案五：胆胀。一胆结石胆囊炎患者，右胁下胆区胀痛，以胀为甚，胃脘痞满，不思饮食，苔腻口淡，周身不爽，疲乏无力，恶风无热。始用小柴胡汤加利胆药不效。后从湿阻中焦，肝胆郁热乘犯阳明太阴考虑，改用草果知母汤，加青皮、白蔻仁、川楝子、柴胡、白芍，辛温燥太阴脾湿，酸苦泄厥阴肝热，疏胆和胃，仅 3 剂，则腻苔退，胁胀脘痞消失而愈。

（张文选. 温病方证与杂病辨治[M]. 北京：人民卫生出版社，2007.）

按：本案患者为胆结石合并胆囊炎，表现出典型的右胁下胆区胀痛，胃脘痞满，不思饮食等症状，且伴有苔腻口淡、疲乏无力、恶风无热等表现。初用小柴胡汤加利胆药无效，提示病机复杂，单纯疏肝解郁、利胆之法未能奏效。患者症状以湿阻中焦、肝胆郁热为主，湿热交织，阻滞气机。结合舌苔腻、口淡等症状，判断为湿阻中焦，肝胆郁热乘犯阳明太阴。遂改用草果知母汤加青皮、白蔻仁、川楝子、柴胡、白芍等药。草果知母汤辛温燥湿，清化脾胃湿热，结合青皮、白蔻仁理气化湿，川楝子疏肝理气止痛，柴胡、白芍调和肝胆，疏畅气机，使湿浊得化，肝胆得疏，脾胃得和。仅用3剂后，患者腻苔退去，胁胀脘痞消失，症状显著好转，病情得以痊愈。本案结合了湿阻与肝胆郁热的复杂病机，通过温燥脾湿、疏肝和胃的治疗思路，取得了良好的疗效。这一治疗思路为类似湿阻中焦、肝胆郁热所致的胆胀病症提供了有效的治疗方案，具有重要的临床参考价值。

五、燥伤脾胃

燥伤脾胃又称燥邪伤脾，是指燥邪侵袭脾胃，导致脾胃运化升降失职的证候。常见症状有吐泻不适，脘胀腹痛，舌质淡红、苔薄等。

主症 吐泻，腹痛，转筋，腿痛，肢麻或厥，起卧不安，烦躁不宁，舌质淡红、苔薄，脉弦细。

病机 寒燥夹湿、内伤中脏。

治法 温阳散寒、除湿建中。

方药 霹雳散。

霹雳散（《温病条辨·上焦篇》秋燥胜气论·五）

桂枝六两 公丁香四两 草果二两 川椒（炒）五两 小茴香（炒）四两 薤白四两 良姜三两 吴茱萸四两 五灵脂二两 降香五两 乌药三两 干姜三两 石菖蒲二两 防已三两 槟榔二两 荜澄茄五两 附子三两 细辛二两 青木香四两 薏仁五两 雄黄五钱

上药共为细末，开水和服。大人每服三钱，病重者五钱；小人减半。再病重者，连服数次，以痛止厥回，或泻止筋不转为度。

应用 凉燥。凉燥伤脾，病机为燥金寒湿之气，内伤中脏，证属寒燥证。症见腹痛，胁痛，腿痛，肢麻或厥，起卧不安，烦躁不宁，甚则六脉全无，阴毒发斑，疝瘕等。用霹雳散温阳散寒、除湿建中以愈疾。《温病条辨》中讲“寒轻者，不可多服；寒重者，不可少服，以愈为度。非实在纯受湿、燥、寒三气阴邪者，不可服”。（《温病条辨·上焦篇》霹雳散方）

病案选录

案一： 烦躁。杨，室女，五十岁，胁痛，心烦懊侬，拘急肢冷，脉弦细而紧。欲坐不得坐，欲立不得立，欲卧不得卧，随坐即欲立，刚立又欲坐，坐又不安。一刻较一刻脉渐小，立刻要脱。与霹雳散不住灌之，计二时，服散约计四两而稍定，后与两和脾胃而全安。

（清·吴瑭. 吴鞠通医案[M]. 北京：中国中医药出版社，2006.）

按：本案为寒燥伤脾，病重欲脱之象，急用此方以刚燥温热之品，温阳救脱，正如吴鞠通言：“寒重者，不可少服，以愈为度。”

案二： 胁痛。戊子十月二十日，某，燥金克木，由厥阴外犯太阳，季胁偏右攻腰痛，不发于春夏，而发于冬令，不发于巳前，而发于午后，六脉弦数，其为阴邪留滞络中，沉着不移可知，以故久而不愈，此症当于络中求之。霹雳散四两，每服二钱，每日早、中、晚三次，开水和服，以清络中之邪。

按：本案为燥金寒湿之气，直犯厥阴筋经，盘踞留滞络中，故用霹雳散湿经散寒，以达筋经。

（清·吴瑭. 吴鞠通医案[M]. 北京：中国中医药出版社，2006.）

六、脾胃寒湿

脾胃寒湿是指寒湿壅盛，困阻脾胃，导致脾胃阳气受损、运化功能失常的证候。常见症状有腹胀冷痛，大便稀，舌质淡、苔白滑，脉沉缓等。

主症 脘痞腹胀满冷痛，呕恶，大便清稀，舌质淡、苔白滑，脉沉缓或数大而空。

病机 寒湿邪气、困阻脾胃。

治法 温中健脾、散寒除湿。

方药 冷香饮子。

冷香饮子（《湿热病篇》四十六）

附子（炮）、陈皮、草果各一钱 炙甘草一钱五分 生姜五片

水一钟，煎滚即滤，井水顿冷服。

应用 霍乱吐下。阴寒冷湿之气，客于太少二阴而为霍乱吐下。病机为寒湿内伤脾肾，阴寒内盛，格阳于外，证属脾胃寒湿，虚阳外越。症见腹痛下利，胸痞，烦躁，口渴不欲饮或喜热饮，小便清长，大便稀溏，舌苔淡白或红润，脉数大而空等，用冷香饮子温中健脾，散寒除湿。如“腹痛下利，胸痞，烦躁，口渴，脉数大，按之豁然空者，宜冷香饮子”。（《湿热病篇》四十六），又如“治阴寒霍乱，腹痛，脉沉细，或弦紧，无汗恶寒，面如尘。甘草、附子、草果仁、橘红各一钱，生姜五片。水煎，冷服”。（《随息居重订霍乱论·卷下》药方篇第四）

鉴别 霹雳散、冷香饮子均有温阳散寒除湿之功，可用于中焦虚寒证。但霹雳散主要用于燥寒湿三气伤阳、里寒较重，温里散寒力强；冷香饮子主要用于寒湿困阻脾胃。二方区别见表 6-33。

表 6-33 霹雳散、冷香饮子鉴别

	霹雳散	冷香饮子
病证	吐泻，腹痛，转筋，腿痛，肢麻或厥，起卧不安，烦躁不宁，甚则六脉全无，阴毒发斑，疝瘕之寒燥湿伤阳证	腹部胀痛，下利，胸痞，烦躁、口渴，恶心呕吐、脉数大而空之脾胃寒湿证
病机	寒燥夹湿、内伤中脏	寒湿邪气、困阻脾胃
治法	温阳散寒、除湿建中	温中健脾、散寒除湿
药物	桂枝六两、公丁香四两、草果二两、炒川椒五两、炒小茴香四两、薤白四两、良姜三两、吴茱萸四两、五灵脂二两、降香五两、乌药三两、干姜三两、石菖蒲二两、防己三两、槟榔二两、荜澄茄五两、附子三两、细辛二两、青木香四两、薏仁五两、雄黄五钱	炮附子、陈皮、草果各一钱，炙甘草一钱五分，生姜五片
用法	共为细末，开水和服。大人每服三钱，病重者五钱；小人减半。再病重者，连服数次，以痛止厥回，或泻止筋不转为度	水一钟，煎滚即滤，井水顿冷服

七、脾胃气虚

脾胃气虚又称脾胃气弱，是指脾胃气虚导致脾胃运化功能失常，气血生化不足的证候。常见症状有脘腹痞胀，倦怠乏力，大便溏薄或泄泻，舌质淡、苔薄白或腻，脉弱等。

主症 或吐或利，食欲不振，脘腹痞胀，肢倦乏力，舌淡、苔白，脉细弱。

病机 脾胃虚弱、运化失司。

治法 补中益气、运脾和胃。

方药 半夏桂枝汤、小建中汤、加味参苓白术散。

1. **半夏桂枝汤**（辛温甘淡法）（《温病条辨·下焦篇》三十二）

半夏六钱 秫米一两 白芍六钱 桂枝四钱（虽云桂枝汤，却用小建中法。桂枝少于白芍者，表里异治也） 炙甘草一钱 生姜三钱 大枣（去核）二枚

水八杯，煮取三杯，分温三服。

2. **小建中汤**（甘温法）（《温病条辨·下焦篇》三十四）

白芍（酒炒）六钱 桂枝四钱 甘草（炙）三钱 生姜三钱 大枣（去核）二枚 胶饴五钱

水八杯，煮取三杯，去渣，入胶饴，上火烊化，分温三服。

3. **加味参苓白术散**（本方甘淡微苦法）（《温病条辨·下焦篇》七十六）

人参二钱 白术((炒焦）一钱五分 茯苓一钱五分 扁豆（炒）二钱 薏仁一钱五分 桔梗一钱 砂仁（炒）七分 炮姜一钱 肉豆蔻一钱 炙甘草五分

共为极细末，每服一钱五分，香粳米汤调服，日二次。

应用

1. **感冒** 病机为外感风寒、内有痰饮，或温病愈后痰饮内停、中虚不复，或中阳本虚，复感温病，证属外寒内饮，症见头痛、发热、汗出、咳痰，舌苔白腻，脉濡滑等，用半夏桂枝汤外和营卫，内化水饮。如“饮退则寐，舌滑，食不进者，半夏桂枝汤主之”。(《温病条辨·下焦篇》三十二）

2. **虚劳** 虚劳里急证，病机为脾胃阴阳两虚，证属脾胃两虚，虚劳里急，症见面色无华，倦怠乏力，不耐劳烦，动辄气短，头晕、眼花，或伴见食欲不振，腹胀，便溏，心悸，健忘，遗精滑泄，月经不调，自汗或盗汗，五心烦热，或形寒、肢冷等。用小建中汤建中补虚。吴瑭用来治疗温病愈后中焦阳虚，如“温病愈后，面色萎黄，舌淡，不欲饮水，脉迟而弦，不食者，小建中汤主之”。(《温病条辨·下焦篇》三十四）《金匮要略》论述“虚劳里急，悸，衄，腹中痛，梦失精，四肢酸疼，手足烦热，咽干口燥，小建中汤主之”。(《金匮要略·血痹虚劳病脉证并治》)

3. **泄泻** 脾虚泄泻，病机为脾胃虚弱、运化无权，证属脾胃气虚，症见食欲不振，脘腹痞胀，食后尤甚，大便溏薄或泄泻，神疲、倦怠，舌质淡，脉缓弱，伴见面色萎黄，头晕、乏力，消瘦等，用加味参苓白术散健脾益气，渗湿止泻。吴瑭用来治疗噤口痢，与脾胃之气大伤有关，更见呕恶不饥等中虚之象，所以治以补脾胃，特别是以补脾胃之阳为主，以祛湿浊之邪。“噤口痢，呕恶不饥，积少痛缓，形衰脉弦，舌白不渴，加味参苓白术散主之”。(《温病条辨·下焦篇七十六》

病案选录

案一： 感冒。赵，四十六岁，五月初一日，感风寒，服桂枝汤。初四日仍服前二十七日方。三帖。内饮招外风为病。桂枝四钱、广皮三钱、杏仁三钱、白芍二钱、枳实五钱、半夏五钱、炙甘草钱半、干姜一钱、防己三钱。煮三杯，先服一杯，即啜稀热粥一碗，覆被令微汗即解，

得汗后余药不必啜粥。四帖。

（清·吴瑭. 吴鞠通医案[M]. 北京：中国中医药出版社，2006.）

按：此案先外感风寒，又兼内饮，以半夏桂枝汤加减治疗，桂枝汤解其外，半夏、枳实理气化阴，杏仁宣肺止咳以助解表止咳，干姜温中化饮，防己利湿化饮，全方共奏表里同治之法。

案二：虚劳。胡，三十一岁，乙酉四月二十八日，劳伤吐血，汗多足麻，六脉弦细不数，小建中汤主之。白芍六钱、桂枝四钱、炙甘草三钱、生姜五钱、大枣三枚（去核）、胶饴一两（去渣后入上火二三沸）。五月初六日，汗减，足麻愈，食少加，再服。十五日前药已服十四帖，诸症皆愈，惟咳嗽未止，于前原方加云苓、半夏。

（清·吴瑭. 吴鞠通医案[M]. 北京：中国中医药出版社，2006.）

按：此案系虚劳之病，属脾胃阴阳两虚之证，方选小建中汤。本方在桂枝汤的基础上倍芍药加饴糖，使其从外调营卫变为内健中焦脾胃之剂。

案三：泄泻。蔡，二一，气短少续为虚，近日腹中不和，泄泻暑伤。先以清暑和脾，预防滞下。厚朴、广皮、炙草、茯苓、泽泻、炒扁豆、麦芽、木瓜、炒楂肉、砂仁。又香砂异功散。

（清·叶天士. 临证指南医案[M]. 北京：人民卫生出版社，2006.）

按：此案系气虚泄泻兼有暑邪，当解暑健脾止泻，用加减参苓白术散治疗。用陈皮、茯苓、扁豆健脾益气止泻，麦芽、山楂、泽泻、木瓜、砂仁、厚朴健脾化湿，扁豆、泽泻兼以解暑。

鉴别 半夏桂枝汤、小建中汤、加味参苓白术散均可治疗吐利，病机为脾胃气虚。通过对三方的方药进行分析，半夏桂枝汤解表化痰，适用于外感风寒，内有痰湿之证；小建中汤侧重于温补中焦、调和气血，适用于脾胃虚弱致中焦气血两虚之人；加味参苓白术散长于健脾利湿，适用于脾虚泄泻。三方区别见表 6-34。

表 6-34 半夏桂枝汤、小建中汤、加味参苓白术散鉴别

	半夏桂枝汤	小建中汤	加味参苓白术散
病证	头痛、发热、汗出、咳痰，舌苔白腻，脉濡滑之外寒内饮证	面色无华，倦怠乏力，气短，头晕、眼花，食欲不振，腹胀，便溏，心悸，健忘，自汗或盗汗，五心烦热，或形寒、肢冷之中焦阴阳两虚证	食欲不振，脘腹痞胀，食后尤甚，大便溏薄或泄泻，神疲、倦怠，舌质淡，脉缓弱，面色萎黄，头晕、乏力，消瘦之脾胃虚弱证
病机	营卫不和、外兼痰饮	脾胃阴阳两虚	脾胃虚弱、运化无权
治法	外和营卫、内化水饮	建中补虚	健脾益气、渗湿止泻
药物	半夏六钱、秫米一两、白芍六钱、桂枝四钱、炙甘草一钱、生姜三钱、大枣二枚	酒炒白芍六钱、桂枝四钱、炙甘草三钱、生姜三钱、大枣二枚、胶饴五钱	人参二钱、焦白术一钱五分、茯苓一钱五分、炒扁豆二钱、薏仁一钱五分、桔梗一钱、炒砂仁七分、炮姜一钱、肉豆蔻一钱、炙甘草五分
用法	水八杯，煮取三杯，分温三服	水八杯，煮取三杯，去渣，入胶饴，上火烊化，分温三服	共为极细末，每服一钱五分，香粳米汤调服，日二次

兼疟邪内陷

主症 疟痢，面肿，腹胀膨满，里急后重，肛坠，舌质淡红、苔薄白，脉弦而弱。

病机 疟邪转痢、中虚邪伏。

治法 和解透邪、健脾助运。

方药 加减小柴胡汤。

加减小柴胡汤（苦辛温法）（《温病条辨·中焦篇》九十六）

柴胡三钱 黄芩二钱 人参一钱 丹皮一钱 白芍（炒）二钱 当归（土炒）一钱五分 谷芽一钱五分 山楂（炒）一钱五分

水八杯，煮取三杯，分三次温服。

应用 痢疾。疟痢，病机为疟邪日久，内陷成痢，证属脾胃虚弱，邪气内陷。症见疟痢，面肿，腹胀，里急，肛坠等。用加减小柴胡汤和解肝脾，祛邪止痢。《温病条辨》云“疟邪热气，内陷变痢，久延时日，脾胃气衰，面浮腹膨，里急肛坠，中虚伏邪，加减小柴胡汤主之”。（《温病条辨·中焦篇》九十六）

病案选录

石，疟邪热气，内陷变痢，延已三月，脾胃气衰，面浮肚膨，仍有里急欲坠之象。中虚伏邪，进以和解。疟变痢。黄芩、柴胡、人参、丹皮、炒当归、白芍、谷芽、炒山楂。

（叶天士. 临证指南医案[M]. 北京：人民卫生出版社，2006.）

按：此案疟邪日久内陷为痢，脾胃已虚，故见面浮肚膨，里急后重，当以和解之法治之，方选加减小柴胡汤，以柴胡、黄芩、丹皮疏肝截疟，人参、当归、白芍益气养血，谷芽、山楂健运脾胃。

鉴别 《温病条辨》加减小柴胡汤与《温热论》加减小柴胡汤均用柴胡、黄芩和解透邪以解少阳之邪。但《温病条辨》加减小柴胡汤重在健脾助运，主治疟久成痢、脾虚虚弱、邪气内伏之证；《温热论》加减小柴胡汤重在凉血活血，主治热入血室寒热往来之证。二方区别见表6-35。

表6-35 《温热论》加减小柴胡汤、《温病条辨》加减小柴胡汤鉴别

	《温热论》加减小柴胡汤	《温病条辨》加减小柴胡汤
病证	寒热往来，胸胁苦满，少腹满痛，脉数之少阳不利、热入血室证	疟痢，面肿，腹胀膨满，里急后重，肛坠，舌质淡红、苔薄白，脉弦而弱之疟痢中虚邪伏证
病机	少阳不利、热入血室	疟邪转痢、中虚邪伏
治法	清热凉血、和解少阳	和解透邪、健脾助运
药物	柴胡、黄芩、半夏、生地、桃仁、山楂、丹皮、犀角（现水牛角代）、生姜、炙甘草	柴胡三钱、黄芩二钱、人参一钱、丹皮一钱、炒白芍二钱、土炒当归一钱五分、谷芽一钱五分、炒山楂一钱五分
用法	若本经血结自甚，必少腹满痛，轻者刺期门，重者小柴胡汤去甘药加延胡、归尾、桃仁，挟寒加肉桂心，气滞者加香附、陈皮、枳壳	水八杯，煮取三杯，分三次温服

八、气阴两虚

气阴两虚又称气阴不足，是指外感或内伤久病而耗伤气阴，致使气虚和阴虚相互兼杂，机体气阴两方面均不足的证候。常见症状有神疲乏力，心悸气短、潮热盗汗，舌质红、苔少而干，脉虚弱无力或细数等。

主症 久痢赤白脓血，或下鲜血黏稠，欲便不能，脐腹灼痛，心烦，低热，口微渴，神疲、乏力，舌干质红或绛、苔少乏津，脉细数。

病机 痢下日久、耗伤气阴。

治法 益气养阴、收涩止痢。

方药 人参乌梅汤。

人参乌梅汤（酸甘化阴法）（《温病条辨·下焦篇》七十）

人参 莲子（炒） 炙甘草 乌梅 木瓜 山药

按此方于救阴之中，仍然兼护脾胃。若液亏甚而土无他病者，则去山药、莲子，加生地、麦冬，又一法也。

应用本方时注意加减法，若津液损伤较重，且中焦脾胃运化如常，则去山药、莲子加生地、麦冬养阴生津，即“若液亏甚而土无他病者，则去山药、莲子，加生地、麦冬，又一法也”。

应用

1. **痢疾、久泻** 痢疾或腹泻日久，病机为泻下日久、耗伤气阴，证属气阴两伤，症见痢下赤白脓血或鲜血、欲便不能、脐腹灼痛，低热，口微渴，神疲、乏力，舌质红或绛、苔少乏津，脉细数，或泄泻、神疲、乏力，烦渴等，用人参乌梅汤益气敛阴。如“久痢伤阴，口渴舌干，微热微咳，人参乌梅汤主之”。(《温病条辨·下焦篇》七十)。

2. **胃痛** 气阴两虚性胃痛，病机为胃气阴不足，胃络失和，不荣则痛，证属胃气阴两虚，症见胃痛，神疲、乏力，口干、少唾液，或渴而少饮，或渴不欲饮，大便干结，手足烦热，肌肉消瘦，舌质淡红，舌苔少或无，脉细或细数等，用人参乌梅汤益气养阴，和胃止痛。

3. **呕吐** 胃气阴两虚呕吐，病机为胃气阴不足，无力润降，证属胃气阴亏虚。症见恶心呕吐，甚则不能进食，大便干、小便微黄，舌红无苔，脉细数等，用人参乌梅汤益气滋养胃阴、降逆止呕。

病案选录

案一：下利。孙，脉左数，下利，腹不甚痛，暮夜微热。所伏暑热乘阴虚下陷，是清热理脾不效，当摄阴升阳。熟地炭、当归炭、山楂炭、炒黑麦芽、炙黑甘草、防风根、炒黑升麻。又照方去山楂、麦芽，加人参、焦白芍。又泻痢久必阴损液耗，此口渴微咳，非实火客邪。与甘酸化阴。人参、山药、炙草、炒乌梅、木瓜、炒湖莲肉。

（清·叶天士. 临证指南医案[M]. 北京：人民卫生出版社，2006.）

按：此案系泻痢日久，阴液受损，阴虚则阳亢，故口渴微咳，当以酸甘敛阴，方用人参乌梅汤。乌梅、木瓜味酸，炙甘草味甘，人参、山药益气以敛阴且健脾止泻。

案二：胃痛。梁某，男，35岁，教师，1990年2月5日胃痛入院，经西药治疗，疗效不佳，4月5日停服西药，改为中药治疗。主诉平素嗜食肥甘辛辣食物后，胃痛隐隐，胃中有灼热感，口渴不欲饮，大便干燥，舌红少津，脉细数。X线胃肠钡餐透视，诊断为萎缩性胃炎。系中医胃阴不足，投以人参乌梅汤，处方人参10g，乌梅6g，木瓜12g，山药15g，莲米12g，甘草6g，加麦冬12g，沙参18g，黄连6g，吴萸5g，水煎，口服2次。6剂后，胃中已无灼热感，诸症减轻继用人参乌梅汤。处方人参10g，乌梅18g，山药15g，莲米15g，加生地8g，麦冬12g，玉竹15g，腊梅花15g，甘草10g，水煎，每日2次，服药10剂后病愈出院。

[李成泉. 人参乌梅汤加味治疗萎缩性胃炎[J]. 实用中医内科杂志，1991，（4）：48.]

按：本案患者，35 岁男性教师，因胃痛入院，经西药治疗无效后转为中药治疗。主诉表现为嗜食肥甘辛辣食物后胃痛隐隐、胃中灼热感、口渴不欲饮、大便干燥等症状。舌红少津，脉细数，符合胃阴不足的证候特点。X 线胃肠钡餐透视确认诊断为萎缩性胃炎。胃阴不足的症状表现为胃部灼热、口渴、便干等，且常伴有胃脘隐痛。萎缩性胃炎常由于胃阴不足，胃部的滋养与润泽不足，导致胃黏膜损伤与萎缩。选择人参乌梅汤作为治疗方案，该方具有滋阴养胃、清热化痰的作用，能有效缓解胃部灼热感和相关不适。首次处方中，人参、乌梅、山药、莲米、麦冬、沙参等药物能够滋养胃阴，调和脾胃，黄连、吴萸则清热降逆。经过 6 剂药物治疗，患者胃中灼热感消失，症状得到显著改善。继而调整方药，加重滋阴润燥药物，如生地、玉竹、腊梅花等，进一步巩固疗效，治疗胃阴不足。最终，患者服用 10 剂药物后，症状完全消失，病情痊愈出院。这一治疗方案有效地结合了滋阴养胃和清热降逆的治疗原则，针对性强，成功改善了患者的胃阴不足症状。

案三：呕吐。吴某，男，10 岁，1982 年 9 月 13 日诊治。患儿发烧五天，体温高达 40℃，经服西药、打柴胡针、青霉素针、链霉素针，现已不烧，口干饮水，恶心呕吐，甚则不能进食，大便干、小便微黄，舌红无苔，脉细数。证系脾胃阴虚，胃气上逆，选用人参乌梅汤化裁，沙参 10g、山药 15g、莲米 15g、麦冬 15g、黄连 3g、竹茹 8g、山楂 10g、神曲 10g。药进一剂吐止，继方服二剂而痊。

[肖正安，肖国兴. 人参乌梅汤在儿科临床应用[J]. 成都中医学院学报，1983，（4）：29-31.]

按：本案患者虽体温已降，但症状转为口干、恶心呕吐、不能进食、大便干燥、小便微黄，舌红无苔，脉细数。通过这些症状和体征，诊断为脾胃阴虚，胃气上逆。脾胃阴虚导致津液亏损，胃气失调，上逆导致恶心呕吐，体内火热且阴液不足，造成口干、便秘等症状。舌红无苔和脉细数进一步支持了阴虚火旺的诊断。此证选用人参乌梅汤化裁，该方以人参滋补脾胃，乌梅养阴清胃，沙参、山药、莲米、麦冬等药物均有滋阴养胃的功效；黄连、竹茹、山楂等药物则具有清热化痰、和胃降逆的作用。方中神曲助消化，改善脾胃功能。此方具有较强的滋阴降逆、健脾和胃的作用，对治疗脾胃阴虚引起的恶心呕吐等症状具有显著效果。患者在服药一剂后呕吐止住，继服二剂后痊愈，显示了人参乌梅汤在治疗脾胃阴虚、胃气上逆方面的有效性。此案为脾胃阴虚证的治疗提供了良好的实践案例。

九、阴阳两虚

阴阳两虚是指阴液阳气俱亏的证候，可伴见气血津液不足、脏腑功能失调等。常见症状有神疲乏力，心悸气短，手足心热或畏寒怕冷，口干咽燥或喜饮，舌质淡红或暗淡、苔薄白或无苔，脉沉细或虚弱等。

主症 久痢赤白脓血或下鲜血，小便不通，厌食欲呕，舌质淡红、苔少而淡，脉细弱。

病机 痢下日久、阴阳两伤。

治法 滋阴养阳、涩肠止痢。

方药 加减理阴煎。

加减理阴煎（辛淡为阳，酸甘化阴复法）（《温病条辨·下焦篇》六十五）

熟地 白芍 附子 五味 炮姜 茯苓

应用

1. **久痢** 病机为痢下日久，阴阳两伤，小便不通，证属阴阳两虚。症见久痢赤白脓血或下鲜血，小便不通，厌食欲呕，舌质淡红、苔少而淡，脉细弱等，治以加减理阴煎阴阳双补。如“久痢小便不通，厌食欲呕，加减理阴煎主之”。《温病条辨》中指出“小便不通，阴液涸矣；厌食欲呕，脾胃两败矣。故以熟地、白芍、五味收三阴之阴，附子通阳，炮姜理脾阳，茯苓理胃阳也”。（《温病条辨·下焦篇》六十五）

2. **泄泻** 病机为阴阳两虚、阳不摄阴，证属阴阳两虚证，症见腹泻时作时止，厌食、恶心欲呕，舌质淡红、苔少而淡，脉细弱等，可用加减理阴煎滋阴温阳止泻。

病案选录

小便不通。某，阴液涸，则小水不通，胃气逆，则厌食欲呕，此皆痢之款症也。治以中下二焦为主，议理阴煎。熟地、白芍、附子、五味、炮姜、茯苓。

（清·叶天士. 临证指南医案[M]. 北京：人民卫生出版社，2006.）

按：此方治疗阴阳并补，通守兼施，刚柔互用。以附子、炮姜温补中下二焦，用熟地、白芍滋干涸之阴液，茯苓利小便之不通，五味子敛胃气之上逆。吴瑭根据此案，拟定出加减理阴煎方证。

鉴别 加减理阴煎、参芍汤均可治疗久痢，病机为阴阳俱虚。加减理阴煎治疗久痢阳伤及阴而小便不通，厌食欲呕，用熟地、白芍、五味收三阴经之阴，附子通阳，炮姜理脾阳，茯苓理胃阳；参芍汤治疗休息痢日久不愈而气血阴阳俱虚，出现少腹气结，似有癥瘕者，用参、苓、炙草守补中焦，参、附固下焦之阳，白芍、五味收三阴经之阴，阴阳兼顾。两方区别见表 6-36。

表 6-36 加减理阴煎、参芍汤鉴别

	加减理阴煎	参芍汤
病证	久痢赤白脓血或下鲜血，小便不通，厌食欲呕之阴阳两伤久痢病	痢疾经年不愈，少腹气结，似有癥瘕之休息痢气血阴阳俱虚证
病机	痢下日久、阴阳两伤	休息痢日久不愈而气血阴阳俱虚
治法	滋阴养阳、涩肠止痢	补阳敛阴、中下并治
药物	熟地 白芍 附子 五味 炮姜 茯苓	人参 白芍 附子 茯苓 炙甘草 五味子
用法	水煎服	水煎服

第七章

肝与胆（少阳）证类

肝与胆（少阳）证类，包括肝证类与胆（少阳）证类两类证候，其中肝证类包含肾病及肝，或同时出现肝、肾相关征象等特征的肝肾同病证候。肝与胆（少阳）证类多见于温病中后期。肝证类有寒热、虚实之别，肝热证类多因风热、暑热、燥热、温毒等病邪侵袭所致，可见于风温、春温、暑温、伏暑等疾病，且多属于卫气营血辨证的气分证范畴；肝寒证类多因风寒、寒湿等病邪外袭所致，可见于胁痛、头痛、腹痛、寒疝等疾病。虚证类多见于温病后期，因热邪炽盛、耗伤阴液所致，多属于卫气营血辨证的营血分证范畴；实证类多见于温病中期或极期，或寒凝肝脉等。

胆（少阳）证类多属热证，常因风热、温热、暑热、湿热等病邪侵犯胆腑或少阳经脉所致，多见于风温、春温、暑温、湿温、伏暑等疾病，属于卫气营血辨证中气分证范畴。肝与胆（少阳）证虽有寒热虚实之不同，但总以疏泄失常，气机不利为基本病机，主要症状为胸闷，胁痛，烦躁，口苦，脉弦等。根据温病学的基本内容以及病邪的属性，本章将肝证类分为热盛动风（兼营阴不足）、阴虚动风、痰瘀阻络、肝胆寒燥、肝木乘脾、寒凝肝脉及寒热错杂等七类证候。胆（少阳）证类分为热入少阳、热郁胆腑、胆火上逆和热恋肝胆等四类证候。肝与胆证类除见于温病外，尚可见于黄疸、胁痛、头痛、呕吐、腹痛、寒疝、腹胀、泄泻、痢疾等内科疾病。

第一节　肝　证　类

肝证类，是指各种原因导致肝主疏泄、主升发、主藏血养筋等功能失常的一类证候，多见于温病中后期。肝证类多因风热、温热、暑热、时毒等病邪侵袭，邪热内盛导致热盛动风、肝阴不足、虚风内动，或温病后期肾精虚损，肝木失养所致虚风内动，见于风温、春温、暑温、伏暑等疾病，属于三焦辨证中的下焦病证范畴。温病中肝证类主要分为两大类，一是见于温病极期，温邪侵袭机体后，以热极生风为基本病机。主要症状有身热躁扰，口噤神昏，四肢抽搐，甚则角弓反张，舌红绛、苔黄燥，脉弦数；二是见于温病后期，肝肾真阴损伤、水不涵木、虚风内动为基本病机。主要症状有低热，手足蠕动，甚或瘛疭，肢厥神疲，舌干绛而痿，脉虚细。根据温病学的基本内容以及引起肝证的病邪属性，本节将肝证类分为热盛动风、阴虚动风、痰瘀阻络、肝胆寒燥、肝木乘脾、寒凝肝脉及寒热错杂等七类证候。其中肝胆寒燥、肝木乘脾、寒凝肝脉及寒热错杂不属于温病肝证，因见于温病学经典著作中，故一并收入，以资临证鉴别。

肝证类除见于温病中外，尚可见于内科头痛、中风、痉病、心悸、虚劳、痴呆、黄疸、痞满、腹泻、腹胀、腹痛等疾病。

一、热盛动风

热盛动风又称热极动风、热极生风、热盛生风，是指邪热炽盛，引动肝风所致的证候。温病中因外感温邪、邪热炽盛、热极生风所致，常见症状有持续高热，手足抽搐，舌质红绛，舌苔黄燥，脉弦数等。

主症 高热不退，继则手足抽搐，或见颈项强直，甚则角弓反张，伴头晕胀痛，口渴躁扰，或伴神昏、狂乱，舌干红绛，脉弦数。

病机 热陷厥阴、引动肝风。

治法 清热凉肝、滋阴息风。

方药 羚角钩藤汤。

羚角钩藤汤（凉息肝风法，俞氏经验方）（《通俗伤寒论》清凉剂）

羚羊角片（先煎）一钱五分 霜桑叶二钱 川贝（去心）四钱 鲜生地黄五钱 双钩藤（后入）三钱 滁菊花三钱 茯神三钱 生白芍三钱 生甘草八分 鲜竹茹（与羚角片先煎代水）五钱

本方证为热邪传入厥阴，肝经热盛，热极动风所致。邪热炽盛，故高热不退，热扰心神，则烦闷躁扰，甚则神昏。由于热灼阴伤，热极动风，风火相煽，以致手足抽搐，发为痉厥。治宜清热凉肝息风为主，配合桑叶、菊花辛凉疏泄，清热平肝息风，以加强凉肝息风之效，用为臣药。《本草经疏》："菊花专制肝木，故为祛风之要药。"热极动风，风火相煽，最易耗阴劫液，故用鲜生地、白芍药、生甘草三味相配，酸甘化阴，滋阴增液，柔肝舒筋，上述药物与羚羊角、钩藤等清热凉肝息风药并用，标本兼顾。用川贝母、鲜竹茹以清热化痰，以茯神宁心安神，以上俱为佐药。生甘草调和诸药，又为使药。本方的配伍特点是以凉肝息风药为主，配伍滋阴化痰、安神之品，故为凉肝息风的代表方剂。

应用

1. **风温、春温、暑温** 风温、春温、暑温等病，病机为热陷厥阴、引动肝风，证属热盛动风，症见高热不退，继则手足抽搐，或见颈项强直，甚则角弓反张，伴头晕胀痛，口渴躁扰，或伴神昏、狂乱，舌干红绛，脉弦数等，用羚角钩藤汤清热凉肝息风、清热解毒，病急重者可配合使用紫雪丹。如"风温伤寒……，里热大盛，已见风动而瘛疭者，速与羚角钩藤汤，甘咸静镇以息风"。(《重订通俗伤寒论》风温伤寒）"如肝风内动，横窜筋脉，手足瘛疭者，急用羚角钩藤汤，息肝风以定瘛疭"。(《重订通俗伤寒论》春温伤寒）"如已风动痉厥者，急与犀连承气汤加羚角紫雪"。(《重订通俗伤寒论》热证伤寒）

2. **子痫** 正虚邪盛，病机为邪热引动肝风，兼阴液不足，证属热盛动风。妊娠晚期，或临产时及新产后，头痛眩晕，突然神昏，两目上视，牙关紧闭，四肢抽搐，腰背反张，时作时止，伴手足心热，颧赤息粗，舌红或绛，苔无或花剥，脉弦细而数或弦劲有力等，用羚角钩藤汤凉肝息风、解痉除痫。

3. **痉病** 痉病因邪热伤津所致者，病机为邪热炽盛、引动肝风，证属热盛动风，症见身热，苦笑面容，或牙关紧闭、手足肌肉蠕动，甚则角弓反张，或见颈项强直，伴头晕胀痛，口渴躁扰，或伴神昏、狂乱，舌干红绛少津，脉弦数等，用羚角钩藤汤清热凉肝、息风止痉。

4. **中风**　热盛痰阻证，病机为邪热炼痰、闭阻脑络，证属邪热夹痰。症见突然昏仆，高热、面赤、手足僵硬、半身不遂、口舌歪斜、言语謇涩，舌干红绛，脉滑数等，可用羚角钩藤汤凉肝息风、豁痰利窍。

病案选录

案一：头痛。胡，六三，脉左弦数。右偏头痛，左齿痛。

连翘、薄荷、羚羊角、夏枯草花、黑栀皮、鲜菊叶、苦丁茶、干荷叶边。

（清·叶桂. 临证指南医案[M]. 北京：人民卫生出版社，2006.）

按：症见右侧偏头痛，脉左弦数，左齿也痛。治疗用凉肝息风法，以黑栀皮、连翘、薄荷、夏枯草花、鲜菊叶、苦丁茶清肝疏散风热；羚羊角平息肝风；干荷叶边升发清阳。治疗头痛名方清震汤（荷叶、苍术、升麻）中有荷叶，本方取其意而用之。

案二：中风先兆。卢，嗔怒动阳，恰值春木司升，厥阴内风乘阳明脉络之虚，上凌咽喉，环绕耳后清空之地，升腾太过，脂液无以营养四末，而指节为之麻木，是皆痱中根萌，所谓下虚上实，多致巅顶之疾。夫情志变蒸之热，阅方书无芩连苦降、羌防辛散之理。肝为刚脏，非柔润不能调和也。

鲜生地、元参心、桑叶、丹皮、羚羊角、连翘心。

（清·叶桂. 临证指南医案[M]. 北京：人民卫生出版社，2006.）

按：本案主症为肢体麻木。从“厥阴内风乘阳明脉络之虚，上凌咽喉，环绕耳后清空之地”“多致巅顶之疾”分析，应有咽喉疼痛不利、耳后头脑或痛或胀等症。此由营血郁热，暗耗阴液，肝阳化风所致。方用生地、元参滋阴凉血，用连翘心合元参心清心散热，另用桑叶、丹皮、羚羊角凉肝息风。

案三：中毒性舞蹈病。患者周某某，男，6 岁，吉安市人。1974 年 10 月 4 日初诊。其母代诉：腰腹部肌肉跳动，手足抽搐和抽打间续一月余。1974 年 7 月 29 日被自行车撞伤，救治脱险。8 月 22 日服西药颠茄酊少许，片刻出现皮肤发红，面部尤为明显，继而腰腹部肌肉跳动，手足抽搐，上下肢交替发生伸屈、扭转，躯干踡曲，眨眼，吐舌，言语不清，咀嚼吞咽困难。每日发作 4～5 次，每次发作均在入睡初或似睡非睡之时。呵欠频频和颜面表情举凡皱额为之先兆。近日来临睡之前必发作一次，伴手足冷、头昏、声嘶低微，南昌某医院诊断为中毒性小儿舞蹈症。经多方治疗均未显效（曾服羚角钩藤汤之类方药十余剂）。脉象细弦，舌红苔少，断为肝风内动。以羚角钩藤汤合止痉散化裁以平肝息风、定痉化痰。羚羊角 5g，双钩藤 30g，生龙牡各 30g，全虫 5g，蜈蚣 3 条，浙贝母 10g，竹茹 10g，生地 16g，地龙 16g，茯神 16g，甘草 16g。水煎，每日一剂，分多次服用。复诊：服二剂后，发作次数减少，且能安睡，效不更方，再进三剂。四肢抽打，腰腹肌肉跳动基本解除，唯表情偶显痴呆，语言不清，乃痰阻心窍之故。上方去羚羊角加菖蒲、远志各 10g，以开窍祛痰。服 10 余剂以善后。随访八年，未见复发。

[郭志远. 大剂量羚角钩藤汤加味治愈中毒性小儿舞蹈症[J]. 江西中医药，1984，（4）：54.]

鉴别　羚角钩藤汤和清营汤加钩藤、丹皮、羚羊角汤均可用于热盛动风证，均用羚羊角、钩藤、生地黄清热凉肝、养阴息风。但羚角钩藤汤以平肝息风、增液舒筋为主，用于热盛动风证，本证可出现在温病气营血分阶段；清营汤加钩藤、丹皮、羚羊角汤以清营泄热、凉肝息风为主，本证主要见于营分证。二者区别见表 7-1。

表 7-1 羚角钩藤汤、清营汤加钩藤丹皮羚羊角汤鉴别

	羚角钩藤汤	清营汤加钩藤、丹皮、羚羊角汤
病证	高热不退，继则手足抽搐，或见颈项强直，甚则角弓反张，伴头晕胀痛，口渴躁扰，或伴神昏、狂乱，舌干红绛，脉弦数之热盛动风证	神志不清，身热肢厥，或手足瘛疭，气粗如喘，牙关紧闭，舌绛、脉象弦数或弦滑之营热炽盛、引动肝风证
病机	热陷厥阴、肝风内动	暑热炽盛、肝风内动
治法	清热凉肝、滋阴息风	清营泄热、养阴凉营、解毒息风
药物	羚羊角片一钱五分、霜桑叶二钱、川贝四钱、鲜生地黄五钱、双钩藤三钱、滁菊花三钱、茯神三钱、生白芍三钱、生甘草八分、鲜竹茹五钱	犀角三钱（现水牛角代）、生地五钱、元参三钱、竹叶心一钱、麦冬三钱、丹参二钱、黄连一钱五分、银花三钱、连翘二钱、钩藤、丹皮、羚羊角
用法	水煎服	水八杯，煮取三杯，日三服

兼营阴不足

主症 高热不为汗衰，手足痉挛拘急，头痛不止，口燥咽干，舌红绛、苔黄燥，脉弦滑。

病机 阴液亏耗、风阳鸱张。

治法 息风止痉、滋阴止痛。

方药 薛氏加减羚角钩藤汤。

薛氏加减羚角钩藤汤（《湿热病篇》二十）

羚羊角、蔓荆子、钩藤、元参、生地、女贞子。

湿热化燥，耗伤阴液，余邪留滞，则汗出热不除；肝风横窜经络则发痉；风阳上扰清空则头痛不止。治用玄参、生地黄、女贞子滋补真阴，羚羊角、钩藤息风止痉，蔓荆子疏风止痛。王孟英认为“蔓荆不若以菊花、桑叶易之”，可供参考。

应用

1. **湿温**（湿热动风） 湿温病之变局，如原著所述“以少阳厥阴同司相火，阳明太阴湿热内郁，郁甚则少火皆成壮火，而表里上下充斥肆逆，故是证最易耳聋、干呕、发痉、发厥。……因以上诸证，皆湿热病兼见之变局，而非湿热病必见之正局也”。（《湿热病篇》一）病机为湿热伤营、肝风上逆，证属湿热化燥伤阴、肝风上逆，症见高热不为汗衰，手足痉挛、拘急，头痛不止，舌红绛、苔黄燥，脉弦滑等，用薛氏加减羚角钩藤汤凉肝息风、滋阴清热。如“湿热证，数日后，汗出热不除，或痉忽头痛不止者，营液大亏，厥阴风火上升，宜羚羊角、蔓荆子、钩藤、元参、生地、女贞子等味”“湿热伤营，肝风上逆，血不荣筋而痉，上升巅顶则头痛，热气已退，木气独张，故痉而不厥，投剂以息风为标，养阴为本”。（《湿热病篇》二十）

2. **痉病** 湿已化燥，病机为湿热化燥、阴液亏耗、风阳鸱张，证属湿热兼营阴不足、肝热动风证。症见高热不为汗衰，手足抽搐、痉挛，剧烈头痛、痛无休止，口燥咽干，舌绛而痿，苔黄燥等，可用薛氏加减羚角钩藤汤清热凉肝祛湿、养阴息风止痉。

3. **头痛** 风热或温热夹湿之头痛，病机为风热或温热夹湿、上扰清空，证属热盛阴伤兼湿，症见头痛不止、头蒙昏胀不适，时发时止，汗出，舌质红、苔黄偏燥，脉弦而滑等，可用薛氏加减羚角钩藤汤疏风清热、养阴平肝止痛。

4. **中风** 中风之中经络证，病机为肝阳化风、络脉不通，证属肝阳化风、痰火入络，症见突发语言不利或謇塞，肢体麻木、活动不灵，头胀痛，面红，舌质红、苔黄燥，脉弦长等，可用薛氏加减羚角钩藤汤清肝疏风、养阴活络。

病案选录

中风。陈，脉左数，右弦缓，有年，形盛气衰，冬春之交，真不相维续，内风日炽，左肢麻木不仁，舌歪言謇，此属中络。调理百日，戒酒肉，可望向愈。（痰火阻络）

羚羊角、陈胆星、丹皮、橘红、连翘心、石菖蒲、钩藤、川斛。

又，羚羊角、元参、连翘、花粉、川贝母、橘红、竹沥。

（清·叶桂. 临证指南医案[M]. 北京：人民卫生出版社，2006.）

按：此两案为风阳上扰、痰火阻络之证。陈案病发冬春之交，乍暖还寒，风邪上扰，肝风内动，动血伤阴，痰火阻络。用羚羊角、钩藤平肝息风，元参、贝母、花粉清热养阴，胆星、菖蒲以豁痰开窍。本方在羚角钩藤汤的基础上加入了滋阴清热的元参、花粉、石斛，平肝而不伤阴，共奏清热平肝、养阴通络之功。

鉴别 薛氏加减羚角钩藤汤与羚角钩藤汤同为平肝息风之方，但是功效略有不同，薛氏加减羚角钩藤汤以平肝息风，滋阴养血为主；羚角钩藤汤除了具备平肝息风、滋阴养血之功，还具有化痰安神之效。二者区别见表 7-2。

表 7-2 薛氏加减羚角钩藤汤、羚角钩藤汤鉴别

	薛氏加减羚角钩藤汤	羚角钩藤汤
病证	高热不为汗衰、手足痉挛、拘急，头痛不止、口燥咽干、舌红绛、苔黄燥，脉弦滑之湿热化燥伤阴，肝风上逆证	高热不退、烦闷躁扰、手足抽搐、痉厥、甚则神昏、舌绛而干、脉弦而数之热盛动风证
病机	阴液亏耗、风阳鸱张	热陷厥阴、肝风内动
治法	息风止痉、滋阴止痛	清热滋阴、凉肝息风
药物	羚羊角、蔓荆子、钩藤、元参、生地、女贞子	羚羊角片一钱五分、霜桑叶二钱、川贝四钱、鲜生地黄五钱、双钩藤三钱、滁菊花三钱、茯神三钱、生白芍三钱、生甘草八分、鲜竹茹五钱
用法	水煎服	水煎服

二、阴虚动风

阴虚动风又称阴虚风动、阴虚肝风内动、虚风内动，是指邪热耗伤真阴、阴液亏虚、水不涵木所致经脉失养，虚风内动的证候。由肾阴耗损证发展而来，多见于温病后期。常见症状有低热不退，手足颤动或瘛疭、心悸或心中憺憺大动，甚则心中作痛、时时欲脱，齿黑唇裂，舌干绛或光绛无苔、脉虚细无力等。

主症 低热不退，肢体麻木、手足蠕动，筋惕肉瞤，心悸或心中憺憺大动，甚则心中作痛、时时欲脱，形消神倦，齿黑唇裂，舌干绛、无苔，脉虚无力。

病机 邪热久耗、虚风内动。

治法 滋阴息风。

方药 二甲复脉汤、三甲复脉汤、小定风珠、大定风珠。

1. **二甲复脉汤**（《温病条辨·下焦篇》十三）

即于加减复脉汤内，加生牡蛎五钱，生鳖甲八钱。

本方证为热邪深入下焦，阴虚动风所致，患者即将出现痉挛肢厥的症状。正如原文所述“此示人痉厥之渐也。温病七八日以后，热深不解，口中津液干涸，但觉手指掣动，即当防其痉厥，不必俟其已厥而后治也。故以复脉育阴，加入介属潜阳，使阴阳交纽，庶厥不可作也”。本方的配伍特点是咸寒甘润法，在加减复脉汤的基础上加入牡蛎、鳖甲以重镇潜阳，滋阴复脉。

2. **三甲复脉汤**（《温病条辨·下焦篇》十四）

即于二甲复脉汤内，加生龟板一两。

本方证为热邪深入下焦，热深厥甚，并伴有心中大动，甚则心痛等症状。吴氏认为本方在二甲复脉汤防痉止厥的基础之上加入了龟板，故名三甲复脉汤，并自注曰：“心中动者，火以水为体，肝风鸱张，立刻有吸尽西江之势，肾水本虚，不能济肝而后发痉，既痉而水难猝补，心之本体欲失，故憺憺然而大动也。甚则痛者，此证热久伤阴，八脉隶于肝肾，肝肾虚而累及阴维故心痛，非如寒气客于心胸之心痛，可用温通。故以镇肾气、补任脉、通阴维之龟板止心痛，合入肝搜邪之二甲，相济成功也。”

3. **小定风珠**（《温病条辨·下焦篇》十五）

鸡子黄（生用）一枚　真阿胶二钱　生龟板六钱　童便一杯　淡菜三钱

水五杯，先煮龟板、淡菜得二杯，去滓，入阿胶，上火烊化，内鸡子黄，搅令相得，再冲童便，顿服之。

应用小定风珠注意原文所述煎服法，即“水五杯，先煮龟板、淡菜得二杯，去滓，入阿胶，上火烊化，内鸡子黄，搅令相得，再冲童便，顿服之”。吴氏认为温邪久居肝肾，劫灼肝液发为痉厥，热邪逆冲肝经致哕。故以鸡子黄内定肝风，龟板填补冲任，阿胶养血息风，淡菜补阴中之阳，童便引药入经，全方养血平肝息风、补益肝肾、降气止逆。

4. **大定风珠**（《温病条辨·下焦篇》十六）

生白芍六钱　阿胶三钱　生龟板四钱　干地黄六钱　麻仁二钱　五味子二钱　生牡蛎四钱　麦冬（连心）六钱　炙甘草四钱　鸡子黄（生）二枚　鳖甲（生）四钱

水八杯，煮取三杯，去滓，再入鸡子黄，搅令相得，分三次服。喘加人参，自汗者加龙骨、人参、小麦，悸者加茯神、人参、小麦。

应用大定风珠，注意原文加减法及煎服法。煎服法中除阿胶烊化、介壳类药物久煎外，冲化生鸡子黄。若气虚作喘，则“喘加人参”以益元气；汗出较多，则需益气固表敛汗，如“自汗者加龙骨、人参、小麦”；若气阴不足、心失所养而见心悸，则“悸者加茯神、人参、小麦”益气安神定悸。吴氏认为“此邪气已去八九，真阴仅存一二之治也。观脉虚苔少可知，故以大队浓浊填阴塞隙，介属潜阳镇定。以鸡子黄一味，从足太阴，下安足三阴，使上济手三阴，使上下交合，阴得安其位，斯阳可立根基，俾阴阳有眷属一家之义，庶可不致绝脱欤！”

应用

1. **风温、春温、暑温、秋燥**　风温、春温、暑温、秋燥之温燥后期，病机为邪热耗伤真阴、水不涵木、筋脉失养，证属虚风内动。症见低热，手足颤动，甚或瘛疭，两目上视或斜视，筋惕肉瞤，心悸或心中憺憺大动，甚则心中作痛，时时欲脱，形消神倦，齿黑唇裂，舌干绛或光绛无苔，脉虚细无力。用二甲复脉汤、三甲复脉汤、小定风珠或大定风珠滋阴息风。其中肝风初起，症见脉沉数、舌干齿黑、手指蠕动者，用二甲复脉汤；肝风内动、心主失养，症见肢厥、脉细促，心中憺憺大动，甚则心中痛者，用三甲复脉汤；阴虚而劲，症见肢厥而哕，脉细而劲者，用小定风珠；阴虚欲脱，症见神倦瘛疭，脉气虚弱，舌绛苔少，时时欲脱者，用大定风珠。如："热邪深入下焦，脉沉数，舌干齿黑，手指但觉蠕动，急防痉厥，二甲复脉汤主之。"（《温病条辨·下焦篇》十二）"下焦温病，热深厥甚，脉细促，心中憺憺大动，甚则心中痛者，三甲复脉汤主之。"（《温病条辨·下焦篇》十四）"既厥且哕（俗名呃忒），脉细而劲，小定风珠主之。"（《温病条辨·下焦篇》十五）"厥阴病，温病，热邪久羁，吸烁真阴，或因误表，或因妄攻，神倦瘛疭，脉气虚弱，舌绛苔少，时时欲脱者，大定风珠主之。"（《温病条辨·下焦篇》十六）

2. **痉病**　阴液不足所致的痉病，病机为阴精亏耗、肝木失养，证属阴虚动风，症见肌肉痉挛拘急或蠕动，口燥无苔，舌质红或绛，脉弦虚无力等，可用二甲复脉汤、三甲复脉汤或大定风珠等滋阴息风。

3. **颤病**　真阴不足所致的颤病，病机为精血亏虚、脑失所养、虚风内动，证属阴虚动风，症见头部或手足颤动，或头摇不能自主，口眼瞤动，口干燥，舌质红绛、苔少，脉虚等，可用二甲复脉汤、三甲复脉汤或大定风珠等滋阴息风。

4. **虚劳**　虚劳病属阴虚者，病机为肝肾真阴亏虚，证属真阴耗损，症见身热不甚，日久不退，五心烦热，神倦乏力，咽燥口干，齿黑无苔，舌质干绛枯萎，脉虚软结代等，可用二甲复脉汤、三甲复脉汤或大定风珠等滋阴补液、润养机体。

病案选录

案一：肝厥。三兄夫人，二十二岁，除夕日亥时，先是产后受寒痹痛，医用桂附等极刚热之品，服之大效。医见其效也，以为此人非此不可，用之一年有余。不知温燥与温养不同，可以治病，不可以养生，以致少阳津液被劫无余，厥阴头痛，单巅顶一点，痛不可忍，畏明，至于窗间有豆大微光，即大叫，必室如黑漆而后少安，一日厥去四五次。脉弦细数，按之无力，危急已极，勉与定风珠潜阳育阴，以息肝风。

真大生地八钱、麻仁四钱、生白芍四钱、麦冬四钱、海参二条、生阿胶四钱、生龟板六钱、炙甘草五钱、生牡蛎六钱、生鳖甲六钱、鸡子黄二枚。

煮成八杯，去渣，上火煎成四杯，不时频服。

（清·吴瑭．吴鞠通医案[M]．北京：中国中医药出版社，2006.）

按：症见巅顶痛不可忍，厥而畏光，此为误治伤及肝肾之阴精，阴虚阳亢而动风，治以滋阴息风法，以生地、白芍、麦冬、阿胶滋养肝经，海参、鸡子黄血肉有情之品，以滋养心肾，增强滋阴息风之效，龟板、鳖甲、牡蛎潜镇肝阳，息风止痉，全方共奏潜阳息风、滋阴复脉之效。

案二：伏暑。某，乙丑八月二十二日，不兼湿气之伏暑误治，津液消亡，以致热不肯退，唇裂舌燥，四十余日不解，咳嗽胶痰，谵语口渴。可先服牛黄清心丸，清包络而搜伏邪，汤药与存阴退热法。

细生地三钱、麦冬五钱、白芍三钱（炒）、甘草一钱、沙参三钱、生牡蛎五钱、生鳖甲五钱、生扁豆三钱。

二十四日，暑之偏于热者，误以伤寒足经药治之，以致津液消亡。昨用存阴法，兼芳香开络中闭伏之邪，已见大效。兹因小便赤甚而短，热虽减而未除，议甘苦合化阴气法。

二甲复脉汤，加黄芩三钱。如有谵语，其牛黄丸仍服。

二十六日，昨用甘苦合化阴气法，服后大见凉汗，兹热已除，脉减，舌苔尽退，但六脉重按全无，舌仍干燥。议热之所过，其阴必伤例，用二甲复脉汤，重加鳖甲、生甘草八帖。

（清·吴瑭. 吴鞠通医案[M]. 北京：中国中医药出版社，2006.）

按：主症“脉减，舌苔尽退，但六脉重按全无，舌仍干燥”。伏暑自内而发，暑热炽盛，劫灼真阴，耗气伤阴所致，方用二甲复脉汤滋阴复脉，潜阳息风。

案三：虚劳遗精。李，四十岁，面赤舌绛，脉虚弦而数，闻妇声则遗，令其移居大庙深处。

炙甘草、麻仁、生牡蛎、生白芍、阿胶、生鳖甲、干地黄、麦冬（连心）、生龟板，服四十帖，由渐而效，后以天根月窟膏一整料二十四斤收功。

（清·吴瑭. 吴鞠通医案[M]. 北京：中国中医药出版社，2006.）

按：本案主证为面赤舌绛，脉虚弦而数，闻妇声则遗。此由肝肾阴亏、阴不守阳所致，方用白芍、阿胶、麦冬、地黄滋养肝肾真阴，炙甘草、麻仁益气养血润燥，牡蛎、龟板、鳖甲滋阴息风固涩。

鉴别 三甲复脉汤和大定风珠均治疗邪热久耗真阴、水不涵木的虚风内动证，三甲复脉汤以潜阳息风，养心安神为主。大定风珠以滋补心肾、敛阳防厥为主。三甲复脉汤在加减复脉汤的基础上加生牡蛎、生鳖甲、生龟板而成，在滋养肝肾的基础上，以潜阳息风，养心安神。大定风珠在三甲复脉汤的基础上加鸡子黄、五味子而成，为治疗肝肾阴虚，虚风内动重症之主方。二者区别见表 7-3。

表 7-3 三甲复脉汤、大定风珠鉴别

	三甲复脉汤	大定风珠
病证	低热、心悸或心中憺憺大动、甚则心中作痛、舌干绛或光绛无苔，脉虚细无力之阴虚动风证	低热、心悸、时时欲脱、形消神倦、齿黑唇裂、舌干绛无苔、脉虚无力之阴虚欲脱证
病机	虚风内动	阴虚风动、阴液欲脱
治法	滋阴息风	滋阴息风、敛阳止痉
药物	炙甘草六钱、干地黄六钱、生白芍六钱、麦冬五钱、阿胶三钱、麻仁三钱、生牡蛎五钱、生鳖甲八钱、生龟板一两	炙甘草四钱、生白芍六钱、阿胶三钱、生龟板四钱、干地黄六钱、麻仁二钱、五味子二钱、生牡蛎四钱、麦冬六钱、鸡子黄两枚、鳖甲四钱
用法	水八杯，煮取八分三杯，分三次服	水八杯，煮取三杯，去滓，再入鸡子黄，搅令相得，分三次服

三、痰瘀阻络

痰瘀阻络是指余热夹痰、夹瘀留滞络脉，导致气滞血瘀痰阻、蕴结成块的证候。可见于温疟后期或内科杂病中。常见症状为低热不退，胁下痞硬成块，舌质暗、苔白，脉涩等。

主症　低热不退，胁下痞硬，推之不移，心悸烦躁，肌肉消瘦，饮食减少，时有寒热，舌质暗有瘀点、苔白，脉沉涩或沉结。

病机　余热夹痰、疟母内结。

治法　行气活血、祛湿化痰、软坚消癥。

方药　鳖甲煎丸。

鳖甲煎丸（《温病条辨·下焦篇》五十九）

鳖甲十二分，炙　乌扇三分，烧　黄芩三分　柴胡六分　鼠妇三分，熬　干姜三分　大黄三分　芍药五分　桂枝三分　葶苈一分，熬　石韦三分，去毛　厚朴三分　牡丹皮五分　瞿麦二分　紫葳三分　半夏一分　人参一分　䗪虫五分，熬　阿胶三分，炒　蜂窠四分，炙　赤硝十二分　蜣螂六分，熬　桃仁二分

上二十三味，为细末，取煅灶下灰一斗，清酒一斛五斗，浸灰，候酒尽一半，着鳖甲于中，煮令泛烂如胶漆，绞取汁，内诸药，煎为丸，如梧子大。空心服七丸，日三服。

应用

1. **疟母**　疟疾日久不愈，病机为疟疾日久、正虚夹瘀、痰阻机窍，证属痰瘀滞络证。症见时有寒热或低热不退，神情呆钝，胁下痞硬成块，结成疟母，肌肉消瘦，饮食减少，舌质暗、苔薄白，脉沉结或沉涩等，用鳖甲煎丸行气活血、化痰软坚、缓消癥块。如“疟久不解，胁下成块，谓之疟母，鳖甲煎丸主之”。（《温病条辨·下焦篇》五十九）

2. **胁痛**　胁痛因气滞络瘀痰凝所致者，病机为瘀血内阻、肝络闭阻，证属瘀血阻络。症见胁肋刺痛，痛有定处，痛处拒按，入夜痛甚，胁肋下或见有癥块，舌质紫暗、舌苔薄白，脉沉涩等，可用鳖甲煎丸行气活血、通络止痛。

3. **癥瘕**　癥瘕由气滞络瘀、痰凝肝络所致者，病机为气滞血瘀、痰凝络脉、痞结成块，证属痰瘀滞络。症见胁下癥结痛如针刺，伴脘腹胀满，青筋显露，面色晦暗黧黑，或见面、颈、胸、臂出现血痣或蟹爪纹，口干不欲饮水，或见大便色黑，舌质紫暗或有紫斑，脉细涩等，用鳖甲煎丸理气化痰逐瘀、软坚散结。

病案选录

案一：疟母。某，夏秋湿热疟痢，正虚邪留，混入血络，结成癥瘕疟母。夫湿气热气，本属无形，医治非法，血脉蕴邪，故寒热间发，仲景立法，务在缓攻，急则变为中满，慎之！兼服鳖甲煎丸。

知母、草果、半夏、黄芩、乌梅、生姜，秋露水煎。

（清·叶桂. 临证指南医案[M]. 北京：人民卫生出版社，2006.）

按：本证为夏秋之际，感受湿热疟痢，正虚邪留，深入血络，兼夹湿热邪气所致。方用鳖甲煎丸配伍知母、草果、半夏、黄芩、乌梅、生姜行气活血，化痰除疟，软坚消癥。

案二：久疟。沉左，久疟屡止屡发，刻虽止住，而食入不舒，左胁下按之板滞，胃钝少纳。脉濡，苔白质腻。脾胃气弱，余邪结聚肝络。和中运脾疏络。

白术 6g，炒陈皮 3g，川朴 3g，制半夏 4.5g，沉香粬 4.5g，焦楂炭 9g，茯苓 3g，炒竹茹 3g，鳖甲煎丸 4.5g。

开水先服。

（张聿青. 张聿青医案[M]. 北京：人民卫生出版社，2006.）

按：久疟不愈，正虚邪恋，使脾胃不支，虚怯内生。故以鳖甲煎丸扶正气以祛疟邪，另服补脾健胃之品而愈。

鉴别 鳖甲煎丸和桂枝茯苓丸均治疗血瘀所引起的癥瘕证，但鳖甲煎丸以行气活血，化痰除疟为主，主要治疗胁下之癥瘕证。方以鳖甲为君药，取鳖甲入肝软坚化癥，灶下灰消癥祛积，清酒活血通经，并配合疏肝理气之品，共奏活血化瘀、软坚消癥之效。桂枝茯苓丸以活血化瘀，缓消癥块为主，主要治疗小腹之癥瘕证。方用桂枝以温通血脉，又佐丹皮、芍药以凉血散瘀，寒温并用，则无耗伤阴血之弊。俾癥块得消，血行常道，则出血自止。二者区别见表 7-4。

表 7-4 鳖甲煎丸、桂枝茯苓丸鉴别

	鳖甲煎丸	桂枝茯苓丸
病证	时有寒热或低热不退、神情呆钝、胁下痞硬成块、结成疟母、肌肉消瘦、饮食减少、舌质暗有瘀点瘀斑、苔薄白之邪结痞块证	素有癥块、妊娠漏下不止，或胎动不安、血色紫黑晦暗、腹痛拒按，或经闭腹痛，或产后恶露不尽而腹痛拒按者、舌质紫暗或有瘀点、脉沉涩之瘀阻胞脉证
病机	余热夹痰、疟母内结	瘀阻胞宫
治法	行气活血、祛湿化痰、软坚消癥	活血化瘀、缓消癥块
药物	鳖甲十二分、乌扇三分，黄芩三分、柴胡六分、鼠妇三分、干姜三分、大黄三分、芍药五分、桂枝三分、葶苈一分、石韦三分、厚朴三分、牡丹皮五分、瞿麦二分、紫葳三分、半夏一分、人参一分、䗪虫五分、阿胶三分、蜂窠四分、赤硝十二分、蜣螂六分、桃仁二分	桂枝、茯苓、丹皮、桃仁、芍药各等分
用法	二十三味，为细末，取煅灶下灰一斗，清酒一斛五斗，浸灰，候酒尽一半，着鳖甲于中，煮令泛烂如胶漆，绞取汁，内诸药，煎为丸，如梧子大。空心服七丸，日三服	上三味，末之，炼蜜和丸，如兔屎大，每日食前服一丸，不知，加至三丸

四、肝胆寒燥

肝胆寒燥是指肝寒气郁、肺燥湿阻所致的证候。常见症状为头痛，寒热往来、胸胁不适，舌淡红、苔白，脉浮弦。

主症 头痛，寒热往来，胸胁疼痛，少腹牵引两阴疼痛不适，舌淡红，苔白，脉浮弦细。

病机 肝凝气滞、肺燥湿阻。

治法 疏利肝胆、行气宣肺。

方药 桂枝柴胡各半汤加吴萸楝子茴香木香汤。

桂枝柴胡各半汤加吴萸楝子茴香木香汤（治以苦温，佐以甘辛法）（《温病条辨·上焦篇》补秋燥胜气论四）

桂枝 吴茱萸 黄芩 柴胡 人参 广木香 生姜 白芍 大枣（去核） 川楝子 小茴香 半夏 炙甘草

本方证为金胜克木，木金同病，正如原文所述“此金胜克木也。木病与金病并见，表里齐病，故以柴胡达少阳之气，即所以达肝木之气，合桂枝而外出太阳，加芳香定痛，苦温通降也。

湿燥寒同为阴邪，故仍从足经例”。本方从《伤寒论》的柴胡桂枝汤发展而来。本方的配伍特点是治以苦温，佐以甘辛法，在柴胡桂枝汤的基础上配合导气汤而成。

应用

1. **凉燥**　秋燥之凉燥，病机为凉燥伤肺、肺金克肝、肝胆寒凝气滞、胃气不降，证属肝胆寒燥证，症见往来寒热，头痛，无汗，胸胁疼痛，甚则连及少腹冷痛，舌质淡暗、舌苔薄白，脉弦紧等，用桂枝柴胡各半汤加吴萸楝子茴香木香汤暖肝温胆、温祛寒燥。如“燥金司令，头痛，身寒热，胸胁痛，甚则疝瘕痛者，桂枝柴胡各半汤加吴萸楝子茴香木香汤主之”。(《温病条辨·上焦篇》补秋燥胜气论四）

2. **呃逆**　呃逆由寒凝气逆所致者，病机为肝气犯胃、气逆不降，证属肝寒气逆犯胃，症见呃声沉缓有力，胃脘不适，呕吐痰涎，或伴寒热，胸胁胀满疼痛，舌淡、苔白润，脉弦缓等，可用桂枝柴胡各半汤加吴萸楝子茴香木香汤疏理气机、散寒降逆。

3. **胃痛**　胃痛因肝寒犯胃者，病机为肝气犯胃、寒阻中焦，证属肝气犯胃，症见胃脘疼痛，脘痛连胁，泛恶欲呕，口不渴，纳差，舌淡、苔薄白润，脉弦紧等，可用桂枝柴胡各半汤加吴萸楝子茴香木香汤疏肝理气、散寒止痛。

4. **睾丸肿痛**　睾丸肿痛因寒凝气滞者，病机为寒湿阻滞、肝经郁阻，证属肝郁气滞证，症见睾丸疼痛拘急，牵扯下腹部胀痛不舒，胸胁不适，舌淡、苔白厚腻，脉弦而紧等，用桂枝柴胡各半汤加吴萸楝子茴香木香汤温经散寒、理气止痛。

病案选录

案一：呃逆。雷某某，女，42岁，河南洛阳人。1975年3月12日初诊。舌淡白润，脉虚弦缓。经常呃逆，呕吐痰涎或食物，遇生气辄犯，时轻时重，曾服香砂养胃丸可见轻快，但未除根。辨为肝气犯胃，气逆不降证。用小柴胡汤合加味导气汤加减。柴胡9g，黄芩9g，半夏9g，党参9g，生赭石12g，柿蒂9g，槟榔9g，吴茱萸4.5g，木瓜9g，木香4.5g，川楝子9g，小茴香7.5g，生姜3片。上方连服3剂诸症大减，食量增加。二诊以上方加香附、郁金，3剂而愈。

（张文选. 温病方证与杂病辨治[M]. 北京：中国医药科技出版社，2017.）

案二：胃脘痛。杨某某之母，女，73岁，陕西岐山县人。1973年10月19日初诊。长期胃痛，久治不愈，剧则坐卧不宁，引及脐周膨胀，平素纳差腹满，纳食后，自觉食物堵在胃脘不下，时有作酸。舌淡白润，脉虚弦缓。辨为寒湿中阻，气机壅塞，土虚木乘，肝胃不和证。拟温中理气行湿，两调肝胃之法，用柴胡桂枝汤合加味导气汤化裁。柴胡7.5g，黄芩7.5g，清半夏9g，党参9g，白芍9g，桂枝6g，槟榔9g，川楝子7.5g，吴茱萸4.5g，木瓜9g，小茴香7.5g，木香4.5g，炙甘草4.5g，生姜7.5g。上方仅服3剂，胃痛腹胀全消而告痊愈。以后偶尔犯病，再服上方即止。现饮食增加，消化良好，一直未见复发。

（张文选. 温病方证与杂病辨治[M]. 北京：中国医药科技出版社，2017.）

案三：睾丸肿痛。赵某某，男，21岁，北京人。2004年9月18日初诊。患左侧睾丸疼痛2周余，左侧睾丸肿胀、疼痛，牵扯左侧下腹部也胀痛不舒，用抗生素睾丸肿痛未见减轻。脉弦长不数，舌胖大有齿痕，苔白厚腻。辨为柴胡桂枝合导气汤证。处方：柴胡12g，黄芩10g，清半夏15g，生姜6g，炙甘草6g，桂枝10g，白芍15g，吴茱萸5g，川楝子10g，小茴香6g，广木香 8g，槟榔 10g，木瓜 10g，苍术 8g。5 剂。2004 年 9 月 25 日复诊：服药后，睾丸肿痛消失，仅仅小腹微有下坠之感。舌淡红，苔白略腻，脉弦缓。用上方去苍术，仿张锡纯升陷汤意，加黄芪 15g、升麻 6g、桔梗 6g。5 剂。诸症痊愈。

（张文选. 温病方证与杂病辨治[M]. 北京：中国医药科技出版社，2017.）

鉴别 柴胡桂枝汤和桂枝柴胡各半汤加吴萸楝子茴香木香汤均治疗少阳兼太阳表证，柴胡桂枝汤以邪犯少阳，太阳表证未解为主。桂枝柴胡各半汤加吴萸楝子茴香木香汤在邪犯少阳兼太阳表证的基础上兼有肝气犯胃，寒凝气滞证。桂枝柴胡各半汤加吴萸楝子茴香木香汤在柴胡桂枝汤的基础上加上了吴茱萸、川楝子、茴香、木香以行气止痛、温中燥湿。二者区别见表 7-5。

表 7-5 柴胡桂枝汤、桂枝柴胡各半汤加吴萸楝子茴香木香汤鉴别

	柴胡桂枝汤	桂枝柴胡各半汤加吴萸楝子茴香木香汤
病证	发热、微恶寒、肢节烦疼、微呕、胸胁心下微满、伴有舌苔薄白、脉浮弦	头痛、寒热往来、胸胁疼痛、口苦、咽干、少腹牵引两阴疼痛不适、舌淡红、苔白、脉浮弦细
病机	枢机不利、营卫不和	肝凝气滞、肺燥湿阻
治法	和解少阳、调和营卫	疏利肝胆、行气宣肺
药物	桂枝、黄芩一两半、人参一两半、炙甘草一两、半夏二合半、芍药一两半、大枣六枚、生姜一两半、柴胡四两	桂枝、吴茱萸、黄芩、柴胡、人参、广木香、生姜、白芍、大枣去核、川楝子、小茴香、半夏、炙甘草
用法	上九味，以水七升，煮取三升，去滓。温服一升。	水煎服

五、肝木乘脾

肝木乘脾是指热入厥阴、肝火炽盛、犯胃乘脾所致的证候，属肝脾不和。常见症状有消渴、脘痞胀满、腹痛泄泻、舌灰等。

主症 消渴，烦热，脘痞腹胀疼痛，恶心呕吐，下利，舌灰。

病机 肝热冲逆、犯胃乘脾。

治法 清肝泄热、温脾消痞。

方药 椒梅汤。

椒梅汤（酸苦复辛甘法，即仲景乌梅丸法也）（《温病条辨·下焦篇》三十七）

黄连二钱　黄芩二钱　干姜二钱　白芍三钱　川椒（炒黑）三钱　乌梅（去核）三钱　人参二钱　枳实一钱五分　半夏二钱

水八杯，煮取三杯，分三次服。

本方乃乌梅丸的化裁方，由乌梅丸去细辛、附子和桂枝，去黄柏加黄芩，白芍易当归，再加半夏、枳实而成，方中合入半夏泻心汤，增强对中焦气机的调节。

应用

1. **暑温** 暑邪深入厥阴证，病机为厥阴热盛、中焦虚寒、肝木乘脾，证属肝热脾寒。症见消渴，烦热，胃胀，呕吐，腹痛，下利，舌灰等。如“暑邪深入厥阴，舌灰。消渴，心下板实，呕恶吐蛔，寒热，下利血水，甚至声音不出，上下格拒者，椒梅汤主之”。（《温病条辨·下焦篇》三十七）

2. **蛔虫病**　热入厥阴，蛔虫内扰证，病机为厥阴热盛、中焦虚寒、蛔虫内扰，证属寒热错杂。症见口渴，烦热，腹痛时作，下利，呕吐蛔虫等。

3. **腹痛**　肝木乘土证，病机为中焦虚寒、肝经热盛、克犯脾土，证属肝木乘脾。症见消渴，烦热，脘腹胀满，胃痛泛酸，腹痛喜温，泄泻，或伴有便血，舌质红，舌苔灰等。

病案选录

案一：暑温。万，暑邪不解，陷入厥阴，舌灰消渴，心下板实，呕恶吐蛔，寒热，下利血水，最危之症。暑邪入厥阴。

川连、黄芩、干姜、生白芍、川椒、乌梅、人参、枳实。

（清·叶桂. 临证指南医案[M]. 北京：人民卫生出版社，2006.）

案：暑邪不解，内入厥阴，肝经热盛则消渴舌灰；肝经热盛，侵犯阳明，中焦气机痞塞则心下板实；肝木乘脾，脾虚下陷则下利，脾不统血则下血；上热下寒，蛔虫上扰，胃气上逆则泛恶吐蛔；故用椒梅汤，清肝和胃，温脾消痞。

案二：暑温。江，暑邪深入厥阴，舌缩，少腹坚满，声音不出，自利，上下格拒，危期至速。勉拟暑门酸苦泄热、辅正祛邪一法。

黄连、淡干姜、乌梅、生白芍、半夏、人参、枳实。

（清·叶桂. 临证指南医案[M]. 北京：人民卫生出版社，2006.）

按：暑邪内犯厥阴，肝阴内耗，筋脉失养则舌缩，声音不出，故用黄连、白芍、乌梅等酸苦之药，清肝泄热，补益肝阴；患者本身脾寒，故自利，当用辛甘之人参、干姜温中健脾；少腹坚满，上下气机不通，故以枳实、半夏，辛开苦降法，交通上下气机。

案三：蛔虫病。王，厥阴吐蛔，寒热干呕，心胸格拒，舌黑，渴不欲饮，极重之证。

乌梅肉一钱半、桂枝木一钱炒黑、炒黑川椒四分、白芍一钱、小黄连三分、黄芩一钱、生淡干姜一钱。

（清·叶桂. 临证指南医案[M]. 北京：人民卫生出版社，2006.）

按：本案属于寒热错杂的蛔虫病，故用椒梅汤法，去人参、枳实、半夏，加桂枝，以清热缓肝、温中健脾、安蛔止痛。

案四：胃痛。徐某某，男，40岁。患胃脘痛1年，其痛上抵心胸，脘腹自觉有一股凉气窜动，有时则变为灼热之气由胃上冲咽喉。在某医院检查，诊为“慢性浅表性胃炎”，经服中、西药收效不明显。病人饮食日渐衰退，腹部胀满，少寐，小便黄大便不燥。视其舌质红绛，切其脉弦。此证为厥阴郁勃之气上冲于胃，胃气被阻，不得通降所致。拟寒热并用之法以调肝和胃，疏方：黄连6g，川楝子10g，乌梅12g，白芍15g，生姜10g，川椒9g，当归15g，陈皮10g，枳壳10g，香附15g，郁金12g。服药5剂，胃痛即止，气窜证消失，食欲有所增加，腹部微有胀满，再于上方中加焦三仙30g，厚朴10g，连服3剂，诸证皆安。

（陈明，刘燕华，李芳. 刘渡舟临证验案精选[M]. 北京：学苑出版社，1996.）

鉴别　椒梅汤和乌梅丸均治疗肝经热盛、犯胃乘脾、脾虚肠寒所导致的蛔虫病和泄泻证。两方均用乌梅、黄连酸苦之法以清肝之热，缓肝之急；用人参、干姜、川椒等辛甘之法以温中理气。但乌梅丸侧重于治疗脾脏虚寒，重用辛温之药，如附子、细辛、桂枝等；椒梅汤侧重于治疗中焦痞胀，药用黄芩、黄连和半夏、干姜，以辛开苦降，清热温中。二者区别见表7-6。

表 7-6 椒梅汤、乌梅丸鉴别

	椒梅汤	乌梅丸
病证	消渴、烦热、脘痞胀满、恶心呕吐、下利、腹痛、舌灰	消渴、胃中疼热、气上撞心、腹痛下利、呕吐蛔虫、肢厥
病机	寒热错杂、肝脾失调	寒热错杂、蛔虫内扰
治法	清肝泄热、温脾消痞	清肝温脾、安蛔止痛
药物	生黄连二钱、黄芩二钱、干姜二钱、白芍三钱、川椒三钱、乌梅三钱、人参二钱、枳实一钱五分、半夏二钱	乌梅三百枚、细辛六两、干姜十两、黄连十六两、当归四两、炮附子六两、蜀椒四两、桂枝、人参、黄柏各六两
用法	水八杯，煮取三杯，分三次服	上药十味，异捣筛，合治之。以苦酒渍乌梅一宿，去核，蒸之五斗米下，饭熟捣成泥，和药令相得，内臼中，与蜜杵二千下，丸为梧桐子大，先食，饮服十丸，日三服。稍加至二十丸，禁生冷，滑物，臭食等

六、寒 滞 肝 脉

寒滞肝脉是指寒湿侵犯肝经、气机郁滞、血行不利、筋脉不舒导致的证候。常见症状有寒热往来、当脐痛或胁下偏痛，舌白滑，或无苔不渴、脉弦反数等。

主症 寒热往来，胁痛，或少腹痛，或寒疝，或睾丸牵引作痛，舌淡、苔白腻，脉弦紧。

病机 肝寒气滞、筋脉拘急。

治法 暖肝散寒、温经止痛。

方药 椒桂汤、大黄附子汤、天台乌药散。

1. **椒桂汤**（苦辛通法）(《温病条辨·下焦篇》五十二）

川椒(炒黑)六钱 桂枝六钱 良姜三钱 柴胡六钱 小茴香四钱 广皮三钱 吴茱萸(泡淡)四钱 青皮三钱

急流水八碗，煮成三碗，温服一碗，覆被令微汗佳；不汗，服第二碗，接饮生姜汤促之；得汗，次早服第三碗，不必覆被再令汗。

2. **大黄附子汤**（苦辛温下法）(《温病条辨·下焦篇》五十三）

大黄五钱 熟附子五钱 细辛三钱

水五杯，煮取两杯，分温二服。

3. **天台乌药散**（苦辛热急通法）(《温病条辨·下焦篇》五十四）

乌药五钱 木香五钱 小茴香(炒黑)五钱 良姜五钱 青皮五钱 川楝子十枚 巴豆七十二粒 槟榔五钱

先以巴豆微打破，加麸数合，炒川楝子，以巴豆黑透为度，去巴豆、麸子不用，但以川楝同前药为极细末，黄酒和服一钱。不能饮者，姜汤代之。重者日再服，痛不可忍者，日三服。

应用

1. **寒疝** 寒湿滞肝所致的寒疝，病机为寒湿困阻、肝失疏泄、筋脉不舒，症见往来寒热，脐周腹痛，胁痛，舌苔白滑，脉弦等。如“暴感寒湿成疝，寒热往来，脉弦反数，舌白滑，或无苔不渴，当脐痛，或胁下痛，椒桂汤主之”。《温病条辨·下焦篇》五十二）

2. **便秘** 寒邪凝滞肝经所致的便秘，病机为寒凝气滞、脾虚不运、大肠传导无力，证属寒凝便秘。症见胁下偏疼，发热，大便干，舌淡，苔白滑，脉紧弦。如“寒疝脉弦紧，胁下偏

痛发热，大黄附子汤主之”。《温病条辨·下焦篇》五十三）

3. **疝瘕** 寒湿疝瘕，病机为寒湿客于肝肾、气滞不畅、血行郁滞，证属寒湿血瘀互结。症见当脐疼痛，腹部硬满拒按，或牵引睾丸疼痛，舌沉暗，脉紧弦。如“寒疝少腹或脐旁，下引睾丸，或掣胁，下掣腰，痛不可忍者，天台乌药散主之”。《温病条辨·下焦篇》五十四）

病案选录

案一：腹痛。乙酉四月十九日，傅，五十七岁。感受燥金之气，腹痛泄泻呕吐。现在泄泻虽止，而呕不能食，腹痛仍然，舌苔白滑，肉色刮白。宜急温之，兼与行太阴之湿。

茯苓块五钱、吴萸二钱、川椒炭三钱、姜半夏五钱、良姜二钱、益智仁二钱、生苡仁五钱、广皮三钱、公丁香一钱。煮三杯，分三次服。

二十二日，背仍痛，于原方加良姜一钱、吴萸二钱、桂枝五钱。

二十七日，已效，阴气未退，再服三帖，分四日服完。

五月初三日，痛减，呕与泄泻俱止，减川椒、吴萸、良姜之半，再服六帖。

十三日，阴未化，阳自不复，且心下坚大如盘，脉如故，再服。

（清·吴瑭. 吴鞠通医案[M]. 北京：中国中医药出版社，2006.）

按：此为秋天感受寒湿，导致中焦寒湿内阻，气机升降失调，二诊用川椒炭、桂枝、吴茱萸、高良姜、广皮，正为椒桂汤法，取其苦辛散寒祛湿、行气化浊之效。

案二：腹痛。钟大满，腹痛有年，理中四逆辈皆已服之，间或可止。但痛发不常，或月数发，或二月一发，每痛多为饮食寒冷之所诱致。自常以胡椒末用姜汤冲服痛得暂解。一日，彼晤余戚家，谈其痼疾之异，乞为诊之。脉沉而弦紧，舌白润无苔，按其腹有微痛，痛时牵及腰胁，大便间日 1 次，少而不畅，小便如常。吾曰：“君病属阴寒积聚，非温不能已其寒，非下不能荡其积，是宜温下并行。而前服理中辈无功者，仅祛寒而不逐积耳。依吾法两剂可愈。”彼曰：“吾固知先生善治异疾，倘得愈，感且不忘。”即书予大黄附子汤：大黄四钱，乌附三钱，细辛一钱五分。并曰：“此为《金匮》成方，屡用有效，不可为外言所惑也。”后半年相晤，据云：“果两剂而瘥。”

（赵守真. 治验回忆录[M]，北京：人民卫生出版社，2008.）

案三：疝瘕。丙辰年，瑭治一山阴幕友车姓，年五十五岁，须发已白大半，脐左坚大如盘，隐隐微痛，不大便数十日，先延外科治之，外科以大承气下之，三四次终不通，延余诊视，按之坚冷如石，面色青黄，脉短涩而迟，先尚能食，屡下之后，糜粥不进，不大便已四十九日，余曰：此癥也，金气之所结也。以肝本抑郁，又感秋金燥气，小邪中里，久而结成，愈久愈坚，非下不可，然寒下非其治也。以天台乌药散二钱，加巴豆霜一钱，姜汤和服，设三服以待之，如不通，第二次加巴豆霜分半；再不通，第三次加巴豆霜二分。服至三次后，始下黑亮球四十九枚，坚莫能破，继以苦温甘辛之法调理，渐次能食。又十五日不大便，余如前法下之，第二次而通，下黑亮球十五枚，虽亦坚结，然破之能碎，但燥极耳。外以香油熬川椒，熨其坚处，内服苦温芳香透络，月余化尽。于此证，方知燥金之气伤人如此，而温下寒下之法，断不容紊也。

（清·吴瑭. 吴鞠通医案[M]. 北京：中国中医药出版社，2006.）

按：本案为寒湿阻滞下焦导致的癥瘕，误用苦寒泻下，伤及脾胃，寒湿凝结更甚。吴氏采用天台乌药散二钱，加巴豆霜一钱，姜汤和服，以苦温甘辛之法调理，温下而不伤正，渐次能食，可谓胆大心细。

鉴别 椒桂汤、大黄附子汤和天台乌药散均治疗寒疝腹痛证，但三者的主治功效不同，椒桂汤以暖肝散寒、行气止痛为主，主要治疗暴感寒湿引起的寒疝腹痛；大黄附子汤以温里散寒、通便止痛为主，主要治疗寒邪凝滞肝经导致的寒疝便秘；天台乌药散以行气疏肝、散寒止痛为主，主要治疗寒湿侵犯肝肾导致气机郁滞、寒湿血瘀互结而引起的寒疝癥瘕，为寒疝之重症。三者区别见表 7-7。

表 7-7 椒桂汤、大黄附子汤、天台乌药散鉴别

	椒桂汤	大黄附子汤	天台乌药散
病证	寒热往来，当脐痛，或胁下偏痛，寒疝，少腹或脐旁，下引睾丸，或掣胁，下掣腰，痛不可忍，舌白滑，脉弦反数	腹痛便秘，胁下偏痛，发热，手足厥冷，舌苔白腻，脉弦紧	当脐疼痛、腹部硬满拒按，或牵引睾丸疼痛、舌沉暗、脉紧弦
病机	肝寒气滞、腹痛寒疝	寒积里实	肝肾寒湿、气滞不畅
治法	温肝散寒、止寒疝痛	温里散寒、通便止痛	行气疏肝、散寒止痛
药物	炒黑川椒六钱、桂枝六钱、良姜三钱、柴胡六钱、小茴香四钱、广皮三钱、吴泡淡茱萸四钱、青皮三钱	大黄三两、炮附子三枚、细辛二两	乌药五钱、木香五钱、炒黑小茴香五钱、良姜五钱、青皮五钱、川楝子十枚、巴豆七十二粒、槟榔五钱
用法	急流水八碗，煮成三碗，温服一碗，覆被令微汗佳；不汗，服第二碗，接饮生姜汤促之；得汗，次早服第三碗，不必覆被再令汗。	上三味，以水五升，煮取二升，分温三服。若强人煮二升半，分温三服。服后如人行四五里，进一服	先以巴豆微打破，加麸数合，炒川楝子，以巴豆黑透为度，去巴豆、麸子不用，但以川楝同前药为极细末，黄酒和服一钱。不能饮者，姜汤代之。重者日再服，痛不可忍者，日三服

七、寒热错杂

寒热错杂又称肝热中寒证，指邪热日久、深入厥阴、肝经郁热、中阳不足所致的证候，多见于温病后期。常见症状有发热、消渴、脘腹痞结冷痛、呕吐泛恶、腹痛泄泻、舌质红、苔白等。

主症 发热，劳后加重，消渴，脘腹痞满，泛恶欲呕，烧心泛酸，腹痛泄泻，舌质红、苔白。

病机 肝经郁热、中阳亏虚。

治法 清肝泄热、温中消痞。

方药 减味乌梅丸、乌梅丸。

1. **减味乌梅丸**（酸苦为阴，辛甘为阳复法）（《温病条辨·下焦篇》六十二）

半夏　黄连　干姜　吴萸　茯苓　桂枝　白芍　川椒（炒黑）　乌梅

本方为乌梅丸减细辛、附子、黄柏、当归、人参，加白芍、吴茱萸、半夏、茯苓而成，全方酸苦、苦辛并用，为治疗厥阴阳明同病、寒热错杂病证的有效方剂。

2. **乌梅丸**（酸甘辛苦复法。酸甘化阴，辛苦通降，又辛甘化阳，酸苦为阴）（《温病条辨·下焦篇》七十二）

乌梅　细辛　干姜　黄连　当归　附子　蜀椒（炒焦去汗）　桂枝　人参　黄柏

此《伤寒论》乌梅丸本方之药物组成。

应用

1. **劳疟** 疟疾后期，肝热胃寒的劳疟，病机为疟邪久羁、深入厥阴、肝经郁热、胃阳不足所致的证候。证属发热，劳累后加重，胃脘痞满，攻冲作痛，烧心泛酸，呕吐泛恶，腹痛泄泻，舌淡少苔，脉虚弦数。如“厥阴三疟，日久不已，劳则发热，或有痞结，气逆欲呕，减味乌梅圆法主之”。（《温病条辨·下焦篇》六十二）

2. **痢疾** 痢疾后期，病机为痢疾日久、伤及厥阴、肝气冲逆、乘犯阳明、中气大虚所致的证候，证属寒热错杂痢。症见痢疾日久，腹痛下利，干呕，心中烦热，气上撞心，饥不欲食。如“久利伤及厥阴，上犯阳明，气上撞心，饥不欲食，干呕腹痛，乌梅丸主之”。（《温病条辨·下焦篇》七十二）

病案选录

案一：劳疟。蔡氏，三日疟，一年有余。劳则欲发内热。素有结痞，今长大攻走不定，气逆欲呕酸，经闭四载。当厥阴阳明同治。

半夏、川连、干姜、吴萸、茯苓、桂枝、白芍、川椒、乌梅。

（清·叶桂. 临证指南医案[M]. 北京：人民卫生出版社，2006.）

按：证见劳则发热、经闭四载为中焦气血亏虚之象；结痞攻走不定、气逆欲呕酸为厥阴侵犯阳明之征。此由厥阴肝气冲逆，乘犯阳明，胃阳大虚，阴寒内结所致。故用乌梅丸化裁，泄肝安胃，辛甘通阳。

案二：胃痛。孔某某，男，39岁。2005年4月23日初诊。胃脘疼痛，连及左胁下疼痛不舒，时恶心，泛酸甚，脘胁胀，胸部闷，大便溏，心烦，急躁易怒。舌边尖红起刺，苔白略腻水滑，脉弦大浮略数。辨为减味乌梅丸证，处方：清半夏15g，干姜8g，吴茱萸3g，黄连10g，枳实12g，生白芍10g，桂枝10g，茯苓30g，乌梅10g，炒花椒3g。6剂。2005年4月29日二诊：胃痛、胁下痛止，不再泛酸。唯口微干，心烦急躁。舌红，苔白略腻，脉弦大略数。改用小柴胡汤加减，6剂，诸症告愈。

（张文选. 温病方证与杂病辨治[M]. 北京：人民卫生出版社.）

鉴别 减味乌梅丸和乌梅丸均治疗邪热久羁，厥阴乘犯阳明的寒热错杂证。但二者的病机和主治各有侧重，减味乌梅丸主要治疗肝热胃寒型的疟疾日久证，治疗以清肝泄热、温胃消痞为主；乌梅丸主要治疗肝胃郁热、脾虚肠寒的痢疾日久证，治疗以清肝泄胃、温脾散寒为主，乌梅丸亦可以治疗蛔厥证。二者区别见表7-8。

表7-8 减味乌梅丸、乌梅丸鉴别

	减味乌梅丸	乌梅丸
病证	发热、劳累后加重、脘腹痞满、泛恶欲呕	痢疾日久、腹痛下利、干呕、心中烦热、气上撞心、饥不欲食
病机	肝气冲逆、乘犯阳明、阴寒内结	肝胃郁热、脾虚肠寒
治法	清肝泄热、温胃消痞	清肝泄胃、温脾散寒
药物	半夏、黄连、干姜、吴萸、茯苓、桂枝、白芍、川椒、乌梅	乌梅三百枚、细辛六两、干姜十两、黄连十六两、当归四两、炮附子六两、蜀椒四两、桂枝六两、人参六两、黄柏六两
用法	水煎服	上十味，异捣筛，合治之，以苦酒渍乌梅一宿，去核，蒸之五斗米下，饭熟捣成泥，和药令相得，内臼中，与蜜杵二千下，丸如梧桐子大，先食饮服十丸，日三服，稍加至二十丸，禁生冷滑物臭食等

第二节　胆（少阳）证类

胆（少阳）证类，是指外邪侵袭胆腑或少阳胆经导致少阳功能失常的一类证候，多见于温病中期，包括热入少阳证、热郁胆腑证、胆火上逆证、热恋胆热证等。胆类证多因风热、温热、暑热、湿热等病邪侵袭少阳胆所致，见于风温、春温、暑温、湿温、伏暑等疾病，属于卫气营血辨证中气分证范畴。温病胆类证虽以少阳为主，但因感受的病邪不同，其病位与临床表现亦有区别，总以温邪侵袭胆腑或少阳经脉致使热入少阳、胆腑热郁、枢机不利为基本病机，主要症状为寒热往来、口苦、干呕、烦渴、两胁满闷、舌红、苔黄、脉弦数等。根据温病学的基本内容以及引起胆类证的病邪属性，本章将胆类证分为热入少阳、热郁胆腑、胆火上逆和热恋肝胆等四类证候，其中兼有其他证候但以少阳胆热为主者亦归于本章论述。胆证类除见于温病中期，尚可见于发热、失眠、胁痛、黄疸、疟疾、围绝经期综合征等内科疾病。

一、热入少阳

热入少阳又称邪在少阳证，是指时邪或疫毒直犯少阳、枢机不利所致的证候。常见症状有寒热往来、口苦、咽干、胸胁苦满、舌质红、苔薄黄、脉弦等。

主症　往来寒热，胸胁苦满，默默不欲饮食，心烦，舌红苔黄，脉弦数。

病机　邪犯少阳、枢机不利。

治法　和解少阳、条达枢机。

方药　柴胡汤。

柴胡汤（《温疫论·卷上》盗汗）

柴胡三钱　黄芩一钱　陈皮一钱　甘草一钱　生姜一钱　大枣二枚

古方用人参半夏，今表里实，故不用人参。无呕吐，不加半夏。

应用温疫论柴胡汤方时，注意原文所述“今表里实，故不用人参。无呕吐，不加半夏”。本方由《伤寒论》的小柴胡汤加减而成，重在和解，少阳病正气不虚者宜。

应用

1. **盗汗**　热入少阳之盗汗，病机为邪阻少阳、迫津外泄，证属邪阻少阳。症见睡时汗出，醒后汗止，舌质红，舌苔薄黄，脉弦数等，用柴胡汤和解少阳、透邪外达。如“今内有伏热，而又遇卫气，两阳相搏，热蒸于外则腠理开而盗汗出矣。若内伏之邪一尽，则盗汗自止，设不止者，宜柴胡汤以佐之”。（《温疫论·卷上篇》盗汗）

2. **疟疾**　热入少阳之疟疾，病机为邪犯少阳、正气虚损，证属邪入少阳，症见往来寒热，休作有时，头痛，汗出而解，反复发作，甚或伴见神昏谵语，胁下有痞块，舌质淡，苔微黄，脉沉细无力等，用小柴胡汤扶助正气，抗邪外出。如“疟邪久扰，正气必虚，清阳失转运之机，浊阴生窃踞之渐，气闭则痰凝血滞，而块势成矣。胁下乃少阳厥阴所过之地，按少阳、厥阴为枢，疟不离乎肝胆，久扰则脏腑皆困，转枢失职，故结成积块，居于所部之分”。（《温病条辨·下焦篇》三）

3. **胁痛**　胁痛初起，病机为气机郁滞、脉络失和，或胆汁淤积，证属肝郁气滞。症见自觉一侧或两侧胁肋部疼痛，或切按则痛，舌质淡，苔微黄，脉弦等。如“发热恶寒，早轻暮重，神糊谵语，如见鬼状，胁痛胸闷，口苦苔黄，少腹痛拒按，腑气不行，脉象弦数，症势重险，恐再进一步则入厥阴矣。姑拟小柴胡汤，加清热通瘀之品，一以和解枢机之邪，一以引瘀热而下行，冀其应手为幸”。（《丁甘仁医案》）可用小柴胡汤去人参以疏肝理气、利胆通络。

4. **热入血室**　热入血室，病机为邪热相搏、气滞血结，证属阳盛血热。症见妇女月经期或经行前后，骤然寒热往来，或高热、烦渴，或头汗出，下腹或胸胁硬满，甚则谵语，或白天神清，夜晚谵妄，舌红绛，苔黄，脉数等。《温疫论》中论述了妇人热入血室的病位、病机特点、治疗。病位以少阳胆经为主，如“盖卫气昼行于阳，不与阴争，故昼则明了，夜行于阴，与邪相搏，故夜则发热谵语。至夜止发热而不谵语者，亦为热入血室……”，病机以气滞血结为主，如“……若有如结胸状者，血因邪结也”。治以柴胡汤和针刺期门为主，如“……当刺期门以通其结，治之以柴胡汤，治之不若刺者功捷”。《温热论》中治以柴胡汤去人参，如“若热邪陷入，与血相结者，当宗陶氏小柴胡汤去参、枣加生地、桃仁、楂肉、丹皮或犀角（现水牛角代）等”。

病案选录

案一：疟疾。伊芳氏，二十二岁，正月初七日。妊娠七月，每日午后，先寒后热，热至戌时，微汗而解。已近十日，此上年伏暑成疟，由春初升发之气而发，病在少阳，与小柴胡法。

柴胡五钱、黄芩（炒）三钱、炙甘草二钱、半夏四钱、人参二钱、生姜三钱、大枣二枚。

一帖，寒热减。二帖，减大半。第三日用前方三分之一，全愈。

（清·吴瑭. 吴鞠通医案[M]. 北京：中国中医药出版社，2006.）

按：本案为邪犯少阳，正气虚损所导致，方中柴胡透半表之邪热，黄芩清半里之热，半夏、生姜和胃降逆，人参、大枣益气补中，扶正祛邪，防止邪热内传，甘草调和诸药。全方和解少阳，祛邪截疟。

案二：胁痛。先寒后热，胁痛腰痛，少阳证也，议从少阳领邪外出太阳法。

柴胡六钱、黄芩三钱、党参三钱、桂枝四钱、半夏钱半、炙甘草三钱、羌活钱半、生姜三片。

（清·叶天士. 临证指南医案[M]. 北京：中国医药科技出版社，2020.）

按：本案为少阳胁痛，治疗从少阳领邪外出，柴胡透泄少阳之邪从外而散，疏泄气机之郁滞，黄芩助柴胡以清少阳邪热，柴胡升散，得黄芩降泄，则无升阳劫阴之弊；桂枝解肌调和营卫，羌活止痛，半夏、生姜降逆和胃，党参扶助正气，俾正气旺盛，则邪无内向之机，可以直从外解。

案三：热入血室。

病者：黄氏妇，年三十余岁，住湘乡。

病名：热入血室。

原因：适月事来，因感寒中断，异数十里至余馆求诊。

证候：往来寒热，少腹及胁下疼痛如被杖，手不可近。

诊断：脉弦数，舌苔白而暗。即《伤寒论》热入血室，其血必结，故使如疟状也。

疗法：与小柴胡加归、芍、桃仁、红花、荆芥炭，活血通瘀。

处方：川柴胡钱半、青子黄芩一钱（酒炒）、姜半夏钱半、清炙草六分、当归须二钱、赤芍一钱、光桃仁三钱、片红花一钱、荆芥炭一钱、鲜生姜一钱、大红枣两枚。

效果：连服两剂，大便下黑粪而瘥。

（何廉臣. 全国名医验案类编[M]. 福州：福建科学技术出版社，2003.）

鉴别 柴胡汤和大柴胡汤二者均有和解少阳之功，均可用于少阳病的治疗，柴胡汤以和解为主，主要用于少阳证，为少阳证之主方，大柴胡汤是由小柴胡汤合小承气汤加减而来，是小柴胡汤去人参、甘草，加大黄、枳实、芍药而成，以和解为主，与泻下并用，属于解表攻里之剂，主要用于少阳未解，阳明化热之证。二者区别如表 7-9 所示。

表 7-9 柴胡汤、大柴胡汤鉴别

	柴胡汤	大柴胡汤
病证	往来寒热、胸胁苦满、默默不欲饮食、心烦喜呕、舌苔白、脉弦细	寒热往来、胸胁苦满、郁郁微烦、呕不止、心下急或痞硬、大便秘结或下利臭秽不爽，舌红苔黄、脉弦数
病机	邪犯少阳、枢机不利	枢机不利、腑实内结
治法	和解少阳、疏理气机	和解少阳、泻热破结
药物	柴胡三钱、黄芩一钱、陈皮一钱、甘草一钱、生姜一钱、大枣二枚	柴胡半斤，黄芩、芍药各三两，半夏半升，生姜五两，枳实四枚，大枣十二枚
用法	水煎两次，煮取三升，取一升，分三次温服	去滓再煎，温服一升，日服三次

（一）兼暑湿

主症 寒热如疟，或但热不寒，伴见胸腹灼热，大便溏而黄赤如酱，舌红苔黄腻，脉濡滑数。

病机 暑热挟湿、郁阻少阳。

治法 分消湿热、清泄少阳。

方药 蒿芩清胆汤。

蒿芩清胆汤（《重订通俗伤寒论》）

青蒿脑钱半至二钱 淡竹茹三钱 仙半夏钱半 赤茯苓三钱 青子芩钱半至三钱 生枳壳钱半 陈广皮钱半 碧玉散（包）三钱

水煎服。

蒿芩清胆汤方，以“寒热如疟”为辨证要点，俞根初认为少阳受湿遇热郁，则“三焦之气机不畅，胆中之相火乃炽，故以蒿、芩、竹为君，以清泄胆火；胆火炽，必犯胃而液郁为痰，故以枳壳、二陈，和胃化痰；然必下焦之气机通畅，斯胆中之相火清和，故又佐以碧玉，引相火下泄；使以赤苓，俾湿热下出，均从膀胱而去，此为和解胆经之良方”，脾胃虚弱者慎用。

应用

1. 盗汗 暑湿盗汗，病机为湿阻少阳、枢机不利、郁而化热，证属湿热郁遏少阳。症见睡时汗出，醒后汗止，胁肋胀满，口苦，尿黄，舌红、苔黄厚而腻，脉弦数等，用蒿芩清胆汤清热除湿，上下分消。

2. **疟疾** 暑湿疟疾，病机为暑热内盛、湿阻气机，证属暑湿内蕴。症见寒多热少，或但寒不热，头痛身楚，口不渴，胸胁满闷，神倦乏力，苔白滑或白腻，脉弦紧等，用蒿芩清胆汤清泄少阳暑湿，和解表里，如“此为和解胆经之良方，凡胸痞作呕，寒热如疟者，投无不效”。（《重订通俗伤寒论》）

3. **湿温** 湿温初起，病机为暑湿内伏、郁蒸少阳、枢机不利，证属暑湿伏郁少阳。症见寒热如疟，寒轻热重，口渴，心烦，小便短赤，大便秘结，脘痞，舌质红，苔白腻，脉滑数等。用蒿芩清胆汤清泄少阳，解暑化湿。

病案选录

案一：发热。患者黄某，男，5岁。1976年11月20日初诊。6月底因淋雨后发热，不思饮食，医以外感风寒论治，投以麻、桂、姜、辛等药，热势旋即鸱张，体温达40℃，用多种抗生素、退热剂均无效，先后两次住院治疗。化验、透视等检查均未见异常。前后共治疗五个多月未愈转中医治疗。

证见高热（体温39.5℃），无汗，口渴，腹满纳少，毛发枯黄，小便频数，舌淡、苔腻，脉弦滑数。证属暑湿阻滞三焦，气机不畅，正邪交争则发热无汗，由于发热时间较长，伤津耗气，气不化津，故见舌淡口渴、小便频数，治法应清透少阳，分消走泄，用蒿芩清胆汤加减，处方：青蒿、赤茯苓各15g，黄芩、陈皮、法半夏、竹茹、枳壳各10g，滑石20g，青黛、甘草各3g，乌梅、首乌各12g。两剂，水煎服。

11月22日二诊：药后诸证已有转机，守上方再进行六剂，得战汗如洗，又小汗数日而愈。

按：患者外受雨湿，误用辛温发散，湿郁热蒸留连三焦气分，缠绵五个多月，叶天士谓：“若其邪始终在气分流连者，可冀其战汗透邪，法宜益胃，令邪与汗并，热达腠开，邪从汗出。”又谓：“因其仍在气分，犹可望其战汗之门户，转疟之机括。”益胃者，非补也。盖六腑宜通宜降，以通为补。方中二陈汤疏胆和胃化湿阻，青蒿、黄芩、碧玉散清透少阳、运转枢机，共奏清热化湿、分消走泄之效，此即所谓“开战汗之门户”“转疟之机括”也。辨治合宜，故能药仅八剂而病愈。至于加乌梅、首乌者，是虑其长期发热，津气耗伤太重，用此两味图其酸甘化阴以滋汗源，亦所谓“超于规矩之外，仍不离规矩之中”也。

[李龙骧，李成文，赵祚忠. 蒿芩清胆汤治发热不退两则[J]. 新中医，1986（11）：21-22.]

案二：湿温。其人本有痰饮喘咳，服小青龙，胃口已开。连日午后颇有寒热，正当暑湿流行之际，恐成疟疾，且与宣通三焦。

杏仁三钱、半夏四钱、云苓皮五钱、白蔻仁钱半、枳实三钱、苡仁五钱、广皮三钱、藿梗三钱、青蒿二钱。二帖。

（清·吴瑭. 吴鞠通医案[M]. 北京：中国中医药出版社，2006.）

按：该案最初为痰饮病，吴鞠通先用小青龙汤，中间歇数十日至六月中旬，正当暑湿流行之际，有寒热往来表现，担心其有疟疾，故方中以藿梗祛湿解表，化湿除风，白蔻仁理气宽中，燥寒湿，青蒿清热解暑除蒸，截疟。余半夏、茯苓皮、枳实、薏苡仁等祛湿和胃。用蒿芩清胆汤清泄少阳，佐以杏仁、白蔻仁、薏苡仁宣畅气机，清热祛湿，证药相符，故而获愈。

鉴别 蒿芩清胆汤与小柴胡汤均能和解少阳，用于邪在少阳，往来寒热，胸胁不适者。但小柴胡汤和解中兼有益气扶正之功，宜于邪踞少阳，胆胃不和者；蒿芩清胆汤和解之中兼具清热利湿、理气化痰之效，宜于少阳胆热偏重，兼有湿热痰浊者。二者区别见表 7-10。

表 7-10 蒿芩清胆汤、小柴胡汤鉴别

	蒿芩清胆汤	小柴胡汤
病证	寒热如疟、热重寒轻、胸胁痞闷、两胁胀满、呕恶口苦、舌苔黄腻、脉滑数	往来寒热、胸胁苦满、默默不欲饮食、心烦喜呕、舌苔白、脉弦细
病机	暑湿内蕴、郁阻少阳	邪犯少阳、枢机不利
治法	清泄少阳、解暑化湿	和解少阳、益气扶正
药物	青蒿脑一钱半至二钱、淡竹茹三钱、半夏一钱半、赤茯苓三钱、青子芩一钱半至三钱、生枳壳一钱半、陈广皮一钱半、碧玉散（滑石、甘草、青黛）三钱	柴胡半斤、黄芩三两、人参三两、炙甘草三两、生姜三两、半夏半升、大枣十二枚
用法	水煎服	水煎两次，煮取三升，取一升，分三次温服

（二）兼阴津不足

主症 口干咽燥，烦渴引饮，皮肤干燥，眼眶微陷，小便短黄，大便干结，舌质红，舌苔少而干，脉细数。

病机 热邪亢盛、耗伤津液。

治法 解热滋阴、透达膜原。

方药 柴胡清燥汤。

柴胡清燥汤（《温疫论·卷上》下后间服缓剂）

柴胡 黄芩 陈皮 甘草 花粉 知母

姜枣煎服。

应用柴胡清燥汤时，注意原文所述“下后或数下，膜原尚有余邪未尽传胃，邪热与卫气相并，故热不能顿除，当宽缓两日，俟余邪聚胃，再下之，宜柴胡清燥汤缓剂调理”。吴又可认为泻下之后，或者几次泻下之后，膜原还有残存的疫热邪气，由于疫热邪气和病人的卫气互相搏击在一起，所以不能通过泻下使疾病立即痊愈，应当再等待两天，等残余的疫热邪气聚集在胃部的时候，再使用泻下的治疗方法。未泻下之前，应当使用柴胡清燥汤，调理治疗。

应用

1. **战汗** 胆（少阳）证之战汗，病机为邪正交争、余毒未净、伤损阴津，证属余毒伤阴。症见突然发生战栗，继而全身出汗，心悸，口干、唇燥，皮肤干燥，舌质红或绛，舌苔无或少，脉细数。《温疫论》中论述了战汗的发生机制、临床表现、治则及用药。发生机制是经络之气疏通，表里之气相通，正气祛邪外达，邪从汗解，故发为战汗，如“疫邪先传表后传里，忽得战汗，经气输泄，当即脉静身凉，烦渴顿除”。临床表现是战汗，或战汗后热势又起，再度战汗等，如“疫邪表里分传，里气壅闭，非汗下不可。汗下之未尽，日后复热，当复下复汗。温疫下后，烦渴减，腹满去，或思食而知味，里气和也。身热未除，脉近浮，此邪气拂郁于经，表未解也，当得汗解”。治以解热滋阴、透达膜原的柴胡清燥汤，如“如未得汗，以柴胡清燥汤和之，复不得汗者，从渐解也，不可苛求其汗”。

2. **伏暑** 伏暑初起，病机为暑湿内伏、郁蒸少阳、枢机不利，证属暑湿伏郁少阳。症见发热，恶寒，无汗或汗出，头痛，周身酸痛，口渴，心烦，小便短赤，脘痞，舌红苔腻等。用柴胡清燥汤透达膜原、解热生津。

病案选录

案一：阳明病。朱海畴者，年四十五岁，患疫得下证，四肢不举，身卧如塑，目闭口张，舌上苔刺，问其所苦不能答，因问其子，两三日所服何药？云进承气汤三剂，每剂投大黄两许不效，更无他策，惟待日而已，但不忍坐视，更祈一诊。余诊得脉尚有神，下证悉具，药浅病深也。先投大黄一两五钱，目有时而小动，再投，舌刺无芒，口渐开能言。三剂舌苔少去，神思稍爽。

四日服柴胡清燥汤，五日复生芒刺，烦热又加，再下之。七日又投承气养荣汤，热少退。八日仍用大承气，肢体自能少动。计半月，共服大黄十二两而愈。又数日，始进糜粥，调理两月平复。凡治千人，所遇此等，不过三四人而已，姑存案以备参酌耳。

（明・吴有性. 温疫论[M]. 张成博，李晓梅，唐迎雪，点校. 天津：天津科学技术出版社，2003.）

按：吴又可治疗温疫，主张“因证数攻”。本案吴氏据证一而再、再而三地投以攻下方药，使阳明腑实重证得以转危为安。吴氏最先采用大黄，一连三剂，“三剂舌苔少去，神思稍爽”。第四日，吴氏转变就诊思路，针对温疫下后，或数下后，膜原尚有余邪的情况，采用柴胡清燥汤透达膜原，祛除余邪。生动地反映了医家巧妙地运用恒动思维治疗临床复杂病证的特点。

案二：伏暑。不时寒热，饮食渐减，肌肤疮痍，此长夏暑湿内伏，不独在卫，而营亦阻矣，两和营卫，令邪徐徐越出，始可望愈。

焦术、归身、黄芩、炙草、柴胡、半曲、白芍、青皮、陈皮、丹皮。

（清・叶天士. 未刻本叶氏医案[M]. 上海：上海科学技术出版社，2010.）

按：此即长夏暑湿内伏，耗伤津液所导致，发为寒热往来，不欲饮食，皮肤疮疡等症。叶氏用柴胡清燥汤加减以和解祛湿、解热滋阴。柴胡和解表里，黄芩解表清里、透达膜原，陈皮理气和中，焦术、半曲理气健脾，甘草调和诸药。诸药合用，透达膜原，解热生津。

鉴别　柴胡清燥汤与清燥救肺汤均治疗温病下后，余邪仍在，热不能顿除。柴胡清燥汤的病机为热邪亢盛、耗伤津液，主治温疫下后，余邪仍在的病证，治以解热滋阴、透达膜原。清燥救肺汤的病机为温燥伤肺、气阴两伤，主治燥邪伤肺的病证，治以清宣燥热、养阴益气，是治疗秋燥的名方。二者区别见表7-11。

表7-11　柴胡清燥汤、清燥救肺汤鉴别

	柴胡清燥汤	清燥救肺汤
病证	口干咽燥、烦渴引饮、皮肤干燥、眼眶微陷、小便短黄、大便干结、舌质红、舌苔少而干、脉细数	头痛身热、气逆而喘、咽喉干燥、鼻燥、胸满胁痛、心烦口渴、舌干少苔、脉虚大而数
病机	热邪亢盛、耗伤津液	温燥伤肺、气阴两伤
治法	解热滋阴、透达膜原	清燥润肺、养阴益气
药物	柴胡三钱、黄芩二钱、陈皮一钱、甘草一钱、花粉二钱、知母二钱	桑叶三钱、石膏二钱五分、甘草一钱、人参七分、胡麻仁一钱、阿胶八分、杏仁七分、麦门冬一钱、杏仁七分、枇杷叶一钱
用法	姜枣煎服	水煎服

（三）兼阴虚热盛

主症 夜热早凉或夜热较甚，或寒热不解，或午后热甚，两颧潮红，盗汗，心烦急躁，口干，小便黄短，大便干结，舌质红而干，舌苔少，脉左弦。

病机 热邪偏盛、阴液亏虚。

治法 滋阴清热、搜邪透络。

方药 青蒿鳖甲汤

青蒿鳖甲汤方（《温病条辨·中焦篇》八十四）

青蒿三钱 知母二钱 桑叶二钱 鳖甲五钱 丹皮二钱 花粉二钱

水五杯，煮取二杯。疟来前，分二次温服。

应用青蒿鳖甲汤时，注意本方实是下焦篇“青蒿鳖甲汤”加减方。即原方去生地，加桑叶、花粉而成。吴氏谓此为“用小柴胡法而小变之”。青蒿领邪外出虽较柴胡力弱，但其芳香辟秽，疏利经络，祛除疟邪的作用则比柴胡强。暑热易于伤阴，所以用鳖甲养阴，且可入络搜邪，知母、花粉清热止渴，更用桑叶清少阳气分，丹皮清少阳血分。合而成为治疗“少阳疟”热伏气营的良方。

应用

1. **黄疸** 阴虚黄疸，病机为肝胆阴亏、虚热内扰、疏泄失常，证属阴虚火旺。症见胁肋胀痛或刺痛，夜热早凉，热退无汗，能食形瘦，身目发黄，呕恶纳呆，舌红少苔，脉沉细略数。以上症状为肝胆阴虚内热之症状，与青蒿鳖甲汤的病机符合，故用青蒿鳖甲汤滋阴清热、利胆退黄。

2. **发热** 内伤阴虚发热，病机为火热内郁、阴液亏虚，证属阴虚火旺。症见夜热早凉或骨蒸潮热，低热或烘热，心烦，失眠，头胀而晕，口燥咽干，大便干结，小便短赤，或阳强易举，遗精，梦交，舌质红、少津或中有裂纹，舌苔少或无，脉细数等，可用《温病条辨》中焦篇或下焦篇青蒿鳖甲汤养阴清热、搜邪外出，其中热较重者，宜用中焦篇即本条青蒿鳖甲汤，如“脉左弦，暮热早凉，汗解渴饮，少阳疟偏于热重者，青蒿鳖甲汤主之”。（《温病条辨·中焦篇》八十三）若以阴津损伤为主者，宜用下焦篇青蒿鳖甲汤，如“夜热早凉，热退无汗，热自阴来者，青蒿鳖甲汤主之”。（《温病条辨·下焦篇》十一）

3. **疟疾** 少阳疟疾，病机为营血不足、邪犯少阳，证属阴虚内热。症见暮热早凉，口苦，咽干，胸胁不适，心烦口渴，舌质红，舌苔少，脉弦细数等，用青蒿鳖甲汤和解少阳，引邪外出，如“脉左弦，暮热早凉，汗解渴饮，少阳疟偏于热重者，青蒿鳖甲汤主之”。（《温病条辨·中焦篇》八十三）

病案选录

案一：黄疸。左脉弦，瘅热知饥，色黄。

青蒿、知母、丹皮、白芍、银柴胡、鳖甲。

（清·叶天士. 未刻本叶氏医案[M]. 上海：上海科学技术出版社，2010.）

按：“瘅”通疸，黄疸病。本案病机为肝胆湿热、阴虚内热，青蒿利胆退黄、清热除湿，鳖甲滋阴潜阳，白芍、知母养阴清热，银柴胡清虚热，牡丹皮凉血泄热，助青蒿透热外出，诸药配伍，清热、透邪、滋阴、退黄四法并施，滋中有清，清中寓透，既透伏热，又滋补阴液，养阴而不恋邪，清热而不伤阴，标本兼顾，共奏养阴透热之功。

案二：内伤发热病。某（女），交夏潮热口渴，肌肤甲错，此属骨蒸潮热。

生鳖甲、银柴胡、青蒿、黄芩、丹皮、知母。

（清·叶桂. 临证指南医案[M]. 北京：人民卫生出版社，2006.）

按：本案是由于盛夏暑热内蕴，阴虚内热所导致。方中以青蒿芳香透络，从少阳领邪外出，鳖甲养阴，且可入络搜邪，黄芩、丹皮清热凉血，并散血中余热，知母清热生津润燥，银柴胡清虚热，增强退热之效。此方有先入后出之妙，青蒿不能直入阴分，有鳖甲领之入也，鳖甲不能独出阳分，有青蒿领之出也。

案三：疟疾。翁，脉左弦，暮热早凉，汗解，渴饮，治在少阳。

青蒿、桑叶、丹皮、花粉、鳖甲、知母。

（清·叶桂. 临证指南医案[M]. 北京：人民卫生出版社，2006.）

按：青蒿领邪外出虽较柴胡力弱，但其芳香辟秽，疏利经络，祛除疟邪的作用则比柴胡强。暑热易于伤阴，所以用鳖甲养阴，且可入络搜邪，知母、花粉清热止渴，更用桑叶清少阳气分，丹皮清少阳血分，合而成为治疗“少阳疟”热伏气营的良方。

鉴别 中焦篇青蒿鳖甲汤与柴胡清燥汤均可用于邪入少阳、阴液损伤，均有养阴清热作用。青蒿鳖甲汤由养阴凉血之知母、鳖甲、丹皮与清热透络之青蒿组成，其滋阴作用较强，多用于温病阴液不足，邪入少阳偏热重者；而柴胡清燥汤为热邪亢盛、耗伤津液之证，主治温疫下后，邪热仍在而阴津不足者，重在解热滋阴、透达膜原。二者区别见表 7-12。

表 7-12 中焦篇青蒿鳖甲汤、柴胡清燥汤鉴别

	中焦篇青蒿鳖甲汤	柴胡清燥汤
病证	夜热早凉或夜热较甚，或寒热不解或午后热甚、两颧潮红、盗汗、口干渴、小便短黄、舌红少苔、脉左弦之少阳疟偏于热重者	口干咽燥、烦渴引饮、皮肤干燥、眼眶微陷、小便短黄、大便干结、舌质红、舌苔少而干、脉细数之温疫下后津伤而膜原余邪未尽者
病机	阴液亏虚、邪伏少阳	热邪亢盛、耗伤津液
治法	滋阴清热、搜邪透络	解热滋阴、透达膜原
药物	青蒿三钱、知母二钱、桑叶二钱、鳖甲五钱、丹皮二钱、花粉二钱	柴胡三钱、黄芩二钱、陈皮一钱、甘草一钱、花粉二钱、知母二钱
用法	水五杯，煮取二杯。疟来前，分二次温服	姜枣煎服

（四）兼寒重热轻

主症 往来寒热，偏于寒重而热轻，胸胁苦满，默默不欲饮食，心烦喜呕，舌苔白，脉弦细。

病机 邪犯少阳、胆火内郁、枢机不利。

治法 和解少阳、条达枢机、温中理气。

方药 小柴胡汤、小柴胡加干姜陈皮汤。

1. **小柴胡汤**（《温病条辨·上焦篇》八十四）

柴胡三钱　黄芩一钱五分　半夏二钱　人参一钱　炙甘草一钱五分　生姜三片　大枣(去

核）二枚

水五杯，煮取二杯，分二次，温服。加减如伤寒论中法。渴甚者去半夏，加瓜蒌根三钱。

应用小柴胡汤方时，注意其加减“加减如伤寒论中法。渴甚者去半夏，加瓜蒌根三钱”。少阳在半表半里之间，邪犯少阳，胆火内郁，枢机不利，内外失和，故其病变可及表里内外，上中下三焦。加之邪正交争，互有胜负，故少阳病变化多端，常见多种或然症，故仲景设小柴胡汤加减法，示人临证宜加减化裁，辨证用药。

2. **小柴胡加干姜陈皮汤**（《温病条辨·上焦篇》八十四）

即于小柴胡汤内，加干姜二钱，陈皮二钱。

水八杯，煮取三杯，分三次，温服。

应用小柴胡加干姜陈皮汤方，注意原文所述“脉弦迟则寒更重矣，金匮谓脉弦迟者，当温之，故于小柴胡汤内，加干姜、陈皮温中，且能由中达外，使中阳得伸，逐邪外出也”。吴氏认为少阳疟，如伤寒少阳证而寒重脉弦迟者，当用小柴胡汤和解少阳，加干姜、陈皮温中理气。

应用

1. **黄疸** 中焦寒湿型黄疸，病机为脾阳不振、寒湿内蕴、阻滞肝胆、疏泄失常，证属寒湿阻滞。症见黄色晦暗，或如烟熏，纳少，脘闷腹胀，大便不实，口淡不渴，舌质淡苔腻，脉濡缓或沉迟，用小柴胡加干姜陈皮汤和解少阳，温中除寒。

2. **疟疾** 少阳疟疾，病机为素体阳虚，复感疟邪，证属邪犯少阳，兼中焦寒湿。症见往来寒热，热少寒多，口不渴，胸脘痞闷，神疲体倦，苔白腻，脉弦等，用小柴胡汤和解表里，温阳达邪，如“其邪浅者，云往来寒热如疟状，而无谵语，用小柴胡汤，是从胆治也。盖往来寒热，是少阳之证，故以小柴胡汤提少阳之邪”。（《温热经纬·卷二》）

3. **热入血室** 妇人热入血室，病机为外感寒邪、入里化热、瘀热相搏、少阳失和，证属表寒里热。症见妇女月经期或经行前后，骤然寒热往来，或高热、烦渴，或头汗出，下腹或胸胁硬满，甚则谵语，或白天神清，夜晚谵妄，舌红绛，苔黄，脉数等，用小柴胡汤和解少阳，泻热透邪，如“考热入血室，《金匮》有五法：第一条主小柴胡，因寒热而用，虽经水适断，急提少阳之邪，勿令下陷为最”。（《临证指南医案·卷九》热入血室）

病案选录

案一：湿温。丁甘仁云：湿温已延月余，身热早轻暮剧。有时畏冷背寒，热盛之时谵语郑声，渴喜热饮，小溲短赤，形瘦骨立，纳谷衰微，舌质红，苔薄黄，脉象虚弦而数，白疹布而不多，色不显明，良由病久正气已虚，太少之邪未罢，蕴湿留恋膜原，枢机不和，颇虑正不敌邪，致生变迁。书云：过经不解，邪在三阳，今拟小柴胡合桂枝白虎汤加减。本虚标实，固本去标为法。

潞党参、软柴胡、生甘草、仙半夏、熟石膏、赤茯苓、炙远志、川桂枝、通草、泽泻、焦谷芽、佩兰叶。

（清·丁甘仁. 丁甘仁医案[M]. 沈庆法，点评. 北京：中国医药科技出版社，2020.）

案二：热入血室。诸右伤寒一候，经水适来，邪热陷入血室，瘀热交结，其邪外无向表之机，内无下行之势。发热恶寒，早轻暮重，神糊谵语，如见鬼状，胁痛胸闷，口苦苔黄，少腹痛拒按，腑气不行，脉象弦数。症势重险，恐再进一步则入厥阴矣。姑拟小柴胡汤加清热通瘀之品，一以和解枢机之邪，一以引瘀热而下行，冀其应手为幸。

柴胡一钱，炒黄芩一钱，羚羊角片八分，藏红花八分，桃仁泥（包）一钱，青皮一钱，绛通草八分，赤芍三钱，清宁丸（包）三钱，生蒲黄（包）二钱。

（清·丁甘仁. 丁甘仁医案[M]. 沈庆法，点评. 北京：中国医药科技出版社，2020.）

鉴别　小柴胡汤和小柴胡加干姜陈皮汤二者均有和解少阳之功，均可用于少阳病的治疗，小柴胡汤以和解为主，主要用于少阳证，小柴胡加干姜陈皮汤是由小柴胡汤加干姜、陈皮二钱而成，以和解为主，与温中理气并用，主要用于少阳未解，寒重热轻之证，主治少阳疟而脉弦迟者。二者区别见表 7-13 所示。

表 7-13　小柴胡汤、小柴胡加干姜陈皮汤鉴别

	小柴胡汤	小柴胡加干姜陈皮汤
病证	往来寒热、胸胁苦满、默默不欲饮食、心烦喜呕、舌苔白、脉弦细	往来寒热、寒重热轻、胸胁苦满、默默不欲饮食、心烦喜呕、舌苔白、脉弦迟
病机	邪犯少阳、枢机不利	邪犯少阳、枢机不利、寒重热轻
治法	和解少阳、条达枢机	和解少阳、温中理气
药物	柴胡三钱、黄芩一钱五分、半夏二钱、人参一钱、炙甘草一钱五分、生姜三片、大枣二枚	柴胡三钱、黄芩一钱五分、半夏二钱、人参一钱、炙甘草一钱五分、生姜三片、大枣二枚、干姜二钱、陈皮二钱
用法	水五杯，煮取二杯，分二次，温服	水八杯，煮取三杯，分三次，温服

二、热郁胆腑

热郁胆腑又称邪热干胆，是指温热邪毒互结，郁闭胆腑气机所致之证候，常见症状有寒热往来、口苦而渴、胸胁不舒、舌质红、苔黄、脉弦数等。

主症　身热，口苦而渴，干呕心烦，小便短赤，胸胁不舒，舌红苔黄，脉弦数。

病机　热郁胆腑、气机郁滞。

治法　苦寒清热、宣郁透泻。

方药　黄芩汤加豆豉玄参方、黄连黄芩汤。

1. **黄芩汤加豆豉玄参方**（《温热逢源》）

黄芩三钱　芍药三钱　甘草（炙）一钱　大枣（擘）三枚　淡豆豉四钱　玄参三钱

水五杯，煮取八分，三杯。温服一杯，日再服，夜一服。

应用黄芩汤加豆豉玄参方时，柳氏指出如果伏邪温病初发时兼有三阳见证，当临证参酌加减，若见恶寒发热、头项疼、腰脊强等太阳表现，宜合阳旦汤；若见壮热鼻干、不得卧等阳明表现，宜加葛根、知母等味；若见寒热往来、口苦胁痛等少阳表现，宜加柴胡、山栀等味。

2. **黄连黄芩汤**（《温病条辨·中焦篇》十九）

黄连二钱　黄芩二钱　郁金一钱五分　香豆豉二钱

水五杯，煮取二杯，分二次服。

应用黄连黄芩汤时，注意原文所述“阳明温病，干呕口苦而渴，尚未可下者，黄连黄芩汤主之”，即阳明温病，患者有作呕现象却无胃内容物吐出，口中有苦味且口渴，这个时候倘无腑实的征象，还不能使用攻下法，而是应该用黄连黄芩汤进行治疗，以黄连、黄芩彻其热，以芳香蒸化其浊也。

应用

1. **春温** 温热初起，病机为热郁胆腑、津液耗伤，证属热郁少阳。症见身热，口苦而渴，干呕心烦，小便短赤，胸胁不舒，舌红苔黄，脉弦数等，用黄芩汤加豆豉玄参方苦寒降泄，微辛宣通。

2. **风温** 外感风温初起，病机为风热外袭、邪伏少阳，证属热郁胆经。症见发热，微恶风寒，咳嗽无痰或痰少而黏，舌边尖红，苔薄白欠润，脉浮数等，用黄连黄芩汤清宣胆腑郁热，如“阳明温病，干呕口苦而渴，尚未可下者，黄连黄芩汤主之”。(《温病条辨·中焦篇》十九)

病案选录

案一：春温。某，二十，脉数暮热，头痛腰疼，口燥，此属温邪。

连翘、淡豆豉、淡黄芩、黑山栀、杏仁、桔梗。

（清·叶桂. 临证指南医案[M]. 北京：人民卫生出版社，2006.）

按：此即凉膈散变通而来，其中有淡黄芩、黑山栀、淡豆豉配伍，构成了苦辛之法，黄芩汤加豆豉玄参方配伍与之雷同。方中淡黄芩、黑山栀苦寒泻火，淡豆豉、连翘清泄里热、透邪外出，杏仁、桔梗宣肺祛痰，全方苦寒微辛、宣通清降。

案二：风温。某，风温从上而入，风属阳，温化热，上焦近肺，肺气不得舒转，周行气阻，致身痛、脘闷、不饥，宜微苦以清降，微辛以宣通，医谓六经，辄投羌防，泄阳气，劫胃汁，温邪忌汗，何遽忘之。

杏仁、香豉、郁金、山栀、瓜蒌皮、蜜炒橘红。

（清·叶桂. 临证指南医案[M]. 北京：人民卫生出版社，2006.）

按：此方治疗风热犯肺、肺失宣肃，以辛凉清肃上焦。风温之邪性属阳热，易从上而入，先伤肺脏，以致肺气不舒，气机阻滞，升降失司，而出现身痛、脘闷等症，治以杏仁、淡豆豉、山栀子之苦清降，郁金、橘红之辛宣通，使肺气得舒，气机通畅，升降复常。

鉴别 黄芩汤加豆豉玄参方与黄连黄芩汤均治疗邪犯少阳、热郁胆腑，黄芩汤加豆豉玄参方适用于伏邪温病初起，胆腑郁热证的治疗，如治疗春温初起热入胆腑之证，以身热，口苦，心烦，脉弦数为辨证要点。如胆经郁热较甚，可改用吴鞠通之黄连黄芩汤，以清宣少阳郁热。二者区别见表 7-14。

表 7-14 黄芩汤加豆豉玄参、黄连黄芩汤鉴别

	黄芩汤加豆豉玄参方	黄连黄芩汤
病证	身热、口苦而渴、干呕心烦、小便短赤、胸胁不舒、舌红苔黄、脉弦数	身热、脘腹不舒、口苦咽干、恶心呕吐、大便不畅、可伴见黄疸、发热、舌质红、舌苔黄、脉弦滑
病机	邪郁胆腑、津液耗伤	邪伏少阳、胆腑郁热
治法	苦寒清热、宣郁透泄	苦寒降泄、清宣郁热
药物	黄芩三钱、芍药三钱、炙甘草一钱、大枣三枚、淡豆豉四钱、玄参三钱	黄连二钱、黄芩二钱、郁金一钱五分、香豆豉二钱
用法	水五杯，煮取八分，三杯。温服一杯，日再服，夜一服	水五杯，煮取二杯，分二次服

三、胆火上逆

胆火上逆是指邪热蕴胆、化火上逆所致的证候。常见症状有身热，胁肋胀痛或绞痛、口苦、舌质红、舌苔黄腻、脉弦数等。

主症　身热，口渴口苦，喜饮冷水，右胁或两胁疼痛，尿短黄赤，口苦咽干，寒热往来，腹胀，耳聋，烦躁，舌质红、苔黄腻，脉弦数。

病机　湿热内留、胆火上逆。

治法　清利湿热、清肝泻胆。

方药　温胆汤加瓜蒌、碧玉散。

温胆汤加瓜蒌、碧玉散（《湿热病篇》十六）

温胆汤加瓜蒌、碧玉散。

应用温胆汤加瓜蒌、碧玉散方时，注意湿热证呕吐清水，胸闷痰多者，应治以化痰涤饮、清胆降逆，药用温胆汤化痰涤饮，和胃降逆；加瓜蒌、碧玉散清利湿热而兼清肝胆。方中并无温胆之药，而以温胆名方者，亦以胆为甲木，为阳中之少阳，其象应春，宜得其春气温和之意。

应用

1. **呕吐**　呕吐初起，病机为湿热内留、木火上逆，证属胆火上逆。症见呕吐，痞满，嘈杂，不欲饮食，口苦，咽干，目眩，耳鸣，舌红，苔黄腻，脉弦数等，用温胆汤加瓜蒌、碧玉散清利肝胆湿热。如“湿热证，呕吐清水或痰多，湿热内留，木火上逆，宜温胆汤加瓜蒌、碧玉散等味”。(《湿热病篇》十六)

2. **痰饮**　痰饮发作，病机为胆郁化火、侵犯胃腑，证属胆胃不和。症见形体素肥今瘦，饮食减少，肠鸣、便溏，口苦，恶心呕吐，或伴见心悸，短气，呕吐涎沫，舌红，苔黄腻，脉濡数等，用温胆汤以和胃化痰。如“其所云分消上下之势者，以杏仁开上，厚朴宣中，茯苓导下，似指湿温，或其人素有痰饮者而言，故温胆汤亦可用也”。(《温热经纬·卷三》)

3. **不寐**　痰热扰心之不寐，病机为痰热互结、扰乱心神，证属痰热扰心。症见心烦不寐，胸闷脘痞，泛恶嗳气，口苦，头重目眩，舌偏红，苔黄腻，脉滑数等，用温胆汤清热化痰，和中安神。

病案选录

案一：呕吐。孙，寒郁化热，营卫气室，遂发疮痍，食入即吐，胃中热灼，当忌进腥油，先用加味温胆汤。（呕伤胃中邪热劫津）

鲜竹茹一钱半、半夏一钱半、金石斛三钱、茯苓一钱半、广皮白一钱半、枳实一钱、姜汁一匙调。

（清·叶桂. 临证指南医案[M]. 北京：人民卫生出版社，2006.）

按：本案患者寒郁化热，胃中灼热，灼伤胃津导致食入即吐，治以温胆汤加减以清胃中郁热。方中半夏、生姜和胃止呕，竹茹清胆和胃、除烦止呕，陈皮理气和中，茯苓渗湿健脾，枳实破气化痰，石斛益胃生津，滋阴清热。全方清热化痰，和胃止呕。

案二： 脾瘅。某，口甜，是脾胃伏热未清，宜用温胆汤法。

川连、山栀、人参、枳实、花粉、丹皮、橘红、竹茹、生姜。

（清·叶桂. 临证指南医案[M]. 北京：人民卫生出版社，2006.）

按：本案温胆汤为主方加减治之，可见其口甜乃痰火阻滞气机致伏热内蕴。方中黄连苦寒清热，枳实去胃中湿热，橘红理气燥湿，竹茹清热化痰，生姜温散水饮，上五味药即黄连温胆汤之意也。加山栀苦寒清胃热，天花粉清热生津，丹皮滋阴降火，三药共用，加强了清热之功，伏热得清而阴不伤。方中尚运用人参，可见"痰火"乃脾胃虚弱，运化失司，痰饮阻滞，蕴而化热所致也。

案三： 不寐。程氏，上昼气逆填脘，子夜寤不肯寐，乃阳气不降，议用温胆汤。

温胆汤去枳实，加金斛，滚痰丸二钱五分。

（清·叶桂. 临证指南医案[M]. 北京：人民卫生出版社，2006.）

按：案中不寐是由痰实阻滞，热扰心神，阴液亏虚所导致，故用温胆汤清热化痰，和中安神，加用滚痰丸急去其标，同时去除枳实以防耗气伤阴，佐以金斛以养阴液。

鉴别 温胆汤加瓜蒌、碧玉散与蒿芩清胆汤皆以温胆汤加碧玉散为主，均可治疗痰热内蕴，胆胃失和之证。温胆汤加瓜蒌、碧玉散重在清热燥湿化痰，宜于痰浊内扰，胆胃失和而胆火上逆者；蒿芩清胆汤又增青蒿、黄芩等药，清热之力较著，兼可透邪，宜于少阳胆热较甚，兼有湿热痰浊者。二者区别见表7-15。

表7-15 温胆汤加瓜蒌、碧玉散，蒿芩清胆汤鉴别

	温胆汤加瓜蒌、碧玉散	蒿芩清胆汤
病证	身热、口渴口苦、胁痛、黄疸、尿短黄赤、口苦咽干、寒热往来、腹胀、惊悸不宁、烦躁不寐、舌质红、舌苔黄腻、脉弦数	寒热如疟、热重寒轻、胸胁痞闷、两胁胀满、呕恶口苦、舌苔黄腻、脉滑数
病机	湿热内留、胆火上逆	暑湿内蕴、郁阻少阳
治法	清利湿热、清肝泻胆	清泄少阳、解暑化湿
药物	半夏二两、竹茹二两、枳实二两、陈皮三两、茯苓一两半、瓜蒌二两、滑石一两、甘草（炙）一两、青黛半两	半夏一钱半、淡竹茹三钱、生枳壳一钱半、陈广皮一钱半、赤茯苓三钱、青蒿脑一钱半至二钱、青子芩一钱半至三钱、碧玉散（滑石、甘草、青黛）三钱
用法	水煎服	水煎服

四、热恋肝胆

热恋肝胆是指湿热病后期、余邪未净、留滞肝胆所致的证候。常见症状有胁肋灼痛或胀痛、口干苦、舌质红、舌苔黄、脉弦数等。

主症 惊悸梦惕，胁肋灼痛、胀痛，急躁易怒，口干苦，头目胀痛，颜面潮红，失眠多梦，耳暴鸣或暴聋，舌质红、舌苔黄，脉弦数。

病机 余热未净、留滞肝胆。

治法 清解余热、清泄肝胆。

方药 薛氏安魂清胆汤。

薛氏安魂清胆汤（《湿热病篇》二十七）

酒浸郁李仁、姜汁炒枣仁、猪胆皮。

应用薛氏安魂清胆汤时，注意郁李仁需为酒浸，药用酒浸郁李仁泄邪下行，“酒气独归胆”，故用酒制；姜汁炒酸枣仁，入肝安神，猪胆皮清泄肝胆余邪。

应用

1. **惊悸**　惊悸发作，病机为胆热内扰、神魂不安，证属热恋肝胆。症见心悸，惊慌不安，不能自主，移时则缓，伴见善恐、易惊，少寐、多梦，舌质红，舌苔黄，脉弦数等，用酒浸郁李仁、姜汁炒枣仁、猪胆皮等药清泄肝胆、安神定惊。如“湿热证，按法治之，诸证皆退，惟目瞑则惊悸梦惕，余邪内留，胆气未舒，宜酒浸郁李仁、姜汁炒枣仁、猪胆皮等味”。（《湿热病篇》二十七）

2. **不寐**　湿热不寐，病机为湿热余邪未去、留滞肝胆，证属肝胆郁热。症见心烦不寐，胸闷脘痞，泛恶嗳气，口苦，头重目眩，舌红苔黄，脉滑数等，用酒浸郁李仁、姜汁炒枣仁、猪胆皮以疏肝清热、安神助眠。

病案选录

惊悸。黄某某，女，71岁。启东县少直乡。1985年11月9日初诊。

恙历十余载，多于寐中发病，凡人触及其身，即起坐打人，詈骂不已，哭笑无常，或于夜半，寐中突然惊觉，扬手掷足，家人知其仍在梦中，大声呼喊，移时清醒乃安，醒后不知所云，中西医纷更无效，乞乡巫，靡费资财。刻诊：舌红苔腻，脉弦细而滑，此乃惊气入胆，胆气郁结，肝系缭乱，拟温胆汤加酒浸郁李仁和胃以安胆，化痰以宁神。

处方；枳壳12g，竹茹、陈皮、半夏、茯苓、生枣仁各9g，酒浸郁李仁、石菖蒲各3g，猪胆皮1枚。3帖，药后晏如，宿恙告瘥。

（顾丕荣. 疑难病诊治探幽[M]. 天津：天津科学技术出版社，1992.）

鉴别　薛氏安魂清胆汤与黄连温胆汤均有清胆和胃之功，均可治疗肝胆郁热。薛氏安魂清胆汤适用于湿热证后期，湿热余邪未净，留滞肝胆，上扰心神，可见目瞑则惊悸梦惕，治疗以清胆安神为主。黄连温胆汤适用于痰热蕴于中焦导致胆胃不和、痰热内扰，可见虚烦不眠、呕吐等，治疗以清胆化痰为主。二者区别如表7-16。

表7-16　薛氏安魂清胆汤与黄连温胆汤方鉴别

	薛氏安魂清胆汤	黄连温胆汤
病证	惊悸梦惕、胁痛、急躁多怒、口干口苦、头目胀痛、颜面潮红、失眠多梦、耳暴鸣或暴聋、舌质红、舌苔黄、脉弦数	胸中烦热、恶心呕吐、腹痛，或见眩晕、舌偏红、脉弦
病机	余邪未净、留滞肝胆	胆胃不和、痰热内扰
治法	清解余热、清泄肝胆	清胆和胃、理气化痰
药物	酒浸郁李仁、姜汁炒枣仁、猪胆皮	半夏二两、陈皮三两、竹茹二两、枳实（麸炒）二两、茯苓一两半、甘草（炙）一两、黄连二两
用法	水煎服	水煎服

第八章

肾与膀胱证类

肾与膀胱证类，是指外邪侵袭，或久病伤及下焦导致肾与膀胱及其连属经络、官窍功能失常的一类证候，多见于温病后期。肾为先天之本，内藏元阴元阳，邪入肾脏，功能失常，既有肾阴虚证，又有肾阳虚证。肾阴虚证多因温热、暑邪、瘟疫等病邪侵袭下焦肾脏，耗伤真阴所致，见于风温、温热、瘟疫、温毒、冬温等疾病，属于卫气营血辨证中营分证范畴。肾阴虚证虽以真阴亏虚为主，但因感受的病邪不同，其临床表现和病位亦有区别，总以温邪侵袭、肾阴亏虚为基本病机，主要临床表现为腰膝酸软、身热面赤、口燥咽干、舌质红绛、干燥少苔、脉细数或结代等。根据温病学的基本内容以及引起肾阴虚证的病邪属性，本章将肾阴虚证分为真阴亏虚、阴虚气陷、虚火上炎、心肾不交、暑伤心肾等五类证候。其中兼有其他证候但以肾阴虚证为主者亦归于本章论述。肾阴虚证除见于温病后期，尚可见于失眠、围绝经期综合征、消渴等内科疾病。

肾阳虚证多因寒邪、湿邪、寒湿之邪、燥邪、疟邪等病邪日久，伤及肾阳所致，见于泄泻、痢疾、寒湿、疟疾、秋燥、霍乱等疾病的后期，属于三焦辨证中下焦病范畴。肾阳虚证虽以真阳亏虚为主，但因感受的病邪不同，其临床表现和病位亦有区别，总以久病及肾、肾阳亏虚为基本病机，主要临床表现为腰膝酸软、四肢清冷、二便清长、脉沉微、舌淡苔白等。根据温病学的基本内容以及肾阳虚衰的程度和兼挟的脏腑，本章将肾阳虚证分为肾阳虚、脾肾阳虚、阳气欲脱等三类证候，其中兼有其他证候但以肾阳虚证为主者亦归于本章论述。肾阳虚证除见于温病后期，尚可见于腹泻、痛风、厥证、失眠等内科疾病。

膀胱证类，泛指各种原因导致膀胱功能失常的一类证候。多因外邪侵袭、肺气不利、水饮内停、阳气亏虚、湿热下注所致。温病学主要论述了瘟疫之邪下侵膀胱的证治，属于卫气营血辨证中气分证范畴，临床以尿频、尿急、尿痛、尿浊、小腹拘急甚则疼痛、舌红苔黄、脉滑数等湿热下注证候为主。膀胱证除见于温病中期，尚可见于淋证、癃闭、水肿等内科疾病。

第一节 肾 证 类

肾证类，泛指各种原因导致肾脏及其连属经脉、官窍功能失常的一类证候。在温病中，多因温邪侵袭，或久病伤肾所致。肾者，封藏之本，内藏真阴真阳，邪犯肾脏，损伤肾阴，临床表现以真阴亏虚为主，常见症状有身热不退，身体消瘦，腰膝酸软，口燥咽干，甚则齿黑唇裂，手足心热甚于手足背，舌质红绛干燥少苔，脉虚大或结代等；损伤肾阳，临床表现为以肾阳亏虚为主，常见症状有畏寒、肢冷，心悸、喘促，浮肿，泄泻，小便清长，夜尿频，舌质淡或胖，舌苔白，脉沉弱无力等。

一、真阴亏虚

真阴亏虚又称肾阴亏虚、阴虚肾亏、肾阴虚热、肾阴虚损，是指素体肾阴亏虚，或外感热邪、内伤久病导致真阴亏虚、机体失去濡养的证候。常见症状有腰膝酸软、身热面赤、口燥咽干、舌质红绛干燥少苔、脉虚大或结代等。

主症　身热面赤，口燥咽干，甚则齿黑唇裂，手足心热甚于手足背，舌质红绛干燥少苔，脉虚大或结代。

病机　温邪日久、肾阴亏虚。

治法　滋阴养血、生津润燥。

方药　加减复脉汤。

加减复脉汤方（甘润存津法）（《温病条辨·下焦篇》八）

炙甘草六钱　干地黄六钱　生白芍六钱　麦冬（不去心）五钱　阿胶三钱　火麻仁三钱

水八杯，煮取八分三杯，分三次服。剧者加甘草至一两，地黄、白芍八钱，麦冬七钱，日三夜一服。

应用加减复脉汤时，注意病重时可以加大炙甘草、地黄、白芍和麦冬的用量。

应用

1. **风温、温热、瘟疫、温毒和冬温后期**　其中温热病相当于现在的春温，温病后期，病机为温邪日久、伤及肾阴，证属肾阴亏虚。症见身热面赤，口干舌燥，手足心热甚于手足背，舌质红绛、舌苔干燥，脉虚大等。《温病条辨》论治温邪在阳明日久所致的病证，如“风温、温热、瘟疫、温毒、冬温，邪在阳明久稽，或已下，或未下，身热面赤，口干舌燥，甚则齿黑唇裂，脉沉实者，仍可下之；脉虚大，手足心热甚于手足背者，加减复脉汤主之”。(《温病条辨·下焦篇》一)；温邪内侵少阴、厥阴者，如“热邪深入，或在少阴，或在厥阴，均宜复脉”。(《温病条辨·下焦篇》八)

2. **心悸**　温病误治，病机为温病误汗、津液耗损、心脉失养，证属心阴亏虚。症见心悸，心慌，乏力，神昏，舌强，舌质红少津，脉细数等，用加减复脉汤滋阴养血，如“温病误表，津液被劫，心中震震，舌强神昏，宜复脉法复其津液，舌上津回则生”。(《温病条辨·下焦篇》二)

3. **耳聋**　温病后期，壮火少减，阴火内炽耳聋者，病机为阴火内炽、耳窍失养，证属阴虚火旺。症见耳聋，神昏，心烦失眠，舌强，舌质红少津，脉细数等，用加减复脉汤滋阴降火，养血生津，如“温病耳聋，病系少阴，与柴胡汤者必死，六七日以后，宜复脉辈复其精”。(《温病条辨·下焦篇》三)

4. **劳倦复感**　劳倦内伤，复感温病者，病机为气血不足、温热伤津，证属气阴两伤。症见神疲乏力，口燥咽干，舌质红少津，脉细数等，用加减复脉汤益气生津，如“劳倦内伤，复感温病，六七日以外不解者，宜复脉法”。(《温病条辨·下焦篇》四)

5. **温病误治** 温病误治，损伤阴津者，病机为温邪侵袭、阴津耗损，证属阴津亏虚。症见身热口渴，神疲欲寐，口燥咽干，舌质红少津，脉细数或结代等，用复脉汤益气生津，如温病误汗："温病已汗而不得汗，已下而热不退，六七日以外，脉尚躁盛者，重与复脉汤。"（《温病条辨·下焦篇》五）温病误用升散："温病误用升散，脉结代，甚则脉两至者，重与复脉，虽有他证，后治之。"（《温病条辨·下焦篇》六）温病汗下者："汗下后，口燥咽干，神倦欲眠，舌赤苔老，与复脉汤。"（《温病条辨·下焦篇》七）

病案选录

案一：风温热伏。某，风温热伏，更劫其阴，日轻夜重，烦扰不宁。

生地、阿胶、麦冬、白芍、炙甘草、蔗浆。

（清·叶桂. 临证指南医案[M]. 北京：人民卫生出版社，2006.）

按：本证系风温热伏证，见于风温后期。证属热邪内伏、耗津损阴，故以甘润存津法，以生津滋阴。

案二：劳倦内伤。张，五五，劳倦内伤，温邪外受，两月不愈。心中温温液液，津液无以上供，夜卧喉干燥。与复脉汤去姜、桂、参，三服后可加参。

（清·叶天士. 临证指南医案[M]. 上海：上海科学技术出版社，2000.）

按：本案系劳倦内伤，复感温热邪气，证情以气血不足、阴津亏虚为主，故仍以甘润存津立法。初诊去辛温之姜、桂、参者，以防辛温伤津也，待津液恢复，三服后加人参者，则可益气生津，气阴双补。

案三：久病耳聋。胡，久病耳聋，微呛，喉中不甚清爽，是阴不上承，阳夹内风，得以上侮清空诸窍。大凡肝肾宜润、宜凉，龙相宁则水源生矣。

人参一钱、鲜生地三钱、阿胶一钱、淡菜三钱、白芍一钱、茯神一钱半。

（清·叶桂. 临证指南医案[M]. 北京：人民卫生出版社，2006.）

按：本案为温病日久、肝肾阴亏、清窍失养所致，方中以生地、白芍滋阴养血；阿胶、淡菜，血肉有情之品，滋补肝肾之阴；人参气阴双补；茯神宁心安神。全方甘润滋补，清窍得充。

（一）兼阴溜

主症 身热夜甚，口燥咽干，大便溏甚，一日三四次，舌质红少苔，脉数。

病机 温病误下、伤阴损脾。

治法 养阴生津、涩肠止泻。

方药 一甲煎、一甲复脉汤。

1. **一甲煎**（咸寒兼涩法）（《温病条辨·下焦篇》九）

生牡蛎二两（研细）。

水八杯，煮取三杯，分温三服。

吴鞠通认为"牡蛎一味，单用则力大，既能存阴，又涩大便，且清在里之余热，一物而三用之"。

2. **一甲复脉汤**（《温病条辨·上焦篇》九）

即于加减复脉汤内，去麻仁，加牡蛎一两。

一甲复脉汤的服用方法可以参考加减复脉汤。去麻仁者，因本证便溏，麻仁有滑肠之弊端，加牡蛎者，存阴涩肠者也。

应用

1. **下焦温病兼便溏者**　温病误下，大便溏泄者，病机为温病误下、伤阴损脾、阴精下泄，证属津伤阴泄、虚实夹杂。症见身热夜甚，口燥咽干，大便溏甚，一日三四次，舌质红少苔，脉细数等。《温病条辨》论治温邪误下所致的病证，如"下后大便溏甚，周十二时三四行，脉仍数者，未可与复脉汤，一甲煎主之；服一二日，大便不溏者，可与一甲复脉汤。"（《温病条辨·下焦篇》九）；吴鞠通亦指出一甲复脉汤亦可以治疗下焦温病兼有便溏者，如"下焦温病，但大便溏者，即与一甲复脉汤"。（《温病条辨·下焦篇》十）其解释道"温病深入下焦劫阴，必以救阴为急务。然救阴之药多滑润，但见大便溏，不必待日三四行，即以一甲复脉法，复阴之中，预防泄阴之弊"。

2. **心悸**　心悸因真阴虚损所致者，病机为心肾阴虚、心失所养，证属真阴亏损，症见心悸、心慌不安，腰膝酸软，或伴心痛，神倦，汗出，舌质干绛、苔少，脉促细数等，可用一甲复脉汤滋补真阴、宁心定悸。

病案选录

体虚多汗。黄，体虚，温邪内伏，头汗淋漓，心腹窒塞，上热下冷，舌白烦渴，春阳升举为病，犹是冬令少藏所致。色脉参视，极当谨慎。

阿胶、生地、麦冬、生牡蛎、生白芍、茯苓。

（清·叶桂. 临证指南医案[M]. 北京：人民卫生出版社，2006.）

按：此即春温之病，为伏气温病的范畴，病机为冬令少藏，肝肾阴亏，春季阳升，则阴不涵阳。治当滋阴潜阳、补益肝肾。用一甲复脉汤加减，以生地、麦冬、白芍酸甘养阴；阿胶峻补肝肾之阴；生牡蛎咸寒潜阳敛阴；茯苓甘淡，健脾安神，以为佐治。此为甘润存津、咸寒兼涩二法。本案之多汗和下焦温病兼便溏虽然病证不同，但都有津液外泄之症，一个是津液从体表而泄；一个是津液从大便而出，外泄途径不同而已。故可以用相同的方子治疗，体现了中医异病同治的思想。

鉴别　一甲煎便溏与一甲复脉汤便溏的机理不同：一甲煎证是下后引起的便溏，阴气下溜，将有亡阴危险，治宜固涩为主，存阴为次，故采用涩而不燥，补而能清的牡蛎；一甲复脉汤证因便溏而致阴伤，重心在于阴液，故治以救阴为主，固涩为辅。二者区别见表8-1。

表8-1　一甲煎与一甲复脉汤鉴别

	一甲煎	一甲复脉汤
病证	大便稀溏、日三四次、身热疲乏、口干舌燥、舌质红少苔、脉沉细	身热疲倦、面赤心烦、口干舌燥、便溏、舌质红绛、舌苔干燥少苔、脉细数
病机	温病误下、阴液下溜	温邪日久、阴津亏虚、兼脾虚阴泄
治法	咸寒固涩存阴	滋阴养津、兼以固涩
药物	生牡蛎二两	炙甘草六钱、干地黄六钱、生白芍六钱、麦冬五钱、阿胶三钱、牡蛎一两
用法	水八杯，煮取三杯，分温三服	服法如前（水八杯，煮取八分三杯，分三次服）

（二）兼动风

主症 手足蠕动，或震颤，甚则瘛疭或肢体僵硬，心悸动，心胸疼痛，汗出，舌红少苔，或舌干绛少苔、无苔，脉沉细，或脉沉数。

病机 温病日久、肝肾阴亏、虚风内动。

治法 滋阴潜阳、息风止痉。

方药 二甲复脉汤、三甲复脉汤、小定风珠、大定风珠、专翕大生膏。

1. **二甲复脉汤**（咸寒甘润法）（《温病条辨·下焦篇》十三）

即于加减复脉汤内，加生牡蛎五钱，生鳖甲八钱。

2. **三甲复脉汤**（同二甲汤法）（《温病条辨·下焦篇》十四）

即于二甲复脉汤内，加生龟板一两。

3. **小定风珠**（甘寒咸法）（《温病条辨·下焦篇》十五）

鸡子黄（生用）一枚　真阿胶二钱　生龟板六钱　童便一杯　淡菜三钱

水五杯，先煮龟板、淡菜得二杯，去滓，入阿胶，上火烊化，纳鸡子黄，搅令相得，再冲童便，顿服之。

4. **大定风珠**（酸甘咸法）（《温病条辨·下焦篇》十六）

生白芍六钱　阿胶三钱　生龟板四钱　干地黄六钱　麻仁二钱　五味子二钱　生牡蛎四钱　麦冬（连心）六钱　炙甘草四钱　鸡子黄（生）二枚　鳖甲（生）四钱

水八杯，煮取三杯，去滓，再入鸡子黄，搅令相得，分三次服。喘加人参，自汗者加龙骨、人参、小麦，悸者加茯神、人参、小麦。

5. **专翕大生膏**（酸甘咸法）（《温病条辨·下焦篇》七十八）

人参二斤（无力者以制洋参代之）　茯苓二斤　龟板（另熬胶）一斤　乌骨鸡一对　鳖甲一斤（另熬胶）　牡蛎一斤　鲍鱼二斤　海参二斤　白芍二斤　五味子半斤　麦冬二斤（不去心）　羊腰子八对　猪脊髓一斤　鸡子黄二十丸　阿胶二斤　莲子二斤　芡实三斤　熟地黄三斤　沙苑蒺藜一斤　白蜜一斤　枸杞子（炒黑）一斤

上药分四铜锅（忌铁器，搅用铜勺），以有情归有情者二，无情归无情者二，文火细炼三昼夜，去渣；再熬六昼夜；陆续合为一锅，煎炼成膏，末下三胶，合蜜和匀，以方中有粉无汁之茯苓、白芍、莲子、芡实为细末，合膏为丸。每服二钱，渐加至三钱，日三服，约一日一两，期年为度。每殒胎必三月，肝虚而热者，加天冬一斤，桑寄生一斤，同熬膏，再加鹿茸二十四两为末（本方以阴生于八，成于七，故用三七二十一之奇方，守阴也。加方用阳生于七，成于八，三八二十四之偶方，以生胎之阳也。古法通方多用偶，守法多用奇，阴阳互也）。

应用

1. **动风痉厥** 温病日久动风者，病机为温病日久、下劫真阴、阴不涵阳、虚风内动。症见手足蠕动，肢体僵硬，瘛疭，震颤，舌质红绛少苔，脉细数等。《温病条辨》论治热邪深入下焦的阴虚动风证，如“热邪深入下焦，脉沉数，舌干齿黑，手指但觉蠕动，急防痉厥，二甲复脉汤主之”。（《温病条辨·下焦篇》十三）以及阴虚动风的重证，如“热邪久羁，吸烁真阴，或因误表，或因妄攻，神倦瘛疭，脉气虚弱，舌绛苔少，时时欲脱者，大定风珠主之”。（《温

病条辨·下焦篇》十六）

2. **心动悸**　热邪日久，损伤心阴者，病机为热邪内盛，耗伤真阴，心失所养。证属心阴大虚。症见心动悸，甚则心痛，脉细促，舌质红少苔等，用三甲复脉汤滋阴清热，养血定悸，如“下焦温病，热深厥甚，脉细促，心中憺憺大动，甚则心中痛者，三甲复脉汤主之”。（《温病条辨·下焦篇》十四）

3. **哕逆**　下焦温病，病机为温邪久踞下焦、灼烁肝阴、扰动冲脉，证属冲气上逆。症见呕逆，手足发热，脉弦细，舌质红绛少苔等，用小定风珠滋阴潜阳，息风降逆，如“既厥且哕（俗名呃忒），脉细而劲，小定风珠主之”。（《温病条辨·下焦篇》十五）

4. **秋燥**　燥邪伤及肝肾者，病机为燥邪日久、耗伤肝肾之阴、上盛下虚，证属肝肾阴亏。症见昼凉夜热，干咳无痰，或不咳，甚则痉厥，脉沉细，舌质红绛少苔或无苔等，用加三甲复脉汤、定风珠、专翕大生膏等，以滋阴潜阳，息风止痉，如“燥久伤及肝肾之阴，上盛下虚，昼凉夜热，或干咳，或不咳，甚则痉厥者，三甲复脉汤主之，定风珠亦主之，专翕大生膏亦主之”。（《温病条辨·下焦篇》七十八）

病案选录

案一：动风案。李某，女，43岁。有风湿性心脏病史五年。近日来头目眩晕，肢体颤动，站立不稳，心悸不宁，神乱少寐，舌红少苔，脉沉取弦细，举之则大而无力。炙甘草12g，党参12g，桂枝6g，大枣7枚，生地30g，麦冬18g，白芍18g，麻仁18g，阿胶10g，龟板18g，鳖甲18g，牡蛎30g。服药一剂则能安卧，肢颤止，眩晕减轻，能自行走，但有纳谷不香而脘闷，方中加米醋一大盅，又服三剂而证消。

（刘渡舟. 经方临证指南[M]. 北京：人民卫生出版社，2013.）

按：本证系厥阴阴虚，不能涵养肝木，水不制火，阴不潜阳，而虚风内动，所以治疗当滋阴潜阳息风为法，即用三甲复脉汤治疗。

案二：痉厥。郭某，男，14岁。患脑膜炎后遗症，右侧头痛，眩晕而两目视物不清，每隔数日发生痉厥一次，始则头面发麻，继而两手抽搐。患儿形体较瘦，面色苍白，平素大便干而小便黄。舌体右斜，舌质红绛，脉弦直而数。

牡蛎15g，鳖甲18g，龙骨15g，生地30g，阿胶10g，鸡子黄2枚，麦冬24g，白芍15g，炙甘草10g，五味子3g。

服药半月余，颇见功效，痉厥减发，诸症亦轻。一日西医内科大夫查房，因其大便干燥，而以硫酸镁泻下，大便六七次，纯为水液样粪便。泻利后，入夜则头痛、身麻，两手抽搐加剧。此因误下而重伤阴液，仍主三甲复脉汤、大定风珠等滋阴拯液，柔肝息风。两周后，情况显著好转，患儿已能下床玩耍，且食量大增。上方又服至二十余剂，诸症基本痊愈出院。温热病后期，以阴液亏虚为主，切不可因其大便干燥而滥施下法。

（刘渡舟. 经方临证指南[M]. 北京：人民卫生出版社，2013.）

案三：神昏案。甲子年四月初三日，陈氏，温病误汗七次，以至心阳受伤，邪入心包，神昏不语，膈上之邪仍然不解。非芳香化浊，能入心包者，不足以救之。

牛黄丸三丸，约一时许服一丸。服后如神仍不清，不语，再服二三丸。

前方用芳香开膻中，是治邪法。恐老年阴气告竭，自汗而脱，再用复脉法护阴，是固正法。二更后服。

炙甘草三钱，生地五钱，丹皮三钱，白芍三钱，生鳖甲六钱，麦冬六钱，阿胶三钱，麻仁三钱，元参五钱。

初四日，老年温病日久，误用风药过多，汗出伤津，以致大便坚结不下，口干舌黄，系阳明症，当下之。但气血久虚，恐不任承气。议增液汤，一面增液而补正，一面去积聚以祛邪，增水行舟计也……（四日、五日服大剂量增液汤两剂）

初六日，大便后，仍用二甲复脉法，以复其丧失之真阴。

炙甘草六钱，大生地八钱，炒白芍六钱，阿胶一钱，麻仁三钱，麦冬八钱，沙参三钱，牡蛎五钱，鳖甲五钱。浓煎三碗，零星缓缓服。

按：本案多次误汗，伤阴极重，先解包络之围，后用增液通阳明，再以滋阴潜阳，复阴以防病变。证治严格有序，并能抓住病机伤阴的关键，拯救于危亡之中。

（清・吴瑭. 吴鞠通医案[M]. 北京：中国中医药出版社，2006.）

案四：头痛案。额氏，二十二岁，除夕日亥时，先是产后受寒痹痛。医用桂附等极燥之品，服之大效；医见其效也，以为此人非此不可，用之一年有余。不知温燥与温养不同，可以治病，不可以养生，以致少阳津液被劫无余，厥阴头痛，单巅顶一点痛不可忍，畏明，至于窗间有豆大微光即大叫，必室如漆黑而后少安，一日厥去四五次。脉弦细数，按之无力，危急已极，勉与定风珠潜阳育阴，以息肝风。

大生地八钱，麻仁四钱，生白芍四钱，生龟板六钱，麦冬（不去心）四钱，生阿胶四钱，生鳖甲六钱，海参二钱，生牡蛎六钱，鸡子黄（去渣，后化入搅匀）二枚，甘草（炙）五钱。

煮成八杯，去渣上火煎成四杯，不时频服。正月初一日，微见小效，加鲍鱼片一两，煮成十杯，去渣煎至五杯，服如前。初二日，又见效，方法如前，初三日，厥止，头痛大减，犹畏明，方法如前。初四日，腰以上发热，腰以下冰凉，上下浑如两截；身左半有汗，身右半无汗，左右浑如两畔。自古方书未见是症，窃思古人云，琴瑟不调，必改弦而更张之，此症当令其复厥后再安则愈，照前方定风珠减半，加青蒿八分，当夜即厥二三次。初五日，照前定风珠原方分量一帖，服后厥止神安。初七日，仍照前方。初八日，方皆如前，渐不畏明，至正月二十日外，彻去帐幔，汤药服至二月春分后，与专翕大生膏一料痊愈。

（清・吴瑭. 吴鞠通医案[M]. 北京：中国中医药出版社，2006.）

按：此案为内科杂证，为温燥之药误，阴伤阳亢，治以潜阳育阴，处方较大定风珠方，少五味而多海参，且其剂量都偏大，并经反复服用约六十几剂，后以专翕大生膏善其后。

鉴别 二甲复脉汤、三甲复脉汤、小定风珠、大定风珠、专翕大生膏均治疗肝肾阴亏证，病机为热邪日久，下劫肝肾阴精，阴不涵阳，虚风内动。但病情有轻重之别，二甲复脉汤治疗热邪下劫肝肾之阴的初期，热盛阴伤者，症状以手足蠕动、舌干齿黑、脉沉数为主。三甲复脉汤治疗下焦热盛，肝肾阴亏，心失所养者，症状以心动悸、脉细促为主。小定风珠用于治疗热灼肝阴，扰动冲脉的呃逆证。大定风珠病机为热烁阴精、虚风内动，症状以身倦瘛疭、舌绛少苔为主。专翕大生膏为治疗肝肾亏虚日久的调养膏方，以便温病后期真阴亏虚者长期服用。五方区别见表 8-2。

表 8-2 二甲复脉汤、三甲复脉汤、小定风珠、大定风珠、专翕大生膏鉴别

	二甲复脉汤	三甲复脉汤	小定风珠
病证	舌干齿黑、手指微微蠕动、有发痉厥之势，或痉厥已作、脉象沉数之温病热邪深入下焦者。	手足蠕动、心悸、手足心热，甚至心痛、抽搐、口干舌燥、脉细数之下焦温病	呕逆、痉厥、脉弦细、舌质红绛少苔之温邪久羁下焦、消烁肝肾阴液、虚火上冲之呃逆
病机	热耗真阴、阴不涵阳	热劫阴精、虚风内动	热灼肝阴、冲气上逆
治法	育阴潜阳	滋阴清热、潜阳息风	滋阴潜阳、息风降逆
药物	即于加减复脉汤内，加生牡蛎五钱、生鳖甲八钱	即于二甲复脉汤内，加生龟板一两	鸡子黄一枚、真阿胶二钱、生龟板六钱、童便一杯、淡菜三钱
用法	煎服	煎服	水五杯，先煮龟板、淡菜得二杯，去滓，入阿胶，上火烊化，纳鸡子黄，搅令相得，再冲童便，顿服之

	大定风珠	专翕大生膏
病证	神倦瘛疭、脉气虚弱、舌绛苔少，有时时欲脱之温病后期虚风内动者	昼凉夜热、干咳无痰，或不咳，甚则痉厥、脉沉细、舌质红绛少苔或无苔之燥邪日久，损伤肝肾之阴者
病机	热灼真阴、虚风内动、正气不足	燥邪日久、损伤真阴
治法	滋阴潜阳、息风止痉	滋阴潜阳
药物	生白芍六钱、阿胶三钱、生龟板四钱、干地黄六钱、麻仁二钱、五味子二钱、生牡蛎四钱、麦冬（连心）六钱、炙甘草四钱、鸡子黄（生）二枚、鳖甲（生）四钱	人参二斤（无力者以制洋参代之）、茯苓二斤、龟板（另熬胶）一斤、乌骨鸡一对、鳖甲一斤（另熬胶）、牡蛎一斤、鲍鱼二斤、海参二斤、白芍二斤、五味子半斤、麦冬二斤（不去心）、羊腰子八对、猪脊髓一斤、鸡子黄二十丸、阿胶二斤、莲子二斤、芡实三斤、熟地黄三斤、沙苑蒺藜一斤、白蜜一斤、枸杞子（炒黑）一斤
用法	水八杯，煮取三杯，去滓，再入鸡子黄，搅令相得，分三次服。喘加人参，自汗者加龙骨、人参、小麦，悸者加茯神、人参、小麦	上药分四铜锅（忌铁器，搅用铜勺），以有情归有情者二，无情归无情者二，文火细炼三昼夜，去渣；再熬六昼夜；陆续合为一锅，煎炼成膏，末下三胶，合蜜和匀，以方中有粉无汁之茯苓、白芍、莲子、芡实为细末，合膏为丸。每服二钱，渐加至三钱，日三服，约一日一两，期年为度。每殒胎必三月，肝虚而热者，加天冬一斤，桑寄生一斤，同熬膏，再加鹿茸二十四两为末

二、阴虚气陷

阴虚气陷是指素体肾阴亏虚，或外感热邪、内伤久病导致肾精亏虚、气虚下陷的证候。常见症状有肛门下坠、尾骶部发酸、舌红少苔、脉沉弱等。

主症 久痢，肛门下坠，尾骶部发酸，舌红少苔，脉沉弱。

病机 肾精不足、气虚下陷。

治法 滋补肾阴、涩肠止泻。

方药 地黄余粮汤。

地黄禹余粮汤（酸甘兼涩法）（《温病条辨·下焦篇》六十八）

熟地黄　禹余粮　五味子

本方以熟地、五味补肾而酸甘化阴，余粮固涩下焦，而酸可除，坠可止，痢可愈也。

应用 久痢。痢疾日久者，病机为痢疾日久不愈、伤及肾阴、气虚下陷。症见肛门下坠，尾骶部发酸，舌红少苔，脉沉弱等。《温病条辨》论治久痢之病证，如“久痢，阴伤气陷，肛

坠尻酸，地黄禹余粮汤主之”。(《温病条辨·下焦篇》六十八)。

病案选录

久痢案。王，五十，久痢久泻为肾病，下泻久而阴伤气坠，四神丸治脾肾晨泄，辛温香燥皆刚，佐入五味酸柔，不过稍制其雄烈，此肛坠尻酸乃肾液内少而气陷矣，腥油肉食须忌。

熟地、禹余粮石、五味子。

（清·叶桂. 临证指南医案[M]. 北京：人民卫生出版社，2006.）

按：本案主症为肛坠尻酸，系久泻伤肾，气虚下陷所致。故用酸甘兼涩的地黄禹余粮汤，以滋补肾阴，涩肠止泻。

鉴别 地黄禹余粮汤与补中益气汤、加减补中益气汤均可用于久痢气陷的治疗，临床均可见久痢，肛门下坠等症。但地黄禹余粮汤以滋补肾阴、涩肠止泻为主，主要用于阴虚气陷证，可见尾骶部发酸，舌红少苔等阴虚症状；补中益气汤和加减补中益气汤以补中益气、升陷止痢为主，主要用于气虚下陷证，可见精神疲极，食少，舌质淡，舌苔白，脉弱等气虚症状。三方区别见表8-3。

表8-3 地黄禹余粮汤、补中益气汤、加减补中益气汤鉴别表

	地黄禹余粮汤	补中益气汤	加减补中益气汤
病证	久痢，肛门下坠，尾骶部发酸，舌红少苔，脉沉弱之阴虚气陷证	恶寒发热，或伴呕恶，不知饥，腹中隐痛，下利，形体衰惫，舌淡苔白，脉弦之脾虚气陷证	下利不禁，脘腹坠胀，或脱肛，腹痛绵绵，精神疲极，食少，舌质淡，舌苔白，脉弱脾虚气陷下利证
病机	肾精不足、气虚下陷	寒热日久、耗伤正气	久痢伤气、气虚下陷
治法	滋补肾阴、涩肠止泻	健脾补中、升阳益气	补中益气、升陷止痢
药物	熟地黄、禹余粮、五味子	炙黄芪一钱五分、人参一钱、炙甘草一钱、白术一钱、广皮五分、当归五分、升麻三分、柴胡三分、生姜三片、大枣二枚	人参二钱、黄芪二钱、广皮一钱、炙甘草一钱、归身二钱、炒白芍三钱、防风五分、升麻三分
用法	水煎服	水五杯，煮取二杯，渣再煮一杯，分温三服	水八杯，煮取三杯，分三次温服

三、虚火上炎

虚火上炎是指素体肾阴亏虚，或久病导致肾精亏虚、虚火上炎的证候。常见症状有咽痛、心烦、下利、舌红少苔，尺脉数等。

主症 咽痛，口渴，心烦，下利，舌红少苔，尺脉数。

病机 肾阴不足、虚火上炎。

治法 滋阴泻火。

方药 猪肤汤。

猪肤汤（凉润法）(《湿热病篇》二十四)

猪肤一斤

上一味，以水一斗，煮取五升，去滓，加白蜜一升，白粉五合，熬香，和令相得，温分六服。

应用 咽痛。肾阴亏虚所引起的咽痛，病机为燥热伤及肾阴、虚火循经上炎。症见咽痛，口渴，心烦，下利，尺脉数，舌红少苔等。《湿热病篇》论治湿热化燥伤肾阴，水亏火浮之咽痛，如“湿热证，十余日后，尺脉数，下利，或咽痛，口渴心烦，下泉不足，热邪直犯少阴之证，宜仿猪肤汤凉润法”。(《湿热病篇》二十四)。

病案选录

咽痛案。某女，20 岁。因歌唱过度而致咽喉疼痛，声音嘶哑，屡服麦冬、胖大海之类药物无效，适值演出之时，心情十分焦急。视其舌质红而少苔，脉细，辨为肺肾阴证，虚火上扰之“金破不鸣”证。

净猪肤半斤。

上一味，熬汤成后调入鸡子白，徐徐呷服，服药尽，则咽痛止而音哑除。

（刘渡舟. 经方临证指南[M]. 北京：人民卫生出版社，2013.）

兼咽疮

主症　声音嘶哑，咽喉红肿溃烂，有阻塞感，或者言语不能。

病机　痰热壅滞、咽喉不利。

治法　清热涤痰、敛疮消肿。

方药　苦酒汤。

苦酒汤（酸甘微辛法）(《温病条辨·下焦篇》二十六)

半夏（制）二钱　鸡子一枚（去黄，纳上苦酒鸡子壳中）

上二味，纳半夏著苦酒中，以鸡子壳置刀环中，安火上，令三沸，去渣，少少含咽之。不差，更作三剂。

应用　咽疮。痰热壅滞少阴肾经的咽喉疮疡证，病机为邪热和痰浊闭阻咽喉，导致咽喉损伤，局部溃烂。症见声音嘶哑，咽喉红肿溃烂，有阻塞感，或者言语不能等。《温病条辨》论治温病内入少阴，损伤咽喉者，如“温病入少阴，呕而咽中伤，生疮不能语，声不出者，苦酒汤主之”。(《温病条辨·下焦篇》二十六)。

病案选录

失音案。王某，男，16 岁。该患者是晋剧演员，于就诊前 2 个月突然失音，语声全无，曾经喉科诊断为声带水肿，肌注青霉素、链霉素，以及服用清热消肿利咽之中药 6 剂，皆无效。经用苦酒汤 1 剂后，声音豁然响亮，共服 3 剂痊愈，以后概未复发。

（赵明锐. 经方发挥[M]. 太原：山西人民卫生出版社，1982.）

鉴别　猪肤汤和苦酒汤都可以治疗咽痛，但是二者的病机和临床表现不同。猪肤汤的病机为肾阴亏虚，虚火上炎。临床以咽痛、舌红少苔为主症。苦酒汤之咽痛为痰热壅滞咽喉所致，临床以咽喉溃烂、声音嘶哑为主症。二方区别见表 8-4。

表 8-4　猪肤汤和苦酒汤的鉴别

	猪肤汤	苦酒汤
病证	咽痛、口渴、心烦、下利、尺脉数，舌红少苔之咽痛者	声音嘶哑、咽喉红肿溃烂、有阻塞感，或者言语不能之痰热壅滞咽喉者

续表

	猪肤汤	苦酒汤
病机	肾阴不足、虚火上炎	痰热壅滞、咽喉不利
治法	滋阴泻火	清热涤痰、敛疮消肿
药物	猪肤一斤	半夏二钱、鸡子一枚（去黄，纳上苦酒鸡子壳中）
用法	上一味，以水一斗，煮取五升，去滓，加白蜜一升，白粉五合，熬香，和令相得，温分六服	上二味，纳半夏著苦酒中，以鸡子壳置刀环中，安火上，令三沸，去渣，少少含咽之。不差，更作三剂

四、心肾不交

心肾不交是指素体肾阴亏虚，或热邪下劫肾精导致肾阴亏虚、心火亢盛的上实下虚证候。常见症状有心中烦、不得卧、腰膝酸软、口燥咽干、舌质红绛少苔、脉细数等。

主症 心烦不寐或夜卧不安，腰膝酸软，口燥咽干，舌质红绛少苔，脉细数。

病机 肾阴亏虚、心火亢盛。

治法 滋阴泻火、交通心肾。

方药 黄连阿胶汤。

黄连阿胶汤（苦甘咸寒法）(《温病条辨·下焦篇》十一)

黄连四钱 黄芩一钱 阿胶三钱 白芍一钱 鸡子黄二枚

水八杯，先煮三物，取三杯，去滓，内胶烊尽，再内鸡子黄，搅令相得，日三服。

应用黄连阿胶汤时，注意阿胶需要烊化，鸡子黄后入，搅拌均匀即可。

应用 失眠。心肾不交的失眠证，病机为真阴亏虚、不能上滋于心、心火独亢、心神不宁，证属上实下虚。症见心中烦，不得卧，腰膝酸软，口燥咽干，舌质红绛少苔，脉细数等。《温病条辨》论治少阴温病之证，如“少阴温病，真阴欲竭，壮火复炽，心中烦，不得卧者，黄连阿胶汤主之”。(《温病条辨·下焦篇》十一)。

病案选录

案一：失眠。张某，男，25岁。心烦意乱，尤其以入夜为甚难以睡眠，常觉居室狭小，憋闷不堪，而欲奔赴室外。舌尖红赤起刺如草莓，脉数。此乃心火燔烧而肾水不能上承，以致心肾不能相交，火盛于上，水亏于下，形成水火失济，阴阳不和之证。黄连10g，黄芩6g，阿胶10g，白芍12g，鸡子黄2枚，竹叶6g，龙骨12g，牡蛎12g。服一剂烦减，二剂寐安。

（刘渡舟. 经方临证指南[M]. 北京：人民卫生出版社，2013.）

案二：咽干。赵某，男，49岁。患慢性肝炎数年，现症以口中干涸乏津为主，口腔有麻木不适感，舌体硬而有缩之状，舌尖红赤，脉沉弦。曾用益胃汤、白虎汤加花粉等治疗均无效。证属阴虚少津无疑，为何治疗无效？于是又仔细询问其证，才得知其尚有心中烦，夜寐不安等证，改用黄连阿胶汤治疗。黄连6g，黄芩3g，阿胶10g，白芍10g，鸡子黄2枚。服药仅三剂，则口腔湿润，干渴不复存在。

（刘渡舟. 经方临证指南[M]. 北京：人民卫生出版社，2013.）

案三：崩漏。陈某，女，25岁。月经淋漓不断，往往前次月经未尽，下次又潮，伴见面色萎黄，疲乏无力，心烦难寐，或偶尔得眠，又乱梦纷纭，反增疲倦。曾多次服用温补涩血之剂，六脉滑数，舌红尖赤，心火上炎，无水以制，阳亢不能入于阴中，故而心烦难寐；心主血脉，心火盛则血不安经，因此月经淋沥不止。然而心火上炎，实由肾水不滋所致。黄连 10g，黄芩 6g，阿胶 10g，白芍 10g，鸡子黄 2 枚。服药五剂，则血止寐安。

（刘渡舟. 经方临证指南[M]. 北京：人民卫生出版社，2013.）

按：黄连阿胶汤治疗月经淋漓不尽、崩漏而见阴虚火旺者，疗效较佳。

五、暑伤心肾

暑伤心肾是指素体暑热之邪伤及肝肾之阴导致真阴亏虚，或心火偏盛的证候。常见症状有消渴、肢体麻木疼痛、失眠、舌质红绛少苔、脉细数等。

主症 口渴欲饮，饮不解渴，肢体麻木疼痛，心烦急躁，失眠，舌质红绛少苔，脉细数。

病机 肝肾阴亏、心火亢盛。

治法 清心泻火、滋肾养肝。

方药 连梅汤。

连梅汤（酸甘化阴酸苦泄热法）（《温病条辨·下焦篇》三十六）

云连二钱 乌梅（去核）三钱 麦冬（连心）三钱 生地三钱 阿胶二钱

水五杯，煮取二杯，分二次服。脉虚大而芤者，加人参。

应用连梅汤时，注意脉象的变化，如果出现“脉虚大而芤者”，表明不但阴液亏虚，正气亦不足，需加人参以补元气，生津液。

应用 消渴、麻痹和失眠。暑邪伤及心肾的病症，其中消渴的病机为暑邪入心、心火亢盛、消耗肾阴，故口渴欲饮，饮不解渴。此处的消渴要与现代医学的消渴病相区别。麻痹为肾阴亏虚、不能濡养肝血、筋脉失养所致。失眠的病机为暑热入心、心火亢盛、心神不安。症见口渴欲饮，饮不解渴，身体麻木疼痛，心烦急躁，失眠，舌质红绛少苔，脉细数等。《温病条辨》论治暑邪深入少阴之证，如“暑邪深入少阴消渴者，连梅汤主之；入厥阴麻痹者，连梅汤主之；心热烦躁神迷甚者，先与紫雪丹，再与连梅汤”。（《温病条辨·下焦篇》三十六）。

病案选录

案一：麻痹。顾，右脉空大，左脉小，寒热麻痹，腰痛冷汗，平素积劳内虚，秋暑客邪，遂干脏阴，致神迷心热烦躁，刮痧似乎略爽，病不肯解，此非经络间病，颇虑热深劫阴，而为痉厥。张司农集诸贤论暑病，谓入肝则麻痹，入肾为消竭，此其明征，议清阴分之邪，仍以养正辅之。阿胶、小生地、麦冬、人参、小川连、乌梅肉。

（清·叶天士. 临证指南医案[M]. 上海：上海科学技术出版社，2000.）

按：此案实可补充三十六条的某些证候。所用之方只多人参一味，乃滋阴清热同时，补助正气，对麻痹消渴之证是有意义的。况在连梅汤服法后云：“脉虚大而芤者，加人参。”与此案是一致的。

案二：消渴。杨某，女，43 岁。1993 年 4 月 26 日初诊：患糖尿病 5 年。经常服用“消渴丸”、“优降糖”、“D-860”等，病情时有反复，颇为苦恼。刻诊：口干渴欲饮，小溲频多，形体消瘦，五心烦热，舌红少津，苔薄黄，脉沉细数，查尿糖（+++），空腹血糖 18.4mmol/L，责之素体阴虚，燥热津伤，精微不固，投以连梅汤加味。处方：黄连 4g，乌梅 12g，生地 25g，麦冬 20g，天花粉 20g，山萸肉 12g，牛膝 15g，5 帖。二诊：药后口渴大有好转，尿量基本正常，复查尿糖（+），苔脉同前。原方继进 10 帖，精神转佳，烦热已除，口不渴，查尿糖（–），空腹血糖 7.2mmol/L，嘱取猪胰 3 具焙干研粉装胶囊，每服 4 粒，3 次，以巩固，并注意饮食忌宜，定期检查血、尿糖。追访半年，一切正常。

[齐玉卓. 连梅汤临床运用举隅[J]. 实用中医内科杂志，1997，11（3）：20-21.]

案三：心悸失眠。周某，男，49 岁，1992 年 9 月 18 日初诊。1 周前曾患“感冒”，现以胸闷、心悸、心前区隐痛来诊。心电图示：T 波低平，频发室早。西医诊断：病毒性心肌炎、室早。刻诊：心悸胸闷隐痛，口干苦，神疲，夜寐多梦，手足心热，舌质红有紫斑，苔少黄，脉细结代。证属邪热伤阴，扰动心神，心脉瘀阻之候，宜清热滋阴，活血宁心安神，予连梅汤加减。药用：黄连 8g，生地 25g，麦冬 20g，乌梅 12g，丹皮 10g，丹参 20g，川芎 15g，炙甘草 6g。5 帖，水煎服。二诊：药后诸症悉减，舌红苔薄，脉细无结代，效不更方，原方 5 帖，继服。三诊：诉无自觉不适，复查心电图正常，嘱服用天王补心丹二周巩固。

[齐玉卓. 连梅汤临床运用举隅[J]. 实用中医内科杂志，1997，11（3）：20-21.]

鉴别 连梅汤与椒梅汤均用黄连、乌梅酸苦泄热生津之品，均可用于消渴、身热之病证。但连梅汤以暑入心肾、邪热伤阴为主，症见口渴引饮，以清心泻火、甘寒养阴生津为主，主要用于暑伤心肾之消渴证；椒梅汤以寒热错杂于中、肝脾失调为主，症见脘痞呕恶，以清肝泄热、温脾消痞为主，主要用于寒热错杂之痞证等。二方区别见表 8-5。

表 8-5 连梅汤与椒梅汤

	连梅汤	椒梅汤
病证	低热不退，消渴引饮，手足麻痹，舌苔黄黑焦燥，或舌光无苔，脉细数或芤之暑伤心肾证	消渴、烦热、脘痞胀满、恶心呕吐、下利、腹痛、舌灰之寒热错杂痞证
病机	暑伤心肾、邪热耗阴	寒热错杂、肝脾失调
治法	清心泻火、滋肾养阴	清肝泄热、温脾消痞
药物	云连二钱、乌梅三钱、麦冬三钱，生地三钱、阿胶二钱	生黄连二钱、黄芩二钱、干姜二钱、白芍三钱、川椒三钱、乌梅三钱、人参二钱、枳实一钱五分、半夏二钱
用法	水五杯，煮取二杯，分二次服	水八杯，煮取三杯，分三次服

六、肾 阳 虚

肾阳虚又称肾阳亏虚、肾阳虚损、肾虚寒，是指素体肾阳不足，或外感、内伤久病及肾，导致肾阳亏虚、机体失于温煦及功能减退的证候。常见症状有畏寒、四肢怕冷、困倦乏力、精神倦怠、泄泻、脉迟细而弱、舌淡苔白等。

主症 四肢怕冷，困倦乏力，精神倦怠，泄泻，脉迟细而弱，舌淡苔白。

病机 肾阳不足、火不暖土。

治法 温补肾阳、健脾止泻。

方药 七成汤。

七成汤（《温疫论·卷上》大便）

破故纸（炒，锤碎）三钱　熟附子一钱　辽五味八分　白茯苓一钱　人参一钱　甘草（炙）五分

照常煎服。愈后更发者，宜八味丸，倍加附子。

应用　泄泻。肾阳亏虚所引起的泄泻，病机为肾阳不足、命门火衰、火不暖土。症见黎明或五更泄泻，脉迟细而弱，舌淡苔白等。《温疫论·卷上》论治命门真阳不足之泄泻，如“病愈后，脉迟细而弱，每至黎明，或夜半后，便作泄泻，此命真阳不是，宜七成汤”。（《瘟疫论》上卷·大便）

病案选录

泄泻。朱，一四，久泻无有不伤肾者，食减不化，阳不用事，八味肾气乃从阴引阳，宜乎少效，议与升阳。

鹿茸、人参、阳起石、茯苓、炮附子、淡干姜。

（清·叶桂. 临证指南医案[M]. 北京：人民卫生出版社，2006.）

按：本案为脾肾阳虚导致的泄泻，故用人参、茯苓、干姜温中健脾，附子、鹿茸、阳起石温补肾阳，全方温肾健脾，与七成汤有异曲同工之妙。

（一）兼湿阻

主症　身冷，汗出，胸部痞满，口渴不欲饮，舌苔白，脉细。

病机　寒湿阻滞、脾肾阳虚。

治法　温补肾阳、健脾祛湿。

方药　扶阳逐湿汤。

扶阳逐湿汤（《湿热病篇》二十五）

人参　白术　附子　茯苓　益智仁

应用　寒湿。寒湿侵犯肾脏者，病机为脾肾阳虚、寒湿内停。症见身冷，汗出，胸部痞满，口渴，苔白，脉细等。《湿热病篇》论治寒湿内入少阴者，如“湿热证，身冷脉细，汗泄胸痞，口渴舌白，湿中少阴之阳。宜人参、白朮、附子、茯苓、益智等味”。（《湿热病篇》二十五）

病案选录

案一：泄泻。吴，阳虚恶寒，恶心，吞酸，泄泻。乃年力已衰，更饮酒中虚，治法必以脾胃扶阳。

人参、茯苓、附子、白术、干姜、葫芦巴。

（清·叶桂. 临证指南医案[M]. 北京：人民卫生出版社，2006.）

按：本案虽言脾胃阳虚，但病人年力已衰，肾阳焉能不虚，故用人参、茯苓、白术、干姜温中健脾祛湿，附子、葫芦巴温补肾阳，全方温肾健脾祛湿，符合扶阳逐湿之法。

案二：肿胀。某，脾肾虚寒多泻。由秋冬不愈，春木已动。势必克土，腹满，小便不利，乃肿病之根。若不益火生土，日吃疲药，焉能却病。

人参、白术、附子、生益智、菟丝子、茯苓。

（清·叶桂. 临证指南医案[M]. 北京：人民卫生出版社，2006.）

按：本案之肿胀乃脾肾阳虚，寒湿内停所致，故用扶阳逐湿法温肾健脾以除湿。

（二）兼水停

主症 足跗浮肿，身痛，舌苔白，脉沉。

病机 肾阳不足、水湿内停。

治法 温补肾阳、燥湿利水。

方药 鹿附汤。

鹿附汤（苦辛咸法）（《温病条辨·下焦篇》四十三）

鹿茸五钱　附子三钱　草果一钱　菟丝子三钱　茯苓五钱

水五杯，煮取二杯，日再服，渣再煮一杯服。

应用 水肿。湿邪伤肾的水肿，病机为湿犯少阴、肾阳疲惫、主水失常。症见足跗浮肿，身痛，舌苔白等。《温病条辨》论治湿伏少阴者，如“湿久不治，伏足少阴，舌白身痛，足跗浮肿，鹿附汤主之”。（《温病条辨·下焦篇》四十三）

病案选录

案一：浮肿。某，三八，舌白身痛，足跗浮肿，从太溪穴水流如注。此湿邪伏于足少阴，当用温蒸阳气为主。鹿茸、淡附子、草果、菟丝子、茯苓。

（清·叶桂. 临证指南医案[M]. 北京：人民卫生出版社，2006.）

按：本案舌白为寒湿之象。寒湿阻滞经络则身痛；寒湿损伤肾阳，阳虚水泛，水湿下注则足跗浮肿，甚至太溪穴水流如注。方用温阳燥湿利水法。

案二：水肿。蔡某某，男，38岁，患水肿病已半年之久，重庆某院诊断为“慢性肾炎”。治疗无效，就诊于余。脉沉细无力，形底色淡，食欲不振，身肿，下肢独甚，两脚冷如冰。据脉症考虑，肿久不消，多脾阳下陷；脚冷而甚，是真火衰微。拟鹿附汤加白术、肉桂。处方：鹿茸片5g，附子10g，草果10g，菟丝子10g，茯苓20g，白术15g，肉桂6g，煎服。果1剂温回、尿增，肿消逾半。复诊脉稍有力，肿虽消而食欲欠佳，兼有腹鸣微痛，更方用桂附六君子汤方，大补脾肾。调理2周，水肿全消。

[蒋良述. 鹿附汤治愈慢性肾炎[J]. 四川中医，1983，（6）：45.]

（三）兼久疟阳虚

主症 形寒，嗜卧，口不渴，困倦乏力，舌淡，脉微。

病机 肾阳不足、气血亏虚。

治法 温补肾阳、益气补血。

方药 扶阳汤。

扶阳汤（辛甘温阳法）（《温病条辨·下焦篇》六十一）

鹿茸（生锉末，先用黄酒煎得）五钱　熟附子三钱　人参二钱　粗桂枝三钱　当归二钱　蜀漆（炒黑）三钱

水八杯，加入鹿茸酒，煎成三小杯，日三服。

应用 疟疾后期。疟疾日久不愈者，病机为邪伏少阴、肾阳大亏、气血两虚。症见形寒嗜

卧，口不渴，困倦乏力，舌淡脉微等。《温病条辨》论治疟疾久不愈者，如“少阴三疟，久而不愈，形寒嗜卧，舌淡脉微，发时不渴，气血两虚，扶阳汤主之”。(《温病条辨·下焦篇》六十一)

病案选录

疟疾。萧某，33岁，少阴三疟，久而不愈，六脉弦紧，形寒嗜卧，发时口不知味，不渴，肾气上泛，面目黧黑，与扶阳汤法。毛鹿茸三钱（生锉末，先用酒煎），桂枝三钱，当归三钱，熟附子二钱，人参一钱，蜀漆二钱。煮三杯，分三次服，四帖。

（清·吴瑭. 吴鞠通医案[M]. 北京：中国中医药出版社，2006.）

按：本案形寒嗜卧为肾阳不足之象；口不渴、面色黧黑为阳微之征。正如《成方便读》云：“此方为肾脏真阳不足，邪伏至深，非轻浅药饵所能治疗者而设。鹿茸大补肾脏之阳，能通督脉，督脉总督诸阳，为卫气之根本，使周身阳气充满流行，而后人参、当归大补气血，助以附子之温，随鹿茸同归于肾，正匀内充，伏邪自溃；蜀漆提其蕴结之邪，升之于上；桂枝解其游散之邪，疏之于表耳。”

鉴别　七成汤、扶阳逐湿汤、鹿附汤、扶阳汤均治疗肾阳亏虚证，但病机各有侧重。七成汤主要治疗肾阳不足、火不暖土的泄泻；扶阳逐湿汤主要治疗脾肾阳虚的寒湿证；鹿附汤主要治疗肾阳不足、水湿内停之跗肿；扶阳汤主要治疗肾阳大亏、气血亏虚的疟疾病。四方区别见表8-6。

表8-6　七成汤、扶阳逐湿汤、鹿附汤、扶阳汤鉴别

	七成汤	扶阳逐湿汤	鹿附汤	扶阳汤
病证	四肢怕冷、困倦乏力、精神倦怠、脉迟细而弱、舌淡苔白之泄泻	身冷、汗出、胸部痞满、口渴不欲饮，舌苔白、脉细之寒湿证	足跗浮肿、身痛、舌苔白、脉沉之浮肿	形寒、嗜卧、口不渴、困倦乏力、舌淡、脉微之疟疾
病机	肾阳不足、火不暖土	寒湿阻滞、脾肾阳虚	肾阳不足、水湿内停	肾阳不足、气血亏虚
治法	温补肾阳、健脾止泻	温补肾阳、健脾祛湿	温补肾阳、燥湿利水	温补肾阳、益气补血
药物	破故纸（炒，锤碎）三钱、熟附子一钱、辽五味八分、白茯苓一钱、人参一钱、甘草（炙）五分	人参、白术、附子、茯苓、益智仁	鹿茸五钱、附子三钱、草果一钱、菟丝子三钱、茯苓五钱	鹿茸（生锉末，先用黄酒煎得）五钱、熟附子三钱、人参二钱、粗桂枝三钱、当归二钱、蜀漆（炒黑）三钱
用法	照常煎服。愈后更发者，宜八味丸，倍加附子	煎服	水五杯，煮取二杯，日再服，渣再煮一杯服	水八杯，加入鹿茸酒，煎成三小杯，日三服

七、脾肾阳虚

脾肾阳虚，多为素体脾肾阳虚，感受外邪，或久病伤及脾肾之阳所致。常见症状有久泻久痢、水肿、腰腹冷痛等。

主症　形寒肢冷，乏力，腰腹冷痛，久泻久痢，脉沉迟无力，舌淡苔白。

病机　脾肾阳虚、虚寒内生。

治法 温肾助阳、健脾散寒。

方药 桃花汤、桃花粥、安肾汤、术附姜苓汤、三神丸、肉苁蓉汤、双补汤、复亨丹。

1. **桃花汤**（甘温兼涩法）（《温病条辨·下焦篇》二十二）

赤石脂一两（半整用煎，半为细末调） 炮姜五钱 白粳米二合

水八杯，煮取三杯，去渣，入石脂末一钱五分，分三次服。若一服愈，余勿服。虚甚者加人参。

2. **桃花粥**（甘温兼涩法）（《温病条辨·下焦篇》二十三）

人参三钱 炙甘草三钱 赤石脂六钱（细末） 白粳米二合

水十杯，先煮参、草得六杯，去渣，再入粳米煮得三杯，纳石脂末三钱，顿服之。利不止，再服二杯，如上法；利止停后服。或先因过用寒凉，脉不数，身不热者，加干姜三钱。

3. **安肾汤**（辛甘温法）（《温病条辨·下焦篇》四十四）

鹿茸三钱 胡芦巴三钱 补骨脂三钱 韭子一钱 大茴香二钱 附子二钱 茅术二钱 茯苓三钱 菟丝子三钱

水八杯，煮取三杯，分三次服。大便溏者，加赤石脂。久病恶汤者，可用贰拾分作丸。

4. **术附姜苓汤**（辛甘苦淡法）（《温病条辨·下焦篇》四十五）

生白术五钱 附子三钱 干姜三钱 茯苓五钱

水五杯，煮取二杯，日再服。

5. **三神丸**（酸甘辛温兼涩法，亦复方也）（《温病条辨·下焦篇》六十九）

五味子 补骨脂 肉果（去净油）

6. **肉苁蓉汤**（辛甘法）（《温病条辨·下焦篇》七十七）

肉苁蓉（泡淡）一两 附子二钱 人参二钱 干姜炭二钱 当归二钱 白芍（肉桂汤浸炒）三钱

水八杯，煮取三杯，分三次缓缓服，胃稍开，再作服。

7. **双补汤**（复方也）（《温病条辨·下焦篇》六十四）

人参 山药 茯苓 莲子 芡实 补骨脂 苁蓉 萸肉 五味子 巴戟天 菟丝子 覆盆子

8. **复亨丹**（苦温甘辛法）（《温病条辨·上焦篇》秋燥·八）

倭硫黄十分（按倭硫黄者，石硫黄也，水土硫黄断不可用） 鹿茸（酒炙）八分 枸杞子六分 人参四分 云茯苓八分 淡苁蓉八分 安南桂四分 全当归（酒浸）六分 小茴香六分（酒浸，与当归同炒黑） 川椒炭三分 川萆薢六分 炙龟板四分

益母膏和为丸，小梧桐子大。每服二钱，日再服；冬日渐加至三钱，开水下。

复亨大义，谓剥极而复，复则能亨也。其方以温养温燥兼用，盖温燥之方，可暂不可久，况久病虽曰阳虚，阴亦不能独足，至老年八脉空虚，更当预护其阴。故以石硫黄补下焦真阳，而不伤阴之品为君；佐以鹿茸、枸杞、人参、茯苓、苁蓉补正；而但以归、茴、椒、桂、丁香、萆薢通冲任与肝肾之邪也。

应用

1. **虚寒痢疾** 虚寒久痢者，病机为脾肾阳虚、阳不摄阴、大肠滑脱不禁。症见下利不止，便脓血，白多赤少，腹痛绵绵，小便不利，舌淡苔白，脉沉弱等。《温病条辨》论治下利便脓

血证，如“温病脉，法当数，今反不数而濡小者，热撤里虚也。里虚下利稀水，或便脓血者，桃花汤主之”。(《温病条辨·下焦篇》二十二）以及下痢重证，如“下痢无度，脉微细，肢厥，不进食，桃花汤主之”。(《温病条辨·下焦篇》六十七)“久痢伤肾，下焦不固，肠腻滑下，纳谷运迟，三神丸主之”。(《温病条辨·下焦篇》六十九）并论述噤口痢证，如“噤口痢，胃关不开，由于肾关不开者，肉苁蓉汤主之”。(《温病条辨·下焦篇》七十七）

2. **泄泻**　阳虚泄泻者，病机为脾肾阳虚、火不暖土、清阳不升、寒湿下注大肠。证属脾肾阳虚。症见下利不止，完谷不化，纳差乏力，形寒怕冷，舌淡苔白，脉沉弱等，《温病条辨》论治久痢而致腹泻者，如“老年久痢，脾阳受伤，食滑便溏，肾阳亦衰，双补汤主之”。(《温病条辨·下焦篇》六十四）亦有中焦虚寒、下利滑脱者，如“温病七八日以后，脉虚数，舌绛苔少，下利日数十行，完谷不化，身虽热者，桃花粥主之”。(《温病条辨·下焦篇》二十三）

3. **痿证、痹症和痔疮**　寒湿伤阳者，病机为湿邪日久、损伤脾肾之阳。湿久伤及脾肾之阳者可取安肾汤治疗，如“湿久，脾阳消乏，肾阳亦惫者，安肾汤主之”。(《温病条辨·下焦篇》四十四）脾肾阳虚，寒湿阻滞，肌肉失养则四肢痿软不用；筋脉失养则肢体麻痹；寒湿下注大肠，气血流通不畅则痔疮下血。如“湿久伤阳，痿弱不振，肢体麻痹，痔疮出血，术附姜苓汤主之”。(《温病条辨·下焦篇》四十五）

4. **秋燥**　燥邪久伏下焦者，病机为燥邪日久、耗伤真阳，证属肾阳亏虚。症见干咳无痰，或不咳，身体消瘦，形寒怕冷，精神倦怠，舌质淡红等，用复亨丹，以温补真阳，散寒通络，如“燥气久伏下焦，不与血搏，老年八脉空虚，不可与化症回生丹，复亨丹主之”。(《温病条辨·上焦篇》秋燥八）

病案选录

案一：痢疾。程某，男，56岁。患“肠伤寒”住院治疗已四十多天，仍大便泻下脓血，血多而脓少，每日三四次。伴腹痛阵发，手足发凉，神疲体倦，饮食减少。其人面色夭然不泽，舌体胖大质淡，脉弦缓。此为脾肾阳虚，寒伤血络，下焦失约，属少阴虚寒下利，便脓血无疑。但因久利之后，不仅大肠滑脱不禁，而且气血亦为之虚衰，所以治疗当温涩固脱兼益气生血。赤石脂30g（一半研末冲服，一半入汤剂煎煮），炮姜9g，粳米9g，人参9g，黄芪9g。服三剂后脓血止；再服三剂大便转常，腹中安和，饮食增进。转用归脾汤加减，巩固疗效而收功。

（刘渡舟. 经方临证指南[M]. 北京：人民卫生出版社，2013.）

案二：痢疾。周，四六，痢久必伤肾阴，八脉不固，肠腻自滑而下，但执健脾无用，痛不在中，纳谷运迟，下焦坎阳亦衰，用三神丸。

五味子、补骨脂、肉果。

（清·叶桂. 临证指南医案[M]. 北京：人民卫生出版社，2006.）

按：本案证为久痢证，虽然有脾虚之候，健脾治疗无效，原因是肾阳亦衰，故先温补肾阳，兼以固涩，三神丸主之。

案三：不育。庞，四四，湿久脾阳消乏，中年未育子，肾真也惫。仿安肾丸法。

鹿茸、胡芦巴、附子、韭子、赤石脂、补骨脂、真茅术、茯苓、菟丝子、大茴香。

按：本案证为不育证，据叶氏分析，由湿久脾阳消乏，肾真也惫所致。故仿安肾丸法补肾阳、散寒、祛湿。

案四：腹泻。沈，四四，眩晕怔忡，行走足肢无力，肌肉麻木，骨骱色变，早晨腹鸣瘕泄，此积劳久伤阳气，肝风内动，势欲痿厥。法当脾肾双补，中运下摄，固体治病。脾肾双补丸，山药粉丸。

（清·叶桂. 临证指南医案[M]. 北京：人民卫生出版社，2006.）

按：本案肠鸣瘕泄为脾肾阳虚之证，脾肾阳虚，气血大亏，肌肉筋脉失养，故有痿厥之势，故用双补汤，补肾培土，温阳先后天之精血，培元固本，希能万全。

案五：久痢滑泄。方某，男，65岁。半年前患菌痢，经西药治疗后，余证均瘥，唯大便次数多，日7～8次，甚至滑泄不止，稀便中常挟黏凉，西医诊断为“慢性肠炎”，常服“止泻药”不效。

一诊：形瘦神疲，畏寒肢肿，纳呆便溏，舌淡苔薄腻。拟方《温病条辨》三神丸加减：补骨脂、肉果、山药各15g，胡芦巴、车前子各10g，陈皮、木香各6g，大枣五枚。服三剂。

二诊：下肢肿稍减，畏寒神疲亦轻，大便次数仍多，舌淡红，苔薄腻，脉弦细。拟原方加赤石脂15g、禹余粮15g、五倍子10g，再服三剂。

三诊：滑脱已止，大便日2～3次，便成形，原方减固涩之品，加芳化醒脾调理而愈。

按：“菌痢”本属湿热性温病。本案患者年高，素体肾阳已虚，又患久痢，湿邪淹滞久留，湿盛而阳益衰，致脾肾阳虚而“肠腻自滑而下”，证情正合三神丸主治。

[刘达瑞. 《温病条辨》方临证举隅[J]. 甘肃中医学院学报，1998，（4）：17-19.]

鉴别 桃花汤、桃花粥、安肾汤、术附姜苓汤、三神丸、肉苁蓉汤、双补汤、复亨丹均治疗脾肾阳虚证，但病机和临床表现各有侧重。桃花汤主要治疗脾肾阳虚、大肠滑脱的痢疾；桃花粥主要治疗脾肾阳虚、下利滑脱的泄泻；安肾汤主要治疗湿久脾肾阳虚者；术附姜苓汤主要治疗脾肾阳虚、寒湿伤及经脉者；三神丸主要治疗脾肾阳虚之久泻久痢者；肉苁蓉汤主要治疗脾肾阳虚的噤口痢；双补汤方主要是治疗脾肾阳虚的老年久痢；复亨丹方主要治疗肾阳亏虚的秋燥证。八方区别见表8-7。

表8-7 桃花汤、桃花粥、安肾汤、术附姜苓汤、三神丸、肉苁蓉汤、双补汤、复亨丹鉴别

	桃花汤	桃花粥	安肾汤	术附姜苓汤
病证	下利不止、便脓血、白多赤少、腹痛绵绵、小便不利、舌淡苔白、脉沉弱之痢疾者	下利清谷、小便清长、纳差、脉微细之完谷泄泻者	四肢清冷、纳少呕吐、泄泻、面色萎黄、腰酸、阳痿遗精、舌淡苔白腻之寒湿者	痿弱无力、肢体麻痹、小便清长、大便溏泄、舌白不渴之虚寒寒湿证
病机	脾肾阳虚、大肠滑脱	脾肾阳虚、下关不固	脾肾阳虚、寒湿内停	脾肾阳虚、寒湿阻滞经脉
治法	温阳涩肠、固脱止利	益气健脾、温阳固脱	温肾健脾、散寒祛湿	温阳散寒、健脾祛湿
药物	赤石脂一两（半整用煎，半为细末调）、炮姜五钱、白粳米二合	人参三钱、炙甘草三钱、赤石脂六钱（细末）、白粳米二合	鹿茸三钱、胡芦巴三钱、补骨脂三钱　韭子一钱、大茴香二钱、附子二钱、茅术二钱、茯苓三钱、菟丝子三钱。	生白术五钱、附子三钱、干姜三钱、茯苓五钱

续表

	桃花汤	桃花粥	安肾汤	术附姜苓汤
用法	水八杯，煮取三杯，去渣，入石脂末一钱五分，分三次服。若一服愈，余勿服。虚甚者加人参	水十杯，先煮参、草得六杯，去渣，再入粳米煮得三杯，纳石脂末三钱，顿服之。利不止，再服二杯，如上法；利止停后服。或先因过用寒凉，脉不数，身不热者，加干姜三钱	水八杯，煮取三杯，分三次服。大便溏者，加赤石脂。久病恶汤者，可用贰拾分作丸	水五杯，煮取二杯，日再服

	三神丸	肉苁蓉汤	双补汤	复亨丹
病证	纳呆不食、神疲乏力、下利不止兼有黏滞污垢、舌淡苔白之久痢者	腰膝酸软、四肢清冷、尺脉细弱、身体乏力、但欲寐之肾虚噤口痢者	下利稀薄、带有白冻、腹部隐痛、食少纳呆、四肢不温、腰膝酸软、舌淡苔白之老年久痢者	干咳无痰，或不咳，身体消瘦、形寒怕冷、精神倦怠、舌质淡红不渴之秋燥久咳者
病机	脾虚不运、肾阳亦微	脾肾阳虚、气血亏虚	脾肾阳虚、下利滑脱	脾肾阳虚、八脉空虚
治法	温阳固涩	温肾健脾、补气养血	健脾利湿、温肾固脱	温肾助阳、散寒通络
药物	五味子、补骨脂、肉果（去净油）	肉苁蓉（泡淡）一两、附子二钱、人参二钱、干姜炭二钱、当归二钱、白芍（肉桂汤浸炒）三钱	人参、山药、茯苓、莲子、芡实、补骨脂、苁蓉、萸肉、五味子、巴戟天、菟丝子、覆盆子	倭硫黄十分（按倭硫黄者，石硫黄也，水土硫黄断不可用）、鹿茸（酒炙）八分、枸杞子六分、人参四分、云茯苓八分、淡苁蓉八分、安南桂四分、全当归（酒浸）六分、小茴香六分（酒浸，与当归同炒黑）、川椒炭三分、川萆薢六分、炙龟板四分
用法	煎服	水八杯，煮取三杯，分三次缓缓服，胃稍开，再作服	煎服	益母膏和为丸，小梧桐子大。每服二钱，日再服；冬日渐加至三钱，开水下

八、阳气欲脱

阳气欲脱是指肾阳虚衰，阳气欲脱，阳气不能固摄导致的证候。常见症状有面色苍白，四肢厥冷，大汗淋漓，脉微欲绝等。

主症　四肢厥冷，面色苍白，大汗淋漓，下利清谷，舌淡苔白，脉微欲绝。

病机　肾阳虚衰。

治法　回阳救逆。

方药　四逆汤。

四逆汤方（辛甘热法，分量临时斟酌）（《温病条辨·中焦篇》五十一）

炙甘草二两　干姜一两半　生附子一枚（去皮）　加人参一两

水五茶碗，煮取二碗，分二次服。

应用　霍乱证。肾阳虚衰所引起的霍乱证，病机为阴盛阳衰、火不暖土、中焦虚寒、升降紊乱。症见畏寒倦卧，四肢厥逆，呕吐下利，二便清长，脉微欲绝等。《温病条辨》论治肾阳虚衰之霍乱，如“湿伤脾胃两阳，既吐且利，寒热身痛，或不寒热，但腹中痛，名曰霍乱。寒多，不欲饮水者，理中汤主之。热多，欲饮水者，五苓散主之。吐利汗出，发热恶寒，四肢拘急，手足厥逆，四逆汤主之。吐利止而身痛不休者，宜桂枝汤小和之”。(《温病条辨·中焦篇》五十一)

病案选录

案一：欲寐案。曹某，年在花甲之外，其子扶掖来诊。患者终日精神萎靡不振，昏沉嗜睡，梦其先祖老辈亡人，仍着昔时衣装迎其同归，自以为阳寿已至，言讫而泪下。诊其脉沉弱无力，舌胖苔白。此阳光不振而群阴用事，故但欲寐而梦见鬼状，属少阴虚寒证，病情虽危，急温犹可活之。

附子 15g，干姜 6g，炙甘草 9g，人参 9g。

服药三剂后，曹叟精神渐增，眠睡安然，亦不复梦见昔日故人。后来改用桂附八味丸与补中益气汤，服至二十余剂，渐至康复。

（刘渡舟. 经方临证指南[M]. 北京：人民卫生出版社，2013.）

案二：泄泻案。谷某，男，一岁半、两日前天气骤然变凉，夜间突然出现泄泻而求诊，行肌内注射抗生素治疗，次日又补液，疗效不佳，求用中药治疗。察患儿苦闹不安，面白唇干，双目轻度凹陷，粪便蛋花样并有少量黏液，腹部稍胀，大便一日 10 余次，饮水不多，查体：体温 37.7℃，呼吸 38 次/分，脉搏 24 次/分，营养中等，肠鸣音活跃。遂予四逆加人参汤：人参 3g，干姜 3g，甘草 6g，附子 3g，红糖为引，1 剂。嘱其回家即煎，入 5%小苏打 10 毫升，分数次少少喂之，配合半流质食物。1 剂服完后，排便次数已减少至日 4 次，质变稠，量变少。又照前方服 2 剂而愈。

（吕志杰，仲景方药古今应用[M]. 北京：中医古籍出版社，2000.）

第二节 膀胱证类

膀胱证类，泛指各种原因导致膀胱功能及其连属经脉功能失常的一类证候。多因外邪侵袭、气化不利、水饮内停、阳气亏虚、湿热下注所致。温病学主要见于瘟疫之邪下侵膀胱及湿温病湿热流注膀胱。

热结膀胱

热结膀胱证，指热邪或湿热之邪下结膀胱导致其功能失常的证候。常见症状有尿频、尿急、尿痛，或尿有白浊，小腹拘急，舌红苔黄腻，脉数等。

主症 尿频，尿急，尿痛，或尿浊，小腹拘急，舌红苔黄腻，脉数。

病机 湿热下注膀胱。

治法 清热祛湿、利水通淋。

方药 猪苓汤。

猪苓汤方（邪干气分者宜之）(《温疫论·卷上》小便)

猪苓二钱 泽泻一钱 滑石五分 甘草八分 木通一钱 车前二钱

灯心煎服。

应用 淋证。疫邪下侵膀胱者，病机为疫热之邪、下结膀胱、气化失常，证属膀胱湿热证。症见尿急，或尿浊，小腹拘急，舌红苔黄，脉数等。《瘟疫论》有详细的论述，如“热到膀胱，小便赤色；邪到膀胱，干于气分，小便胶浊；干于血分，溺血蓄血；留邪欲出，小便数急；膀胱不约，小便自遗；膀胱热结，小便闭塞。热到膀胱者，其邪在胃，胃热灼于下焦，在膀胱但有热而无邪，惟令小便赤色而已，其治在胃。邪到膀胱者，乃疫邪分布下焦，膀胱实有之邪，不一于热也。从胃家来，治在胃，兼治膀胱。若纯治膀胱，胃气乘势拥入膀胱，非其治也。若肠胃无邪，独小便急数，或白膏如马遗，其治在膀胱，宜猪苓汤”。(《温疫论·卷上》小便)

病案选录

案一：淋证。某，二三，湿热下注，淋浊，当分利。

萆薢、淡竹叶、瞿麦、赤苓、细木通、萹蓄。

（清·叶桂. 临证指南医案[M]. 北京：人民卫生出版社，2006.）

按：本证系湿热下注证，治疗以清热祛湿、利尿通淋为主，与猪苓汤之功效暗合。

案二：尿血证。刘某，女，35 岁。患慢性肾炎，腰痛，小便不利，尿血，眼睑浮肿。尿检：蛋白（+++），红细胞满视野，舌质红绛苔净，脉细数。猪苓 10g，茯苓 30g，泽泻 15g，滑石 18g，阿胶 10g，旱莲草 30g，女贞子 10g。服药三剂后，腰痛减轻，小便利。尿检：蛋白（+），红细胞（+）。转方改用：桑寄生 30g，山药 24g，茯苓、杜仲、狗脊、枸杞子、补骨脂各 10g，又服四剂，腰痛止，肿消，尿检正常。疏右归丸一料巩固。

（刘渡舟. 经方临证指南[M]. 北京：人民卫生出版社，2013.）

按：本证系湿热下注兼有阴伤者，故以猪苓、茯苓、泽泻、滑石清热祛湿，利尿通淋；用阿胶、女贞子、旱莲草以滋阴清热。

鉴别 《温疫论》猪苓汤与茯苓皮汤均用猪苓淡渗清热利水，有淡渗利湿之功，可用于湿热下注膀胱证。但《温疫论》猪苓汤中以泽泻、滑石、木通、车前、灯心草清热利水通淋，甘草和中，以膀胱气化失司为主，症状以小便不利、尿急痛、尿浊为主，主要用于温疫邪在膀胱之证；茯苓皮汤中以茯苓皮、生薏仁、大腹皮、白通草、淡竹叶利水清热为主，症状以小便不利、热蒸头胀，神迷为主，主要用于湿温病湿浊蒙上流下之证，临证可配合苏合香丸等芳香开窍之品。二方区别见表 8-8。

表 8-8 《温疫论》猪苓汤、茯苓皮汤鉴别

	《瘟疫论》猪苓汤	茯苓皮汤
病证	尿频、尿急、尿痛、或尿浊、小腹拘急、舌红苔黄腻、脉数之疫热结于膀胱证	热蒸头胀、呕逆神迷、小便不利、渴不多饮、舌苔白腻或黄腻之湿浊蒙上、泌别失职证
病机	湿热下注膀胱	热蒸湿动、蒙上流下
治法	清热祛湿、利水通淋	淡渗利湿
药物	猪苓二钱、泽泻一钱、滑石五分、甘草八分、木通一钱、车前二钱	茯苓皮、生薏仁、猪苓、大腹皮、白通草、淡竹叶
用法	灯心煎服	水八杯，煮取三杯，分三次服

第九章

营血分证类

营血分证类是指温邪深入营血分，导致营血热盛、营阴血液损伤、瘀热扰心的证候，包括营分证和血分证。在温病中，本证主要见于气分证之后，表现为脏腑机能障碍的基础上病理损害更为严重。其中，营分证为温邪内陷营阴的深重阶段，病位多在心与心包络。以营阴受损，心神被扰为特点。营热阴伤者，症见身热夜甚，口干而不甚渴饮，心烦不寐，甚则神昏谵语，或见斑疹隐隐，舌质红绛，脉象细数。热闭心包者，症见身热灼手，时时昏谵，或昏愦不语，舌謇肢厥，舌红绛，脉细数。营热阴伤多由气热伤津逐渐发展而成，热闭心包亦可由卫分直接传入而致。血分证，大多在营分证基础上进一步发展而成，为邪热深入血分而引起耗血动血的证候，是卫气营血病变的最严重阶段，也是温热病发展演变过程中最为深重的阶段。累及脏腑以心、肝、肾为主。其临床特点是身热，躁扰不安，或神昏谵狂，吐血，衄血，便血，尿血，斑疹密布，舌质深绛，脉细数。若见高热神昏，四肢抽搐，颈项强直，甚则角弓反张，两目上视，牙关紧闭，舌红绛，脉弦数，为热盛引动肝风之象；若见持续低热，暮热早凉，盗汗，心烦失眠，口干咽燥而饮水不多，手足心热及颧红，舌红少津，脉细数，为邪热久留血分，灼伤肝肾之阴所致；若见手足蠕动，或微有抽搐，时有惊跳，伴有低热，消瘦，面色浮红，精神委顿，舌干红少津，脉虚数，为虚风内动之象。营血分证多见于风温、春温、暑温、伏暑、温毒等外感疾病，以及湿温病化火化燥的发展过程中，证情复杂，病位波及多个脏腑组织。部分患者可见气分邪热未解，继续深入波及营（血）分，形成气分热邪未罢，营（血）热毒又盛的气营（血）两燔之证。亦有邪热深入营血而复感外邪，出现兼表、兼湿等多种情况。营血分证除见于温病外，尚可见于咳血、鼻衄、吐血、尿血、便血、紫癜、崩漏、斑疹等内、外、妇、儿科疾病。

一、气营（血）两燔

气营（血）两燔是指温邪侵入气分未解，深入营（血）分，导致气分热邪未罢，营（血）热毒又盛之证。温病证候传变过程中常出现营（血）热已炽而气分之邪未净的情况，包括“气营两燔”和“气血两燔”。临床辨证为气分证与营（血）分证症状并见，如壮热、口渴、苔黄等症状标志气分热炽；如见烦躁、斑疹隐隐、舌绛，是热在营分；如见神昏狂乱、肌肤斑疹密布、吐衄、舌紫绛等，则为血分热毒炽盛。

主症　壮热，目赤，头痛，口渴饮冷，心烦躁扰，甚或谵语，斑疹隐隐，或发斑吐衄、舌绛，苔黄燥，脉滑数、弦数或洪大有力。

病机　营血热邪已炽，气分热邪犹盛。

治法　气营（血）两清。

方药　加减玉女煎、化斑汤、清瘟败毒饮、凉营清气汤、珠黄散、薛氏加减犀角地黄汤。

1. **加减玉女煎**（辛凉合甘寒法）（《温病条辨·上焦篇》十）

生石膏一两　知母四钱　元参四钱　细生地六钱　麦冬六钱

水八杯，煮取三杯，分二次服，渣再煮一钟服。

本方系吴鞠通根据张景岳玉女煎加减而成。主治伏热内发，盛炽于气营（血），导致热毒内盛，扰动心血而成气营（血）两燔之证。辨证既具有气分热盛表现，或见“四大”，或见壮热、口渴、苔黄燥；同时又有营血分症状。吴鞠通认为“气血两燔，不可专治一边，故选用张景岳气血两治之玉女煎。去牛膝者，牛膝趋下，不合太阴证之用。改熟地为细生地者，亦取其轻而不重，凉而不温之义，且细生地能发血中之表也。加元参者。取其壮水制火，预防咽痛失血等证也”。故一面以石膏、知母清气泄热，一面以玄参、生地、麦冬清营滋阴。

2. **化斑汤**（《温病条辨·上焦篇》十六）

石膏一两　知母四钱　生甘草三钱　元参三钱　犀角二钱（现水牛角代）　白粳米一合

水八杯，煮取三杯，日三服，渣再煮一钟，夜一服。

本方即白虎汤加犀角（水牛角代）、玄参而成。此热淫于内，治以咸寒，佐以苦甘法也。斑出阳明，自内而外，故以石膏清肺胃之热，知母清金保肺，而治阳明独胜之热，甘草清热解毒和中，粳米清胃热而保胃液。然斑色正赤，木火太过，其变最速。但用白虎燥金之品，清肃上焦，恐不胜任，故加元参，启肾经之气，上交于肺，庶水天一气，上下循环，不致泉源暴绝也。犀角（现水牛角代）咸寒，救肾水以济心火，托斑外出，而又败毒辟瘟也。再病至发斑，不独在气分矣，故加二味凉血之品。

3. **清瘟败毒饮**（《疫疹一得·卷上》疫疹穷源）

生石膏（大剂六两至八两，中剂二两至四两，小剂八钱至一两二钱）　小生地（大剂六钱至一两，中剂三钱至五钱，小剂二钱至四钱）　乌犀角（大剂六钱至八钱，中剂三钱至四钱，小剂二钱至四钱，现水牛角代）　真川连（大剂六钱至四钱，中剂二钱至四钱，小剂一钱至一钱半）　生栀子　桔梗　黄芩　知母　赤芍　玄参　连翘　竹叶　甘草　丹皮

疫证初起，恶寒发热，头痛如劈，烦躁谵妄，身热肢冷，舌刺唇焦，上呕下泄，六脉沉细而数，即用大剂；沉而数者，用中剂；浮大而数者，用小剂。如斑一出，即用大青叶，量加升麻四五分引毒外透。

此内化外解、浊降清升之法，治一得一，治十得十。以视升提发表而愈剧者，何不俯取刍荛之一得也。

本方系白虎汤、凉膈散、黄连解毒汤及犀角地黄汤四方组合而成，具有诸方协同作用。主治温热疫毒，气血两燔，症见大热烦躁，渴欲干呕，头痛如劈，昏狂谵语，或发斑吐衄，舌绛唇焦，脉沉细而数，或沉数，或浮大而数。方中重用石膏直入胃经，退其淫热；佐以黄连、犀角（现水牛角代）、黄芩泄心肺火于上焦；牡丹皮、栀子、赤芍泄肝经之火；连翘、玄参，解散浮游之火；生地黄、知母抑阳扶阴，泄其亢甚之火，而救欲绝之水；桔梗、竹叶载药上行；

使以甘草和胃。此皆大寒解毒之剂，故重用石膏，则甚者先平，而诸经之火，自无不安矣。

4. **凉营清气汤**（《丁甘仁医案·喉痧证治概要》）

犀角尖五分（磨，冲，现水牛角代） 鲜石斛八钱 黑山栀二钱 牡丹皮二钱 鲜生地八钱 荷叶八分 川雅连五分 京赤芍二钱 京玄参二钱 石膏八钱 生甘草八分 连翘三钱 鲜竹叶30片 茅根一两 芦根一两 金汁一两（冲服）

本方有玉女煎、凉膈散、犀角地黄汤诸方合用之意，共奏两清气营（血），解毒生津之效。主治咽喉红肿糜烂，甚则气道阻塞，声哑气急，丹痧密布，红晕如斑，赤紫成片，壮热，汗多，口渴，烦躁，舌绛干燥，遍起芒刺，状如杨梅，脉细数。邪毒化火，燔灼气血所致，病情重笃凶险，易出现各种危急变证。若兼有热毒内陷心包，症见灼热昏谵，遍身丹痧紫赤成片，肢凉脉沉等，可配合安宫牛黄丸或紫雪丹冲服，以清心开窍。如见丹痧突然隐没，神识昏愦，肢体厥冷，全身汗出，气息微弱，脉细弱或沉伏等症状，属内闭外脱之证，宜急用参附龙牡汤救逆固脱，配合安宫牛黄丸清心开窍。若治疗后闭脱之危得救而热毒复盛，仍当投用清泄热毒之剂进行治疗。

5. **珠黄散**（《全国中成药处方集》天津方）

珍珠 牛黄各一两

共研极细粉，每用少许，吹于咽喉患处。

本方系清热解毒，化腐生肌之剂。主治喉痹、乳蛾、口疮、牙疳等症。用于咽喉红肿，咽痛明显，吞咽尤甚；喉蛾红肿，表面或有分泌物、疼痛显著；牙疳见有红肿、溃疡，久不收口。

6. **薛氏加减犀角地黄汤**（《湿热病篇》五）

犀角（现水牛角代） 羚羊角 连翘 生地 玄参 钩藤 银花露 鲜菖蒲 至宝丹

湿热化燥，气分里热亢盛，则见壮热口渴，舌黄；邪热由气入营，劫灼营阴则见舌焦红；发痉为邪热引动肝风；神昏谵语或笑为热灼心包。综观本证为气营两燔之候，故用银花露、连翘清气分热；犀角（现水牛角代）、生地、元参清心凉营，滋养阴液；羚羊角、钩藤凉肝息风止痉；至宝丹、鲜菖蒲芳香开窍，解毒苏神。

应用

1. **春温** 本证由于伏热内发，盛炽于气营（血），导致热毒内盛，扰动心血而成气营（血）两燔之证。症见壮热，口渴，头痛，烦躁不安，肌肤发斑，甚或吐血、衄血，舌绛苔黄，脉数等，治以气营（血）两清，即辛寒清气合凉营（血）解毒。方用玉女煎去牛膝熟地加细生地元参方、化斑汤、清瘟败毒饮。其中，玉女煎去牛膝熟地加细生地元参方用于气营同病而热毒尚不过盛者；化斑汤用于热毒炽盛于气（营）血分而斑疹显露者；清瘟败毒饮大清气血，用于热毒充斥气血的气血两燔重证。此三方皆由白虎汤化裁而来，吴鞠通解释："此热淫于内，治以咸寒，佐以苦甘法也。"

2. **暑温** 气分暑热未解，继而营热又盛，热邪炽于气营。症见壮热，头痛如劈，口渴饮冷，心烦躁扰，甚或谵语、神昏，或有斑点隐隐，舌绛，苔黄燥，脉弦数或洪大有力等，治以清气凉营，解毒救阴。方用玉女煎去牛膝、熟地黄加生地黄、玄参方。如热毒较甚，可加入水牛角、大青叶、板蓝根等以清热解毒；如见便秘、腹胀满者，可加人大黄以攻下泄热；如兼有神昏痉厥者，可配合安宫牛黄丸等清心息风之品，方中可加僵蚕、全蝎、地龙、蝉衣、郁金、菖蒲等，并可静脉滴注醒脑静注射液。也可参照"暑入心营""暑热动风"等证施治。

3. **湿温**（化燥入血） 湿温病化燥内陷心营，病机为热入心营、气营两燔、营阴损伤、引动肝风者，症见壮热，口渴，痉厥，神昏，舌黄或焦红，脉弦数等，用薛氏加减犀角地黄汤清心凉营、化湿开窍，如《湿热病篇》所言“湿热证，壮热口渴，舌黄或焦红，发痉，神昏谵语或笑，邪灼心包，营血已耗。宜犀角、羚羊角、连翘、生地、玄参、钩藤、银花露、鲜菖蒲、至宝丹等味。”薛氏自注中指出“温暑之邪，本伤阳气。及至热极逼入营阴，则津液耗而阴亦病。心包受灼，神识昏乱。用药以清热救阴，泄邪平肝为务。”

4. **烂喉痧** 邪毒化火，燔灼气血，症见咽喉红肿糜烂，甚则气道阻塞，声哑气急，丹痧密布，红晕如斑，赤紫成片，壮热，汗多，口渴，烦躁，舌绛干燥，遍起芒刺，状如杨梅，脉细数等，治以清气凉营，解毒救阴，予凉营清气汤。若咽喉红肿腐烂者，外用珠黄散或锡类散少许，以清热解毒，去腐生新。此证病情重笃凶险，易出现各种危急变证。若兼有热毒内陷心包，证见灼热昏谵，遍身丹痧紫赤成片，肢凉脉沉等，可配合安宫牛黄丸或紫雪丹冲服，以清心开窍；如见丹痧突然隐没，神识昏愦，肢体厥冷，全身汗出，气息微弱，脉细弱或沉伏等症状，属内闭外脱之证，宜急用参附龙牡汤救逆固脱，配合安宫牛黄丸清心开窍。

5. **鼻衄** 因膏粱厚味，饮酒过度，或湿浊内蕴，致胃热熏蒸，循经上达鼻頞，热伤络脉，发为鼻衄。证见鼻衄，血色鲜红，口渴欲饮，鼻干，口臭，烦躁，便秘，舌红，苔黄，脉数等，治当清胃泻火，凉血止血，方用玉女煎加减。

病案选录

案一：温疫。周，六十三岁，六月二十五日。六脉洪大而数，渴思凉饮，纯阳之症，气血两燔。用玉女煎。

石膏一两、细生地八钱、知母五钱、元参四钱、麦冬一两、生甘草三钱。

煮三杯，分三次服。

（清·吴瑭. 吴鞠通医案[M]. 北京：中国中医药出版社，2006.）

按：吴鞠通据《景岳全书》玉女煎去熟地黄、牛膝加生地黄、玄参而成，俗称加减玉女煎。方中以石膏、知母清气分邪热；玄参、生地黄、麦冬清营滋阴。诸药合用清气凉营。

案二：温毒喉痧。夏君，年二十余，扬州人，住上海陈大弄。患时疫喉痧五天，丹痧虽已密布，独头面鼻部俱无，俗云白鼻痧，最为凶险。曾经服过疏解药数帖，病势转重。壮热如焚，烦躁谵语，起坐狂妄，如见鬼状（病家以为有祟为患），咽喉内外关均已腐烂，滴水难咽，唇焦齿燥。脉实大而数，舌深红。

黑犀角六分（磨汁，冲，现水牛角代）、鲜生地一两、赤芍二钱、丹皮二钱、风化硝三钱（分冲）、生石膏一两（研细）、白知母四钱、生甘草六分、生锦纹四钱。

服后，过数时得大便，即能安睡。次日去硝、黄，照原方加金汁、竹油、珠黄散，服数剂，即热退神清，咽喉腐烂亦去。不数日而神爽矣。

（何廉臣. 全国名医验案类编[M]. 福州：福建科学技术出版社，2003.）

按：喉痧，有时喉痧、疫喉痧之别。无传染性者为时喉痧，有传染性者为疫喉痧。疫喉痧因于风毒者多，因于温毒者亦不鲜，其症喉关腐烂，而不甚痛，一起即丹痧并发，丹则成片，痧则成粒。丁甘仁自创之凉营清气汤为治温毒喉痧之主方，方中石膏、知母清解气分热毒；犀角（现水牛角代）、生地、丹皮、赤芍凉营解毒活血；风化硝、生锦纹解热通便，清火消肿。

全方共奏凉营透气，清热凉血之功。

珠黄散由珍珠（豆腐制）三钱，西牛黄一钱组成，方中珍珠清热解毒，生肌敛疮，牛黄清热解毒凉血，二药配伍，共奏清热解毒，祛腐生肌之效。

案三：温毒发斑。王，二十三岁，乙丑八月十一日。温毒发斑，时在初秋，盛暑未消，何妄用大汗大下之伤寒六经法，悖谬已极。右脉洪大芤甚，渴甚，汗太甚。急急重用化斑汤。

生石膏四两、细生地一两、知母二两、粳米一两、炙甘草一两、犀角五钱（现水牛角代）。

水八碗，煮三碗，分三次服，渣再以水五碗煮两碗，夜间明早，服至巳前完。

（清·吴瑭. 吴鞠通医案[M]. 北京：中国中医药出版社，2006.）

按：化斑汤由白虎汤加犀角（现水牛角代）、玄参组成。石膏清肺胃之热，知母清金保肺，甘草清热解毒和中，粳米清胃热而保胃液，以治斑疹遍体皆热。本案患者经历大汗大下之后，津液大伤，热象仍盛，故吴鞠通替换玄参为生地，重在清热凉血，滋阴生津；犀角（现水牛角代）咸寒，救肾水以济心火，托斑外出，而又败毒辟瘟，正合“热淫于内，治以咸寒，佐以苦甘”之旨。诸药配伍，共奏清利热毒、凉血消斑之功。

案四：秋瘟痉厥。张成文，年六十岁。癸亥年八月初，天时火热，秋瘟盛行，初染不以为病，后至九月中旬而发病。初起恶寒头痛，周身拘挛，项脊俱强，陡变痉厥，牙关紧闭。六脉沉细而数，舌紫赤。先用手术，以灯照前后心、两胁及大小腹，有小红点隐隐，用毫针挑七八个，噤开能言，再挑七八个，周身活动知痛，大叫拒挑，继即神迷复厥。遂用汤丸并进，安宫牛黄丸通心包以清神，清瘟败毒饮加减，透伏火以逐疫毒。

黑犀角三钱（现水牛角代）、小川连四钱、青子芩三钱、青连翘三钱、元参三钱、生石膏一两（研细）、鲜生地一两、粉丹皮二钱、焦栀子三钱、赤芍二钱、鲜大青五钱、肥知母四钱、鲜竹叶四十片、鲜石菖蒲一钱（剪碎，搓熟，生冲）。

安宫牛黄丸两颗，分两次，药汤调下。

（何廉臣. 全国名医验案类编[M]. 福州：福建科学技术出版社，2003.）

按：清瘟败毒饮由白虎汤、凉膈散、黄连解毒汤及犀角地黄汤四方组合而成。方内石膏、知母大清阳明气热，清热保津；犀角（现水牛角代）、生地黄、玄参、丹皮、赤芍、大青叶等清营凉血解毒；黄连、黄芩、栀子、连翘清热泻火解毒；竹叶清心除烦；石菖蒲开窍豁痰，醒神益智，化湿开胃。全方共奏泻火解毒，凉血救阴之效。

鉴别 加减玉女煎、化斑汤、清瘟败毒饮、凉营清气汤、薛氏加减犀角地黄汤皆为气营（血）两清之剂。气营（血）两燔之证，不可专治一边，而应两者兼治，其中要注重清气，气热得清，营（血）分邪热可顺势外透而解，方药使用上要重用石膏。如余师愚所说：“（清瘟败毒饮）此大寒解毒之剂，重用石膏则甚者先平，而诸经之火自无不安矣。”具体而言，加减玉女煎用于气营同病而热毒尚不过盛者为宜。因其清热解毒之力较弱，故对于热毒较盛之证，运用时应加黄连、黄芩等清热解毒之品。化斑汤主要用于热毒炽盛于气营（血）分而斑疹显露者，临床运用时可加丹皮、大青叶、赤芍凉血散血，竹茹、蝉衣清热化斑解毒。清瘟败毒饮大清气血，适用于热毒充斥气血的气血两燔重证。凉营清气汤为玉女煎、凉膈散、犀角地黄汤合用之剂，用于邪毒化火，燔灼气血之咽喉红肿糜烂，甚则气道阻塞，声哑气急，丹痧密布之急重症。薛氏加减犀角地黄汤为薛氏治疗湿热之邪传变致痉病所创，因为邪灼心包，耗伤营血，故急投清热解毒凉血开窍之品清热救阴，泄邪平肝以定痉。五方区别见表 9-1。

表 9-1　加减玉女煎、化斑汤、清瘟败毒饮、凉营清气汤、薛氏加减犀角地黄汤鉴别表

	加减玉女煎	化斑汤	清瘟败毒饮	凉营清气汤	薛氏加减犀角地黄汤
病证	壮热、口渴、烦躁谵妄、斑疹透露，甚或吐血、衄血、舌绛苔黄、脉细数之气营两燔证	发热，或身热夜甚、外透斑疹、色赤、口渴或不渴、脉数之气血两燔轻证	大热渴饮、头痛如劈、干呕狂躁、谵语神昏、视物错瞀，或发斑疹，或吐血、衄血，四肢或抽搐，舌绛唇焦，脉沉数或沉细而数，或浮大而数之气血两燔重证	痧麻密布、壮热烦躁、渴欲冷饮，甚则谵语妄言、咽喉肿痛腐烂、脉洪数，舌红绛，或黑糙无津之重症；气热亢盛而汗出溱溱、营血热炽而丹痧密布之喉痧气营两燔证	壮热口渴，舌黄或焦红，发痉，神昏谵语或笑之湿温化燥、邪入心营证
病机	太阴温病、气营两燔	气血两燔之发斑	温疫热毒、气血两燔	邪毒化火、燔灼气血	邪灼心包、营血已耗
治法	清气凉血	清气凉血、化斑透疹	气血两清、清热解毒、凉血泻火	凉营透气、清热凉血	清热救阴、泄邪平肝
药物	生石膏一两，知母、玄参各四钱，生地黄、麦门冬各六钱	石膏一两，知母四钱，生甘草三钱，元参三钱，犀角二钱（现水牛角代），白粳米一合	生石膏（大剂六两至八两，中剂二两至四两，小剂八钱至一两二钱），小生地（大剂六钱至一两，中剂三钱至五钱，小剂二钱至四钱），乌犀角（大剂六钱至八钱，中剂三钱至四钱，小剂二钱至四钱，现水牛角代），真川连（大剂六钱至四钱，中剂二钱至四钱，小剂一钱至一钱半），生栀子，桔梗，黄芩，知母，赤芍，玄参，连翘，竹叶，甘草，丹皮	犀角尖五分（现水牛角代）、鲜石斛八钱、黑山栀二钱、牡丹皮二钱、鲜生地八钱、荷叶八分、川雅连五分、京赤芍二钱、京玄参三钱、生石膏八钱、生甘草八分、连翘三钱、鲜竹叶三十片、茅根一两、芦根一两，金汁一两	犀角（现水牛角代），黄羚羊角，连翘，生地，元参，钩藤，银花露，鲜菖蒲，至宝丹等
用法	水八杯，煮取三杯，分二次服，渣再煮一钟服	水八杯，煮取三杯，日三服，渣再煮一钟，夜一服	水煎服	水煎，金汁冲服	水煎服

二、热入血分

热入血分是指温邪深入血分，动血耗血、瘀热扰心的证候。病变属温病极期或后期，病情危重。常见症状有身热，躁扰不安，或神昏谵狂，吐血，衄血，便血，尿血，斑疹密布，舌质深绛。其中，斑疹及急性多部位多窍道（腔道）出血及舌质深绛为其辨证要点。

主症　身体灼热、躁扰不安，甚或昏狂谵妄，斑疹密布，色深红甚或紫黑，或吐衄便血、尿血，舌质深绛，无苔或苔少，脉数。

病机　热入血分、扰乱心神、迫血妄行、热瘀交结。

治法　凉血散血、清热解毒。

方药　犀角地黄汤、薛氏加味犀角地黄汤。

1. **犀角地黄汤**（《温病条辨·下焦篇》二十）

干地黄一两　生白芍三钱　丹皮三钱　犀角三钱（现水牛角代）

水五杯，煮取二杯，分二次服，渣再煮一杯服。

温邪燔灼血分，一则热盛血沸，必扰心神，致烦乱谵语；二则热盛迫血妄行，络伤则血溢，离经之血又可致瘀阻而发斑。故当以清热解毒，凉血散瘀为法。犀角地黄汤方中犀角（现水牛角代）清热凉血，并能解毒；生地黄养阴清热，凉血止血；赤芍药凉血化瘀；丹皮泻血中伏热，凉血散瘀。四药合用，清热之中兼以养阴，使热清血宁而无耗血之虑；凉血之中兼以散瘀，使血止而无留瘀之弊，正合叶天士“入血就恐耗血动血，直须凉血散血”之意。

2. **薛氏加味犀角地黄汤**（《湿热病篇》三十三）

犀角（现水牛角代）　生地　赤芍　丹皮　连翘　紫草　茜根　银花。

应用本方时，注意证候，本证势急危重，应积极救治，方中需加入咸寒之品如玄参、牡蛎等，如“热逼而下上失血、汗血，势极危而犹不即坏者，以毒从血出，生机在是。大进凉血解毒之剂，以救阴而泄邪，邪解而血自止矣。血止后，须进参、芪善后乃得。汗血即张氏所谓肌衄也。《内经》谓‘热淫于内，治以咸寒’，方中当增入咸寒之味”。

应用

1. **春温**　见于春温热盛动血，病机为血分热毒炽盛，迫血妄行，扰乱心神所致。症见身体灼热，躁扰不安，甚或昏狂谵妄，斑疹密布，色深红甚或紫黑，或吐衄便血，舌质深绛，脉数等，予犀角地黄汤或薛氏加味犀角地黄汤凉血散血、清热解毒。

2. **暑温**　本证为暑热火毒燔灼血分，内陷心包，生痰动风之重险证候。症见灼热躁扰，神昏谵妄，斑疹密布，色呈紫黑，吐血、衄血、便血，或兼见四肢抽搐，角弓反张，舌绛苔焦等，予神犀丹凉血解毒，清心开窍。但该方清心开窍力较弱，故又配合安宫牛黄丸，以加强开窍醒神之力。正如王孟英在《温热经纬》中所说：“温热暑疫诸病，邪不即解，耗液伤营，逆传内陷，痉厥昏狂，谵语发斑等证，但看病人舌色干光，或紫绛，或硬，或黑苔，皆以此丹救之。”

3. **湿温**（化燥入血）　多见于湿温病热势炽盛之时，病机为湿热久郁不解，化燥化火、侵入血分，热迫血行、损伤络脉，损伤肠络则便血，损伤表络则汗血肌衄。症见灼热烦躁，便下鲜血，或衄血、斑疹，舌质红绛等，用加味犀角地黄汤凉血解毒止血。本证病势危急，应及时投以凉血解毒之剂以救治。如薛生白所说“湿热证，上下失血或汗血，毒邪深入营分，走窜欲泄。宜大剂犀角（现水牛角代）、生地、赤芍、丹皮、连翘、紫草、茜根、银花等味”。“大进凉血解毒之剂，以救阴而泄邪，邪解而血自止矣”。（《湿热病篇》三十三）病情较重，出血较多者，可加入紫珠草、地榆炭、侧柏炭、茜草根等以助止血的效果。

4. **血证**　由多种原因引起血液不循常道，或上溢于口鼻诸窍，或下泄于前后二阴，或渗出于肌肤所形成的疾患，亦称为血病或失血。本证以出血为突出表现，随其病因、病位不同，表现为鼻衄、齿衄、咳血、吐血、便血、尿血、紫斑等。火热熏灼或气虚不摄是血证的两大类病机。正如《景岳全书·血证》说：“血本阴精，不宜动也，而动则为病。血主营气，不宜损也，而损则为病。盖动者多由于火，火盛则逼血妄行；损者多由于气，气伤则血无以存。”在火热之中，又有实火及虚火之分，外感风热燥火，湿热内蕴，肝郁化火等，均属实火；而阴虚火旺之火，则属虚火。犀角地黄汤为治疗实火之血证的代表方，症见出血的同时，伴有发热，烦躁，口渴欲饮，便秘，尿黄，舌质红，苔黄，少津，脉弦数或滑数等症，多发生在血证的初期，大多起病较急。

病案选录

案一：瘫痧疹痱。尹，环口燥裂而痛，头面身半以上，发出瘾疹赤纹。乃阳明血热，久蕴成毒。瘦人偏热，颇有是症，何谓医人不识。（阳明血热）犀角地黄汤。

犀角（现水牛角代）、生地、白芍、丹皮。

（清·叶桂. 临证指南医案[M]. 北京：人民卫生出版社，2006.）

按：叶氏提出“入营尤可透热转气，如犀角（现水牛角代）、元参、羚羊角等物”“入血就恐耗血动血，直须凉血散血，如生地、丹皮、阿胶、赤芍等物”，并提出“急急透斑为要”，以强调透法的重要性。透法即透达、透发、透散、宣透、通透之意，通过选用质地轻盈具有宣发透达作用的中药，使邪气从表而解、从上而出或从里达外而解的一种治法。“透热转气”是营分、血分证常用治法。营分、血分证有所不同，营分证为温邪初入脉内的阶段，属血分证的表浅阶段，以清法治之；血分证为疾病的较重阶段，以凉血为要。因热邪煎熬血液成瘀，故多配合活血散瘀药。犀角地黄汤是叶氏常用的清营透热凉血方，方中生地黄、白芍、牡丹皮凉血散血，犀角（现水牛角代）清营透热。

案二：温疫。周，六十三岁，六月初八日。温热最忌足三阳药，且柴胡直升少阳，不至于下竭上厥不止。且即系伤寒，从无用柴胡十数日之多。现下呕而便血，《灵枢》所谓不治之症。勉议犀角地黄汤，加黄连苦甘合化法。

大生地六钱、犀角二钱（现水牛角代）、黄连一钱、生白芍四钱、丹皮四钱、麦冬六钱（连心）、黄芩二钱。

分作二次服，以不呕不便血，小便不赤为度。

（清·吴瑭. 吴鞠通医案[M]. 北京：中国中医药出版社，2006.）

按：热毒炽盛于血分，迫血妄行，破损脉络，上出于口鼻而见吐血或衄血，下出于二便而见便血或尿血。故热不清则血不宁，瘀不去则热难除，组方配伍当以清热解毒、凉血散瘀为法。正如《医宗金鉴·删补名医方论》所云：“热伤阳络则吐衄；热伤阴络则下血，是汤治热伤也。故用犀角（现水牛角代）清心去火之本，生地凉血以生新血，白芍敛血止血妄行，丹皮破血以逐其瘀。此方虽曰清火，而实滋阴；虽曰止血，而实去瘀。瘀去新生，阴滋火熄，可为探本穷源之法也。”

鉴别

1. 犀角地黄汤、薛氏加味犀角地黄汤、清营汤鉴别

犀角地黄汤与清营汤均以水牛角、生地黄为主，用治热入营血证。但清营汤配伍金银花、连翘等轻清宣透之品，寓有“透热转气”之意，适用于热邪初入营分尚未动血之证；犀角地黄汤配伍赤芍、牡丹皮泄热散瘀，寓有“凉血散血”之意，适用于热入血分而见动血、耗血之证。薛氏加味犀角地黄汤用于湿热久郁不解，化燥化火，侵入血分，而出现失血、汗血之证。病势虽危急，但邪从血出，生机犹在。故在犀角地黄汤基础上投以大剂凉血解毒之剂，以救阴而泄邪，邪解而血自止矣。三方区别见表 9-2。

表 9-2 犀角地黄汤、清营汤、薛氏加味犀角地黄汤鉴别

	犀角地黄汤	清营汤	薛氏加味犀角地黄汤
病证	身灼热，谵语，斑疹、吐血、衄血、便血、尿血，舌深绛，脉细数；或喜忘如狂，漱水不欲咽，大便色黑易解之热入血分证或蓄血瘀热证	身热夜甚，口渴反不甚渴饮，时有谵语，心烦不寐，或斑疹隐隐，舌红绛而干，脉细数之热入营分证	灼热烦躁，便下鲜血，或衄血、斑疹，舌质红绛之湿热化燥入血分之上下失血汗血证
病机	热入血分、动血耗血	热入营分、营阴损伤	毒邪深入营血、走窜欲泄
治法	凉血散血解毒	透热转气	凉血解毒、救阴泄邪
药物	芍药三分、地黄半斤、丹皮一两、犀角屑一两（现水牛角代）	犀角三钱（现水牛角代）、生地五钱、元参三钱、竹叶心一钱、麦冬三钱、丹参二钱、黄连一钱五分、银花三钱、连翘二钱	犀角（现水牛角代）、生地、赤芍、丹皮、连翘、紫草、茜根、银花
用法	上四味切，以水一斗，煮取四升，去滓，温服一升，日二三服	水八杯，煮取三杯，日三服	水煎服。血止后须进参芪或养血之品，善后乃得

2. **犀角地黄汤、神犀丹、化斑汤相鉴别**

犀角地黄汤、神犀丹、化斑汤同具有清热凉血之功。但犀角地黄汤用于治疗温热病热毒深陷于血分的血分热盛证，故用大剂咸寒以凉血为主，并用清热、散瘀之品，使热清血宁；神犀丹用治邪入营血、热深毒重证，以清热解毒为主，并可凉血、开窍，使毒解神清；化斑汤用治气分热炽而血热又起之气血两燔证，以清气生津药与凉血解毒药相配，两清气血，使邪热退则血自止，而斑可化。三方区别见有 9-3。

表 9-3 犀角地黄汤、神犀丹、化斑汤鉴别

	犀角地黄汤	神犀丹	化斑汤
病证	身热谵语，舌绛起刺，脉细数之热入血分、热扰心神证；斑色紫黑、吐血、衄血、便血、尿血等，舌绛红，脉数之热伤血络证；喜忘如狂，漱水不欲咽，大便色黑易解之蓄血瘀热证	身热神昏谵语，痘瘄发斑，舌色紫绛，口糜咽腐，目赤神烦之温热暑疫、热毒入血、耗液伤营、热入心包证	发热或身热夜甚，外透斑疹，色赤，口渴或不渴，脉数之气血两燔轻证
病机	热毒深入血分、动血耗血	热毒入营血、内陷心包	气分热炽、血热又起
治法	凉血散血解毒	清热解毒、凉血开窍	气血两清
药物	芍药三分、地黄半斤、丹皮一两、犀角屑一两（现水牛角代）	犀角六两（现水牛角代）、生地黄一斤、香豉八两、连翘十两、黄芩六两、板蓝根九两、金银花一斤、元参七两、花粉四两、石菖蒲六两、紫草四两	石膏一两，知母四钱，生甘草，玄参各三钱，犀角二钱（现水牛角代），粳米一合
用法	上四味切，以水一斗，煮取四升，去滓，温服一升，日二三服	法制为丸，每重三钱，凉开水化服，日服二丸，小儿减半	水八杯，煮取三杯，日三服。滓再煮一盅，夜一服

（一）兼风热

主症 发热微恶风寒，头痛，无汗或少汗，口干渴，心烦，舌红赤少苔，脉浮细数。

病机 暑入营血、风热外袭。

治法 辛凉解表、清营泄热；凉血泄热、养阴生津、敛汗固表。

方药　银翘散加生地、丹皮、赤芍、麦冬方，加减生脉散。

1. **银翘散加生地丹皮赤芍麦冬方**（《温病条辨·上焦篇》三十九）

即于银翘散内，加生地六钱、丹皮四钱、赤芍四钱、麦冬六钱。

服法如前。

应用银翘散加生地丹皮赤芍麦冬方时，注意煎服法，即如银翘散煎服法［详见卫表证类章风热犯肺（卫）］。另外，本证见于伏暑卫营同病，里有暑热而外兼表证之候。因有外邪在表，故用银翘散辛凉透泄表邪，以疏解卫分；因有里热在营，故加牡丹皮、赤芍涤营泄热，生地黄、麦冬清营滋液，共奏清营解表之功。且生地黄、麦冬等又可增液以资生汗之源，对于营阴不足而汗源匮乏者，与解表药同用可助解表之功。本证出现标志病情较重，若病情发展，既可外而波及气分，出现气营两燔，又可深入血分，出现斑疹透发或吐血、衄血、便血等动血证，重则出现邪陷厥阴而神昏、痉厥，甚至导致正气外脱等。

2. **加减生脉散**（酸甘化阴）（《温病条辨·上焦篇》四十一）

沙参三钱　麦冬二钱　五味子一钱　丹皮二钱　细生地三钱

水五杯，煮二杯，分温再服。

用于伏暑邪在血分而出现表虚的口渴汗多、舌赤的证候。于生脉散中去甘温之人参，易以甘凉补阴之沙参，再加甘寒之丹皮、细生地养阴清暑、滋液生津。全方酸甘化阴，补阴救液，既清解伏于血分、过时而发的暑热之邪，又能滋阴生津，解渴止汗。

应用

1. **伏暑**　伏暑病初起发于营分而兼表之候，病机为暑入营分、风热外袭，症见发热微恶寒，头痛，无汗或少汗，口干不渴，心烦，舌赤少苔，脉浮细而数等。其中舌赤口渴无汗者，《温病条辨》谓之“此邪在血分而表实之证也”。可用银翘散加生地、丹皮、赤芍、麦冬方辛凉解表、清营泄热。如“太阴伏暑，舌赤口渴，无汗者，银翘散加生地、丹皮、赤芍、麦冬主之”。（《温病条辨·上焦篇》三十九）若舌赤口渴汗多者，《温病条辨》谓之“此邪在血分而表虚之证也”。可用加减生脉散凉血泄热、养阴生津、敛汗固表。如“太阴伏暑，舌赤口渴汗多，加减生脉散主之”。（《温病条辨·上焦篇》四十一）

2. **疮疡**　疮疡属肿疡等疾病初起，病机为风热在表、热结营分，症见发热微恶寒，局部红肿热痛，舌红苔黄，脉细数等，可用银翘散加生地、丹皮、赤芍、麦冬方辛凉解表、清营泄热、消肿止痛。

3. **痤疮**　面部痤疮，病机为热结营络，症见疮色红绛、坚硬有根、疮面化脓，脓色或黄或白，舌质红、苔黄等，可用银翘散加生地、丹皮、赤芍、麦冬方辛凉疏表、清营泄热。

4. **汗证**　自汗或盗汗，病机为营热阴伤、肌表不固，症见汗出，口渴、舌红赤、苔少，脉细数等，可用加减生脉散凉营泄热、养阴生津、敛汗固表。

鉴别　银翘散加生地丹皮赤芍麦冬方与加减生脉散均源于《温病条辨·上焦篇》，但适应证与用药思路不同。前者针对伏暑发于营分，外兼表证之候，通过辛凉透表与清营凉血并用，旨在疏散卫分表邪同时清解营分热毒，增液生津以助汗源，防止病情向气分、血分传变。生地、丹皮、赤芍、麦冬的加入，强化了清热凉血、滋阴生津的功效，适用于病情较重，有动血倾向的患者。而加减生脉散则侧重于伏暑邪在血分，表虚不固所致的口渴汗多、舌赤等症。该方通过调整生脉散组成，去人参之甘温，加沙参、丹皮、细生地，以甘凉补阴、养阴清暑为主，旨在补阴救液，解渴止汗，同时清解血分伏热。其用药更侧重于滋阴生津与清解暑热，适用于表虚明显，阴虚内热的患者。两方虽同治温病，但一者重在解表清营，一者重在滋阴清暑，体现了中医同病异治的原则。二方区别见表 9-4。

表 9-4 银翘散加生地丹皮赤芍麦冬方、加减生脉散鉴别

	银翘散加生地丹皮赤芍麦冬方	加减生脉散
病证	发热微恶风寒，头痛，口干，心烦，舌赤口渴，浮细数之太阴伏暑兼表热无汗者	发热微恶风寒，头痛，口干渴，心烦，舌赤口渴，浮细数之太阴伏暑邪在血分兼表虚有汗者
病机	伏暑邪舍营分、复感风热	伏暑邪在血分而兼表虚
治法	泄热凉营、疏卫解表	凉血泄热、养阴生津、敛汗固表
药物	银翘散内加生地六钱、丹皮四钱、赤芍四钱、麦冬六钱	沙参、细生地各三钱，麦冬、丹皮各二钱，五味子一钱
用法	鲜苇根汤煎，香气大出，即取服，勿过煎，病不解，作再服	清水五杯，煮取二杯，分温再饮。

（二）兼肺络伤

主症 身灼热，烦渴，咳嗽气粗或喘促，咯血或痰中带血丝、衄血，舌质红，苔黄而干，脉数。

病机 温邪犯肺、损伤阳络。

治法 凉血解毒、清热安络。

方药 犀角地黄汤合银翘散。

犀角地黄汤合银翘散（《温病条辨·上焦篇》十一）

犀角地黄汤方（方见前）

银翘散（方见前），已用过表药者，去豆豉、芥穗、薄荷。

此证一要注意本虚与标实的问题，急则治其标，当以解表退热止血为先，不可妄投补益而留邪不去；二要注意解表与动血的问题，“衄家不可发汗”，恐其辛温动血而加重出血。以犀角地黄汤清热解毒、凉血止血，取其味甘咸寒，又可遏制银翘散不致发散太过而加重出血，临证可加石膏、知母、黄芩、桑叶、桑白皮等加强清热宣肺之力。

应用

1. **暑温** 多见于气分暑热炽盛，病机为暑邪犯肺、损伤肺络，症见身灼热而烦渴、咳嗽气粗、咯血或痰中带血丝，甚则口鼻鲜血外涌、烦躁喘促等。由于本证表现以骤然咯血、咳嗽等为特征，颇似痨瘵，故有暑瘵之称。本证多来势较急，严重者可见大量咯血，口鼻血涌，甚或因失血过多而造成气随血脱的危证。治用犀角地黄汤合银翘散凉血解毒、清热安络。如“太阴温病，血从上溢者，犀角地黄汤合银翘散主之……血从上溢，温邪逼迫血液上走清道，循清窍而出，故以银翘散败温毒，以犀角地黄清血分之伏热，而救水即所以救金也”。（《温病条辨·上焦篇》十一）

2. **咳血** 又称嗽血、咯血。是指肺络损伤，血液妄行，溢入气道，随咳嗽而出的病证。病机为热伤肺络，症见痰血相兼，或痰中带血丝，或纯血鲜红，兼夹泡沫等。咳血以由火热熏灼肺络引起者为多，但火有虚实之别，实火治当清热泻火，凉血止血；虚火治当滋阴清热、宁络止血。若肺阴素虚，复感风热燥邪，肺失肃降，肺络受损而致咳血者，治应以犀角地黄汤合银翘散疏风解表、清热润肺、凉血止血。

病案选录

痘症。男，二十日，风木司天之年，又当风木司令之候，风木内含相火，时有痘疹。无论但受风温，身热而不发痘，或因风温而竟发痘。或发斑疹，皆忌辛温表药，惟与辛凉解肌透络最稳，此时医所不知。盖风淫所胜，治以辛凉，佐以苦甘，《内经》之正法也。

苦桔梗三钱、大力子钱半、鲜芦根五钱、甘草一钱、桑叶三钱、薄荷八分（汗多不用）、连翘三钱、芥穗一钱、银花三钱。

二帖。此方治初痘起，最能化多为少，凉络而易出，见点亦服此。

二十一日申刻，险兼逆痘二天，痘色焰红，唇赤舌赤，见点繁琐，三五成群，毒参阳位，勉与凉血败毒。

苦桔梗三钱、地龙三钱、连翘三钱、人中黄三钱、桃仁三钱、生石膏八钱（研）、银花五钱、犀尖五钱（现水牛角代）、白茅根三钱、丹皮三钱、生军三钱（炒黑）、紫地丁五钱。

此案为抄录者失去十四帖，大意以犀角地黄汤加连翘、银花、茅根、细生地等，一味凉血收功。至十五朝犹用犀角（现水牛角代），十六朝以辛凉清余热，一方服至二十一朝。

（清・吴瑭. 吴鞠通医案[M]. 北京：中国中医药出版社，2006.）

按：本证初起以气分热为主，多因肺经有热，外受风邪，使肺热郁积肌肤不得宣泄而致。吴氏遵“治上焦如羽，非轻不举”原则，取轻清宣透之法，方选银翘散。予桑叶、连翘、银花、薄荷辛凉透热；桔梗、甘草、大力子疏风宣肺；芦根清热生津。吴鞠通评论：“此辛甘化风辛凉微苦之方也。盖肺为清虚之脏，微苦则降，辛凉则平，立此方所以避辛温也。”逆痘二天，痘色焰红，唇赤舌赤，此为热邪由气分入血分之兆，因此治疗上在疏风散热解毒基础上需兼顾凉血清营，予银翘散合犀角地黄汤。方中重用苦咸寒之犀角（现水牛角代）直入血分，凉血清心而解热毒，使热清毒解血宁；石膏善清肺热；生军既泻热通肠，又行瘀化积；丹皮、桃仁，清热凉血，活血散瘀。全方体现透、散、清、泄四法并用的特点。

（三）兼热斥三焦

主症　壮热烦渴，神昏痉厥，外发斑疹，胸痞，自利，舌焦红或缩、苔少，脉细数。

病机　热入营血、闭窍动风。

治法　凉血解毒、开窍息风。

方药　薛氏凉血止痉方。

薛氏凉血止痉方（《湿热病篇》七）

犀角（现水牛角代）、羚羊角、生地、玄参、银花露、紫草、方诸水、金汁、鲜菖蒲。

湿热化燥化火，充斥气血。壮热烦渴为气分热炽，舌焦红或缩，外发斑疹为热燔血分，热毒充斥于上则胸痞，下迫大肠则自利，窜入手足厥阴则见神昏痉厥。自注云：“此条乃痉厥中最重者，上为胸闷，下热利，斑疹痉厥，阴阳告困。”急需凉血解毒、清热生津、开窍息风为治。方中犀角（现水牛角代）、羚羊角清热凉血息风，银花、紫草、金汁清热解毒，生地、玄参滋养阴液，方诸水清热止渴除烦，菖蒲化痰开窍。

应用

1. **暑湿** 本证病机为暑湿病邪入里，弥漫三焦气分致气机不畅、三焦失司所致，属三焦俱病，暑湿均盛之候。症见身热面赤，耳聋眩晕，咳痰带血，不甚渴饮，胸闷脘痞，恶心呕吐，大便溏臭，小便短赤，舌质红赤，苔黄腻，脉滑数。因“暑气通于心”，极易内陷心营，症见谵语，舌謇肢厥，舌红绛，脉细数；或猝然昏倒，不知人事，身热肢厥，气粗如喘，牙关微紧等；又因暑为阳邪，火热鸱张，最易内陷厥阴，引动肝风，症见四肢抽搐，甚则角弓反张，神志不清。正如薛生白所说：“外窜经络则为痉，内侵膻中则为厥。”治用薛氏凉血止痉方凉血解毒、开窍息风。如“湿热证，壮热烦渴，舌焦红或缩，斑疹，胸痞，自利，神昏痉厥，热邪充斥表里三焦，宜大剂犀角（水牛角代）、羚羊角、生地、玄参、银花露、紫草、方诸水、金汁、鲜菖蒲等味”。(《湿热病篇》七）

2. **湿温** 湿温化燥化火，侵入血分，损伤肠络，迫血下行所致，多见于湿温病热势炽盛之时。症见灼热烦躁，便下鲜血，舌质红绛。因湿温病以脾胃为病变中心，故极易损伤肠络而致便下鲜血。同时，由于血分热毒炽盛，营阴受损，故可见灼热烦躁，舌质红绛等症状，这是湿热化燥，深入血分的标志。本证病势危急，应及时投以凉血解毒之剂以救治。正如薛生白所说：“大进凉血解毒之剂，以救阴而泄邪，邪解而血自止矣。”

鉴别 薛氏凉血止痉方、羚角钩藤汤、清营汤加钩藤丹皮羚羊角汤均可用于热盛动风证，均用羚羊角、生地黄清热凉肝、养阴息风。但薛氏凉血止痉方凉血解毒、开窍息风，用于湿热化燥入血所致痉厥证，凉血解毒开窍力强；羚角钩藤汤以平肝息风、增液舒筋为主，用于热盛动风证，可出现在温病气营血分各阶段，平肝息风力强；清营汤加钩藤丹皮羚羊角汤以清营泄热、凉肝息风为主，主要见于营分证，清营泄热息风力强。三方区别见表 9-5。

表 9-5 薛氏凉血止痉方、羚角钩藤汤、清营汤加钩藤丹皮羚羊角汤鉴别

	薛氏凉血止痉方	羚角钩藤汤	清营汤加钩藤丹皮羚羊角汤
病证	壮热烦渴，神昏痉厥，外发斑疹，胸痞，自利，舌焦红或缩、苔少，脉细数之湿热化燥入血痉厥证	高热，抽搐，或颈项强直，甚则角弓反张，伴头胀痛，口渴躁扰，或伴神昏、狂乱，舌干红绛，脉弦数之热盛动风证	神志不清，身热肢厥，或手足瘛疭，气粗如喘，牙关紧闭，舌绛、脉象弦数或弦滑之营热炽盛、引动肝风证
病机	热入营血、闭窍动风	热陷厥阴、肝风内动	暑热炽盛、肝风内动
治法	凉血解毒、开窍息风	清热凉肝、滋阴息风	清营泄热、养阴解毒息风
药物	犀角（现水牛角代）、羚羊角、生地、玄参、银花露、紫草、方诸水、金汁、鲜菖蒲	羚羊角片一钱五分、霜桑叶二钱、川贝四钱、鲜生地黄五钱、双钩藤三钱、滁菊花三钱、茯神三钱、生白芍三钱、生甘草八分、鲜竹茹五钱	犀角三钱（现水牛角代）、生地五钱、元参三钱、竹叶心一钱、麦冬三钱、丹参二钱、黄连一钱五分、银花三钱、连翘二钱、钩藤、丹皮、羚羊角
用法	水煎服	水煎服	水八杯，煮取三杯，日三服

（四）兼中气不足

主症 高热忽降，斑疹突然隐陷，呼吸短促，脘腹痞闷，循衣撮空，舌质淡、苔少，脉沉细。

病机 邪留血分、斑毒内陷。

治法 扶正托里、和血解毒。

方药 托里举斑汤。

托里举斑汤（《瘟疫论》上卷）

白芍、当归各一钱 升麻五分 白芷、柴胡各七分 穿山甲二钱（炙黄）

水姜煎服。

下后斑渐出，复大下，斑毒复隐，反加循衣摸床，撮空理线，脉渐微者危，本方加人参一钱，补不及者死。若未下而先发斑者，设有下证，少与承气，须从缓下。

本方应用时，宜注意应用时机和方后加减变化。①下后邪毒内陷。若疫气留血分，里气壅闭，不下则斑不出，出则毒邪从外解矣。如下后斑渐出，更不可下，设有下证，宜少与承气缓服。倘大下则元气不振，斑毒内陷则危，宜此方。方用白芍、当归养血和血，穿山甲通络，共使血气和而斑外发；升麻、白芷、柴胡升提阳气，使内陷之斑毒外透。全方和中通络、升阳举斑。虽有中气不振但不用温补，以免助热伤阴；虽斑毒重但不用大剂清凉解毒，以免再伤中气，与姜同煎取其助胃气之功。②元气大虚者，加人参以救危。若下后斑出复大下后，致“斑毒复隐，反加循衣摸床，撮空理线，脉渐微者危”，宜大补元气，即“本方加人参一钱，补不及者死”。

应用

1. **温疫** 本证为疫疠毒邪直传阳明胃腑，化燥迫血外溢所致，系气血两燔之证。症见壮热日晡益甚，口渴引饮，烦躁不安，或腹满便秘，斑色显露，红赤甚或紫黑，初见于胸膺，后则全身密布，舌红苔黄燥，脉洪大或沉实。因里气壅闭而斑疹发出不畅者，亦可配合用下法，使里实去而卫气疏通，邪毒随之外解。但如下后斑渐出而仍有可下之征，再用下法即应严格掌握“缓缓下之”的原则，以防攻下太过损伤中气而导致斑毒内陷。大下后斑毒内陷者，宜用托里举斑汤扶正托里、和血解毒。如“若复大下，中气不振。斑毒内陷则危，宜托里举斑汤”。（《温疫论》发斑）若热毒极甚，可加大青叶、丹皮清热解毒。若斑出热不解，胃津大伤者，加梨皮、蔗浆，甚者加生地、麦冬养阴生津。

2. **斑疹** 斑疹属气虚邪陷者，病机为气血不足、斑毒内陷，症见斑疹隐陷不出，身不热，伴气短促，胸闷，甚则循衣撮空，舌质淡、苔少，脉沉细等，用托里举斑汤扶正托里、和血解毒。

鉴别 化斑汤和托里举斑汤皆用于温疫阳明热毒炽盛，迫血外发斑疹之证。但化斑汤中既有白虎汤清气泄热，又有犀角（现水牛角代）、玄参清营凉血化斑，故以祛邪为主，兼顾正气，适用于邪盛而正伤较轻者；托里举斑汤祛邪扶正之力均较和缓，故适用于正伤而邪气内陷之证，冀其伤渐祛而正渐复。二方区别见表9-6。

表9-6 化斑汤、托里举斑汤鉴别

	化斑汤	托里举斑汤
病证	高热口渴，发斑，神昏谵语之斑疹气血两燔证	高热忽降，斑疹突然隐陷，呼吸短促，脘腹痞闷，循衣撮空，舌质淡、苔少，脉沉细之斑疹大下后气虚邪陷证
病机	气分热炽、血热又起	斑疹误下、邪留血分、斑毒内陷
治法	气血两清	扶正托里、和血解毒
药物	石膏一两，知母四钱，生甘草、玄参各三钱，犀角二钱（现水牛角代），粳米一合	白芍药一钱、当归一钱、升麻五分、柴胡七分、白芷七分、穿山甲二钱
用法	水八杯，煮取三杯，日三服。滓再煮一盅，夜一服	水姜煎服

三、热与血结

热与血结又称热入血结，是指温热病邪深入营血分，导致热盛动血，热与血结、蓄于下焦，热扰心神、气血运行不畅的证候，常见症状有身热，少腹坚满、按之疼痛，小便自利、大便色黑，神志如狂，口干而漱水不欲咽，舌绛紫暗或有瘀斑，脉沉细涩等。

主症 少腹坚满疼痛，大便色黑易下，小便自利，神志如狂，口干，漱水不欲咽，舌绛或有瘀斑，脉细涩。

病机 热与血结、瘀蓄下焦。

治法 泄热通结、活血逐瘀。

方药 吴又可桃仁承气汤、吴又可桃仁汤、吴鞠通桃仁承气汤、抵当汤、犀角地黄汤。

1. **吴又可桃仁承气汤**（《温疫论·卷上》蓄血）

大黄 芒硝 桃仁 当归 芍药 丹皮

照常煎服。

本方以桃仁、当归、白芍、丹皮疏利气血，清热和血，消瘀化癥；大黄、芒硝泻下热结，诸药合用清热活血，化瘀散结。应用桃仁承气汤，注意原文所述“服汤后热除为愈”，即热与血结所致夜间发热，蓄血尽而热亦尽，除邪务尽。余热未净，可酌加清热凉血之药，如生地、玄参等。

2. **吴又可桃仁汤**（《温疫论·卷上》小便）

桃仁三钱，研如泥 丹皮一钱 当归一钱 赤芍一钱 阿胶二钱 滑石二钱

照常煎服。小腹痛，按之硬痛，小便自调，有蓄血也，加大黄三钱，甚则抵当汤。药分三等，随其病之轻重而施治。

桃仁汤原文治疗“热到膀胱，小便赤色；干于血分，溺血蓄血”。此方证需要与原书“邪到膀胱，干于气分，小便胶浊”的猪苓汤证相互参看。猪苓汤病机为热阻气分，治以清热化气利湿，桃仁汤病机为热与血结，治以清热凉血散瘀。此外，原书根据病势轻重，有加大黄甚或抵当汤的不同治法，临床须仔细辨证。

3. **吴鞠通桃仁承气汤**（苦辛咸寒法）（《温病条辨·下焦篇》二十一）

大黄五钱 芒硝二钱 桃仁三钱 当归三钱 芍药三钱 丹皮三钱

水八杯，煮取三杯，先服一杯，得下止后服，不知再服。

吴又可桃仁承气汤未注明药物剂量，吴鞠通补充了药物的剂量，并将其归为苦辛咸寒治法，同时进一步完善主治证候，可见“少腹坚满，小便自利，夜热昼凉，大便闭，脉沉实者”等症状。

4. **抵当汤**（飞走攻络苦咸法）（《温病条辨·下焦篇》二十一）

大黄五钱 虻虫（炙干为末）二十枚 桃仁五钱 水蛭（炙干为末）五分

水八杯，煮取三杯，先服一杯，得下止后服，不知再服。

抵当汤原方出自《伤寒论》，功效破血逐瘀，较桃仁汤、桃仁承气汤活血力量更强，治疗太阳病蓄血证，热与血结症状最重者，可见“其人发狂”、“其人如狂”。热在血分，热直接上攻于心，导致心神被扰，神志错乱。此外，蓄血重证的病机为瘀热相结，荣气不布，因此临床

还可能出现发黄等症状。

5. **犀角地黄汤**（甘咸微苦法）（《温病条辨·下焦篇》二十）

干地黄一两　生白芍三钱　丹皮三钱　犀角三钱（现水牛角代）

水五杯，煮取二杯，分二次服，渣再煮一杯服。

犀角地黄汤出自《小品方》，后世医书多有引用，原书治疗“伤寒及温病应发汗而不汗之，内蓄血及鼻衄吐血不尽，内余瘀血，大便黑，面黄，消瘀血方”。本证热与血结，如热势明显，热盛动血，血结不甚，可用本方治疗。加减法中有“喜妄如狂者，加大黄二两，黄芩三两”，可增强泻火解毒，凉血通便之效，吴鞠通称之为治疗热结蓄血之轻剂。

应用

1. **春温**　温热类温病，病机为热邪深入下焦，耗血动血，或血热妄行，离经之血蓄于胃肠、膀胱，热邪与瘀血互结积于少腹，证属热与血结证。症见身热，少腹坚满，按之疼痛、小便自利、大便色黑，神志如狂，或清或乱，口干而漱水不欲咽，舌绛紫暗或有瘀斑，脉象沉实而涩。如蓄血症状较轻，热象明显，用犀角地黄汤凉血化瘀。如“时欲漱口不欲咽，大便黑而易者，有瘀血也，犀角地黄汤主之”（《温病条辨·下焦篇》二十）；如少腹坚满，小便自利，大便秘结，用桃仁承气汤化瘀通便；如血结较甚，其人如狂或发狂，用抵当汤破血逐瘀。如“少腹坚满，小便自利，夜热昼凉，大便闭，脉沉实者，蓄血也，桃仁承气汤主之，甚则抵当汤”。（《温病条辨·下焦篇》二十一）

2. **温疫**　温疫病中后期，病机为热邪波及营血分，阴分有热，瘀热互结，证属热与血结。症见小腹硬满，大便秘结，日晡潮热等，用吴又可桃仁承气汤清热凉血、化瘀通便。如“胃实失下，至夜发热者，热留血分，更加失下，必致瘀血。初则昼夜发热，日晡益甚，既投承气，昼日热减，至夜独热者，瘀血未行也，宜桃仁承气汤”。（《温疫论·卷上》蓄血）。

3. **水肿**　水肿病，久病瘀血水肿或妇女月经相关的“血分”水肿，病机为水瘀互结，气化失司，证属热与血结、水瘀互阻。症见颜面肢体水肿，时轻时重，腰痛固定，肌肤甲错，妇女可伴有月经不调，或有痛经，经前期少腹胀痛，或颜面有瘀斑，唇舌紫暗，或舌有瘀斑，心烦健忘，脉涩或细弦等，用吴又可桃仁承气汤活血化瘀、利水消肿。

4. **狂证**　狂证，病机为瘀热互结，上扰心神，证属热与血结、瘀血攻心。症见面色晦暗，昏不知人，骂詈不休，舌黯，质有瘀斑，少腹硬满，疼痛拒按，大便不通，脉象沉弦等，用抵当汤通瘀破结、泻热通便。如“太阳病，身黄，脉沉结，少腹硬，小便不利者，为无血也；小便自利，其人如狂者，血证谛也，抵当汤主之”。（《伤寒论·辨太阳病脉证并治中》）

5. **善忘**　喜忘亦称健忘、多忘、好忘，指前事易忘。病机为瘀热互结，心窍不利，证属热与血结。症见喜忘，面色晦暗或紫黑，毛发干枯而少光泽，眼眶青紫，口唇发绀，舌紫或有瘀斑，漱水不欲咽，脉弦大或弦实，少腹硬满，大便不爽，或便色漆黑有泽，或头部刺痛，痛有定处，用抵当汤破血逐瘀，疏通脉络，如“阳明证，其人善忘者，必有蓄血，所以然者，本有久瘀之血，故令善忘。屎虽硬，大便反易，其色必黑，宜抵当汤下之”。（《伤寒论·辨阳明病脉证并治》）

6. **中风**　中风病急性期。病机为瘀血痹阻脑脉或络破血溢，热瘀互结，导致神机失用，猝然昏仆，半身不遂等。证属瘀热互结。症见半身不遂，口舌㖞斜，舌强言謇或不语，偏身麻木，头晕目眩，大便秘结，舌质瘀黯，苔黄腻，脉弦滑，用抵当汤加减破血逐瘀、泻热醒神、化痰开窍。

病案选录

案一： 热入血室，血结自甚。患者，女，45岁，患伤寒证，发热恶寒，周身疼痛，恶心不思饮食，脉浮数。医以辛凉之剂与之发表，连服二剂不汗，病不稍解，迁延五六日而表证如故。适值经期，至期月经不行，少腹胀满、拒按，大便燥结，小便如常，时或精神错乱，呼号狂叫，脉沉伏。此系太阳失表，逢经期热邪内陷，月经为热邪壅滞，瘀而不行，即伤寒热入血室之证，拟方抵当汤加味。

处方：虻虫、桃仁各12g，大黄6g，水蛭9g，当归尾15g，牛膝12g，牡丹皮各9g，甘草6g，柴胡3g。

服后腹胀即减，神识见清，脉变浮弦，是瘀滞得以疏通之兆。原方加和胃剂，连服四剂。月经来潮，色是黑褐。腹部转舒，精神如常。

[杨育周. 邢锡波运用抵当汤的经验[J]. 天津医药，1980（2）：115-116.]

案二： 狂躁病。施姓少女年约十八九岁，患神经精神性狂躁病，不眠不食，歌哭无常，骂詈不避亲疏，被关禁一小房间中。一日，邀予诊，患者蓬首垢面，鼻间有血渍，其势汹汹欲殴人，由其家人抱持，乘机按其脉，弦而劲，其母诉述，月经数月不见来潮，而大便则已多日不下。诊下腹部有抵触，患者蹙眉拒按显示有压痛感，两眼球满布红筋赤脉，因作蓄血发狂论治，以大剂桃仁承气汤加琥珀。药后大便通下，狂势顿减，略能睡眠；五剂后月经来潮，神识清醒。

[叶橘泉. 异病同治的事例（桃仁承气汤）[J]. 江苏中医，1962（6）：35.]

案三： 过敏性紫癜。向某某，女，45岁。小腿满布出血点，大者成片，小者成点2年余。医诊过敏性紫癜。先以西药治疗1年多不效，后以中药归脾、建中等无效，反见日渐加重。细审其证，两小腿满布出血点，小者成点如小米，大者成片，几乎看不到健康的皮肤，若走路稍多时加重，平卧休息后好转，口微干，舌苔黄白，脉弦滑数。综合脉证，治宜清肺胃，凉血清斑。处方：犀角10g（现水牛角代），生地10g，白芍10g，丹皮10g，生石膏20g，知母10g，元参20g。服药6剂，斑疹明显减少，且见大片的健康皮肤出现。但继服6剂之后，小的出血点又见增多。细审其舌苔薄白，舌质稍暗，脉沉紧而数。反复思考：前之用化斑汤加减有效者，方证合拍也，今之不效者，方证有误也。其误者何？今脉已转弦紧而数，即病在血分，血络瘀滞之故也。治宜拟活血祛瘀。处方；桃仁10g，甘草10g，大黄6g，桂枝10g，丹皮15g，生地15g。服药10剂，斑疹全部消失。继服20剂，愈。

（朱进忠，中医临证经验与方法［M］. 北京：人民卫生出版社，2003.）

鉴别 桃仁承气汤、抵当汤、犀角地黄汤均可以治疗热与血结，腹部硬满疼痛，神志异常，大便秘结。吴鞠通根据吴又可论治蓄血之论，辑录《温疫论》桃仁承气汤，改变剂量，制定出了《温病条辨》桃仁承气汤，作为攻逐瘀热重剂，治疗温病下焦蓄血较重证。同时，仿吴又可思路，以犀角地黄汤作为攻逐瘀热轻剂，治疗下焦瘀血的轻证，以抵当汤作为攻逐瘀热重剂，治疗下焦蓄血的重证。五方区别见表9-7。

表 9-7　吴又可桃仁汤、吴又可桃仁承气汤、吴鞠通桃仁承气汤、抵当汤、犀角地黄汤鉴别

	吴又可桃仁汤	吴又可桃仁承气汤	吴鞠通桃仁承气汤	抵当汤	犀角地黄汤
病证	身热，小便短赤、闭塞，甚则尿血，小腹硬痛之下焦蓄血、膀胱气化不利证	昼夜发热，日晡益甚，少腹坚满，小便自利，大便秘结，脉沉实之血蓄下焦证	同吴又可桃仁承气汤	少腹硬满，小便自利，喜忘，大便色黑易解，神志发狂或如狂，脉沉结，妇女经闭，少腹硬满拒按之血蓄下焦重证	身热谵语，斑色紫黑，或吐血、衄血、便血、尿血，舌深绛起刺，脉数之热入血分、血热相结轻证
病机	热与血结、气化不利	热与血结	血热结于下焦	下焦蓄血	热入血分
治法	清热活血、利尿通淋	凉血消瘀、泻热通便	凉血消瘀、泻热通便	破血逐瘀	清热解毒、凉血散瘀
药物	桃仁三钱（研如泥）、丹皮一钱、当归一钱、赤芍一钱、阿胶二钱、滑石二钱	大黄、芒硝、桃仁、当归、芍药、丹皮	大黄五钱、芒硝二钱、桃仁三钱、当归三钱、芍药三钱、丹皮三钱	大黄五钱、虻虫（炙干为末）二十枚、桃仁五钱、水蛭（炙干为末）五分	干地黄一两、生白芍三钱、丹皮三钱、犀角三钱（现水牛角代）
用法	照常煎服。小腹痛，按之硬痛，小便自调，有蓄血也，加大黄三钱，甚则抵当汤。药分三等，随其病之轻重而施治	照常煎服	水八杯，煮取三杯，先服一杯，得下止后服，不知再服	水八杯，煮取三杯，先服一杯，得下止后服，不知再服	水五杯，煮取二杯，分二次服，渣再煮一杯服

四、热入血室

热入血室又称热结血室、热入胞宫，是指妇人经期感受温热之邪致邪热与血互相结于血室的证候。其常见症状有寒热往来或壮热或身灼热，胸胁下满，小腹或少腹胀满灼热、硬痛拒按，日暮谵语，月经量多或经闭，舌质红绛或有瘀点瘀斑，舌苔黄，脉涩而数等。

主症　寒热往来，或壮热或身灼热，胸胁满闷，小腹或少腹胀满灼热、硬痛拒按，烦躁，口渴，昼日明了、暮则谵语、如见鬼状，月经量多或经闭，舌质红绛或有瘀点瘀斑、舌苔黄，脉涩而数。

病机　邪热内陷、血热互结。

治法　清热凉血、活血祛瘀。

方药　加减小柴胡汤、竹叶玉女煎、薛氏犀角紫草汤。

1. **加减小柴胡汤**（《温热论》三十七）

小柴胡汤去参、枣加生地、桃仁、楂肉、丹皮或犀角（现水牛角代）[柴胡　黄芩　半夏　生地　桃仁　山楂　丹皮　犀角（现水牛角代）　生姜　炙甘草]

热入血室的治疗，最早见于《伤寒论》，多从少阳论治。仲景用小柴胡汤治疗热入血室，是外透所陷热邪，用参、枣扶助胃气，固与血室者冲脉隶属阳明有关，故加入补益胃气之药，此适用于邪热内陷而血不结者。若温病热邪陷入血室，与血相结，当宗陶氏小柴胡汤去参、枣加生地、桃仁、楂肉、丹皮或犀角等清热凉血、活血祛瘀的药物；若冲脉原有热结，则见少腹满痛，即《温热论》所谓“若热邪陷入，与血相结者，当宗陶氏小柴胡汤去参、枣加生地、桃

仁、楂肉、丹皮或犀角（现水牛角代）等。若本经血结自甚，必少腹满痛，轻者刺期门，重者小柴胡汤去甘药加延胡、归尾、桃仁；挟寒加肉桂心；气滞加香附、陈皮、枳壳等”。

2. **竹叶玉女煎**（辛凉合甘寒微苦法）（《温病条辨·下焦篇》二十七）

生石膏六钱　干地黄四钱　麦冬四钱　知母二钱　牛膝二钱　竹叶三钱

水八杯，先煮石膏、地黄得五杯，再入余四味，煮成二杯，先服一杯，候六时复之，病解停后服，不解再服。

本方用于治疗温热病热入血室，表里俱热，气血两燔，甚或热陷发痉，《温病条辨》作“妇女温病，经水适来，脉数耳聋，干呕烦渴，辛凉退热，兼清血分，甚至十数日不解，邪陷发痉者，竹叶玉女煎主之”，吴鞠通自注此方为表里双解，气血两清，“此与两感证同法。辛凉解肌，兼清血分者，所以补上中焦之未备；甚至十数日不解，邪陷发痉，外热未除，里热又急，故以玉女煎加竹叶，两清表里之热”。（《温病条辨·下焦篇》二十七）

3. **薛氏犀角紫草汤**（《湿热论》三十二）

湿热证，经水适来，壮热口渴，谵语神昏胸腹痛，或舌无苔，脉滑数，邪陷荣分。宜犀角（现水牛角代）、紫草、茜根、贯仲、连翘、银花露、鲜菖蒲等味。

本方用于湿热病，证见壮热、口渴、神昏谵语，似阳明热盛津伤之候，但因发生于经水适来之际，且无大汗出，大渴，脉洪大，内燥等阳明热炽之象，而见胸腹痛（当以少腹疼痛为主），舌无苔（舌质多红绛）等热毒内陷，营血凝滞，热瘀互结之象。神昏谵语为营血分邪热犯于心神所致，病在血分而不在气分。薛氏主张用重剂凉血解毒之品治之，如犀角（现水牛角代）、紫草、连翘、银花露、贯众等，加鲜菖蒲辟秽开窍，茜根活血散瘀。热入血室有多种类型，其病机有肝胆气机失调、血热、瘀热互结、气血两燔等不同，治法亦不一。

应用

1. **热入血室**　妇女经期，经水适来，外感温热病邪，病机为热入血室，虚处受邪。症见寒热往来，胸胁下满，或小腹胀满，昼日明了，暮则谵语，手足心热，夜则加重，甚或高热神昏，动风发痉。如表里俱热，气营血同病，高热发痉，用竹叶玉女煎表里双解，气血两清。如“妇女温病，经水适来，脉数耳聋，干呕烦渴，辛凉退热，兼清血分，甚至十数日不解，邪陷发痉者，竹叶玉女煎主之”。（《温病条辨·下焦篇》二十七）如热盛火炽，神昏谵语，用叶氏加减小柴胡汤或薛氏犀角紫草汤清热解毒、凉血散瘀。如“若本经血结自甚，必少腹满痛，轻者刺期门，重者小柴胡汤去甘药加延胡、归尾、桃仁，挟寒加肉桂心，气滞者加香附、陈皮、枳壳等”。（《温热论》三十六）“湿热证，经水适来，壮热口渴，谵语神昏胸腹痛，或舌无苔，脉滑数，邪陷荣分。宜犀角（现水牛角代）、紫草、茜根、贯仲、连翘、银花露、鲜菖蒲等味”。（《湿热病篇》三十二）

2. **月经过多或闭经**　妇女月经过多或闭经，病机为血热相结、胞脉瘀阻，症见经来过多或闭经不来，身热、少腹硬满，胸闷、心烦、口干，舌质红绛或有瘀点瘀斑、舌苔黄，脉涩而数等，可用加减小柴胡汤或薛氏犀角紫草汤清热凉血、活血祛瘀。

病案选录

案一：热入血室·气营两燔。沈氏，温邪初发，经水即至，寒热耳聋，干呕，烦渴饮，见症已属热入血室。前医见咳嗽脉数舌白，为温邪在肺，用辛凉轻剂，而烦渴愈甚。拙见热深十三日不解，不独气分受病。况体质素虚，面色黯惨，恐其邪陷痉厥，三日前已经发痉，五液暗耗，内风煽旋，岂得视为渺小之恙？议用玉女煎两清气血邪热，仍有救阴之能。（热邪内陷液伤发痉）玉女煎加竹叶心。武火煎五分。

（清·叶桂. 临证指南医案[M]. 北京：人民卫生出版社，2006.）

按：本案出自《临证指南医案·卷九·热入血室》，热入血室门一共有两案。沈氏案经吴鞠通化裁，审定为竹叶玉女煎、护阳和阴汤、加减复脉汤仍用参方；吴氏案化裁审定为加减桃仁承气汤。

上文沈氏案中温邪初发，经水适来，热入血室，表里俱热，前医只用辛凉解表，里热未清，病仍不解。叶天士为防热入营血，动风闭窍，以玉女煎加竹叶，清气凉营，滋肾养阴，戢风定痉。后经吴鞠通审定，《温病条辨》中主治“妇女温病，经水适来，脉数耳聋，干呕烦渴，辛凉退热，兼清血分，甚至十数日不解，邪陷发痉者，竹叶玉女煎主之”。

案二：热入血室·少阳瘀热。姜某，女，26岁，1990年11月7日初诊，因月经提前，量多一年余来院就诊。曾服用健脾养血、固冲止血之剂，尚未收效。期间，突然感冒发热（体温38℃），头晕、不欲进食，心烦，恶心欲吐，胸满懑闷，舌质淡，脉滑细数。诊为邪侵少阳，热入血室，治以和解，清热凉血，药用柴胡15g、党参20g，黄芩15g、半夏10g、生地20g、丹皮15g、地骨皮10g、青蒿10g、马尾连15g，生姜二片，大枣5枚、甘草5g、三七面5分（分冲）。诸药水煎，取汁冲服三七面。

11月10日复诊，用药二剂后，阴道出血已止，体温正常，寒热已退，精神好转，食纳已香，仍感头晕、胸满，二便自调，上方去三七面，继服四剂，诸症平息而康复。

该患原为功能性子宫出血，病程已一年余。就诊前月经适来，量较多，色鲜红，有大血块，持续八天，当此胞宫血虚之际感受外邪，热入血室，出现邪入少阳的典型证候。治以和解少阳，清热凉血。方用小柴胡汤加生地、丹皮、地骨皮、青蒿养阴清热凉血；马尾连配黄芩清解上逆之郁热，三七面活血止血。药证相符，收效甚佳。

[孙海龙. 热入血室治验二则[J]. 中医药信息，1993（6）：42-43.]

鉴别 加减小柴胡汤、竹叶玉女煎、薛氏犀角紫草汤均治疗妇人月经期间感受温热之邪，邪热与血互相结于血室之证。加减小柴胡汤以小柴胡汤为底方加减，主要用于少阳枢机不利，寒热往来，热瘀互结者；竹叶玉女煎以玉女煎为底方加减，用于气血两燔，高热，甚则动风发痉者；薛氏犀角紫草汤主要用于湿热病化燥化火，症见壮热口渴，神昏谵语者。三方区别见表9-8。

表9-8 加减小柴胡汤、竹叶玉女煎、薛氏犀角紫草汤鉴别

	加减小柴胡汤	竹叶玉女煎	薛氏犀角紫草汤
病证	寒热往来，胸胁苦满，少腹满痛，脉数之少阳不利、热入血室证	表里俱热，脉数耳聋，干呕烦渴，甚或热陷发痉之气血两燔、热入血室证	壮热口渴，谵语神昏，胸腹痛，或舌无苔，脉滑数之热扰心神、热入血室证
病机	少阳不利、热入血室	气血两燔、热入血室	热扰心神、热入血室
治法	清热凉血、和解少阳	表里双解、气血两清	清热解毒、凉血散瘀
药物	柴胡、黄芩、半夏、生地、桃仁、山楂、丹皮、犀角（现水牛角代）、生姜、炙甘草	生石膏六钱、干地黄四钱、麦冬四钱、知母二钱、牛膝二钱、竹叶三钱	犀角（现水牛角代）、紫草、茜根、贯仲、连翘、银花露、鲜菖蒲

续表

	加减小柴胡汤	竹叶玉女煎	薛氏犀角紫草汤
用法	若本经血结自甚，必少腹满痛，轻者刺期门，重者小柴胡汤去甘药加延胡、归尾、桃仁，挟寒加肉桂心，气滞者加香附、陈皮、枳壳等	水八杯，先煮石膏、地黄得五杯，再入余四味，煮成二杯，先服一杯，候六时复之，病解停后服，不解再服	水煎服

（一）兼气阴两虚

主症 低热，手足心热，夜间为甚，精神疲倦，消瘦无力，或心中悸动不安，口干咽燥而饮水不解，舌干绛而痿，少苔或无苔，脉虚细数或结代。

病机 热入血室、气阴两伤。

治法 清热凉血、益气养阴。

方药 护阳和阴汤。

护阳和阴汤（甘凉甘温复法，偏于甘凉，即复脉汤法也）(《温病条辨·下焦篇》二十八)

白芍五钱 炙甘草二钱 人参二钱 麦冬二钱（连心炒） 干地黄三钱（炒）

水五杯，煮取二杯，分二次温服。

此方用于热入血室而气阴两伤的证治。上文气血两燔证用气血两清之竹叶玉女煎剂后，病邪大部已去，但仍有余邪者，其治当主以补虚，用护阳和阴汤治疗，其适应病证当为气阴两伤者。但究竟要用何方，还要辨识所虚何在而定。该方实从加减复脉汤去麻仁、阿胶加参而成，可见在气血两燔证之后，每可损及肾阴。

应用

1. **月经病**（热入血室） 妇女经期，热入血室，热势已退，病机为热入血室、气阴亏虚。症见低热，手足心热，夜间为甚，精神疲倦，消瘦无力，或心中悸动不安，口干咽燥而饮水不解，舌干绛而痿，少苔或无苔，脉虚细数或结代。《温病条辨》作“热入血室，医与两清气血，邪去其半，脉数，余邪不解者”，此方证多见“体质素虚之人，袪邪及半、必兼护养元气，仍佐清邪，故以参、甘护元阳，而以白芍、麦冬、生地，和阴清邪也”。(《温病条辨·下焦篇》二十八)

2. **心悸** 心悸甚则怔忡，病机为心气阴两虚、心失所养，证属心气阴两虚，症见心悸、心慌不安，精神疲倦，消瘦无力，或伴心痛悸动不安，神疲乏力，汗出，舌质干绛、苔少或无苔，脉细数或结代等，可用护阳和阴汤益气养阴、宁心定悸。

病案选录

热入血室·气阴两虚。上文《临证指南医案·热入血室》沈氏案继诊。沈氏，温邪初发，经水即至，寒热耳聋，干呕，烦渴饮，见症已属热入血室。前医见咳嗽脉数舌白，为温邪在肺，用辛凉轻剂，而烦渴愈甚。拙见热深十三日不解，不独气分受病。况体质素虚，面色黯惨，恐其邪陷痉厥，三日前已经发痉，五液暗耗，内风掀旋，岂得视为渺小之恙？议用玉女煎两清气血邪热，仍有救阴之能。（热邪内陷液伤发痉）玉女煎加竹叶心。武火煎五分。

又，脉数，色黯，舌上转红，寒热消渴俱缓，前主两清气血，伏邪已得效验。大凡体质素虚，祛邪及半，必兼护养元气，仍佐清邪，腹痛便溏，和阴是急。

白芍、炙草、人参、炒麦冬、炒生地。

（清·叶桂. 临证指南医案[M]. 北京：人民卫生出版社，2006.）

按：上案初诊以竹叶玉女煎，清气凉血，复诊时热势已退。患者素体阴亏，客热灼耗真阴，邪虽去半，元气亦亏虚，不能清除余邪，同时见腹痛便溏。叶氏明言“大凡体质素虚，祛邪及半，必兼护养元气，仍佐清邪，腹痛便溏，和阴是急”，治以清热凉血、滋养肾阴，吴鞠通《温病条辨》将其处方添加药量，命名为“护阳和阴汤”。

鉴别　加减小柴胡汤、竹叶玉女煎、薛氏犀角紫草汤、护阳和阴汤均治疗妇人月经期间感受温热之邪，邪热与血互相结于血室之证。加减小柴胡汤主要用于少阳枢机不利、寒热往来、热瘀互结者；竹叶玉女煎用于气血两燔、高热，甚则动风发痉者；薛氏犀角紫草汤主要用于壮热口渴、神昏谵语者；护阳和阴汤主要用于热势已退、气阴亏虚者。四方区别见表 9-9。

表 9-9　加减小柴胡汤、竹叶玉女煎、薛氏犀角紫草汤、护阳和阴汤鉴别

	加减小柴胡汤	竹叶玉女煎	薛氏犀角紫草汤	护阳和阴汤
病证	寒热往来，胸胁苦满，少腹满痛，脉数之少阳不利、热入血室证	表里俱热，脉数耳聋，干呕烦渴，甚或热陷发痉之气血两燔、热入血室证	壮热口渴，谵语神昏，胸腹痛，或舌无苔，脉滑数之热扰心神、热入血室证	低热，精神疲倦，消瘦无力，或心中悸动不安，口干饮水不解，舌干绛而痿，少苔或无苔，脉虚细数或结代之气阴两伤证
病机	少阳不利、热入血室	气血两燔、热入血室	热扰心神、热入血室	气阴两伤、热入血室
治法	清热凉血，和解少阳	表里双解，气血两清	清热解毒，凉血散瘀	清热凉血、益气养阴
药物	柴胡、黄芩、半夏、生地、桃仁、山楂、丹皮、犀角（现水牛角代）、生姜、炙甘草	生石膏六钱、干地黄四钱、麦冬四钱、知母二钱、牛膝二钱、竹叶三钱	犀角（现水牛角代）、紫草、茜根、贯仲、连翘、银花露、鲜菖蒲	白芍五钱、炙甘草二钱、人参二钱、麦冬二钱（连心炒）、干地黄三钱（炒）
用法	若本经血结自甚，必少腹满痛，轻者刺期门，重者小柴胡汤去甘药加延胡、归尾、桃仁，挟寒加肉桂心，气滞者加香附、陈皮、枳壳等	水八杯，先煮石膏、地黄得五杯，再入余四味，煮成二杯，先服一杯，候六时复之，病解停后服，不解再服	水煎服	水五杯，煮取二杯，分二次温服

（二）兼肾阴不足

主症　低热，热势不显，暮夜明显，或啬啬恶寒，精神疲倦，消瘦无力，舌淡红而痿瘦、少苔或薄苔，脉虚细数。

病机　热入血室、肾阴不足。

治法　清热凉血、滋养肾阴。

方药　人参加减复脉汤。

人参加减复脉汤（《温病条辨·下焦篇》二十九）

炙甘草六钱　干地黄六钱　生白芍六钱　麦冬五钱（不去心）　阿胶三钱　麻仁三钱　人

参三钱

即于前复脉汤内，加人参三钱。

此方与上方护阳和阴汤相似，在临床上主要掌握邪热未尽者不宜用参，而单纯阴虚及虚热者则可用参。原文提到加减复脉汤仍用参方适用于“气血俱虚，营卫不和”，当为肾阴不足之证，如属温病后期气血不足者，可用八珍汤之类调理。

应用

1. **月经病**（热入血室） 妇女经期，热入血室，热势已退，病机为热入血室、肾阴亏虚，且以虚为主而邪气甚弱。症见低热，热势不显，暮夜明显，或啬啬恶寒，精神疲倦，消瘦无力，舌淡红而瘘瘦，少苔或薄苔，脉虚细数。《温病条辨》作“热入血室，邪去八九，右脉虚数，暮微寒热者”，应用时需注意“此热入血室之邪少虚多，亦以复脉为主法。脉右虚数，是邪不独在血分，故仍用参以补气。暮微寒热，不可认作邪实，乃气血俱虚，营卫不和之故”。（《温病条辨·上焦篇》二十九）

2. **心悸** 心悸日久，心之气阴受损所致者，病机为心气阴不足、心失所养，症见心悸不安，精神疲倦，消瘦无力，舌干淡而软、苔少，脉虚细或结代等，可用人参加减复脉汤滋阴补肾、益气养血、安心定悸。

病案选录

热入血室·肾阴不足。上文《临证指南医案·热入血室》沈氏案再诊。沈（氏）温邪初发，经水即至，寒热耳聋，干呕，烦渴饮，见症已属热入血室。前医见咳嗽脉数舌白，为温邪在肺，用辛凉轻剂，而烦渴愈甚。拙见热深十三日不解，不独气分受病。况体质素虚，面色黯惨，恐其邪陷痉厥，三日前已经发痉，五液暗耗，内风掀旋，岂得视为渺小之恙？议用玉女煎两清气血邪热，仍有救阴之能。（热邪内陷液伤发痉）玉女煎加竹叶心。武火煎五分。

又，脉数，色黯，舌上转红，寒热消渴俱缓，前主两清气血，伏邪已得效验。大凡体质素虚，祛邪及半，必兼护养元气，仍佐清邪，腹痛便溏，和阴是急。

白芍、炙草、人参、炒麦冬、炒生地。

又，脉右数左虚，临晚微寒热，复脉汤去姜、桂。

（清·叶桂. 临证指南医案[M]. 北京：人民卫生出版社，2006.）

按：上案二诊以护阳和阴汤，清热凉血、益气养阴，再诊时患者左脉已虚，营卫不足，临晚微寒热，较前诊元气更虚，精血不足，叶氏处以复脉汤去姜桂方，即吴鞠通《温病条辨》所说“加减复脉汤仍用参方”。此方较前方护阳和阴汤多阿胶、麻子仁，增强了调和营卫，滋补精血之功，即吴鞠通所言“此热入血室之邪少虚多。亦以复脉为主法。脉右虚数，是邪不独在血分，故仍用参以补气。暮微寒热，不可认作邪实，乃气血俱虚，营卫不和之故”。

鉴别 护阳和阴汤、人参加减复脉汤（即加减复脉汤仍用参汤）均治疗妇人热入血室，后期邪去大半，正气不足，余邪留连，阴液不足，气虚乏力诸证。护阳和阴汤主要用于气阴两伤、元气不足者；人参加减复脉汤仍用参汤主要用于肾阴不足、营卫不和者，其在护阳和阴汤基础上加入阿胶、麻子仁，增强其补气养血，调和营卫之功。两方区别见表9-10。

表 9-10　护阳和阴汤、人参加减复脉汤鉴别

	护阳和阴汤	人参加减复脉汤
病证	低热，精神疲倦，消瘦无力，或心中悸动不安，口干饮水不解，舌干绛而痿，少苔或无苔，脉虚细数或结代之气阴两伤证	低热、热势不显，暮夜明显，或恶寒有热，神倦，消瘦无力，舌淡红痿瘦，少苔或薄苔，脉虚细数之肾阴亏虚、气血两伤证
病机	气阴两伤、热入血室	热入血室、肾阴不足
治法	清热凉血、益气养阴	清热凉血、滋养肾阴
药物	白芍五钱、炙甘草二钱、人参二钱、麦冬二钱、干地黄三钱	炙甘草六钱、干地黄六钱、生白芍六钱、麦冬五钱、阿胶三钱、麻仁三钱、人参三钱
用法	水五杯，煮取二杯，分二次温服	水五杯，煮取二杯，分二次温服

（三）兼瘀热互结

主症　妇人月经不调，或闭经，下腹部疼痛拒按，口渴饮水不解，心烦，夜寐不安，或见神志异常，时有谵语，其人如狂或发狂，舌质红绛或紫绛而痿，脉沉或弦或细涩或略数。

病机　热入血室、瘀热互结。

治法　清热凉血、化瘀行水。

方药　加减桃仁承气汤。

加减桃仁承气汤（苦辛走络法）（《温病条辨·下焦篇》三十）

大黄三钱（制）　桃仁三钱（炒）　细生地六钱　丹皮四钱　泽兰二钱　人中白二钱

水八杯，煮取三杯，先服一杯，候六时，得下黑血，下后神清渴减，止后服。不知，渐进。

加减桃仁承气汤系《伤寒论》桃仁承气汤以细生地易桂枝，减芒硝、甘草，合入抵当汤，又以丹皮、泽兰、人中白代替水蛭、虻虫而成。方中桃仁配大黄既是桃仁承气汤的主要药对，又是抵当汤的重要组成部分，用以攻逐瘀热；生地、丹皮凉血散血，泽兰逐瘀利水，人中白解毒逐瘀。吴鞠通认为此为“苦辛走络法”“以逐血分瘀热为急务”。吴鞠通根据叶氏之意，把热入血室列为血分之证，把加减桃仁承气汤作为温病血分治法之一，是对《伤寒论》桃仁承气汤方证的重要发挥。

应用

1. **热入血室之月经病**（闭经、月经过多）　妇女经期，热入血室，病机为热入血室、瘀热互结，症见心烦，神志异常，口渴饮冷，下腹疼痛，月经过多或过少，甚则闭经，肿胀，舌质红绛或紫绛而痿，脉沉或弦或细涩或略数等，用加减桃仁承气汤清热凉血、化瘀行水。如《温病条辨》作“热病经水适至，十余日不解，舌萎饮冷，心烦热，神气忽清忽乱，脉右长左沉，瘀热在里也，加减桃仁承气汤主之”。（《温病条辨·下焦篇》三十）

2. **腹痛**　腹痛因热瘀下焦所致者，病机为瘀热结于下焦、腹中气机郁滞，症见小腹或少腹疼痛而胀，心烦，口渴，舌质红绛、苔少，脉沉或弦或细涩等，用加减桃仁承气汤凉血化瘀、通络止痛。

病案选录

热入血室。吴氏，热病十七日。脉右长左沉，舌痿饮冷，心烦热，神气忽清忽乱。经来三日患病，血舍内之热气，乘空内陷，当以瘀热在里论病。但病已至危，从蓄血如狂例（蓄血）。

细生地、丹皮、制大黄、炒桃仁、泽兰、人中白。

（清·叶桂. 临证指南医案[M]. 北京：人民卫生出版社，2006.）

按：患者经来三日患病，症见“舌痿，饮冷，心烦热，神气忽清忽乱”等，故属“血舍内之热气乘空内陷”的热入血室证。叶天士所谓“当以瘀热在里论病”是引用了《伤寒论》第124条抵当汤方证“以太阳随经，瘀热在里故也”，以阐明本案的病机；《伤寒论》106条桃核承气汤证中有“其人如狂”；125条抵当汤证中有“其人如狂者，血证谛也”；237条抵当汤证有“其人喜忘者，必有蓄血”等，从叶氏“但病已至危，蓄血如狂论病”看，应采用了仲景桃仁承气汤，并参考了抵当汤法拟定了本案处方。

鉴别 加减桃仁承气汤、桃仁承气汤均治疗妇人月经期间感受温热之邪，邪热与血互相结于血室之证。加减桃仁承气汤主要用于热入血室、热扰心神、瘀血与水热互结者，方中用大黄、桃仁、生地、丹皮凉血散瘀，泽兰、人中白清热活血利水；桃仁承气汤主要用于热与血结、大便秘结较甚，故方中增加大黄用量，同时加入芒硝泻热通便。两方区别见表9-11。

表9-11 加减桃仁承气汤、桃仁承气汤鉴别

	加减桃仁承气汤	桃仁承气汤
病证	少腹疼痛拒按，心烦，夜寐不安，或时有谵语，如狂发狂，舌质红绛，脉沉或弦或细涩或略数之热入血室、瘀热互结证	昼夜发热，日晡益甚，少腹坚满，小便自利，大便秘结，脉沉实之热与血结于下焦证
病机	热入血室、瘀热互结	热与血结
治法	清热凉血、化瘀行水	凉血消瘀、泻热通便
药物	大黄三钱、桃仁三钱、细生地六钱、丹皮四钱、泽兰二钱、人中白二钱	大黄五钱、芒硝二钱、桃仁三钱、当归三钱、芍药三钱、丹皮三钱
用法	水八杯，煮取三杯，先服一杯，候六时，得下黑血，下后神清渴减，止后服。不知，渐进	水八杯，煮取三杯，先服一杯，得下止后服，不知再服

第十章

三焦证类

三焦证类，是指因湿热邪气阻于三焦，导致三焦腑之水液运行障碍、气化失司的证候，多见于湿热类温病邪留三焦。因三焦为元气和水液运行的通道，亦为气机升降之枢机。湿热病邪，蒙上流下，阻滞气机，可出现三焦证候，病变的主要部位仍以中焦脾胃为主，兼见上中下三焦不同病位的证候。如病位偏重于上焦，则多为清窍、肺、心包的病变；病位偏于中焦，则以脾胃升降失司的表现为主；如湿热流注于下焦，则出现二便的异常。此外，湿热在于三焦，还可出现湿热轻重的不同。一般而言，上焦多为湿重于热，中焦则由于中气的盛衰，则可出现湿重于热、湿热并重、热重于湿的湿热轻重的侧重。故辨治宜注意两方面：一是病变部位的侧重；二是湿热性质的轻重。治疗上根据不同的病变部位而选用药物，如上焦多用芳香化湿开窍之品；中焦多用芳香化湿，苦温燥湿或利湿清热之品，下焦多用淡渗利湿之品。三焦证候除见于湿热类温病之外，尚可见于感冒、咳嗽、口疮、食积、胃痞、胃痛、泄泻、便秘、眩晕、黄疸、臌胀、胸痹、不寐、郁证、水肿、淋证、遗尿、紫癜等疾病。

一、湿热蔽窍

湿热蔽窍是指湿热病邪由口鼻侵袭机体，经膜原传至中焦，导致湿浊蒙蔽清窍，阻滞脾胃气机的证候。常见症状有身热，头沉重，胸闷脘痞不适，神情呆钝，舌质淡、苔白腻，脉缓等。

主症　身热，少汗，不饥不食，神情呆钝，胸闷脘腹痞满，舌淡苔白腻，脉缓。

病机　湿热痹阻气机、蒙蔽清阳。

治法　芳香化浊、开郁醒脾。

方药　三香汤。

三香汤（微苦微辛微寒兼芳香法）（《温病条辨·中焦篇》五十五）

瓜蒌皮三钱　桔梗三钱　黑山栀二钱　枳壳二钱　郁金二钱　香豉二钱　降香末三钱

水五杯，煮取二杯，分二次温服。

三香汤为微苦微辛微寒兼芳香法，即以瓜蒌皮、桔梗、枳壳等微苦微辛之品开泄上焦，用质轻浮微苦的栀子轻清热，以豆豉、郁金、降香芳香之品宣化上、中焦秽浊之气而开通郁闭，治疗侧重于使邪从上焦宣透，用药偏于轻清。

应用三香汤时应注意①药物的性味以微苦微辛微寒和芳香之品为主。②药物的用量比较轻，体现“治上焦如羽，非轻不举”的原则。

应用

1. **湿温** 湿温病邪入气分，病机为湿热阻于中焦，阻滞气机，蒙蔽清窍，证属湿热蔽窍。症见不饥不食，神志呆钝，脘腹痞满，舌淡苔白腻，脉缓，用三香汤芳香化浊，开郁醒脾。如“湿热受自口鼻，由募原直走中道，不饥不食，机窍不灵，三香汤主之”。(《温病条辨·中焦篇》五十五）若出现清窍为浊邪郁闭，神识呆钝，兼有脘腹痞满等表现的证候，如“不饥不食，机窍不灵”等，亦可用本方加减治疗。

2. **咳嗽** 根据《内经》“五脏六腑皆令人咳，非独肺也”的理论，从肝脾（胃）郁热、气滞痰凝、阻塞气机，导致咽源性和喉源性咳嗽，病机为气滞痰凝、气机不利，证属痰凝气滞，可用三香汤辛开苦降以调节气机，兼以化湿利咽止咳。

3. **湿阻** 夏令梅雨季节，病机为湿邪阻滞中焦，运化功能减弱，证属湿热中阻，症见脘腹满闷，肢体困重，纳食呆滞、身重有热，脘痞似痛，不喜揉按，口中苦而黏腻，尿赤，舌苔黄腻，脉濡数等，用三香汤轻苦微辛之品，轻开上焦，调节脾胃气机。

4. **胃痛**（慢性萎缩性胃炎） 慢性萎缩性胃炎所致胃痛，病机为湿热中阻、升降失司，证属湿热中阻，症见胃脘部灼热疼痛，无饥饿感，食量明显减少，心烦口渴，呃逆或干呕，舌质红干，苔黄微腻，脉弦数。因湿热中阻，脾胃气机阻滞，用三香汤芳香化湿、宣通气机。

5. **食积或胃痞或泄泻**（功能消化不良） 其病机为脾胃气机失常、中焦气机壅滞，证属湿热中阻、气机阻滞，症见脘腹痞满，食后作胀，或不饥不食，舌苔白腻，脉濡缓，以益气健脾化湿为主要治疗原则，可用三香汤宣通气机、化湿理气。

病案选录

案一： 湿热郁阻三焦。王，十二。酒肉之湿助热，内蒸酿痰，阻塞气分，不饥不食，便溺不爽，亦三焦病。先论上焦，莫如治肺，以肺主一身之气化也。

杏仁、瓜蒌皮、白蔻仁、飞滑石、半夏、厚朴。

（清·叶桂. 临证指南医案[M]. 北京：人民卫生出版社，2006.）

按：本案为湿热阻于三焦，导致三焦气化失常，出现中下焦证候。但治疗仍从上焦入手，宣气化湿，清开肺气，以肺主一身之气，气化湿亦化。

案二： 湿热秽气阻窍。李，三二。时令湿热之气触自口鼻。由募原以走中道，遂致清肃不行，不饥不食，但温乃化热之渐，致机窍不为灵动，与形质滞浊有别。此清热开郁，必佐以芳香以逐秽为法。

栝楼皮、桔梗、黑山栀、香豉、枳壳、郁金、降香末。

（清·叶桂. 临证指南医案[M]. 北京：人民卫生出版社，2006.）

按：此案为叶天士医案，与《温病条辨》三香汤用药完全相同，但无具体剂量。前人称吴鞠通承叶氏之余绪，此为明证。患者感受湿热秽浊之气，“浊邪害清”蒙蔽清窍，故机窍不为灵动；湿热阻滞脾胃气机，中焦升降失司，故出现不饥不食。湿热秽浊之气蒙蔽清窍，并非机窍本身受到损害，故曰“与形质滞浊有别”，治以清热开郁、芳香逐秽。

鉴别 三香汤与菖蒲郁金汤合苏合香丸或至宝丹均可治疗湿热蒙蔽清窍证，但二者病位不同、轻重程度不同。三香汤以湿热痹阻气机、蒙蔽清阳为主，以不饥不食，神情呆钝为特点，治疗重在芳香化浊、开郁启蔽；菖蒲郁金汤合苏合香丸或至宝丹以清热化湿，豁痰开窍为主，症见神识昏蒙，表情淡漠，反应迟为特点，治疗重在芳香化痰开窍。二者区别见表 10-1。

表 10-1 三香汤、菖蒲郁金汤合苏合香丸或至宝丹鉴别

	三香汤	菖蒲郁金汤合苏合香丸或至宝丹
病证	身热，不饥不食，神情呆钝，脘腹痞满，舌淡苔白腻，脉缓之湿温病湿热蒙蔽清阳、痹阻气机证	身热不退，朝轻暮重，神识昏蒙，表情淡漠，耳聋目瞑，反应迟钝，或谵语乱言，苔浊腻，脉濡滑数之湿温湿热蒙蔽心包证
病机	湿热痹阻气机、蒙蔽清阳	湿热酿痰、蒙蔽心包
治法	芳香化浊、开郁醒脾	清热化湿、豁痰开窍
药物	瓜蒌皮三钱、桔梗三钱、黑山栀二钱、枳壳二钱、郁金二钱、香豉二钱、降香末三钱	石菖蒲三钱、鲜竹叶三钱、川郁金二钱、细木通钱半、炒山栀三钱、青连香二钱、粉丹皮三钱、淡竹沥五钱、灯心二钱、紫金片五分、苏合香丸或至宝丹
用法	水五杯，煮取二杯，分二次温服	菖蒲郁金汤调服苏合香丸或至宝丹

二、湿热阻闭上焦

湿热闭阻上焦是指湿热秽浊之邪阻闭上焦气机所致闷乱的证候，属于湿热病证中的一种特殊类型。本证多因暴感暑湿挟杂秽浊之气，阻闭上中二焦，气机阻塞逆乱所致。其特点是发病急骤，病势较重，发病即见胸闷、瞀乱、叫痛等症状。常见症状有身热不扬，头胀而重、胸闷脘痞呕恶，腹胀、欲吐不得吐、欲呕不得呕，脘腹绞痛，心烦急躁，目昏神乱，舌苔白腻或黄腻，脉濡数等，因民间常用刮痧的方法治疗本证，又称之为“发痧”。多见于夏秋暑湿偏盛季节。

主症 身热不扬，胸闷脘痞呕恶，甚则胸中窒塞、脘腹绞痛，烦躁，目昏神乱，舌苔白腻或黄腻，脉濡数。

病机 湿热兼夹秽浊、蒙蔽上焦。

治法 理气化湿、辛通开闭。

方药 薛氏辛通开闭方。

薛氏辛通开闭方（《湿热病篇》十四。说明：本方原无方名，据《温病学》“十四五”教材补）

草果 槟榔 鲜菖蒲 六一散 芫荽 皂角

地浆水煎服。

方以草果、槟榔辛开理气，菖蒲芳香辟秽，《本草纲目》称芫荽“性味辛温香窜，内通心脾，外达四肢，能避一切不正之气”，以芳香辟秽，皂角逐秽解毒，六一散清利湿热。地浆水有清热逐秽解毒之功，全方共奏化浊辟秽、利气开闭之功。

应用本方时应注意：①药量适当大，即薛氏所谓“各重用”，只有药量偏重，才能起到救急的作用。②临床可适当配伍郁金、竹沥、玉枢丹等芳香辟秽，豁痰化浊。③如湿浊偏重，症见神识如蒙、头胀、呕逆、渴不多饮，可合用苏合香丸。④如浊秽之气较重，见头目不清、面目垢浊、口喷秽气者，加苍术、川朴、滑石、甘草等。⑤如症状尚轻，以不饥不食、头脑昏蒙为主，可予三香汤。⑥本证起病急骤，汤药难以在短时间内齐备，且地浆水在紧急情况下多不易取得，可参照沈宗淦所言“宜用灵验痧丸为妙”，亦可用一些中成药，如藿香正气水、行军散等，用之便利，起效亦快，较汤药优越。⑦可用刮痧、扯痧、针刺等疗法。

应用

1. **湿温**（湿热俱盛） 温病初起，湿热阻闭上焦，病机为湿热阻遏、蒙闭上焦，证属湿热闭阻，症见胸闷脘痞呕恶，甚则胸中窒塞、脘腹绞痛，烦躁，目昏神乱，用薛氏辛通开闭方理气化湿、辛通开闭。如“湿热证，初起即胸闷，不知人，瞀乱，大叫痛，湿热阻于中上二焦。宜草果、槟榔、鲜菖蒲、六一散、芫荽，各重用。或加皂角末，地浆水煎”。（《湿热病篇》十四）薛氏指出“此条乃湿热俱盛之候。而去湿药多清热药少者，以病邪初起即闭，正未大伤，不得不以辛通开闭为急务，不欲以寒凉凝滞气机也”。

2. **泄泻**（急性胃肠炎） 夏季发生的某些急性胃肠炎，病机为湿热阻于中焦、气机升降失常，症见腹痛、恶心、呕吐或腹泻，舌苔白腻，脉濡缓等，用薛氏辛通开闭方理气化湿、升降气机。

3. **夏季感冒** 夏秋之间，感受暑湿秽浊之气，病机为暑湿秽浊、郁阻气机，证属暑湿秽浊郁表证，症见恶寒、头痛而胀，胸脘痞闷，烦躁呕恶，或者身热汗出，舌苔白腻，脉濡等，用薛氏辛通开闭方芳香辟秽、化湿泄浊。

4. **闭证**（病毒性脑炎） 发生在夏秋之际的病毒性脑炎，病机为暑湿热秽浊之气侵袭、上焦闭阻，证属暑湿热秽浊之气痹阻上焦，症见高热、烦躁不安、神昏、舌苔白腻或黄腻等，可在综合治疗的基础上，用薛氏辛通开闭方辟秽祛湿而利窍。

病案选录

案一：中暑。逢年岁热甚，凡道路城市，昏仆而死者，此皆虚人劳人。或饥饱失节，或素有疾，一为暑气所中不得泄，即关巧皆室，非暑气使然，闭塞而死也。古方治暑无他，但用辛甘发散，疏导心气，与水流行，则无害矣（宜姜葱汤调益元散）。崇宁乙酉，吴为书局时，一马夫驰马出局下，忽仆地绝。急以五苓大顺散灌之，皆不验。已逾时，同舍王相使取大蒜（辛温），一握道上热土（补胃），杂研烂，以新水（甘寒）和之。滤去渣，决其齿灌之，少顷即苏，至暮，此仆为吴御马而归。乃知药病相对，有如此者。此方本徐州沛县市门，忽有板书钉其上，或传神仙救人者，沈存中、王圣美皆著其说，而吴亲验之。出石林老人避暑录。

（明·江瓘. 名医类案[M]. 北京：人民卫生出版社，2005.）

按：本案属于夏季中暑。古人所谓中暑，多为暑热挟秽浊之气。中暑一证，古人以动静分阴阳。所谓“静而得之为中暑，动而得之为中热。中暑为阴证，中热为阳证”。夏秋之间，天气炎热，雨水亦多，故暑热多兼夹湿邪，是为暑湿病邪。暑湿挟杂秽浊之气，导致脾胃气机逆乱，则发为中暑。治疗当芳香辟秽泄浊利湿。本案的治疗虽然用药与薛氏之辛通开闭方不同，但治疗原则相通。用大蒜之辛散而辟秽开窍，热土合水，类似地浆水之意以泄浊，新汲水并有甘寒清热之功。

案二：暑秽。李某某，男，37 岁，1951 年 6 月 4 日来诊。

昨日午后自郊外归来，猝感头闷腹痛，身酸体困，恶心欲呕，心中烦乱，胸脘痞闷不适，身热汗出，家属以为“发痧”，而予以周身揪刮，并服痧药未效。诊视患者，脉伏难寻，舌红、苔黄腻。辨证：外感暑湿秽浊之气，阻遏中焦气机。

治法：芳香化浊，祛暑利湿。方药：

藿香6g、苏叶6g、陈皮9g、茯苓15g、法半夏12g、厚朴9g、大腹皮9g、砂仁6g（捣、后下）、竹茹一团、秫米15g。

6月6日（二诊），上方1剂后，暑秽渐解，各症均减，脉濡，苔转白腻，胸痞腹痛作泻，仍宜祛暑化浊利湿，处方：

藿香9g、砂仁6g（捣、后下）、苍术9g、陈皮9g、厚朴9g、泽泻9g、茯苓15g、苡仁24g、生姜3片、荷顶3个。

6月8日（三诊）：暑秽解，胸痞消，湿未尽，腹痛作泻，宜培中调肝，以冀痊愈。处方：

杭芍15g、黄芩15g、白术15g、炮姜9g、吴萸6g、防风9g、陈皮9g、甘草3g、荷顶3个。

（李继昌. 李继昌医案[M]. 昆明：云南人民出版社，1978.）

按：暑秽由感受暑湿秽浊之气所致，多见于炎夏季令，其治以祛暑利湿化浊为大法。此案先用藿香正气散加减，暑浊除而湿邪未尽。以其腹痛作泻，末以五味异功合痛泻要方加减，培中调肝而痊。案中辨证求因结合时令，祛邪扶正各得其宜。

三、湿热蒙蔽

湿热蒙蔽是指湿热浊邪蒙蔽上焦气分导致气机失宣的证候。常见症状有初起壮热口渴，脘闷懊侬，时谵语，舌质红、苔黄厚腻，脉滑数或濡数等。

主症 壮热，口渴，脘闷懊侬，眼欲闭、时有谵语，神识似清似昧，舌红、苔黄厚腻，脉滑数或濡数。

病机 湿热浊邪、蒙蔽上焦。

治法 轻宣气机、透热外达。

方药 加味栀子豉汤。

加味栀子豉汤（《湿热病篇》三十一。原无方名，据方药组成特点补）

枳壳 桔梗 淡豆豉 生山栀 葛根

应用本方时应注意症状特点与病机。①眼欲闭、时谵语，是指神识似清似昧，时有谵语，乃上焦湿热浊邪蒙闭清阳，肺气不舒，欲陷心包之象，其舌苔必见黄腻，此与热陷心营神昏谵语、舌质纯绛鲜泽者，病机证候均有不同。②本证偏于上焦气分，故用上述诸药轻宣气机透邪外达。③原注认为“用栀豉汤涌泄之剂”，即认为栀子豉汤为涌泄之剂，栀子豉汤为清透上焦郁热之剂，无涌泄作用。④从本条所述证候看，既见壮热口渴，乃热盛气分之象；脘闷懊侬，则为邪郁上焦气分之征；眼欲闭、时谵语，乃上焦湿热浊邪蒙闭清阳，欲陷心包之象。说明其邪既重而浊闭亦甚。如加入黄芩、竹茹、菖蒲、郁金似更对证。

应用

1. **湿温** 湿温病初起，病机为湿热邪气蒙蔽上焦，证属湿热蒙蔽上焦，症见壮热，口渴，脘闷懊侬，时有谵语，神识似清似昧，舌红、苔黄腻，脉滑数或濡数等，用加味栀子豉汤轻宣气机、透热外达。如“湿热证，初起壮热，口渴，脘闷懊侬，眼欲闭，时谵语，浊邪蒙闭上焦。宜涌泄，用枳壳、桔梗、淡豆豉、生山栀。无汗者加干葛”。（《湿热病篇》三十一）原著指出“此则浊邪蒙闭上焦，故懊侬脘闷。眼欲闭者，肺气不舒也。时谵语者，邪逼心包也。

若投轻剂，病必不除。《经》曰：高者越之。用栀豉汤涌泄之剂，引胃脘之阳，而开心胸之表，邪从吐散，一了百当，何快如之”。认为本方为涌泄之剂，当活看。

2. **中暑** 夏季感受暑湿或暑热之邪，病机为湿热郁闭上焦，证属暑湿蔽窍，症见身热，神志似清似昧，眼喜闭而不喜睁，舌质红、苔黄腻，脉滑数等，可用加味栀子豉汤轻宣气机，透热外达。

3. **暑温**（流行性乙型脑炎） 病因为夏季感受暑热或湿热病邪，病机为暑湿秽浊之气蒙蔽清窍，证属暑湿或湿热蒙蔽清窍证，症见壮热、神昏谵语，舌苔黄腻，脉濡数等，可用加味栀子豉汤加减轻宣气机、透热涤暑、透热开闭。

4. **肺性脑病** 多种肺部疾病所致的肺性脑病，病机为浊邪蒙蔽清窍，证属湿热痰浊蒙蔽上焦清窍，症见头痛、头昏沉、记忆力减退、精神不振、气短等，继之见不同程度意识障碍，轻者呈嗜睡、昏睡状态，重则昏迷。精神症状可表现为兴奋、不安、言语增多、幻觉、妄想等，可用加味栀子豉汤加减宣开上焦气机、化痰开窍。

5. **肝性脑病** 多种原因所致的肝性脑病，病机为湿热浊邪蔽阻清窍，辨证属于湿热痰浊、蒙蔽心包，症见性格改变和行为失常，或以昏睡和精神错乱为主，神志似清似昧，舌苔白腻，脉濡缓等，可用加味栀子豉汤加减轻宣气机、芳香化痰开窍。

病案选录

湿热秽气阻窍案。李，三三。时令湿热之气，触自口鼻，由募原以走中道，遂致清肃不行，不饥不食，但温乃化热之渐，致机窍不为灵动，与形质滞浊有别，此清热开郁，必佐芳香逐秽为法（湿热秽气阻窍）。瓜蒌皮、桔梗、黑山栀、香豉、枳壳、郁金、降香末。

（清·叶桂. 临证指南医案[M]. 北京：人民卫生出版社，2006.）

按：湿热秽浊之气从口鼻而入，直驱中道，郁阻上焦，肺气失于肃降，秽浊之气蒙蔽清窍，故患者机窍不为灵动。上焦失于宣肃，清浊升降失常，可累及中焦，中焦气机升降失司，则不饥不食。本证的病机偏于上焦，故用辛开微苦之品以宣气开泄，用栀子豉汤加枳壳、蒌皮、降香、郁金等以宣通气滞，清泄余邪。

鉴别 三香汤、薛氏辛通开闭方、加味栀子豉汤均可用湿热阻于上焦之证，加味栀子豉汤，为湿热浊邪蒙闭上焦气分之证。初起症见壮热口渴，乃热盛气分之象；同时伴见脘闷懊侬为主要表现；薛氏辛通开闭方所治病证为湿热闭阻上焦、湿热浊邪阻闭气机而成闷乱之证，其特点是发病急骤，病势较重。一发病就可见到胸闷、瞀乱、叫痛等。临床常见头胀、头重、腹胀、欲吐不得吐、欲呕不得呕；三香汤治疗湿浊蒙蔽清窍、阻滞脾胃气机而出现的一种证候。三方区别见表 10-2。

表 10-2 三香汤、薛氏辛通开闭方、加味栀子豉汤鉴别

	三香汤	薛氏辛通开闭方	加味栀子豉汤
病证	身热，不饥不食，神志呆钝，脘腹痞满，舌淡苔白腻，脉缓之湿热蒙蔽清阳、痹阻气机证	身热不扬，胸闷脘痞呕恶，胸中窒塞、脘腹绞痛，瞀乱，舌红苔白或黄腻，脉濡数之湿热秽浊蒙蔽证	壮热，口渴，脘闷懊侬，时有谵语，舌红苔黄腻，脉滑数或濡数之湿热蒙蔽上焦证
病机	湿热痹阻气机，蒙蔽清阳	湿热秽浊，蒙蔽中上焦	湿热浊邪蒙蔽上焦

续表

	三香汤	薛氏辛通开闭方	加味栀子豉汤
治法	芳香化浊，兼以醒脾	理气化湿，辛通开闭	轻宣气机，透热外达
药物	瓜蒌皮、桔梗、黑山栀、枳壳、郁金、香豉、降香末	草果、槟榔、鲜菖蒲、六一散、芫荽、皂角、地浆水	枳壳、桔梗、淡豆豉、生山栀、葛根
服法	水五杯，煮取二杯，分二次温服	水煎服	水煎服

兼泌别失职

湿热蒙蔽兼泌别失职是指湿热流注下焦导致小肠泌别清浊的功能失常及膀胱气化失司的证候。湿热病邪有蒙上流下的致病特点，除可流注下焦，出现小肠和膀胱的功能失常之外，还可蒙蔽清窍，出现秽浊之气蒙蔽清窍的表现，此即叶天士所谓“浊邪害清”。因此，可见上、下二焦的表现。

主症 热蒸头胀，呃逆神迷，小便不利，渴不多饮，舌苔白腻或黄腻，脉滑数。

病机 热蒸湿动、蒙上流下。

治法 芳香开窍、淡渗利湿。

方药 茯苓皮汤送服苏合香丸、安宫牛黄丸。

1. **茯苓皮汤**（淡渗兼微辛微凉法）（《温病条辨·中焦篇》五十六）

茯苓皮五钱 生薏仁五钱 猪苓三钱 大腹皮三钱 白通草三钱 淡竹叶二钱

水八杯，煮取三杯，分三次服。

2. **安宫牛黄丸**（《温病条辨·上焦篇》十六）

方见前热入心包。

3. **苏合香丸**（《太平惠民和剂局方》卷三·治一切气）

方见前痰（湿）蒙心包。

应用时注意：①临床运用时可佐以宣通肺气之品以开水之上源，或佐以温化之品以化气利水；②若热邪较盛，可送服安宫牛黄丸或至宝丹；③如小便频急，溺时热痛，尿色黄，苔黄者，可酌加车前子、滑石、栀子以清热。本证从现代临床来看，实质是感染性疾病中出现急性肾功能衰竭的表现，如“溶血性尿毒综合征”等，病情比较危急，需要中西医结合抢救。

应用

1. **湿温** 湿温为感受湿热病邪所致，湿与热合，湿热弥漫，表里经络脏腑三焦皆被湿热所困，证属湿热蒙蔽清窍、泌别失职，症见热蒸头胀，呃逆神迷，小便不利，渴不多饮，舌苔白腻或黄腻，脉濡数等，则“先宜芳香通神利窍”，方用安宫牛黄丸，“续用淡渗分消浊湿”，方用茯苓皮汤，如吴瑭所言“吸受秽湿，三焦分布，热蒸头胀，身痛呕逆，小便不通，神识昏迷，舌白，渴不多饮，先宜芳香通神利窍，安宫牛黄丸；续用淡渗分消浊湿，茯苓皮汤”，“按此证表里经络脏腑三焦，俱为湿热所困，最畏内闭外脱，故急以牛黄丸宣窍清热而护神明；但牛黄丸不能利湿分消，故继以茯苓皮汤”。（《温病条辨·中焦篇》五十六）

2. **伏暑**（肾综合征出血热少尿期） 病因为夏季感受暑热或暑湿病邪，伏藏于体内，逾时而发，或为外邪所引动，病机为暑湿蒙蔽、泌别失职，证属湿浊上蒙、泌别失职，症见口渴、呃逆、顽固性呕吐、腹痛、谵语、幻觉、抽搐、鼻出血、呕血、便血、咯血、尿血等，舌质红，苔黄腻，脉滑数等，可用茯苓皮汤送服苏合香丸或安宫牛黄丸芳香开窍、淡渗利湿。

3. **水肿**（急性肾盂肾炎） 病因为感受风热之邪，袭于卫表，导致肺失宣肃，或湿热下注膀胱，病机为肺失宣肃、泌别失职，证属湿热阻肺、泌别失职，症见恶寒或寒战，发热，腰背痛，恶心，呕吐，尿痛，尿频，舌苔黄腻，脉滑数，可用茯苓皮汤淡渗分利、宣通气机。

4. **水肿**（尿毒症） 多为感受湿热病邪，化为邪毒，久羁体内，蕴阻中焦，病机为湿浊上蒙、膀胱气化失司，证属湿流膀胱，症见纳差、恶心、呕吐、腹泻、舌质红而苔黄，可用茯苓皮汤送服苏合香丸或安宫牛黄丸芳香开窍、淡渗利湿。

病案选录

湿温泌别失职案。某。吸受秽邪，募原先病，呕逆。邪气分布，营卫皆受，遂热蒸头胀，身痛经旬，神识昏迷，小水不通，上中下三焦交病，舌白，渴不多饮，是气分窒塞。当以芳香通神，淡渗宣窍，俾秽湿浊气由此可以分消。

苡仁、茯苓皮、猪苓、大腹皮、通草、淡竹叶。

牛黄丸二丸。

（清·叶桂. 临证指南医案[M]. 北京：人民卫生出版社，2006.）

按：湿热病邪，分布于三焦气分，但重点在于湿浊阻于下焦而上蒙清窍，湿中蕴热，浊阻清阳，则热蒸头胀，神识昏迷；湿浊阻于中焦则气机升降失常则呕逆；湿浊阻于下则膀胱气化不利，故小水不通；舌苔白而不渴，湿浊为患之征。治疗用牛黄丸芳香开窍；苡仁、茯苓皮、猪苓、通草以淡渗利湿；大腹皮行气化湿。

鉴别 加味栀子豉汤，为湿热浊邪蒙闭上焦气分之证。初起症见壮热口渴，乃热盛气分之象；同时伴见脘闷懊侬为主要表现；薛氏辛通开闭方所治病证为湿热闭阻上焦、湿热浊邪阻闭气机而成闷乱之证，其特点是发病急骤，病势较重。一发病就可见到胸闷、瞀乱、叫痛等。临床常见头胀、头重、腹胀、欲吐不得吐、欲呕不得呕等表现；三香汤治疗湿浊蒙蔽清窍，阻滞脾胃气机而出现的一种证候；茯苓皮汤，治疗湿热病邪蒙上流下之证，除出现小肠和膀胱的功能失常之外，还可兼见蒙蔽清窍，出现秽浊之气蒙蔽清窍的表现。四方区别见表 10-3。

表 10-3 湿热蒙闭上焦四方鉴别

	三香汤	薛氏辛通开闭方	加味栀子豉汤	茯苓皮汤
病证	不饥不食，神志呆钝，脘腹痞满，舌淡苔白腻，脉缓的一类证候	胸闷脘痞呕恶，甚则胸中窒塞、脘腹绞痛，烦躁，目昏神乱，舌苔白腻或黄腻，脉濡数的一类证候	壮热，口渴，脘闷懊侬，时有谵语，舌红苔黄腻，脉滑数或濡数的一类证候	热蒸头胀，呃逆神迷，小便不利，渴不多饮，舌苔白腻或黄腻的一类证候
病机	湿热痹阻气机、蒙蔽清阳	湿热兼夹秽浊、壅遏蒙蔽中上焦	湿热浊邪蒙闭上焦	热蒸湿动、蒙上流下
治法	芳香化浊、兼以醒脾	理气化湿、辛通开闭	轻宣气机、透热外达	淡渗利湿
药物	瓜蒌皮、桔梗、黑山栀、枳壳、郁金、香豉、降香末	草果、槟榔、鲜菖蒲、六一散、芫荽、皂角、地浆水	枳壳、桔梗、淡豆豉、生山栀、葛根	茯苓皮、生薏仁、猪苓、大腹皮、白通草、淡竹叶
服法	水五杯，煮取二杯，分二次温服	水煎服	水煎服	水八杯，煮取三杯，分三次服

四、湿伏中焦

湿伏中焦是指湿浊偏盛、困阻中焦、阻滞中焦气机升降所致的证候。其形成原因为湿热病邪直犯中焦，或膜原湿浊传归于中焦脾胃所致。常见症状有身热不扬，脘痞腹胀，舌质红、苔白腻，脉濡缓等。

主症 身热不扬，脘痞腹胀，恶心呕吐，口不渴，或渴而不欲饮，或渴喜热饮，大便溏滞，小便浑浊，苔白腻，脉濡缓。

病机 湿浊偏盛、困阻中焦、脾胃升降失职。

治法 芳香化浊、燥湿运脾。

方药 雷氏芳香化浊法、薛氏宣开中焦方。

1. **雷氏芳香化浊法**（《时病论》卷之四）

治五月霉湿，并治秽浊之气。

藿香叶一钱 佩兰叶一钱 陈广皮一钱五分 制半夏一钱五分 大腹皮一钱（酒洗） 厚朴八分（姜汁炒）

加鲜荷叶三钱为引。

2. **薛氏宣开中焦方**（《湿热病篇》十）

藿梗 蔻仁 杏仁 枳壳 桔梗 郁金 苍术 厚朴 草果 半夏 干菖蒲 佩兰叶 六一散

应用时应注意：①本证因湿浊偏盛，湿中蕴热，治疗当先开其湿，而后清热。②不可早投寒凉而致闭郁湿浊，阻滞气机，亦不可早投益气健脾之品，恐其恋邪不解。③如湿邪已有化热之象，见口渴、小便黄赤、苔微黄腻者，可加竹叶、栀子、黄芩、滑石、生甘草以增泄热之力。④如胸闷脘痞较甚，可加枳壳、郁金、苏梗等理气之品。

应用

1. **湿温** 湿温病湿热蕴阻气分，病机为湿热伏阻中焦、湿重于热，证属湿伏中焦证，症见身热不扬，脘痞腹胀，汗出而热不减，口渴不欲饮，舌白滑或白腻，脉濡缓等，宜薛氏宣开中焦方或雷氏芳香化浊法宣气化湿、燥湿运脾，如“湿热证，初起发热，汗出胸痞，口渴舌白，湿伏中焦，宜藿梗、蔻仁、杏仁、枳壳、桔梗、郁金、苍术、厚朴、草果、半夏、干菖蒲、佩兰叶、六一散等味”。（《湿热病篇》十）“此法因秽浊霉湿而立也。君藿、兰之芳香，以化其浊；臣陈、夏之温燥，以化其湿；佐腹皮宽其胸腹，厚朴畅其脾胃，上中气机，一得宽畅，则湿浊不凝留；使荷叶之升清，清升则浊自降”。（《时病论·卷之四》芳香化浊法）

2. **胃痛**（胆汁反流性胃炎） 湿热蕴于中焦、气机阻滞所致的胃痛，病机为湿热中阻、湿重于热，证属湿热中阻，症见上腹部疼痛、烧灼感、恶心、呕吐、烧心、泛酸、嗳气、食欲不振，舌苔黄腻，脉濡缓等，可参照本证辨证治疗。

3. **泄泻**（腹泻型肠易激综合征） 症见腹痛或腹部不适，排便后腹痛、里急后重，粪便糊状或稀水样，粪便急迫感或不尽感，排黏液，腹胀，舌苔白腻或黄腻，脉缓，病机为湿热阻滞，大肠传导失司，可用薛氏宣开中焦方或雷氏芳香化浊法加减以芳香化湿、宣开中焦。

病案选录

病毒性脑炎。李某，男，9岁。1990年10月6日诊。患儿于五日前头隐痛如裹，四肢沉困，呕恶频作，日十余次，呕吐物为清水及黏液。某院诊为病毒性脑炎，用激素、维生素B_{12}、青霉素、链霉素治疗一周，症增无减。会诊时，症见右侧轻瘫，手不能持物，行走跌倒，肌力Ⅲ级，右侧鼻唇沟略浅，神识昏蒙，呕恶，大便溏薄，小便黄短，苔白厚腻，脉象满滑。血常规：白细胞10.6×10^9/L，中性0.70，淋巴0.28，大单核0.02。脑脊液：无色，透明，蛋白（+），细胞数30个/mm^3。辨证为痰湿秽浊阻滞型病脑。治宜解毒化浊，豁痰开蔽。用《时病论》雷氏芳香化浊法加味：藿香叶6g，佩兰叶6g，陈皮3g，半夏5g，腹皮6g，厚朴3g，菖蒲6g，郁金3g，杏仁3g，淡竹茹6g，鲜荷叶10g，板蓝根20g。水煎服，每日1剂，早、午、晚三次分服。服药3剂，呕吐休止，大便成形，小便清利，语言清楚，神志转清，肌力好转为Ⅳ级。仅存患肢乏力一症。上方去竹茹、腹皮、杏仁，加黄芪15g，太子参10g，甘草3g，以健脾益气。继服9剂，四肢活动灵活，饮食正常，谈笑自如，告愈停药，随访至今健康。

[王广见，王淑瑞. 雷氏芳香化浊法治愈病脑案[J]. 四川中医，1992，（7）：30-31.]

按：本案为痰湿秽浊侵犯脑海，阻滞窍隧，故神识昏蒙，语言不利，脾受湿困，健运失司，故脘痞呕吐，四肢不收。方中藿香、佩兰芳香辟秽；半夏、厚朴、竹茹燥湿化痰理气止呕，杏仁宣肺启水之上源；陈皮健脾理气化痰；腹皮利尿排湿；荷叶清透郁热，板蓝根解毒；菖蒲、郁金豁痰开窍宁神。全方芳香化浊辟秽，浚利三焦气机，融开上、运中、渗下为一体，使气行、湿化、痰除、窍启、毒散，肢灵神清，病脑得遣。

五、湿 滞 下 焦

湿滞下焦是指湿浊留滞于下焦导致膀胱气化失司、小肠泌别清浊失职、大肠传导功能失常的证候。常见症状有身热不扬，大便黏滞不爽，小便短赤，舌质红、苔黄腻或白厚腻或黄白而腻，脉滑数或濡数等。湿为阴邪，性质趋下，湿热相合，容易导致下焦气化失司，出现二便失常，且可有湿热逐渐化热伤阴表现。

主症 发热，胸闷脘痞，口渴不欲饮，下利不爽，小便短赤，舌红苔黄腻或白厚腻或黄白而腻，脉滑数或濡数。

病机 湿热下注、气化失司。

治法 淡渗利湿、分利湿热。

方药 加减猪苓汤。

加减猪苓汤方（《湿热病篇》十一。说明：原无方名，据方药组成补。）

滑石 猪苓 茯苓 泽泻 萆薢 通草

应用时应注意：①湿热流注下焦，用药以淡渗为主，多用猪苓、茯苓、泽泻、滑石等淡渗之品。②注意分利湿热，如叶天士所言“渗湿于热下，不与热相搏，势必孤矣”，用清热利湿之品，如滑石、芦根等。③肺为水之上源，通调水道，如兼肺气郁闭者，当轻开肺气，用轻苦微辛之品，如“杏仁、桔梗、大豆黄卷”等，以宣肃肺气，通利水道，即叶天士所说“以达归于肺”。④对于大便稀溏，可通利小便，加车前子等，即“利小便所谓实大便”。

应用

1. **湿温** 湿温病机为湿流下焦、泌别失职，证属湿热下注、湿重于热，症见身热不扬，下利黏滞不爽，小便短涩黄赤，口渴饮水不多，舌质红、苔白厚腻或黄白而腻，脉濡等，如“湿热证，数日后自利，溺赤，口渴，湿流下焦，宜滑石、猪苓、茯苓、泽泻、萆薢，通草等味”。(《湿热病篇》十一）薛氏自注中指出“下焦属阴，太阴所司。阴道虚故自利，化源滞则溺赤，脾不转津则口渴。总由太阴湿胜故也。湿滞下焦，故独以分利为治，然证口渴胸痞，须佐入桔梗、杏仁、大豆黄卷开泄中上，源清则流自洁，不可不知”。

2. **水肿**（急慢性肾炎） 多为风热湿毒或感受邪毒久羁，影响到肾与膀胱气化，波及水液代谢与输布，症见发热，颜面或肢体水肿，口渴不欲饮，小便不畅，尿中泡沫增多、尿量减少或血尿，舌红，苔黄腻或白腻，脉数等，辨证属于湿热流注下焦、膀胱气化不利者，可参考本证治疗，用加减猪苓汤分利湿热。

3. **热淋**（急性尿路感染） 为湿热下注膀胱，膀胱气化不利，症见高热、寒战、腰痛、尿频、尿急、尿痛、血尿、舌苔白腻或黄腻，脉数等，辨证属于湿热流注下焦、膀胱气化不利者，可参考本证治疗，用加减猪苓汤分利湿热。

4. **劳淋**（慢性尿路感染） 为邪气久羁，耗伤正气，症见间歇期腰痛、低热、全身乏力、倦怠，下腹坠胀，或尿频，口苦口干而不欲饮，舌质红，苔薄白，脉细数等，属于阴虚水热互结者，可参考本证辨治，用加减猪苓汤加养阴之品养阴清热利湿。

病案选录

水肿病。杨某，女性，56岁，2009年8月24初诊。主诉：全身浮肿乏力1月。现病史：患者肥胖症20余年，糖尿病15年，高血压病10余年，并发肾病5年，行透析治疗4年余，并于2008年12月行肾一侧移植术，术后服用泼尼松及多种免疫抑制剂，术后并发高度水肿，服用大剂量呋塞米后水肿稍减，全身无力致生活不能自理。既往史：糖尿病15年，糖尿病肾病5年；高血压病10余年；肾移植术后9个月。刻下症见：全身浮肿，全身乏力不能下地活动，怕凉、畏风，亦恶热，心烦闷，四肢痛、凉、麻木，皮肤瘙痒，眠差，纳呆腹胀，腹部触之有硬结，大便3～4日一行，便干难下；小便量少，夜尿1～2次。舌红无苔而干，脉沉细。身高165cm，体质量106kg。血压130/100mmHg（1mmHg=0.133kPa）。现用药：胰岛素200U/d：诺和灵R早、中、晚各50U，睡前诺和灵N50U；口服呋塞米早40mg，晚20mg；泼尼松5mg早1次；环孢素A（田可）早50mg×3片，晚50mg×2片；西罗莫司1.5mg/次，每日3次；吗替麦考酚酯（骁悉）500mg×2片，每日2次。当日查血糖：空腹血糖16.0mmol/L，餐后2h血糖16.0mmol/L。血肌酐35mg/dl。西医诊断：肾移植术后；2型糖尿病；胰岛素抵抗症。中医诊断：水肿（阴虚水热互结）。处方：猪苓120g，茯苓120g，泽泻30g，滑石30g（包），阿胶15g（烊化），酒大黄15g，黄连30g，生黄芪45g，生牡蛎120g，知母30g，生姜3片。

[周强，逄冰，彭智平等. 仝小林教授应用猪苓汤治疗肾移植后高度水肿验案[J]. 中国中医急症，2012，21（10）：1580-1582.]

按：患者病情复杂且病重，考虑疾病的特点，长期服用激素和免疫抑制剂致肥胖且机体机能减退，术后肾脏功能恢复不足，水液潴留致高度水肿、血压升高，同时因用激素而致类固醇性糖尿病的发生，且水肿肥胖夹杂致胰岛素抵抗的产生。考虑证、症之由来，患者长期运用利尿剂水利而阴伤，且激素之类亦易伤阴耗液；又肾气不足，蒸腾水液化气之力亏；水液内停，阻滞气机，又水湿黏腻而趋下，致全身乏力。机体阴霾不散而至阳气难复，故畏寒；阳气不达四末则四肢痛凉。水液久停，聚而化热故亦时有恶热，且阴伤而虚热内灼，并见心烦眠差之症。此之寒热互见非属寒热互结之证也，当为阴阳不足之理。水犯肌肤故肤痒，阴亏见大便干难下，舌红无苔而干。辨证为阴虚水热互结，选用猪苓汤。

鉴别 加减猪苓汤所治病证为湿热流注下焦，导致膀胱气化失常，大肠传导失司而以下焦表现为主，湿热的性质为热重于湿，兼有阴伤的表现，故用猪苓汤加减以治疗；而茯苓皮汤所治病证为湿热流注下焦，出现二便的失常，兼有清窍壅塞的表现，湿重于热之证，治以淡渗利湿。二方区别见表 10-4。

表 10-4 加减猪苓汤、茯苓皮汤鉴别

	加减猪苓汤	茯苓皮汤
病证	发热，口渴，下利，小便短赤，舌红苔黄腻，脉滑数或濡数等的一类证候	热蒸头胀，呃逆神迷，小便不利，渴不多饮，舌苔白腻或黄腻的一类证候
病机	湿热下注、气化失司	热蒸湿动、蒙上流下
治法	淡渗利湿、分利湿热	淡渗利湿
药物	猪苓、泽泻、滑石、茯苓、萆薢、通草	茯苓皮、生薏仁、猪苓、大腹皮、白通草、淡竹叶
服法	水煎服	水八杯，煮取三杯，分三次服

兼卫阳虚

主症 身热数日，突然汗出，手足逆冷，口渴，神清，语言清亮，茎痛，舌苔浊腻，脉微细欲绝。

病机 湿热阻滞、卫阳暂亡、阴液已伤。

治法 清热利湿、固卫益阴。

方药 加减五苓散。

加减五苓散方（《湿热病篇》二十九。说明：原无方名，据方药组成补。）

泽泻 茯苓 猪苓 桂枝 滑石 酒炒川连 生地 芪皮

应用时注意：①卫阳暂亡与亡阳的区别，亡阳可见身热骤降，大汗淋漓，汗出清冷、肢厥、脉细如丝或绝，神昏；本证是因为汗出过多，卫阳暂亡所致。两者的鉴别的关键点在于“起坐自如，神清语亮”。②本证湿热仍盛，注意清利湿热。③阴伤较为明显，适当加用补阴之品，但注意勿增湿。④补益亦不可太过，防止滋腻恋邪。

应用

1. 湿温 因湿热之邪未净，汗多卫阳暂亡所致，病机为湿热阻滞、卫阳暂亡，证属湿热阻滞卫虚，证见身热，突然大汗出，手足冷，脉细如丝或绝，口渴茎痛，而起坐自如，神清语亮，苔厚腻等，宜用加减五苓散清热利湿、固卫益阴，如“湿热证，四五日，忽大汗出，手足冷，脉细如丝或绝，口渴茎痛，而起坐自如，神清语亮，乃汗出过多，卫外之阳暂亡，湿热之邪仍结，一时表里不通，脉故伏，非真阳外脱也，宜五苓散去术加滑石、酒炒川连、生地、芪皮等味”。（《湿热病篇》二十九）

2. **水肿**（慢性心力衰竭）　为心肾阳气虚衰，水饮内停，或水饮凌心，症见畏寒、肢冷，神疲，肢体水肿，胸闷，动则益甚，舌淡白而胖大，苔白腻，脉沉等，辨证为膀胱气化不利者，可参考本证治疗，用加减五苓散。

3. **臌胀**（肝硬化腹水）　多为酒食不节、情志刺激或虫毒感染脉道不通，久延失治，肝脾两伤，形成癥积，气滞络阻，清浊相混，水液停聚而成。症见腹大胀满，绷急如鼓，皮色苍黄，脉络显露，舌质紫暗，苔白腻，脉沉弦，证属肝脾肾受损，水湿内停，可用加减五苓散加减清热消胀、化气利水。

4. **遗尿**（神经性尿频）　多因肝经疏泄失常，影响三焦水道的正常通利，迫注膀胱而致遗尿。症见排尿次数可从正常每天 6～8 次增至 20～30 次，甚至每小时 10 多次，且每次排尿量很少，或有几滴，睡眠后无尿频，症状经常在上床睡觉前、吃饭时、上课时加重。尿常规检查多呈阴性。病机为肾气不固、膀胱气化失司，证属肾虚气化失司，可用加减五苓散加减温通阳气、化气利水。

5. **水肿**（特发性水肿）　多因情志内伤，肝失疏泄；或先天不足，肾气本虚；或后天失调，伤及脾肾等，皆使水运失常，溢于肌肤而发水肿。症见经前及经行时肢体肿胀，月经延期或痛经，精神抑郁，胸胁胀闷或有刺痛，舌黯红或有瘀斑，脉弦或涩。辨证属于卫阳不足、膀胱气化失司，可用加减五苓散加减温阳化气利水。

病案选录

案一：膀胱蓄水案。一程姓病人，症见高热口渴，谵语不眠，小便短赤，脉浮洪大。连给大剂人参白虎汤 3 剂，不但症状无减，口渴反而增剧。我素尊家训（家父曾谓：伤寒方治病效若桴鼓，但用之不当，祸亦不浅。凡伤寒用药逾 3 剂而病不减者，就要退让高明，万勿固执己见，贻误病人。先祖有“伤寒不过三”遗训），因此向病家告辞，请其改延他医。可是病家苦苦挽留，诚恳之情又使我难以推却，正踌躇间，恰病者邻居程某来访，谓：他不知医理，但闻乡前辈某曾治一病人，口渴喜热饮，后用桂附之类取效云云。我猛然大悟，急问病者，喜热饮否?答道：喜热饮，虽至手不可近，亦一饮而尽。再细察其舌，质红无苔而滑。因思：脉浮洪大，发热，虽似白虎汤证，但口渴喜热饮实非白虎汤所宜。此乃无根之火上浮，故口渴喜热，舌红而滑；虚火扰及神明，故谵语；火不归位，膀胱气化失职，故小便短赤。当按膀胱蓄水证治之。遂用五苓散改汤剂，桂枝改肉桂以引火归原（每剂用肉桂 8 分研末，分 2 次冲服）。仅 2 剂，热退口和，小便清利。后调理半个月复元。

（俞长荣. 伤寒论汇要分析[M]. 福州：福建科学技术出版社，1964.）

按：患者出现高热口渴，谵语不眠，小便短赤，脉浮洪大，白虎汤证具备，但患者服用人参白虎汤后，症状非但没有减轻，反而加剧，则白虎证存疑。患者虽然高热口渴，但是却喜热饮，提示并非里热炽盛，舌红虽多为热证，苔应为黄燥，但患者苔滑，却非热证，反是为水湿内停。小便短赤，是膀胱气化不利。故患者为膀胱蓄水证，因此用五苓散化气利水而愈。

案二：水肿案。病孩，全身浮肿，脐突，阴囊亦肿，平卧不能转侧，尿量极少，有时每日只有 50mL，咳嗽发热。用呋塞米、山梨醇、黑白丑膏等，肿胀不减，余投以五苓散合五皮饮加桔梗、杏仁以利肺气，结果尿量大增，浮肿明显消退。由不能进食增至日食 250～300g 之多。

水肿衰其大半后，改用补肾兼利尿之法而收全功。

（岳美中. 岳美中医学文集[M]. 北京：中国中医药出版社，2000.）

按：水肿有阳水与阴水之分，治法迥异。患者全身浮肿，脐突，阴囊亦肿，是为阴水。前医用利尿药及峻下逐水药无效。患者兼有咳嗽，肺气失于宣肃，上逆而为咳。“上焦不治则水泛高原”，故用桔梗、杏仁宣肃肺气，启上闸，五苓散温阳化气利水，以导下行，故浮肿明显消退。

鉴别 本证与阳气暴脱之亡阳证极为相似，需要鉴别。本证证候类型较特殊。虽症见大汗、肢厥、脉细如丝或绝，颇似阴寒内盛、阳气外亡征象，但神清语亮、起居自如，则非亡阳之候。本证治以加减五苓散清热利湿、固卫益阴；阳气暴脱者，以参附汤为主。二者区别见表 10-5。

表 10-5 加减五苓散、参附汤鉴别

	加减五苓散	参附汤
病证	身热，突然大汗出，手足逆冷，口渴，神清，语言清亮，茎痛，舌苔浊腻，脉微细欲绝之湿阻卫阳暂亡证	四肢厥冷，冷汗淋漓，呼吸微弱，脉微欲绝之阳气暴脱证
病机	湿热阻滞、卫阳暂亡、阴液已伤	阳气暴脱
治法	清热利湿、固卫益阴	益气回阳固脱
药物	泽泻、茯苓、猪苓、桂枝、滑石、酒炒川连、生地、芪皮	人参一两、熟附子五钱
用法	水煎服	人参另炖，熟附子加姜、枣水煎，取汁合服

六、湿郁三焦

湿郁三焦，是指湿热病邪蒙上流下、阻滞气机，导致现三焦气机升降失司、气化失常的证候，多见于湿热类温病的气分证阶段，是温病邪留三焦的证型之一。就湿热性质而言，多表现为湿重于热，故多苔白腻，脉濡缓。就病位而言，则见上中下三焦的表现。常见症状有发热，肢体困重，头重如裹，胸闷咳嗽，或神识不清，脘痞腹胀，恶心呕吐，大便稀溏，小便浑浊，或小便不利，舌苔白腻，脉濡缓等。

主症 发热，肢体困重，头重如裹，胸闷咳嗽，或神识不清，脘痞腹胀，恶心呕吐，大便稀溏，小便浑浊，或小便不利，舌苔白腻，脉濡缓。

病机 湿热流连三焦、气化失司。

治法 分消走泄、宣展气机。

方药 温胆汤加减或叶天士所说的杏、朴、苓等。

温胆汤（《备急千金要方》

半夏、竹茹、枳实各二两　橘皮三两　甘草一两　生姜四两

上六味，㕮咀，以水八升煮取二升，分三服。

治大病后虚烦不得眠，此胆寒故也，宜服之方。

再论气病有不传血分，而邪留三焦，亦如伤寒中少阳病也。彼则和解表里之半，此则分消上下之势，随证变法，如近时杏、朴、苓等类，或如温胆汤之走泄。因其仍在气分，犹可望其战汗之门户，转疟之机括。(《温热论》七)

应用时注意：①分消走泄。即用杏、朴、苓或温胆汤之类。杏仁开发上焦，宣扬肺气，肺主一身之气，气机宣扬，则痰湿易化；厚朴疏通中焦，理气化湿；茯苓渗利下焦，使上中下三焦之邪各有去路，故称“分消上下”。②如痰湿偏于中焦，可取温胆汤法理气化湿。③杏、朴、苓和温胆汤皆为宣气化湿之品，性偏温燥，如温邪而不挟痰湿者，决非所宜。如误用之，反能促使化燥伤津而致病情加剧。④本证出现上中下三焦的证候，但临床上未必悉备，注意鉴别，用药时根据具体症状，灵活加减。

应用

1. **湿温或温热病兼夹痰湿** 因湿热病邪或温热夹痰夹湿之邪侵袭三焦所致，病机为湿郁三焦或温热兼夹痰湿阻滞三焦，证属邪留三焦，症见寒热起伏，胸闷脘痞腹胀，小便短少，舌质红，苔白腻或黄腻，脉濡缓或濡数等，可用温胆汤加减或以杏、朴、苓等药为基础组方用药以清泄三焦、宣气化湿。

2. **胸痹**（冠心病） 病机为痰热痹阻胸阳、气滞血瘀，证属痰热阻痹，症见形体丰盛，胸部作痛，痛如针刺，固定不移，或劳时疼痛加重，舌紫暗苔白腻，脉弦滑。以温胆汤加减，以豁痰理气活血止痛。

3. **胃痞病**（慢性浅表性胃炎） 病机为痰热或湿热阻滞胃脘、中焦气机不利，证属痰热或湿热中阻，症见上腹胀痛、恶心、呕吐、嗳气、泛酸，口气臭秽，舌苔黄腻，脉滑数等，用温胆汤加黄连等清热化痰、和胃祛湿。

4. **不寐**（睡眠障碍） 病机为痰热或湿热扰神，证属痰热或湿热扰心，症见失眠多梦，胸闷太息，胁肋胀满，心烦躁扰，纳呆嗳气，苔薄脉弦等，可用温胆汤加减清热化痰除湿、和胃安神。

5. **咳嗽**（慢性支气管炎） 病机为痰热或湿热阻肺、肺失宣降，证属痰热阻肺，症见咳嗽，痰多而易咳出，痰色白，或见胸闷气喘，舌苔白腻，脉弦等，以温胆汤加减清热化痰、宣肺止咳。

6. **眩晕**（梅尼埃病） 病机为痰热或湿热蒙蔽清窍，证属痰热或湿热内阻，症见突发眩晕，或乘舟车时出现头晕，视物旋转，恶心，呕吐痰涎，舌苔白腻，脉弦等，以温胆汤加减清热化痰降逆。

7. **郁证**（抑郁症） 病机为痰热内阻、气机不舒，证属痰热阻窍，症见情绪低落、思维迟缓、意志活动减退，胸闷，喜太息，舌淡苔白腻，脉弦等，亦可以用温胆汤加减清化痰热、疏理气机。

病案选录

热淋。患者李某，女，33 岁，2016 年 7 月 6 日就诊。主诉：小便频急、尿道口有灼热感 10 余日。自行于当地医院行尿常规示：白细胞 2+。症见：小便频急，自觉尿道口灼热、瘙痒，下腹部右侧隐痛不适、拒按。晨起口干，无口苦，咳嗽，咽红，咽中异物感，无咽痛。纳可，平素多食肉类食物，偶有反酸、打饱嗝，嗳气，寐安。月经量适中，经血颜色红，未夹有血块，行经前腰酸，小便黄，大便偏干，1～2 日行 1 次，舌质红，苔黄，脉右弦寸尺旺、左软寸尺旺。伍炳彩教授仔细问诊，根据四诊合参，辨证为热淋，治当以宣肺清热化湿、化痰和胃为法，选用银翘马勃散合温胆汤加减。处方：金银花 10g、连翘 10g、牛蒡子 6g、射干 10g、马勃 5g

（包煎）、法半夏10g、陈皮10g、茯苓10g、甘草6g、枳壳10g、竹茹10g、芦根10g、滑石10g、土茯苓10g、忍冬藤10g。7剂，水煎服，每日1剂，分2次温服。服药7剂后，小便次数减少，解小便较前通畅，尿道口灼热等症状好转。

[刘月，伍建光. 国医大师伍炳彩运用银翘马勃散合温胆汤验案2则[J]. 江西中医药，2021，52（2）：458]

按语：本案患者为湿热之邪上扰于肺而闭阻咽喉，肺气宣肃不利，肺失通调水道之职，且湿热痰浊蕴及下焦而发为淋证。湿热痰浊蕴及下焦而见小便黄、尿道口有灼热瘙痒、尺脉旺。方中银翘马勃散宣利肺气、化湿清热解毒，使得肺气利而小便自利。法半夏、竹茹、陈皮、枳壳、茯苓、甘草理气和胃化痰，以复脾胃之升降而助水湿运化。患者咽喉不痛但异物感明显，故予芦根、滑石清利湿热以增强宣肺清热化湿之效。土茯苓擅解毒除湿、通利关节，忍冬藤有清热解毒、疏通络道气机之功效，两药合用，伍炳彩教授运用此药对取清利湿热、理气行滞之功效。诸药合用，痰湿热邪皆除，气机调畅则小便不利之症自消。

（一）兼升降失司

主症 身热不扬，脘腹痞胀，嗳腐厌食，大便溏而臭秽不爽，苔白腻，脉濡缓。

病机 湿阻三焦、气机失常。

治法 宣通三焦、行气消胀。

方药 一加减正气散。

一加减正气散方（苦辛微寒法）（《温病条辨·中焦篇》五十八）

藿香梗二钱　厚朴二钱　杏仁二钱　茯苓皮二钱　广皮一钱　神曲一钱五分　麦芽一钱五分　绵茵陈二钱　大腹皮一钱

水五杯，煮二杯，再服。

运用时应注意：①本方为藿香正气散的加减方，去原方中解表散寒的紫苏、白芷，开提肺气的桔梗以及甘草，变苦辛温兼甘法为苦辛微寒法，用药以苦辛微寒为主。如原著所述“正气散本苦辛温兼甘法，今加减之，乃苦辛微寒法也。去原方之紫苏、白芷，无须发表也。去甘、桔，此证以中焦为扼要，不必提上焦也”。②注重调整中焦气机的升降，同时宣通上下二焦。如“只以藿香化浊，厚朴、广皮、茯苓、大腹泻湿满，加杏仁利肺与大肠之气，神曲、麦芽升降脾胃之气，茵陈宣湿郁而动生发之气，藿香但用梗，取其走中不走外也。茯苓但用皮，以诸皮皆凉，泻湿热独胜也。”

应用

1. **湿温** 因湿热阻滞三焦气机所致，病机为湿郁三焦、升降失司，证属湿郁三焦、气机失调，症见身热，脘腹痞胀，嗳腐厌食，泻下秽臭不爽，口气酸腐，脉濡缓等，用一加减正气散升降中焦、宣通气滞。如“三焦湿郁，升降失司，脘连腹胀，大便不爽，一加减正气散主之”，“此以升降中焦为定法”（《温病条辨·中焦篇》五十八）。

2. **黄疸**（急性黄疸性肝炎） 因湿热阻于中焦、胃气不和、升降失司、熏灼肝胆所致，病机为湿阻中焦、升降失司，证属湿郁中焦，症见呕恶，腹胀，纳呆，舌淡红，苔薄白，脉弦滑等，可用一加减正气散升降中焦、理气化湿、疏理气机。

3. **郁证**（抑郁症） 因湿热阻于三焦、三焦气化失司所致，病机为湿郁气机、三焦失和，证属湿浊流连气分、三焦气机不舒，症见郁闷不乐，面色萎黄，眼睑浮肿，恶心欲呕，脘胀腹满，口苦，舌淡红，苔白腻，脉缓等，可用一加减正气散升降中焦、理气开郁。

病案选录

湿温案。某，五十。秽湿邪吸受，由募原分布三焦，升降失司，脘腹胀闷，大便不爽，当用正气散法。藿香梗、厚朴、杏仁、广白皮、茯苓皮、神曲、麦芽、绵茵陈。

（清·叶桂. 临证指南医案[M]. 北京：人民卫生出版社，2006.）

按：感受湿热秽浊之气，由募原传至中焦，虽然“分布三焦”但以中焦脾胃气机阻滞、升降失司为主，故表现为脘腹胀满，大便不爽。故用正气散疏化中焦湿浊，升降脾胃之气。

（二）兼阻滞气机

主症 身热汗出不解，脘痞腹胀，胃中不适，小便短赤，舌苔黄腻，脉濡滑数。

病机 湿热久羁、气机失于宣畅。

治法 清利湿热、宣通气机

方药 三加减正气散。

三加减正气散方（苦辛寒法）(《温病条辨·中焦篇》六十）

藿香（连梗叶）三钱 茯苓皮三钱 厚朴二钱 广皮一钱五分 杏仁三钱 滑石五钱

水五杯，煮二杯，再服。

应用时注意原方后注解。①本证是湿热久羁，郁而化热，气机失于宣畅，有邪热内伏，舌苔为黄色。②用药以清化为主，即清热与化湿并举。③药味以苦辛寒为主。如原著“此则以舌黄之故，预知其内已伏热，久必化热，而身亦热矣，故加杏仁利肺气，气化则湿热俱化，滑石辛淡而凉，清湿中之热，合藿香所以宣气机之不宣也”。(《温病条辨·中焦篇》六十）

应用

1. **湿温** 因湿热日久不解，湿郁化热所致，病机为湿热困阻、湿渐化热，证属湿热郁阻三焦，症见身热汗出不解，脘痞腹胀，胃中不适，舌苔黄腻，脉濡滑数等，用三加减正气散清热化湿、宣通气机。如“秽湿着里，舌黄脘闷，气机不宣，久则酿热，三加减正气散主之”。(《温病条辨·中焦篇》六十）

2. **小儿秋季泄泻**（轮状病毒肠炎） 多因饮食不洁，导致脾胃升降失常，病机为湿热蕴阻中焦，气机失于宣畅，证属湿热蕴阻，症见腹泻，排黄色水样便，无黏液及脓血，量多，伴有发热，或有腹胀、腹鸣、腹痛和恶心、呕吐，舌苔白腻等，可用三加减正气散清热化湿、宣畅气机。

3. **泄泻**（细菌性胃肠炎） 多因饮食不洁，或误食生冷油腻，导致湿浊内生，中焦气机升降失常，病机为湿热久羁、气机失于宣畅，证属湿热中阻，症见起病急，上吐下泻，腹痛多以上中腹疼痛为主，舌苔白腻，脉缓等，可用三加减正气散清热化湿、宣畅气机。

4. **痞证**（功能性消化不良） 多为饮食不节，伤及脾胃，湿浊内生所致，病机为湿热中阻、气机不利，证属湿热阻中，症见上腹疼痛而胀，嗳气易饱，纳差，恶心甚或呕吐，舌苔白腻或黄腻，脉缓或滑等，可用三加减正气散清热化湿、消痞化积。

病案选录

湿温案。汪，三三。舌黄脘闷，秽湿内著，气机不宣，如久酿蒸，必化热气，即有身热之累。杏仁、藿香、茯苓皮、滑石、厚朴、广白皮。

（清·叶桂. 临证指南医案[M]. 北京：人民卫生出版社，2006.）

按：黄苔为湿邪化热之象，脘闷系湿阻气机的表现，气机不畅，湿浊从热而化，所以用滑石、杏仁、厚朴、陈皮等宣气化湿，兼以泄热。

（三）兼阻滞经络

主症 身热不扬，脘腹痞闷，便溏不爽，身重疼痛，舌苔白腻，脉缓模糊。

病机 湿阻经络、脾胃气机升降失司。

治法 祛湿通络、宣通气机。

方药 二加减正气散。

二加减正气散（苦辛淡法）（《温病条辨·中焦篇》五十九）

藿香梗三钱　广皮二钱　厚朴二钱　茯苓皮三钱　木防己三钱　大豆黄卷二钱　川通草一钱五分　薏苡仁三钱

水八杯，煮三杯，三次服。

运用时注意：①本证既有湿阻中焦、脾胃气机升降失常的表现，还有湿阻经络的表现。即身体疼痛，脉象模糊为湿阻经络之征；大便稀溏不爽为湿困脾胃之候。用药注意加减变化，如“此条脘闷便溏，中焦证也，身痛舌白，脉象模糊，则经络证矣，故加防己急走经络中湿郁；以便溏不比大便不爽，故加通草、薏仁，利小便所以实大便也；大豆黄卷从湿热蒸变而成，能化蕴酿之湿热，而蒸变脾胃之气也”。（《温病条辨·中焦篇》五十九）②湿热病邪还可夹风侵入经络，表现为“湿热证，三四日即口噤，四肢牵引拘急，甚则角弓反张，此湿热侵入经络脉隧中”，治疗用“鲜地龙、秦艽、威灵仙、滑石、苍耳子、丝瓜藤、海风藤、酒炒黄连等味”。（《湿热病篇》四）

应用

1. **湿温** 湿温病因湿郁三焦、邪入经络所致者，病机为湿阻经络、三焦郁滞，证属湿热阻滞经络，症见身热不扬，脘腹痞闷，便溏不爽，身重疼痛，舌苔白腻，脉缓模糊等，用二加减正气散祛湿通络、宣通气机。如“湿郁三焦，脘闷，便溏，身痛，舌白，脉象模糊，二加减正气散主之”。（《温病条辨·中焦篇》五十九）

2. **小儿秋季泄泻**（轮状病毒肠炎） 主因长夏或秋初感受湿热病邪，蕴阻中焦，症见腹泻，排黄色水样便，无黏液及脓血，量多，伴有发热，或有腹胀、腹鸣、腹痛和恶心、呕吐等。病机为湿热久羁，气机失于宣畅，可参考本证治疗。

3. **泄泻**（细菌性胃肠炎） 多因饮食不洁，或误食生冷油腻，导致湿浊内生，中焦气机升降失常，症见起病急，上吐下泻，腹痛多以上中腹疼痛为主，舌苔白腻，脉缓等，病机为湿热久羁，气机失于宣畅，亦可参考本证治疗。

4. **胃痞病**（功能性消化不良） 多为饮食不节，伤及脾胃，湿浊内生，症见上腹痛、上腹胀，早饱，嗳气，食欲不振，恶心、呕吐，舌苔白腻或黄腻，脉缓或滑等，可参照本证辨证治疗。

病案选录

湿温案。某，十四。脘闷，便溏，身痛，脉象模糊，此属湿蕴三焦：厚朴、广皮、藿香梗、茯苓皮、大豆黄卷、木防己、川通草、苡仁。

（清・叶桂. 临证指南医案[M]. 北京：人民卫生出版社，2006.）

按：湿热之邪郁于三焦，并阻滞经络，除了引起脾胃升降失司而出现便溏、脘闷等症状外，还出现身痛等湿滞经络的表现。因此在治疗时用木防己、薏苡仁、大豆黄卷等宣通经络湿邪。重在化湿，提示邪热不甚。

鉴别 一、二、三加减正气散均治疗湿阻中焦的病证，但侧重点有所区别。一加减正气散以升降脾胃气机为主；二加减正气散以宣通经络，祛湿通络为主；三加减正气散则以化湿清热，宣通气机为主。三者的区别见表10-6。

表10-6 一、二、三加减正气散鉴别

	一加减正气散	二加减正气散	三加减正气散
病证	身热不扬，脘腹痞胀，大便不爽，舌苔白腻，脉沉之湿郁三焦证	身热不扬，脘腹痞闷，便溏，身体疼痛，舌苔白腻，脉象模糊之湿阻经络、脾胃气机升降失司证	身热汗出不解，胃脘胀闷，舌苔黄腻，脉滑数之湿渐化热证
病机	湿阻三焦、气机失常	湿阻经络、升降失司	湿热久羁、气失宣畅
治法	宣通三焦，行气消胀	祛湿通络，宣通气机	清利湿热，宣通气机
药物	藿香梗、厚朴、杏仁、茯苓皮、广皮、神曲、麦芽、绵茵陈、大腹皮	藿香梗、广皮、厚朴、茯苓、木防己、大豆黄卷、川通草、薏苡仁	藿香（连梗叶）、茯苓皮、厚朴、广皮、杏仁、滑石
服法	水五杯，煮二杯，再服	水八杯，煮三杯，三次服	水五杯，煮二杯，再服

七、三 焦 湿 热

三焦湿热是指湿热病邪化热，内蕴肝胆，导致胆汁不循常道而外溢肌肤出现黄疸的证候。黄疸是湿热病中常见的一种病证，从阴阳属性来分，有阳黄与阴黄之别。热重于湿而蕴蒸三焦气分则出现阳黄。所谓阳黄，即肌肤、目睛发黄，鲜明如橘子色，可见脘痞恶心、便结尿赤等，舌红苔黄腻，脉多沉滑或滑数。阴黄是指湿从寒化，寒湿内阻所致，可表现为肌肤目睛发黄，色黄晦暗如烟熏色，舌苔多白腻，脉濡缓或沉等。

主症 发热，肌肤目睛发黄、黄色鲜明如橘子色，脘痞恶心，口渴，小便黄，大便不通，舌质红、苔黄腻，脉滑数。

病机 湿热蕴结三焦、内蕴肝胆、热重于湿。

治法 宣通气机、清热利湿。

方药 杏仁石膏汤加减。

杏仁石膏汤方（苦辛寒法）（《温病条辨・中焦篇》七十二）

杏仁五钱 石膏八钱 半夏五钱 山栀三钱 黄柏三钱 枳实汁每次三茶匙（冲） 姜汁每次三茶匙（冲）

水八杯，煮取三杯，分三次服。

运用时注意：①本证虽然属于湿热弥漫三焦，但治疗的重心在于宣通上焦。②宣通上焦以宣通肺气为主，因“肺主一身之气，气化则湿亦化”，故本方用杏仁宣开肺气。吴氏自注说“凡通宣三焦之方皆重上焦”。③温病湿热病以杏仁开宣肺气，但本草中皆记载杏仁肃降肺气，何以“开宣肺气？”因肺位最高，主宣发肃降，气机以降为顺，杏仁“降已则升”，是以开宣肺气。④本证属于热重于湿，故方中石膏、山栀、黄柏的用量比较大。⑤注意调畅气机，方中用枳实汁、姜汁等，起到行气的作用。如原文注中指出“此条统治三焦，有一纵一横之义，杏仁、石膏开上焦，姜、半开中焦，枳实则由中驱下矣，山栀通行三焦，黄柏直清下焦。凡通宣三焦之方，皆扼重上焦，以上焦为病之始入，且为气化之先，虽统宣三焦之方，而汤则名杏仁石膏也。”

应用

1. **黄疸** 黄疸病在温病中多见于湿热类温病，即湿温病。多为感受湿热病邪，内蕴肝胆，导致胆汁外泄，发为黄疸。病机为湿热蕴蒸、胆气外泄，证属湿热黄疸，症见发热口渴、身黄呈橘黄色、小便黄如浓茶汁、食欲减退、恶心呕吐、大便秘结、腹胀胁痛等症状，可用杏仁石膏汤清热利湿、宣通三焦。如“黄疸脉沉，中痞恶心，便结溺赤，病属三焦里证，杏仁石膏汤主之”。(《温病条辨·中焦篇》七十二)

2. **口疮** 多为心火亢盛，或湿热蕴脾，病机为湿热蕴阻成毒、阻滞气机，症见口腔的唇、脸颊、软腭或牙龈等处的黏膜上，溃疡面呈圆形或椭圆形，带有白色或黄色的中心，周边充血微红肿，并伴有清晰的疼痛感，小便涩痛，舌尖红苔黄腻，脉数等，证属湿热弥漫三焦，可用杏仁石膏汤加减清热利湿解毒、宣通三焦。

病案选录

案一：湿热发黄案。张，脉沉，湿热在里，郁蒸发黄，中痞恶心，便结尿赤，三焦病也。苦辛寒主之。杏仁、石膏、半夏、姜汁、山栀、黄柏、枳实汁。

（清·叶桂. 临证指南医案[M]. 北京：人民卫生出版社，2006.）

按：本案的方药与杏仁石膏汤相同，可见吴氏之方多来源于叶氏之《临证指南医案》。黄疸，仲景有茵陈蒿汤下法，从三焦论治而重于上焦。正如吴鞠通云：杏仁宣肺肃降通调水道，石膏清肺胃之热，两药清宣上焦；生姜半夏枳实辛苦温健胃祛痰湿运化脾胃从中焦，栀子黄柏仲景柏皮汤法，栀子清三焦之热，还能导热下行由小便出，黄柏清下焦湿热，枳实促进肠胃运动有大便而出，前后分消湿热，三焦并治。

案二：黄疸。刘某某，男，12 岁。缘于暑天入水捕鱼，上蒸下溽，即感寒热。继而出现身黄、目黄、溲黄（三黄证候）。黄色鲜明如橘子色。胸腹热满、按之灼手，心烦、口渴不欲饮食、恶心、脘痞、便秘，舌边尖红、少津，舌苔黄腻，脉沉弦而数。检查：黄疸指数 52mg/dl，转氨酶 350mg/dl。辨为湿热交蒸之阳黄。因其大便秘结、小溲黄为热结于里，涉及阳明胃肠之气分，尚未郁结在血分，乃用苦辛寒之法。仿《温病条辨》“杏仁石膏汤”加味。

茵陈蒿 30g（先煎）、杏仁 12g（后下）、生石膏 30g、炒栀子 12g、黄柏 10g、半夏 5g、生姜汁 10 毫升（另兑）、枳实 10g、连翘 12g、赤小豆 15g。

服药后，黄疸明显消退，寒热诸症均解。此方加减进退二十余剂，诸症悉愈。化验肝功能，恢复正常。

（陈明，刘燕华，李芳. 刘渡舟临证验案精选[M]. 北京：学苑出版社，2021.）

按：本案黄疸，其色鲜明如橘子色，伴身热、心烦、口渴、尿赤、舌质红、舌苔黄腻、脉弦数，属湿热郁蒸，而热大于湿。治疗当以宣通三焦湿热为法。杏仁石膏汤为吴鞠通所创之方，乃杂合茵陈蒿汤、白虎汤、半夏泻心汤加减化裁而成。能宣上焦，宣肺清热；又开中焦，和胃降逆；达于下焦，利湿清热。本方用治湿热黄疸而三焦不清者，服之即效。

鉴别 杏仁石膏汤、茵陈汤、茵陈五苓散三方均有清热利湿之功，用于治疗湿热黄疸，症状以身目俱黄色鲜明，小便黄，舌质红、苔腻为特点。但杏仁石膏汤热重于湿，以脘痞恶心，便结溺赤为特点，以清热为主、兼以化湿；茵陈汤湿热俱重，以大便秘结，腹胀满闷，发热口渴为特点，清热与利湿并重，且有导滞作用；茵陈五苓散湿重于热，以大便溏而不爽，口渴不多饮，苔腻为特点，重在利湿。三方区别见表 10-7。

表 10-7　杏仁石膏汤、茵陈汤、茵陈五苓散鉴别

	杏仁石膏汤	茵陈汤	茵陈五苓散
病证	发热，身目俱黄如橘子色，脘痞恶心，小便黄，大便或不通，舌质红、苔黄腻，脉滑数之湿热黄疸病	身目俱黄色鲜明，小便不利，大便秘结，腹胀满闷，发热口渴，恶心呕吐，舌红、苔黄腻，脉弦滑数之湿热并重之黄疸病	全身面目发黄，小便不利，食欲减退，呕恶纳呆，腹胀体倦，口渴不多饮，大便溏不爽，苔腻，脉缓之湿重于热黄疸病
病机	湿热蕴结三焦、热重于湿	湿热蕴积、里有结滞	湿热郁蒸、湿重于热
治法	宣通气机、清热利湿	清泄湿热、导滞退黄	利湿退黄
药物	杏仁五钱、石膏八钱、半夏五钱、山栀三钱、黄柏三钱、枳实汁三茶匙、姜汁三茶匙	茵陈二钱、山栀一钱、大黄五钱	茵陈末十分、五苓散五分
服法	水八杯，煮取三杯，分三次服。枳实汁、姜汁冲服	水姜煎服	共为细末，和匀，每服三钱，日三服

八、三焦实热

三焦实热又称三焦积热，是指温热疫毒等邪侵袭，邪热炽盛，弥漫三焦致三焦热毒炽盛的证候，常见症状有壮热，汗出，咽喉肿痛，口疮溃烂，喘促气急，脘腹闷胀或痛，舌质红，舌苔黄燥或焦，脉洪数有力等。

主症 壮热，汗出，头痛昏瞀，口渴引饮，口苦咽干，或头面肿大，咽喉肿痛，胸膈烦闷，心腹疼痛，烦躁不安，甚则谵语狂乱、不省人事，大便干结，小便黄赤，舌红苔黄，脉滑数。

病机 热毒炽盛、充斥三焦。

治法 清热解毒、宣透郁热。

方药 升降散。

升降散（《伤寒温疫条辨·卷四》医方辨）

白僵蚕（酒炒）二钱　全蝉蜕（去土）一钱　广姜黄（去皮）三分　川大黄（生）四钱

上为细末，合研匀。病轻者，分四次服，每服重一钱八分二厘五毫，用黄酒一盅，蜂蜜五钱，调匀冷服，中病即止；病重者，分三次服，每服重二钱四分三厘三毫，黄酒盅半，蜜七钱五分，调匀冷服，最重者，分二次服，每服重三钱六分五厘，黄酒二盅，蜜一两，调匀冷服。胎产亦不忌。炼蜜丸，名太极丸，服法同前，轻重分服，用蜜、酒调匀送下。

运用时注意：①本方用黄酒调服药物，如无黄酒，可以用米酒代替。②本方药味比较简单，临床可根据患者具体表现进行加减。③方中大黄非为便秘所设，只要患者未出现便溏，均可使用。

运用

1. **温疫、温病初起** 升降散为治温疫之总方，病机为邪热炽盛、充斥三焦，证属三焦实热，症见壮热，汗出，头痛，口渴，咽喉肿痛，胸膈胀满，心腹疼痛，烦躁不安，大便干结，小便黄赤，舌红苔黄，脉滑数等，用升降散清热解毒、透泄邪热、升清降浊。如“温病亦杂气中之一也，表里三焦大热，其证治不可名状者，此方（升降散）主之”。(《伤寒温疫条辨·卷四》医方辨)

温病初起，病机为郁热在里、兼表邪外束，证属里热郁表，症见身热，无汗，口渴喜冷饮，舌质红、苔黄，脉浮数等，可用升降散升清降浊、透泄邪热，里热除而表自解。如“若温病得于天地之杂气，怫郁在里，由内而达于外，故不恶寒而作渴，此内之郁热为重，外感为轻……惟用辛凉苦寒，如升降、双解之剂，以开导其里热，里热除而表证自解矣。”(《伤寒温疫条辨·卷一》发表为第一关节辨)

2. **发热**（高热） 感受温邪，正邪剧争，病机为邪热炽盛、郁阻三焦，证属热毒盛于三焦，症见高热不退，烦躁，口苦，身热口渴，烦躁不安，咽干，小便黄赤，舌红苔黄，脉数等，可用升降散清热解毒、宣透郁热。

3. **咳嗽**（支气管炎） 多因风热或燥热病邪袭肺，肺失宣肃所致，病机为邪热袭肺、痰热内生、肺失宣降，证属热毒夹痰盛于三焦，症见身热，汗出，咳痰黄稠或痰白黏稠，或伴有胸痛，苔黄或黄白，脉滑数等，可用升降散加减以清热解毒、宣肺止咳。

4. **麻疹** 因感受麻毒时邪引起的急性出疹性疾病，病机为风湿蕴热、营卫合邪、郁阻三焦，证属邪热郁阻三焦，症见发热，咳嗽气呛，两目流泪，大便略稀，指纹紫而至气关，舌苔厚，舌质红，夜寐不安，心烦啼哭，脉象弦滑而数等，可选用升降散加减以疏卫凉营、清透升降。

5. **紫癜**（过敏性紫癜性肾炎） 外感风热之邪，湿热挟毒蕴阻于肌表血分，迫血妄行，外溢皮肤孔窍所致，病机为热毒炽盛、迫血妄行，证属热毒盛于三焦，症见身热，血溢皮肤、黏膜，瘀点瘀斑，压之不退色，伴鼻衄、齿衄，甚则呕血、便血、尿血，舌红或绛，脉细数等，可用升降散合犀角地黄汤加减以清热解毒、凉血散血。

病案选录

案一：发热案。马某，男，3岁。因玩耍汗出受风寒，当夜恶寒发热头痛，曾服清热解毒液、板蓝根冲剂、肌注青霉素等。至5天后仍高热达40.3℃，阵汗出，脉沉而躁数，舌红，此乃外邪入里化热，热郁于里不外达，法当清透郁热。

处方：僵蚕8g，蝉蜕3g，姜黄4g，川军2g，豆豉9g，焦山栀6g，连翘15g，薄荷5g，2剂，6小时服一煎。共服3次，即遍身持续微微汗出，翌晨热清病除。

（贺兴东，翁维良，姚乃礼. 当代名老中医典型医案集·李士懋医案[M]. 北京：人民卫生出版社，2014.）

按：本患得病之初，因感受风寒而发，故有恶寒、发热、头痛等症，此属太阳伤寒表实之证，当以麻黄汤、桂枝汤等方辛温解表，方中肯綮，前医反以清热解毒液、板蓝根冲剂等清热解毒之品治之，病在表而治其里，非但表寒不解，反致邪陷于里，郁而化热。里热内郁，不得宣透，故见壮热不退、汗出不畅（阵汗出）、脉沉躁数、舌红。因本病关键在于热郁于里，不得外达，治宜清热宣透，乃以升降散合栀子豉汤、连翘轻清宣透、解郁清热，故药后遍身汗出，热清病除。

案二：不寐案。孙某，女，58 岁。心烦甚，恶与人言，每晚服 4 片安定，只能睡 2～4 小时，头痛，健忘，已半载有余。脉沉而躁数、寸脉盛，舌红，唇黯红。此郁热扰心，心神不宁，法当宣泄心经郁热。

处方：僵蚕 9g，蝉蜕 4g，姜黄 5g，川军 3g，豆豉 10g，焦山栀 8g，连翘 10g，生甘草 6g。

6 剂后已可不服安定睡 5～6 小时，心烦大减。上方去川军，加柏子仁 15g，麦冬 9g，丹参 15g。8 剂，症除，脉已不躁数，嘱服天王补心丹善后。随访一载余，睡眠正常。

（贺兴东，翁维良，姚乃礼. 当代名老中医典型医案集・李士懋医案[M]. 北京：人民卫生出版社，2014.）

按：孙某失眠而兼心烦，恶与人语、舌红、脉沉躁数，当属心火内盛，热扰心神，又兼头痛，是为心火上扰清空所致。证属心火内郁，“火郁发之”，治应清心泻火，宣透郁热，乃以升降散合栀子豉汤、连翘治之，俾心火祛、郁热透，而心神自安。然患者终究年届六旬，心血已亏，故在心火祛后，复用天王补心丹养心安神，培养元神。

案三：精神分裂症。刘某某，男，18 岁，学生，1988 年 6 月 3 日初诊。患者性格内向，平素少言。1 年前因父母经常吵架，致心情不悦，常有发呆不语，睡惊少寐，学习成绩明显下降。其父母未解其意，反而严加责训，更使其情郁不乐，睡眠更差，每晚只睡二三小时，烦躁异常。近 3 月来渐发言多语乱，举止慌张，自命不凡，目空一切。更发狂言，语无伦次，随即又战栗鼓颌，怕闻人声。频呼口渴，数饮不解。经院神经内科诊为“精神分裂症—妄想型”。诊见蓬头垢面，衣着不整，口出秽浊之气，腹硬满，按之呼痛；双腿挛曲，不能屈伸，小便黄赤，大便数日不解。舌质红绛，苔黄褐燥，脉未详（患者不配合）。证为郁火内发，痰火扰心。治宜升泄郁火，涤痰开窍，佐以凉血。方用杨氏升降散合三黄石膏汤，重其制：僵蚕 15g，蝉蜕 12g，片姜黄 3g，大黄 35g，生石膏 100g，芒硝 20g（烊化），薄荷 18g，盐黄柏 15g，黄连 10g，生栀子 12g，生地 30g，桃仁 20g，磁石 30g。水煎 2 次，共取 500 毫升，分 2 次服，每 6 小时 1 次，日 2 剂。次日大便六七次，先硬后溏，奇臭，狂言战栗稍止，双腿屈伸自如。第 3 天晚睡 8 小时许。

6 月 7 日复诊：语言多，但可制止。幻听仍明显，心悸心慌时发，喜歌喜呼，舌质红绛，苔黄燥较前薄，脉弦数有力。仍遵上法，改鲜生地 100g，水煎日 1 剂。

6 月 23 日四诊：先后共服上方 18 剂，谵语、幻听、幻觉再未发，少有心烦，睡不实。继与僵蚕 150g，蝉蜕 120g，片姜黄 35g，大黄 200g，桃仁 120g，胆星 100g，共研极细末，每服 6g，日 2 次，调治 2 月痊愈。

（贺兴东，翁维良，姚乃礼. 当代名老中医典型医案集・李鸿琦医案[M]. 北京：人民卫生出版社，2014.）

按：本案患者妄言乱语、烦扰不宁，当属中医狂证。就其病机而言，《证治要诀・癫狂》云“癫狂由七情所郁，遂生痰涎，迷塞心窍”。本患由于七情失遂，郁而化火，炼液为痰，痰火相合，蒙蔽心窍，故成斯证。治宜解郁泻火，涤痰开窍，方以升降散升达郁火，清泻里热为主，复配三黄石膏汤、芒硝、磁石、桃仁以增泻火清热之力，镇心安神之功，俾郁热宣泄、痰蠲火清，狂乱自安。

案四：三叉神经痛案。史某，女，65岁。右侧头及面颊灼痛难忍三载，西医诊为三叉神经痛，予普鲁卡因封闭，开始封闭1次，尚能缓解半月，以后缓解时间逐渐缩短，直至每次封闭只能缓解二三小时，脉沉数。此乃肝经郁火上灼，宜清泄肝经郁火。

处方：僵蚕10g，蝉蜕5g，姜黄7g，川军3g，龙胆草6g，山栀9g，桑叶9g，丹皮10g，茺蔚子9g。共服6剂而痛止，随访3年未发。

（贺兴东，翁维良，姚乃礼. 当代名老中医典型医案集·李士懋医案[M]. 北京：人民卫生出版社，2014.）

按：三叉神经痛以半侧面部反复发作、阵发性剧痛为特征的一种病症，它既是常见病又为难治疾病，从病机而言，历来多以风、火、痰、瘀、虚论治，就其病位而言，多责阳明、厥阴二经。本案医者从肝经郁火论治，投升降散合胆草、栀子、桑叶、丹皮、茺蔚子透达郁热，泻肝活血，俾令热透血活，气机调畅而疼痛乃止。

案五：风疹案。赵某某，男，28岁。患风疹数月，瘙痒难忍，大便两日未行，舌苔薄黄，脉象浮数有力。拟“升降散”加味治之：蝉蜕10g，炙僵蚕10g，片姜黄6g，熟大黄5g，山楂肉10g，茯苓皮10g，炒白芍10g，连翘10g，银花藤10g，绿豆衣10g。服3剂后，风疹渐消，瘙痒大减，大便已通，续服前方3剂而诸症悉平。

（贺兴东，翁维良，姚乃礼. 当代名老中医典型医案集·朱鸿全医案[M]. 北京：人民卫生出版社，2014.）

按：风疹之为病，初病在表，故多以汗法治之，然病逾数月，乃入于里，每多兼挟。本案患者除见风疹瘙痒之外，又添大便秘结，舌苔薄黄，脉象浮数有力等症，显系风热外羁，实热内结，故以升降散加味，外散在表之风热，内泻结实之热毒，使外邪得散，内热得清，则风疹渐消而诸症悉平。

案六：痫证案。张某某，12岁，1981年4月12日诊。患儿5年前曾患昏迷、抽搐等症，经治疗而愈，但以后每年一月左右则复发，发作时骤然昏倒，神志不清，抽搐吐涎，甚则二便失禁，少顷复醒如常人，查舌红苔白腻，脉弦滑。证属木郁化火，肝风挟痰，风痰郁火上逆而蒙扰心神，治当涤痰息风，开窍定痫，调其升降之机。拟升降散加味：蝉蜕15g，僵蚕15g，姜黄6g，生大黄30g，煅青礞石20g，姜制半夏15g，生菖蒲15g，生熟丑牛各20g，共研细末。面粉500g，与前药末和匀，每天清晨取25g烤焦饼，空腹服下，3剂为1疗程。

服1疗程后，发作间隔时间延长，诸证悉减，嘱其再将此方服2个疗程，证情基本得到控制，后再以参苓白术散调理，随访2年未再复发。

（贺兴东，翁维良，姚乃礼. 当代名老中医典型医案集·刘必成医案[M]. 北京：人民卫生出版社，2014.）

按：本案患儿证属痰火内郁，上蒙心窍而致，治宜清热涤痰，息风开窍，故以升降散加味治之。方中僵蚕、蝉衣息风止痉；大黄泻火清热，礞石、姜半夏、石菖蒲、生熟牵牛子涤痰开窍，共奏清热逐痰、开窍定痫之功。痫证止后，缘其羁病日久，正气必伤，故以参苓白术散健脾除湿，以绝生痰之源，乃使痫证遂告痊愈。

九、暑湿阻滞

暑湿阻滞是指暑湿内蕴、气机阻滞、三焦气机升降失常致邪结肠腑、大肠传导失司的证候，常见症状有大便黏滞不爽，脘痞腹痛肠鸣呕恶，舌苔黄腻，脉弦滑数等。

主症 身热，泄泻注下黏滞，伴见黏液脓血、红白相兼，腹痛肠鸣，胃脘痞闷，呕恶不食，渴不多饮，小便不利，舌苔黄腻，脉弦滑数。

病机 湿热蕴于肠腑、三焦不利。

治法 淡渗宣气止利。

方药 滑石藿香汤。

滑石藿香汤方（辛淡合芳香法）（《温病条辨·中焦篇》九十一）

飞滑石三钱 白通草一钱 猪苓二钱 茯苓皮三钱 藿香梗二钱 厚朴二钱 白蔻仁一钱 广皮一钱

水五杯，煮取二杯，分二次服。

运用时注意：①痢疾的一般治法为涤下治积，本方却以淡渗宣气为大法，是治疗痢疾的一种变法。②本证虽然为痢疾，但湿浊比较突出，且病位以下焦为主，所以用宣气淡渗的方法。③对于本方的应用，应注意症状的识别，不可作为治疗红白痢的治疗大法。

应用

1. **湿温、痢疾** 痢疾因暑湿内伏所致者，病机为暑湿积滞、内阻肠道，证属暑湿积滞，症见身热，泄泻注下黏滞，伴见黏液脓血、红白相兼，腹痛肠鸣，胃脘痞闷，呕恶不食，渴不多饮，小便不利，舌苔黄腻，脉弦滑数等，其治法思想，如自注所述“此暑湿内伏，三焦气机阻窒，故不肯见积治积，乃以辛淡渗湿宣气，芳香利窍，治所以致积之因，庶积滞不期愈而自愈矣”。方用滑石藿香汤化湿宣气，如“滞下红白，舌色灰黄，渴不多饮，小溲不利，滑石藿香汤主之”。（《温病条辨·中焦篇》九十一）

2. **泄泻**（急性胃肠炎） 感受湿热之邪，病机为湿热内蕴、脾胃升降失常，证属湿热阻滞、湿重于热，症见呕吐、水泻，伴腹痛，溏便色黄然不臭秽，伴脐腹痛，无里急后重，胸脘痞闷，恶心欲呕，不思饮食，口干而不欲饮，溲色深黄，舌质红、苔黄腻，脉濡滑等，可用滑石藿香汤加减芳香宣化、淡渗利湿。

3. **口疮** 口疮属湿热阻滞三焦、蕴毒上犯者，病机为湿热内蕴、化火成毒，证属湿热蕴毒弥漫三焦，症见唇内侧及舌两侧溃疡，灼痛不已，疮面白或黄，伴口苦黏腻，脘闷泛恶，口不渴，大便溏滞不爽，小溲色黄，舌淡红、苔腻而微黄，脉濡缓等，可用滑石藿香汤加减芳香化湿、清热解毒。

4. **便秘**（习惯性便秘） 因湿热内阻，大肠传导失司，大便不通者，病机为湿热阻滞、传导失司，证属湿热阻滞肠道、气机不利，症见大便黏滞难解、腹胀，食欲不振，口内黏腻，胸脘不畅，口不渴，小便色黄，舌质红、舌苔黄腻，脉细濡滑等，可用滑石藿香汤加减化湿导滞、理气通便。

病案选录

湿温案。某女，舌色灰黄，渴不多饮，不饥恶心，下利红白积滞，小溲不利，此暑湿内伏，三焦气机不主宣达。宜用分理气血，不必见积而攻涤下药。飞滑石、川通草、猪苓、茯苓皮、藿香梗、厚朴、白蔻仁、新会皮。

（清·叶桂. 临证指南医案[M]. 北京：人民卫生出版社，2006.）

按："舌色灰黄，渴不多饮，不饥恶心"为湿热阻滞中上焦之象，"下利红白积滞，小溲不利"为湿热阻滞下焦，湿热损伤血分肠络，发为痢疾之证。叶氏强调"不必见积而攻涤下药"，而要宣达三焦气机以分消暑湿。方用白蔻仁芳香化上焦之湿；藿香梗、厚朴、新会皮苦辛温燥中焦之湿；飞滑石、川通草、猪苓、茯苓皮清利下焦之湿。方中第一味药用飞滑石，合川通草，实际上是变通六一散法；方中藿香梗、厚朴、新会皮、茯苓皮是叶氏变通应用藿香正气散的基础药组。因此，本方是加减正气散与六一散的合方。吴瑭采集此案，制定出了滑石藿香汤方。

十、暑湿弥漫

暑湿弥漫是指因暑湿时邪或疫毒弥漫三焦导致邪毒弥漫、三焦气化失常、气机阻滞的证候，其病因为暑热兼夹湿邪，邪在气分，暑热炽盛，湿邪未化。常见症状有身热，胸脘痞闷，下利稀水或大便不爽，小便短少，舌质红、苔黄滑或黄腻，脉濡数或滑数等。

主症 身热面赤，心烦，咳痰带血，不甚渴饮，胸闷脘痞，恶心呕吐，小便短赤，下利稀水或大便溏臭，舌质红、苔黄腻或滑，脉滑数。

病机 暑湿弥漫三焦、邪在气分、暑湿均盛。

治法 清热利湿、宣通三焦。

方药 三石汤。

三石汤方（《温病条辨·中焦篇》四十一）

飞滑石三钱　生石膏五钱　寒水石三钱　杏仁三钱　竹茹（炒）二钱　银花三钱（花露更妙）　金汁一酒杯（冲）　白通草二钱

水五杯，煮成二杯，分二次温服。

运用时注意：①本证病位涉及上、中、下三焦，除有中焦暑湿证外，还有上焦与下焦见证，故与暑湿困阻中焦证之病位在脾胃有别。即"暑温蔓延三焦，舌滑微黄，邪在气分者，三石汤主之"。②本证耳聋与少阳证耳聋应鉴别。叶天士强调"湿乃重浊之邪，热为熏蒸之气，热处湿中，蒸淫之气上迫清窍，耳为失聪，不与少阳耳聋同例"。(《临证指南医案·卷四·湿》) 提示少阳耳聋乃胆热上冲所致，必伴有寒热往来、口苦咽干、脉弦等症；本证因暑湿郁蒸而耳聋，必伴见脘痞呕恶、苔黄腻、脉滑数等症。③临床应根据暑湿弥漫三焦部位的侧重不同选择用药。④原方组方用药特点，如原著方论"此微苦辛寒兼芳香法也。盖肺病治法，微苦则降，过苦反过病所，辛凉所以清热，芳香所以败毒而化浊也。按三石，紫雪丹中之君药，取其得庚金之气，清热退暑利窍，兼走肺胃者也；杏仁、通草为宣气分之用，且通草直达膀胱，杏仁直达大肠；竹茹以竹之脉络，而通人之脉络；金汁、银花，败暑中之热毒。"（《温病条辨·中焦篇》四十一）

应用

1. 暑温 因暑温兼湿或暑湿弥漫三焦所致，病机为暑湿内盛、弥漫三焦，证属暑湿弥漫三焦，症见身热面赤，耳聋眩晕，咳痰带血，不甚渴饮，胸闷脘痞，恶心呕吐，小便短赤，下利稀水或大便溏臭，舌质红赤、苔黄腻或糟，脉滑数等，可用三石汤清暑利湿、宣通三焦，如"暑温蔓延三焦，舌滑微黄，邪在气分者，三石汤主之；邪气久留，舌绛苔少，热搏血分者，加味清宫汤主之；神识不清，热闭内窍者，先与紫雪丹，再与清宫汤"。(《温病条辨·中焦篇》四十一）本证邪在三焦，治疗时应注意宣气化湿，另外要注意邪气久留则易入血闭窍，入血则用加味清宫汤清心凉营，窍闭则用紫雪丹开窍为急。如原著所述“蔓延三焦，则邪不在一经一脏矣，故以急清三焦为主。然虽云三焦，以手太阴一经为要领。盖肺主一身之气，气化则暑湿俱化，且肺脏受生于阳明，肺之脏象属金色白，阳明之气运亦属金色白。故肺经之药多兼走阳明，阳明之药多兼走肺也。再肺经通调水道，下达膀胱，肺痹开则膀胱亦开，是虽以肺为要领，而胃与膀胱皆在治中，则三焦俱备矣，是邪在气分而主以三石汤之奥义也。若邪气久羁，必归血络，心主血脉，故以加味清宫汤主之。内窍欲闭，则热邪盛矣，紫雪丹开内窍而清热最速者也”。(《温病条辨·中焦篇》四十一)

2. **冒暑**（夏季重症感冒） 夏令之时，感受暑热夹湿邪气导致，病机为暑热夹湿、卫表不和，证属暑热夹湿袭表，症见发热不适，心烦，汗出而热不退，身倦乏力，舌质红、苔薄黄或滑，可用三石汤加减清暑化湿、宣通气机。

3. **水痘** 感受水痘时邪所致，病机为暑湿内盛、内熏外蒸，证属暑湿弥漫三焦，邪在气分，暑湿均盛，症见壮热不退，烦躁不安，口渴欲饮，面红目赤，大便干结，小便短黄，皮疹疹色紫暗，疱浆混浊，根盘红晕明显，分布密集，甚可见出血性皮疹、紫癜，皮疹呈离心性分布，舌红或绛，苔黄糙而干，脉数有力，或指纹紫滞等，可用三石汤加减清暑化湿、宣通三焦。

病案选录

湿热案。杨，二八。暑热必挟湿，吸气而受，先伤于上。故，仲景伤寒先分六经，河间温热须究三焦。大凡暑热伤气，湿着阻气。肺主一身周行之气，位高为手太阴经。据述病样，面赤足冷，上脘痞塞，其为上焦受病显著。缘平素善饮，胃中湿热久伏，辛温燥烈，不但肺病不合，而胃中湿热，得燥热锢闭，下利稀水即协热下利，故黄连苦寒，每进必利甚者，苦寒以胜其辛热，药味尚留于胃底也，然与初受之肺邪无当。此石膏辛寒，辛先入肺，知母为味清凉，为肺之母气，然不明肺邪，徒曰生津，焉是至理？昔孙真人未诊先问，最不误事。再据主家说及病起旬，从无汗泄，经云：暑当汗出勿止。气分窒塞日久，热侵入血中，咯痰带血，舌红赤，不甚渴饮。上焦不解，漫延中下，此皆急清三焦是第一章旨。故热病之瘀热，留络而为遗毒，注腑肠而为洞利，便为束手无策。再论湿乃重浊之邪，热为熏蒸之气，热处湿中，蒸淫之气，上迫清窍，耳为失聪，不与少阳耳聋同例，青蒿减柴胡一等，亦是少阳本药。且大病如大敌，选药若选将，苟非慎重，鲜克有济。议三焦厘清治，从河间法。（初三日）

飞滑石、生石膏、寒水石、大杏仁、炒黄竹茹、川通草、莹白金汁、金银花露。

又，暮诊。诊脉后，腹胸肌腠，发现瘾疹。气分湿热，原有暗泄之机，早间所谈，余邪遗热，必兼解毒者为此。下午进药后，诊脉较大于早晨，神识亦如前，但舌赤中心甚干燥，身体扪之热甚于早间，此阴分亦被热气蒸伤。瘦人虑其液涸，然痰咯不清，养阴药无往而非腻滞，议得早进清膈一剂，而三焦热秽之蓄，当用紫雪丹二三匙，借其芳香宣窍逐秽斯锢热可解。浊痰不黏，继此调理之方。清营分、滋胃汁，始可瞻顾。其宿垢欲去，犹在旬日之外，古人谓下不嫌迟，非臆说也。紫雪丹一钱六分。

知母、竹叶心、连翘心、炒川贝、竹沥、犀角（现水牛角代）、元参、金汁、银花露。

又，一剂后用：竹叶心、知母、绿豆皮、元参、鲜生地、金银花。

又，一剂后，去银花、绿豆皮，加人参、麦冬。

又，初十申刻诊。经月时邪，脉形小数，小为病退，数为余热，故皮腠麸蜕，气血有流行之义，思食欲餐，胃中有醒豁之机，皆佳兆也。第舌赤而中心黄苔，热蒸既久，胃津阴液俱伤，致咽物咽中若阻，溺溲尿管犹痛，咯痰浓浓。宿垢未下，若急遽攻夺，恐真阴更涸矣。此存阴为主而清腑兼之，故乱进食物便是助热，惟清淡之味与病不悖。自来热病，最怕食复劳复，举世共闻，非臆说也。

细生地、元参心、知母、炒川贝、麦冬、地骨皮、银花露、竹沥。

又，脉症如昨。仍议滋清阴分余热，佐清上脘热痰。照昨日方去地骨皮、银花露、加盐水炒橘红。

（清・叶桂. 临证指南医案[M]. 北京：人民卫生出版社，2006.）

按：本案为暑湿弥漫三焦，出现上中下三焦证候。初诊是以三石汤清热利湿，宣通三焦。二诊时湿热蕴结肌肤，出现瘾疹，舌赤中心甚干燥，身热甚于早间，阴分亦伤，且形瘦而素体阴液不足，故凉营而滋阴，兼以紫雪丹清心开窍。三诊时，仍以凉营养阴为主。后出现余热未净，则养阴以退热，余湿留滞，故用化橘红以化痰湿。

湿热或暑湿阻于三焦，由于病变重心的不同，证候表现各异：上焦以清窍、肺、心包的功能失常表现为主；中焦则以脾胃气机升降失司为主，且可内蕴肝胆，导致胆汁外泄而发为黄疸；下焦以小肠的分清别浊失常、大肠的传导失司、膀胱气化不利为主。湿热或暑湿病邪蒙上流下，也可同时出现上中下三焦的证候。当根据病变重心的不同、湿热的轻重，辨证施治。

第十一章

经络证类

经络证类，是指外邪侵袭机体导致经络系统功能失常的一类证候，多因湿热、暑热、寒湿、痰瘀等病邪侵袭或壅遏经络所致，可见于暑温、湿温、伏暑和湿热疫等疾病，且多属于卫气营血辨证气分证范畴。根据温病学的基本内容以及病邪的属性，本章将经络证类分为湿郁表络、湿热阻滞、湿热挟风、暑湿痹阻、寒湿痹阻、痰瘀滞络等六类证候，经络证类除见于温病外，尚可见于腹痛、痉病、腰痛、痹证、痿证等内科疾病。

一、湿郁表络

湿郁表络是指湿热病邪侵袭肌表络脉导致湿郁肌表经络的证候，常见症状有身热疼痛、胸腹白疹、大便溏而不爽、舌红、苔白腻，脉浮弦濡等。

主症　身热疼痛、汗出热不解，头身困重，乏力，胸腹白疹，自利不爽，舌质红、苔白腻，脉濡微弦。

病机　湿热阻滕、肌表不和。

治法　辛凉清热、甘淡渗湿。

方药　薏苡竹叶散。

薏苡竹叶散（《温病条辨·中焦篇》六十六）

薏苡五钱　竹叶三钱　飞滑石五钱　白蔻仁一钱五分　连翘三钱　茯苓块五钱　白通草一钱五分

共为细末，每服五钱，日三服。

应用薏苡竹叶散时，注意原文所述“此湿停热郁之证，故主以辛凉解肌表之热，辛淡渗在里之湿，俾表邪从气化而散。里邪从小便而驱，双解表里之妙法也”，吴氏认为薏苡竹叶散取表里双解之法，辛凉以散表络之湿，甘淡以利在里之湿。故方用连翘、竹叶辛凉走表，薏苡除湿宣痹，三药宣通膜滕湿热；白豆蔻芳化湿浊，茯苓、滑石、通草甘淡渗湿，使湿从小便而去。诸药合而用之，能呈宣痹、除湿、清热功效。

应用

1. **湿温**　因湿热邪毒，经口鼻而入，蕴结中焦，阻滞气机，病机为湿热阻滞中焦，证属湿郁表络，症见身热不扬，脘痞、腹胀，神情淡漠，玫瑰疹或白痦，舌苔腻，脉缓。如“湿郁经脉，身热身痛，汗多自利，胸腹白疹，内外合邪，纯辛走表，纯苦清热，皆在所忌，辛凉淡法，薏苡竹叶散主之”。(《温病条辨·中焦篇》六十六)

2. **着痹** 因湿热流注关节，或内有蕴热，复感湿热外邪，湿热邪气搏结于肢节所致的肢体痹病，病机为湿热痹阻经络，证属湿热阻络，症见肢节红肿灼热，痛不可触，屈伸不利，得冷稍舒，或伴见发热、口渴，小便短赤等，可用薏苡竹叶散加减化湿清热通络。

3. **湿疮** 因禀性不耐，风湿热邪客于肌肤所致的皮肤疾病，病机为风湿侵淫经络，证属湿热夹风阻络，症见对称型多形性皮疹，渗出流水，剧烈瘙痒，反复发作，舌质淡红、苔白腻，脉濡等，可用薏苡竹叶散加减化湿清热、祛风通络。

病案选录

案一：湿疹。某，汗多，身痛，自利，小溲全无，胸腹白疹。此风湿伤于气分，医用血分凉药，希冀热缓，殊不知湿郁在脉为痛，湿家本有汗不解。

苡仁、竹叶、白蔻仁、滑石、茯苓、川通草。

（清·叶桂. 临证指南医案[M]. 北京：人民卫生出版社，2006.）

按：本案症见胸腹白疹，伴有汗多，身痛，自利，小溲全无等，曾误用凉血药。叶氏从有汗不解、身痛等诊断为“风湿伤于气分”。方用分消湿热法，宣解风湿热。

案二：白疹。李某某，男，30 岁。2005 年 10 月 22 日初诊。1 周前突然全身出现皮疹，诊时见皮疹散在，高出皮肤表面，色白不红，痒甚，以四肢、胸背为多。脉沉软，舌红尖赤，苔黄白相兼而腻。从皮疹特点与舌苔辨为薏苡竹叶散证，处方：生苡仁 15g，竹叶 10g，飞滑石 20g，白蔻仁 6g，连翘 15g，茯苓 15g，通草 6g，杏仁 10g，荆芥穗 10g，蝉蜕 10g。6 剂。皮疹消退而愈。此方治疗风湿热侵犯经络，治以辛甘凉润。薏苡仁淡渗利湿，竹叶辛凉散湿，又兼利湿下行，滑石、通草佐薏苡仁以淡渗利湿，杏仁、荆芥穗佐竹叶以宣肺散湿，白蔻仁、茯苓以和中化湿，连翘芳香清透湿热。全方表里双解，风湿热并除。

（张文选. 温病方证与杂病辨治[M]. 北京：中国医药科技出版社，2017.）

案三：咳嗽。高某某，男，24 岁。2005 年 11 月 1 日初诊。每至秋冬交接时咽喉干燥不舒，最近咽喉干燥难忍，咽痒，咳嗽，痰不多，大便溏，每日 2～3 次。脉弦滑而长、略数，舌红赤，苔白腻。从舌苔腻、便溏辨证为湿热；而咽喉不利、咳嗽属于湿热郁结上焦的薏苡竹叶散证，处方：生薏仁 30g，竹叶 6g，飞滑石 30g，通草 6g，白蔻仁 6g，连翘 20g，茯苓 30g，黄芩 10g，浙贝母 10g，射干 10g。6 剂而愈。此方治疗湿热蕴结上焦引起的咽燥咳嗽，治以辛甘凉润法。湿热蕴结咽喉故咽燥咳嗽，以竹叶、白蔻仁、连翘、贝母、射干以宣肺利咽化湿，薏苡仁、茯苓、黄芩以清热燥湿，滑石、通草以淡渗利湿。全方辛散化湿，淡渗利湿，利咽止咳。

（张文选. 温病方证与杂病辨治[M]. 北京：中国医药科技出版社，2017.）

鉴别 薏苡竹叶散和黄芩滑石汤均治疗湿热病邪侵袭经络所引起的湿疹、湿疮。两方均以滑石、通草导湿热从小便而出，但薏苡竹叶散配伍竹叶、连翘以辛凉宣肺，黄芩滑石汤配伍黄芩、猪苓以清热利湿为主。两方区别见表 11-1。

表 11-1 薏苡竹叶散、黄芩滑石汤鉴别

	薏苡竹叶散	黄芩滑石汤
病证	身热、身痛、汗多自利、胸腹白疹、舌淡红、苔白厚、脉濡微弦之湿郁表络证	汗出热解、继而复热、口渴、身痛、舌淡黄而滑、脉缓之湿热中阻证
病机	湿热阻腠	湿热内阻
治法	辛凉清热、甘淡渗湿	祛湿清热
药物	薏苡五钱、竹叶三钱、飞滑石五钱、白蔻仁一钱五分、连翘三钱、茯苓块五钱、白通草一钱五分	黄芩三钱、滑石三钱、茯苓皮三钱、大腹皮二钱、白蔻仁一钱、通草一钱、猪苓三钱
用法	共为细末，每服五钱，日三服	水六杯，煮取二杯，渣再煮一杯，分温三服

二、湿 热 阻 滞

湿热阻滞是指湿热侵袭、痹阻关节经脉所致的证候，属湿热阻于经络的一种。常见症状有发热、骨节烦疼、头身困重、舌红、苔灰，脉濡缓等。

主症 高热寒战，骨节疼烦、肢软无力，面目黄，口微渴、头身困重，舌红，苔灰滞，脉濡缓。

病机 湿热痹阻，经络不利。

治法 宣痹化湿、通络止痛。

方药 宣痹汤、元米汤。

1. **中焦宣痹汤**（苦辛通法）（《温病条辨·中焦篇》六十五）

防己五钱 杏仁五钱 滑石五钱 连翘三钱 山栀三钱 薏苡五钱 半夏（醋炒）三钱 晚蚕沙三钱 赤小豆皮三钱

水八杯，煮取三杯，分温三服。痛甚加片子姜黄二钱，海桐皮三钱。

应用中焦宣痹汤时，注意原文所述治湿之药不宜滥用，如“此条以舌灰目黄，知其为湿中生热，寒战热炽，知其在经络；骨骱疼痛，知其为痹证。若泛用治湿之药，而不知循经入络，则罔效矣”，吴氏认为“以防己急走经络之湿，杏仁开肺气之先，连翘清气分之湿热，赤豆清血分之湿热，滑石利窍而清热中之湿，山栀肃肺而泻湿中之热，薏苡淡渗而主挛痹，半夏辛平而主寒热，蚕沙化浊道中清气，痛甚加片子姜黄、海桐皮者，所以宣络而止痛也”。

2. **元米汤**（《湿热病篇》十九）

宜元米（即粳米）汤泡于术，隔一宿，去术煎饮。

应用元米汤时，注意原文所述“病后湿邪未尽，阴液先伤，故口渴身痛，此时救液则助湿，治湿则劫阴，宗仲景麻沸汤之法，取气不取味，走阳不走阴，佐以元米汤养阴逐湿，两擅其长”。薛氏以仲景麻沸汤为立法依据，取元米养阴生津用以制白术苦燥之性，故祛湿养阴两得其功。

应用

1. **湿痹** 因热毒或湿热流注关节，或内有蕴热，复感外邪，邪热搏结于肢节所致，病机为湿热痹阻经络，症见骨节疼痛，面目萎黄，高热寒战，头身困痛，舌红苔灰者，如“湿聚热蒸，蕴于经络，寒战热炽，骨骱烦疼，舌色灰滞，面目萎黄，病名湿痹，宣痹汤主之”。（《温病条辨·中焦篇》六十五）如伴有阴伤者，症见肢节红肿灼热，痛不可触，屈伸不利，得冷稍

舒，或伴见发热、口渴，小便短赤等，可用元米汤祛湿养阴。如“湿热证，十余日，大势已退，惟口渴汗出，骨节痛，不舒，小便赤涩不利余邪留滞经络，宜元米汤”。（《湿热病篇》十九）

2. **筋痹** 湿痹后期伤阴者，因过度劳累或扭伤，筋脉受伤，或风寒湿热等邪客于筋脉，或痰湿流注于筋脉，气血痹阻所致的肢体痹病，病机为湿热阻络，经气不利，证属湿热阻络，症见四肢筋脉拘挛、掣痛或肿胀，渐及肌肉、关节肿胀，皮色暗红，屈伸不利，舌质红、苔灰而腻，脉濡等，可用中焦宣痹汤合元米汤祛湿通络。

病案选录

案一：痿证。成，五十四岁，腰间酸软，两腿无力，不能跪拜，间有腰痛，六脉洪大而滑，前医无非补阴，故日重一日，此湿热痿也。与诸痿独取阳明法。生石膏四两、杏仁四钱、晚蚕沙三钱、防己四钱、海桐皮二钱、飞滑石一两、萆薢五钱、生薏仁八钱、桑枝五钱、云苓皮五钱、白通草二钱。煮三碗，分三次服。共服九十余帖。病重时自加石膏一倍，后用二妙散收功。

（吴瑭. 吴鞠通医案[M]. 北京：中国中医药出版社，1997.）

按：本案所说的湿热痿实质上是湿热痹，只是“六脉洪大而滑”，需要重用石膏清泄阳明，仿“诸痿独取阳明法”。患者“腰间酸软，两腿无力，不能跪拜，间有腰痛”，颇似阴虚痿弱证，故前医误用补阴法。吴瑭从脉舍证，抓住了根本，委石膏以重任，用中焦宣痹汤加减，取得了理想的疗效。本案湿热郁结三焦征象不明显，故未用半夏配山栀开泄之法，阳明热甚，故改用石膏配防己、晚蚕沙、海桐皮、萆薢、生薏仁、桑枝等清泄阳明，宣通经络湿热为治。

案二：痹证。何，六十二岁，手足拘挛，误服桂、附、人参、熟地等补阳，以致面赤，脉洪数，小便闭，身重不能转侧，手不能上至鬓，足蜷曲，丝毫不能转侧移动。细问病情，因大饮食肉而然，所谓湿热不攘，大筋软短，小筋弛长，软短为拘，弛长为痿者也。与极苦通小肠，淡渗利膀胱。生石膏八两、防己五钱、胡黄连三钱、茯苓皮六钱、晚蚕沙四钱、飞滑石一两、杏仁六钱、龙胆草四钱、穿山甲三钱、白通草二钱、洋芦荟三钱、桑枝五钱、地龙三钱。煮三碗，分三次服。前方服至七日后，小便红黑而浊臭不可当，半月后，手渐动足渐伸，一月后下床扶椅桌能行，四十日后走至檐前，不能下阶，又半月始下阶，三月后能行四十步，后因痰饮，用理脾肺收功。此证始于三月二十三日，至八月二十三日停药。

（吴瑭. 吴鞠通医案[M]. 北京：中国中医药出版社，1997.）

按：本案是重用石膏配防己的成功案例。其“面赤，脉洪数，小便闭”，显然是石膏证。因小便闭，须用“极苦通小肠”，故增入了胡黄连、龙胆草、洋芦荟。因病久肢体“丝毫不能转侧移动”，为经络阻滞不通，故加穿山甲、地龙虫类逐络。服药 7 日后，出现“小便红黑而浊臭不可当”，这是湿热秽浊从下而趋的表现。本案治疗历时 5 个月，收到了可观的疗效。案中提到的两个致病因素值得重视，一是“大饮食肉”；二是“误服桂、附、人参、熟地等补阳”药。这是风湿性疾病最忌讳的两点。许多病人在治疗过程中恣意贪吃肉食，并自认为体虚而喜用滋补药品，结果愈来愈重。因此，吴氏的认识是来源于临床实际的经验之谈。

案三：肿胀。汪，肿自下起，胀及心胸，遍身肌肤赤瘰，溺无便溏。湿热蓄水，横渍经隧，气机闭塞，呻吟喘急……又，湿邪留饮，发红瘰，胸聚浊痰，消渴未已，用木防己汤。木防己一钱、石膏三钱、杏仁三钱、苡仁二钱、飞滑石一钱半、寒水石一钱半。通草煎汤代水。

（清·叶桂. 临证指南医案[M]. 北京：人民卫生出版社，2006.）

按：此方治疗湿热阻滞经络引起的肿胀，治以清热利湿。湿热阻滞经络，故胸腹肿胀，以防己、滑石、通草清热利湿下行，湿热蕴结脏腑故气机闭塞，喘息，以石膏、杏仁清泄湿热。全方辛开苦降，清热利湿。

鉴别 中焦宣痹汤和元米汤均治疗湿热病邪侵袭经络所引起的痹证。前者用防己、薏苡仁、滑石、通草以导湿下行，配伍连翘、杏仁以清热宣表化湿。后者以白术健脾燥湿，配伍粳米养阴兼佐治白术之燥。两方区别见表 11-2。

表 11-2 中焦宣痹汤、元米汤鉴别

	中焦宣痹汤	元米汤
病证	骨节疼烦、面目萎黄、高热寒战、头身困重、舌红、苔灰滞之湿热痹阻经络证	肢节红肿灼热、痛不可触、屈伸不利、得冷稍舒、发热、身痛、口渴、汗出之湿热阻络伤阴证
病机	湿热痹阻	湿热留滞经络、兼有阴伤
治法	宣痹化湿、通络止痛	祛湿通络养阴
药物	防己五钱、杏仁五钱、滑石五钱、连翘三钱、山栀三钱、薏苡五钱、半夏三钱、晚蚕沙三钱、赤小豆皮三钱	白术、粳米
用法	水八杯，煮取三杯，分温三服。痛甚加片子姜黄二钱，海桐皮三钱	元米汤泡于术，隔一宿，去术煎饮

三、湿热挟风

湿热挟风是指湿热病邪侵入经络、痹阻经脉、引动肝风所致的证候。常见症状有身热、汗出，口渴不欲饮、胸闷脘痞，口噤、四肢拘挛抽搐，头身困重，舌红、苔黄腻、脉濡数等。

主症 身热汗出，口渴不甚渴饮，胸闷脘痞、泛恶欲呕，头身困重，口噤，四肢拘急，甚则角弓反张，舌红，苔黄腻，脉濡数。

病机 湿热阻络、引动肝风。

治法 清热祛湿、通络息风。

方药 薛氏地龙二藤汤。

薛氏地龙二藤汤（《湿热病篇》四）

鲜地龙 秦艽 威灵仙 滑石 苍耳子 丝瓜藤 海风藤 酒炒黄连

应用薛氏地龙二藤汤时，注意病机，如原文所述“风为木之气，风动则木张，乘入阳明之络，则口噤。走窜太阴之经，则拘挛。故药不独胜湿，重用息风。一则风药能胜湿，一则风药能疏肝也”。薛氏认为薛氏地龙二藤汤以祛湿清热兼以疏肝散风，方中秦艽、威灵仙、苍耳子祛风止痉，兼以胜湿；丝瓜藤、海风藤舒筋通络；黄连燥湿泻火，滑石清利湿热。全方湿热并治，重在祛风通络止痉。

应用

1. **湿温、痉病** 湿温病湿热致痉者，病机为湿热侵袭、阻滞经脉、筋脉失养，证属湿热挟风。症见发热汗出，口渴不甚，脘痞胸闷，颈项强直，牙关紧闭，两手握固、拘急，甚则抽搐，角弓反张，舌红苔黄腻等，用薛氏地龙二藤汤清热祛湿、通络息风。如“湿热证，三四日即口噤，四肢牵引拘急，甚则角弓反张，此湿热侵入经络脉隧中。宜鲜地龙、秦艽、威灵仙、滑石、苍耳子、丝瓜藤、海风藤、酒炒黄连等味”。(《湿热病篇》四)

2. **湿痹** 因湿热流注关节，或内有蕴热，复感湿邪，湿热搏结于肢节所致。证属湿热痹证，症见关节红肿灼热，痛不可触，屈伸不利，得冷稍舒，口渴身热，舌红苔黄腻等，可用薛氏地龙二藤汤清热祛湿、疏风通络。如“湿邪挟风者。风为木之气，风动则木张，乘入阳明之络，则口噤。走窜太阴之经，则拘挛。故药不独胜湿，重用息风。一则风药能胜湿，一则风药能疏肝也。选用地龙诸藤者，欲其宣通脉络耳”。(《湿热病篇》四)

3. **痛风** 因饮食失宜，脾肾不足，外邪痹阻，湿热互结，或痰瘀沉积于关节周围所致反复发作性肢体痹病，病机为湿热挟风阻络，证属湿热阻络证，症见拇趾、跖趾关节、足背、足跟、踝、指、腕等小关节红肿剧痛，关节畸形，形成痛风石，伴见高尿酸血症，舌质红，苔腻等，可用薛氏地龙二藤汤加减清热祛湿、通络止痛。

病案选录

案一：湿热动风证。于某某，男，32 岁。时值盛夏，水田作业，突感口噤不能开，继则四肢牵引拘急，汗出粘衣，胸闷脘痞，纳差泛恶。延医竟用芳香辟秽诸法，旬日未见少减。余诊见舌苔黄腻，脉濡，诊为湿热侵犯经络脉隧，肝风内动，投薛氏胜湿息风方加减：鲜地龙 15g，苡仁 30g，秦艽 12g，威灵仙 10g，滑石 18g，苍耳子 3g，丝瓜络 15g，海风藤 10g，酒炒黄连 9g，晚蚕沙 12g。药服 3 剂，四肢拘急减轻，守方续服 6 剂，苔腻渐化，口噤诸症悉除，转手调理脾胃以巩固。

(张文选. 温病方证与杂病辨治[M]. 北京：中国医药科技出版社，2017.)

案二：痛风。罗某某，男，66 岁。1999 年 5 月 20 日来诊。患痛风半年，右手大拇指与腕关节结合处红肿疼痛，大便不爽，每日 1 次，小便黄，舌红偏绛，脉沉细。辨证属湿热夹风阻滞阳明经。用薛氏地龙二藤汤加减，处方：秦艽 10g，地龙 10g，鸡血藤 15g，桑枝 10g，海风藤 10g，钩藤 15g，防己 10g，大黄 1.5g，黄芩 4g，黄连 4g，生地 10g，当归 10g，藏红花 1g。7 剂。1999 年 5 月 27 日二诊：服药后红肿疼痛明显减轻，继用上方 7 剂。此后，以上方与《金匮要略》治疗溢饮的大青龙汤交替使用，坚持治疗月余，肿痛消失。

(张文选. 温病方证与杂病辨治[M]. 北京：中国医药科技出版社，2017.)

案三：身痛。唐某某，女，38 岁。两下肢结节、出血、关节肌肉疼痛 7 个多月。医诊嗜酸性肉芽肿。先用西药治疗 5 个多月，发热虽然好转，但弥漫性紫红色结节、出血点不见减少，且激素的用量稍有减少即发热亦复如初。后又配合中药祛风除湿清热之剂治疗 2 个多月，不但诸症不减，且见发热身痛、结节、出血点更加增多。细审其证，双下肢出血点满布，尤以两膝以下更加严重，并问有很多的紫红色结节，关节肌肉酸痛，发热，午后加重，体温 38.5℃，舌苔薄白，舌尖红，脉弦滑。综合脉证，思之：脉滑者，痰热也；关节肌肉均痛者，痰热化风也；结节、出血点者，斑疹也，痰热入于血络也。治宜化痰清热，散结通络。处方：钩藤 15g，枳壳 10g，地龙 10g，连翘 10g，香橼 10g，佛手 10g，桑枝 30g，丝瓜络 10g。服药 10 剂，关节肌肉酸痛，发热均减，体温 37.5℃，结节、出血点减少。继服上药 50 剂，诸症消失，愈。

(朱进忠. 中医临证经验与方法[M]. 北京：人民卫生出版社，2003.)

鉴别 薛氏地龙二藤汤和当归拈痛汤均治疗湿热挟风所引起的肢体关节拘挛疼痛，但二者的功效侧重不同。薛氏地龙二藤汤清热祛湿兼通络息风止痉，以地龙、威灵仙、苍耳子祛风止痉为主；当归拈痛汤清热利湿、疏风止痛为主，以羌活为主药，祛风胜湿止痛。两方区别见表 11-3。

表 11-3 薛氏地龙二藤汤、当归拈痛汤鉴别

	薛氏地龙二藤汤	当归拈痛汤
病证	身热汗出、脘痞胸闷、口噤、四肢拘挛，甚则角弓反张、舌红苔黄腻之湿热挟风侵犯经络之痉证	遍身肢节烦痛，或肩背沉重，或脚气肿痛、脚膝生疮、舌苔白腻微黄、脉弦数之湿热搏结夹风证
病机	湿热阻络、引动肝风	湿热相搏、外受风邪
治法	清热祛湿、疏经通络	利湿清热、疏风止痛
药物	鲜地龙、秦艽、威灵仙、滑石、苍耳子、丝瓜藤、海风藤、酒炒黄连	羌活半两、防风三钱、升麻一钱、葛根二钱、白术一钱、苍术三钱、当归身三钱、人参二钱、甘草五钱、酒浸苦参二钱、炒黄芩一钱、酒洗知母三钱、酒炒茵陈五钱、猪苓三钱、泽泻三钱
用法	水煎服	上锉，如麻豆大。每服一两，水二盏半，先以水拌湿，候少时，煎至一盏，去滓温服。待少时，美膳压之

四、暑湿痹阻

暑湿痹阻是指暑湿病邪蕴结中焦，弥漫上下，留注经络、筋肉、关节所形成的湿热痹证，常见症状有发热，肢体关节疼痛、局部灼热红肿，可伴有皮下结节或红斑，常兼有口渴，烦闷不安，尿黄，舌质红、苔黄腻等。

主症 身热，肢体关节疼痛，活动不利，局部灼热红肿、遇冷则舒，烦闷不安，舌红，苔黄腻。

病机 暑湿痹阻经络。

治法 清暑祛湿、宣痹止痛。

方药 加减木防己汤。

加减木防己汤（辛温辛凉复法）（《温病条辨·中焦篇》六十八）

防己六钱 桂枝三钱 石膏六钱 杏仁四钱 滑石四钱 白通草二钱 薏仁三钱

水八杯，煮取三杯，分温三服。见小效不即退者，加重服，日三夜一。

应用加减木防己汤时，注意原文所述之加减“风胜则引，引者（吊痛掣痛之类，或上或下，四肢游走作痛，经谓行痹是也）加桂枝、桑叶；湿胜则肿，肿加滑石、苍术、萆薢；寒胜则痛，痛加防己、桂枝、姜黄、海桐皮；面赤口涎自出者（《灵素》谓：胃热则廉泉开）重加知母、石膏；绝无汗者，加羌活、苍术；汗多者加黄芪、炙甘草；兼痰饮者，加半夏、厚朴、广皮”。

应用 痹证。暑湿痹证，病机为暑湿病邪侵袭肌肉关节、阻滞经络、筋脉失养，证属湿热痹阻经络，症见关节肿胀疼痛，活动不利，晨起僵硬，或者肌肉疼痛，伴有口渴，小便黄，舌质红，舌苔黄或黄腻，脉滑数等，用加减木防己汤清暑祛湿、宣痹止痛。如“暑湿痹者，加减木防己汤主之”。（《温病条辨·中焦篇》六十八）

病案选录

案一： 痹证（风湿）。毛氏，风湿相搏，一身肿痛，周行之气血为邪阻蔽。仿仲景木防己汤法。木防己、石膏、杏仁、川桂枝、威灵仙、羌活。

（清·叶桂. 临证指南医案[M]. 北京：人民卫生出版社，2006.）

按：一身肿痛，由风与湿饮相搏，故用木防己法加杏仁、威灵仙、羌活散风祛湿、发越水气。这是仿越婢汤或大青龙汤法，用威灵仙、羌活代替麻黄发越水气，治疗肿胀。此为加减木防己汤的加减应用，

案二： 痹证。汪，冬月温暖，真气未得潜藏，邪从内虚而伏。因惊蛰，春阳内动，伏气乃发。初受风寒，已从热化，兼以夜坐不眠，身体中阳气亦为泄越。医者但执风、寒、湿三邪合而为痹，不晓病随时变之理。羌、防、葛根，再泄气阳，必致增剧矣，焉望痛缓。议用仲景木防己汤法。木防己、石膏、桂枝、片姜黄、杏仁、桑枝。

（清·叶桂. 临证指南医案[M]. 北京：人民卫生出版社，2006.）

按：风寒引动伏气导致的热痹，方用加减木防己汤法清热除痹。

案三： 痹证。吴氏，风湿化热，蒸于经络，周身痹痛，舌干咽燥，津液不得升降，营卫不肯宣通，怕延中痿。生石膏、杏仁、川桂枝、苡仁、木防己。

（清·叶桂. 临证指南医案[M]. 北京：人民卫生出版社，2006.）

按：周身痹痛，舌干咽燥，显然为湿热痹阻，经络不通，津液不布，故用加减木防己汤法，清热祛湿通络，湿热得除，津液自得升降。

鉴别 加减木防己汤和中焦宣痹汤是治疗湿热痹证的常用方。前者清暑利湿宣痹止痛而兼能温通经脉，故适于湿热痹证兼经脉不通者；后者清热与利湿并重，且能化湿止呕，故主治湿热阻于经络兼中焦呕恶证。两方区别见表 11-4。

表 11-4 加减木防己汤、中焦宣痹汤鉴别

	加减木防己汤	中焦宣痹汤
病证	肢体关节疼痛、活动不利、局部灼热红肿、烦闷不安、舌红、苔黄腻之暑湿痹阻经络证	骨节疼烦、面目萎黄、高热寒战、头身困重、舌红、苔灰滞之湿热痹阻经络证
病机	暑湿痹阻经络	湿热痹阻
治法	清暑祛湿、宣痹止痛	宣痹化湿、通络止痛
药物	防己六钱、桂枝三钱、石膏六钱、杏仁四钱、滑石四钱、白通草二钱、薏仁三钱	防己五钱、杏仁五钱、滑石五钱、连翘三钱、山栀三钱、薏苡五钱、醋半夏三钱、晚蚕沙三钱、赤小豆皮三钱
用法	水八杯，煮取三杯，分温三服。见小效不即退者，加重服，日三夜一	水八杯，煮取三杯，分温三服。痛甚加片子姜黄二钱，海桐皮三钱

五、寒 湿 痹 阻

寒湿痹阻是指风寒湿三气混杂、痹阻经络，导致肺气不宣、寒湿痹阻、筋脉失养的证候，常见症状有咳嗽、肢体痿废、头胀困重，舌淡红、苔白腻，脉弦濡等。

主症 肢体若废，咳嗽，头胀身困，纳差不饥，舌淡红，苔白腻，脉弦濡。

病机 寒湿郁滞、痹阻经络。

治法 宣气化湿、温阳通络。

方药 杏仁薏苡汤。

杏仁薏苡汤（苦辛温法）（《温病条辨·中焦篇》六十七）

杏仁三钱 薏苡三钱 桂枝五分 生姜七分 厚朴一钱 半夏一钱五分 防己一钱五分 白蒺藜二钱

水五杯，煮三杯，渣再煮一杯，分温三服。

应用杏仁薏苡汤时，注意原文所述“风暑寒湿，杂感混淆，气不主宣”，吴氏认为“杂感混淆，病非一端，乃以气不主宣四字为扼要。故以宣气之药为君。既兼雨湿中寒邪，自当变辛凉为辛温”。

应用

1. **痿证** 因风暑寒湿侵袭、困阻肺脾、脾失健运、肺气不宣、寒湿痹阻、筋脉失养所致，病机为寒湿痹阻、肺气失宣、络脉阻滞，证属寒湿痹阻经络，症见肢体关节疼痛肿胀，治动不利、遇寒加重，咳嗽有痰，头胀身困，纳差不饥，胸脘痞闷，肢体无力，舌质淡，舌苔白腻等，用杏仁薏苡汤宣气化湿、温阳通络。如“风暑寒湿，杂感混淆，气不主宣，咳嗽头胀，不饥舌白，肢体若废，杏仁薏苡汤主之”。（《温病条辨·中焦篇》六十七）

2. **湿郁证** 因环境潮湿，湿邪侵及脾胃，气机不利所致，病机为寒湿郁阻、经络失宣，证属寒湿郁阻，症见头身困重，肢体酸楚，纳呆，脘痞腹胀，倦怠乏力等，可用杏仁薏苡汤宣气化湿、温阳开郁。

病案选录

案一：痿证。张某某，男，19 岁。四肢瘫痪 2 个多月。医诊多发性神经炎。先以西药治疗 1 个多月，不但无效，反见加重，后又配用中药补气养阴之剂，不但症状不减，反见食欲更差。细审其证，除四肢瘫痪，不能活动，不能翻身，又见躯干、大腿、前后臂肌肉明显萎缩，并见四肢厥冷，舌苔薄白，脉沉细缓。综合脉证，思之：脉沉缓者，寒湿郁滞也。合之于证，乃风暑寒湿杂感，气不主宣也，正如吴鞠通《温病条辨》云：“风暑寒湿，杂感混淆，气不主宣，咳嗽头胀，不饥舌白，肢体若废，杏仁薏苡汤主之。”处方：杏仁 9g，薏米 9g，桂枝 1.5g，生姜 3 片，厚朴 3g，半夏 4.5g，防己 5g，白蒺藜 6g。服药 10 剂，患者不但能自由地翻身，而且可以走路 100 米左右，四肢、躯干肌肉亦较前丰满。继服 100 剂，诸症竟消失，而愈。

（朱进忠. 中医临证经验与方法[M]. 北京：人民卫生出版社，2003.）

案二：痹证。张某某，男，24 岁。七八年来，腰腿发冷、困、僵，走路困难，近年来日渐加重。曾在太原、包头、呼和浩特等地医院诊断为原发性侧索硬化症。反复住院治疗无效，不得已求治于中医。审其面色萎黄，神疲纳呆，咳嗽头胀，腰腿冷、僵而困，走路困难，必须在他人搀扶下才能走路，肌肉正常，腱反射亢进，巴宾斯基征阳性，脑脊液正常，舌苔薄白，脉沉弦细缓。综合脉证，诊为寒湿客于经络，久病及肾之候，拟先予宣肺除湿通阳，杏仁薏苡汤（杏仁 9g，薏米 9g，桂枝 1.5g，生姜 3 片，厚朴 3g，半夏 4.5g，防己 5g，白蒺藜 6g），服药 8 剂，诸症好转。加木瓜 9g、淫羊藿 3g 以补肝肾，服药 28 剂后，走路大见改善，嘱其采用正步走的姿势行走亦能行动自如。前后服药 36 剂后，体重增加 4kg 多，面色萎黄消失，微有红润之色，舌苔白，脉弦细尺稍大，食欲睡眠正常。然其病程已久，宜补肾命以善后，地黄饮子加减两月后，诸症消失。

（朱进忠. 中医临证经验与方法[M]. 北京：人民卫生出版社，2003.）

案三： 寒湿痹。王，四十六岁，寒湿为痹，背痛不能转侧，昼夜不寐二十余日，两腿拘挛，手不能握，口眼㖞斜，烦躁不宁，畏风自汗，脉弦，舌苔白滑，面色昏暗且黄，睛黄，大便闭。先以桂枝、杏仁、薏仁、羌活、广皮、半夏、茯苓、防己、川椒、滑石令得寐；继以前方去川椒、羌活，加白通草、蚕沙、萆薢，得大便一连七八日，均如黑弹子。服至二十余剂，身半以上稍松，足背痛甚，于前方去半夏，加附子、片子姜黄、地龙、海桐皮，又服十数帖，痛渐止。又去附子、地龙，又服十数帖，足渐伸。后用二妙丸加云苓、薏仁、萆薢、白术等药收功。

（吴瑭. 吴鞠通医案[M]. 北京：中国中医药出版社，1997.）

鉴别 杏仁薏苡汤和加减木防己汤均治疗湿痹证引起的肢体活动不利，但二者的病机和治则不同。本方主要治疗寒湿痹阻经络证，治疗以散寒除湿为主，故用桂枝、生姜、厚朴、半夏以温阳燥湿；后者主要治疗暑湿痹阻经络证，治疗以清暑祛湿为主，故用防己、石膏、滑石、通草清热利湿为主。两方区别见表 11-5。

表 11-5 杏仁薏苡汤、加减木防己汤鉴别

	杏仁薏苡汤	加减木防己汤
病证	肢体若废、咳嗽、头胀、不饥、舌淡、苔白腻、脉弦濡之寒湿痹阻经络证	肢体关节疼痛、活动不利、局部灼热红肿、烦闷不安、舌红、苔黄腻之暑湿痹阻经络证
病机	寒湿郁滞、痹阻经络	暑湿痹阻经络
治法	宣气化湿、温阳通络	清暑祛湿、宣痹止痛
药物	杏仁三钱、薏苡三钱、桂枝五分、生姜七分、厚朴一钱、半夏一钱五分、防己一钱五分、白蒺藜二钱	防己六钱、桂枝三钱、石膏六钱、杏仁四钱、滑石四钱、白通草二钱、薏仁三钱
用法	水五杯，煮三杯，渣再煮一杯，分温三服	水八杯，煮取三杯，分温三服。见小效不即退者，加重服，日三夜一

兼阳虚

主症 形寒不渴，肢体肌肉拘束，关节疼痛，舌淡，苔白腻，脉沉缓。

病机 寒湿阻络、脾肾阳虚。

治法 除湿通络、温肾健脾。

方药 桂枝姜附汤。

桂枝姜附汤（苦辛热法）（《温病条辨·上焦篇》四十九）

桂枝六钱　干姜三钱　白术（生）三钱　熟附子三钱

水五杯，煮取二杯，渣再煮一杯服。

应用桂枝姜附汤时，注意原文所述“寒湿伤阳，形寒脉缓，舌淡，或白滑不渴，经络拘束”。吴鞠通认为“按寒湿伤表阳中经络之证，《金匮》论之甚详，兹不备录。独采叶案一条，以见湿寒、湿温不可混也。形寒脉缓，舌白不渴，而经络拘束，全系寒证，故以姜附温中，白术燥温，桂枝通行表阳也”。

应用 痹证、痉病。寒湿痹证、痉证，因风寒或寒湿侵犯机体、伤及阳气、脾肾阳虚、内侵经筋所致，证属寒湿阻络。症见怕冷无汗，肌肉肢体关节拘紧不适疼痛，口不渴，舌质淡红，

舌苔白腻，脉沉缓。如“寒湿伤阳，形寒脉缓，舌淡，或白滑不渴，经络拘束，桂枝姜附汤主之”。(《温病条辨·上焦篇》四十九)

病案选录

中风。许某某，女，65岁。1999年5月6日。中风半身不遂，右侧肢体活动不利，右腿痛甚，连及腰疼，背痛，周身沉重，大便少而不易解。舌红苔白腻滑。用桂枝姜附汤合羌活胜湿汤。处方：炮附子3g、干姜4g、桂枝6g、白术30g、羌活3g、独活3g、防风5g、藁本3g、川芎6g、蔓荆子4g、炙甘草10g。7剂。1999年5月13日。服药背疼已愈，腿痛减轻，大便已解，腰仍疼。舌嫩红，苔白腻，用肾着汤。处方：茯苓30g、白术20g、炙甘草6g、干姜14g、杜仲10g、川续断10g。7剂。一诊处方各药分量很轻，唯白术量独重，用30g，这是因为患者大便少而不易解，方仿仲景白术附子汤法(“……若大便坚，小便自利者，去桂加白术汤主之”)，重用白术逐湿以通大便。其余药分量取轻，也是刘老师的经验用法，因方中风药较多，轻可疏通气机，宣畅内外，有利于通阳胜湿。

（张文选. 温病方证与杂病辨治[M]. 北京：中国医药科技出版社，2017.）

鉴别 桂枝姜附汤与杏仁薏苡仁汤均能治疗寒湿痹阻经络证。前者是以温补脾肾之阳为主，主要治疗肢体拘紧不适，故用附子、白术、干姜温肾健脾，散寒除湿。后者是以宣肺祛湿、通络止痛为主，主要治疗肢体痿废不用，故用桂枝、生姜、厚朴、半夏温阳燥湿。二者区别见表11-6。

表11-6 桂枝姜附汤、杏仁薏苡仁汤鉴别

	桂枝姜附汤	杏仁薏苡仁汤
病证	形寒，不渴，肢体肌肉拘束、关节疼痛，舌淡，苔白腻，脉沉缓之寒湿痹阻阳虚证	肢体若废、咳嗽、头胀、不饥、舌淡、苔白腻、脉弦濡之寒湿痹阻经络证
病机	寒湿阻络、脾肾阳虚	寒湿郁滞、痹阻经络
治法	除湿通络、温肾健脾	宣肺化湿、温阳通络
药物	桂枝六钱、干姜三钱、生白术三钱、熟附子三钱	杏仁三钱、薏苡三钱、桂枝五分、生姜七分、厚朴一钱、半夏一钱五分、防己一钱五分、白蒺藜二钱
用法	水五杯，煮取二杯，渣再煮一杯服	水五杯，煮三杯，渣再煮一杯，分温三服

六、痰瘀滞络

痰瘀滞络是指温病后期正气亏虚、余热夹痰滞络，导致气滞血瘀、闭阻机窍、经络失养的证候，常见症状有低热不退，神情呆钝，甚则痴呆失语，或手足拘挛强直，舌质暗红或有瘀点瘀斑、苔薄，脉沉涩或沉结等。

主症 低热不退，心悸烦躁，手足颤动，神情呆钝，默默不语，甚或痴呆、失语、失用、耳聋，或手足拘挛、肢体强直或瘫痪，舌质暗红，脉沉涩或沉结。

病机 余热夹痰、血滞经络。

治法 清透余热、化痰祛瘀。

方药 三甲散、仿吴又可三甲散、化癥回生丹。

1. 三甲散（《瘟疫论》卷二）

鳖甲、龟甲（并用酥炙黄，如无酥，各以醋炙代之，为末）各一钱　穿山甲（土炒黄，为末）五分　蝉蜕（洗净，炙干）五分　僵蚕（白硬者，切断，生用）五分　牡蛎（煅，为末，咽燥者斟酌用）五分　䗪虫（干者擘碎，鲜者捣烂，和酒少许取汁，入汤药同服，其渣入诸药同煎）三个　白芍药（酒炒）七分　当归五分　甘草三分

水二钟，煎八分，去滓温服。

应用吴又可三甲散时，注意原文所述加减法及调理原则，“若素有老疟或瘅疟者，加牛膝一钱，何首乌一钱，胃弱欲作泻者，宜九蒸九晒；若素有郁痰者，加贝母一钱；有老痰者，加瓜蒌霜五分，善呕者勿用；若咽干作痒者，加花粉、知母各五分；若素燥咳者，加杏仁（捣烂）一钱五分；若素有内伤瘀血者，倍䗪虫，如无䗪虫，以干漆（炒烟尽为度，研末）五分，及桃仁（捣烂）一钱代之。服后病减半勿服，当尽调理法”。

2. 仿吴又可三甲散（《湿热病篇》三十四）

醉地鳖虫　醋炒鳖甲　土炒穿山甲　生僵蚕　柴胡　桃仁泥

应用仿吴又可三甲散时，注意原文所述机理，即客邪“遂深入厥阴，络脉凝瘀，使一阳（少阳生气也）不能萌动，生气有降无升，心主阻遏，灵气不通，所以神不清而昏迷默默也。破滞通瘀，斯络脉通而邪得解矣”。薛氏仿吴又可三甲散而制订的加减方，涤除余热、破滞通瘀、化痰通络以灵动心机。方中柴胡配鳖甲以透散阴分邪热，桃仁配地鳖虫破瘀活血，僵蚕配山甲片入络而搜邪。全方共奏通络和脉、清热化瘀之效。

3. 化癥回生丹（《温病条辨·补秋燥胜气论》七）

人参六两　安南桂二两　两头尖二两　麝香二两　片子姜黄二两　公丁香三两　川椒炭二两　虻虫二两　京三棱二两　蒲黄炭一两　藏红花二两　苏木三两　桃仁三两　苏子霜二两　五灵脂二两　降真香二两　干漆二两　当归尾四两　没药二两　白芍四两　杏仁三两　香附米二两　吴茱萸二两　元胡索二两　水蛭二两　阿魏二两　小茴香炭三两　川芎二两　乳香二两　良姜二两　艾炭二两　益母膏八两　熟地黄四两　鳖甲胶一斤　大黄八两

共为细末，以高米醋一斤半，熬浓，晒干为末，再加醋熬，如是三次，晒干，末之，共为细末，以鳖甲、益母、大黄三胶和匀，再加炼蜜为丸，重一钱五分，蜡皮封护。同时温开水和，空心服；瘀甚之证，黄酒下。

应用化癥回生丹时，注意原文所述“燥淫于内，治以苦温，佐以甘辛，以苦下之也。方从《金匮》鳖甲煎丸与回生丹脱化而出。此方以参、桂、椒、姜通补阳气，白芍、熟地，守补阴液，益母膏通补阴气，而消水气，鳖甲胶通补肝气，而消癥瘕，余俱芳香入络而化浊。且以食血之虫，飞者走络中气分，走者走络中血分，可谓无微不入，无坚不破。又以醋熬大黄三次，约入病所，不伤他脏，久病坚结不散者，非此不可。或者病其药味太多，不知用药之道，少用独用，则力大而急；多用众用，则功分而缓。古人缓化之方皆然，所谓有制之师不畏多，无制之师少亦乱也。此方合醋与蜜共三十六味，得四九之数，金气生成之数也”。

应用

1. 暑温、湿热疫、暑燥疫后期　暑温、湿热疫、暑燥疫等病后期，机体气血不足，又见余邪未净，余邪夹痰阻滞经络，主客浑受，气血痰瘀交结不解而成本证，病机为余热夹痰、血滞经络，证属痰瘀滞络、正气不足，症见低热不退，心悸烦躁，手足颤动，神情呆钝，默默不

语，舌质暗红，脉沉涩等，可用吴又可三甲散、仿吴又可三甲散、化癥回生丹等清透余热、化痰逐瘀通络。如《温疫论》中所述“过期不愈者，凡疫邪交卸，近在一七，远在二七，甚至三七，过此不愈者，因非其治，不为坏证即为痼疾也。夫痼疾者，所谓客邪胶固于血脉，主客交浑，最难得解，且愈久益固，治法当乘其大肉未消、真元未败，急用三甲散，多有得生者”。（《温疫论》主客交）《湿热病篇》则为邪入厥阴，主客浑受所致气血呆滞，灵机不运，如“湿热证，七八日，口不渴，声不出，与饮食亦不却，默默不语，神识昏迷，进辛开凉泄，芳香逐秽，俱不效，此邪入厥阴，主客浑受，宜仿吴又可三甲散，醉地鳖虫、醋炒鳖甲、土炒穿山甲、生僵蚕、柴胡、桃仁泥等味”。（《湿热病篇》三十四）《温病条辨》中燥病后期，燥热结于下焦血分成癥，则用化癥回生丹祛瘀化痰、散结通络，如“燥气延入下焦，搏于血分，而成癥者，无论男妇，化癥回生丹主之”。（《温病条辨·补秋燥胜气论》七）

2. **中风**　中风后遗症，病机为肝血亏虚、瘀阻经络、元神失养、肢体不随，证属瘀血阻滞兼肝阳上亢。症见言语不清，发音难辨，思维迟钝，记忆力锐减，站立不稳，步态慌张，容易跌倒，手足颤动，口角流涎，甚则口不能言，足废不用，舌质暗红，舌苔薄白等，可用吴又可三甲散化瘀通络、兼补气血。如“夫痼疾者，所谓客邪胶固于血脉，主客交浑，最难得解，且愈久益固，治法当乘其大肉未消、真元未败，急用三甲散，多有得生者”。（《瘟疫论》卷二）方中以鳖甲、龟甲、穿山甲三甲为主，扶正不恋邪，达邪不伤正；蝉蜕、僵蚕祛邪息风；牡蛎平肝，归、芍和血，甘草和中，加䗪虫以引诸药入血脉，搜剔血中之邪，立意新颖，用药独特。

3. **癥瘕**　下焦癥瘕，病机为邪侵下焦、深入血分、气滞血瘀、坚结不散，证属正虚邪实，症见小腹疼痛拒按，按之有包块，月经延后，或者闭经，月经伴有血块，痛经，舌质暗红，有瘀斑，脉沉涩等，可用化癥回生丹化癥活血、益气养血通络。如“燥气延入下焦，搏于血分，而成癥者，无论男妇，化癥回生丹主之”。（《温病条辨·补秋燥胜气论》七）另外，《温病条辨》详列了化癥回生丹的主治病证，即以内科杂病、妇科、外伤科病证为主，如“治癥结不散不痛”“治癥发痛甚”“治血痹”“治妇女干血痨证之属实者”“治疟母左胁痛而寒热者”“治妇女经前作痛，古谓之痛经者”“治妇女将欲行经而寒热者”“治妇女将欲行经，误食生冷腹痛者”“治妇女经闭”“治妇女经来紫黑，甚至成块者”“治腰痛之因于跌扑死血者”“治产后瘀血，少腹痛，拒按者”“治跌扑昏晕欲死者”“治金疮棒疮之有瘀滞者”。（《温病条辨·补秋燥胜气论》七）

4. **胁痛**　瘀血痰浊阻滞导致的胁痛，病机为瘀血夹痰阻滞肝经、气滞血瘀，证属肝经痰阻瘀血重证，症见自觉一侧或两侧胁肋胀硬疼痛，或者胁下痞硬，按之加重，舌质暗红、有瘀斑瘀点，脉沉涩等，可用化癥回生丹、三甲散、仿吴又可三甲散活血通络、化痰逐瘀。

病案选录

案一：积聚。张，二十八岁。脐左癥瘕，面黄肢倦，食少不能作文，自看书亦不能久，宛如虚损。与化癥回生丹缓通阴络法，每日空心服一丸，亦有早晚各服一丸之时。服至二年有余，计服化癥回生丹六七百丸之多，癥始化净，气体复原，看书作文，始举进士。

（吴瑭. 吴鞠通医案[M]. 北京：中国中医药出版社，1997.）

按：本证为癥瘕病，属痰瘀阻滞络脉所致，治疗不可速效，法当化瘀逐痰通络，丹药缓图，故与化癥回生丹缓通阴络法二年取效，痰瘀去而正气复。

案二：积聚。曹，著而不移，是为阴邪聚络，诊脉弦缓。难以五积肥气攻治，大旨以辛温入血络治之。当归须、延胡、官桂、橘核、韭白。

（清·叶桂. 临证指南医案[M]. 北京：人民卫生出版社，2006.）

按：本案积证，以“著而不移”为特点，为痰瘀等阴邪聚络所致，案中提出“辛温入血络”理论，即辛温通络法，方中以官桂、当归须、延胡辛温理气、养血活血通络，以橘核、韭白理气化痰散结。

案三：胁痛。程某某，女，30岁。1999年4月29日。患乙肝，早期肝硬化，肝、脾肿大，剑突下、胁下时痛不舒，背酸痛，睡觉不好，右腿抽筋。舌红、苔黄，脉弦。用柴胡桂枝汤合加减三甲散。处方：柴胡15g，黄芩10g，半夏15g，生姜10g，党参10g，白芍30g，桂枝10g，炙甘草15g，大枣7枚，鳖甲10g（先煎），龟甲10g（先煎），牡蛎30g（先煎），穿山甲8g（先煎），地鳖虫10g，蝉蜕5g，僵蚕10g，皂角刺10g，茜草10g。7剂。1999年5月6日。服上方胁下痛减轻，全身很轻松、很舒服，后背已不痛，腿疼止，也不抽筋。胃口不好，月经前乳房胀疼，易发火。舌偏红、苔白，脉弦。用丹栀逍遥散加川芎6g、香附10g。7剂。1999年5月13日。服上方感觉很好，身体较舒服，剑突下不舒。舌偏红、苔白薄，脉弦。用柴胡桂枝汤加鳖甲10g（先煎）、龟甲10g（先煎）、牡蛎30g（先煎）、穿山甲8g（先煎）、地鳖虫10g、蝉蜕5g、僵蚕10g、皂角刺10g、茜草10g。7剂。此案据证用方，随证变法，如胃脘胀者，用香砂六君子汤；面部起红疖，大便干，烦躁者，用调胃承气汤；皮肤痒者，用荆防败毒散等。加减三甲散为其中之一法，多在胁下胀痛，肝、脾肿大而无其他特殊表现时用之。经调治，患者病情得到控制，饮食、二便如常，可照常上班。

（张文选. 温病方证与杂病辨治[M]. 北京：中国医药科技出版社，2017.）

案四：痹证。赵某某，女，35岁。2005年11月15日初诊。患者经北京协和医院确诊为强直性脊柱炎，双侧髋关节疼痛，从髋关节向上至腰部强硬疼痛，背部、颈肩强痛不灵活，腰部活动受限，久坐则起身困难。舌质偏红，苔白薄，脉弦滑。辨为葛根汤与桂枝芍药知母汤证，处方：葛根20g，炙麻黄8g，桂枝10g，生白芍10g，知母12g，生姜8g，生白术15g，防风10g，炮附子8g，炙甘草6g。6剂。2005年11月22日二诊：疼痛稍减，晨起腰背强硬。舌黯红，苔薄白，脉弦滑。用薛氏加减三甲散化裁，处方：地鳖虫8g，鳖甲10g（先煎），炮穿山甲10g（先煎），僵蚕10g，柴胡15g，桃仁12g，当归15g，皂角刺10g，乌梢蛇10g，海桐皮10g，片姜黄10g，忍冬藤20g，青风藤15g。6剂。2005年11月29日三诊：腰、髋、背、颈疼痛明显减轻，口略干，舌偏红略黯，苔薄白，脉弦滑。上方加生苡仁30g，生白芍15g，炙甘草6g。7剂。2005年12月6日四诊：腰髋背颈痛止，活动较前灵活。改用当归拈痛汤继续调治。

（张文选. 温病方证与杂病辨治[M]. 北京：中国医药科技出版社，2017.）

案五：胁痛。袁某某，男，31岁。2005年11月19日初诊。患“乙肝”多年，西医诊断有肝硬化趋势，肝区隐隐作痛。舌红赤、边有瘀点，苔白略腻，脉弦细沉。曾一直服用中药，但肝区痛不能解除。拟通络化肝法，用薛氏加减三甲散化裁，处方：地鳖虫6g，鳖甲10g（先煎），炮穿山甲5g（先煎），僵蚕10g，柴胡18g，桃仁12g，生牡蛎30g（先煎），当归15g，生白芍12g，海螵蛸15g（先煎），茜草10g，旋覆花10g（包煎）。7剂。2005年12月10日二诊：服药后胁痛减轻，患者又自行取7剂，服后肝区疼痛消失。最近大便偏溏，腹中作响。舌红，苔薄白滑，脉沉细弦。辨为柴胡桂枝干姜汤证，处方：柴胡20g，黄芩6g，桂枝10g，干姜 10g，生牡蛎 30g（先煎），天花粉 10g，炙甘草 6g，土元 6g，郁金 10g，茯苓 30g。7 剂。便溏、腹中鸣响痊愈，改用养肝活络法继续治疗“乙肝”。

（张文选. 温病方证与杂病辨治[M]. 北京：中国医药科技出版社，2017.）

鉴别　三甲散和仿吴又可三甲散均治疗温病后期的余热未尽，痰瘀滞络证。前者清热透邪并祛瘀通络兼引瘀热下行，用䗪虫、山甲、白芍活血祛瘀，引血下行。后者清透余热兼疏肝行气散瘀，用柴胡、桃仁、山甲疏肝行气散瘀止痛。两方区别见表 11-7。

表 11-7　三甲散、仿吴又可三甲散鉴别

	三甲散	仿吴又可三甲散
病证	心悸烦躁、腹痛硬满，甚则痴呆、失语、失明、耳聋，或见手足拘挛、肢体强直、瘫痪之湿热疫或温疫后期气钝血滞、主客交证	低热不退、心悸烦躁、手足颤动、神情呆钝、默默不语之湿热疫病后期主客浑交、灵机不运证
病机	余热夹痰、阻滞脉络	余热夹痰、留滞络脉
治法	清热化痰、散瘀止痛	清透余热、化痰祛瘀
药物	鳖甲、龟甲各一钱，穿山甲五分，蝉蜕五分，僵蚕五分，煅牡蛎五分，䗪虫三个，白芍药七分，当归五分，甘草三分	醉地鳖虫、醋炒鳖甲、土炒穿山甲、生僵蚕、柴胡、桃仁泥
用法	水二钟，煎八分，去滓温服	水煎服

第十二章

余热正伤证类

余热正伤证类，是指温病后期余热未净、正气已伤的证候，见于温病后期或恢复期。温病后期，一般表现为余邪未尽而正气已伤，因温病是以伤阴为主要特征的一类急性外感热病，故温病后期多表现为余邪尚在而阴液已伤。阴伤的层次有浅深之别，或为肺胃阴伤，或为肠液损伤，或为肝肾阴伤，各因温病邪气的特点而异。如风温、秋燥、大头瘟、烂喉痧等病后期以肺胃阴伤为主，而春温、暑温、伏暑等病则以肝肾阴伤为多，湿温后期以湿阻气机或见寒化作伤阳之证。故除阴伤之外，亦有气阴两伤、阴气欲脱或阳气受损之证。此外，温病后期邪热久羁，还可出现邪留阴分之证。本章根据温病学的基本内容以及温病后期常见的病证，将余热正伤证类分为热留阴分、阴枯血燥、余热伤阴、阴枯痰阻、气阴两虚、阴气欲脱等六类证候。余热正伤证类证候除见于温病后期外，尚可见于咳嗽、汗证、消渴、内伤发热等病证。

一、热 留 阴 分

热留阴分又称热伏阴分，是指温邪或温热疫邪留伏阴分、耗伤阴液致邪热羁留、耗伤阴液的证候，多见于温病的后期。因热势衰退，余邪留于阴分，其证候性质为邪少虚多。常见症状有夜热早凉，舌质红、苔少，脉沉细或数等。

主症　夜热早凉，热退无汗，能食形瘦，舌红苔少，脉沉细略数。

病机　阴液亏损、邪伏阴分。

治法　滋阴清热、搜邪透络。

方药　青蒿鳖甲汤。

青蒿鳖甲汤方（辛凉合甘寒法）（《温病条辨·下焦篇》十二）

青蒿二钱　鳖甲五钱　细生地四钱　知母二钱　丹皮三钱

水五杯，煮取二杯，日再服。

运用时注意：①本证的辨证要点是夜热早凉，热退无汗，舌红苔少，脉细数。②方中鳖甲咸寒，直入阴分，滋阴退热，入络搜邪；青蒿苦辛而寒，其气芳香，清热透络，引邪外出。两药相配，滋阴清热，内清外透，使阴分伏热宣泄而解，共为君药。③临床运用时可加用滋阴退热之品，如地骨皮、白薇等。④若暮热早凉，汗解烦渴，可去生地黄，加天花粉以清热生津止渴；兼肺阴虚，加沙参、麦冬滋阴润肺；如小儿夏季热，加白薇、荷梗祛暑退热。⑤阴虚欲作动风者不宜用。⑥《温病条辨·中焦篇》也有同名的方剂，组成为青蒿、知母、桑叶、鳖甲、丹皮、天花粉，方有桑叶、天花粉而无生地，偏于清透邪热。下焦篇青蒿鳖甲汤则养阴退热之力较强，侧重透达伏阴之热。

运用

1. **春温、温热疫**　春温及温热疫病后期，病机为余邪留伏阴分、阴液亏虚，证属邪留阴分，症见夜热早凉，热退无汗，舌红苔少，脉沉细略数等，用青蒿鳖甲汤滋阴补精、透热外达，如“夜热早凉，热退无汗，热自阴来者，青蒿鳖甲汤主之”。(《温病条辨·下焦篇》十二）吴鞠通认为夜热早凉的原因及本方的作用原理，如原著所述，卫气“夜行阴分而热，日行阳分而凉，邪气深伏阴分可知；热退无汗，邪不出表而仍归阴分，更可知矣，故曰热自阴分而来，非上中焦之阳热也。邪气深伏阴分，混处气血之中，不能纯用养阴，又非壮火，更不得任用苦燥。故以鳖甲蠕动之物，入肝经至阴之分，既能养阴，又能入络搜邪；以青蒿芳香透络，从少阳领邪外出；细生地清阴络之热；丹皮泻血中之伏火；知母者，知病之母也，佐鳖甲、青蒿而成搜剔之功焉。再此方有先入后出之妙，青蒿不能直入阴分，有鳖甲领之入也；鳖甲不能独出阳分，有青蒿领之出也”。(《温病条辨·下焦篇》十二）

2. **发热**（癌症发热、术后发热）　多种原因所致的发热，如癌病及术后发热或长期低热等，病机为余邪留于阴分，证属阴虚有热，症见身热不通，夜间发热较重，白天退热或降低，伴消瘦、盗汗，或者呈恶病质，舌红少苔，脉细数等，用青蒿鳖甲汤滋阴清热、搜邪透络。就其发热原因来看，如术后发热以非感染性为多，单纯的对症处理以及给予抗感染治疗，效果不佳。另外，手术过程中产生的失活细胞、组织碎片可作为致热源引起发热，加之术后阴血亏耗，完全符合“热自阴来”的病机特点，故术后发热可以应用青蒿鳖甲汤来治疗。

3. **高热**（急性白血病）　急性白血病出现高热等，病机为余邪留于阴分，属阴虚有热，症见高热、盗汗、呕吐、舌红苔少，脉数等，可用青蒿鳖甲汤加减滋阴清热、解毒透络。

4. **皮痹、肌痹、风湿热痹**（风湿免疫疾病）　皮痹、肌痹等属风湿免疫病者，病机为邪留阴分、络脉不和，证属邪留阴分证，症见发热，且夜间较甚，热退无汗，皮肤肌肉发红或有圆形斑点，舌质红、苔少，脉细数等，可用青蒿鳖甲汤加减养阴透邪、清热通络。

5. **斑疹**（系统性红斑狼疮）　多数系统性红斑狼疮患者在病程中出现发热、皮疹。皮疹包括蝶形红斑、盘状红斑、面部及躯干皮疹等，系感受温毒之邪，邪热深入营阴，属温病学斑疹范畴，病机为阴虚血热、络脉不和，属邪留阴分、营阴损伤证，可用青蒿鳖甲汤加减凉营清热、透邪外出。

6. **发热**（成人斯蒂尔病）　斯蒂尔病多见于青壮年患者，发热是较早出现的症状，多数患者呈典型的弛张热，病机为温毒入阴、阴虚热炽，证属邪留阴分，症见发热，夜间较甚，白天热退身凉或热势偏低，面部色红，咽干痛，口渴，皮肤红疹，舌质红、苔少，脉细数或洪数等，可用青蒿鳖甲汤加减滋阴透邪、凉营清热。

7. **脏躁**（围绝经期综合征）　本病随年龄而发，临床发病多、时间长，证情复杂多变，病机为邪气内留、阴虚有热，证属热留阴分，症见发作性潮热汗出、疲倦乏力、五心烦热、口干咽燥、两颧潮红，舌质红、苔少，脉细而数等，可用青蒿鳖甲汤加减滋阴透邪、搜络除热。

病案选录

案一：虚劳。某，女，交夏潮热口渴，肌肤甲错，此属骨蒸潮热。

生鳖甲、银柴胡、青蒿、丹皮、知母。

（清·叶桂. 临证指南医案[M]. 北京：人民卫生出版社，2006.）

按：本案实乃青蒿鳖甲汤原案出处，病属虚劳，症见潮热口渴，肌肤甲错，叶氏辨为骨蒸潮热，为邪入阴分所致，故用银柴胡、青蒿清热透邪外出，以生鳖甲入阴分搜络脉之邪，丹皮清热凉血透络，知母苦甘寒既可清热，又能养阴生津，全方清透与养阴相合，除热与搜邪并用。

案二：低热案。许某某，男，46岁。1997年4月16日初诊。近1个月来，自觉每天下午周身发热，清晨午前身凉无热，发热时体温37.5℃左右，发热原因不明。平时口渴，尿黄，面生痤疮。舌红，苔焦，少津。从阴津不足，少阳之热伏于阴分论治，处方：青蒿4g，鳖甲15g（先煎），丹皮10g，知母8g，地骨皮10g，石斛30g，柴胡10g，黄芩3g。7剂。1997年4月23日二诊：服药后下午仅觉身有微热，体温正常。舌黑而干。继续用上方化裁：青蒿4g，鳖甲15g（先煎），丹皮10g，知母8g，生地15g，石斛30g，地骨皮15g，柴胡10g，黄芩3g。7剂。1997年4月30日三诊：已不发热，面部痤疮也有减轻，改用凉血滋阴解毒法治疗痤疮。

（陈明，刘燕华，李芳. 刘渡舟临证验案精选[M]. 北京：学苑出版社，2021.）

按：患者每天下午发热，清晨午前身凉无热，热型表现为低热，舌红苔焦少津，符合《温病条辨》所言“夜热早凉，热退无汗，热自阴来者”的表现，故用青蒿鳖甲汤进行加减，方中加用柴胡、黄芩以清泄少阳，地骨皮以退虚热，石斛以滋阴，方与证符，故一诊而收效。

案三：月经先期案。王某，女，22岁。学生。2005年3月10日初诊。患者半年来月经每15～20天一行，经色鲜红，夹小血块，经前腹痛，每次月经3～4天。平时心烦，大便偏干，手足发热，有时颜面发烧，面部散在痤疮。脉弦细数，舌红赤、苔薄黄。根据手足发热、舌赤辨为青蒿鳖甲汤证，处方：青蒿15g，生鳖甲15g（先煎），生地12g，知母10g，丹皮10g，赤芍10g，地骨皮10g，黄芩10g，黄柏10g，黄连6g，酒大黄3g。6剂。其后患者因感冒来诊，述上方服5剂，月经来潮心情舒畅。从此月经周期正常，再未服药。

（张文选. 温病方证与杂病辨治[M]. 中国医药科举出版社，北京：2017.）

按：患者有时颜面发热、手足发热而虽无明显的体温升高，也符合中医所说的发热，舌红赤，提示余热在于阴分，故用青蒿鳖甲汤治疗，加用赤芍以清热凉血化瘀，黄连、黄芩、黄柏以清热坚阴，大黄以通腑泄热。

鉴别 《温病条辨》中青蒿鳖甲汤分别见于中焦篇和下焦篇，两方组成不完全相同，共用青蒿、鳖甲、知母、丹皮清热养阴活络清热，但下焦篇青蒿鳖甲汤方中用细生地入络养阴生津，故阴伤较重，主要用于温病后期下焦真阴损伤、邪入阴分者；中焦篇青蒿鳖甲汤方中用桑叶、花粉清热生津透邪外出，透热祛邪力较强，主要用于热较重而邪入阴分或成疟病者。二方区别见表12-1。

表 12-1　中下焦篇青蒿鳖甲汤鉴别

	下焦篇青蒿鳖甲汤	中焦篇青蒿鳖甲汤
病证	夜热早凉，热退无汗，能食形瘦，舌红苔少，脉沉细略数之温病后期、真阴损伤、邪留阴分证	寒热不解或夜热较甚，潮热或午后热甚、两颧潮红、盗汗、口干渴、小便短黄、舌红少苔、脉左弦之少阳疟偏于热重者
病机	阴液亏损、邪伏阴分	阴液亏虚、邪入少阳
治法	滋阴清热、搜邪透络	滋阴清热、搜邪透络
药物	青蒿二钱、鳖甲五钱、细生地四钱、知母二钱、丹皮三钱	青蒿三钱、知母二钱、桑叶二钱、鳖甲五钱、丹皮二钱、花粉二钱
用法	水五杯，煮取二杯，日再服	水五杯，煮取二杯。疟来前，分二次温服

二、阴 枯 血 燥

阴枯血燥是指温邪或温热疫邪损伤阴血，导致阴血不足、阴虚血燥的证候，多见于温病后期，或温病下后伤阴等病。常见症状有低热，唇口燥裂，舌干枯、苔少而燥，脉细等。

主症　低热，目干涩、唇口燥裂，咽干，或肌肤甲错，或瘙痒，神疲乏力，舌干枯、苔少而燥，脉细数。

病机　余邪留伏、阴血已伤。

治法　滋养阴血、涤除余邪。

方药　清燥养荣汤。

清燥养荣汤（《温疫论·卷上》解后宜养阴忌投参术）

知母　天花粉　当归身　白芍　地黄汁　陈皮　甘草

加灯心煎服。表有余热，宜柴胡养荣汤。

运用时注意：①本方为滋养阴血之品，用之不当有腻膈之弊。如“若素多痰，及少年平时肥盛者，投之恐有腻膈之弊，亦宜斟酌”。（《温疫论·卷上》解后宜养阴忌投参术）②无生地汁，可用鲜生地、黄精等。③温补之品当禁，吴又可列举了误用温补的弊端，如“夫疫乃热病也，邪气内郁，阳气不得宣布，积阳为火，阴血每为热搏。暴解之后，余焰尚在，阴血未复，大忌参、芪、白术。得之反助其壅郁，余邪留伏，不惟目下淹缠，日后必变生异证。或周身痛痹，或四肢挛急，或流火结痰，或遍身疮疡，或两腿攒痛，或劳嗽涌痰，或气毒流注，或痰核穿漏，皆骤补之为害也”。（《温疫论·卷上》解后宜养阴忌投参术）

运用　温病或温疫病后期。温疫病后期，或因数下伤阴，或因温疫解后伤阴所致，病机为阴血亏虚、余邪留伏，证属阴枯血燥，症见低热，目干涩、唇口燥裂，咽干，或肌肤甲错，或瘙痒，神疲乏力，舌干枯、苔少而燥，脉细数等，宜用清燥养荣汤滋养阴血、涤除余邪。如“下证以邪未尽，不得已而数下之，间有两目加涩、舌反枯干、津不到咽、唇口燥裂。缘其人所禀阳脏，素多火而阴亏。今重亡津液，宜清燥养荣汤”。（《温疫论·卷上》数下亡阴）吴又可同时指出“凡有阴枯血燥者，宜清燥养荣汤”。（《温疫论·卷上》解后宜养阴忌投参术）

病案选录

瘟疫（新型冠状病毒感染）。患者张某某，男，43 岁。主诉：发热、咳嗽、气喘 3d，核酸病毒检测阳性，确诊为新型冠状病毒感染住院隔离治疗。就诊前患者曾自行服用连花清瘟胶囊、蒲地蓝口服液、清热解毒口服液等中成药，入院后予以抗病毒、营养支持治疗，中医辨证：湿热闭肺、肺失宣降。期间予以麻杏石甘汤、竹叶石膏汤等方加减。经隔离住院治疗 16d 后患者未再发热，咳嗽等症状减轻，复查核酸检测阴性，患者自觉少许乏力，阵发性心悸，伴皮肤瘙痒、干燥，挠之脱屑。现病史：于 2020 年 2 月 25 日出现稍干咳，阵发性心慌，咽干、目涩，夜间尤甚，吞咽无津，伴皮肤瘙痒、干燥，挠之脱屑，舌暗红、少苔，脉弦细。查血常规、胸片、心电图未见明显异常。予以处方清燥养荣汤加减：生地黄 30g，知母 15g，天花粉 30g，当归 15g，赤芍 30g，陈皮 20g，甘草 10g，牡丹皮 15g，蛇床子 30g，黄精 30g，2 剂一日，共 3 剂。服药第二天患者诉吞咽无津症状稍有减轻，继服，3 剂药后患者诉咽干、目涩、皮肤瘙痒等症状明显减轻，偶有阵发性心慌，原方上减牡丹皮、蛇床子、黄精，加麦冬 15g，五味子 15g，太子参 30g 合生脉散以益气滋阴养心之意。服药 5d 后患者症状明显缓解出院，出院后继续前方巩固疗效。

该患者属于温病后期邪气去、正气衰，且前期过用苦寒清热剂，损伤津血正气，导致出现皮肤干燥、心悸、咽干目涩等一派阴虚之象，笔者以经典方“清燥养荣汤”运用于临床达“滋阴养血”之效，取自“皮肤甲错者，乃热伤其阴，阴液不能滋润皮肤也。治法以养阴为主……清燥养荣汤，均可酌用……又有热毒为病。气血被其煎熬。瘥后饮食渐进。气血滋生。润皮肤而滋筋骸。或痛或痒。宛如虫行，最是佳境。不过数日，气血通畅而自愈矣”（《重订通俗伤寒论》）“……以邪未尽，不得已而数下之，间有两目加涩、舌反枯干、津不到咽、唇口燥裂……今重亡津液，宜清燥养荣汤”（《瘟疫论》）“……于屡经汗下之余……心或悸动，神或委倦，形或羸弱过甚，当养阴益气，助正却邪为主……清燥养荣汤”（《广瘟疫论》）之意。方中重用地黄滋营养血以润燥宁心为君，赤芍、牡丹皮清热凉血、活血化瘀，知母、花粉清余热兼生津液，黄精补肾阴以助阴液之根本为臣，陈皮健脾和胃以助生化有源、蛇床子祛风止痒为佐，甘草和诸药为使。服药后患者症状逐渐缓解，调整处方合生脉散益气养阴敛心，服后病瘥。

[文利红，万坤镇，帅垠琦，等. 清燥养荣汤在新型冠状病毒肺炎恢复期的应用[J]. 中药药理与临床，2020，36（2）：61-63.]

鉴别 清燥养荣汤与清燥救肺汤均治疗温病下后阴液损伤，余邪仍在，热不能除等病。但清燥养荣汤病机为余邪留伏、阴血已伤，主治温疫数下后，阴枯血燥、余邪仍在之证，以滋养阴血、涤除余邪为主；清燥救肺汤的病机为温燥伤肺、气阴两伤，主治燥邪伤肺、肺津不足之证，以清宣燥热、养阴益气为主，是治疗秋燥气分证的名方。二者区别见表 12-2。

表 12-2 清燥养荣汤、清燥救肺汤鉴别

	清燥养荣汤	清燥救肺汤
病证	低热，目干涩、唇口燥裂，咽干，或肌肤甲错，或瘙痒，神疲乏力，舌干枯、苔少而燥，脉细数之温疫后期、阴枯血燥、余邪仍在之证	身热，头痛，气逆而喘、咽喉干燥、鼻燥，胸满胁痛、心烦口渴、舌干无苔、脉虚大而数之燥热伤肺、气阴两伤之证
病机	余邪留伏、阴血已伤	温燥伤肺、气阴两伤
治法	滋养阴血、涤除余邪	清燥润肺、养阴益气
药物	知母、天花粉、当归身、白芍、地黄汁、陈皮、甘草	桑叶二钱、石膏二钱五分、甘草 钱、人参七分、胡麻仁一钱、阿胶八分、杏仁七分、麦门冬一钱、杏仁七分、枇杷叶一钱
用法	加灯心煎服	水煎服

三、余热伤阴

余热伤阴又称余热阴伤，是指温病后期余热未清、损伤阴津所致的证候，多见于外感热病后期余邪未尽、损伤阴液，多由热极伤阴，或邪热伤阴，或高热伤阴证热未退尽发展而来。常见症状有低热或身热不退，或夜热早凉，口干燥渴，舌干红或绛或有裂纹、舌苔黄燥或少苔，脉细数等。

主症　低热或身热不退或夜热早凉，口干渴，或干咳少痰，消瘦，大便干或大便数日一行，小便短少，舌红少苔，脉细数。

病机　阴虚有热、余邪留滞。

治法　滋阴泄热、涤除余邪。

方药　柴胡养荣汤。

柴胡养荣汤（《温疫论·卷上》解后宜养阴忌投参术）

柴胡　黄芩　陈皮　甘草　当归　白芍　生地　知母　天花粉

姜枣煎服。里证未尽，宜承气养荣汤。

运用时注意：①本证为余邪未尽，兼有阴伤余热未清的表现。②在运用时注意根据邪势，可加用清泄邪热之品。

运用　温病或温疫后期。温病或温疫病后期，或因下法伤阴，或因温疫伤阴而邪热仍在者，病机为余热未清、阴液损伤，证属余热伤阴，症见低热不退或身热，口干苦，唇燥，咽干，舌质红、苔少而燥，脉弦细数等，宜用柴胡养荣汤清解余邪、滋阴润燥。如“表有余热，宜柴胡养荣汤”。（《温疫论·卷上》解后宜养阴忌投参术）

鉴别　柴胡养荣汤与柴胡清燥汤均可用于邪入阴分、阴液损伤、邪热未清之证，均有养阴清热作用。但柴胡养荣汤主要用于温疫下后或解后伤阴，余焰尚在，阴液未复之证，重在涤除余邪、滋养阴津；而柴胡清燥汤主要用于温疫下后或数下后，膜原余邪未尽、热盛而阴津损伤之证，重在解热滋阴、透达膜原余邪。二方区别见表12-3。

表12-3　柴胡养荣汤、柴胡清燥汤鉴别

	柴胡养荣汤	柴胡清燥汤
病证	低热或身热不退，或夜热早凉，口干，口渴，或干咳少痰，或大便数日一解，舌红少苔，脉细数之余热较甚、阴液损伤证	身热，口干咽燥、烦渴引饮、皮肤干燥、小便短黄、大便干结、舌质红、舌苔少而干、脉细数之温疫下后津伤而膜原余邪未尽者
病机	阴虚有热、余邪留滞	热邪亢盛、耗伤津液
治法	滋阴泄热、涤除余邪	解热滋阴、透达膜原
药物	柴胡、黄芩、陈皮、甘草、当归、白芍、生地、知母、天花粉	柴胡三钱、黄芩二钱、陈皮一钱、甘草一钱、花粉二钱、知母二钱
用法	姜枣煎服	姜枣煎服

四、阴枯痰阻

阴枯痰阻又称阴虚痰阻、阴虚痰结、阴虚痰湿、阴虚痰浊，是指温病后期余邪伤阴、夹痰内阻的证候。多因邪热未尽、阴液亏虚、痰湿内阻所致。常见症状有低热不退，痰多黏稠，舌质红、舌苔少，或黄或浊，脉细滑数等。

主症 低热或五心烦热，颧红，盗汗，咳嗽，胸闷膈间不清，痰涎涌甚或干咳无痰，口干，舌红质、少苔，或苔稍厚黄浊，脉细滑数。

病机 阴虚痰阻、余热未清。

治法 滋阴化痰、涤除余邪。

方药 蒌贝养荣汤。

蒌贝养荣汤（《温疫论·卷上》解后宜养阴忌投参术）

知母 花粉 贝母 瓜蒌实 橘红 白芍 当归 紫苏子

水姜煎服。

运用时注意：①患者平素多痰，或为痰湿体质，虽阴亏痰阻，不可只投补剂，有腻膈之弊。②注意处理好养阴与化痰，即滋与燥之间的关系，养阴不助痰，燥痰不伤阴。③痰多者，可用浙贝母，干咳无痰，可用川贝母。

运用 温病或温疫后期。温病或温疫病后期，或因下法伤阴，或因温疫伤阴而邪热仍在、痰阻胸膈者，病机为余热未清、阴虚痰阻，证属阴枯痰阻，症见低热不退或身热，咳嗽，胸闷膈间不清，痰涎涌甚或干咳无痰，口干，舌红质、少苔，或苔稍厚而黄浊，脉细滑数等，宜用蒌贝养荣汤滋阴化痰、涤除余邪。如“痰涎涌甚，胸膈不清者，宜蒌贝养荣汤”。(《温疫论·卷上》解后宜养阴忌投参术)

鉴别 蒌贝养荣汤、柴胡养荣汤、清燥养荣汤均用于温疫后期余热阴伤之证，病机上均有邪热未得尽清、阴液损伤，三方均有清除余热、养阴生津之功，主治略同而又有异。其中清燥养荣汤以余邪留伏、阴血已伤为主，重在滋阴润燥；柴胡养荣汤以阴虚有热、余邪留滞为主，重在滋阴泄热、涤除余邪；蒌贝养荣汤以阴虚痰阻、余邪未清为主，重在化痰养阴。三方区别见表 12-4。

表 12-4 蒌贝养荣汤、柴胡养荣汤、清燥养荣汤鉴别

	清燥养荣汤	柴胡养荣汤	蒌贝养荣汤
病证	低热，目干涩、唇口燥裂，咽干，或肌肤甲错，或瘙痒，神疲乏力，舌干枯、苔少而燥，脉细数之温疫后期、阴枯血燥、余邪仍在之证	低热或身热不退，或夜热早凉，口干，口渴，或干咳少痰，或大便数日一解，舌红少苔，脉细数之余热较甚、阴液损伤证	低热，咳嗽，胸闷膈间不清，痰涎涌甚或干咳无痰，口干，舌红质、少苔，或苔稍厚黄浊，脉细滑数之邪热未尽、阴枯痰阻证
病机	余邪留伏、阴血已伤	阴虚有热、余邪留滞	阴虚痰阻、余邪未清
治法	滋养阴血、涤除余邪	滋阴泄热、涤除余邪	滋阴化痰、涤除余邪
药物	知母、天花粉、当归身、白芍、地黄汁、陈皮、甘草	柴胡、黄芩、陈皮、甘草、当归、白芍、生地、知母、天花粉	知母、花粉、贝母、瓜蒌实、橘红、白芍、当归、紫苏子
用法	加灯心煎服	姜枣煎服	水姜煎服

五、气 阴 两 虚

气阴两虚又称气阴两亏，是指温邪侵袭、邪热伤及气阴导致气阴两虚的证候。常见症状有低热，神疲乏力，气短，动则心慌、心悸、汗出，伴见咽干、口燥渴，盗汗，小便短少，大便干，舌质嫩红、苔少而干，脉细无力或虚数等，多见于温病后期。

主症　低热或自觉发热，口干而渴、唇燥，倦怠少语，不思饮食，舌质红而干、苔少，脉虚数。

病机　气阴两伤、余邪留滞。

治法　益气养阴、涤除余邪。

方药　薛氏加味参麦汤、《温疫论》人参养营汤、三才汤。

1. **薛氏加味参麦汤**（《湿热病篇》二十七）

人参　麦冬　生谷芽　川斛　木瓜　甘草　鲜莲子

2. **人参养营汤**（《温疫论·卷上》补泻兼施）

人参八分　麦冬七分　辽五味一钱　地黄五分　归身八分　白芍药一钱五分　知母七分　陈皮六分　甘草五分

照常煎服。

3. **三才汤**（甘凉法）（《温病条辨·下焦篇》三十九）

人参三钱　天冬二钱　干地黄五钱

水五杯，浓煎两杯，分二次温服。欲复阴者，加麦冬、五味子。欲复阳者，加茯苓、炙甘草。

运用时注意：①以上三方均针对温病后期气阴两伤之证。②薛氏加味参麦汤益气养阴兼以运脾和胃；人参养营汤为气阴双补、兼以养血；三才汤重在益气养阴。③临床应用时可根据具体情况进行加减。如三才汤治以阴伤为主者，可加甘寒生津之品以复阴；治阳伤为主者，可加益气复阳之品，如“欲复阴者，加麦冬、五味子。欲复阳者，加茯苓、炙甘草”。（《温病条辨·下焦篇》三十九）

运用

1. **风温、春温、暑温、温燥、湿温等病后期**　风温、春温、暑温、温燥等病后期，或湿温病后期化火伤阴，病机为气阴两伤、余邪未尽，证属气阴两虚，症见低热，神思不清，体倦乏力、少气懒语，不思饮食，小便数，口唇牙齿干燥，舌质红、苔少，脉虚数等，可用薛氏加味参麦汤或三才汤或吴又可人参养荣汤益气养阴、和胃布津，如“湿热症，曾开泄下夺者，恶候皆平，独神思不清，倦语，不思食，溺数，唇齿干，胃气不输，肺气不布，元神大亏。宜人参、麦冬、生谷芽、川斛、木瓜、甘草、鲜莲子等味”。（《湿热病篇》二十七）“暑邪久热，寝不安，食不甘，神识不清，阴液元气两伤者，三才汤主之”。（《温病条辨·下焦篇》三十九）若温疫病攻下之后邪实去而虚象明显者，可用补虚之剂，气阴两虚者，可用吴氏人参养荣汤，即生脉散合四物汤方意，不仅用于下后气阴两虚者，对邪热已去而气阴不足的病证皆可使用。

2. **外感热病后期或杂病中出现气阴两伤者**　如伤寒后期气阴两伤、虚劳病气阴两者，年老体弱、大病初愈等见胃阴不足、元气亏虚也可使用。病机为气阴不足，辨证属气阴两虚，症见低热或无热，口干燥，消瘦，盗汗，舌质红、苔少，脉虚数或细数等，可用薛氏加味参麦汤、三才汤、吴又可人参养荣汤等加减变化以益气养阴润燥、补益气阴。

病案选录

案一：暑。金，热止，津津汗出，伏暑已解，只因病魔日久，平素积劳，形色脉象虚衰，深虑变病，今饮食未进，寐寤未宁，议以敛液补虚：人参、茯神、麦冬、五味、炒白芍、块辰砂一两绵裹同煎。

又，热久，胃汁被劫，不饥不便，亦病后常事耳。古人论病，必究寝食，今食未加餐，难寐，神识未清，为病伤元气，而热病必消烁真阴，议用三才汤意：人参、天冬、生地、麦冬、五味子。

（清·叶桂. 临证指南医案[M]. 北京：人民卫生出版社，2006.）

按：前案为暑邪已解，病久汗出，损伤气液，脾胃阴伤，运化失职，故饮食未进，心神失养而见寐寤不宁，故以人参、麦冬、五味、炒白芍益气养阴，茯神、五味子、辰砂安神定悸。后者热久阴伤，不饮不便，食未增、夜难寐、神识未清，叶氏断为病伤元气、消烁真阴，故用三才汤益气养阴安神，方中人参、天冬、生地、麦冬、五味子既可益气养阴，又可养神安心。

案二：男子不育。宫某某，男，28岁，司机，1983年8月12日诊（结婚3年无嗣，其妻妇科检查无异常。曾采用多种方法治疗无效，精液常规检查：量1.5mL，计数300/mL，精子活动力20%，正常精子占有10%。时常腰腿酸痛，尤其在同房次日或出车后劳累过度而加剧，整日精神不振，头晕目眩，记忆力差，肌肉欠丰，饮食一般，脉沉缓无力，舌淡苔薄白。此乃肾气不足精血亏虚所致。治宜补肾填精，养血益气。人参6g，熟地12g，山药30g，天冬、龟胶、枸杞、淫羊藿、菟丝子、金樱子各10g。连续治2月，服药30余付，自觉症状大有改善。精液复查：计数5000/mL，活动力良好，正常精子85%。再坚持服药2月，其妻已孕，1984年9月喜添贵子。

[张道诚. 三才汤加味治疗不育证42例[J]. 四川中医，1994，（2）：33.]

按：患者平素精神不振，头晕目眩，记忆力差，肌肉欠丰，为气阴不足之证。但生殖能力，又与肾有关。患者结婚3年无嗣，是为不育，故本证属气阴两虚，肾精不足。三才汤养血益气，加用补肾填精之品而愈。

案三：糖尿病。陈某，女性，36岁，工人。1997年11月23日初诊。有糖尿病史2年，常服灭糖尿等西药。症见食欲亢进，饮水倍增，小便频数，周身烘热，倦怠乏力，失眠多梦，易汗盗汗，腰酸背痛。舌边红、苔淡黄薄腻，脉弦细。查空腹血糖15mmol/L，尿糖（+++）。此消渴病之阴虚燥热、脾肾两亏证。治以滋阴降火，益肾补脾。服用上述基本方20剂，生晒参10g，天门冬10g，生地黄30g，山茱萸15g，丹皮10g，天花粉30g。症情好转。1疗程后血糖、尿糖检查趋向好转。坚持服药3个疗程，症状消失，空腹血糖6.2mmol/L，尿糖阴性。1月后复查亦均正常。随访半年余，未见复发。

[张雨时. 三才汤加味治疗糖尿病[J]. 江苏中医，1999，20（5）：221.]

按：糖尿病，中医多归于消渴范畴，患者多饮、多食、溺多，为典型的消渴症。消渴的病机，为阴虚为本，燥热为标。患者兼有腰酸背痛，为肾阴不足，周身烘热，倦怠乏力，失眠多梦，易汗盗汗也为阴虚有热之象，故用三才汤益气养阴，加山茱萸以滋肾，丹皮、天花粉以清火。

鉴别 薛氏加味参麦汤、《温疫论》人参养营汤、三才汤均有益气养阴之功，可用于温病后期气阴两虚之证。但薛氏加味参麦汤中用人参、麦冬、川斛、木瓜益气养阴，生谷芽、甘草、鲜莲子和胃益气，有醒脾和胃之功，主要用于湿热病开泄下夺后致胃气不输，肺气不布，元神大亏证；《温疫论》人参养营汤中用生脉饮益气养阴，地黄、归身、白芍药养血润燥，知母养阴清解余热，甘草合人参补元气，陈皮理气，主要用于温疫下后气阴两亏之证；三才汤用人参补元气，天门冬、干地黄养阴生津，两复阴阳，主要用于热病久入下焦，消烁真阴，元气亦伤之阴液元气两伤之证。三方区别见表 12-5。

表 12-5　薛氏加味参麦汤、《温疫论》人参养营汤、三才汤鉴别

	薛氏加味参麦汤	《温疫论》人参养营汤	三才汤
病证	低热，口干而渴、唇燥齿干，神思不清，倦怠少语，不思饮食，舌质红而干、苔少，脉虚数之肺胃气伤、元神大亏证	低热，口干而渴，倦怠少语，乏力气短，舌质红而干、苔少，脉虚细数之温疫下后气阴两亏证	低热，口干唇燥而渴，寝不安，食不甘，神识不清，倦怠少语，舌质红而干、苔少，脉虚数之阴液元气两伤证
病机	气阴两虚、元气大亏	气血两虚	气阴两虚
治法	益气养阴、兼以醒脾和胃	益气养阴、滋养阴血	益气养阴
药物	人参、麦冬、生谷芽、川斛、木瓜、甘草、鲜莲子	人参八分、麦冬七分、辽五味一钱、地黄五分、归身八分、白芍药一钱五分、知母七分、陈皮六分、甘草五分	人参三钱、天冬二钱、干地黄五钱
用法	水煎服	照常煎服	水五杯，浓煎两杯，分二次温服

六、阴 气 欲 脱

阴气欲脱又称气阴欲脱，是指邪热伤津较速，阴液骤损，阴伤及阳，导致阴气欲脱的证候。常见症状有身热骤降，汗多气短，舌光少苔，脉散大无力等。温病中主要见于正气素虚而邪气太盛，或汗出太过所致。

主症　身热骤降，汗多气短，喘喝不足以息，体倦神疲，舌质光红、少苔，脉散大无力。

病机　气阴两伤、正气欲脱。

治法　益气敛阴固脱。

方药　生脉散。

生脉散（酸甘化阴法）（《温病条辨·上焦篇》二十六）

人参三钱　麦冬（不去心）　二钱　五味子一钱

水三杯，煮取八分二杯，分二次服，渣再煎服，脉不敛，再作服，以脉敛为度。

运用时注意：①临证运用时，偏于气阴外脱者，以生脉散为主；偏于阳气暴脱者，以参附汤为主。但临床上二者常配合使用。②用药当适可而止，待阳回脱止，不可再用，恐助热恋邪，须视具体证情辨治。③临床上，生脉注射液、参麦注射液、参附注射液均可配合使用。④各种原因导致的休克均可用本法作为主要或辅助治疗措施。

运用

1. 风温、春温、暑温、温燥、温热疫、暑热疫等　温热类温病发展过程中，因邪热伤津较速，致阴损及阳，出现欲脱之证，病机为气液两伤、正气欲脱，证属阴气欲脱，症见身热骤降，汗多气短，喘喝不足以息，体倦神疲，舌质光红、少苔，脉散大无力等，可急用生脉散益气养阴固脱。如“手太阴暑温，或已经发汗，或未发汗，而汗不止，烦渴而喘，……汗多脉散大，喘喝欲脱者，生脉散主之”。（《温病条辨·上焦篇》二十六）因本证为急危证，使用过程中要注意守阴留阳，如原文所述"汗多而脉散大，其为阳气发泄太甚，内虚不司留恋可知。生脉散酸甘化阴，守阴所以留阳，阳留，汗自止也。以人参为君，所以补肺中元气也"。(《温病条辨·上焦篇》二十六）应用中可参前"热邪壅肺兼气阴欲脱""邪闭心包兼气阴欲脱"等证。

另外，感染性疾病如重症感染、慢性乙型重型肝炎后期等属于气阴两虚者，症见低热，神疲气短，汗多，舌质红、苔少，脉虚细数者，亦可用生脉散加减益气养阴、助正达邪。

2. **心悸、胸痹、心痛、眩晕等**（心血管疾病） 包括心律失常、心力衰竭、心绞痛、冠心病、低血压等病，病机为气阴两虚、心失所养，证属气阴两虚，症见心慌、心悸，气短，胸闷胸痛，头晕，舌质淡红、苔少，脉虚细等，可用生脉散加味益气养阴、补养心神。

3. **咳嗽、喘证、肺痨、肺痹等**（呼吸系统疾病） 包括慢性阻塞性肺疾病、肺结核、肺间质纤维化等病，病机为气阴两虚、肺气郁痹，证属气阴两虚，症见胸胀憋闷不适、呼吸不畅、气短，干咳无痰，舌质红、苔少，脉虚细等，可用生脉散加减益气养阴、宣开肺气。

4. **消渴病、瘿病、脉痹等**（内分泌系统疾病） 包括桥本甲状腺炎、甲状腺功能亢进症、糖尿病、糖尿病胰岛素抵抗、糖尿病周围神经病变、糖尿病视网膜病变、糖尿病下肢动脉闭塞症等病，病机为气阴两虚、虚热内生、血脉痹阻，证属气阴两虚，症见口渴引水易饥，颈前两侧肿大，心慌，或伴视物模糊不清，足肿，下肢络脉迂曲或伴下肢发斑溃烂，舌质红、苔少，脉虚细微数等，可用生脉散加减益气养阴、活血通络。

5. **癌病**（肿瘤化疗术后） 包括胃癌、肺癌等病，病机为术伤气阴、元气不足，证属气阴两虚，病史为癌变术后行化放疗治疗，症见低热、消瘦，食欲不振，乏力短气，神倦少寐，舌质红、苔少，脉虚细微数等，可用生脉散加味益气养阴、扶正固本，对晚期肺胃腺癌等患者化疗毒副反应及临床症状改善等有良好疗效。

病案选录

案一：便秘案。欧某，女，65岁，2014年6月12日初诊。大便干结如羊屎状，4～5天1次，反复发作近5年，伴头晕耳鸣、盗汗潮热、腰膝酸软。曾用开塞露、果导片、番泻叶等治疗，效果欠佳，停药后复发。诊见：形体消瘦，舌红、少苔，脉细数。辨证为阴虚便秘，乃肠燥津枯所致。处方：太子参25g，麦冬、火麻仁，玄参、生地黄各15g，柏子仁12g，五味子10g。每天1剂，水煎，分2次温服。治疗2疗程后，大便每天1次，便质软硬适中，其他症状消失，随访半年无复发。

按：本病病位在大肠，与肺、脾、肾三脏之功能密切相关。笔者认为，老年人年老体弱，气血亏虚，津亏肠燥，阳气不足。气虚则大肠传送无力，大便排出困难；血虚则津枯，不能濡润大肠，而致大便干燥，排便不畅，甚至便结不通。年老体衰，脾肾阳虚，温煦无权，寒自内生，凝结肠胃，津液不行而引起排便艰难。以生脉散加味的基础方具有益气养阴、润肠通便作用，随症加味以达扶正固本之功，疗效显著。

（张文选. 温病方证与杂病辨治[M]. 北京：中国医药科技出版社，2017.）

案二：心悸病（期前收缩）。患者某，女，44岁，因"发作性心慌1年余，加重7天"于2014年7月12日门诊就诊。患者1年前无明显诱因出现心慌，尤以活动后为甚，其间未予系统诊治，7天前因劳累后出现心慌加重，自觉心悸不适，症状持续时间较长，于家中自服稳心颗粒，效果不佳，遂就诊。现症见：发作性心慌，胸闷，无胸痛，乏力，发作时汗多，气短，口干不苦，纳少，眠一般，二便可，舌淡紫，少苔，脉细涩而有结象。患者既往身体健康状况可，否认“冠状动脉粥样硬化性心脏病”“高血压病”等慢性病史。辅助检查：心电图示室性期前收缩。动态心电图示窦性心律，频发室性期前收缩，有时呈二、三联律或成对出现，有时未下传，偶发房性期前收缩。西医诊断：心律失常，室性期前收缩；中医诊断：心悸病，气阴两虚兼血瘀证。治疗上以益气养阴活血为原则。处方如下：党参 30g，黄芪 30g，麦冬 20g，五味子 9g，百合 15g，浮小麦 30g，黄连 9g，甘松 15g，葛根 30g，龙骨 30g，炒酸枣仁 30g，柏子仁 15g，当归 12g，川芎 15g，7 剂，每日 1 剂，水煎服，早晚分服。二诊时患者诉心慌明显缓解，乏力减轻，于上方中黄芪改 45g，继服 7 剂。三诊时患者自觉症状明显好转，复查心电图示正常范围心电图，守方继服 7 剂以巩固疗效。电话随诊患者无明显不适，嘱患者平时适劳逸，避风寒。

（张文选. 温病方证与杂病辨治[M]. 北京：中国医药科举出版社，2017.）

按：综合脉证，四诊合参，患者病属“心悸病”范畴，辨证属气阴两虚兼血瘀证，治疗上以益气养阴活血为原则，患者中年女性，其期前收缩属于功能性心律失常，无器质性病变，气血阴阳虚损程度较轻，未涉及他脏，治疗效果显著。

鉴别　薛氏加味参麦汤、三才汤、生脉散均有益气养阴之功，可用于温病后期气阴两虚证。但薛氏加味参麦汤中用人参、麦冬、川斛、木瓜益气养阴，生谷芽、甘草、鲜莲子健脾和胃，有醒脾和胃之功，主要用于湿热病开泄下夺后致胃气不输，肺气不布，元神大亏证；三才汤用人参补元气，天门冬、干地黄养阴生津，两复阴阳，主要用于热病久入下焦，消烁真阴，元气亦伤之阴液元气两伤证；生脉散人参、麦冬、五味子并用，酸甘化阴，守阴留阳止汗，有益气固脱之力，可用于阴气欲脱证。三方区别见表 12-6。

表 12-6　薛氏加味参麦汤、三才汤、生脉散鉴别

	薛氏加味参麦汤	三才汤	生脉散
病证	低热，口干而渴、唇燥齿干，神思不清，倦怠少语，不思饮食，舌质红而干、苔少，脉虚数之肺胃气伤、元神大亏证	低热，口干唇燥而渴，寝不安，食不甘，神识不清，倦怠少语，舌质红而干、苔少，脉虚数之阴液元气两伤证	身热骤降，口渴汗多气短，喘喝欲脱，体倦神疲，舌质光红、少苔，脉散大无力，脉虚细之气阴欲脱证
病机	气阴两虚、元气大亏	气阴两虚	热伤元气、气阴欲脱
治法	益气养阴、兼以醒脾和胃	益气养阴	益气敛阴固脱
药物	人参、麦冬、生谷芽、川斛、木瓜、甘草、鲜莲子	人参三钱、天冬二钱、干地黄五钱	人参三钱、麦冬二钱、五味子一钱
用法	水煎服	水五杯，浓煎两杯，分二次温服	水三杯，煮取八分二杯，分二次服，渣再煎服。脉不敛，再作服，以脉敛为度

附录

方名索引

一画

一甲复脉汤　366
一甲煎　366
一加减正气散　426

二画

二甲复脉汤　338，368
二加减正气散　428
二金汤　318
七成汤　376
七鲜育阴汤　276
人参乌梅汤　330
人参石脂汤　176
人参加减复脉汤　407

三画

三才汤　461
三仁汤　22
三石汤　436
三甲复脉汤　338，368
三甲散　449
三加减正气散　159，427
三香汤　411
三神丸　380
三消饮　74
三黄二香散　114
大青叶倍玄参方　89
大定风珠　338，368
大承气汤　142，146，150，192
大顺散　236
大黄附子汤　346
上焦宣痹汤　117
小半夏加茯苓汤　306
小半夏加茯苓汤再加厚朴杏仁方　131
小青龙汤　137
小定风珠　338，368
小建中汤　327
小承气汤　142，192
小柴胡加干姜陈皮汤　357
小柴胡汤　357
小陷胸加枳实汤　52
卫分宣湿饮　26
《千金》苇茎汤加杏仁　117

四画

王氏连朴饮　314
王氏清暑益气汤　132，274
天台乌药散　346
元米汤　441
元参　7
元参加杏仁　7
专翕大生膏　368
五仁橘皮汤　112
五叶芦根汤　300
五汁饮　120，276，280
五加减正气散　236
五苓散加寒水石　175
水仙膏　114
牛乳饮　276　280
牛黄承气汤　192
升降散　431

化斑汤　387
化癥回生丹　449
丹皮　89，216，395
乌梅丸　348
六成汤　175
双补汤　254，380

五画

玉竹麦门冬汤，280
甘草汤　81
甘露消毒丹　287
术附汤　256
术附姜苓汤　380
石膏　7
东垣清暑益气汤　241
四汁四磨饮　284
四加减正气散　232
四苓合芩芍汤　159
四苓汤　306
四逆汤　383
生脉散　87，99，132，463
生脉散合安宫牛黄丸　202
白头翁汤　159，165
白虎加人参汤　96，132，268
白虎加苍术汤　99，266
白虎加桂枝汤　101
白虎汤　94，132，146，259
瓜蒂散　50
外敷三黄二香散　103
半夏汤　306
半夏泻心汤去人参干姜甘草大枣加枳实生姜方　290，306
半夏泻心汤去干姜甘草加枳实杏仁方　289
半夏桂枝汤　327
半夏藿香汤　303
半硫丸　170
加味白头翁汤　167
加味异功汤　244
加味参苓白术散　327
加味栀子豉汤　415
加味露姜饮　249
加减人参泻心汤　294
加减小柴胡汤　329，403
加减木防己汤　445
加减五苓散　422
加减玉女煎　387
加减生脉散　395
加减芩芍汤　159
加减补中益气汤　239
加减附子理中汤　236
加减泻心汤　159
加减复脉汤　223，365
加减桃仁承气汤　409
加减理阴煎　331
加减黄连阿胶汤　179
加减银翘散　199
加减猪苓汤　420
托里举斑汤　399
地黄余粮汤　371

六画

达原饮　64
达原饮加柴胡　71
至宝丹　190，206，215，227
当归拈痛汤　445
肉苁蓉汤　380
竹叶玉女煎　403
竹叶石膏汤　271
仿吴又可三甲散　449
仿吴又可达原饮　64
安肾汤　380
安宫牛黄丸　185，199，229，417
安神养血汤　182
导赤承气汤　148
导赤清心汤　212

七画

麦冬方　395
麦冬麻仁汤　282
扶阳汤　378
扶阳逐湿汤　377
赤芍　395
护阳和阴汤　406
芥穗加杏仁　7

苍术白虎加草果汤 317
苏合香丸 229
杏仁石膏汤加减 429
杏仁汤 119
杏仁薏苡汤 447
杏苏散 16
来复丹 232，303
连苏饮 284
连梅汤 220，375
连翘赤豆饮合保和丸 321
吴又可瓜蒂散 48
吴又可桃仁汤 400
吴又可桃仁承气汤 400
吴鞠通桃仁承气汤 400
余氏清心凉膈散 114
冷香饮子 326
羌活 71
沙参麦冬汤 120
补中益气汤 239
局方至宝丹 185，202
阿胶黄芩汤 111
附子粳米汤 252
鸡苏散 26
青蒿鳖甲汤 356，454
抵当汤 400

八画

苦酒汤 373
泻心汤 173，290
承气养荣汤 152
参芍汤 180
参附汤合安宫牛黄丸 206
参附养营汤 244
参茸汤 180

九画

草果知母汤 322
茵陈五苓散 318
茵陈白芷汤 159
茵陈汤 297
茯苓皮汤 229
茯苓皮汤送服苏合香丸 417
枳实导滞汤 171
栀子豉汤 40
厚朴草果汤 232
香附旋覆花汤 58
香薷饮 32
香薷散 32
复亨丹 380
俞氏新加白虎汤 264
活人败毒散 31
宣白承气汤 110
宣清导浊汤 169
宣痹汤 441

十画

珠黄散 387
桂枝汤 16，34
桂枝姜附汤 448
桂枝柴胡各半汤加吴萸楝子茴香木香汤 342
桔梗汤 81
桃花汤 380
桃花粥 380
柴胡汤 350
柴胡养荣汤 459
柴胡清燥汤 354
凉营清气汤 387
凉膈散 43
益胃汤 276
调胃承气汤 142
调胃承气汤合安宫牛黄丸 192
通圣消毒散 103
桑杏汤 13
桑菊饮 1，13

十一画

控涎丹 58
黄土汤 247
黄龙汤 155
黄芩方 7
黄芩汤加豆豉玄参方 359
黄芩滑石汤 310
黄芪汤 36
黄连白芍汤 289

黄连白芍汤合安宫牛黄丸 293
黄连阿胶汤 218，374
黄连黄芩汤 359
菖蒲郁金汤合苏合香丸 227
救逆汤 225
雪梨浆 120，276
银翘马勃散 83
银翘散 1，91
银翘散去牛蒡子 7
银翘散去豆豉加细生地 89
银翘散加生地 395
猪苓汤 384
猪肤汤 372
减味乌梅丸 348
麻杏石甘汤 85，91
麻杏石甘汤合白虎加人参汤 87
麻杏石甘汤合犀角地黄汤 91
鹿附汤 378
羚羊角方 216
羚角钩藤汤 334
断下渗湿汤 166
清咽栀豉汤 18
清咽养营汤 124
清宫汤 185
清宫汤去莲心麦冬加银花赤小豆皮方 190
清络饮 126
清络饮加甘桔甜杏仁麦冬知母汤 127
清络饮加杏仁薏仁滑石汤方 126
清营汤 208
清营汤去黄连汤 208
清营汤加钩藤 216
清营汤合六一散 215
清瘟败毒饮 387
清燥养荣汤 457
清燥救肺汤 107

十二画

葛根（达原饮三阳加法） 71
葛根芩连汤 92
葛根黄芩黄连汤 159
葱豉桔梗汤 11
葶苈大枣泻肺汤 139
葶杷六一散 126
蒌贝养荣汤 460
椒桂汤 346
椒梅汤 344
翘荷汤 105
紫雪丹 185，190，202，206
普济消毒饮 114
温胆汤 424
温胆汤加瓜蒌 361
温脾汤 251
滑石方 7
滑石汤 117
滑石藿香汤 435
犀地清络饮 196
犀角地黄汤 391，400
犀角地黄汤合黄连解毒汤 129
犀角地黄汤合银翘散 396
《温疫论》人参养营汤 461

十三画

蒿芩清胆汤 352
雷氏芳香化浊法 310，419
雷氏辛凉解表法 1
雷氏宣透膜原法 64
雷氏清凉涤暑法 26
锡类散 114
新加香薷饮 26
新加黄龙汤 155
新制橘皮竹茹汤 295

十四画

碧玉散 361
槟芍顺气汤 159
缩脾饮 232

十五画

增损双解散 9
增液承气汤 152

十六画

薛氏三鲜芦根汤 158
薛氏生脉饮 120

薛氏生脉散 132
薛氏加味参麦汤 461
薛氏加味真人养脏汤 176
薛氏加味犀角地黄汤 391
薛氏加减四物汤 178
薛氏加减羚角钩藤汤 336
薛氏加减犀角地黄汤 387
薛氏地龙二藤汤 443
薛氏安魂清胆汤 362
薛氏阳湿伤表方 22
薛氏辛开燥湿方 295
薛氏辛泄清热方 310
薛氏辛通开闭方 314，413
薛氏宣开中焦方 310，419
薛氏除湿通滞汤 159
薛氏凉血止痉方 397
薛氏犀角紫草汤 403
薏苡竹叶散 439
橘半桂苓枳姜汤 306
燃照汤 301

十九画

藿朴夏苓汤 22
鳖甲煎丸 341

二十一画

露姜饮 247
霹雳散 325